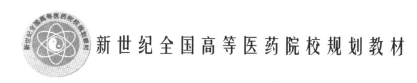

新世纪全国高等医药院校规划教材

中医经典选读

（供中西医结合专业用）

主　编　周安方（湖北中医学院）
副主编　（以姓氏笔画为序）
　　　　王玉兴（天津中医药大学）
　　　　杨　宇（成都中医药大学）
　　　　张喜奎（福建中医学院）
　　　　林昌松（广州中医药大学）

U0308166

中国中医药出版社
·北 京·

图书在版编目（CIP）数据

中医经典选读 / 周安方主编.—北京：中国中医药出版社，2009.2（2023.3重印）

新世纪全国高等医药院校规划教材

ISBN 978 - 7 - 80231 - 511 - 2

Ⅰ. 中…　Ⅱ. 周…　Ⅲ. 中医曲籍 - 选集 - 医学院校 - 教材　Ⅳ.R2 - 52

中国版本图书馆CIP数据核字（2008）第 141853 号

中 国 中 医 药 出 版 社 出 版

北京经济技术开发区科创十三街31号院二区8号楼

邮政编码　100176

传真：010-64405721

河北省武强县画业有限责任公司印刷

各地新华书店经销

*

开本 850×1168　1/16　印张 40　字数 932 千字

2009 年 2 月第 1 版　　2023 年 3 月第 11 次印刷

书号　ISBN 978 - 7 - 80231 - 511 - 2

*

定价 118.00元

网址　www.cptcm.com

全国高等中医药教材建设
专家指导委员会

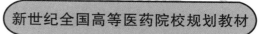

前　言

　　中西医结合是我国医药卫生事业的重要组成部分，是我国特有的一门医学学科。通过中西医的优势互补，许多疾病，尤其是一些疑难疾病的诊治取得了突破性进展，已成为我国乃至世界临床医学中不可取代的重要力量。人们越来越认识到中西医结合治疗的优势，越来越倾向于中西医结合诊疗疾病，由此中西医结合的队伍越来越壮大，不少高等医药院校（包括高等中医药院校和高等医学院校）适应社会需求，及时开设了中西医结合临床医学专业（或称中西医结合专业），甚至成立了中西医结合系、中西医结合学院，使中西医结合高等教育迅速在全国展开，有些院校的中西医结合专业还被省、市、地区评为当地"热门专业"、"特色专业"。但中西医结合专业教材却明显滞后于中西医结合专业教育的发展，各院校使用的多是自编或几个院校协编的教材，缺乏公认性、权威性。教材的问题已成为中西医结合专业亟待解决的大问题。为此，国家中医药管理局委托中国中西医结合学会、全国中医药高等教育学会规划、组织编写了高等医药院校中西医结合专业第一版本科教材，即"新世纪全国高等医药院校中西医结合专业规划教材"。

　　本套教材在国家中医药管理局的指导下，中国中西医结合学会、全国中医药高等教育学会及全国高等中医药教材建设研究会通过大量调研工作，根据目前中西医结合专业"两个基础、一个临床"的教学模式（两个基础：中医基础、西医基础；一个临床：中西医结合临床）以及中西医结合学科发展的现状，实行先临床后基础的分步实施方案，首先重点系统规划了急需的中西医结合临床教材和部分专业引导性教材共16部（分别为：《中外医学史》《中西医结合医学导论》《中西医结合内科学》《中西医结合外科学》《中西医结合妇产科学》《中西医结合儿科学》《中西医结合眼科学》《中西医结合耳鼻咽喉科学》《中西医结合骨伤科学》《中西医结合危重病学》《中西医结合皮肤性病学》《中西医结合精神病学》《中西医结合肿瘤病学》《中西医结合传染病学》《中西医结合口腔科学》《中西医结合肛肠病学》），组织全国开设中西医结合专业或中西医结合培养方向的78所高等中医药院校、高等医学院校的专家编写，于2005年正式出版发行并投入教学使用。

　　上述教材在教学使用过程中，得到师生的普遍好评，也被列为国家中西医结合执业医师考试的蓝本教材。为确保中西医结合专业教材的系统性，满足教学的需要，进一步编纂该专业的基础课程教材，成为许多学者关注的问题。为此，中国中西医结合学会、全国中医药高等教育学会先后在北京、长沙、广州等地组织了多次专家论证会，统一了思想，决定启动中西医结合基础课程的教材建设工作，认为基础课程教材的建设应遵守以下原则：①保持中西医基础课程的系统性与完整性，充分体现专业基础教材的科学性，突出"三基"，构筑中西医结合临床课程的专业基础，能支撑中西医结合临床课程的专业学习；②体现中西医结合学科学术发展的现状，保持教材的先进性、实用性和启发性；③突出中西医结合临床医学专业的专业基础特点，立足于本科教学层次的需要，把握适当的深度与广度。

根据上述原则与思路，中西医结合专业基础课程教材分为三个模块：

①西医基础课程：《系统解剖学》《局部解剖学》《组织学与胚胎学》《生理学》《生物化学》《免疫学与病原生物学》《病理学》《病理生理学》《医学生物学》《药理学》《诊断学》。

②中医基础课程：《中医基础理论》《中药学》《方剂学》《中医诊断学》《针灸推拿学》《中医经典选读》。

③中西医结合基础改革教材：《中西医结合生理学》《中西医结合病理学》《中西医结合免疫学》《中西医结合诊断学》《中西医结合药理学》《中西医结合思路与方法》。

为确保教材的科学性、先进性、权威性、教学适应性，确保教材质量，本套教材的编写仍然采用了"政府指导，学会主办，院校联办，出版社协办"的运作机制，这个"运作机制"有机地结合了各方面的力量，有效地调动了各方面的积极性，畅通了教材编写出版的各个环节，保证了本套教材按时、按要求、按计划出版。

全国78所高等中医药院校、医药院校专家学者参加了本套教材的编写工作，本套教材的出版，解决了中西医结合专业教育中迫切需要解决的教材问题，对我国中西医结合学科建设、中西医结合人才培养也将会起到应有的积极作用。

由于是首次编写中西医结合基础课程的高等教育规划教材，在组织、编写、出版等方面，都可能会有不尽如人意的地方，敬请各院校教学人员在使用本套教材过程中多提宝贵意见，以便重印或再版时予以修改和提高，使教材质量不断提高，逐步完善，更好地适应新世纪中西医结合人才培养的需要。

中国中西医结合学会
全国高等中医药教材建设研究会
2008 年 1 月

编写说明

新世纪全国高等医药院校规划教材《中医经典选读》，是国家级规划教材，由国家中医药管理局统一规划、宏观指导，全国中医药高等教育学会、全国高等中医药教材建设研究会组织，全国20余所高等医药院校和中医药院校联合编写的本科教材。该教材主要供中西医临床医学专业使用，也可供高等中医药院校非临床医学专业使用。本教材由"内经选读"、"伤寒论选读"、"金匮要略选读"、"温病学原著选读"四部分组成。每部分都包括"绪论"和"原文选读"两部分。"绪论"部分主要介绍原著的成书沿革、基本内容、学术思想及其学习方法。"原文选读"部分的编写体例依次为"原文"、"校注"、"提要"、"析义"、"研讨"，"校注"和"研讨"则根据实际需要而适当取舍。

【原文】根据"中西医临床医学"专业人才培养目标，适合该专业学生学习要求，精选原著中语言文句比较通顺、中医理论价值较大、临床指导意义较强的原文。根据原文内容按类分章编排，并一律采用繁体字印刷。"内经选读"中的《素问》部分以明·顾从德刻本为蓝本，《灵枢》以明·赵府居敬堂刊本为蓝本；"伤寒论选读"以明·赵开美复刻宋本《伤寒论》为蓝本；"金匮要略选读"以明·赵开美校刻《金匮要略方论》为蓝本；"温病学原著选读"中的叶天士《温热论》、《三时伏气外感篇》和薛生白《湿热病篇》分别以王孟英《温热经纬》中的《叶香岩外感温热篇》、《叶香岩三时伏气外感篇》和《薛生白湿热病篇》为蓝本。为了方便教学，"内经选读"部分的原文按章节编了序号，编号原则是第一章为1，第二章为2，第一节为01，第十节为10，第一章第一节为101，其余依此类推。

【校注】对原文中的某些错误，需要进行校勘的，则依据有关版本、相关文献和文理医理对其进行必要的校勘；对原文错误显著、不校正就读不通的，则依据有关文献直接对其进行校正，但都作出相应说明。对于难以理解的字、词、句，用现代语言进行必要的解释。力求做到言必有据，表述正确，通俗易懂。

【提要】简明扼要地概括本节原文的基本精神、中心思想或主体内容。力求做到言简意赅，准确完整。

【析义】分析原文内容，进行机理阐述。力求做到尊重原文本意，医理文理统一，突出重点，阐明医理，在充分吸取历版教材成果的基础上有所创新。

【研讨】分析各家观点，剖析疑点难点，阐明理论价值，明确临床意义，明晰鉴别诊断，注重联系实际。力求做到启发学生思维，开拓学生思路。

此外，为了统一概念，全书正文中，症状一律用"症"，证候、证型一律用"证"，症状与证型兼而有之者一律用"证"，伤寒、金匮篇名仍用"证"。

本教材第一部分"内经选读"的绪论由周安方撰写，第一章和第二章由黎敬波撰写，第三章由曹继刚撰写，第四章和第六章由王玉兴撰写，第五章由袁德培撰写，第七章由申秀云撰写，第八章由魏媚撰写，第一部分完稿后由王玉兴统稿；第二部分"伤寒论选读"的绪论由周春祥撰写，第一章由周春祥、张喜奎、黄金玲撰写，第二章由范恒、王树鹏撰写，第三章由刘松林撰写，第四章、第七章和第八章由何丽清撰写，第五章由黄海撰写，第六章由张国骏撰写，第二部分完稿后由张喜奎统稿；第三部分"金匮要略选读"的绪言由林昌松撰写，第一章由关彤撰写，第二章、第十三章由王苹撰写，第三章和第六章由郭晓东撰写，第四章、第七章和第十五章由艾华撰写，第五章、第十八章、第十九章和第二十章由吕翠霞撰写，第八章和第十二章由徐成贺撰写，第十章和第十一章由戴天木撰写，第九章和第十六章由李俊莲撰写，第十四章和第十七章由丁跃玲撰写。第四部分"温病学原著选读"的绪论由杨宇、吕文亮、冯全生撰写，第一章由郭永洁、车念聪撰写，第二章由陈锦芳撰写，第三章由吕文亮撰写，第四章由冯全生、靳红薇、陈锦芳撰写，第五章由刘涛、李海波撰写，第四部分完稿后由杨宇统稿。曹继刚协助主编做了部分文字工作。全书初稿完成后，由主编周安方作最后修改定稿。

在编写过程中，我们坚持了"教材编写体例的科学性、先进性与编写内容的继承性、创新性有机结合"的原则，在尽力继承前人经验的基础上，与时俱进，积极吸取现代研究成果，力求充分体现中医学特有的思维方式，努力反映本学科当代的学术水平。

中医四大经典著作系历代研习中医药者的必读之书。新中国建立以来，中医四大经典著作被确定为高等中医药教育的四门主干课程。但是，将中医四大经典著作合编成一部本科教材，在高等中医药教育教材建设中尚属首次。尽管我们在编写过程中借鉴了历版教材的编写经验，充分发挥了编写专家的集体智慧，力求做到四大经典著作的原文选编原则一致、全书编写体例统一、各篇内容精炼准确。但这毕竟是高等中医药教材建设中的首次尝试，其编写难度可想而知，因此也就难免存在不足或缺憾，诚望各院校在使用过程中，不断总结经验，提出宝贵意见，以便今后进一步修订完善。

《中医经典选读》编委会

2008 年 8 月

目　录

第一部分　内经选读

第二部分　伤寒论选读

第三部分　金匮要略选读

第四部分　温病学原著选读

第一部分　内经选读

绪　论

《内经》，是《黄帝内经》的简称，包括《素问》和《灵枢》两部分，是我国现存古代文献中最早的一部医学经典著作。它集中反映了我国秦汉以前的医学成就，创立了中医学的理论体系，奠定了中医学的发展基础。几千年来，中医学对保障民众的身体健康、中华民族的繁衍昌盛作出的巨大贡献，是与《内经》创立的理论体系及其临床应用分不开的。因此，历代医家将其作为研习中医学必读的经典著作。

一、《内经》的成书年代

由于世传本并未标记撰著年代，因此，《内经》的成书年代便成为千百年来医家、学者争讼不已的问题。综观历代关于《内经》成书年代的意见，大致可以归纳为如下4种：

1. 认为成书于黄帝时代　其代表人物有皇甫谧、林亿等。晋·皇甫谧在《针灸甲乙经·序》中说："《黄帝内经》十八卷，今有《针经》九卷、《素问》九卷，二九十八卷，即《内经》也；……又有《明堂孔穴针灸治要》，皆黄帝、岐伯选（遗）事也。"认为三部书都是黄帝与岐伯讨论医学的书，自然是黄帝时代所著。宋·林亿亦持此说，他在《重广补注黄帝内经素问·序》中说黄帝"乃与岐伯上穷天纪，下极地理，远取诸物，近取诸身，更相问难，垂法以福万世。于是雷公之伦，授业传之，而《内经》作矣。"

2. 认为成书于春秋战国　其代表人物有程颢、魏荔彤等。宋·程颢在《二程全书》中说："观《素问》文字气象，只是战国时人作，谓之三坟书则非也。"清·魏荔彤在《伤寒论本义·自序》中说："轩岐之书，类春秋战国人所为而托于上古。"文中所言"轩岐之书"即指《内经》。

3. 认为成书于秦汉之际　其代表人物有司马光、方孝孺等。宋·司马光在《传家集·与范景仁第四书》中说："谓《素问》为真黄帝之书则恐未可。……此周、汉之间，医者依托以取重耳。"明·方孝孺在《逊志斋集·读三坟书》中说："世之伪书众矣，如《内经》称黄帝，《汲冢书》称周，皆出于战国、秦、汉之人。"

4. 认为成书于两汉年间　其代表人物有顾从德、郎瑛等。明·顾从德在《重刻黄帝内经素问·跋》中说："今世所传《内经素问》……广衍于秦越人、阳庆、淳于意诸长老，其文遂似汉人语。"明·郎瑛在《七修类稿·素问》中说："《素问》文非上古，……予故以为岐黄问答，而淮南文成之者耳。"日本医家丹波元胤在《中国医籍考》中说："是书设为黄帝、岐伯之问答者，亦汉人所撰述无疑。"

　　明·吕复在《九灵山房集·沧州翁传》中指出："《内经素问》，世称黄帝、岐伯问答之书，及观其旨意，殆非一时之言，其所撰述，亦非一人之手。"吕复的这个观点比较客观。传说中的黄帝时代距今已有5000多年，当时的医学及其他自然科学的水平不可能达到《内经》这样的造诣。因此，皇甫谧、林亿之说当属臆测，他们之所以认为《内经》系黄帝时代成书，其原因与其受到崇古尊经思想的影响不无关系。

　　根据《素问》的语言文字特点及学术思想，可以分为主体、运气七篇、遗篇等三部分。主体部分可能成书于西汉以前，其语言文字特点及学术思想在总体上讲与成书于战国时期的《周礼》非常接近；运气七篇乃唐·王冰根据"先师张公秘本"在其编次《素问》时补入，其学术内容和行文特点与主体部分迥异；遗篇部分为宋·刘温舒在编《素问入式运气论奥》时补入，其学术内容和行文特点既与主体部分相去甚远，又与运气七篇显著不同。

　　东汉·班固《汉书·艺文志》是现存最早著录《黄帝内经》的目录学著作，而《汉书·艺文志》是以《七略》为底本编辑而成的。《七略》（此书已亡佚）是西汉末年汉成帝时刘向、刘歆父子奉诏收集整理的我国第一部图书分类目录。其中分工校勘方技类（医药类）书籍的是朝廷侍医李柱国。李柱国校勘医书的时间是在西汉成帝河平三年（公元前26年）。就是说，西汉末成帝年间，《内经》主体部分即已成编。

　　西汉·司马迁的《史记》是我国第一部传记体通史，成书于汉武帝太初元年至征和二年间（公元前104～91年）。该书记载了从远古黄帝时代至汉武帝时长达3000余年的历史，收录了包括医史人物及医学著作在内的历代科技文化及人物史料，但未见《黄帝内经》书名。说明《内经》的成书当在《史记》成编之后。

　　综上所述，可以推测《内经》的成书时间上限应在《史记》成编之后、下限应在《七略》成编之前的公元前1世纪内。

二、《内经》的书名含义

　　《黄帝内经》之名，最早见于《汉书·艺文志·方技略》。黄帝是传说中中原各族的共同祖先。姬姓，号轩辕氏、有熊氏，少典之子。现陕西省黄陵县尚有"黄帝陵"遗址。其实，《内经》不可能是黄帝所著，之所以书名冠以"黄帝"，这既是汉代的一种时尚，又是汇编者为了体现该书学有根本而托其名以取其重。故西汉·刘安《淮南子·修务训》说："世俗之人，多尊古而贱今，故为道者，必托之于神农、黄帝而后能入说。"

　　现存《内经》包括《素问》《灵枢》两部分，每部81篇，合计162篇。这162篇所反映的学术观点、理论水平、技术运用，以及篇幅大小、语言文字等皆存在一定的差异，篇与篇之间，乃至《灵枢》与《素问》之间，还有文字重出及互引互解的现象；书中引用更古的医学文献具名称者多达30余种。说明其材料来源久远、地域广泛，因此一般认为，《内经》乃非一时一人之手笔，系众多医家之合著。

　　《内经》的"经"，是经典的意思。汉·许慎在《说文解字》中说："经，织也。"即布帛的织线，为"经"字的本义。唐·陆德明的《经典释文》又释为"常也，法也，径也"，引申为"规范"。《内经》所阐述的医学原理和法则，成为后世医学的规范，凡业医者必须学习和遵循，故被称为"经"。

《内经》的"内",是与"外"相对而言的。历代文献中以"内"、"外"命篇者不乏其例。如《汉书·艺文志》所载医经七家中就有《黄帝外经》等。书名分内、外并无多大深意,无非是上下篇或姊妹篇的意思。正如丹波元胤在《中国医籍考》中所说:"内外,犹《易》内外卦,及《春秋》内外传、《庄子》内外篇、《韩非子》内外储说,以次第名焉者,不必有深意。"

《素问》书名的含义有多种说法,如梁·全元起说:"素者,本也;问者,黄帝问岐伯也。方陈性情之源、五行之本,故曰《素问》"(林亿《新校正》引)。宋·林亿在《新校正》中说:"按《乾凿度》云:'夫有形者生于无形,故有太易,有太初,有太始,有太素。太易者,未见气也;太初者,气之始也;太始者,形之始也;太素者,质之始也。'气、形、质具,而痾瘵由是萌生,故黄帝问此太素,质之始也。《素问》之名,义或由此。"上述解释不是过于深奥,就是比较牵强。明·马莳在《黄帝内经素问注证发微》中说:"《素问》者,黄帝与岐伯、鬼臾区、伯高、少师、少俞、雷公六臣平素问答之书。"明·张介宾在《类经》中亦持此说:"平素所讲问,是谓《素问》。"古人名书尚质,不求深奥难懂,因此,把黄帝与岐伯等人平素互相问答的内容记录下来整理成篇而名为《素问》,这种说法比较符合情理。

《灵枢》书名的含义,分歧也多,如马莳在《黄帝内经灵枢注证发微》中说:"谓之曰《灵枢》者,正以枢为门户,阖辟所系,而灵乃至玄之称,此书之切,何以异是!"张介宾在《类经》中说:"神灵之枢要,是谓《灵枢》。"这些说法不是望文生义,就是牵强附会。《灵枢》之名,首见于王冰《黄帝内经素问·序》。王冰将《针经》称为《灵枢》,与其热衷于道家不无关系。王冰自道道号"启玄子",他把《道藏》中的《玉枢》《神枢》《灵轴》等名称加以改造,因有《灵枢》之名,其含义蕴涵着深刻的道家思想。正如丹波元胤《中国医籍考》所说:"今考《道藏》中,有《玉枢》《神枢》《灵轴》等之经,而又收入是经,则《灵枢》之称意出于羽流者欤!"羽流,指意欲羽化成仙的道士们,此处暗指道号启玄子的王冰。

三、《内经》的理论体系

《内经》是中医学的奠基之作,它整理前人积累的医疗经验,升华为理性认识,形成系统的医学理论,并且进一步指导医疗实践,初步建立了中医学临床规范,使中医学基本上跳出了经验医学的窠臼,成为中国传统科学中探讨生命规律及其医学应用的系统学问。它为中医学理论体系的建立打好了结构框架,奠定了中医学发展的基础。及至现代,中医学仍具有自己鲜明的特色与优势,是其存在与发展的理由和依据。

《内经》的内容十分丰富,除了医学知识外,还涉及天文、历法、气象、地理、社会、心理、生物等许多学科的内容。就医学知识而言,又可分为基础理论和医疗技术两大类。历代医家曾经采用分类的方法对《内经》加以注释研究,就其基础理论而言,借鉴古今学者的研究成果,大致可以分为养生、阴阳五行、藏象、经络、病因病机、诊法、病证、论治等。现将其主要内容简述如下。

1. 养生学说 养生,即保养生命。养生学说研究的内容是维护身体健康以延年益寿的理论、原则及方法。《内经》提出了外以避邪、内以养正的养生原则和多种适用的养生方法，从而建立了中医学独特的养生学说。并以"渴而穿井，斗而铸锥"为比喻，说明了"病已成而后药之，……不亦晚乎"的道理，从而确立了"治未病"（《素问·四气调神大论》）的预防保健思想。

《内经》的养生内容十分丰富，主要有顺四时、适寒暑、调饮食、慎起居、和喜怒、节房事等。其目的就是为了维护人与自然的协调、人体内外的协调、人体内部的协调，藉以维护健康、延年益寿。

2. 阴阳五行学说　阴阳学说和五行学说是构建《内经》医学理论体系的一种思维方法，被《内经》引入中医学领域后，又赋予了新的内涵，并同时成为《内经》理论体系的基本内容之一，贯穿融会于《内经》理论体系的各个方面。

《内经》认为阴阳双方的互根、互用、消长、转化是世界万物发生、发展、变化、消亡的总根源。并以"人生有形，不离阴阳"（《素问·宝命全形论》）阐明人的形体及脏腑组织间存在着互根互用的阴阳关系；以"阴平阳秘，精神乃治"（《素问·生气通天论》）说明阴阳和调与阴阳失调是健康和疾病的基础；以"察色按脉，先别阴阳"说明阴阳是诊察分析疾病的基本纲领；以"谨察阴阳所在而调之，以平为期"说明治疗的根本目的是恢复阴阳的和调。

《内经》认为，自然界万事万物都可以用木、火、土、金、水进行五行归类。并以此五行归类建立了五脏、五腑、五体、五华、五志、五官、五液等以五脏为核心的五个生理系统，认为这五个生理系统之间通过五行的生克制化关系维系着人的生命活动。如果五个系统之间有生无制，就会亢而为害，发生病变，从而指出："亢则害，承乃制，制则生化；外列盛衰，害则败乱，生化大病"（《素问·六微旨大论》）。正如张介宾在《类经图翼·运气上》中所说："盖造化之机，不可无生，亦不可无制。无生则发育无由，无制则亢而为害。生克循环，运行不息，而天地之道，斯无穷矣。"

3. 藏象学说　藏象学说既研究人的脏腑经络、形体官窍、气血精神各自的生理功能，又研究它们之间的复杂联系以及与气候、气象、地理等自然环境之间的关系。

藏象学说以五脏为主体，将六腑、组织官窍、四肢百骸等全身组织器官分成五大系统，五大系统之间通过经脉的属络沟通、气血的流贯、五行的生制，相互联系，形成一个统一的整体。而精、气、血、津、液是维持脏腑生理活动的物质基础，神是脏腑生理活动的外在表现，脏腑的生理活动及其相互关系可从精、气、血、津、液、神中得以体现。如"心者，君主之官也，神明出焉"（《素问·灵兰秘典论》）；"心者，生之本，神之变也；其华在面，其充在血脉，为阳中之太阳，通于夏气"（《素问·六节藏象论》）；"心合小肠，小肠者，受盛之府"（《灵枢·本输》）；"凡此十二官者，不得相失也"（《素问·灵兰秘典论》）；"人之血气精神者，所以奉生而周于性命者也"（《灵枢·本藏》）。既研究了心系统本身的生理功能，又研究了心与所属组织器官的关系、心与自然环境之间的关系以及心与其他脏腑之间的关系，充分体现了中医学的整体观思想。因此，藏象学说在《内经》中占有重要的地位，成为《内经》理论体系的核心，也是临床辨证论治的重要理论基础。

4. 经络学说　经络，是与人体脏腑有着密切联系的又一个组织结构系统，它与脏腑器官共同构成人体生命活动的基础。经络学说是研究人体经络系统的组成内容、生理功能、病理变化及其与脏腑气血关系的学说。

经络系统由四大部分组成，即经脉、络脉、内属脏腑部分、外连体表部分。经脉部分又分为十二正经、奇经八脉、十二经别；络脉部分又有别络、浮络、孙络之分；十二经脉各与其本身脏腑有直接属络关系，从而沟通了脏腑之间以及脏腑与经络之间的复杂联系；经络与体表组织之间的联系，主要有十二经筋和十二皮部。另外，《内经》还记载了腧穴的分布以及腧穴在治疗中的应用。

经络学说与藏象学说一样，也是《内经》理论体系的重要组成部分，它不仅为针刺技术的推行奠定了理论基础，而且对中医基础理论及临床医学的发展具有重要的学术价值。因此，《灵枢·经脉》说："经脉者，所以能决死生，处百病，调虚实，不可不通。"

5. 病因病机学说　病因，即发病的原因。病机，即疾病发生、发展、变化及转归的机理。病因病机学说，是阐释疾病发病的原因及其致病特点以及疾病发生、发展和转归规律的学说。

《内经》认为外在自然气候的反常变化和内在情志的过度刺激，是导致疾病发生的两大重要致病因素，前者称为"六淫"，后者称为"七情"。六淫的共同特点是具有季节性、地域性等。七情在一般情况下属于正常生理活动范围，只有突然、强烈、持久的情志刺激才能成为致病因素。七情致病的共同特点是直接伤及内脏并引起气机紊乱。

《内经》把各种致病因素称之为"邪气"，把人体对各种致病因素的防御能力称之为"正气"，疾病的发生与否取决于正邪两方的力量对比，认为"正气存内，邪不可干"（《素问遗篇·刺法论》）；"邪之所凑，其气必虚"（《素问·评热病论》）。强调了内因是发病的决定因素、外因是发病的重要条件的发病学观点。

《内经》认为疾病是千变万化的，但其基本病变机理不外邪正盛衰、阴阳失调、升降失常等几个主要方面。这些不仅是研究《内经》分析疾病变化机理的主要内容，而且也是后世认识疾病发生、发展与转归以及对疾病辨证论治的理论依据。

6. 诊法　诊法，即诊断疾病的方法，包括疾病的诊察方法、诊断原理及判断法则。《内经》诊法的内容包括望、闻、问、切四诊，并强调诊察疾病必须"四诊合参"。《灵枢·邪气脏腑病形》说："见其色，知其病，命曰明；按其脉，知其病，命曰神；问其病，知其处，命曰工。……故知一则为工，知二则为神，知三则神且明矣。"《素问·阴阳应象大论》指出："善诊者，察色按脉，先别阴阳。审清浊而知部分，视喘息、听音声而知所苦，观权衡规矩而知病所主，按尺寸、观浮沉滑涩而知病所生。以治无过，以诊则不失矣。"认为只有望、闻、问、切四诊综合应用，通过以表知里、以我知彼、先别阴阳以及太过与不及之理的原理分析，才能作出正确的诊断。

7. 病证　病，即疾病；证，即证候。《内经》中"病"与"证"的含义并未严格区分，常以"疾"、"病"、"候"、"证"表述。《内经》中有关病证的记载内容十分丰富，据粗略统计，所载病证名称有300多个，涉及内、外、妇、儿、五官等多个临床学科，所采用的脏腑分证、经络分证、病因分证等辨证方法为后世脏腑辨证、经络辨证、病因辨证奠定了基础。

《内经》对病证命名的方式大致有以下四种：一是根据病因命名，如伤寒、暑病等；二是根据主症命名，如热病、咳病等；三是根据病位命名，如头痛、胁痛等；四是根据病机命名，如痹病、厥病等。《内经》对许多病证设立专篇进行专论，如《热论》《评热病论》《咳论》《举痛论》《痹论》《痿论》《厥论》《奇病论》等，这些专论就该病证的病因病机、证候分类、疾病转归、治疗原则、护理保健等作了较为系统的阐述，为后世临床学科的发展开了先河。

8. 论治　《内经》论治，包括治疗原则和治疗方法。治疗原则是指导治法、疗法的准绳和法则，包括治病求本、标本先后、三因制宜、协调阴阳、扶正祛邪、因势利导和早期治疗等。治疗方法又有无形的方略技巧与有形的处理措施之别，前者称治法，如解表通里、清热散寒、行气活血、健脾利水、正治反治、滋阴潜阳等；后者称疗法，如药物、针灸、饮食、按摩、导引、敷贴、熏洗以及精神疗法等。特别对针刺疗法的阐述尤为详尽，从针具选择、针刺手法、治疗范围、治疗宜忌、取效原理以及据病选穴等，均有记载。

《内经》提出了一整套治疗理论，包括"善治者，治皮毛"（《素问·阴阳应象大论》）；"谨察阴阳所在而调之，以平为期"，"疏其血气，令其调达，而致和平"（《素问·至真要大论》）；"从阴引阳，从阳引阴"；"其高者，因而越之；其下者，引而竭之"以及"治病必求于本"（《素问·阴阳应象大论》）等至今仍是临床实践所遵循的基本准则。

四、学习《内经》的方法

《内经》是学习中医的必读之书。但因其成书于西汉之前，不仅文字古奥，义理隐晦，而且由于年代久远，辗转传抄，以致简脱文断，遗漏坠缺，正如王冰所说："其文简，其意博，其理奥，其趣深，……而世本纰缪，篇目重迭，前后不伦，文义悬隔"（《黄帝内经素问》王冰序）。即使经过王冰整理编次，流传至宋朝时，仍不免"去圣已远，其术晻昧，是以文注纷错，义理混淆"（《重广补注黄帝内经素问》林亿序）。这些情况，必然给《内经》的学习和研究带来诸多困难。为了学好《内经》，下面简要介绍一些学习方法以供参考。

1. 利用字典辞书　学习《内经》必须首先读通原文、领会医理。弄通文理是领会医理的前提，而弄通文理需要具备一定的古汉语知识，因此在阅读原著时常需借助古代工具书以弄明其原意。

例如，《素问·阴阳应象大论》中"阴阳者，万物之能始也"句之"能"字，一般作"能够"解，但此处作"能够"解显然不合文意。考"能"为"胎"之借字，《尔雅·释诂》说："胎，始也。"是"能"与"胎"古通用。原文"能"、"始"同用，叠词同义，作"元始"解，引申为"根本"。此句原文意为"阴阳是万物的根本"，这样就文通义顺了。

《素问·举痛论》中寒气"客于脉外则血少，客于脉中则气不通"乃互文见义的修辞方法，句中"血"与"气"互为补充。原文的意思是谓寒气"客于脉外则血少、气亦少，客于脉中则气不通、血亦不通。"这样就比较符合经旨及医理。

《素问·经脉别论》中"食气入胃，散精于肝，淫气于筋。食气入胃，浊气归心，淫精于脉，脉气流经，经气归于肺，肺朝百脉，输精于皮毛"句之两"淫"字令人费解。结合上下文之"散"、"输"字皆为动词，意为"布散"、"输布"，此"淫"字亦当为动词而亦有"布散"、"输布"之意。是"散"、"输"、"淫"三字为变文，变文成词而无异义，均作"布散"、"输布"解。

总之，《内经》的语言现象十分复杂，通过借助于《说文》《尔雅》《释名》《广雅》《广韵》《玉篇》《一切经音义》等工具书，运用文字学和训诂学知识有望正确理解原文精神。

2. 借助他本别本　《内经》在流传过程中，由于编绝简错、蛀毁刻落和辗转传抄的错写臆改，以致脱误错讹、亥豕鲁鱼不少，如不加以校勘订正，就无法弄清原文本意，因此需要借助他本别本进行必要的校勘。

例如，《素问·六节藏象论》曰："肺……为阳中之太阴"；"肾……为阴中之少阴。"林亿《新校正》说："按'太阴'，《甲乙经》并《太素》作'少阴'，肺在十二经虽为太阴，然在阳分之中当为少阴也。""按全元起本并《甲乙经》'少阴'作'太阴'，肾在十二经虽为少阴，然在阴分之中当为太阴也。"对照《灵枢·阴阳系日月》"肺为阳中之少阴"，"肾为阴中之太阴"；《灵枢·九针十二原》"阳中之少阴，肺也"，"阴中之太阴，肾也"等文，可知林亿之说为是。

《灵枢·决气》曰："其脉空虚。"《甲乙经》在"其脉空虚"前有"脉脱者"三字。丹波元简《素问识》说："本经脱'脉脱者'三字，当补。若不然则六脱之候不备。"因此，应据《甲乙经》补"脉脱者"三字，以恢复经文之原貌"脉脱者，其脉空虚。"

3. 参考注家注本　《内经》注本是古代研究《内经》的学术结晶，也是对《内经》学术思想的发展。在历代注家中不乏对《内经》研究有真知灼见者，这些可以作为我们学习研究《内经》的重要借鉴。但由于历代注家的学术观点不尽相同，往往对同一问题出现分歧，我们在阅读时，可以借助多个注家的观点，进行比较分析，弄通其文理医理。

例如，《素问·生气通天论》中"……因于气，为肿。四维相代，阳气乃竭"句中前一"气"字，一般作"气虚"解，但此解与前文"因于寒"、"因于暑"、"因于湿"均为外感邪气并不合拍。高世栻注："气，犹风也。《阴阳应象大论》云：'阳之气，以天地之疾风名之。'故不言风而言气。"解"气"为"风"，则正好与前文"寒"、"暑"、"湿"气相应。原文"四维"，注家一般作"四肢"解，谓阳气虚而致四肢交替浮肿。考此"四维"乃承上文之总结语，作"四肢"解显然不妥，而高世栻作四时邪气解，即寒、暑、湿、风四种邪气更替伤人，正好与上文相应，既切合文理，又符合医理。

4. 紧密结合实际　《内经》所阐述的理论是古代医家长期医疗实践的经验总结，其理论具有很强的临床指导意义。因此，学习《内经》就必须紧密结合临床实际才能深刻理解其精神实质。

例如，《素问·四气调神大论》中"天明则日月不明"句中之前一"明"字，非常费解，故古代注家多有牵强附会之处。如作"明亮"解，则显然与实际事实不符。考"明"通"萌"，《经籍籑诂》云："萌之为言，盲也。"盲，昏暗也。可见，此句是言天气昏暗则不能见日月之光明，如此则于文于理皆通。

《素问·四气调神大论》之"春夏养阳，秋冬养阴"句，按字面理解，自然是"春夏保养阳气，秋冬保养阴气"。但联系实际以及前文关于顺应四时而养生的方法，此处绝非"春夏保养阳气，秋冬保养阴气"。根据前文关于四时阴阳是万物的根本以及顺应春气养生、顺应夏气养长、顺应秋气养收、顺应冬气养藏就是顺应了四时阴阳的论述，结合中医学关于春为少阳之气主生、夏为太阳之气主长、秋为少阴之气主收、冬为太阴之气主藏的理论，此处之"养"，是"顺应"的意思；"阳"，指生长之气（少阳、太阳）；"阴"，指收藏之气（少阴、太阴）。经文原意应理解为"春夏顺应生长之气而养生，秋冬顺应收藏之气而养生"，如此则正好与前文顺应四时的养生方法相应而不至于曲解经文本意。

第一章
养　生

养生，又称摄生，是调养身心和防治疾病的重要内容。《内经》中不仅有《上古天真论》《四气调神大论》等养生专篇，而且很多篇章在论述藏象、病机、病证、论治等理论的同时，也渗透着不少养生思想。

养生的目的，一是延年益寿，二是防病治病。防病治病是前提和基础，只有少生病或不生病，才可能健康长寿，这是中医养生学的基本特点。《内经》养生思想强调天人相应、顺应自然，提出了外避虚邪、内守精神的养生法则，以及法阴阳、和术数、节饮食、慎起居、适劳逸等具体方法。

【原文】

101　上古之人，其知道者[1]，法於陰陽[2]，和於術數[3]，食飲有節[4]，起居有常[5]，不妄作勞[6]，故能形與神俱[7]，而盡終其天年[8]，度百歲乃去[9]。今時之人不然也，以酒為漿[10]，以妄為常[11]，醉以入房[12]，以欲竭其精，以耗散其眞[13]，不知持滿[14]，不時御神[15]，務快其心[16]，逆於生樂[17]，起居無節，故半百而衰也。（《素問·上古天眞論篇第一》）

【校注】

［1］其知道者：其，指上古之人。知，懂得、精通。道，此处指养生防病之道，即养生的基本原则和方法。

［2］法于阴阳：法，效法、取法，引申为遵循、顺应。阴阳，指昼夜、四季的阴阳变化规律。如昼为阳，夜为阴；春夏为阳，秋冬为阴等。

［3］和于术数：和，调和，此处有正确、恰当运用之意。术，技也。数，义同"术"。术数，此指修身养性之法，具体包括导引、吐纳、按跷、咽津等。

［4］食饮有节：食，指进餐。饮，指饮酒。节，规律、节制。

［5］起居有常：起居，泛指劳作与休息。常，规律、法度。

［6］不妄作劳：妄，乱也，此处有违背常规与法度之意。作劳，即劳作，包括劳力、劳心、房劳等。

［7］形与神俱：形，即形体。神，即精神、神气。俱，偕也，有共存、协调之意。

［8］尽终其天年：尽，全也。终，完也。天年，自然所赋予的寿限。

［9］度百岁乃去：度，度过。去，离开人世。

［10］以酒为浆：把酒当饮料喝，意为嗜酒成性。浆，汤水、饮料。

［11］以妄为常：即把不正常的生活方式当作正常的生活方式，且不能自我节制。妄，

异常。常，正常。

[12] 醉以入房：意为酒醉之后肆行房事。醉，即酒醉。以，通"已"。入房，即行房事。

[13] 以欲竭其精，以耗散其真：以，因也。欲，贪欲、欲望。耗，通"嗜好"之"好"，"好"与"欲"义同。竭，与"散"义近。精、真互文，指精气与真气。

[14] 不知持满：意为不懂得适可而止的道理。知，懂得。满，盈也。持满，即持盈，隐喻停止。

[15] 不时御神：时，识也。"不时"与上"不知"义同。御，驾驭、支配之意。

[16] 务快其心：务，贪图。快，快乐、欢快，使动用法。

[17] 逆于生乐：即一味追求、沉溺于及时行乐、醉生梦死。逆，通"溺"，沉溺、沉迷。

【提要】

论述养生的基本方法，列举导致早衰的常见原因。

【析义】

1. 养生的基本方法　本节首先提出"法于阴阳，和于术数"的养生思想，继而提出养生的基本方法：一是法于阴阳，即养生应取法自然界寒来暑往的阴阳变化规律；二是和于术数，即恰当运用养生方法锻炼身体；三是食饮要注意节制；四是起居作息要有规律；五是生活劳作不要违背常度。如此才能使形体和神气相互协调，从而活到天赋的自然寿命。

2. "形与神俱"而尽终天年的养生指导思想　本节强调"形与神俱"，则可以尽终天年。理由是：①形体是生命的载体，神是生命之灵，对人而言，二者缺一不可。②形之与神相辅相成，不可须臾分离，形为神之宅，神乃形之主，无神则形不能活，无形则神无所附。③形之与神荣衰与共，形壮则神旺（形为精所生，积精可以全神），神旺则形壮（神能驭气，炼气可以壮形）。

3. 导致早衰的常见原因　本节列举了导致人体早衰的常见原因。不懂得养生的人把酒当作水浆而滥饮无度，把不正常的生活方式当作正常的生活方式，醉酒后行房事，因纵欲而使阴精竭绝，因嗜好无度而使精气与真气耗散，不知道适可而止，不懂得驾驭精神，而是贪图一时之欢，沉醉于所谓的快乐之中，起居无规律，所以年至半百身体就衰老了。

【研讨】

在《内经》自然观、人体观及生命观的指导下，本节提出了顺应自然、神形兼养的养生学思想。其养生内容既包括被动地适应环境，更强调主动地和术数、调饮食、慎起居、节劳逸。其中，"形与神俱"的养生思想蕴涵了身心调养、防病延寿的科学理念。如果违背保养形神的养生原则，以酒为浆，以妄为常，醉以入房，或不知持满，不时御神，务快其心，逆于生乐，起居无节，或以嗜欲爱好耗竭其真精，必然会导致疾病发生，从而使人未老先衰。

【原文】

102　夫上古圣人之教下也[1]，皆谓之虚邪贼风[2]，避之有时，恬惔虚無[3]，眞氣從之，精神內守[4]，病安從來。是以志閑而少欲[5]，心安而不懼[6]，形勞而不倦[7]，氣從以順[8]，各從其欲，皆得所願[9]。故美其食，任其服，樂其俗[10]，高下不相慕[11]，其民故曰朴[12]。是以嗜欲不能勞其目，淫邪不能惑其心[13]，愚智賢不肖，不懼於物[14]，故合於道[15]。所以能年皆度百歲，而動作不衰者，以其德全不危也[16]。（《素問·上古天眞論篇第一》）

【校注】

[1] 圣人：指在养生方面造诣精深的人。

[2] 虚邪贼风：泛指四时不正之气。此处"邪"、"风"是同义词，按《难经》所言虚邪和贼邪在病邪传变中是比较重的邪气，所以意在强调四时不正之气的致病性。

[3] 恬惔虚无：此谓思想安闲清静，没有杂念。恬惔，精神舒畅、志意宁静之义。虚无，心无奢望、贪欲之类的杂念。

[4] 精神内守：言精神守持于内而不外耗。

[5] 志闲而少欲：意为意志闲静，淡化嗜欲，少贪欲而无求于物。

[6] 心安而不惧：意为心境安定，襟怀坦荡，扪心无愧，无恐惧之感。

[7] 形劳而不倦：形劳，包括劳力和房劳。形虽有劳，但须劳逸结合，不使过劳而遗害。

[8] 气从以顺：意为真气畅达而和顺。气，真气。从，运行顺畅。

[9] 各从其欲，皆得所愿：有所欲，但不奢望，内心知足遂愿。

[10] 美其食，任其服，乐其俗：意为无论吃什么食物，都觉得味道甘美可口；随便穿着什么材质或款式的服装，佩带何种饰物，都感到舒适满意；无论生活在什么样的风俗习惯条件下，都能适应环境，随俗而变，并感到快乐。

[11] 高下不相慕：无论他人地位多高，都不羡慕，更不谄媚奉承，乃至于攀附。高下，义偏在"高"，指政治经济地位尊贵富有的人。

[12] 朴：质朴、淳朴、敦厚。

[13] 嗜欲不能劳其目，淫邪不能惑其心：即嗜好和欲望不能劳伤其感官，淫乱和邪恶不能迷惑其心神。此言一切精神污染和物质诱惑，都不为之所动。

[14] 愚智贤不肖，不惧于物：愚，愚蠢、蠢笨。智，聪明、伶俐。贤，贤慧、仁义。不肖，没有贤德和修养。不惧于物，对外界的惊扰都无所畏惧。

[15] 合于道：合，适应、吻合。道，此处指自然规律。

[16] 德全不危：德，指具有化生万物作用的物质和力量。德全，即全面符合养生之道。不危，不会受到衰老危害。

【提要】

论述养生防病的基本法则，阐述调和情志的具体方法。

【析义】

1. 养生防病的基本法则　本节提出了养生防病的两个基本法则，即对外要"**虚邪贼风，避之有时**"，对内应要"**恬惔虚无**"、"**精神内守**"，只有这样，才能达到"**真气从之**"、"**病**

安从来"的养生目的。

2. 调和情志的具体方法　本节重点从志欲、心境等方面提出了调和情志的具体方法，要像善于养生的人那样，做到"美其食，任其服，乐其俗"，过着纯朴自然的生活，不被嗜欲所困，不为淫邪所动，不惧外物惊扰，这样才能"合于道"，从而保证身心健康，精力充沛，寿命长久。

【研讨】

本节提出了外适环境变化和内调精神情志的养生法则，认为生命之气与自然相通，人与自然是一个整体，人体脏腑经络与精气神的相互协调，构成有序的生命活动及其过程。因此，凡自然环境的异常变化和人类自身情志活动的异常均可影响人的健康。当这些影响超出人体自身调节限度时，就会破坏人之有序的生命活动而引起疾病。疾病伤耗人体的脏腑经络及精气神，就会导致过早衰老，故《素问·阴阳应象大论》说："喜怒不节，寒暑过度，生乃不固。"

危害人体健康，导致过早衰老的主要原因不外乎外感与内伤两类因素。其中，许多疾病的发生与不良生活方式有着密切关系，通过健康的生活方式以预防疾病发生，将是延缓衰老、延长寿命的重要方法。所以，养生是防病的前提，通过内外调养，顺应自然，就能预防过早衰老，从而尽终其天年。

【原文】

103　女子七歲，腎氣盛，齒更髮長[1]。二七而天癸至[2]，任脈通，太衝脈盛[3]，月事以時下[4]，故有子[5]。三七，腎氣平均[6]，故眞牙生而長極[7]。四七，筋骨堅，髮長極，身體盛壯。五七，陽明脈衰，面始焦，髮始墮[8]。六七，三陽脈衰於上，面皆焦，髮始白。七七，任脈虛，太衝脈衰少，天癸竭[9]，地道不通[10]，故形壞而無子也[11]。

丈夫八歲，腎氣實，髮長齒更。二八，腎氣盛，天癸至，精氣溢寫[12]，陰陽和[13]，故能有子。三八，腎氣平均，筋骨勁強[14]，故眞牙生而長極。四八，筋骨隆盛，肌肉滿壯。五八，腎氣衰，髮墮齒槁[15]。六八，陽氣衰竭於上，面焦，髮鬢頒白[16]。七八，肝氣衰，筋不能動[17]，天癸竭，精少，腎藏衰，形體皆極。八八，則齒髮去。

腎者主水[18]，受五藏六府之精而藏之，故五藏盛乃能寫。今五藏皆衰，筋骨解墮[19]，天癸盡矣，故髮鬢白，身體重[20]，行步不正，而無子耳。(《素問·上古天眞論篇第一》)

【校注】

[1] 齒更发长：齒更，更换乳牙，代以恒牙。发长，头发生长较快，密而黑亮。

[2] 天癸至：天癸，是肾中精气充盈到一定程度而产生的具有促进并维持男女生殖机能的一种物质。至，充盛之意。

[3] 任脉通，太冲脉盛：意为任脉与冲脉既充盛又通畅。冲脉为血海，任主胞胎，意

谓冲任气血充盛。

　　[4] 月事以时下：月事，即月经。以，按照、遵循。时，一定的周期。

　　[5] 有子：指具备生殖能力。

　　[6] 肾气平均：指肾气充盛。

　　[7] 真牙生而长极：真牙，又名智齿。齿为骨之余，真牙出生是肾气充盛的标志。长极，身体生长到极盛时期，意指发育成熟。

　　[8] 阳明脉衰，面始焦，发始堕：阳明脉循行于头面，五七之后阳明脉衰，面失所养，则面容憔悴；发失所养，则头发脱落。焦，通"憔"，即憔悴之意。堕，脱落。

　　[9] 竭：竭乏、竭尽之意。

　　[10] 地道不通：即绝经，月经停止来潮。

　　[11] 形坏而无子：形坏，指形体呈现衰老之象。无子，丧失生育能力。

　　[12] 精气溢泻：肾精盈满而有遗精、排精现象，是男子性成熟的标志。溢，盈满。

　　[13] 阴阳和：指男女两性结合、性与生殖功能正常。

　　[14] 筋骨劲强：筋骨强劲有力。

　　[15] 发堕齿槁：头发脱落稀疏，牙齿松动而枯槁无华。

　　[16] 颁白：即斑白、花白，指头发黑白相杂。颁，通"斑"。

　　[17] 筋不能动：即老年人筋骨不能耐受较大运动量的活动。能，通"耐"。

　　[18] 肾者主水：即肾主藏精。水，此处指精。

　　[19] 筋骨解堕：解，通"懈"。堕，通"惰"。

　　[20] 身体重：自觉身体沉重。

　　【提要】

　　描述人体生长壮老的过程，论述肾主生殖以及肾气与生长发育的关系。

　　【析义】

　　1. 人体生长壮老的过程　本节指出女子年龄一七至三七、男子年龄一八至三八是生长发育期，主要表现为齿更发长，天癸发育逐渐成熟，女子月事以时下，男子有遗精现象，具备了生育能力。女子年龄三七至五七、男子年龄三八至五八是壮盛期，主要表现为智齿生长，筋骨坚强，体格壮盛，发长极。女子年龄五七至七七、男子年龄五八至八八是衰老期，主要表现为阳明脉渐衰，面部逐渐憔悴，发白而逐渐脱落，精气渐亏，天癸渐竭，形体衰老，以至失去生育能力。

　　2. 肾主生殖以及肾气与生长发育的关系　本节提出"肾者主水，受五脏六腑之精而藏之"，一是说明肾主藏精的功能；二是说明肾不仅藏先天之精，而且接受来自五脏的后天之精；三是五脏精气充盛，才能保持肾精充满，从而发挥其维持人体正常的生长发育的功能。人的五脏是一个整体，在生理上互相联系，病理上互相影响。肾中精气的盛衰与五脏精气的盛衰密切关联，提示在固护肾气的同时又不可忽视对五脏精气的培育。

　　【研讨】

　　本节以年老丧失生育能力为题，阐述人的生殖功能及生长壮老过程，强调主导因素在于肾气的自然盛衰规律。先天之精由父母遗传而来，藏于肾，精化为气，是为先天精气，即本节之肾气。人之肾气发育充盛，则天癸成熟，男子精满溢泻，女子月经来潮，并具有生育能力；肾气充盛至极，便由盛转衰，天癸也趋衰竭，女子月经闭止，男子精液稀少，从而丧失生育能力。

"天癸"是生殖机能盛衰的决定因素，天癸的生理功能包括：①促进与维持人的生殖机能。表现为月经的来潮、精气的溢泻等；②促进和维持人的性机能。肾气未盛，天癸未足，则不生欲念，不具性与生殖功能。男女天癸至才能"阴阳和"，故天癸是性成熟的物质基础；如肾气衰，天癸竭，则欲念自消，便丧失性与生殖功能；③促进第二性征的发育。《灵枢·五音五味》指出宦官去其宗筋（阴器，包括睾丸），伤冲脉，竭天癸，则须不生。天宦（天阉）的产生就是因为"天之不足"，即天癸不至所致。

肾主藏精，化生天癸；冲为血海，任主胞胎，任脉和冲脉既通且盛，则女子月事以时下，男子精气溢泻。但冲任通达、充盛的前提是天癸成熟。肾主天癸的产生与成熟，冲任与生殖器相连，并司天癸的通行，故肾、天癸、冲任三者共同维持人的性与生殖功能。月经形成及受孕养胎是冲任的功能，因而冲任的盛衰、通闭、寒热是月经、胎孕病证的机理所在，故临床上癥瘕经闭、痛经、崩漏、不孕、流产等病证多从冲任论治。

【原文】

104　春三月，此謂發陳[1]。天地俱生，萬物以榮；夜臥早起，廣步於庭，被髮緩形[2]，以使志生；生而勿殺，予而勿奪，賞而勿罰[3]。此春氣之應，養生之道也。逆之則傷肝，夏為寒變[4]，奉長者少。

夏三月，此謂蕃秀[5]。天地氣交，萬物華實；夜臥早起[6]，無厭於日；使志無怒，使華英成秀[7]，使氣得泄，若所愛在外[8]。此夏氣之應，養長之道也。逆之則傷心，秋為痎瘧[9]，奉收者少。

秋三月，此謂容平[10]。天氣以急，地氣以明[11]；早臥早起，與雞俱興，使志安寧，以緩秋刑[12]；收斂神氣，使秋氣平；無外其志，使肺氣清[13]。此秋氣之應，養收之道也。逆之則傷肺，冬為飧泄[14]，奉藏者少。

冬三月，此謂閉藏[15]。水冰地坼，無擾乎陽[16]；早臥晚起，必待日光；使志若伏若匿，若有私意，若已有得；去寒就溫，無泄皮膚，使氣亟奪[17]。此冬氣之應，養藏之道也。逆之則傷腎，春為痿厥[18]，奉生者少。（《素問·四氣調神大論篇第二》）

【校注】

[1] 发陈：谓春季阳气生发，万物复苏的自然景象。发，启也。陈，布也。

[2] 被发缓形：被，通"披"。被发，披开束发。缓形，松缓衣带，让形体舒缓。

[3] 生而勿杀，予而勿夺，赏而勿罚：予，施予。马莳注："其待物也，当生则生之而勿之杀，当与则与之而勿之夺，当赏则赏之而勿之罚。凡此者，盖以春时主生，皆以应夫春气而尽养生之道也。"

[4] 逆之则伤肝，夏为寒变：肝应春阳生发之气，故逆春阳生发之气则伤肝。以下伤

心、伤肺、伤肾，均同此理。变，变动，即病变。寒变，即虚寒性病变。

[5] 蕃秀：蕃，茂也，盛也。秀，华也，美也。

[6] 夜卧早起：即晚睡早起。夜，《太素》作"晚"。

[7] 使华英成秀：意为使人的神气旺盛饱满。华英，本指花朵，此指神气。秀，秀丽、旺盛之意。

[8] 使气得泄，若所爱在外：使人体阳气发越于外，情志舒展于外，以顺应夏季盛长的自然景象。

[9] 痎（jiē 皆）疟：寒多热少的寒性疟疾。

[10] 容平：容，万物之容貌。平，平定。

[11] 天气以急，地气以明：张介宾注："风气劲疾曰急，物色清肃曰明。"

[12] 秋刑：秋气肃杀，故称"秋刑"。

[13] 收敛神气，使秋气平，无外其志，使肺气清："收敛神气"与"无外其志"同义，神气欲其内敛，勿令外驰；"秋气平"与"肺气清"同义，使肺气如秋之平定而清肃。

[14] 飧泄：指腹泻而便中夹有未消化的食物残渣。

[15] 闭藏：冬季阳气已伏，万物潜藏，故气象谓之闭藏。

[16] 水冰地坼（chè 彻），无扰乎阳：水结冰而地冻裂，在此地气闭藏、阳气固潜于内之时，不应扰动阳气。坼，裂也。

[17] 无泄皮肤，使气亟夺：意为无令频繁汗出，耗散阳气，逆冬藏之道。亟，频数、屡次。

[18] 痿厥：肢体痿软无力、手足逆冷。

【提要】

论述四时养生调神之法。

【析义】

四时气象本于天，摄养之法用于人，体现了天人合一，人法自然的养生思想。春之发陈，夏之蕃秀，秋之容平，冬之闭藏，阐发四时生长收藏的自然特点。象，有形，现于外，指万物的形态容貌征象；气，无形，藏于内，是象之所以如此表征的内在依据。两者相辅相成，形成了四时的气象特点。发陈，表征春季阳气生发、布新的特点，故说"天地俱生，万物以荣。"蕃秀，表征夏季阳气长旺，万物茂盛的特点，故说"天地气交，万物华实。"容平，表征秋季阳气开始收敛，万物容貌清肃平定的特点，故说"天气以急，地气以明。"闭藏，表征冬季阳气沉潜，万物蛰伏固藏的特点，故说"水冰地坼，无扰乎阳。"这些描述，对于确立顺应四时的养生方法具有重要指导作用。

在顺应四时的思想指导下，原文列举了四时养生的具体方法，即"四气调神"之法。春季应夜卧早起，舒缓形体，使情志适应春生之气，气机得以生发疏达，外向宣散。夏季应晚卧早起，无厌于日，使情志适应夏长之气，气机得以舒展旺盛，向外宣泄。秋季应早卧早起，收敛神气，使情志适应秋收之气，气机得以清肃收敛，向内收潜。冬季应早卧晚起，避寒就温，忌妄动汗出，使情志适应冬藏之气，气机潜藏不露，内向蛰伏。

【研讨】

本节顺应四时特点的养生方法，主要集中在起居和精神调摄方面，具有一定示范作用。后世医家和养生家据此加以发挥，扩大应用范围，提出以四时法则为指导的饮食宜忌、针灸药饵、导引武术等养生方法。如元·邱处机《摄生消息论·春季摄生消息》说："当春之时，食味宜减酸益甘以养脾气"；"春日融和，当眺园林亭阁，虚敞之处，用撼滞怀，以畅生气。不可兀坐，以生抑郁。饭酒不可过多，米面团饼不可多食，致伤脾胃，难以消化。老人切不可以饥腹多食，以快一时之口，致生不测。"明·冷谦《修龄要旨·四时调摄》说："春三月，此谓发陈，夜卧早起，节情欲以葆生生之气，少饮酒以防逆上之火。""用嘘字导引……此能去肝家积聚风邪毒气，不令病作。"

【原文】

105　夫四時陰陽者，萬物之根本也。所以聖人春夏養陽，秋冬養陰[1]，以從其根，故與萬物沉浮於生長之門[2]。逆其根，則伐其本，壞其眞矣。故陰陽四時者，萬物之終始也，死生之本也。逆之則災害生，從之則苛疾不起，是謂得道[3]。道者，聖人行之，愚者佩之[4]。從陰陽則生，逆之則死；從之則治，逆之則亂。反順爲逆，是謂內格[5]。

是故聖人不治已病治未病，不治已亂治未亂，此之謂也。夫病已成而後藥之，亂已成而後治之，譬猶渴而穿井，鬥而鑄錐，不亦晚乎？（《素問·四氣調神大論篇第二》）

【校注】

[1] 春夏养阳，秋冬养阴：阳，此指春生和夏长之气；阴，此指秋收和冬藏之气。养，意为顺应。春夏养阳，即春夏要顺应春之生气、夏之长气，秋冬要顺应秋之收气、冬之藏气。

[2] 与万物沉浮于生长之门：意为与万物一样生存于四时阴阳变化之中。沉，沉浮，意为随波逐流。门，关键，此指四时阴阳变化。

[3] 得道：即符合养生法则。得，此处作"合"解。

[4] 佩：通"背"，即违背之意。

[5] 内格：体内脏腑气血活动与自然界阴阳消长变化相格拒。

【提要】

论述"春夏养阳，秋冬养阴"的四时养生原则和"治未病"的预防医学思想。

【析义】

1. "春夏养阳，秋冬养阴"的养生原则　"四时阴阳者，万物之根本也"是贯穿本篇的中心思想，它既是《内经》"天人相应"整体观的理论基础，又是中医养生学说得以建立的学术支柱。"春夏养阳，秋冬养阴"是本篇提出的"四气调神"养生原则，指春夏顺应生长之气以养生，秋冬顺应收藏之气以养生。懂得养生的人能遵循四时阴阳的变化规律，按四时阴阳的变化来调节生活起居，进行运动锻炼，以顺从阴阳变化，达到"从之则治"的养生目的；不懂得养生的人违背自然界阴阳变化的规律而耗伤正气，所以容易被病邪侵袭。因此，导致疾病发生和过早衰老的关键，多是违背自然界阴阳变化规律，以致人体脏腑气血活动与自然界阴阳变化相格拒。

2. "治未病"的预防医学思想 本节以"渴而穿井，斗而铸锥"为喻，提出"治未病"的预防医学思想，同时也是养生学说建立的理论基础。"治未病"包括未病先防和既病防变两个方面，本节重点阐述未病先防的思想，即通过各种方法和措施，增强体质，抗御外邪，或调畅气血，合和五脏，在疾病尚未成时，主动干预，预防疾病的发生。"四气调神"就是在未病之前，顺四时调养五脏之气，使外不受邪气之侵，内能充实和畅真元的养生大法之一。至于既病防变，在《素问·刺热论》中有所论及，"肝热病者，左颊先赤，……病虽未发，见赤色者刺之，名曰治未病也"。要求医者在掌握疾病传变规律的基础上，密切注意病情变化，洞察其演变趋势，抓住时机，截断病邪传变路径，或化解病邪，争取良好转机。《难经·七十七难》中说："所谓治未病者，见肝之病，则知肝当传之与脾，故先实其脾气，无令得受肝之邪，故曰治未病焉。"强调的也是既病防变。

【研讨】

关于"春夏养阳，秋冬养阴"，历代注家有四种不同认识：一是以马莳为代表的生长收藏论。认为春夏主生长，顺其生长之气即养阳，秋冬主收藏，顺其收藏之气即养阴。二是以王冰为代表的阴阳互制论。认为春夏阳盛，宜食寒凉抑制亢阳，"全阴则阳气不极"；秋冬阴盛，宜食温热抑制盛阴，"全阳则阴气不穷"。三是以张介宾为代表的阴阳互根论。认为春夏养阳，以为秋冬阴之基，故春夏每因风凉生冷，伤其阳气而患疟泄等病；秋冬养阴，以为春夏阳之基，故秋冬每因纵欲过度，伤其阴而患火证。四是以张志聪为代表的内外阴阳虚盛论。认为春夏阳盛于外而虚于内，故有"夏月伏阴"之病，因而春夏宜养其内虚之阳；秋冬阴盛于外而虚于内，故有"冬月伏阳"之病，因而秋冬宜养其内虚之阴。

结合本篇内容分析，马莳之说比较符合经文本意；而后三种解释，虽然难合经旨，但在生活及医疗实践中也有所验证，故也具有一定的临床意义。

第二章
阴 阳

阴阳学说是中国古代哲学的重要内容。《周易》用阴阳解释卦象,此后阴阳学说便被广泛用于观象、预测、说理等方面。因此,有学者将阴阳学说在中医理论中的应用称为象数学说、意象思维、变易思维等。

《内经》对阴阳有明确的定义和应用规范,这些理论主要见于《阴阳应象大论》《生气通天论》《金匮真言论》《阴阳离合论》等。阴阳既有生理的意义,也有病理的阐释,既是相互依存,相反相成,又相互对立,彼此消长,这就是《内经》分析阴阳,研究人体健康与疾病的基本指导思想。

【原文】

201 陰陽者,天地之道也[1],萬物之綱紀[2],變化之父母,生殺之本始[3],神明之府也[4]。治病必求於本。

故積陽為天,積陰為地。陰靜陽躁。陽生陰長,陽殺陰藏[5]。陽化氣,陰成形。寒極生熱,熱極生寒。寒氣生濁,熱氣生清。清氣在下,則生飧泄;濁氣在上,則生䐜脹[6]。此陰陽反作,病之逆從也。

故清陽為天,濁陰為地。地氣上為雲,天氣下為雨;雨出地氣,雲出天氣[7]。故清陽出上竅,濁陰出下竅;清陽發腠理,濁陰走五藏;清陽實四支,濁陰歸六府。(《素問·陰陽應象大論篇第五》)

【校注】

[1] 道:法则、规律。

[2] 纲纪:纲领。张介宾注:"大曰纲,小曰纪,总之为纲,周之为纪。"

[3] 生杀之本始:生,发生、生长。杀,减少、消亡。本始,即本原、由来。

[4] 神明之府:显而易见谓之明,变化莫测谓之神。明,指自然界万物的外在变化。神,指万物变化的内在力量。《淮南子·泰族训》说:"其生物也,莫见其所养而物长;其杀物也,莫见其所丧而物亡,此之谓神明。"府,所在之处。

[5] 阳生阴长,阳杀阴藏:互文。阳既能生杀万物,亦能长藏万物;阴既能长藏万物,亦能生杀万物。意为阴阳同为生长杀藏之本。

[6] 䐜胀:指胸膈胀满。䐜,胀满。

[7] 雨出地气,云出天气:雨虽自天而降,实则源于地之湿气,故谓其"出地气";云虽由地气上而成,实由天阳之气蒸腾所致,故谓其"出天气"。

【提要】

论述阴阳的基本概念和基本内容。

【析义】

阴阳是自然界万物运动变化的内在动力。"积阳为天，积阴为地"，是言阳之象为天，具有躁动的特性；阴之象为地，具有静谧的特性。"阳化气，阴成形"、"寒气生浊，热气生清"，说明阴阳的作用趋势。"阳生阴长，阳杀阴藏"，说明阴阳之间存在着相互依存、相互为用的关系。"寒极生热，热极生寒"，说明阴阳之间存在着相互制约、相互转化的关系。

在人体，阴阳的生理作用是"清阳出上窍，浊阴出下窍"；"清阳发腠理，浊阴走五脏"（卫阳开发腠理，营阴润养五脏）；"清阳实四肢，浊阴归六腑"（水谷精微充实到四肢等组织器官，水谷糟粕经由六腑排出体外）。从病理上来认识，若清气（阳）不向上而在下，则生飧泄等病证（清阳不升所致）；若浊气（阴）不向下而在上，则生䐜胀等病证（浊阴不降所致），这是违背了阴阳运行趋势而导致疾病发生的例子。

以天地云雨来说明阴阳的相互作用和关系，地气受阳热的蒸腾上升为云，天气受阴寒而凝聚下降为雨，云变为天气，雨变为地气。可见天气的云来源于地气的水，地气的水来源于天气的云。此例较好地说明了阴阳可以相互转化，此生彼长，此强彼弱。因此，阴阳始终存在于动态平衡的过程中，而相互依存和制约。

【研讨】

"治病必求于本"的"本"，在文中指阴阳而言。阴阳是"天地之道也，万物之纲纪，变化之父母"，故疾病发生和发展变化的根本原因也就在于阴阳的失调。"治病求本"必须做到《素问·至真要大论》所言"谨察阴阳所在而调之，以平为期"，即诊断上要诊察阴阳的失调状况，治疗上要重视纠正阴阳的偏盛偏衰，以恢复和促进其平衡协调。

【原文】

202 水為陰，火為陽。陽為氣，陰為味。

味歸形，形歸氣，氣歸精，精歸化[1]，精食氣，形食味[2]，化生精，氣生形[3]。味傷形，氣傷精[4]；精化為氣，氣傷於味[5]。

陰味出下竅，陽氣出上竅。味厚者為陰，薄為陰之陽；氣厚者為陽，薄為陽之陰；味厚則泄，薄則通；氣薄則發泄，厚則發熱[6]。壯火之氣衰，少火之氣壯[7]；壯火食氣，氣食少火[8]；壯火散氣，少火生氣。（《素問·陰陽應象大論篇第五》）

【校注】

[1] 味归形，形归气，气归精，精归化："味归形，形归气"，指药物饮食之气能充养形体，而形体又依赖元气充养。"气归精，精归化"，指药物饮食之气生成人体精气，而人体阴精则依赖气化功能而产生。

[2] 精食气，形食味：是对"气归精"、"味归形"的进一步说明。食，读为"饲"，即"赖……所滋养"。

[3] 化生精，气生形：对前"精归化"、"形归气"的进一步说明。

[4] 味伤形，气伤精：饮食五味虽能充养身形，但五味太过反能伤害身形；饮食之气虽能化生精气，但食气太过也能伤害精气。

[5] 精化为气，气伤于味：气，指人身之气。人体之精能够化生气，气也可因饮食五味偏嗜而受伤。

[6] 味厚则泄，薄则通；气薄则发泄，厚则发热：是对饮食、药物性味和功能的概括。吴崑注："阴气润下，故味厚则泄利，薄则通利；阳气炎上，故气薄则发散，厚则发热。"

[7] 壮火之气衰，少火之气壮：壮火、少火有二种解释：一是认为壮火指饮食药物之气味辛热纯阳者，少火指饮食药物之气味辛甘温和者；二是认为火指阳气，壮火即过亢之阳气，少火即温和的阳气。气，指人身之正气。气衰、气壮，是使动用法。

[8] 壮火食气，气食少火：前一"食"通"蚀"，为消蚀、耗伤之意，"壮火食气"谓亢旺之火能耗蚀正气。后一"食"通"饲"，为饲养、供养之意。"气食少火"为倒装句，即"少火食气"，谓温和之火可以补养人体正气。

【提要】

论述药食气味的阴阳属性和作用特点，提出壮火和少火的概念及作用。

【析义】

阴阳可用于代表两种不同性质的物质及功能，以水火言，则水为阴，火为阳；以气味言，则气为阳，味为阴。气味是药食的基本物质基础，药食气味进入人体，适量则可养人，过量则可伤人。关于药食气味与人体气血的关系，原文"味归形……气伤于味"作了较为详细的说明。

精、气相对而言，则精为阴，气为阳；精、形相对而言，则精为阳，形为阴。因为同气相求，所以"味归形"、"气归精"、"精食气，形食味"。精虽由药食之气所生，但药食之气在体内需要经过一定的化生过程才能转化为人体之精，因此说"精归化"、"化生精"。人之形体依赖于饮食五味之气的充养，故"形归气"、"气生形"。形、精、气三者因其阴阳属性的不同，存在着精化生气、气充养形的生理关系。药食气味虽能充养人的形体精气，但过度摄入却反会伤害形体精气，即所谓"味伤形，气伤精"、"气伤于味"。

药食的味属阴，气属阳。味厚者为阴中之阴，味薄者为阴中之阳；气厚者为阳中之阳，气薄者为阳中之阴。由于气味厚薄、阴阳的不同，因而作用也不一样，味厚的药食具有泄降作用，味薄的药食具有疏通作用；气薄的药食具有宣散、发泄作用，气厚的药食具有温通、助阳作用。五味分阴阳，则辛甘（味薄）发散为阳，酸苦（味厚）涌泄为阴。因此，药食气味过于亢烈（厚），或人之阳气过于亢旺，就会耗气、散气，则对机体有害；相反，药食气味温和，或人之阳气调和，就会增气、生气，则为人体之所需。

【研讨】

"壮火"和"少火"的本义是讨论药食气味。壮火是指药食中气厚性烈之品的性能作用，少火则指药食中气薄性缓之品的性能作用。马莳注释说："气味太厚者，火之壮也。用壮火之品，则吾人之气不能当之而反衰矣，如用乌附之类，而吾人之气不能胜之，故发热。气味之温者，火之少也。用少火之品，则吾人之气渐尔生旺，血益壮矣，如用参归之类，而气血渐旺者是也。"后世医家予以引申，认为少火是生理的阳和之火，具有温养的作用；壮火是病理的亢烈之火，则为致病因素。故张介宾注释说："火，天地之阳气也。天非此火，不能生物；人非此火，不能有生。故万物之生，皆由阳气。但阳和之火则生物，亢烈之火反害物，故火太过则气反衰，火和平则气乃壮。壮火散气，故云食气，犹言火食此气也；少火生气，故云食火，犹言气食此火也。此虽承气味而言，然造化之道，少则壮，壮则衰，自是如此，不特专言气味者。"

以上两种解释都有一定道理，但后一种引申解释则对后世临床具有较大的指导意义。

【原文】

203 氣味辛甘發散為陽，酸苦涌泄為陰。陰勝則陽病，陽勝則陰病。陽勝則熱，陰勝則寒[1]。重寒則熱，重熱則寒。寒傷形，熱傷氣；氣傷痛，形傷腫[2]。故先痛而後腫者，氣傷形也；先腫而後痛者，形傷氣也。（《素問·陰陽應象大論篇第五》）

【校注】

[1] 阳胜则热，阴胜则寒：阳盛生热证，阴盛生寒证。

[2] 寒伤形，热伤气；气伤痛，形伤肿：形，指形体。气，指气机。寒为阴邪，故伤人形体；热为阳邪，故伤人气分，扰乱气机。李中梓注："气喜宣通，气伤则壅闭而不通，故痛；形为质象，形伤则稽留而不化，故肿。"

【提要】

论述阴阳偏胜的病理表现以及寒热病因的致病特点。

【析义】

阴阳之间存在彼此消长、相互转化的关系。在病理情况下，阴偏胜就会导致阳亦病，阳偏胜就会导致阴亦病，换句话说，就是阴病及阳，阳病及阴。从阴阳的失衡来说，阳盛化热则见热象，阴盛化寒则见寒象。从阴阳病性的转化来说，寒病至极可现热象（真寒假热），或向热病转化（寒证热化）；热病至极可现寒象（真热假寒），或向寒病转化（热证寒化）。

寒邪属阴，形为阴，故伤形；热邪属阳，气为阳，故伤气，同气相求也。气伤则壅滞不通，故可见疼痛，形伤则寒凝水停，故可见肿胀，即相应病机必现相应病证。临床上不仅要辨明阴阳的病因、病机，而且要分清阳病及阴或阴病及阳的病机先后关系，以及阴阳俱病、相兼互见等情况，如先痛后肿是先伤气、后伤形，为阳病及阴的表现；先肿后痛是先伤形、后伤气，为阴病及阳的表现。

【研讨】

关于"阴胜则阳病，阳胜则阴病"，历代医家有以下三种解释：①联系药食气味阴阳性能，认为此句是言过用酸苦涌泄等阴性药食，就会损害人体阳气；过用辛甘发散等阳性药食，就会损伤人体阴精。如马莳注释说："用酸苦涌泄之品至于太过，则阴胜矣，阴胜则吾人之阳分不能敌阴品，而阳分斯病也；用辛甘发散之品至于太过，则阳胜矣，阳胜则吾人之阴分不能敌阳品，而阴分斯病也。"②联系下文寒热病机，认为此句指阴阳偏胜偏衰。如张介宾注释说："此下言阴阳偏胜之为病也。阴阳不和，则有胜有亏，故皆能为病。"李中梓注释说："阴阳和则得其平，一至有偏胜，病斯作矣。"均从病机角度说明阴阳之间一方偏胜则致另一方受损，导致阴阳失衡之病。③从哲学角度解释，认为此句说明阴阳之间的对立制约和消长关系，阴阳作为统一体的两个对立面，阴长则阳消，阳长则阴消，两者互相制约而互为消长。

上述三种解释都有一定道理，均可以帮助我们从不同角度理解《内经》这一理论的深刻内涵。

【原文】

204 天有四時五行，以生長收藏，以生寒暑燥濕風。人有五藏，化五氣，以生喜怒思憂恐[1]。故喜怒傷氣，寒暑傷形[2]。暴怒傷陰，暴喜傷陽[3]。厥氣上行，滿脈去形[4]。喜怒不節，寒暑過度，生乃不固。(《素問·陰陽應象大論篇第五》)

【校注】

[1] 思：原作"悲"，据《素问·天元纪大论》"人有五藏，化五气，以生喜怒思忧恐"改。

[2] 喜怒伤气，寒暑伤形：喜怒，泛指七情，七情过激，易碍五脏气机，故云伤气；寒暑，泛指六淫，六淫袭人，先伤人之身形，故云伤形。

[3] 暴怒伤阴，暴喜伤阳：阴，此指肝阴；阳，此指心阳。张介宾注："气为阳，血为阴；肝藏血，心藏神。暴怒则肝气逆而血乱，故伤阴；暴喜则心气缓而神逸，故伤阳。"

[4] 厥气上行，满脉去形：王冰注："厥，气逆也。逆气上行，满于经络，则神气浮越，去离形骸矣。"

【提要】

论述外感与情志为患的致病特点。

【析义】

人与自然相应，自然界四时气候变化以应万物生长收藏，因此，有寒暑燥湿风的正常气候表现。人体也是如此，有五脏以生五脏之气，五脏之气充和则生七情，因此，七情是人体正常的情志活动。但七情、寒暑燥湿风也可能成为致病因素，七情过激易碍五脏气机，外来六淫易伤人之身形。外感、内伤等病因致病又有阴阳之分，如暴怒伤阴，暴喜伤阳。逆气过多而上行，则形神相离，疾病危殆。因此，无论内外病因的过度侵袭都会导致疾病，甚或危及生命。

【研讨】

本节提出了中医病因分类的思想，分类的依据是阴阳属性，这种思想在《素问·调经论》中也有明确论述："夫邪之生也，或生于阴，或生于阳。其生于阳者，得之风雨寒暑；其生于阴者，得之饮食居处，阴阳喜怒。"此处生于阳、生于阴虽指阳经、阴经，但分类的意义与本篇一致。《灵枢·百病始生》也说："夫百病之始生也，皆生于风雨寒暑，清湿喜怒。"这种病因分类思想，对后世三因学说产生了重要影响，也是现代中医病因分类的重要依据。

对于外感六淫的致病特点，《素问·缪刺论》说："夫邪之客于形也，必先舍于皮毛。留而不去，入舍于孙脉；留而不去，入舍于络脉；留而不去，入舍于经脉，内连五脏，散于肠胃，阴阳俱感，五脏乃伤。此邪之从皮毛而入，极于五脏之次也。"对于七情内伤，《灵枢·百病始生》说："喜怒不节则伤脏，脏伤则病起于阴也。"《灵枢·口问》说："大惊卒恐，则血气分离，阴阳破败，经络厥绝，脉道不通，阴阳相逆，卫气稽留，经脉虚空，血气不次，乃失其常。"

【原文】

205 天地者，萬物之上下也；陰陽者，血氣之男女也[1]；左右者，陰陽之道路也[2]；水火者，陰陽之徵兆也；陰陽者，萬物之能始也[3]。故曰：陰在內，陽之守也；陽在外，陰之使也[4]。（《素問·陰陽應象大論篇第五》）

【校注】

[1] 阴阳者，血气之男女也：张志聪注："阴阳之道，其在人则为男女，在体则为气血。"之，与也，和也。又，疑此句当作"男女者，血气之阴阳也"。意即男子血气刚强，女子血气阴柔。

[2] 左右者，阴阳之道路也：君子面南背北，阳从左升，阴从右降，故谓左右为阴阳之道路。

[3] 万物之能始：能，"胎"之借字。胎，始也。胎始，即开始、本始之意。

[4] 阴在内，阳之守也；阳在外，阴之使也：守，镇守于内；使，役使于外。吴崑注："阴静故为阳之镇守，阳动故为阴之役使，见阴阳相为内外，不可相离也。"

【提要】

举例说明阴阳之间互根互用的关系。

【析义】

阴阳的相互关系就像天地自然的上下，因此，阴阳的运行有左右通道之分，阳行左阴行右，左升右降，阴阳变动的征象就像水火（即寒热）。所以阴阳是万物之本始，是自然之规律。阴阳的相互关系和作用还表现为阴藏于内，是在外之阳的镇守；阳行于外，是在内之阴的役使。因此，阴阳是相反相成、互为依存、互根互用的关系。"阴在内，阳之守也；阳在外，阴之使也。"是对阴阳分布和相互关系的高度概括。

【研讨】

本节首先举例说明阴阳的对立统一关系，然后进一步指出："阴在内，阳之守也；阳在外，阴之使也。"强调阴阳之间的互根互用关系。阴阳代表事物中相互对立的两方面，它们之间既相互依存为用，又相互制约消长。人体阴精和阳气的相互依存和相互为用，是正常生命活动的保证。《素问·生气通天论》说："阴者，藏精而起亟也；阳者，卫外而为固也。"一旦阴阳之间失去互根互用的协调关系，则"阴阳离决，精气乃绝"，生命也将危殆。

第三章

藏　　象

　　藏象学说是研究脏腑形态结构、生理活动规律及其相互关系的理论，是《内经》理论体系的核心，对临床各科具有重要的指导作用。藏象学说的研究重点是人的生理活动规律，它是以五脏为中心，联系诸腑、经脉、形体、官窍等的肝、心、脾、肺、肾五个系统的生理活动。这五个系统不仅都受天地四时的影响，同时相互之间也紧密联系，从而体现人体局部与整体的生理活动规律。而精、气、血、津、液是维持脏腑功能活动的基本物质，神是脏腑功能活动的外在表现。因此，脏腑的生理活动规律及其相互关系亦能从精、气、血、津、液、神中得以体现。

　　本章主要讨论了五脏、六腑、奇恒之腑的生理功能，神的概念及其分类，精、气、血、津、液等的生成、运行、功能，以及相互之间、与其他组织器官之间的关系等。

【原文】

　　301　帝曰：藏象何如[1]？岐伯曰：心者，生之本[2]，神之變也[3]；其華在面[4]，其充在血脈[5]；為陽中之太陽[6]，通於夏氣。肺者，氣之本，魄之處也[7]；其華在毛，其充在皮；為陽中之少陰[8]，通於秋氣。腎者，主蟄[9]，封藏之本[10]，精之處也；其華在髮，其充在骨；為陰中之太陰[11]，通於冬氣。肝者，罷極之本[12]，魂之居也[13]；其華在爪，其充在筋；以生血氣，其味酸，其色蒼；此為陰中之少陽[14]，通於春氣。脾、胃、大腸、小腸、三焦、膀胱者，倉廩之本，營之居也，名曰器[15]，能化糟粕，轉味而入出者也[16]；其華在唇四白，其充在肌；其味甘，其色黃；此至陰之類[17]，通於土氣。凡十一藏，取決於膽也[18]。（《素問·六節藏象論篇第九》）

【校注】

　　[1] 藏象：藏，同"脏"，是指藏于体内的内脏；象，即形象、现象、外象。藏象，即藏于体内的内脏形象和内脏所表现于外的生理病理征象及与自然界相通应的事物及现象。

　　[2] 生之本：即生命活动的主宰。本，根本、主宰。

　　[3] 神之变：据《新校正》、全元起本并《太素》作"神之处"。心藏神，故为神之处。

　　[4] 华：精华、光华、荣华，即表现于外的精华之象。

　　[5] 充：充养，指各脏充养的组织。

　　[6] 阳中之太阳：前一"阳"字指部位，即膈以上；后一"阳"字指功能特性以及所应季节阴阳之气的多少。心居膈上阳位，其性属火，通于夏气，夏为太阳之气，故心为阳中

之太阳。

[7] 魄：指与生俱来的本能活动和感觉，如屈伸、啼哭、吸吮、痛痒等。

[8] 阳中之少阴：肺居膈上阳位，其性收敛、肃降，应于秋气，秋为少阴之气，故肺为阳中之少阴。少阴，原作"太阴"，据《新校正》改。

[9] 蛰：冬季动物伏藏不出谓"蛰"。此指肾之藏精的功能，有生机内藏之意。

[10] 封藏之本：肾应冬藏之气，其脏所藏之精为人体生长、发育和生殖的基本物质，宜固藏不宜妄泄，故称肾为封藏之本。

[11] 阴中之太阴：肾居膈下阴位，功能藏精，应于冬气，冬为太阴之气，故肾为阴中之太阴。太阴，原作"少阴"，据《新校正》改。

[12] 罢极之本：罢，音义同"疲"，怠惰、松弛。极，通"亟"，紧急、急迫。肝主筋，司运动，筋收缩则紧张有力，筋弛缓则松弛乏力。肝主筋，筋之收弛交替而产生运动，故称肝为罢极之本。

[13] 魂：指与神相随的低级意识活动，诸如幻觉、恍惚、梦境、夜游之类。

[14] 阴中之少阳：肝居膈下阴位，性主生发、疏泄，通于春气，春为少阳之气，故为阴中之少阳。阴，原作"阳"，据《新校正》改。

[15] 器：容器。比喻胃、肠、三焦、膀胱等腑形似器具。

[16] 转味而入出者也：指六腑受纳水谷而化生精微，将糟粕排出体外。

[17] 至阴：至，到达。至阴，指农历六月，即长夏，此时是从阳季（夏）到达阴季（秋）的过渡之月，故称"至阴"。

[18] 凡十一脏，取决于胆也：李杲说："胆者少阳春升之气，春气升则万化安。故胆气春升，则余藏从之，所以十一藏皆取决于胆也。"张介宾注："足少阳为半表半里之经，亦曰中正之官，又曰奇恒之府，所以能通达阴阳，而十一藏皆取决乎此也。"胆藏精汁，主决断，可助心协调人之精神意识思维活动，故此句可以理解为精神意识思维活动的"决断"在胆。又有说"十一"乃"土"字之误，可参。

【提要】

论述藏象的概念和藏象学说的基本内容。

【析义】

藏象，是指藏于体内的内脏形象和内脏所表现于外的生理病理征象及与自然界相通应的事物及现象。五脏是人体之本，心为"生之本"，肺为"气之本"，肾为"封藏之本"，肝为"罢极之本"，脾为"仓廪之本"。以五脏为中心，外在五华、五体分别归属于五脏，并与四时相通应，由此形成机体五大系统。五脏之间相互紧密联系，并与自然界内外联成一个整体，形成以五大生理系统为核心内容的藏象学说。

【研讨】

藏象学说是研究人体生命现象和规律的基本理论，它将天、地、人作为一个整体看待，以五脏为中心的整体功能协调统一，是人体生命活动的基本规律。这些基本观点和在其指导下形成的相关理论，也是中医临床诊治疾病时最常用的理论依据。如心为"生之本，神之变"，"通于夏气"，故遇有心神疾病，尤应谨慎，以防伤害生命之本。同时应该注意，心火炽盛之人，时逢夏季，其病则有转危的可能。又如，肾为"封藏之本，精之处也"，"通于冬气"，故肾失封藏所致的遗精滑泄是肾的常见病证，补肾固精则是其基本治法。肾中阳气衰弱患者，时逢冬季，其病情也有可能加重。中医临床正是以人体内在脏腑的生理活动及外在病理变化的征象作为辨证中定位和定性的依据。如肾"其华在发"、"其充在骨"的理论，说明头发和骨骼在生理上与肾密切相关，临床上小儿生长发育障碍，出现五迟（立迟、行迟、齿迟、发迟、语迟）、鸡胸、龟背等，皆可从肾论治；成人出现腰膝痠软、须发早白，亦可从肾论治。

元·滑寿《读素问钞》将"脾、胃、大肠、小肠、三焦、膀胱者，仓廪之本，营之居也，名曰器，能化糟粕，转味而入出者也，其华在唇四白，其充在肌，其味甘，其色黄，此至阴之类，通于土气"一段调整为"脾者，仓廪之本，营之居也，其华在唇四白，其充在肌，其味甘，其色黄。胃、大肠、小肠、三焦、膀胱者，名曰器，能化糟粕，转味而入出者也，此至阴之类，通于土气"，可参。

【原文】

302　心者，君主之官也[1]，神明出焉[2]。肺者，相傅之官[3]，治節出焉[4]。肝者，將軍之官，謀慮出焉。膽者，中正之官[5]，決斷出焉。膻中者[6]，臣使之官，喜樂出焉。脾胃者[7]，倉廩之官[8]，五味出焉。大腸者，傳道之官，變化出焉。小腸者，受盛之官[9]，化物出焉[10]。腎者，作強之官[11]，伎巧出焉[12]。三焦者，決瀆之官[13]，水道出焉。膀胱者，州都之官[14]，津液藏焉，氣化則能出矣。

凡此十二官者[15]，不得相失也。故主明則下安，以此養生則壽，歿世不殆[16]，以為天下則大昌。主不明則十二官危，使道閉塞而不通[17]，形乃大傷，以此養生則殃，以為天下者，其宗大危，戒之戒之！（《素問·靈蘭秘典論篇第八》）

【校注】

[1] 君主：古代诸侯国的最高统治者。

[2] 神明：人的精神意识思维活动。

[3] 相傅：辅助君主治理国家大事的宰相、相国。

[4] 治节：治理调节，比喻肺佐心治理调节气血的功能。

[5] 中正：正直无私，不偏不倚，处事公道。

[6] 膻中：心包络。一指胸中气海。

[7] 脾胃者：脾，《素问遗篇·刺法论》作"脾为谏议之官，知周出焉。"《素问遗篇·本病论》作"脾为谏议之官，智周出焉。"

[8] 仓廪：贮藏谷物的仓库。谷藏曰仓，米藏曰廪。

[9] 受盛：为接受、容纳之意。盛，以器受物。

[10] 化物：指小肠变化水谷、泌别清浊的功能。

[11] 作强：即强于劳作，意为精力与体力都旺盛。

[12] 伎巧：伎，同"技"，即多能。巧，即精巧。

[13] 决渎：即疏通水道。决，通也。渎，水道也。

[14] 州都：即水液集聚之处。州，水中陆地。都，水泽所聚。

[15] 十二官：六脏（包括膻中）、六腑，总为十二内脏，称为十二官。

[16] 殁世不殆：即终身没有危险。殁，通"没"（mò 末）。殁世，为终身之意。殆，危险。

[17] 使道：十二脏腑相使之道，因十二经脉是气血往来、脏腑相连的通道，故名。

【提要】

论述十二脏腑的主要生理功能及其相互关系。

【析义】

心藏神，主宰人的精神意识思维活动，协调各脏腑的生理功能，为"君主之官"；肺主气而助心行血，可使全身气血达到有序、畅达的状态，为"相傅之官"；肝犹如将军，深谋远虑，为"将军之官"；胆主决定判断，能公正处理事物，为"中正之官"；膻中为心之宫城，犹如内臣，主情志喜乐，为"臣使之官"；脾职主思，考虑周密，为"谏议之官"；胃受纳腐熟水谷，为"仓廪之官"；大肠传化排泄糟粕，为"传导之官"；小肠接受脾胃消化的食物并泌别清浊，为"受盛之官"；肾藏精，充脑养骨，使人运动强劲，动作精巧，为"作强之官"；三焦疏通水道，运行水液，为"决渎之官"；膀胱贮存津液，在肾的气化作用下排泄尿液，为"州都之官"。十二脏腑是一个统一协调的整体，它们的功能活动既分工又合作，相互配合，共同维持人体生理功能。

【研讨】

各脏腑在整体关系中的主从地位，是由其主要功能决定的，心之所以为君主，是因其出神明；肺之所以为相傅，是因其助心行血；肝之所以为将军，是因其有勇有谋；……膀胱之所以为州都之官，是因其贮存尿液。用"十二官"作比喻，说明了人体是一个相对独立的整体，同时也形象地阐释了各脏腑之间相互协调的主从关系，体现了《内经》从整体角度认识生命规律的学术特点。

心为"君主之官"的理论，对中医理论研究和临床实践都有深远的影响。心为君主，不能遭受邪气的直接侵害，否则犹如国家无主，必然危殆。其次，根据心神得失，可以判别病势轻重和推断预后吉凶。若患者神气尚存，则病易愈；若神气已失，则难以治愈而预后不良。若神志昏乱，则说明病势危笃，必须高度警惕。

【原文】

303 諸脈者皆屬於目[1]，諸髓者皆屬於腦[2]，諸筋者皆屬於節[3]，諸血者皆屬於心[4]，諸氣者皆屬於肺[5]，此四支八谿之朝夕也[6]。故人臥血歸於肝[7]，肝受血而能視[8]，足受血而能步，掌受血而能握，指受血而能攝[9]。（《素問·五藏生成篇第十》）

【校注】

[1] 诸脉者皆属于目：属，连属、统属。五脏六腑之精气，通过十二经脉上注于目，故曰"诸脉者皆属于目"。

[2] 诸髓者皆属于脑：脊髓上通于脑，脑为精髓汇聚之处，故曰"诸髓者皆属于脑"。

[3] 诸筋者皆属于节：节，指骨节。筋附于骨节，联络各部骨骼，能弛张收缩，使骨骼关节运动自如，具有束骨而利关节的作用，故曰"诸筋者皆属于节"。

[4] 诸血者皆属于心：心主行血，人之血液能循环全身而周流不息，营养脏腑组织，主要依靠心气的推动，故曰"诸血者皆属于心"。

[5] 诸气者皆属于肺：肺主呼吸之气和生成宗气以主一身之气，故曰"诸气者皆属于肺"。

[6] 四支八溪之朝夕：支，同"肢"。溪，肉之小会；八溪，肘腕关节和膝踝关节，左右侧共八处。朝夕，即"潮汐"，指海水早涨曰"潮"，晚涨曰"汐"。潮汐，此处犹言早晚。是说人身脏腑之气血从早到晚时刻出入流行于四肢关节、血脉、骨髓、筋膜之间，如同每天潮汐那样从不间断地营养全身脏腑组织器官。

[7] 人卧血归于肝：肝具有贮藏血液和调节血量的功能，当人活动时，将所藏血液输送至脏腑四肢，以供机体活动之需要。当人睡眠时，脏腑四肢所需血量减少，故一部分血液回流贮藏于肝，蓄以备用。

[8] 肝受血而能视：肝开窍于目，肝得血而神聚于目，故能视。

[9] 指受血而能摄：人的四肢运动，由筋所主，而筋得到肝血濡养，才能使四肢活动自如，产生正常功能，如手指得到血的濡养，才能摄取东西。

【提要】

论述脉、髓、筋、血、气的生理功能。

【析义】

五脏之精气由十二经脉上注于目，才能有眼目的视觉功能。肾藏精，主骨生髓而上注于脑，使脑具有主持肢体运动和思维之功能。肝主筋，全身筋膜连属骨节，形成肢体运动功能。心主血，在心气推动下维持血液的循行不息。肺主气，主持呼吸功能和对气机的调节作用。人的四肢运动，由筋主管，筋脉得到肝血的充分濡养才能发挥其正常的生理功能。

【研讨】

脉、髓、筋、血、气在人体具有重要的生理功能，而它们能够发挥各自的生理功能，主要依赖其各自的连属关系而形成的整体功能。脏腑组织得到气血的供养和调节，才能发挥功能，所说的目之能视、足之能步、手之能握、指之能摄，均系举例而已。"人卧血归于肝"，人动血行于诸经的论述，说明肝有贮藏血液和调节血量的生理功能，也是肝藏血功能的具体表现和理论依据。

【原文】

304　黄帝问曰：余闻方士[1]，或以脑髓为藏[2]；或以肠胃为藏[3]，或以为府。敢问更相反，皆自谓是[4]。不知其道，愿闻其说。岐伯对曰：脑、髓、骨、脈、膽、女子胞，此六者，地氣之所生也^[5]，皆藏於陰而象於地^[6]，故藏而不寫^[7]，名曰奇恒之府。夫胃、大腸、小腸、三焦、膀胱，此五者，天氣之所生也^[8]，其氣象天^[9]，故寫而不藏^[10]，此受五藏濁氣^[11]，名曰傳化之府^[12]，此不能久留，輸寫者也^[13]。魄門亦為五藏使^[14]，水穀不得久藏。

所謂五藏者，藏精氣而不寫也^[15]，故滿而不能實^[16]；六府者，傳化物而不藏，故實而不能滿也。（《素問·五藏別論篇第十一》）

【校注】

[1] 方士：即知晓方术之人，此处指医生。

[2] 或以脑髓为脏：脑髓，是下文"脑、髓、骨、脉、胆、女子胞"的省称。脑，此指颅腔。髓，此指脊髓腔。"为脏"下《太素》有"或以为腑"四字。

[3] 或以肠胃为脏：肠胃，是下文"胃、大肠、小肠、三焦、膀胱"的省称。

[4] 敢问更相反，皆自谓是：敢，谦词，自言冒昧之意。敢问，即冒昧地提出询问。相反，持不同观点的方士们彼此相互驳斥。皆自谓是，都坚持认为自己的观点是正确的。

[5] 地气之所生也：即禀受阴气而生，说明奇恒之腑属阴主静。地气，阴气。

[6] 藏于阴而象于地：阴，阴精；象，征象。指奇恒之腑具有贮藏阴精之用，犹如大地承载蓄藏万物一样。

[7] 藏而不泻：奇恒之腑贮藏精气，但不传化水谷。

[8] 天气之所生：即禀受阳气而生，说明传化之腑属阳主动。天气，阳气。

[9] 其气象天：其性象天气运动不息。

[10] 泻而不藏：言六腑传化水谷，但不贮藏精气。

[11] 五脏浊气：此指五脏在代谢中的废弃物。

[12] 传化之腑：传导、消化水谷及排泄糟粕的场所。

[13] 此不能久留，输泻者也：指五脏浊气和水谷糟粕不能久留于传化之腑，需要不断转输和适时排泄。传化之腑以泻（水谷糟粕）而不藏（精气）为其特点，因此，需要转输排泄的糟粕不能久留其中。

[14] 魄门亦为五脏使：魄，通"粕"。魄门，即肛门，因其能排出糟粕而得名。使，使役、使用之意。为五脏使，一是魄门受五脏支配而启闭；二是魄门能正常排泄水谷糟粕与五脏浊气，有利于五脏气机的升降出入。

[15] 藏精气而不泻也：精气，《太素》作"精神"。五脏既藏精气又藏神气，故作"精神"更妥。泻，指传泻糟粕水谷。

[16] 满而不能实：满，指精气神气等充盈满盛于五脏；实，指水谷及糟粕停留塞实于六腑。五脏但藏精气神气，不能被水谷所塞实，故满而不能实。

【提要】

论述奇恒之腑与传化之腑的总体功能特点，概括五脏与六腑的总体功能特点。

【析义】

奇恒之腑功能上象于阴，主藏阴精，与五脏相似；形态中空，与六腑相似，因其没有五脏六腑之间那样的表里配偶关系，异于五脏六腑，故称"奇恒之腑"。奇恒之腑的功能特点是"皆藏于阴而象于地"，贮藏精气而不传化水谷。如颅腔之内聚藏脑髓，脊髓腔内藏有脊髓，骨骼之内藏有骨髓，血脉之内藏有血液，胆腑之内贮存胆汁，女子胞蓄藏经血、孕育胎儿。

"满而不能实"、"实而不能满"，是在论述藏与泻的基础上，进一步补充说明五脏藏精气神气和六腑泻水谷糟粕的特点。满，指精气神气等充盈满盛于五脏；实，指水谷及糟粕停留塞实于六腑。五脏但藏精气神气，不能被水谷所塞实，故满而不能实；六腑但传化水谷，不能贮藏精气，故实而不能满。

【研讨】

"魄门亦为五脏使，水谷不得久藏"的论述，揭示了魄门的生理与五脏之间的密切关系。魄门的启闭依赖于心神的主宰、肝气的条达、脾气的升提、肺气的宣降、肾气的固摄，方能不失其常度。而魄门功能正常又能协调内脏的升降之机。临床上大便秘结或泄泻，可分别从肺、胃、脾、肝、肾等脏腑辨证论治，而且这些脏腑的病变有时也可通过控制肛门启闭而收到疗效。

【原文】

305　食氣入胃[1]，散精於肝，淫氣於筋[2]。食氣入胃，濁氣歸心[3]，淫精於脈[4]。脈氣流經，經氣歸於肺，肺朝百脈[5]，輸精於皮毛[6]，毛脈合精[7]。行氣於府[8]，府精神明，留於四藏[9]，氣歸於權衡[10]，權衡以平，氣口成寸[11]，以決死生。

飲入於胃，遊溢精氣[12]，上輸於脾，脾氣散精，上歸於肺[13]，通調水道，下輸膀胱[14]。水精四布，五經並行[15]。合於四時五藏陰陽，揆度以為常也[16]。（《素問·經脈別論篇第二十一》）

【校注】

[1] 食气入胃：食气，指谷食之气。胃，泛指胃肠。

[2] 淫气于筋：肝合筋，水谷精气由肝散布于筋。淫，与上文"散"为变文，亦为散布、输布之意。

[3] 浊气：浊气，此指水谷精气中浓稠的成分。

[4] 淫精于脉：心合脉，谷食浊气由心散布于脉。淫精，与上文"淫气"为变文。

[5] 肺朝百脉：肺主治节，百脉中的气血运行有赖于肺之治节，然后朝向百脉，故百脉朝会于肺。

[6] 输精于皮毛：肺合皮毛，归肺之精气由肺再散布于皮毛。

[7] 毛脉合精：肺合皮毛而主气，心主血脉，毛脉合精，即气血相合。

[8] 行气于府：气，指血气；府，指经脉。

[9] 府精神明，留于四脏：府精，脉中气血旺盛。神明，微妙难测者曰神，显而易见者曰明。留，通"流"。四脏，犹言各脏。流于四脏，即脉中精气正常运行而不紊乱，流行

输布于各个内脏。

[10] 气归于权衡：此言气血均衡地输布于全身脏腑组织器官。权衡，本义为秤砣和秤杆，此处引申为平衡。

[11] 权衡以平，气口成寸：脏腑气血平衡协调，则脉气亦随之和缓流利，并反映于气口，所以诊察气口脉气能测知脏腑经脉气血的变化。

[12] 遊溢精气：精气满溢。遊，通"游"，浮游。溢，满溢。遊溢，复词同义。

[13] 脾气散精，上归于肺：指在脾气的升清作用下，将水液之中的精气向上输布于肺。

[14] 通调水道，下输膀胱：肺气宣降，既可将水液中之精气散布全身，又可将代谢后的水液通过三焦而下输膀胱。

[15] 水精四布，五经并行：通过肺的宣降作用，将水中精气四布于全身，并通灌于全身诸脉而运行其中。五经，泛指全身各经。

[16] 合于四时五脏阴阳，揆度以为常也：饮食精气的生成输布、气血津液的生化运行，均可从测度脉象的变化而得知，在诊察分析时还要结合四时阴阳和五脏阴阳的变化进行综合判断。揆度，测度。

【提要】

论述谷食之气在体内的输布过程和水液之气在体内的代谢过程。

【析义】

1. 谷食之气在体内的输布过程　水谷进入人体首先由胃接纳，然后经胃的腐熟、脾的运化、小肠的泌别作用下化为水谷精气。其中，清薄的部分转输于肝，滋养周身的筋脉；稠厚的部分转输于心，灌注全身的血脉。气血的运行有赖于心的推动和肺的宣发，经心主行血和肺主治节的作用运行于全身经脉，敷布于周身内外。

2. 水液之气在体内的代谢过程　水液入胃，经脾胃共同作用化生精气（津液），然后输布全身。具体过程是在脾的转输作用下水液精气除"灌四傍"外，还要"上归于肺"，经肺的宣发肃降作用，将清中之清者敷布全身，供人体利用；清中之浊经三焦水道下输膀胱，通过肾和膀胱的气化作用而排出体外。

【研讨】

谷食精气的输布过程，主要有两个方面：一是"散精于肝"，经肝气的疏泄，滋养全身筋脉，这阐明了肝与筋的内在联系，为"肝主筋"的理论提供了依据。二是"浊气归心"，注之于脉，再通过"肺朝百脉"，宣发与肃降相互配合作用，把精气输送到全身，外达皮毛，充盈毛脉。这个输布过程，不仅说明经脉在精气输布中的重要作用，而且还说明肝、心、肺在输布过程中的相互作用。尤其是指出水谷精微必须通过肺气化合，才能为人体所利用，起到营养周身的作用，这是对肺主治节理论的进一步补充。

本节关于水液之气代谢过程的论述，成为后世有关津液代谢理论的依据。文中说明脾、胃、肺、膀胱都参与了水液代谢，而其中肺的宣发通调水道的作用非常重要。肺在水液代谢中"通调水道，下输膀胱"的论述，成为后世"肺为水之上源"理论的导源。如果肺失宣降，不能通调水道，可导致水液停留的水肿病证，在治疗时应用"提壶揭盖法"，以宣肺发越水气。张仲景在《金匮要略》中用越婢加术汤治疗风水，即是对这一理论的具体应用。脾在水液代谢中起到运化、转输的作用，说明脾在水液代谢中的作用也很重要。如果脾气不能升清，水液则不能上归于肺，便停聚于体内而成水肿，其治疗则当培土以制水。

原文"权衡以平，气口成寸，以决死生"，说明切按寸口脉能诊察疾病和判断预后，其道理有二：一是寸口为手太阴肺经所过之处，其脉气旺盛，易于切诊；二是肺主气，朝百脉。气为血帅，在心肺之气的作用下，全身的气血都要流经于肺，然后在心肺之气的推动下输送于百脉，布散于脏腑组织，所以脏腑之气的盛衰，脉中气血的变动，均可在气血流经于肺时，从肺脉的寸口部位反映出来。

【原文】

306　帝曰：脾病而四支不用[1]，何也？岐伯曰：四支皆稟氣於胃，而不得徑至[2]，必因於脾，乃得稟也。今脾病不能為胃行其津液[3]，四支不得稟水穀氣，氣日以衰，脈道不利，筋骨肌肉皆無氣以生，故不用焉。

帝曰：脾不主時[4]，何也？岐伯曰：脾者土也，治中央[5]，常以四時長四藏，各十八日寄治[6]，不得獨主於時也。脾藏者，常著胃土之精也[7]。土者生萬物而法天地[8]，故上下至頭足[9]，不得主時也。

帝曰：脾與胃以膜相連耳，而能為之行其津液何也？岐伯曰：足太陰者三陰也，其脈貫胃屬脾絡嗌[10]，故太陰為之行氣於三陰[11]。陽明者，表也，五藏六府之海也，亦為之行氣於三陽[12]。藏府各因其經而受氣於陽明[13]，故為胃行其津液。（《素問·太陰陽明論篇第二十九》）

【校注】

[1] 四支不用：即四肢痿废而不能随意活动。

[2] 径至：直接到达。径至，原作"至经"，据《太素》改。

[3] 津液：与下"水谷气"互文，两者均互含水谷气和津液在内。

[4] 脾不主时：此言脾不单独主某一个时令。

[5] 治中央：治，主也。脾在五行属土，土在五方居于中央。

[6] 各十八日寄治：寄，暂居之意。土之正位在中央，土旺主事各季之后十八日，故曰"寄治"。春、夏、秋、冬，依次为肝、心、肺、肾所应，而脾土位于中央，灌溉四脏，是以又旺于各季之后十八日，说明四时之中皆有土气。

[7] 常著胃土之精也：应当使胃中水谷精气布达昭著于全身。常，通"当"。著，昭著。

[8] 法：取法之意。

[9] 上下至头足：犹言全身。因脾胃为气血生化之源，故上至头，下至足，皆得其充养。

[10] 嗌：咽喉。

[11] 太阴为之行气于三阴：言脾将胃中化生的水谷精气转输于三阴经。之，指代胃。

三阴，指太阴、少阴、厥阴三阴经。

[12] 亦为之行气于三阳：言脾将胃中化生的水谷精气转输于三阳经。三阳，指太阳、少阳、阳明三阳经。

[13] 脏腑各因其经：五脏六腑必借脾之运化转输而得胃之水谷精气的滋养。因，凭借。其经，即脾经。

【提要】

分析脾病而四肢不用的机理，阐述脾胃在生理病理上的密切关系，解释脾不主时的道理。

【析义】

脾主运，胃主纳，二者虽然生理分工不同，但是它们之间的关系却密不可分，具体表现在：①组织结构方面。脾与胃同居中焦，经脉相贯，脏腑相连，表里相合，阴阳相从。②生理功能方面。胃主受纳，为"五脏六腑之海"，脾主运化，"为胃行其津液"，二者既分工又协作，共同完成对水谷的消化、吸收、输布等功能。具体来说，胃受纳水谷后，在脾的协同下，化生水谷精气，但胃中水谷精气不能"径至"四肢及脏腑，"必因于脾，乃得禀也"。因此，胃中水谷精气必须在脾气的作用下，通过脾而为胃"行气于三阴"和"行气于三阳"，从而使脏腑各因脾经而受水谷精气于胃，这就是脾为胃行其津液的道理。

脾与胃的病理虽然各具特点，然而二者之间却相互影响。如"四肢皆禀气于胃"，若脾病"不能为胃行其津液"，就会影响胃中水谷精气输送与营养四肢，从而发生"四肢不用"的病证。

【研讨】

本节关于脾"为胃行其津液"的道理，突出了脾与胃二者相互协调、相互为用，共同完成对饮食物的消化、吸收、转输的重要功能，也是脾胃为"后天之本"的理论渊薮，对临床具有重要指导意义。胃气和则后天营养自有来源，脾气健则水谷精微得以输布，因此，调理脾胃、补养后天，是治疗内伤杂病的重要方法之一。

脾与胃在病理上相互影响，故有"脾病而四支不用"之说。临床上对于四肢痿废而不能随意运动的病证，运用调治脾胃方药治疗，常有良好的疗效。

本节提出了"脾者土也，治中央，常以四时长四脏，各十八日寄治，不得独主于时也"的观点。因为脾之运化水谷，化生气血，滋养四肢百骸、五脏六腑，如同自然界土能生长、滋养万物一样。在四季之中，任何脏腑组织器官在任何时令中，都离不开脾胃所运化的水谷精气滋养，故有"脾脉者土也，孤脏以灌四傍"（《素问·玉机真藏论》）之说。脾胃强健，则五脏安和；脾胃受损，则五脏不安。因此，临床施治时要正确处理脾胃与其他脏腑的关系。张介宾在《景岳全书·杂证谟》中说："故善治脾者，能调五脏即所以治脾胃也，能治脾胃而使食进胃强即所以安五脏也。"

人以胃气为本，在诊断上"有胃气则生，无胃气则死"，在治疗上常把"保胃气"作为重要治疗原则。胃气对于维持机体正常的生命活动，促进疾病的痊愈与正气的恢复，均至关重要。很多医家推崇"治病当以脾胃为先"之说，在临床上采用调补脾胃法治疗虚损病证的治疗常获佳效。此外，诸病日久不愈，也可通过调理脾胃来治疗。

【原文】

307　黄帝問於岐伯曰：凡刺之法，先必本于神[1]。血脈營氣精神，此五藏之所藏也。至其淫泆離藏則精失[2]，魂魄飛揚，志意恍亂，智慮去身者，何因而然乎？天之罪與？人之過乎？何謂德氣生精神魂魄心意志思智慮？請問其故。

岐伯答曰：天之在我者德也，地之在我者氣也[3]，德流氣薄而生者也[4]。故生之來謂之精[5]，兩精相搏謂之神[6]；隨神往來者謂之魂，並精而出入者謂之魄[7]。所以任物者謂之心[8]，心有所憶謂之意[9]，意之所存謂之志[10]，因志而存變謂之思[11]，因思而遠慕謂之慮[12]，因慮而處物謂之智[13]。故智者之養生也[14]，必順四時而適寒暑，和喜怒而安居處，節陰陽而調剛柔[15]。如是則僻邪不至[16]，長生久視[17]。（《靈樞·本神第八》）

【校注】

[1]　本于神：即以神气为根本。此“神”主要指病人的神气，也包括医生的神气在内。

[2]　淫泆离脏：淫泆，意为情志过激，失去控制。离脏，意为神气失藏而耗散于外。

[3]　天之在我者德也，地之在我者气也：苍天赐予人类的是空气和阳光等恩惠，大地赐予人类的是植物、动物、矿物和水等物质。在，予也。德，恩惠。气，物质。

[4]　德流气薄而生者也：天德下流，地气上迫，阴阳相错，升降相因，始有生化之机，从而产生生命。

[5]　生之来谓之精：谓孕育新生命的原始物质叫做精。精为生化之始基，故生之来谓之精。

[6]　两精相搏谓之神：男女两性生殖之精相结合后产生的生命活动现象就叫做神。

[7]　随神往来者谓之魂，并精而出入者谓之魄：“随”与“并”变文，有随从、依附之意。“往来”与“出入”为互文，有同步运行之意。神，神气，此指精神。精，形质，此指形体。

[8]　任物：即主管感知、认识事物、思考并处理外界事物的过程。任，担任、主管。物，外界事物。

[9]　心有所忆谓之意：心感知事物后，根据记忆产生的尚未形成定见的意念。意，意念，是思维活动的开始。

[10]　意之所存谓之志：意念积累之后形成认识，称为志。存，积累。志，志向。

[11]　因志而存变谓之思：围绕已定的志向反复思考、比较的过程，称为思。

[12]　因思而远慕谓之虑：通过反复思考，对事物进行由近及远，多方分析，顾及后果，称为虑。

[13]　因虑而处物谓之智：根据虑的结果去处理事物，称为智。

[14]　智者：善于正确思考而处理事物的明智者，此指善于养生的人。

[15]　节阴阳而调刚柔：意为节制房事，调和阴阳。阴阳，此指男女。刚柔，代指阴阳。

[16] 僻邪：即不正之气。僻，偏也。

[17] 长生久视：意为健康长寿。视，活也。

【提要】

论述神的产生及人的思维过程。

【析义】

本节指出人的生命源于男女阴阳之气相互作用。论述了精、神、魂、魄、意、志、思、智、虑的概念，以及从认识事物到正确处理事物的从感性到理性、由低级到高级的认知思维过程。同时认为神是生命活动及其外在表现，其产生与存在以形体为基础。人的精神意识思维活动统属于心，并以五脏所藏之精为物质基础。精神魂魄并存并用，四者关系密切。人之生，源于父母之精，神在两精相合形成新生命体的同时产生，即"形具而神生"。魂是神活动的一部分，随神往来，受神主宰，主要包括一些非本能性的较高级的精神思维心理活动，如人的情感、思维等。魂若离开神的支配，则可出现幻觉、梦游等证。魄也是五神之一，一些与生俱来的本能性的、较低级的精神活动属魄的范畴，即人体本能的感觉和动作，如新生儿的啼哭、吮吸、非条件反射的四肢运动，以及人体的触觉、痛觉、温觉、视觉等。

人类的思维活动是在心的主导之下，由五脏配合完成的。故原文说："所以任物者谓之心"。《内经》将整体思维过程从低级到高级分为五个阶段，并分别用5个字加以概括。

1. 意 即"心有所忆谓之意"。心接受事物，并对事物产生初步印象或念头，叫做意。此为思维活动的第一个阶段。

2. 志 即"意之所存谓之志"。根据意念而确定的志向或打算，叫做志。此为思维活动的第二个阶段。

3. 思 即"因志而存变谓之思。"根据所立的志向对事物进行反复分析和比较，叫做思。此为思维活动的第三个阶段。

4. 虑 即"因思而远慕谓之虑"。根据思的结果，再从长远角度计划出未来，叫做虑。此为思维活动的第四个阶段。

5. 智 即"因虑而处物谓之智"。在深谋远虑的基础上去处理事物，叫做智。此为思维活动的第五个阶段。

本节对思维过程的论述，与现代心理学关于认知活动包括感觉、知觉、记忆、比较、分析、综合、判断等过程十分相似。如"意"相当于感觉、知觉，"志"相当于记忆，"思"相当于比较、分析，"虑"相当于综合，"智"相当于判断。充分反映了古人对思维过程的重视及研究水平。

【研讨】

神的概念十分广泛而丰富，就其内容来看，主要包括以下3个方面。

1. 自然界事物的运动变化及规律 万事万物都无时无刻不处于运动变化之中，其运动变化及其规律性，均可用"神"来概括。如《素问·天元纪大论》说："故物生谓之化，物极谓之变，阴阳不测谓之神，神用无方谓之圣。"万事万物的生长变化，均源于内部的阴阳运动，因其运动变化的高深莫测，故以神称之。

2. 对人体生命活动及现象的高度概括 本节"两精相搏谓之神"，以及《灵枢·天年》

所说："何者为神？岐伯曰：血气已和，荣卫已通，五脏已成，神气舍心，魂魄毕具，乃成为人。"此"神"就是指人体的生命活动及其外在表现。

3. 人的精神、意识、思维、情志活动 此神乃狭义之神。如《素问·灵兰秘典论》中的"心者，君主之官也，神明出焉"之"神"，《素问·宣明五气》中的"心藏神"之"神"，本节之"神、魂、魄、心、意、志、思、智、虑"，以及《素问·天元纪大论》中"人有五脏，化五气，以生喜怒思忧恐"之"喜怒思忧恐"等均属此类。

神既是生命活动的主宰，又是生命活动的集中体现。临床上无论针刺抑或其他治法，都必须在充分调动和发挥神气作用的前提下，才能取得最佳疗效。因此，本篇开宗明义地指出了"凡刺之法，先必本于神。"此外，"本于神"之"神"，除了指病人五脏的神气及精神心理状态外，还应当包括医生的神气及精神心理状态。医生之神既可以提高辨证论治的水平，又可以调动病人的神气，激发病人良好的精神心理状态，因此也是临证时所必须重视的问题之一。

【原文】

308 肝藏血，血舍魂[1]；肝氣虛則恐，實則怒[2]。脾藏營[3]，營舍意；脾氣虛則四支不用，五藏不安，實則腹脹，經溲不利[4]。心藏脈，脈舍神；心氣虛則悲，實則笑不休。肺藏氣，氣舍魄；肺氣虛則鼻塞不利，少氣，實則喘喝胸盈仰息[5]。腎藏精，精舍志；腎氣虛則厥，實則脹，五藏不安。必審五藏之病形，以知其氣之虛實，謹而調之也。（《靈樞·本神第八》）

【校注】

[1] 血舍魂：肝藏血，故"血舍魂"犹言"肝藏魂"。下文"营舍意"、"脉舍神"、"气舍魄"、"精舍志"均同此例。

[2] 肝气虚则恐，实则怒：肝气虚则血亏魂怯，故恐；肝气实则本志有余，故怒。

[3] 营：即营气，此指脾所化生的水谷精气。

[4] 经溲不利：经，《甲乙经》作"泾"。泾，指小便。溲，此指大便。泾溲不利，即二便不利。

[5] 喘喝胸盈仰息：喘促而喝喝有声，胸部胀满，仰面喘息。形容邪气壅肺，肺气不利而呼吸高度困难的状态。

【提要】

讨论五脏藏神、藏精及其虚实病证。

【析义】

人的精神情志活动虽然总统于心，但又分属五脏。五脏各有所藏（脉、血、营、气、精）、各有所舍（神、魂、魄、意、志）、各有所病（虚、实）。神是在脏腑精气的基础上产生的，精气充养脏腑、组织、器官等形体便产生了神的活动。因此，形和神是构成生命活动的两大基本要素，或者说精、气、神是构成生命活动的三大要素。精气化生于脏腑，藏于五脏，所以神与五脏的关系尤为密切。五脏藏五神，五神功能以五脏精气为基础，故五脏病变可致情志异常。

【研讨】

神与脏腑的关系，可以概括为下述 4 个方面。

1. 神主宰于心　心藏神而为神之主宰。《内经》反复强调心与神的密切关系，如《素问·灵兰秘典论》说："心者，君主之官也，神明出焉。"《素问·六节藏象论》说："心者，生之本，神之变也。"《素问·宣明五气》说："心藏神。"

2. 神分属五脏　神由精气所化，精气藏于五脏，所以神又分属于五脏。神与五脏的配属关系，即本节所言"肝藏血，血舍魂"；"脾藏营，营舍意"；"心藏脉，脉舍神"；"肺藏气，气舍魄"；"肾藏精，精舍志"。

3. 神寄于脑髓　脑髓为肾精所生，故与神亦有密切的关系。脑与神的关系除了肾藏精、精生髓、脑为髓海之外，还与五脏的精气均上充于脑密切相关。脑藏精生神，是与神生成密切相关的脏腑之一，其精气源于肾和五脏。

4. 神与胆相关　胆属六腑之一，又属于奇恒之腑，因其内藏精汁，故可生神而主决断。神在决断方面的功能则主要分属于胆。《素问·灵兰秘典论》说："胆者，中正之官，决断出焉。"因胆具"决断"之功，故可协助心调节五脏六腑的神志等功能活动。

五脏藏五神，故五脏又称"五神脏"。一是五神活动以五脏功能活动为前提，二是五神状态可以视作五脏功能活动的表现。故五神过用则伤五脏，五脏病变则五神异常，体现了"形与神俱"的学术思想。五脏所藏之精又是五神活动的物质基础，五脏藏精、藏神，相互为用，密不可分。

【原文】

309　黄帝曰：余聞人有精、氣、津、液、血、脈，余意以為一氣耳，今乃辨為六名，余不知其所以然。岐伯曰：兩神相搏[1]，合而成形，常先身生，是謂精。何謂氣？岐伯曰：上焦開發，宣五穀味[2]，熏膚[3]、充身、澤毛，若霧露之溉，是謂氣[4]。何謂津？岐伯曰：腠理發泄，汗出溱溱[5]，是謂津。何謂液？岐伯曰：穀入氣滿，淖澤注於骨[6]，骨屬屈伸[7]，洩澤補益腦髓[8]，皮膚潤澤，是謂液。何謂血？岐伯曰：中焦受氣取汁，變化而赤，是謂血。何謂脈？岐伯曰：壅遏營氣，令無所避[9]，是謂脈[10]。（《靈樞·決氣第三十》）

【校注】

[1] 两神相搏：两神，指男女两性。相搏，指男女交合。

[2] 上焦开发，宣五谷味：意为肺宣发布散水谷精气于全身。上焦，主要指肺。开发，开通发散。宣，宣发布散。

[3] 熏肤：即温煦肌肤。

[4] 气：此处指卫气。

[5] 汗出溱溱：形容汗出很多的样子。溱溱，众盛貌。

[6] 淖泽：此指水谷精微中质较稠浊的部分。淖，泥沼，引申为稠浊。

[7] 骨属：骨与骨连接处，即关节。

[8] 泄泽：即渗出汁液。

[9] 壅遏营气，令无所避：约束营血，不使外逸。壅遏，约束。避，逃逸。

[10] 脉：指约束营血使之正常运行而不逸出脉外的脉气。

【提要】

论述六气的生成及其生理作用。

【析义】

六气禀于先天之精，并赖后天水谷之精的不断充养。因其性质、分布部位及作用不同，故分为精、气、津、液、血、脉六者。精是构成人体的原始物质，能发育成新的生命体，源于先天，赖后天之精不断培育。卫气经上焦肺的宣发作用以输布全身，温养脏腑肌腠皮毛。津较清稀，滋润肌肤，能变为汗。液较稠浊，注于骨脑，滑利关节，补益脑髓，润泽皮肤。血由水谷精微经心阳赤化而成，具有营养、滋润和维持生命活动的作用。脉气能约束营血运行于脉中而不无故外逸。六气同源而异名，相互依存，相互转化。

【研讨】

气的概念在《内经》中十分广泛，归纳起来，重点在于自然界与人体两个方面。在自然界，主要指大气、六气（风、寒、暑、湿、燥、火）、六淫（六气太过）。在人体，一是指体内流动着的精微物质，如水谷精气、元气等；二是指脏腑组织的功能活动，如五脏之气、六腑之气、经络之气等；三是指脏腑经络功能失调所出现的病理变化和症状，如嗳气、矢气、厥气等；四是指体内存在的不正常之气，即邪气，如滞气、湿气、火热之气等。本节所言之"六气"，既指体内的精微物质，如精、气、血、津、液，又指约束营血运行于脉内的力量，如脉气。

【原文】

310　黄帝曰：六氣者，有餘不足，氣之多少，腦髓之虛實，血脈之清濁[1]，何以知之？岐伯曰：精脫者[2]，耳聾；氣脫者，目不明[3]；津脫者，腠理開，汗大泄[4]；液脫者，骨屬屈伸不利，色夭，腦髓消，脛痠，耳數鳴；血脫者，色白，夭然不澤；脈脫者[5]，其脈空虛，此其候也。

黄帝曰：六氣者，貴賤何如？岐伯曰：六氣者，各有部主也[6]，其貴賤善惡，可為常主[7]，然五穀與胃為大海也[8]。（《靈樞·決氣第三十》）

【校注】

[1] 血脉之清浊：指血液的有余不足，即血量的多与少、血质的稀与稠。

[2] 脱：失去、耗散，此言虚之甚。

[3] 气脱者，目不明：五脏六腑之精气皆上注于目而为之睛，故精气耗散则目不明。

[4] 津脱者，腠理开，汗大泄：腠理开，汗大泄既是津脱的表现，又是导致津脱的原因。

[5] 脉脱者：原脱此三字，据《甲乙经》补。

[6] 六气者，各有部主也：谓六气分别有其所主的脏腑。如肾主精，肺主气，脾主津液，肝主血，心主脉。

[7] 其贵贱善恶，可为常主：贵贱，言地位主次。善恶，言正常、异常。可为常主，是说六气的主次常变，分别由其所主的脏腑决定。

[8] 五谷与胃为大海也：意谓水谷精微和消化机能是六气生成的重要源泉。胃，指消化机能。大海，有源泉之意。

【提要】

论述六气亏虚的部分证候。

【析义】

肾藏精，开窍于耳，肾精耗脱，耳失所养，故见耳鸣、耳聋之症。目之视觉功能全赖五脏精气上奉濡养，故精气耗脱则目不明，其中与肝血的关系尤为密切。津液是人体一切正常水液的总称，在生理情况下，津液有滋润和营养之功；在病理情况下，如津液耗脱则主要表现为脏腑组织器官失于润养，出现"骨属屈伸不利，色夭，脑髓消，胫痠，耳数鸣"等症状。血的濡养作用可以从面色、肌肉、皮肤、毛发等方面反映出来。血的濡养作用正常，则面色红润，肌肉丰满，肌肤和毛发光滑等；血耗脱则"色白，夭然不泽"。脉气有约束营血运行于脉内而不逸出脉外的作用；若脉气耗脱，失于固摄，血液外逸，则脉中无营血而"其脉空虚"。

【研讨】

临床上要确诊精脱之耳聋，还应参伍有关肾精亏虚的症状，即除耳聋之外，还常兼有面目晦暗，头目眩晕，腰膝酸软，遗精滑泄，脉沉细等症。治宜补肾填精，益耳通窍。目之视觉功能与五脏精气关系密切。在五脏之中，目与肝的关系又最为密切。目为肝所主，肝气、肝血的充养是维持目的视觉功能正常的重要条件，若肝之气血不足，则目失所养，就会导致视物不清，甚则失明等。

"五谷与胃为大海"的观点，体现了整体观及脾胃为后天之本的思想。强调了胃与饮食水谷在生命活动中的重要性，为临床治疗六气亏损的病证从补益脾胃、资其化源论治提供了理论依据。

【原文】

311 人之血氣精神者，所以奉生而周於性命者也[1]。經脈者，所以行血氣而營陰陽[2]，濡筋骨，利關節者也。衛氣者，所以溫分肉[3]，充皮膚，肥腠理[4]，司開闔者也[5]。志意者[6]，所以御精神[7]，收魂魄，適寒溫，和喜怒者也。

是故血和則經脈流行，營覆陰陽[8]，筋骨勁強，關節清利矣。衛氣和則分肉解利[9]，皮膚調柔，腠理緻密矣。志意和則精神專直[10]，魂魄不散，悔怒不起，五藏不受邪矣。寒溫和則六府化穀，風痺不作，經脈通利，支節得安矣。此人之常平也。

五藏者，所以藏精神血氣魂魄者也。六府者，所以化水穀而行津液者也。（《靈樞·本藏第四十七》）

【校注】

[1] 奉生而周于性命：奉养身体而健全生命活动。奉，养也。周，周全、维护之意。

[2] 营阴阳：即血气营运于三阴三阳。营，营运。

[3] 分肉：肌肉有分理，故又称分肉。

[4] 肥：肥沃，此处引申滋润、滋养解。

[5] 司开合：指卫气主管腠理汗孔的开合功能。司，掌管、主持。开，原作"关"，据《素问·生气通天论》王冰引《灵枢》文改。

[6] 志意：指人的自控调节机能，属于神气范畴。神气是生命活动之主宰，可调节精神情志及机体对外界的适应能力等。

[7] 御：统管、驾驭之意。

[8] 营覆阴阳：指血液往复运行于周身。营，营运。覆，通"复"，有往复之意。阴阳，内外之意。

[9] 分肉解利：意指肌肉滑润，通利无滞。

[10] 精神专直：精神集中而无杂念。

【提要】

阐述血气精神在生命活动中的重要作用。

【析义】

血气精神四者是维持生命的基本物质和功能，具体而言，其各自功能有所不同。经脉是血气运行之道，通过经脉将血气敷布到全身，从而发挥其濡润筋骨、滑利关节等作用。卫气行于体表，具有温煦肌肉，充养皮肤，滋润腠理，主司汗孔开合，抵御外邪侵入的作用。志意在此概括了神气的作用，神气不仅可调节、控制精神魂魄，还能调节机体对外界寒热等变化的适应能力。

【研讨】

本节蕴含了《内经》对健康的界定。健康的标准是"和"，《内经》关于健康的标准有三条：一是人体机能活动正常，即"血和"、"卫气和"，以血气运行和畅为标志，具体表现在"经脉流行，营覆阴阳，筋骨劲强，关节清利"，"分肉解利，皮肤调柔，腠理致密"；二是人的精神活动正常，即"志意和"，具体表现在"精神专直，魂魄不散，悔怒不起，五脏不受邪"；三是人体能适应外界环境，即"寒温和"，具体表现在"六府化谷，风痹不作，经脉通利，肢节得安"。

第四章
经 脉

经脉，是经络系统的核心部分，是人体运行气血、沟通表里、贯通上下、联系脏腑形体官窍的通道。在临床上，既可通过经脉循行部位出现的病态表现来诊断疾病，又可通过针灸推拿等刺激经脉的方法以治疗疾病。因此，古人强调，对于业医者来说，经脉学说"不可不通"。经脉分为十二正经与奇经八脉两类。本章重点介绍《灵枢·经脉》中有关十二经脉循行路径的内容。

【原文】

401 人始生，先成精，精成而腦髓生，骨為乾[1]，脈為營[2]，筋為剛[3]，肉為牆[4]，皮膚堅而毛髮長，穀入於胃，脈道以通，血氣乃行。雷公曰：願卒聞經脈之始生。黃帝曰：經脈者，所以能決死生、處百病、調虛實，不可不通。（《靈樞·經脈第十》）

【校注】

[1] 骨为干：骨骼能支撑人体，故为"干"。

[2] 脉为营：脉能营运气血以灌溉周身，故为"营"。

[3] 筋为刚：筋能约束骨骼，使人刚劲有力，故为"刚"。

[4] 肉为墙：肌肉是保护内脏的组织，如同墙垣，故为"墙"。

【提要】

阐述人体的生成及经脉对诊治疾病的重要性。

【析义】

本节指出，人是由先天之精和后天之精相合而成。人体生成的基本条件和大致过程，是由先天之精生成胚胎，继而生成骨、脉、筋、肉、皮毛，从而形成胎儿。出生之后，依赖后天之精的滋养而维持其生长发育与生命活动。

维持生命活动的血气来源于水谷精微，血气必须通过经脉才能布达全身。"谷入于胃，脉道以通，血气乃行"，此句总言经脉、血气与生命活动的关系。

十二经脉内属腑脏，外络肢节，内脏病况可循经络通路反映到体表。经脉是气血运行之通道，气血的虚实可通过切按气口而知之，故在诊断上经脉具有"决死生"的作用。经脉能运行血气以保持脏腑气血阴阳的和调，故可通过药物、针刺、按摩等治疗方法调理经脉，达到"处百病、调虚实"的目的。

【研讨】

本节的中心思想是指出经络学说在诊断、治疗等方面的应用价值，强调临床上掌握经络学说的重要性。实践证明，一般疾病发生后，既可由表入里，又可由里出表。人体内外病邪的入里出表多以经络为传变途径。在传变过程中所产生的证候，又循着经络的通路反映到体表来，所以经络系统能比较有规律地反映出若干证候。通过这些证候，可以判断病变的部位、性质和预后的吉凶，故经络辨证是临床辨证的重要方法之一。在治疗方面，经络学说可广泛应用于临床各科，尤其是针灸的循经取穴治疗原则，就是以经络学说为依据的。此外，中药学的归经理论也是以经络学说为指导的。

【原文】

402　肺手太陰之脈，起於中焦[1]，下絡大腸[2]，還循胃口[3]，上膈屬肺[4]，從肺系橫出腋下[5]，下循臑內[6]，行少陰心主之前[7]，下肘中，循臂內上骨下廉[8]，入寸口[9]，上魚[10]，循魚際[11]，出大指之端；其支者[12]，從腕後直出次指內廉，出其端。（《靈樞·經脈第十》）

【校注】

[1] 起：经脉循行的开始称"起"。

[2] 络：经脉绕行于其相表里的脏腑称"络"。

[3] 还循胃口：经脉去而复回称"还"。经脉沿着一定的走向称"循"。胃口，此指胃的下口和上口。

[4] 上膈属肺：经脉自下而上称"上"，经脉与本脏腑相连称"属"。

[5] 从肺系横出腋下：肺系，指与肺相连接的息道、喉咙等组织。经脉平行称"横"，经脉由深往浅称"出"。

[6] 下循臑（nào 闹）内：经脉自上而下称"下"。臑，即上臂肩肘之间；内，指内侧缘。

[7] 行少阴心主之前：经脉走过他经的周围称"行"。少阴，指心手少阴之脉。心主，指心主手厥阴心包络之脉。

[8] 臂内上骨下廉：臂，指前臂；上骨，此指桡骨；廉，边缘。

[9] 入：经脉从外向内称"入"。

[10] 鱼：大指本节后掌侧肌肉隆起处，其形似鱼腹，故名。

[11] 鱼际：鱼腹的边缘。

[12] 支：由正经别出的分支。

【提要】

描述手太阴肺经的循行路径。

【析义】

手太阴肺经由一条主干和一条分支构成。循行路径是：其主干起于中焦→大肠→胃下上口→膈膜→肺→肺系→腋窝部→上臂内侧→肘内→前臂内侧→掌后桡骨下缘→寸口→鱼际→拇指尖端；其分支从腕后→食指内缘→食指拇侧端，交手阳明大肠经。

【原文】

403　大腸手陽明之脈，起於大指次指之端[1]，循指上廉，出合谷兩骨之間[2]，上入兩筋之中[3]，循臂上廉，入肘外廉，上臑外前廉，上肩，出髃骨之前廉[4]，上出於柱骨之會上[5]，下入缺盆[6]，絡肺，下膈，屬大腸；其支者，從缺盆上頸貫頰[7]，入下齒中，還出挾口，交人中[8]，左之右，右之左[9]，上挾鼻孔[10]。（《靈樞·經脈第十》）

【校注】

［1］大指次指：指食指。

［2］合谷兩骨：合谷兩側的第一掌骨與第二掌骨。

［3］兩筋之中：腕部橈側兩筋（拇短伸肌腱與拇長伸肌腱）的凹陷中。

［4］髃骨：肩胛骨與鎖骨的連接處。

［5］柱骨之會上：柱骨，肩胛骨上方頸骨隆起處。因諸陽經交會于此處的大椎穴，故稱“會上”。

［6］缺盆：鎖骨上窩。

［7］貫頰：經脈從中穿過稱“貫”。頰，面旁耳下曲處，當下頜角之前。

［8］交人中：經脈彼此交叉稱“交”。人中，即水溝穴，位于鼻下人中溝之上1/3與中1/3交點處。

［9］左之右，右之左：左右兩脈交會于人中之後，左脈走向右，右脈走向左。之，義同“走”。

［10］挾：經脈並行兩旁稱“挾”。

【提要】

描述手陽明大腸經的循行路徑。

【析義】

手陽明大腸經由一條主干和一條分支構成。循行路徑是：其主干起于食指端→食指拇側上緣→手背第一掌骨和第二掌骨間→拇短伸肌腱與拇長伸肌腱的凹陷中→前臂外側前緣→肘外側→上臂外側前緣→肩→肩峰前緣→大椎→缺盆→肺→膈膜→大腸；其分支從缺盆→頸→頰→下齒齦→口唇周圍→水溝穴→鼻孔兩側，交足陽明胃經。

【原文】

404　胃足陽明之脈，起於鼻，交頞中[1]，旁約太陽之脈[2]，下循鼻外，入上齒中，還出挾口，環唇[3]，下交承漿[4]，卻循頤後下廉[5]，出大迎[6]，循頰車[7]，上耳前，過客主人[8]，循髮際[9]，至額顱[10]；其支者，從大迎前下人迎，循喉嚨，入缺盆，下膈屬胃絡脾；其直者[11]，從缺盆下乳內廉，下挾臍，入氣街中；其支者，起于胃口，下循腹裏，下至氣街中而合[12]，以下髀關[13]，抵伏兔[14]，下膝臏中[15]，下循脛外廉，下足跗[16]，入中指內間[17]；其支者，下廉三寸而別[18]，下入中指外間；其支者，別跗上，入大指間，出其

端。(《靈樞·經脈第十》)

【校注】

[1] 起于鼻，交頞（è 遏）中：原作"起于鼻之交頞中"，据《太素》《脉经》《甲乙经》《千金》改。頞，即鼻梁。頞中，指鼻梁凹陷处。

[2] 约：有缠束之意。原作"纳"，据《甲乙经》《铜人》《十四经发挥》改。

[3] 环：经脉环绕四周称"环"。

[4] 承浆：穴名，位于下唇中央下方凹陷处，属任脉。

[5] 却循颐（yí 宜）后：经脉先进后退称"却"。颐，口角后，腮的下方。

[6] 大迎：穴名，位于下颌部咬肌止端的前缘处。

[7] 颊车：穴名，位于下颌角前上方的咬肌中。

[8] 过客主人：经脉由此经过称"过"。客主人，即上关穴，位于面部颧弓上缘微上方，距耳廓前缘1寸凹陷处，属足少阳胆经。

[9] 发际：头发的边缘处。

[10] 额颅：即前额骨部，发下、眉上处。

[11] 直：由经脉主干别出并直行的分支称"直"。

[12] 气街中而合：气街，指气冲穴处，位于腹正中线脐下5寸，旁开2寸处，属足阳明胃经。两支经脉相并称"合"。

[13] 髀关：穴名，位于大腿前外侧，髂前上棘与膑骨外侧端连线上，与会阴平高处。

[14] 抵伏兔：经脉到达某处称"抵"。伏兔，穴名，位于大腿前外侧，髂前上棘与膑骨外侧连线上，膑骨外侧端上6寸处。

[15] 膝膑：膝盖骨。

[16] 足跗：足背部。

[17] 内间：指内侧。

[18] 下廉三寸而别：下廉三寸，指膝下3寸处。别，另出分支。

【提要】

描述足阳明胃经的循行路径。

【析义】

足阳明胃经由一条主干和四条分支构成。循行路径是：其主干起于**鼻孔两旁**→**鼻梁上端**凹陷处→**鼻外侧**→**上齿龈**→**口唇**→**承浆**→**腮部下缘**→**大迎**→**颊车**→**耳前**→**上关**→**发际**→**额颅**；第一分支从大迎前→人迎→喉咙→缺盆→膈膜→胃→脾；第二分支从缺盆→乳内侧→脐旁→气冲；第三分支从胃下口→腹内→气冲，与第一分支相汇合→髀关→伏兔→膝→胫骨前外侧缘→足背→中趾内侧；第三分支从膝下三寸→中趾外侧；第四分支从足背→足大趾内侧→足大趾端，交足太阴脾经。

【原文】

405　脾足太陰之脈，起於大指之端，循指內側白肉際[1]，過核骨後[2]，上內踝前廉，上踹內[3]，循脛骨後，交出厥陰之前，上膝股內前廉，入腹，屬

脾絡胃，上膈，挾咽，連舌本[4]，散舌下；其支者，復從胃別上膈，注心中。（《靈樞·經脈第十》）

【校注】

[1] 白肉际：又称赤白肉际。手足掌跖与指趾的阴面为白肉，生有毫毛的阳面为赤肉，赤白肉交界处称"赤白肉际"。

[2] 核骨：足大趾本节后，内侧突起的圆骨，形如果核，故名。

[3] 踹（zhuān 专）：即腓肠肌部，俗名小腿肚。

[4] 舌本：即舌根。

【提要】

描述足太阴脾经的循行路径。

【析义】

足太阴脾经由一条主干和一条分支构成。循行路径是：其主干起于足大趾端→大趾内侧赤白肉际处→核骨后→内踝前缘→小腿肚内侧→胫骨后方→膝内侧前缘→大腿内侧前缘→腹内→脾→胃→膈膜→咽→舌根→舌下；其分支从胃→膈膜→心中，交手少阴心经。

【原文】

406 心手少陰之脈，起於心中，出屬心系[1]，下膈絡小腸；其支者，從心系上挾咽，系目系[2]；其直者，復從心系卻上肺，下出腋下，下循臑內後廉，行太陰心主之後[3]，下肘內，循臂內後廉，抵掌後銳骨之端[4]，入掌內後廉，循小指之內出其端。（《靈樞·經脈第十》）

【校注】

[1] 心系：指心与其他部位相联系的脉络。

[2] 目系：又名眼系、目本，即眼球内连于脑的脉络。

[3] 太阴、心主：即肺手太阴之脉和心主手厥阴心包络之脉。

[4] 锐骨：掌后小指侧的高骨。

【提要】

描述手少阴心经的循行路径。

【析义】

手少阴心经由一条主干和两条分支构成。循行路径是：其主干起于心中→心系→膈膜→小肠；第一分支从心系→咽→目系；第二分支从心系→肺→腋下→上臂内侧后缘→肘窝→臂内侧后缘→掌后小指侧高骨→掌内侧后缘→小指内侧→小指端，交手太阳小肠经。

【原文】

407 小腸手太陽之脈，起於小指之端，循手外側上腕，出踝中[1]，直上循臂骨下廉[2]，出肘內側兩骨之間[3]，上循臑外後廉，出肩解[4]，繞肩胛，交肩上，入缺盆，絡心，循咽，下膈，抵胃，屬小腸；其支者，從缺盆循頸上頰，

至目銳眥[5]，卻入耳中；其支者，別頰、上頔[6]、抵鼻，至目內眥[7]，斜絡於顴。（《靈樞·經脈第十》）

【校注】

[1] 踝：此指手腕后小指侧的高骨。

[2] 臂骨：尺骨。

[3] 骨：原作"筋"，据《太素》《脉经》《甲乙经》改。

[4] 肩解：肩后骨缝。

[5] 目锐眦：外眼角。眦，眼角。

[6] 頔（zhuō 拙）：眼眶下方，包括颧骨内连及上牙床的部位。

[7] 目内眦：内眼角。

【提要】

描述手太阳小肠经的循行路径。

【析义】

手太阳小肠经由一条主干和两条分支构成。循行路径是：其主干起于小指外侧端→手外侧→腕→腕后小指侧高骨→前臂后下缘→肘内侧两骨中间→上臂外后侧→肩后骨缝→肩胛→肩上→缺盆→心→咽部→膈→胃→小肠；第一分支从缺盆→颈→颊→外眼角→耳内；第二分支从面颊→眼眶下→鼻→内眼角，交足太阳膀胱经。

【原文】

408　膀胱足太陽之脈，起於目內眥，上額交巔[1]；其支者，從巔至耳上角[2]；其直者，從巔入絡腦，還出別下項，循肩髆內[3]，挾脊抵腰中，入循膂[4]，絡腎，屬膀胱；其支者，從腰中下挾脊貫臀，入膕中；其支者，從髆內左右，別下貫胛，挾脊內，過髀樞[5]，循髀外，從後廉下合膕中，以下貫踹內，出外踝之後，循京骨[6]，至小指外側。（《靈樞·經脈第十》）

【校注】

[1] 巔：指头顶正中点，当百会穴处。

[2] 耳上角：即耳壳的上部。

[3] 肩髆（bó 搏）：此指肩胛。髆，同"膊"。

[4] 膂：夹脊两旁之肉。

[5] 髀（bì 婢）枢：股骨上端的关节部位。髀，股部。

[6] 京骨：足小指外侧本节后突出的半圆骨。

【提要】

描述足太阳膀胱经的循行路径。

【析义】

足太阳膀胱经由一条主干和四条分支构成。循行路径是：其主干起于内眼角→额→头顶；第一分支从头顶→耳上角；第二分支从头顶→脑→项→肩胛骨内侧→脊柱两旁→腰脊两侧肌肉→肾→膀胱；第三分支从腰脊两旁→臀→腘窝；第四分支从肩胛内侧→肩胛→脊内两侧→髀枢→大腿外侧后缘→与第三分支合于腘窝→小腿肚→外踝后方→小趾本节后圆骨→小趾外侧端，交足少阴肾经。

【原文】

409 腎足少陰之脈，起於小指之下，邪走足心[1]，出於然谷之下[2]，循內踝之後，別入跟中，以上踹內，出膕內廉，上股內後廉，貫脊屬腎絡膀胱；其直者，從腎上貫肝膈，入肺中，循喉嚨，挾舌本；其支者，從肺出絡心，注胸中。(《靈樞·經脈第十》)

【校注】

[1] 邪：音义同"斜"。

[2] 然谷：穴名，位于内踝前大骨下陷中。

【提要】

描述足少阴肾经的循行路径。

【析义】

足少阴肾经由一条主干和两条分支构成。循行路径是：其主干起于足小趾下→足掌心→然谷→内踝后→足跟→小腿肚内侧→腘窝内侧→股内侧后缘→脊柱→肾→膀胱；第一分支从肾→肝→膈膜→肺→喉咙→舌根；第二分支从肺→心→胸中，交手厥阴心包络经。

【原文】

410 心主手厥陰心包絡之脈[1]，起於胸中，出屬心包絡，下膈，曆絡三膲[2]；其支者，循胸出脅，下腋三寸，上抵腋下，循臑內，行太陰少陰之間，入肘中，下臂行兩筋之間[3]，入掌中，循中指出其端；其支者，別掌中，循小指次指出其端[4]。(《靈樞·經脈第十》)

【校注】

[1] 心主：即心包络。

[2] 历络三膲：指自胸至腹，依次联络上、中、下三焦。历，经历。膲，通"焦"。

[3] 两筋：指桡侧腕屈肌腱和掌长肌腱。

[4] 小指次指：即无名指。

【提要】

描述手厥阴心包络经的循行路径。

【析义】

手厥阴心包络经由一条主干和两条分支构成。循行路径是：其主干起于胸中→心包络→膈膜→三焦；第一分支从胸中→胁→腋下三寸→腋窝→上臂内侧→肘窝→前臂内侧两筋之间→掌内→中指内侧→中指端；第二分支从掌内→无名指内侧→无名指端，交手少阳三焦经。

【原文】

411　三焦手少陽之脈，起於小指次指之端，上出兩指之間[1]，循手表腕[2]，出臂外兩骨之間[3]，上貫肘，循臑外上肩[4]，而交出足少陽之後，入缺盆，布膻中[5]，散落心包，下膈，循屬三焦；其支者，從膻中上出缺盆，上項，系耳後，直上出耳上角，以屈下頰至䪼[6]；其支者，從耳後入耳中，出走耳前，過客主人前，交頰，至目銳眥。（《靈樞·經脈第十》）

【校注】

[1] 两指之间：指小指与无名指之间。

[2] 手表腕：即手背腕关节处。

[3] 臂外两骨：前臂背（伸）侧，尺骨与桡骨间。

[4] 臑外：上臂后（伸）侧。

[5] 膻中：此指两乳间的膻中穴。

[6] 屈：屈折、环曲之意。

【提要】

描述手少阳三焦经的循行路径。

【析义】

手少阳三焦经由一条主干和两条分支构成。循行路径是：其主干起于无名指端→小指与无名指之间→腕背→前臂外侧两骨之间→肘外→上臂外侧→肩→缺盆→膻中→心包络→膈膜→三焦；第一分支从膻中→缺盆→项→耳后→耳上角→颊→眼眶下；第二分支从耳后→耳中→耳前→上关之前→颊→眼外角，交足少阳胆经。

【原文】

412　膽足少陽之脈，起於目銳眥，上抵頭角[1]，下耳後，循頸，行手少陽之前，至肩上，卻交出手少陽之後，入缺盆；其支者，從耳後入耳中，出走耳前，至目銳眥後；其支者，別銳眥，下大迎，合于手少陽，抵于䪼，下加頰車[2]，下頸合缺盆，以下胸中，貫膈絡肝屬膽，循脅裏，出氣街，繞毛際[3]，橫入髀厭中[4]；其直者，從缺盆下腋，循胸過季脅[5]，下合髀厭中，以下循髀陽[6]，出膝外廉，下外輔骨之前[7]，直下抵絕骨之端[8]，下出外踝之前，循足跗上，入小指次指之間[9]；其支者，別跗上，入大指之間，循大指歧骨內，出其端[10]，還貫爪甲，出三毛[11]。（《靈樞·經脈第十》）

【校注】

[1] 头角：即额角。

[2] 下加颊车：即向下经过颊车。加，经过。

[3] 毛际：指耻骨部的阴毛处。

[4] 髀厌：即髀枢。

[5] 季胁：胁下的软肋部。

［6］髀阳：髀，大腿；阳，外侧。

［7］外辅骨：即腓骨。

［8］绝骨：在外踝直上3寸许，腓骨的凹陷处。腓骨至此似乎中断，故称"绝骨"。

［9］小趾次趾之间：指第4、5跖骨之间。

［10］大指歧骨：指足大趾、次趾间的骨缝。歧骨，泛指骨骼连接成角之处。

［11］三毛：又称丛毛、聚毛。此指足大趾爪甲后有毫毛的部位。

【提要】

描述足少阳胆经的循行路径。

【析义】

足少阳胆经由一条主干和四条分支构成。循行路径是：其主干起于眼外角→额角→耳后→颈→肩上→缺盆；第一分支从耳后→耳中→耳前→眼外角后方；第二分支从眼外角→大迎→眼眶下→颊车→颈→缺盆→胸中→膈膜→肝→胆→胁内→气冲→髀厌；第三分支从缺盆→腋窝→季胁→髀厌，与第二分支相合→大腿外侧→膝外缘→腓骨前→绝骨→外踝前→足背→足第四趾外侧端；第四分支从足背→足大趾次趾间的骨缝→足大趾端→趾甲→趾甲后丛毛处，交足厥阴肝经。

【原文】

413　肝足厥陰之脈，起於大指叢毛之際[1]，上循足跗上廉，去內踝一寸，上踝八寸，交出太陰之後，上膕內廉，循股陰，入毛中[2]，過陰器，抵小腹，挾胃屬肝，絡膽，上貫膈，布脅肋，循喉嚨之後，上入頏顙[3]，連目系，上出額，與督脈會於巔；其支者，從目系下頰裏，環脣內；其支者，復從肝別貫膈，上注肺。（《靈樞·經脈第十》）

【校注】

［1］丛毛：即足大趾爪甲后的毫毛之处。

［2］股阴：大腿内侧。

［3］颃颡（háng sǎng 杭嗓）：指咽后壁上的后鼻道。

【提要】

描述足厥阴肝经的循行路径。

【析义】

足厥阴肝经由一条主干和两条分支构成。循行路径是：其主干起于足大趾二节间丛毛侧边→足背上缘→内踝前一寸→内踝上八寸→膕内缘→大腿内侧→阴毛→阴器→少腹→胃→肝→胆→膈膜→胁肋→喉咙→目系→额→百会，与督脉相合；第一分支从目系→颊内侧→唇内；第二分支从肝→膈膜→肺。

第五章

病　机

　　病机，是疾病发生、发展和变化的机理，包括发病、病因、病位、病性和传变等多个方面。它分为具体证候的机理和疾病的总机理，前者是后者的基础，后者是前者的概括和总结，本章主要讨论疾病的总机理。

　　古代医家在医疗和生产、生活实践中，通过长期的观察和体验，对疾病的认识积累了丰富的知识和经验，并运用阴阳、藏象和经络等基本理论来分析、归纳疾病发生及变化的机理，从而形成了中医学独特的病理生理观。

　　审查病机是确定治则的前提，只有"审察病机，无失气宜"，才能做到"工巧神圣"，在临床施治中收到"桴鼓相应"、"拔刺雪污"之效。

【原文】

　　501　黄帝問於岐伯曰：夫百病之始生也，皆生於風雨寒暑、清濕喜怒[1]。喜怒不節則傷藏；風雨則傷上，清濕則傷下。三部之氣[2]，所傷異類，願聞其會。岐伯曰：三部之氣各不同，或起於陰，或起於陽，請言其方[3]。喜怒不節則傷藏，藏傷則病起於陰也；清濕襲虛則病起於下[4]；風雨襲虛則病起於上，是謂三部。至於其淫泆[5]，不可勝數。（《靈樞·百病始生第六十六》）

【校注】

　　[1] 清（qìng 庆）湿喜怒：清，通"凊"，寒也。清湿，即寒湿，指地之寒湿邪气。喜怒，在此泛指七情。

　　[2] 三部之气：即伤于上部的风雨寒暑，伤于下部的清湿，伤于五脏的喜怒。

　　[3] 方：道理，规律。

　　[4] 袭虚：乘虚侵袭。

　　[5] 淫泆：意为浸淫传布。淫，浸淫。泆，同溢，有扩散之意。

【提要】

论述病因分类以及病因与发病部位的关系。

【析义】

　　本节将致病因素分为三类：一者天之风雨寒暑，易伤人体上部；二者地之清湿，易伤人体下部；三者喜怒不节，易伤内脏。邪气不同，伤人途径也不同。七情伤人，直接引起在内的五脏气机变化，故曰起于阴；天、地邪气伤人，从在外肌肤而入，故曰起于阳。在起于阳的天、地邪气中又有伤于上、伤于下的不同。所谓"上"，有上部、外部之义，又因天阳主动，故风雨邪气伤人，症状初起多有上半身症状突出的表证；所谓"下"，有下部、在里之义，又因地阴主静，故清湿邪气伤人，常停留于肌肉筋脉，传变较慢，多无明显的表证。

【研讨】

本节提出了病因的阴阳分类法，指出风雨寒湿所侵，病生于阳（外）；饮食居处阴阳喜怒所伤，病生于阴（内）。由于阴主内、阳主外，所以常将此作为内外病因的分类方法，成为临床分外感、内伤病证的理论导源。外邪所伤，邪气先伤其外的肌肤，而后由表入里、由浅及深的传变，最后伤及脏腑，病危难治；其治疗原则是以祛邪为主，邪去则正安。内因所伤，始即脏腑气血，依脏腑气血间的阴阳五行生克关系传变，至脏腑败坏、气血衰竭而死；其治疗原则是调节脏腑气血为主，各种功能和顺则病愈。因此，这种分类方法对于中医临床医学的发展有着重要指导意义。此后，东汉张仲景提出"千般疢难，不越三条"，宋代陈无择提出内因、外因、不内外因的三因学说，追本溯源，都是在《内经》的启发下而创立的。

【原文】

502 風雨寒熱，不得虛[1]，邪不能獨傷人。卒然逢疾風暴雨而不病者，蓋無虛，故邪不能獨傷人。此必因虛邪之風[2]，與其身形，兩虛相得，乃客其形[3]；兩實相逢，眾人肉堅[4]。其中於虛邪也，因於天時，與其身形，參以虛實[5]，大病乃成。（《靈樞·百病始生第六十六》）

【校注】

[1] 不得虚：不遇到正气相对虚弱的机体。得，遇到。

[2] 虚邪之风：导致疾病发生的异常气候。虚邪，虚风之邪；气候异常为虚风，气候正常为实风。

[3] 两虚相得，乃客其形：虚邪遇到正气相对虚弱之人，则会滞留于人体而发病。两虚，虚邪之风与正气虚弱的机体；相得，相遇、相逢。

[4] 两实相逢，众人肉坚：正气充实的人，在正常的气候条件下一般不易发病。两实，一指正气充实，一指实风。

[5] 参以虚实：参，合也。虚，指形质虚弱；实，指邪气盛实。

【提要】

阐述外感病发病的机理，强调正气在外感发病中的主导作用。

【析义】

在三部之气中，天之邪气风雨寒暑为病尤为多见，所以本节重点论述风雨寒暑的发病机理。"风雨寒热，不得虚，邪不能独伤人"，虽有虚邪，只要人体正气不虚，一般来说就不能单独使人发病；"两虚相得，乃客其形"，只有当人体正气内虚时，虚邪才有致病作用，形成外感病。原文阐明了风雨寒热邪气发病的机理，既突出了邪气的致病作用，又强调了正气的主导地位。这里须防止对"盖无虚，故邪不能独伤人"的误解，认为只要"正气存内"，便是"邪不可干"。其实，《内经》也十分强调"避其毒气"（《素问遗篇·刺法论》）、"虚邪贼风，避之有时"（《素问·上古天真论》），因此，我们要正确理解《内经》的发病观，全面认识正气、邪气在发病中的意义，不可断章取义。

【原文】

503　風勝則動[1]，熱勝則腫[2]，燥勝則乾，寒勝則浮[3]，濕勝則濡寫[4]。

故重陰必陽，重陽必陰。故曰冬傷於寒，春必溫病[5]；春傷於風，夏生飱泄[6]；夏傷於暑，秋必痎瘧[7]；秋傷於濕，冬生欬嗽[8]。（《素問·陰陽應象大論篇第五》）

【校注】

[1] 风胜则动：风邪太过，使肢体振掉动摇或头目眩晕。

[2] 热胜则肿：火热内郁，营气壅滞肉理，聚为痈疡红肿。

[3] 寒胜则浮：浮，浮肿。寒为阴邪，易伤阳气，阳气不行，聚水成肿。

[4] 湿胜则濡泻：濡泻，又称湿泻，由湿邪伤脾所致。脾被湿困，不能运化水谷，故泄泻。

[5] 冬伤于寒，春必温病：冬季感受寒邪，不即时发病，至来年春季阳气发越，产生温热疾病。

[6] 春伤于风，夏生飱泄：春季感受风邪，不即时发病，流连于夏季，克伐脾土，产生完谷不化的泄泻。

[7] 夏伤于暑，秋必痎疟：夏季感受暑邪，暑汗不出，暑热内伏，延至秋季，新凉外束，寒热交蒸，产生寒热往来、寒多热少的疟疾。

[8] 秋伤于湿，冬生咳嗽：夏秋之交，感受湿邪，不即时发病，至冬季，湿郁化热，冬寒外闭，乘袭肺金，产生咳嗽。

【提要】

阐述五气太过的致病特点以及感受四时邪气伏而后发的病证。

【析义】

六淫侵袭，首先损伤人的形体，如风气太过，引起肢体动摇振颤或头目眩晕；火热太过，引起营气壅滞肉理，聚为痈疡红肿；燥邪太过，引起人体皮肤孔窍干涩；寒邪太过，损伤阳气，阳气不行，聚水成为浮肿；湿邪太过，脾被湿困，失于健运，升降失常，水谷不分而致泄泻。

六淫侵袭人体，若不即时发病，邪气留恋，可以延时发病。如冬天感受寒邪，来年春季阳气发越，产生温热疾病；春季感受风邪，流连于夏季，克伐脾土，产生完谷不化的泄泻；夏季感受暑邪，延至秋季，新凉外束，产生寒多热少的疟疾；夏秋之交，感受湿邪，至冬寒邪外袭乘肺，产生咳嗽。

【研讨】

后世将动摇震颤等症状归为内风之象，将津液干涸的表现归为内燥所生等，均是对原文的引申发展。后世治疗泄泻常用的健脾以运湿、苦温以燥湿、淡渗以利湿、芳香以化湿、助阳以温化寒湿、苦寒以清泄湿热等方法，都是根据"湿胜则濡泻"理论制定的。

风热燥寒湿本是自然界气候变化的要素，其太过各有征象，而其致病则显示相应病象，医家便据此探求病因病理，不仅强调了病因辨证的要点，而且丰富了"六气为病"的病机学说。

【原文】

504 帝曰：法陰陽奈何[1]？岐伯曰：陽盛則身熱，腠理閉，喘麤為之俛仰[2]，汗不出而熱，齒乾以煩冤[3]，腹滿，死，能冬不能夏[4]；陰勝則身寒，汗出，身常清[5]，數慄而寒[6]，寒則厥，厥則腹滿，死，能夏不能冬。此陰陽更勝之變，病之形能也[7]。（《素問·陰陽應象大論篇第五》）

【校注】

[1] 法阴阳：法，取法、效法。效法阴阳的法则与规律。

[2] 喘麤为之俛仰：麤，粗的异体字。俛，俯的异体字。谓呼吸急促而困难，前俯后仰之状。

[3] 烦冤（mèn 闷）：烦闷不舒。冤，同"惌"，懑也。

[4] 能：通"耐"，耐受。

[5] 身常清（qìng 庆）：身体通常会有冰冷的体征。清，通"凊"，寒也。

[6] 数（shuò 硕）慄：即频频战栗。数，频也。慄，"栗"的异体字，意为战抖。

[7] 形能：即形态，指疾病所产生的症状和体征。能，通"态"。

【提要】

论述效法阴阳的法则以及阴阳偏胜的部分证候。

【析义】

1. 阳胜所产生的症状和体征 阳邪胜则身热，阳邪实于表则腠理闭塞，实于里则喘粗不得卧，前俯后仰。若不出汗，阳邪不得泄越则全身内外皆热。齿干，津液耗伤之症也。烦冤是阳邪胜极扰乱心神所致。腹满，乃阳邪结于中焦，阳胜阴竭，中土败坏，胃阴败绝，故死。这种阳胜阴绝之证，得冬阴之助，尚能支持，若遇夏阳之热，则不能耐受了。此言病证之预后、转归，与季节气候密切相关。

2. 阴胜所产生的症状和体征 阴盛则寒，故身寒。阴盛则阳气衰微，故身常清冷，甚则频频战栗，四肢厥冷。阴盛损阳，卫表不固，故常常汗出。若阴寒盛极，则阳气衰竭，阴邪盛于中州，脾阳败绝，寒邪厥逆，则腹满而死。这种阴盛阳绝之证，夏日得阳热之助，犹可支持，若遇冬日之阴寒，则更不能耐受。

【研讨】

文中阳胜则"能冬不能夏"，阴胜则"能夏不能冬"的观点，指出了疾病的发展与四时阴阳消长的关系非常密切，强调了四时阴阳消长规律对疾病预后有重要影响。大量临床观察资料证实，属于阳证的疾病，一般在白天或夏天加剧，夜间或冬天减轻；属于阴证的疾病，一般在夜间或冬天加剧，白天或夏天减轻。临床诊治疾病的过程中，应当将疾病与自然环境的关系结合起来分析，并采取相应的治疗措施，这就是"因时制宜"的治疗原则。

文中指出阳胜阴竭、阴胜阳竭而病情危重时，都可出现"腹满"这一共同症状。其机理主要在于"腹满"一证反映出脾胃之气衰败，因为脾胃不仅是气血生化之源，而且是脏腑气机升降之"枢"。病虽重，若脾胃不败当有可生之机；否则脾胃气绝，必不免于死。

【原文】

505 夫自古通天者[1]，生之本，本於陰陽。天地之間，六合之内[2]，其氣九州九竅[3]、五藏、十二節[4]，皆通乎天氣。其生五，其氣三[5]，數犯此者，則邪氣傷人，此壽命之本也[6]。蒼天之氣清淨[7]，則志意治[8]，順之則陽氣固，雖有賊邪，弗能害也，此因時之序[9]。故聖人傳精神[10]，服天氣[11]，而通神明[12]。失之則内閉九竅，外壅肌肉，衛氣散解[13]，此謂自傷，氣之削也[14]。(《素問·生氣通天論篇第三》)

【校注】

[1] 通天：意为人与天地自然息息相通。

[2] 六合：四方上下谓之六合。

[3] 九州九窍：九州，即九窍。古称窍为州。后"九窍"疑为古注语误入正文。

[4] 十二节：即双侧腕、肘、肩、踝、膝、髋十二个大关节。

[5] 其生五，其气三：其，指自然界的阴阳。五，指阴阳二气衍生木火土金水五行。三，指阴阳二气各分为三阴三阳之气。

[6] 此：指代人身阴阳之气与自然界相通应的规律。

[7] 苍天之气清静：苍天，即青天，此处泛指自然界。清静，即风调雨顺之意。

[8] 志意治：指人的精神活动正常。治，不乱。

[9] 因时之序：根据四时的变化而养生。

[10] 传精神：意为精神专一。传，同"抟"，聚也。

[11] 服天气：顺应自然界阴阳之气的变化。服，顺也。

[12] 通神明：意为天人阴阳变化达到协调统一。通，此处作"统一"解。神明，此指多种多样而且奥妙的阴阳变化。

[13] 卫气：此为"阳气"之变文。

[14] 削：减弱。

【提要】

论述人与自然界的密切关系，强调生命的根本在于阴阳二气的协调统一。

【析义】

本节提出"生气通天"的论点，并从以下3个方面作了论证：

1. 生命本源于自然界阴阳二气　《素问·宝命全形论》说："人生于地，悬命于天，天地合气，命之曰人。"从中国古代哲学来看，气是宇宙万物的本源，也是人类生命的物质基础。人和万物一样，都是天地阴阳二气的产物。因此，人体生命活动依赖天地阴阳二气来维持，正如《素问·六节藏象论》所说："天食人以五气，地食人以五味。"人类不断地从自然界获取赖以生存的物质，以维系生命。正由于此，篇首便开宗明义地指出："生之本，本于阴阳。"

2. 生命活动与自然界阴阳之气相通应 人由天地阴阳之气所化生，在长期的进化过程中，人体的生命活动形成了与自然界阴阳消长变化相似的节律，表现出与四时变化相通的关系，自然界阴阳变化的一般规律，也就是人体生命活动的基本法则。诚如《素问·宝命全形论》所说："人以天地之气生，四时之法成。"这种天人合一的观念是《内经》的基本学术思想之一。

3. 基于上述认识，原文提出养生必须顺应自然 主动、自觉地适应自然变化，做到"传精神，服天气，而通神明"。反之，若违背了"四时之序"，就会损伤人体的正气，使阴阳之气失调，阳气不固，抵抗力减弱，即"生气"削弱，易受邪气侵袭，而发生"内闭九窍"、"外壅肌肉"、"卫气散解"等多种病变。这种顺应四时阴阳变化规律，主动调养身体的思想也是《内经》养生防病的一贯主张。

【研讨】

1. 人与自然密切相关的"天人相应"观 本节提出"生之本，本于阴阳"的论点，是"天人相应"整体观的主要内容之一。人的生命活动本源于自然界阴阳二气。张介宾注曰："凡自古之有生者，皆通天元之气以为生也。天元者，阴阳而已。故阴阳为有生之本。"自然界阴阳二气相互作用下产生万物，人类从自然界不断地获取赖以生存的物质，如食物、空气等，才能维持生命。人的脏腑组织生理活动皆与自然界阴阳变化规律相通应，即本文所曰"九窍、五脏、十二节，皆通乎天气"。张志聪认为："盖节乃神气之所游行，故应天之岁月；脉乃血液之所流注，故应地之经水；九窍乃脏器之所出入，五脏乃阴阳二气之所舍藏，故皆通乎天气。"从而说明人的精神、气血、津液、脏腑、经络等运行与活动，都与自然界阴阳四时的变化规律密切相关。由此可见，人体的构成及其生命活动是整个大自然的一部分，它与天地阴阳四时的变化是以气相通、相合、相应而息息相关的。自然界发展变化的一般规律，也就是人体生命变化的基本法则。这就是"天人相应"整体观的基本含义，也是人体生命之本在于阴阳四时变化规律的精神实质。我国古代医家创立的子午流注针法，就是依据自然界时间周期变化和人体阴阳气血变化规律，配合十二经脉气血流注次序，逐日选定穴位的针刺疗法。这种疗法，充分体现了人之气血运行与自然界周期同步运行不息的关系。对于择方用药，后世提出时间医学和择时用药的理论，有效地指导着临床实践。

2. 人必须适应自然，即"因时之序" 作为自然界的高级动物，人类不只是消极地适应自然界的阴阳四时气候的变化规律，更应该积极地抵御自然的影响，使阳气固密而少生疾病。文中所言之"传精神，服天气，而通神明"就是教导人们采取积极的养生方法，适应自然而与之相协调。故张介宾注曰："人能法天道清静，则志意治而不乱。阳气固而不衰，弗失天和，长有天命。"适应四时气候变化规律，主动调养身体是《内经》一贯主张的养生防病思想，在《内经》其他篇也作了较为具体的讨论。如《素问·四气调神大论》说："故阴阳四时者，万物之始终也，死生之本也。逆之则灾害生，从之则苛疾不起。"又说："春夏养阳，秋冬养阴，以从其根，故与万物沉浮于生长之门。"这是要求人们随着四时气候阴阳变化，从饮食起居、精神情志和形体锻炼等方面调养身体，使之健康长寿，避免疾病的发生。文中特别注重对阳气的保养，这是《内经》一贯主张的在阴阳二气之中，阳气是占主导地位的观点。张介宾作了较为明确的解释，他认为："九窍通于内，肌肉卫于外。其行其固，皆阳气为之主也。失之则失其清阳化气，故九窍肌肉皆为闭壅矣。人之卫气，本于天之阳气，阳虚则卫虚，卫气散解，则天真失守。故本篇所重者特在卫气，正所以重阳气也。"由此可见，顺应自然变化，调养阴阳是养生的最高法则，亦是"寿命之本"。

【原文】

506　陽氣者，若天與日，失其所則折壽而不彰[1]。故天運當以日光明[2]。是故陽因而上，衛外者也。欲如運樞[3]，起居如驚[4]，神氣乃浮[5]。因於寒，體若燔炭，汗出而散[6]；因於暑，汗，煩則喘喝[7]，靜則多言[8]；因於濕，首如裹[9]，濕熱不攘[10]，大筋緛短，小筋弛長[11]，緛短為拘，弛長為痿；因於氣[12]，為腫，四維相代[13]，陽氣乃竭。（《素問·生氣通天論篇第三》）

【校注】

[1] 失其所則折寿而不彰：所，处所，引申有"作用"之义。折，折损，减少之意。不彰，不显著。意即当人身阳气失去作用后，会使人的寿命夭折而不彰显于世。

[2] 天运：天体的运行、运转。

[3] 运枢：转动的门轴。比喻人体阳气的卫外作用，有如户枢那样主司腠理汗孔的开阖。

[4] 起居如惊：言生活作息没有的规律。起居，泛指生活作息。惊，卒暴之意。

[5] 神气乃浮：指阳气开阖失序而浮散耗伤。

[6] 体若燔炭，汗出而散：身体发热如同焚烧的炭火，汗出之后，热随汗外散。

[7] 烦则喘喝：指暑热内盛导致烦躁，喘声喝喝。

[8] 静则多言：指暑热伤及心神导致神昏、谵语。"欲如运枢，起居如惊，神气乃浮；因于寒，体若燔炭，汗出而散；因于暑，汗，烦则喘喝，静则多言"一段，原本作"因于寒，欲如运枢，起居如惊，神气乃浮；因于暑，汗，烦则喘喝，静则多言；体若燔炭，汗出而散。"疑有错简，今据吴崑注本改。如此，则既文通理顺，又切合临床。

[9] 首如裹：头部沉重不爽，如有物包裹。

[10] 攘：消除，去除。

[11] 大筋緛（ruǎn 软）短，小筋弛长：此二句为互文，意为大筋、小筋或者收缩变短，或者松弛变长。緛，收缩。弛，松弛。

[12] 气：此处指"风气"。高世栻注："气，犹风也。"

[13] 四维相代：意为寒、暑、湿、风四种邪气更替伤人。四维，指上文风、寒、暑、湿四种邪气。相代，相互更替。

【提要】

论述阳气在生命活动中的重要性以及阳气失常的部分证候。

【析义】

1. 阳气在生命活动中的重要作用　本节将人的阳气比作自然界的太阳，认为天体的运行不息，是靠太阳的光明，人的生命活动，依赖阳气的温养。若阳气虚损而失去正常作用，就会使体力衰败，抵抗力下降，外感内伤诸邪趁机伤人，引发诸多疾病，甚至缩短寿命，因而保持阳气充沛，对防病保健具有重要作用，这些认识为后世重视阳气学派的创立与发展提供了理论依据。故张介宾注云："然则天之阳气，惟日为本，天无此日，则昼夜无分，四时失序，万物不彰矣。其在于人，则自表自里，自上自下，亦惟此阳气而已。人而无阳，犹天之无日，欲保天年，其可得乎！《内经》一百六十二篇，天人大义，此其最要者也，不可不详察之。"

2. 阳气的生理功能　本节以太阳与天体的关系为天然模型，推论了人体阳气的生理功能及运行规律。阳气的生理功能可概括为两个方面：一是气化温养功能。阳气能温养全身，推动脏腑经络的功能活动，并把来自外界的物质化生为人体的精微物质，推动精微物质运行输布以充养全身，维持人的生命活动。人之神得阳气之温养，才能保持正常的意识思维活动。筋得阳气温养，才能弛张自如，使肢体运动灵活。二是卫外御邪功能。阳气具有固护肌表，司腠理开阖，抗御外邪侵袭的重要作用。故阳气充盛，则腠理固密，虽有致病邪气侵袭，亦不易发病。反之，若阳气虚弱，卫外御邪功能低下，则易致六淫病邪等侵袭而发病。

3. 阳气失常的部分证候　由于阳气对人体具有温煦、气化、推动、防御等诸多功能，所以阳气受损，功能失常，则百病丛生，本节主要从阳失卫外角度说明了阳气在生命活动中的重要性。阳气失于卫外，则时令邪气乘虚侵入，并因四时感邪不同而发生不同病证。寒邪外束，阳气被郁，邪正交争于肌表，症见发热而体若燔炭，并伴恶寒、无汗、脉浮紧等。此邪在表，若有汗出，则热随汗泄。暑邪外袭，因暑为阳邪，其性炎热，逼津外出，扰心壅肺，故汗多心烦、喘喝有声。暑热内扰神明，神识昏乱，则见神昏谵语。湿为阴邪，其性重浊，易困清阳，阻滞气机。感受湿邪，使清阳之气受阻，不能上达头面，则见头重不爽，如以物包裹之感。湿邪中人，郁而化热，湿热交并，阻滞筋脉，气血不能通达，致使筋失所养，筋膜或为短缩而拘急，或为松弛而不用，从而表现为肢体运动障碍之病证。风邪外袭，肺肾功能失调，行水、主水功能失司，引起头面甚或全身水肿，即所谓风水。

【研讨】

1. 重视阳气理论的临床应用　《素问·生气通天论》强调阳气是人体生命之本的理论，对后世产生了深远的影响，有力地指导着临床实践。张介宾根据此原理，提出人之生成及生长发育均以阳气为本的观点。他在《类经附翼·大宝论》中指出："夫阴以阳为主，所关于造化之源，而为性命之本者，惟斯而已。""夫形气者，阳化气，阴成形，是形本属阴，而通体之温者，阳气也；一生之活者，阳气也；五官五脏之神明不测者，阳气也。及其既死，则身冷如冰，灵觉尽灭，形固存而气则去，此以阳脱在前，而阴留在后，是形气阴阳之辨，非阴多于阳乎？"说明人体的形成，虽然是由阴阳二气的相互作用，但阳气是居主导地位的；出生之后，五脏六腑、五官九窍的各种生理功能均是在阳气的温化推动作用下发挥的；人的死亡亦是阳气消亡的结果。所以张介宾在《类经附翼·真阴论》中总结为"凡物之死生，本由阳气"。

在分析疾病的病机中，亦突出阳气不足的病理。张介宾认为阳气不足会使生理机能减退而发生病变。基于阳虚致病的认识，温补学派主张以金匮肾气丸、补中益气丸温补脾肾之阳，丰富了中医理论内容。

2. "**因于湿，首如裹，湿热不攘，大筋緛短，小筋弛长**" **的临床运用**　临床上一般对筋脉病变常从肝风内动、热极生风、外感风邪猝伤筋脉等方面辨证，而本节原文则提示湿邪亦可致筋脉病变。由于湿为阴邪，留恋日久，阳气被阻或耗伤，筋脉失于温养，则致筋膜拘挛或弛缓之证。这种观点还体现于《素问·至真要大论》的"诸痉项强，皆属于湿"。治疗此类筋脉病变，当用祛湿之法，如《丹溪心法》用加味二妙散治疗筋脉迟缓；王海藏用神术汤加羌活、独活、麻黄治疗筋脉拘挛而发热无汗反恶寒的刚痉，用白术汤加桂心、黄芪治疗筋脉拘急而发热汗出不恶寒的柔痉。

【原文】

507　陽氣者，煩勞則張[1]，精絕，辟積於夏[2]，使人煎厥[3]。目盲不可以視，耳閉不可以聽，潰潰乎若壞都[4]，汩汩乎不可止[5]。陽氣者，大怒則形氣絕[6]，而血菀於上[7]，使人薄厥[8]。有傷於筋，縱，其若不容[9]。汗出偏沮[10]，使人偏枯[11]；汗出見濕，乃生痤痱[12]。高梁之變，足生大丁[13]，受如持虛。勞汗當風，寒薄為皶，鬱乃痤。(《素問·生氣通天論篇第三》)

【校注】

[1] 烦劳则张：烦劳，即过劳。张，亢盛，过盛。

[2] 辟积于夏：意为烦劳则张的状态延续到炎热难耐之时。辟，通"襞"，即衣裙褶。辟积，有重复积累之义。

[3] 煎厥：古病名。阳气亢盛，煎熬阴精，阴虚阳亢，逢盛阳酷热之时，亢阳无制、阳气上逆所致突然昏厥的病证。

[4] 溃溃乎若坏都：溃溃，形容河堤决口的样子。都，水泽所聚，此指堤防。

[5] 汩(gǔ 骨) 汩：水势急流的样子。

[6] 形气绝：形与气阻绝不通。

[7] 菀：音义同"郁"，郁结。

[8] 薄厥：古病名。指因大怒而气血上冲，脏腑经脉之气阻绝不通所致突然昏厥的病证。

[9] 不容：即肢体不能随意活动。容，通"用"。

[10] 汗出偏沮(jǔ 举)：意为应汗出而半身无汗。沮，阻止。

[11] 偏枯：半身不遂，偏瘫。

[12] 痤(cuó 错) 痱(fèi 费)：痤，疖子。痱，即汗疹，俗名痱子。

[13] 高梁之变，足生大丁：意为过食肥甘厚味之品，会使人发生难治性疔疮。高，通"膏"，即脂膏类食物，肥肉。梁，通"粱"，即精细的食物。变，灾变，害处。足，能够。大，谓难治。丁，通"疔"。

【提要】

讨论阳气受损所产生的部分病证。

【析义】

1. 内闭九窍的病证

（1）阳亢阴竭的煎厥：本节指出煎厥是由于过度烦劳，阳气亢盛，煎灼阴液而致阴液亏虚，加之适逢盛阳酷热，耗伤阴精，则阴愈虚而阳愈亢，亢阳无制，气机逆乱而昏厥。这种病证来势突然，病情凶险，因而被形容为"溃溃乎若坏都，汩汩乎不可止"。同时，由于意识丧失，故耳目亦失聪明。此病类似暑厥，张介宾在《景岳全书·厥逆》中说："煎厥者，即热厥之类，其因烦劳而病积于夏，亦今云暑风之属也。"

（2）阳气逆乱的薄厥：大怒暴怒则阳气上逆，血随气升，临床可见面红耳赤，脉络怒张，神情激奋；若气血逆乱加重，可出现突然昏厥。正如《素问·调经论》所说："血之与气，并走于上则为大厥，厥则暴死。"由于肝主筋，气血因郁积于上而致筋脉失于濡养，导致筋脉弛纵，四肢不能随意运动，甚则引起半身不遂之证。

2. 外壅肌肉的病证

（1）阳气偏阻的偏枯：《素问·阴阳别论》说："阳加之阴谓之汗。"认为人身之汗出，有赖于阳气之蒸化。若"汗出偏沮"，见于躯体一侧，说明阳气运行不畅，不能温养全身，则可能导致气虚血瘀之半身不遂。验之临床，某些患者早期出现半身麻木、不温、汗出等，可能是中风的先兆症状。

（2）阳热蓄积的疔疮：膏粱厚味，易助湿生痰生热，生热则使人体内阳热蓄积；痰湿又易阻遏阳气，郁积化热。"热盛则肉腐，肉腐则为脓"（《灵枢·痈疽》），从而发为疔疮。或因多食肥甘厚味食物，则"肥者令人内热，甘者令人中满，故其气上溢，转为消渴"（《素问·奇病论》），由消渴而引发难治性疔疮。

（3）阳气郁遏的痤痱：劳作时阳气动而疏泄，汗孔开张，易汗出。若骤遇湿气、冷风之类，则阳气猝然郁滞，汗孔闭合，汗泄不畅，结于肌腠，从而引起疖、汗疹、粉刺之类皮肤病。故王冰注："阳气发泄，寒气制之，热痱内余，郁于皮里，甚为痤疖，微为痱疮。"

【研讨】

1. 煎厥 《内经》之煎厥，有因郁怒而发者，有因烦劳过度而致者，本节所述属于后者。后世医家对此证作了具体的论述。如《临证指南医案·痉厥》载："王四一，经云：'烦劳则张，精绝，辟积于夏，令人煎厥'。夫劳动阳气弛张，则阴精不司留恋其阳，虽有若无，故曰绝。积之既久，逢夏季阳正开泄，五志火动风生，若煎熬者然，斯为晕厥耳。治法以清心益肾，使肝胆相火、内风不为暴起，然必薄味静养为稳。连翘心、元参心、竹叶心、知母、细生地、生白芍。"可见叶氏认为此证系因过劳而致阳盛阴绝，治当壮水制火，即滋阴泻火之法。

2. 薄厥 本节所言薄厥是因气血逆乱、上扰清阳所致的昏厥证。后世医家对其病理及证治多有发挥，如张锡纯《医学衷中参西录·内外中风方》指出："内中风之证，曾见于《内经》。而《内经》初不名为内中风，亦不名为脑充血，而实名之为煎厥、大厥、薄厥。""盖肝为将军之官，不治则易怒，因怒生热，煎耗肝血，遂致肝中所寄之相火掀然暴发，夹气血而上冲脑部，以致昏厥。……即知其为肝风内动，以致脑充血也。"张氏基于这种认识，主张以育阴平肝、镇静熄风之法治之。

【原文】

508 陰者，藏精而起亟也[1]；陽者，衛外而為固也。陰不勝其陽，則脈流薄疾[2]，並乃狂[3]；陽不勝其陰，則五藏氣爭[4]，九竅不通。是以聖人陳陰陽[5]，筋脈和同，骨髓堅固，氣血皆從。如是則內外調和，邪不能害，耳目聰明，氣立如故[6]。（《素問·生氣通天論篇第三》）

【校注】

[1] 起亟（qì 气）：意为阴精不断地起而与阳气相应。亟，频数。

[2] 脉流薄疾：意为脉中气血流动急迫迅速。薄，通"迫"。

[3] 并乃狂：意为阳邪入于阳分，阳热内盛，扰乱神明而发为狂病。并，交并，合并。

[4] 五脏气争：指五脏气机失和。

[5] 陈：此处作调和、协调解。

[6] 气立如故：意为脏腑经络之气运行如常。立，当反训为"行"。

【提要】

从生理和病理两方面阐述阳气与阴精的关系。

【析义】

生理情况下，阴精与阳气之间保持着互生、互用、互制的协调关系。本节首先论述了阴阳平和协调的内在基础是阴阳的互根互用。原文用"阴者，藏精而起亟也；阳者，卫外而为固也"说明阴是内藏的精气，不断地起而与阳气相应，并供给阳气之用；阳气能护卫肌表，抵御外邪，使阴精固守于内，维护阴精的正常化生。即所谓阴为阳之基，阳为阴之用，彼此都以对方的存在作为自己存在的前提条件。故《素问·阴阳应象大论》说："阴在内，阳之守也；阳在外，阴之使也。"其次，阴阳相互制约。对立制约是阴阳相互作用的形式之一，是维持阴阳平衡协调的重要保障。阴阳之间制约关系的失调，可表现为制约不及或制约太过两个方面。如阴虚不能制阳，可形成阳热内盛，故脉流疾速，甚则热邪并入阳分，心神受扰而发狂乱之证。反之，阳虚不能制阴，则可形成阴寒内盛，五脏气机失和的病变。阴阳这种既对立制约又互根互用的辩证关系，构成了《内经》中阴阳学说的基本思想。

【研讨】

1. 阴阳互根理论的临床应用　历代医家对《内经》阴阳互根理论作了深入研究。赵献可在《医贯·阴阳论》中指出："阴阳又各互为其根，阳根于阴，阴根于阳，无阳则阴无以生，无阴则阳无以化。"说明阴阳双方各以对方为存在的条件，若阴阳失去协调，不能互为其根，就会"孤阴不长，独阳不生"。张介宾则在《景岳全书·补略》中明确指出："阴阳之理，原自互根，彼此相须，缺一不可。"并依据"阴阳互根"、"精气互化"、"气血互生"之理，创制了左归丸、右归丸等著名方剂，进而提出了著名的补阴阳精气理论，即"善补阳者，必于阴中求阳，则阳得阴助而生化无穷；善补阴者，必于阳中求阴，则阴得阳升而源泉不竭"；"气因精而虚者，自当补精以化气；精因气而虚者，自当补气以生精。"

2. 阴阳偏胜的病理病证　当阴阳互用的关系遭到破坏，阴阳平衡协调的关系失常，就会引起阴阳偏胜的病证。文中例举"阴不胜其阳"和"阳不胜其阴"的病变来说明"阴胜则阳病，阳胜则阴病"（《素问·阴阳应象大论》）。"阴不胜其阳"是阴虚不能制阳，形成阳热内盛，迫使脉流疾急，甚则热邪并入阳分，心神受扰出现奔走狂乱之证。故王冰注曰："四支者，诸阳之本也，阳胜则四支实，实则能登高而歌也。热盛于身，故弃衣欲走也。夫如是者，皆为阴不胜其阳也。""阳不胜其阴"是阳虚不能制阴，形成阴寒内盛，五脏气机失和的病证。故张琦注曰："清阳出上窍，浊阴出下窍，阳微阴盛，清阳不升，浊阴填塞，五脏之气纷争奔乱，故上窍不通而下窍亦塞。"这一观点为后世寒证热证的病机分析奠定了理论基础。

【原文】

509　凡陰陽之要，陽密乃固[1]。兩者不和，若春無秋，若冬無夏；因而和之，是謂聖度。故陽強不能密，陰氣乃絕；陰平陽秘[2]，精神乃治；陰陽離決，精氣乃絕。

因於露風[3]，乃生寒熱。是以春傷於風，邪氣留連，乃為洞泄[4]；夏傷於暑，秋為痎瘧；秋傷於濕，上逆而欬，發為痿厥；冬傷於寒，春必溫病。四時之氣，更傷五藏[5]。（《素問·生氣通天論篇第三》）

【校注】

[1] 阳密乃固：意为阳气致密于外，阴精才能固守于内。

[2] 阴平阳秘：互文句，即阴阳平密，意为阴阳平和协调。

[3] 露风：露，此处作"触冒"解。风，泛指外邪，即下文之风、暑、湿、寒诸气。

[4] 洞泄：指下利无度的泄泻。

[5] 四时之气，更伤五脏：四时之气失调，更替伤害五脏。

【提要】

论述阳气在维系阴阳平衡中的主导作用，阐述"四时之气，更伤五脏"的发病观。

【析义】

1. 阳气在阴阳平衡中的主导作用　阴阳的对立统一关系维持着事物的平衡协调，而在维持阴阳的平衡协调关系中，阳气起着主导作用。从生理而言，"凡阴阳之要，阳密乃固。"说明只有阳气致密于外，阴精才能固守于内。从病理而言，"阳强不能密，阴气乃绝。"阳强，即亢盛的阳气，亢则为害，一是内耗其阴，二是逼阴外泄，以致"阴气乃绝"。此亦是本篇重视阳气思想的再次体现。

2. 进一步阐述阴阳之间的相互关系　本节以"阴平阳秘，精神乃治"来表述阴阳平和协调的关系。阴精宁静不耗，阳气固密不散，阴阳双方保持动态平衡，才能使人精神旺盛，生命活动正常。故李中梓注曰："阴血平静于内，阳气秘密于外，阴能养精，阳能养神，精足神全，命之曰治。"阴阳动态平衡被破坏，任何一方出现偏盛偏衰，即为病态。若病情发展到"阴阳离决"的地步就会导致"精气乃绝"的严重后果。说明阴阳之平和协调与否关系到人体的健康与疾病、生存与死亡。

3. 阐述"四时之气，更伤五脏"的发病观　人以五脏阴阳通应天之四时阴阳，四时阴阳失调而为邪气，人感之则伤及五脏。本节主要论述邪气内伏，引发脏伤的发病情况。如春季感受风邪，春气不生，则夏气不长，至夏而发为"洞泄"之病；夏季感受暑邪，伏于体内，到秋天又感风寒，外邪引动内邪，正邪相争，出现寒多热少之疟疾；秋天感受湿邪，湿伏不发，困脾伤阳，使脾失健运，痰湿内生而阻肺，遇冬寒引发而生咳嗽，或湿邪侵淫，损伤筋骨而生痿病；冬季感受寒邪，寒伏郁久化热，至春阳气升发，再感新邪，则易发温病。这种邪气伏而后发的发病思想，为后世温病"伏邪"学说奠定了基础。

【研讨】

本节论述人体阴阳平衡协调的重要意义，实质是阐明生命活动的对立统一观点，主要体现在以下两点：

1. 阴阳动态平衡的重要性　文中以"阴平阳秘，精神乃治"来说明这一论点。人体只有在阴精宁静不耗，阳气固密不散，阴阳双方保持动态平衡状态下才能保持精神旺盛，维持正常的生命活动。例如，生命活动中营养物质与功能的转化就是阴阳由平衡到不平衡，再求得新的平衡的阴阳对立统一过程。这就说明人体阴阳不是绝对的平衡，而是动态的相对平衡，即阴阳协调，从而体现了《内经》阴阳学说的恒动观。由此可见，"阴平阳秘"是指阴阳动态协调平衡，是维持正常生命活动的根本。

2. 阳气在阴阳平衡中的重要作用　文中以"凡阴阳之要，阳密乃固"来论述阳气在阴阳平衡协调中的重要作用。张介宾关于重视阳气的论述较为精辟："夫阴以阳为主，所关于造化之源，而为性命之本者，惟斯而已。"石寿棠的《医原·阴阳治法大要论》对此作了进一步阐述："然就二气而权衡之，阴承阳，阳统阴，阳气一分不到即病，阳气一分不尽不死，人自当以阳气为重。"正是由于《内经》重视阳气的理论为后世医家所重视，因而在临床上重视温养阳气成为温补学派的理论依据。

【原文】

510　余知百病生於氣也[1]，怒則氣上，喜則氣緩，悲則氣消，恐則氣下，寒則氣收，炅則氣泄，驚則氣亂，勞則氣耗，思則氣結。九氣不同，何病之生？

岐伯曰：怒則氣逆，甚則嘔血及飧泄[2]，故氣上矣。喜則氣和志達，榮衛通利，故氣緩矣[3]。悲則心系急，肺布葉舉，而上焦不通，榮衛不散，熱氣在中，故氣消矣[4]。恐則精卻[5]，卻則上焦閉，閉則氣還，還則下焦脹，故氣下行矣[6]。寒則腠理閉，氣不行，故氣收矣[7]。炅則腠理開，榮衛通，汗大泄，故氣泄[8]。驚則心無所倚，神無所歸，慮無所定，故氣亂矣。勞則喘息汗出，外內皆越[9]，故氣耗矣。思則心有所存，神有所歸，正氣留而不行，故氣結矣[10]。（《素問·舉痛論篇第三十九》）

【校注】

[1] 百病生于气：百病，泛指多种疾病。气，此指气机失调。

[2] 呕血及飧泄：大怒伤肝，肝气上逆，血随气涌，故甚则呕血。肝气横逆犯脾，则

为飧泄。又"飧泄",《甲乙经》《太素》均作"食而气逆",义胜。

[3] 气缓：喜乐而气和志达，荣卫通利，是气机和缓的正常生理状态，但暴喜则可使心气过缓，以致涣散不收而为病。

[4] 气消：悲生于心而使心系急，心肺同居上焦，心系急则肺叶上举，阻遏上焦营卫之气的宣发，气郁生热，热消心肺之气，故云气消。

[5] 精却：精气下泄、衰退之意。恐惧伤肾，肾精不固而遗精滑精，故恐则精却。

[6] 气下行：肾位于下焦，其气主升交于上焦。今恐致精却则气陷而无升，故肾气不上而下行。气下行，原作"气不行"，据《新校正》改。

[7] 气收：寒邪外束，玄府闭密，气失宣达，故云气收。

[8] 气泄：热则汗出，气随汗泄，故称气泄。

[9] 外内皆越：越，散越、散失。喘则内气越，汗则外气越。

[10] 气结：结，结聚。杨上善注："专思一事，则气驻一物，所以神务一物之中，心神引气而聚，故结而为病也。"

【提要】

阐述"百病生于气"的机理及气之失调的主要病证。

【析义】

本节通过对外感邪气、情志过激、过度劳累等所伤病机的论述，阐发了"百病生于气"的机理，认为致病因素可以通过扰乱体内气机而引发疾病，气之失调是百病产生的根源。

1. 情志太过扰气 恼怒太过，肝气上逆，血随气逆，就可发生呕血或者晕厥；木旺伐脾，则生飧泄。适度喜悦则血和气达，于人无害，若喜之过极，则心气涣散不收。过度悲伤，气郁不行，化热灼阴，则气阴两伤。过度恐惧，伤肾损精，肾精无以济心，则上下闭塞不通。过惊则神志动荡不宁，心气散乱，举止无措。思虑过度，心神凝聚，气留止不行。

2. 寒热外邪扰气 寒性凝滞收引，寒邪外束，腠理闭塞，卫气不得宣散，则可见恶寒、无汗、脉紧之状。故张介宾注云："寒束于外，则玄府闭密，阳气不能宣达，故收敛于中而不得散也。"火热之邪，其性升散，犯之则腠理开疏，汗大出，气随津泄，故有耗气伤津之候。

3. 劳力过度伤气 劳力过度，常见喘息汗出。汗出过多，气随津泄；喘息不止，肺气内耗。

【研讨】

本节提出"百病生于气"的著名观点，对后世产生了深远影响。《内经》认为，包括人类在内的天地万物，莫不由气所构成，其生、变、死，亦皆由气之聚散所为，故《内经》对人体从生理、病理、诊断、治疗及养生预防，无不用"气"加以解说。具体而言，人的脏腑经络等组织器官都是气活动的场所；脏腑经络的一切活动，无一不是气活动的体现，即气是人体生命活动的根本。所以说气的活动正常，就是人的生理；气的活动失常，则为人的病理。正如张介宾所注："气之在人，和则为正气，不和则为邪气。凡表里虚实，逆顺缓急，无不因气而至，故百病皆生于气。"因此，所有外感六淫、内伤七情、过度劳伤等因素，都可以引起气的失调、脏腑功能紊乱，导致"气上、气缓、气消、气下、气乱、气结、气收、气泄、气耗"等诸多病证。原文虽以"九气"例之，但却囊括了气虚（"气消"）、气滞（"气结"）、气逆（"气上"）、气陷（"气下"）、气闭（"气收"）、气脱（"气耗"、"气泄"）等所有气失常的病理，成为后世乃至目前研究气的病机、病证的重要依据，在临床治疗上也具有重要的指导意义。

本节论述的情志致病，在"九气"为病中占了六种，足以说明情志因素在发病学中所占的重要地位。情志是人体对外界刺激的正常反应，一般不会致病，但当情志活动过于剧烈或持久，超过了人体生理和心理所能承受的限度时，便会成为病因。《内经》中关于情志致病的特点，可以归纳为如下几点：一是直接伤害内脏，导致脏腑气机紊乱而发病。由于不同情志所伤之脏不同，故其气之失调的表现亦各异。如《素问·阴阳应象大论》说："怒伤肝"、"喜伤心"、"思伤脾"、"忧伤肺"、"恐伤肾"及本节的相关论述等。二是常引起精神失常的病证。如《灵枢·癫狂》说："狂言、惊、善笑，好歌乐，妄行不休者，得之大怒。"《灵枢·本神》说："肝，悲哀动中则伤魂，魂伤则狂妄不精，不精则不正"；"肺，喜乐无极则伤魄，魄伤则狂，狂者意不存人"等。三是常会使病情恶化。一些不良的精神情志刺激往往会加重病情，甚至导致死亡。正如《素问·汤液醪醴论》所说："嗜欲无穷，忧患不止，精气弛坏，荣泣卫除，故神去之而病不愈也。"四是发无常分，触遇则发。王冰注："忧悲恐喜怒，发无常分，触遇则发，故令病气亦不次而生。"

虽然情志致病各有特点，症状表现亦十分复杂，但是究其病机，关键在于扰乱了人的气机，导致五脏的气机失调。本节所言"怒则气上，喜则气缓，悲则气消，恐则气下"，"惊则气乱"，"思则气结"，以及《灵枢·寿夭刚柔》所云"忧恐忿怒伤气，气伤脏，乃病脏"，均说明了这一点。因此，治疗七情所致之病当分清脏腑，以调节该脏腑之气机为准则。然七情过激过久，虽可分别伤及五脏，但由于"心为五脏六腑之大主，精神之所舍"，肝的疏泄功能能够调畅情志，关系到机体全身气机的运转，脾胃为人体脏腑气机升降之枢纽，为气血生化之源，所以，治疗情志所致病证，尤重心、肝、脾的气机调节。

七情过激，固然可以引起脏腑气机紊乱而产生多种疾病，但情志运用得当，亦可对某些疾病起到治疗作用，如《素问·阴阳应象大论》根据五行相克理论提出的"喜伤心，恐胜喜"、"忧伤肺，喜胜忧"、"怒伤肝，悲胜怒"、"恐伤肾，思胜恐"，为后世临床运用"以情胜情"法则打下了基础。以情胜情主要适用于暴发性或剧烈太过的情志刺激所引起的以精神症状为主症的情志病证，而且这一情志因素仍存在于其所发病证中。而对于情志异常作为诱因，干扰人体正常生理功能进而促使人体躯体病变的发生与发展，则又另当别论。

【原文】

511　帝曰：善。夫百病之生也，皆生於風寒暑濕燥火，以之化之變也[1]。經言盛者寫之，虛者補之，余錫以方士[2]，而方士用之，尚未能十全。余欲令要道必行[3]，桴鼓相應[4]，猶拔刺雪汙[5]，工巧神聖，可得聞乎？岐伯曰：審察病機[6]，無失氣宜[7]，此之謂也。

帝曰：願聞病機何如？岐伯曰：諸風掉眩，皆屬於肝[8]。諸寒收引[9]，皆屬於腎。諸氣膹鬱[10]，皆屬於肺。諸濕腫滿，皆屬於脾。諸熱瞀瘛[11]，皆屬於火。諸痛癢瘡，皆屬於心。諸厥固泄[12]，皆屬於下。諸痿喘嘔，皆屬於上。諸禁鼓慄，如喪神守[13]，皆屬於火。諸痙項強[14]，皆屬於濕。諸逆衝上[15]，皆屬於火。諸脹腹大[16]，皆屬於熱。諸躁狂越[17]，皆屬於火。諸暴強直[18]，皆屬於風。諸病有聲，鼓之如鼓[19]，皆屬於熱。諸病胕腫[20]，疼酸驚駭，皆屬於火。諸轉反戾[21]，水液渾濁[22]，皆屬於熱。諸病水液，澄澈清冷[23]，皆屬於寒。諸嘔吐酸，暴注下迫[24]，皆屬於熱。故《大要》[25]曰：謹守病機，各司其屬[26]，有者求之，無者求之[27]；盛者責之，虛者責之[28]。必先五勝[29]，疎其血氣[30]，令其調達，而致和平，此之謂也。（《素問·至眞要大論篇第七十四》）

【校注】

[1] 之化之变：化为六气运动作用之常，变为六气运动变化之异。本句意指风寒暑湿燥火的化生和变异。王冰注："风寒暑湿燥火，天之六气也，静而顺者为化，动而变者为变，故曰之化之变。"

[2] 锡：通"赐"，传授之意。

[3] 要道：指医学中重要的理论与技术。要，切要，重要。道，理也，术也。

[4] 桴鼓相应：用桴击鼓而声立应，形容疗效显著。桴，即鼓槌。

[5] 雪汙：洗去污垢。汙，同"污"。雪，洗也。

[6] 病机：疾病发生、发展和变化的机理。张介宾注："机者，要也，变也，病变之所由出也。"

[7] 气宜：六气各有主时之宜，此指六气主时的规律。

[8] 诸风掉眩，皆属于肝：意谓众多肢体搐动震摇、头目眩晕之风类病证，其病机多属于肝。诸，众也，不定的多数。风，泛指内外风所致的具有风动特征的症状。掉，摇也，此指肢体动摇，如肌肉痉挛、震颤之类症状。皆，亦作"大多"解。

[9] 收引：此指肢体蜷缩、屈曲不伸的症状。收，收缩。引，牵引、拘急。

[10] 膹（fèn 愤）郁：胸满喘息之证。膹，气逆喘急。郁，胸部胀闷。王冰注："膹，谓膹满；郁，谓奔迫。"

[11] 瞀（mào 茂）瘛（chì 翅）：瞀，昏糊也。瘛，抽搐也，即筋脉相引，手足抽掣，时伸时缩之证。

[12] 厥固泄：厥，此指《素问·厥论》所载之"阳气衰于下"的寒厥、"阴气衰于下"的热厥。固，二便不畅乃至不通。泄，二便泻利乃至不禁。

[13] 禁鼓慄，如丧神守：意谓鼓颌战栗而不能自控，形容恶寒之甚。禁，通"噤"，牙关紧急。鼓，鼓颌，意为上下牙齿相撞击。慄，为"栗"之异体字，战栗。

[14] 痙项强：痙，病名，症见牙关紧急、项背强急、角弓反张。项强，项部强硬不舒，动转困难。

[15] 逆冲上：气机急促上逆的症状，如急性呕吐、吐血、呃逆等。

[16] 胀腹大：指腹部膨满胀大之证。

[17] 躁狂越：躁，手足躁扰，坐卧不宁。狂，语言行为错乱。越，言行举止乖乱失常。

[18] 暴强直：指突然发作的全身筋脉挛急，肢体强直而不能弯曲。暴，猝然。强，强硬不屈。直，伸而不屈。

[19] 病有声，鼓之如鼓：意指肠鸣腹胀之证。有声，肠中鸣响。鼓之如鼓，叩击腹部如击鼓一样有声。

[20] 胕肿：即皮肉肿胀溃烂。胕，通"腐"。

[21] 转反戾：指身扭转、背反张、体屈曲的多种病态。转，扭转。反，背反张。戾，身屈曲。

[22] 水液：主要指尿液，亦包括涕、唾、涎、痰、白带等排出物。

[23] 澄澈清冷：澄澈，形容水液清稀透明。清，通"清"，寒也。清冷，形容排出的水液寒冷。

[24] 暴注下迫：暴注，突然剧烈的泄泻。下迫，即欲便不能，肛门窘迫，意为里急后重。火性急速，则暴注泄泻；火郁不伸，则里急后重。

[25]《大要》：古代医学文献，亡佚。

[26] 各司其属：意谓掌握各种病象的病机归属。司，掌握。属，归属、隶属、主属，意指病机。

[27] 有者求之，无者求之：意为有此证当探求其机理，无彼证亦当探求其原因，务求与病机相契合。有者、无者，指与病机相应之证的有无。求之，探求、辨别。

[28] 盛者责之，虚者责之：盛实者，当责究其邪气致病情况；虚弱者，当责究其正气不足的情况。盛者，邪气盛实；虚者，正气不足。责之，追究、分析。

[29] 必先五胜：意为必须先行把握天之六气、人之五脏之间五行更胜的变化规律。五，五行之气。

[30] 踈：通"疏"，疏通，引申为调和。

【提要】

指出审察病机的重要性，列举病机十九条，概括分析病机的基本原则。

【析义】

1. 审查病机的重要性　一般医生虽然熟谙六气致病之理，亦掌握"盛者泻之，虚者补之"的治疗大法，却不能取效十全，究其原因就在于未能"审察病机"。所谓病机，就是疾病发生、发展与变化的机理，内容应包括病因、病理、病性、病位等。它概括地反映了人体内部阴阳失调、正邪交争、升降失常等一系列矛盾运动，是中医认识疾病的主要着眼点。从辨证论治的内容看，应包括理、法、方、药四个方面，其中"理"置于第一位，所谓"理"，就是指病因病理，即辨析病机，它是立法选方的依据。陶弘景在《本草经集注》中说："凡欲治病，先察其源，先候病机。"从辨证论治的全过程来说，分析病机是辨证的关键。

那么，如何辨识病机呢？本节讨论了探求病机的大体步骤，为后世辨证论治的发展奠定了基础。归纳原文所述,探求病机可分为三步:①探求病因。"有者求之,无者求之",即对疾病所表现出来的症状进行分析,有助于探求其致病之因。②辨明虚实。虚实是病机的关键所在,"盛者责之",意为对于实证要辨明何邪盛及其邪实之机;"虚者责之",则是说对虚证要辨明何气虚及其正虚之理。③整体定位。"必先五胜",即要根据五行更胜规律辨明五运六气的司值胜复和五脏六腑的盛衰乘侮,从人与自然及人体脏腑的整体性上作出全面的分析判断。

2. 病机十九条释义

(1)脏腑与上下病机

①诸风掉眩,皆属于肝:《素问·阴阳应象大论》说:"在天为风,在地为木,在体为筋,在脏为肝。"故风气异常,最易引发肝的病变,伤及所合之筋,所主之窍,而见肢体摇摆振颤之掉摇,视物旋转、站立不稳之眩晕。所以,掉摇、眩晕等风气所致之证,多为肝之病。

②诸寒收引,皆属于肾:《素问·阴阳应象大论》说:"在天为寒,在地为水,在体为骨,在脏为肾。"故寒气异常,最易引发肾的病变。水寒之气盛,则令筋脉牵引拘急,关节屈伸不利。所以,筋脉牵引拘急,关节屈伸不利等寒气所致之证,多为肾之病。

③诸气膹郁,皆属于肺:肺主气,司呼吸,故气之为病,首责于肺。外邪导致肺之气实,多见呼吸喘息,胸膈满闷不畅。所以,气急胸闷之证,多为肺之病。

④诸湿肿满,皆属于脾:《素问·阴阳应象大论》说:"在天为湿,在地为土,在体为肉,在脏为脾。"湿气异常,最易伤脾,致脾运失司,水津不布,而生肿胀之病。所以,水肿、胀满等湿气所致之证,多为脾之病。

⑤诸痛痒疮,皆属于心:疮疡,包括痈、疽、疔、疖、丹毒等,肿痛是其主要症状。心属火主血,心经火毒炽盛,可令"营气不从,逆于肉理,乃生痈肿"。所以,疮疡疼痛之证多为心之病。

⑥诸痿喘呕,皆属于上:心肺居于上焦。痿病之发,与肺的关系最为密切,"五脏因肺热叶焦,发为痿躄"(《素问·痿论》);喘为肺病的主证之一,也可以是心气闭塞的症状,如"心痹者,脉不通,烦则心下鼓,暴上气而喘"(《素问·痹论》)。呕证多发于中焦,但因手太阴肺经"还循胃口",故肺气上逆也可通过经脉引起胃气逆而致呕。所以,痿及喘、呕之证,多为上部之病。

⑦诸厥固泄,皆属于下:手足逆冷的寒厥、手足发热的热厥均始发于下焦之肾,故《素问·厥论》说:"阳气衰于下则为寒厥,阴气衰于下则为热厥。"《灵枢·本神》说:"肾气虚则厥。"固为二便不畅乃至不通,泄为二便泻利乃至不禁,也是由于肾对二阴失司及肾与膀胱气化、大肠转输功能失调所致。肾、膀胱、大肠等皆在人身下部。所以,寒厥、热厥及二便失常之证,多为下部之病。

(2)六气病机

①诸暴强直,皆属于风:风气善行,伤人疾速,病呈暴作。风邪内袭,伤肝及筋,故多见颈项、躯干、四肢关节拘急抽搐、强直不柔之症。所以,突然发作的筋脉强直、角弓反张之证多为风邪所致。

②诸病水液，澄澈清冷，皆属于寒：寒邪传里伤阳，易致小便清长，大便稀溏，呕吐清水等。所以，液态排泄物呈清稀寒冷的，诸如小便清长、大便稀溏等证，多为寒邪所致。

③诸痉项强，皆属于湿：湿为阴邪，其性黏滞，最易阻遏气机，气阻则津液不布，筋脉失却润养而拘急，可见项强不舒、动转困难，甚至身体强直、角弓反张等证。所以，发痉、项强之证，多为湿邪所致之病。

④诸热瞀瘛，皆属于火：火为阳邪，伤人则发热；犯于神明则昏冒；灼烁阴液，筋脉失养，风火相煽则抽搐。所以，身热、闷瞀、抽搐之证可由火邪所致。

⑤诸禁鼓慄，如丧神守，皆属于火：火热郁闭，不得外泄，阳盛格阴，故见口噤、鼓颌、战栗等寒盛症状，而病人不能自控，即真热假寒证。所以，口噤、鼓颌、战栗而不能自控的真热假寒证，多为火热之邪所致。

⑥诸逆冲上，皆属于火：火性炎上，扰动气机，可引起脏腑气机向上冲逆，如胃热气逆则呕、哕等。所以，呕、哕等气逆上冲之证多为火邪所致。

⑦诸躁狂越，皆属于火：火性主动，扰乱心神，则躁动不宁，狂言詈骂，殴人毁物，常态尽失。所以，躁狂失常之证多为火邪所致。

⑧诸病胕肿，疼酸惊骇，皆属于火：火热壅滞于血脉，血热肉腐，令患处红肿溃烂，疼痛酸楚；内迫脏腑，扰乱心神，则惊骇不宁。所以，皮肤肿胀溃疡、疼痛酸楚及惊骇不宁诸证多为火邪所致。

⑨诸胀腹大，皆属于热：外感热邪传里，导致热结腑实，腹部胀满膨隆，疼痛拒按，大便不下，是腹胀之属热属实者。所以，腹部胀大之腑实证多为热邪所致。

⑩诸病有声，鼓之如鼓，皆属于热：无形之热壅滞胃肠，气机不利，传化迟滞，症见肠鸣有声，腹胀中空，叩之如鼓。所以，腹中肠鸣有声、腹胀如鼓之证多为热邪所致。

⑪诸转反戾，水液浑浊，皆属于热：热伤血分，血燥无以滋养筋脉，可见筋脉拘挛，角弓反张等证。热盛煎熬津液，致尿液等液态排泄物黄赤浑浊。所以，转筋拘挛、角弓反张，以及小便浑浊之证多为热邪所致。

⑫诸呕吐酸，暴注下迫，皆属于热：热邪内攻，上迫于胃，胃气上逆，则呕吐吞酸；下迫大肠，传化过速，则暴泻如注，势如喷射，肛门灼热；热毒蕴结肠中，则欲便不能，肛门窘迫。故呕吐吞酸、暴泻或里急后重之证多为热邪所致。

以上病机十九条虽较详细，但仅属举例而已，故不能囊括全部病机，更不能包容外感内伤各种疾病，因此在运用时当举一反三，知常达变，方不致误。

3. 病机的概括方法 本节概括辨识病机之法，主要精神是从临床病象入手，结合藏象理论，分析病象，辨识其病变的原因、性质、部位及邪正交争的态势。

（1）谨守病机，各司其属：主要是根据五脏六气的特性、特点，运用类比方法，辨识病象，探求其发病原因、病变部位与性质等。如肝为风木之脏，其病多化风，而风气属阳，性动，故肢体动摇、头目眩晕等风象病证，其病机多属于肝。又如火邪属阳，其性炎上、急迫，有亢张、灼物、耗液等特点，故其为病多致高热，扰神而神昏、狂乱，伤筋而拘挛抽搐，伤血而生痈肿，病象多向上冲逆急暴。

（2）有者求之，无者求之：有此证、无彼证，均须求其所以，即对临床出现的症状应当同中求异、异中求同、异同互证，以与病机相契合。如筋脉拘挛之证，病机有属肝、属肾，因风、因湿、因火热的不同，这是症状相同而病机不同；此外，同属"火"的病机，可出现"诸热瞀瘛"、"诸禁鼓慄，如丧神守"、"诸逆冲上"、"诸躁狂越"、"诸病胕肿，疼酸惊骇"等不同证候，这是病机相同而症状不同。病机的变化极其复杂，它与证候之间的联系是多元的，辨识病机之法，可从兼证的有无入手。如属肝者兼风证，可出现头目眩晕乃至昏厥；属肾者兼寒证可出现手足厥冷、腹中冷痛等；因湿者，必兼口中黏腻、腹胀体重、便泄不畅等。如有此兼证而无彼兼证者乃此病机，无此兼证而有彼兼证者乃彼病机。

（3）盛者责之，虚者责之：盛者邪气有余，虚者正气不足，即邪正虚实态势是辨识病机的重要内容。如外感病筋脉拘挛抽搐，病机同属于肝，但抽搐强劲，伴随高热、神昏、谵语，则属于热盛动风之实证，处于中期，病势正在发展；肢体震颤、肌肉瞤动，伴随低热、神疲、力衰，则属于虚风内动，病变已至后期。

（4）审察病机，无失气宜：即审察病机时应注意季节气候对病机转归的影响。所谓"必先五胜"，就是确定天之五气与人之五脏之气的偏盛偏衰，全面分析自然环境与机体的整体联系。现代医学气象学证实，各种气象因素，包括气温、气压、湿度、风速等对人体病理过程都有一定影响。

【研讨】

1. 病机十九条的基本思想　病机十九条列举了脏腑病机（含上下病机）七条和六气病机十二条，其基本思想可概括为以下两点：首先，它将多种"掉眩"之类的病证归类于肝病之中，将"胀腹大"、"转反戾"、"呕吐酸，暴注下迫"、"病有声，鼓之如鼓"等归类于火邪所致，在临床上为"审证求机"提供了执简驭繁的法则和方法，因此可视为临床辨证的纲要。其次，体现了"证同机异"、"证异机同"的思想，是"同病异治"、"异病同治"的理论基础。"病机十九条"强调"谨守病机，各司其属"，因此其对病证的分析均是以病机作为纲领。如相同或相似的症状可有不同的病机，原文中"掉眩"、"收引"、"暴强直"、"痉项强"、"转反戾"、"瞀瘛"均有筋脉拘挛、强急、抽搐之症，其病因病机则有肝、肾、风、湿、热、火之别；反之，不同的症状，其病因病机则可基本相同，如"瞀瘛"、"禁鼓慄"、"躁狂越"、"胕肿，疼酸惊骇"、"逆冲上"等均由火邪所致。"治病必求于本"。由于病机是致病之本，所以治疗必须针对这个根本进行，"必伏其所主，而先其所因"，采取"同病异治"和"异病同治"之法治疗。

2. 提供了分析病机的示范　本节讨论的病机十九条为后世医家提供了分析病机的示范，对后世病机理论的发展影响很大。刘完素在此基础上，参考王冰注释写成了《素问玄机原病式》一书，以五运六气理论阐发六气皆从火化的病机，从而扩大了病机十九条火热证的范围。他还提出："诸涩枯涸，干劲皴揭，皆属于燥"的病机，补充了《内经》燥邪病机。清代喻嘉言明确提出"秋燥论"，创制清肺救燥汤，使六气燥邪病机臻于完善。

第六章

诊　　法

诊法既是收集临床资料的手段，又是诊察判断疾病的方法。在充分占有临床资料的基础上，运用阴阳、藏象、经络、病机等理论进行综合分析，从而为作出病性与病位相结合的病理概括提供确切依据。

《内经》中关于诊法的内容相当丰富，既有专题论述，又有零散记载。本章将主要介绍《内经》中关于诊法的基本方法和基本理论。

【原文】

601　善诊者，察色按脉，先别陰陽，審清濁而知部分[1]；視喘息，聽音聲，而知所苦；觀權衡規矩[2]，而知病所主；按尺寸[3]，觀浮沉滑濇而知病所生[4]，以治無過[5]，以診則不失矣。(《素問·陰陽應象大論篇第五》)

【校注】

[1] 清浊：清，指色泽鲜明；浊，指色泽晦暗。

[2] 权衡规矩：权，秤锤；衡，秤杆；规，为作圆之具；矩，为作方之器。此处是以权衡规矩比喻四时之常脉。《素问·脉要精微论》说："春应中规，夏应中矩，秋应中衡，冬应中权。"

[3] 尺寸：尺，指尺肤；寸，指寸口。

[4] 浮沉滑涩：浮沉，指寸口浮沉之脉，以辨病位深浅。滑涩，指尺肤滑涩之感，以别津液存亡。

[5] 以治无过：以治，依此而治。无过，不会出现过失。

【提要】

论述诊断取法于阴阳的意义。

【析义】

诊法包括望、闻、问、切四诊方法，如"察色按脉"、"审清浊"、"视喘息、听声音"、"观权衡规矩"、"按尺寸"等等，其中最重要的是"先别阴阳"。阴阳为八纲之总纲，所以辨明疾病的阴阳属性，才能"以治则无过，以诊则不失矣"，这是中医诊法的关键。

【原文】

602　黃帝問曰：診法何如？岐伯對曰：診法常以平旦[1]，陰氣未動，陽氣未散[2]，飲食未進，經脈未盛，絡脈調勻，氣血未亂，故乃可診有過之脈[3]。

切脈動靜而視精明[4]，察五色，觀五藏有餘不足，六府強弱，形之盛衰，

以此参伍[5]，决死生之分。(《素問·脈要精微論篇第十七》)

【校注】

[1] 常以平旦：常，"当"的借字，应该。平旦，泛指清晨，为夜尽昼始、阴阳交会之时。

[2] 阴气未动，阳气未散：意为人的阴阳之气处于相对平静的状态而未被扰动。

[3] 有过之脉：即病脉。过，过错，引申为失常。

[4] 视精明：视，察也、望也。精明，此指眼睛。视精明，即观察就诊者两目的神气色泽等变化。

[5] 参伍：彼此参证之意。

【提要】

指出诊脉当以平旦为宜，强调四诊合参的重要性。

【析义】

平旦未劳于事，精神安定，饮食未进，内外环境相对安静，阴阳气血经脉处于相对平静状态，故能显现真实脉象。"诊法常以平旦"的主要精神在于临床诊断要尽可能排除非疾病因素对患者的影响，以获取准确的病情资料，对疾病作出正确的判断。

本节还确立了四诊合参、全面诊察的诊法原则。望、闻、问、切是充分运用人的眼、耳、口、鼻、手等器官，分别从多个方面收集病情资料，从不同角度对疾病进行诊察。因此，只有多层次、多角度、广泛地收集临床资料，即切诊、望目察色、观形体强弱、审查脏腑之盛衰，闻病人所发生的异常声音，问病人二便排泄情况等多法并用，彼此相参互证，才能全面掌握病情，把握病势，判断疾病的预后吉凶。

【研讨】

本节指出诊脉的最佳时间是在清晨，因为经过一夜的休息，体内阴阳气血处于相对平静的状态，并且尚未进食和运动，又排除了外界的干扰，所以有病的脉象最容易被诊察出来。虽然临床上不可能对每个患者都采用平旦诊脉法，但应尽可能让病人处于相对安静的状态，排除内外环境因素对脉象的干扰，使脉象能反映病人的真实病况。"切脉动静……决死生之分"的主要精神是强调四诊综合运用，临床只有望、闻、问、切四诊合参，才能作出正确的诊断。

【原文】

603 夫脈者，血之府也[1]。長則氣治[2]，短則氣病[3]，數則煩心，大則病進[4]，上盛則氣高[5]，下盛則氣脹[6]，代則氣衰[7]，細則氣少[8]，濇則心痛。渾渾革革，至如涌泉，病進而危；弊弊綽綽，去如弦絕[9]，死。(《素問·脈要精微論篇第十七》)

【校注】

[1] 夫脉者，血之府也：脉是血液汇聚和循行的隧道。府，聚也、居也。

[2] 气治：指气血正常无病。治，正常。

［3］气病：此处是指气血不足与气血瘀滞之病。

［4］病进：指病情尚在发展。

［5］上盛则气高：上，指上部之脉，如人迎脉。气高，指气逆喘满等。

［6］下盛则气胀：下，指下部之脉，如趺阳脉。气胀，指腹部胀满等。

［7］气衰：指脏气衰弱，尤以心气虚衰者常见。

［8］气少：指脏气不足，尤以心气不足者常见。

［9］浑浑革革，至如涌泉，病进而危；弊弊绵绵，去如弦绝，死：原作"浑浑革至如涌泉，病进而色弊；绵绵其去如弦绝，死"，据《太素》《脉经》《甲乙》《千金》改。浑浑，滚滚之意。革革，劲急之意。"至"、"去"为互文，往来之意。危，病情严重。此谓脉象滚滚劲急，往来如泉水奔涌，主邪气亢盛，病情严重。弊弊，与"瞥瞥"近，有脉形不定之意。绵绵，脉象微细欲绝。弦绝，弓弦断绝。死，病情极危。此谓脉象似有若无，应指微微，往来如断琴弦，提示预后极差。

【提要】

论述脉诊的原理及其诊断价值。

【析义】

本节列举了一种常脉、八种病脉和两种危重脉象，以说明脉诊在临床诊断中的价值。

1. 短则气病　短，指脉体应指而短，不及本位；气病，气血有病变的脉象，如气滞血凝，其脉短而艰涩；气血不足，其脉短而细弱。

2. 数则烦心　数脉为热，包括实热和虚热，热甚则心烦不安，故脉数者大多兼有烦心症状。

3. 大则病进　大，脉象满指而大；病进，病情继续发展。实证见大脉，说明邪正斗争激烈，病势尚在发展；虚证见大脉，说明虚证有进一步加重趋势。

4. 上盛则气高　上部脉偏盛的主胸部喘满。

5. 下盛则气胀　下部脉偏盛的主腹部胀满。

6. 代则气衰　代脉，脉来缓弱而有规则的间歇，主脏气衰弱。

7. 细则气少　细脉，脉形细如丝状，主诸虚劳损，气血虚少。

8. 涩则心痛　涩脉，脉来艰涩不滑利，主气血虚少或气滞血瘀。心痛多见涩脉。

9. 浑浑革革，至如涌泉　脉来滚滚而急，如泉水般涌出，主邪气亢盛，病情严重。

10. 弊弊绵绵，去如弦绝　脉象微细，似有若无，甚至猝然断绝不至，多为死候。

【研讨】

本节用"夫脉者，血之府也"扼要概括了通过切脉诊断疾病的道理。脉中之血的盛衰变化，直接反映机体所需精微物质的盈亏。这就是在论病脉及主病的内容之前，用"血之府"句开端的缘由。因此，气血运行的速度、量的多少等，都可以从脉象上反映出来。故临床上可根据脉象变化测知人体气血的盛衰，进而作为判断邪正斗争、病情变化的依据。

本节从脉象的动静变化判断各种不同的病变，从脉体应指部位的长短了解气血运行正常与否，从脉的频率速度得知其热而烦心的程度，从脉体的大小掌握病势发展的情况，从脉的前后分部以知病位的上下，从脉的节律判断脏气的正常与衰败，从脉形的粗细观察病证的虚实，从脉的滑利艰涩了解气血运行的情况。同时，对危重、临终的脉象亦有描述，如"浑浑革革，至如涌泉"属邪盛正衰，病情严重；"弊弊绵绵，去如弦绝"属真气败露，多为死候。

【原文】

604 夫精明五色者，氣之華也[1]。赤欲如白裹朱[2]，不欲如赭[3]；白欲如鵝羽[4]，不欲如鹽[5]；青欲如蒼璧之澤[6]，不欲如藍[7]；黃欲如羅裹雄黃[8]，不欲如黃土[9]；黑欲如重漆色[10]，不欲如地蒼[11]。五色精微象見矣[12]，其壽不久也。

夫精明者，所以視萬物，別白黑，審短長。以長為短，以白為黑[13]，如是則精衰矣。（《素問·脈要精微論篇第十七》）

【校注】

[1] 夫精明五色者，气之华也：意为面色是人体气血精华的集中表现。精明，律下"夫精明者"句，疑衍。五色，指面色。

[2] 赤欲如白裹朱：欲，意为正常。白，通"帛"，是一种半透明且有光泽的白色丝织物。朱，朱砂。

[3] 不欲如赭：不欲，意为异常。赭，即赭石。如赭，指面色暗红且无光泽。

[4] 如鹅羽：形容面色如鹅羽之白净明润。

[5] 如盐：形容面色如盐之苍白无泽。

[6] 苍璧之泽：苍璧，青色玉石，其色青而明润。

[7] 蓝：蓝，蓝靛、靛青，其色蓝而晦暗。

[8] 如罗裹雄黄：罗，是一种半透明且有光泽的黄色丝织物。雄黄，属矿物，其色黄而鲜亮。形容面色如罗裹雄黄之黄亮而含蓄。

[9] 如黄土：形容面色如黄土之沉滞。

[10] 重漆色：重，重复、反复。漆，古用植物漆，即"大漆"，色黑而光泽。

[11] 地苍：《脉经》《甲乙》俱作"炭"，似是。木炭色黑而枯槁无泽。

[12] 五色精微象见矣：五脏精微之败象全都显现于外，即"真藏色"外，具体而言就是上文之赭、盐、蓝、黄土、地苍（炭）等五"不欲"色象显现于颜面。见，通"现"。

[13] 以长为短，以白为黑：泛指视觉错误。

【提要】

论述诊察五色以辨善恶的要点、精明的作用及其诊断意义。

【析义】

气之华，指五脏精气之外荣。《灵枢·邪气脏腑病形》说："十二经脉，三百六十五络，其气血皆上于面。"可见面色是五脏精气集中聚注之处。颜面五色为脏腑精气的外在表现，因此，望面色可以了解脏腑精气的盛衰及其病变，故原文说："夫精明五色者，气之华也。"

原文通过"五欲"、"五不欲"之色的论述，指出了望面色的要点。大凡色诊，皆以润泽光亮含蓄为善色，疾病预后良好；以晦暗枯槁外露为恶色，疾病预后不良。若见五色精华浮露，毫无蓄藏，是五脏精气外泄的败象，则预后极差。

望眼目的要点主要是了解目的视觉、色觉及神气正常与否。如果两目有神，视物清晰，辨色准确，为精气未衰；两目无神，视物不清，长短不分，黑白不辨，则为精气衰竭之征。

【研讨】

本节形象地指出了望面色善恶的要领。凡明润含蓄、有光泽的面色，为"胃气色"，提示五脏精气未衰，胃气未败，预后较好；凡夭然不泽，枯暗晦滞的面色，为"真藏色"，提示五脏精气衰败，胃气欲竭，预后凶险。

【原文】

605　五藏者，中之守也[1]。中盛藏滿[2]，氣盛傷恐者[3]，聲如從室中言[4]，是中氣之濕也[5]。言而微[6]，終日乃復言者[7]，此奪氣也。衣被不斂[8]，言語善惡不避親疎者[9]，此神明之亂也。倉廩不藏者[10]，是門戶不要也[11]。水泉不止者[12]，是膀胱不藏也。得守者生，失守者死。（《素問·脈要精微論篇第十七》）

【校注】

[1] 五脏者，中之守也：意为五脏藏精舍神，各司其藏舍之职守，故谓"中之守"。

[2] 中盛脏满：犹言中脏盛满。中脏，指中焦脾胃；盛，邪气壅盛；满，气机壅滞。

[3] 气盛伤恐者：此五字前后不贯，疑系衍文。

[4] 声如从室中言：形容声音重浊不清。

[5] 中气之湿：中土壅滞，水湿不运，湿邪内蕴。中气，指脾胃。

[6] 言而微：语声微弱。

[7] 终日乃复言：终，久、长之义。终日，即很长时间、好久。复言，再续前言。

[8] 衣被不敛：衣冠不整，袒身露体。

[9] 言语善恶不避亲疎：善恶，义偏在"恶"，指语出不逊，信口骂詈。避，回避。疎，通"疏"，疏远，此处指陌生或不熟识的人。亲疏，义偏在"亲"，指亲人。

[10] 不藏：指泄利不止，甚或大便不禁。

[11] 门户不要：门户，此指肛门。要，通"约"，约束也。

[12] 水泉不止：遗尿甚或尿失禁。

【提要】

论述五脏失守的临床表现与诊断。

【析义】

"五脏者，中之守也"，是指五脏为精神藏舍之处，各司职守。病人声音的清浊、语音的高低、语言的正常与否，以及二便等情况，均反映了五脏的功能状况。如声音重浊，为脾脏失守，中土壅滞，水湿不运；声低息微，言不接续，为气被劫夺，肺脏失守；衣被不敛，言语善恶不避亲疏，神明之乱，多为心神失守；泄利不止，大便失禁，门户不固，为脾胃失守；遗尿、小便失禁，系膀胱失约，为肾失守。强调五脏"得守"的重要性，并以"得守者生，失守者死"来判断疾病的预后吉凶。

【原文】

606 夫五藏者，身之强也[1]，頭者，精明之府[2]，頭傾視深[3]，精神將奪矣[4]。背者，胸中之府[5]，背曲肩隨[6]，府將壞矣[7]。腰者，腎之府，轉搖不能[8]，腎將憊矣[9]。膝者，筋之府[10]，屈伸不能[11]，行則僂附[12]，筋將憊矣。骨者，髓之府，不能久立，行則振掉[13]，骨將憊矣。得強則生，失強則死[14]。（《素問·脈要精微論篇第十七》）

【校注】

[1] 五脏者，身之强也：意为五脏是身体强壮健康的根本和基础。脏气充则形体强，脏气亏则形体衰，故五脏为身之强。

[2] 头者，精明之府：头颅是精气神明所居之处。

[3] 头倾视深：头倾，指头低垂不能举。视深，指目光暗滞失神。

[4] 将夺：将，将要。夺，脱失、离散。

[5] 背者，胸中之府：背，泛指胸背，即胸廓。胸中，指胸中心肺。

[6] 背曲肩随：背曲，脊背弯曲不能伸直。随，通"垂"，下垂。背曲肩垂是心肺精气不能充盈于胸廓的表现。

[7] 府将坏矣：为脏气不营肩背，心肺失强之象。

[8] 转摇不能：指腰间运转不利。

[9] 惫：衰惫。

[10] 筋之府：膝为筋之会。

[11] 屈伸不能：形容膝关节强直，屈伸不利。

[12] 偻附：形容身体弯曲不能直立，需依附于他物而行。偻，屈曲不伸；附，依附于物。

[13] 振掉：振，振颤；掉，摇摆。

[14] 得强则生，失强则死：五脏精气充盛，则身形强健，谓之得强；五脏精气衰败，则身形败坏，谓之失强。

【提要】

论述五脏失强的临床诊断。

【析义】

本节介绍了通过望诊观察"形之盛衰"以了解五脏精气盛衰的方法。"五脏者，身之强也"是指五脏为身体强健之本。头、背、腰、膝、骨，为人躯体的五个标志性部位，是心、肺、肾等脏精气所聚之处，便于临床观察。因此，通过观察这五个标志性部位的动静状态，可以了解五脏的功能情况。头为精气神明之府，如头低垂而不举，眼目无光无神，提示人的精神衰竭；胸背内藏心肺，如背曲肩垂，提示心肺精气衰败；膝为诸筋所聚之处，如行则偻附，提示肝主筋的功能衰败；肾位于腰，腰若转摇不利，行则振摇，提示肾精亏竭。"得强则生，失强则死"则说明了五脏精气的充盛与否直接影响疾病的预后。

【研讨】

以上两节原文，承前所言"观五脏有余不足，六腑强弱，形之盛衰"，继而举出了五脏精气充盛所形成的"中之守"、"身之强"，说明了五脏有余不足与形之盛衰的密切关系。文中所说的"得守者生，失守者死"和"得强则生，失强则死"对临床上诊断疾病的预后有重要的指导价值。文中对"得守"、"得强"、"失守"、"失强"的推断，既有望诊，又涉及闻诊和问诊，从而体现了"四诊合参"的运用。

【原文】

607　黃帝問曰：平人何如[1]？岐伯對曰：人一呼脈再動，一吸脈亦再動，呼吸定息[2]，脈五動，閏以太息[3]，命曰平人。平人者，不病也。常以不病調病人[4]，醫不病，故為病人平息以調之為法[5]。

人一呼脈一動，一吸脈一動，曰少氣[6]。人一呼脈三動，一吸脈三動而躁，尺熱曰病溫[7]，尺不熱脈滑曰病風，脈澀曰痹[8]。人一呼脈四動以上曰死[9]，脈絕不至曰死[10]，乍踈乍數曰死[11]。（《素問·平人氣象論篇第十八》）

【校注】

[1] 平人：指阴阳平衡、气血和调、健康无病之人。

[2] 呼吸定息：一呼一吸谓之一息。呼吸定息，指两次呼吸之间的间歇。

[3] 闰以太息：闰，余也。太息，指人在正常呼吸时常伴有一次较长的呼吸。

[4] 常以不病调病人：意为以医生的正常脉象及呼吸来衡量病人的脉象。常，为"当"之借字。调，计算，测定。不病，指健康的医生。

[5] 平息以调之为法：意为以医生平静的呼吸计算病人脉搏的至数。平息，即均匀呼吸。之，指代病人的脉息至数。为法，为诊脉方法。

[6] 少气：脉为血气之道路，而脉之运行在于气，若一呼脉一动，一吸脉一动，则一息二至，少于常人之半。此为正气虚衰之象，故曰少气。

[7] 尺热：尺肤发热。

[8] 尺不热脉滑曰病风，脉涩曰痹：寸口数滑而尺肤不热者，阳邪盛也，故当病风；然风之伤人，其变不一，不独在肌表，故尺肤不热。涩为血行不畅，故当病痹。

[9] 人一呼脉四动以上曰死：一呼脉四动以上，即一息脉动八次，至数倍于常人，主阳极阴竭，精气衰败，病情严重，预后不良。

[10] 脉绝不至曰死：脉气断绝，是五脏之精气竭绝，神气乃去，故曰死。

[11] 乍踈乍数：言脉搏跳动忽慢忽快，为阴阳败乱之象，后天化源已绝，属死脉。踈，通"疏"，稀疏也。乍，忽也。

【提要】

论述调息察脉和辨别平脉、病脉、死脉的基本方法以及察尺肤和切脉象相结合的诊察方法。

【析义】

"以不病调病人"、"平息以调之",提出了察息诊脉的基本方法,即医生以自己健康无病的状态,通过均匀调节自己的呼吸,去测定病人的脉息至数,计算病人的脉搏快慢。这种方法至今仍应用于中医临床。本节虽然主要论述脉,通过脉率来辨别常变及判断预后,但并不拘泥于诊脉一法,还介绍了察尺肤和切脉象相结合的诊察方法,以此来全面分析病情,在临床上有一定的实用价值。

【研讨】

计算脉搏的至数,需要以某个单位时间为标准。安静情况下,健康人的脉率与呼吸的比率基本固定。文中所说的"呼吸定息,脉五动",与现代关于呼吸与脉搏为1:4或1:5的比率基本一致。掌握了正常人的脉搏变化,就可以知常达变,判断病人的脉象,进而推断病人体内的气血盛衰、病情的轻重以及预后。

【原文】

608 胃之大絡,名曰虛裏,貫鬲絡肺,出於左乳下[1],其動應手,脈宗氣也[2]。盛喘數絕者,則病在中[3];結而橫,有積矣[4];絕不至曰死[5]。乳之下其動應衣,宗氣泄也[6]。(《素問·平人氣象論篇第十八》)

【校注】

[1] 左乳下:胃之大络的终点,即心尖搏动处。

[2] 其动应手,脉宗气也:其,指左乳下。手,原作"衣",据《甲乙经》改。脉,名词用如动词,诊察之意。脉宗气,即诊察宗气的盛衰。

[3] 盛喘数绝者,则病在中:盛,脉大之谓;喘,脉急之谓;数绝,频繁中断;中,此指胸中之心肺。

[4] 结而横,有积:结,脉来迟缓,时有歇止;横,脉实有力,横挺指下;积,积聚之证。

[5] 绝不至曰死:脉断不续,预后凶险。

[6] 其动应衣,宗气泄也:左乳下搏动明显,外应于衣,是宗气失藏而外泄的表现。

【提要】

描述胃之大络的循行路径,诊察虚里的临床意义。

【析义】

胃之大络的循行路径是起于胃脘,穿过横膈,上络于肺,止于左乳下。左乳下脉动应手,是诊察宗气状况的部位。若左乳下搏动盛大急促,并频繁中断,说明病在胸中心肺;若左乳下脉来迟缓,时有歇止,并脉实有力,横挺指下,说明气机结滞不行,故曰有积;若左乳下脉气断绝,则是危候。若左乳下脉象盛大,外应于衣,则是宗气不得内藏而泄越于外的危象。

【原文】

609　脈從陰陽，病易已[1]；脈逆陰陽，病難已[2]。脈得四時之順，曰病無他[3]；脈反四時及不間藏[4]，曰難已。臂多青脈，曰脫血[5]。尺脈緩澀，謂之解㑊、安臥[6]。脈盛，謂之脫血[7]。尺澀脈滑[8]，謂之多汗。尺寒脈細，謂之後泄[9]。脈尺麤常熱者[10]，謂之熱中。（《素問·平人氣象論篇第十八》）

【校注】

[1] 脉从阴阳，病易已：阴病得阴脉、阳病得阳脉谓之从，从者易已。

[2] 脉逆阴阳，病难已：阴病得阳脉、阳病得阴脉谓之逆，逆者难已。

[3] 病无他：虽有病却无其他危险。

[4] 不间脏：病传其所克之脏。

[5] 脱血：即大失血。

[6] 尺脉缓涩，谓之解㑊、安卧：解㑊，即"懈怠"。脉缓为气衰，脉涩为血少，故懈怠、安卧。律上下文，"尺脉缓涩"疑为"尺缓脉涩"之误。尺缓，指尺肤弛缓。

[7] 脉盛：尺热脉盛，谓尺肤热而脉盛大。

[8] 尺涩脉滑，谓之多汗：尺肤涩者，阴液虚少也。脉来滑者，阳火盛也。阳盛阴虚，故为多汗。

[9] 后泄：即腹泻。

[10] 脉尺粗常热：疑当作"脉粗，尺常热"。

【提要】

论述脉证、脉时的阴阳逆从及其病证预后，举例说明部分脉象之主病。

【析义】

一般来说，脉象和阴阳变化规律相应，则病轻易愈；脉象与阴阳变化规律相违背，则病重难愈。脉象与四时变化相适应，即使发病也不会有其他危险。若脉象的变化和四时变化规律相反，或病出现不间脏的传变，那就难以治愈。臂内见浮而青色的络脉，是脱血的现象。尺肤迟缓而涩滞，主气血不足，当肢体懈怠乏力。形体安卧而脉来盛大，乃热盛于内，必然迫血妄行，引起脱血。尺肤涩为阴津不足，脉滑为阳邪胜，阳加于阴而多汗。尺肤寒而脉微细，主阳虚阴盛之大便泄泻。脉粗大而尺肤常热，乃阳气有余，故主热中。

【研讨】

脉与证相一致者为顺，预后较好，故"病易已"。脉与证不一致者为逆，预后较差，故为"病难已"。"脉从阴阳"是顺证，即阳病见阳脉，阴病见阴脉，预后较好。"脉逆阴阳"是逆证，即阳病见阴脉，阴病见阳脉，预后较差。

脉与四时相逆也有一定的规律，若按五行相克顺序出现者称为"逆"。如马莳注："若脉反四时则春得涩脉、夏得石脉、长夏得弦脉、秋得钩脉、冬得缓脉，是谓反四时者也。"这就是原文所讲的"不间脏，曰难已"。

【原文】

610　人以水穀為本，故人絕水谷則死，脈無胃氣亦死。所謂無胃氣者，但得眞藏脉[1]，不得胃氣也。所謂脈不得胃氣者，肝不弦，腎不石也[2]。（《素問·平人氣象論篇第十八》）

【校注】

[1] 真藏脉：脉无胃气而真藏之气独现的脉象，即毫无柔和从容之态，如但弦无胃、但钩无胃之类。

[2] 肝不弦，肾不石：张介宾注："但弦、但石虽为真藏，若肝无气则不弦，肾无气则不石，亦由五脏不得胃气而言，与真藏无胃者等耳"。

【提要】

论述人以水谷为本和脉以胃气为本的观点。

【析义】

生理上，胃为五脏之本，五脏真气赖胃气以滋生，五脏真气亦藉胃气到达手太阴而变现于气口。病理上，邪气盛则正气衰，胃气不能敷布，五脏真气独现，形成真藏脉。真藏脉的出现是邪气胜脏气，胃气衰败的结果，预后不良。

人的生命活动以后天水谷之气为本，水谷之气断绝就会死亡，脉中如无胃气亦将危亡。所谓脉无胃气，就是真藏脉，如肝脉不微弦、肾脉不微石等。

【研讨】

本节突出了人的生命活动依赖水谷之精微而生存，脉象也以胃气为根本的思想。没有胃气的脉象，就是真藏脉，也就是各脏的死脉。文中通过人的生命、水谷精气、胃气、脉象之间的关系，进一步突出胃气的有无及多少在脉诊中的意义。

【原文】

611　凡治病，察其形氣色澤，脈之盛衰，病之新故，乃治之，無後其時。形氣相得[1]，謂之可治；色澤以浮[2]，謂之易已；脈從四時，謂之可治；脈弱以滑[3]，是有胃氣，命曰易治，取之以時[4]；形氣相失[5]，謂之難治；色夭不澤[6]，謂之難已；脈實以堅[7]，謂之益甚；脈逆四時，為不可治。必察四難[8]，而明告之。（《素問·玉機眞藏論篇第十九》）

【校注】

[1] 形气相得：指形体与神气相一致，即形盛气盛或形虚气虚。

[2] 色泽以浮：泽，润也。浮，明也。

[3] 脉弱以滑：脉象柔和舒缓而滑利。

[4] 取之以时：根据不同时令选择不同治法。

[5] 形气相失：指形体与神气不一致，如形盛气虚或形虚气盛。

[6] 色夭不泽：指面色晦暗而不润泽。夭，晦暗之色；泽，润泽。

[7] 脉实以坚：指脉来坚硬而无柔和之象。

[8] 四难：即上文"形气相失"、"色夭不泽"、"脉实以坚"、"脉逆四时"。

【提要】

论述"四易"、"四难"的内容及其临床意义。

【析义】

诊治疾病必须外察病人形体的盛衰、面色的荣润枯槁、脉象的虚实、疾病的新久，进行及时治疗，不能耽误治疗时机。表里一致，形气相符的，预后较好；气色鲜明润泽，邪气尚未深入的，预后较好；脉与四时相应的，预后较好；脉来柔和滑利的，是有胃气，因而预后较好，但都要及时治疗。形体与神气不相符，气血枯槁不荣，脉象坚硬不柔和，脉与四时不相应，这是四种难治的重证。

【研讨】

本节从整体出发，指出了诊治疾病必须观察病人的形体、神气、色泽、脉象等各种征象，进行综合判断，才能辨别疾病的易治与难治。文中所说的"形气相得，色泽以浮，脉从四时，脉弱以滑"的"四易"和"形气相失，色夭不泽，脉实以坚，脉逆四时"的"四难"，对临床判断疾病的预后具有一定的指导意义。

【原文】

612　黃帝曰：余聞虛實以決死生，願聞其情。岐伯曰：五實死，五虛死。帝曰：願聞五實五虛？岐伯曰：脈盛，皮熱，腹脹，前後不通，悶瞀[1]，此謂五實。脈細，皮寒，氣少，泄利前後，飲食不入，此謂五虛。帝曰：其時有生者何也？岐伯曰：漿粥入胃，泄注止，則虛者活；身汗，得後利，則實者活。此其候也。（《素問·玉機眞藏論篇第十九》）

【校注】

[1] 闷瞀：即胸中郁闷，眼目昏花。

【提要】

论述五实、五虚的证候及其向愈的机转。

【析义】

五实，是邪气亢盛、充斥五脏的实证，其向愈的转机在于"身汗，得后利"，提示治疗实证应以祛邪为主，使邪有出路，邪去正安则"实者活"；五虚，是五脏精气亏虚欲竭的虚证，如精气停止耗损，并"浆粥入胃，泄注止"，使正得所养，恢复有望，则"虚者活"，提示虚证的治疗原则是恢复五脏之气，若要恢复五脏之气，必须首先恢复先后天之气，从而揭示了虚证重视补益脾肾、实证务使邪有出路的基本治疗原则。

【原文】

613　帝曰：氣口何以獨為五藏主[1]？岐伯曰：胃者，水穀之海，六府之大源也。五味入口，藏於胃，以養五藏氣，氣口亦太陰也[2]，是以五藏六府之氣味，皆出於胃，變見於氣口[3]。故五氣入鼻[4]，藏於心肺，心肺有病，而鼻為

之不利也[5]。(《素問·五藏別論篇第十一》)

【校注】

[1] 气口：指寸口之脉。两手桡骨头内侧桡动脉的诊脉部位。

[2] 气口亦太阴也：手太阴肺经起于中焦，脾胃为后天之本，气血生化之源，全身气血盛衰，取决于脾胃，而脾胃的强弱又可通过手太阴肺脉反映于寸口，此即"气口亦太阴也"之意。

[3] 变见：即内部变化表现于外。见，通"现"。

[4] 五气：指自然界的清气。

[5] 鼻为之不利：意指鼻之气息不畅，不辨香臭。

【提要】

阐述切诊寸口脉诊病的原理。

【析义】

本节提出了独取寸口脉诊察脏腑疾病的基本原理。寸口部位是手太阴肺经的动脉，肺经起于中焦，脾胃运化的水谷精微经肺气之宣发输布到全身，而脾胃是五脏六腑精气之源泉，所以全身脏腑经脉气血的情况，可以从寸口脉反映出来。

【研讨】

寸口凭借什么能判断疾病的预后吉凶呢？首先，寸口属手太阴肺经，肺主气而朝百脉，所以通过寸口可以了解全身脏腑经脉气血盛衰情况。其次，手太阴肺经起于中焦胃口，而脾胃为气血生化之源。"五脏六腑之气味皆出于胃"，故胃气变化表现于寸口。所以通过寸口可以诊察到脏腑经脉气血的盛衰和胃气的盛衰，从而了解五脏的生理病理状况。再者，寸口脉诊法，较之三部九候诊法、趺阳脉诊法、太溪脉诊法更为方便，最易切得，故至今仍为临床医生普遍采用。

【原文】

614　凡治病，必察其上下[1]，適其脈[2]，觀其志意[3]，與其病也[4]。

拘於鬼神者[5]，不可與言至德[6]；惡於針石者[7]，不可與言至巧[8]；病不許治者[9]，病必不治[10]，治之無功矣[11]。(《素問·五藏別論篇第十一》)

【校注】

[1] 必察其上下：指一定要诊察全身情况。上下，原作"下"，据《太素》改。

[2] 适：测也，此指切脉。

[3] 志意：指精神状态。

[4] 病：即病状，包括症状和体征。

[5] 拘于鬼神者：拘，拘执，此处意为执迷不悟。拘于鬼神者，指迷信鬼神而怀疑医学的病人。

[6] 至德：此指博大精深、至真至善的医学道理。至，最也。德，道也。

[7] 恶于针石者：指对针刺怀有畏惧或厌恶感的病人。

［8］至巧：指娴熟巧妙的针刺手法。巧，技巧。

［9］病不许治者：病，此指病人一方。不许，不允许、不接受。

［10］病必不治：病，病情。治，好转、痊愈。

［11］治之无功矣：治之，指在得不到病人配合的情况下医生强行施治。无功，不会收到预期的疗效。

【提要】

强调全面诊察的重要性，提出"三不可"的原则。

【析义】

大凡治病，必须四诊合参，了解全身的情况，切诊脉象变化，观察病人的精神意识状态，询问病状所在。如果病人执意信奉鬼神，就不要向他讲述高深的医理；如果病人惧怕厌恶针石而不接受治疗，也不必向他介绍针石的疗效；如果病人没有诚意接受医治，那么病就不一定能治好，即使是勉强治疗，也不可能收到预期的疗效。

【研讨】

本节"凡治病，必察其上下，适其脉，观其志意，与其病也"，强调了全面诊察的重要性。除诊脉之外，周身上下症状体征，以及病人的精神情志变化等，医生都要全面掌握，细致分析，方能作出正确诊治。

第七章

病　　证

　　《内经》所论病证有三种含义：一是指疾病。疾病是有一定表现形式的病理过程，每一种疾病的发生、发展、变化及其临床表现，都具有特定的规律性，如癫痫等；二是指症状。症状是病人异常的主观感觉和医生检查时所发现的异常变化，如头痛、发热、浮肿等。三是指以某一症状为主症的一类疾病。如热病、痿证等。上述病证又根据其病因病机进行了内伤、外感、脏腑、经脉等临床分类，如热病，有风寒外感之热和情志内伤、阴阳偏胜之热；再如咳证，有五脏咳和六腑咳等等，这些无不体现着辨证论治的基本思想。

　　《内经》记载的病证有的是专篇论述，有的散见于各篇。对很多病证的病因病机、临床症状、辨证分型、防治以及预后等都作了扼要介绍，反映了汉以前中医学对疾病的认识。虽然其中对某些病证的论述比较简略，但至今仍对提高中医理论和辨证论治水平具有重要启迪作用和现实指导意义。本章重点介绍有关外感热病、咳嗽、胸腹卒痛、痹证、痿证、水肿等方面的内容。

【原文】

　　701　黄帝問曰：今夫熱病者，皆傷寒之類也[1]。或愈或死，其死皆以六七日之間，其愈皆以十日以上者何也？不知其解，願聞其故。岐伯對曰：巨陽者，諸陽之屬也，其脉連於風府，故為諸陽主氣也[2]。人之傷於寒也，則為病熱[3]，熱雖甚不死。其兩感於寒而病者[4]，必不免於死。（《素問·熱論篇第三十一》）

【校注】

　　[1] 伤寒：病名，有广义与狭义之别。广义伤寒，泛指感受四时邪气引起的外感热病；狭义伤寒，专指感受寒邪引发的外感热病。此处伤寒为广义伤寒，系外感热病的总称。

　　[2] 巨阳者，诸阳之属也，其脉连于风府，故为诸阳主气也：督脉为阳脉之海，阳维脉维系诸阳经，总会风府而与太阳经脉相连，所以太阳经脉能统率人身阳经之气。巨阳，即太阳；诸阳，指督脉、阳维脉。风府，为督脉经穴，在项后正中入发际1寸处。属，统率、聚会之意。

　　[3] 人之伤于寒也，则为病热：寒性收引，感受寒邪则腠理闭塞，阳气郁而不得宣发，故病发热。

　　[4] 两感：即表里两经同时感邪发病。如太阳与少阴两感，阳明与太阴两感，少阴与厥阴两感。

【提要】

论述外感热病的病名、病因和预后。

【析义】

将外感热病命名为伤寒，是指人体触犯以寒邪为代表的四时邪气，正邪交争，阳气郁遏，均可致发热的共同症状。若单独感受寒邪，因寒性收引，腠理闭塞，阳气郁而不宣，亦见发热症状。所以《难经·五十八难》指出："伤寒有五：有中风，有伤寒，有湿温，有热病，有温病。"前一"伤寒"为广义伤寒，是一切外感热病的总称；后一"伤寒"为狭义伤寒，是感受寒邪而致发热的一类病证。可见，本节"热病"是从症状言，"伤寒"是从病因言，故"热病"和"伤寒"之名可以互相并称。

外感热病的预后取决于邪正斗争的力量对比。若寒束肌表，正盛邪实，邪正交争，热甚而正气未衰，预后良好，故"热虽甚不死"。若两感于寒，表里同病，病邪内传，伤及脏腑气血，邪盛正虚，预后较差，故"必不免于死"。经中的"不死"与"死"则是相对而言，意指病情之轻重、预后之吉凶。

【研讨】

《素问·热论》对后世外感热病的辨证论治影响较大，张仲景以《素问·热论》为基础，创立了外感热病辨证论治的理论体系，并以"伤寒"命名。由此可以认为，仲景所论之"伤寒"是广义的伤寒，但重点是论述人体感受寒邪所引起的一系列病理变化及其辨证论治，因此可以说其重要内容是狭义伤寒。

【原文】

702　帝曰：願聞其狀。岐伯曰：傷寒一日[1]，巨陽受之，故頭項痛，腰脊強。二日，陽明受之，陽明主肉，其脉俠鼻絡於目，故身熱[2]，目疼而鼻乾，不得臥也。三日，少陽受之，少陽主骨[3]，其脉循脅絡於耳，故胸脅痛而耳聾。三陽經絡皆受其病，而未入於藏者[4]，故可汗而已。四日，太陰受之，太陰脉布胃中，絡於嗌，故腹滿而嗌乾。五日，少陰受之，少陰脉貫腎絡於肺，系舌本，故口燥舌乾而渴。六日，厥陰受之，厥陰脉循陰器而絡於肝，故煩滿而囊縮[5]。

其不兩感於寒者，七日[6]，巨陽病衰，頭痛少愈。八日，陽明病衰，身熱少愈。九日，少陽病衰，耳聾微聞。十日，太陰病衰，腹減如故，則思飲食。十一日，少陰病衰，渴止不滿[7]，舌乾已而嚏。十二日，厥陰病衰，囊縱、少腹微下[8]，大氣皆去[9]，病日已矣。

帝曰：治之奈何？岐伯曰：治之各通其藏脉[10]，病日衰已矣。其未滿三日者，可汗而已；其滿三日者，可泄而已[11]。（《素問·熱論篇第三十一》）

【校注】

[1] 一日：与下文之二日、三日、四日、五日、六日都是指热病的传变次序和发展阶段，不能理解为具体的日数。

　　[2] 身热：指发热较甚。张介宾注："伤寒多发热，而独此云身热者，盖阳明主肌肉，身热尤甚也。"

　　[3] 少阳主骨：骨，原作"胆"，今据《甲乙经》《太素》改。《灵枢·经脉》有"胆足少阳之脉，……是主骨所生病者"，可证。

　　[4] 未入于脏：意为邪气仍在三阳之表，未入三阴之里，故可用汗法治疗。

　　[5] 烦满而囊缩：足厥阴脉绕阴器，抵少腹，夹胃属肝络胆，故厥阴受邪则烦闷而阴囊收缩。满，通"懑"，烦闷之意。囊缩，阴囊收缩。

　　[6] 七日：与下文八日、九日、十日、十一日、十二日都是指热病过程中，正气恢复，邪气渐退，病情转愈的次序和阶段，亦非具体日数。

　　[7] 不满：丹波元简云："《甲乙经》《伤寒例》并无'不满'二字，上文不言腹满，此必衍文。"可从。

　　[8] 囊纵、少腹微下：阴囊收缩及少腹拘急的症状微微舒缓。

　　[9] 大气：此指邪气。

　　[10] 各通其脏脉：疏通调治病变所在的各脏腑经脉。

　　[11] 其未满三日者，可汗而已；其满三日者，可泄而已：热病未满三日，邪在三阳之表，可用发汗解表法以使热退；已满三日，邪入三阴之里，可用清泄里热法以使热平。三日，并非固定的日数。汗，指发汗；泄，指泄热，这里发汗和泄热均指针刺疗法。

【提要】

论述外感热病的六经主症、传变规律、治法及预后。

【析义】

　　1. 外感热病的六经主症　六经证候的归纳主要以各经脉的循行部位为依据，但此六经病只有实证、热证，未及虚证、寒证。其中三阳经病证为表热证，三阴经病证为里热证。均是举例而言，并不能概括所有外感热病的症状。

　　2. 外感热病的传变和向愈规律　六经之邪内传的规律是由表入里，由阳入阴，其先后次序是太阳、阳明、少阳、太阴、少阴、厥阴。若"不两感于寒"的外感热病，其病证有一定的向愈规律，各经症状的缓解时间大约在受病后的第七天，说明热病在演变过程中，由于正气的支持而有一定的自愈倾向。

　　3. 外感热病的治法是"各通其脏脉"　　"各通其脏脉"即疏通调理病变所在的脏腑经脉。"未满三日者，可汗而已；其满三日者，可泄而已"，提示邪在表当用发汗解表法，热在里当用清泄里热法。

【研讨】

　　《素问·热论》对外感热病的六经分证、传变规律、治法和预后，进行了比较全面而系统的论述，是研究外感热病的重要文献，对张仲景撰著《伤寒论》产生了重要影响，主要表现在以下3个方面：

　　1. 六经分证　　《素问·热论》的六经分证结构为《伤寒论》的六经辨证奠定了理论基础。本节仅以经脉论证，只涉及实证和热证，未涉及虚证和寒证。而《伤寒论》根据热病的病位病性和邪正虚实而补充了虚证和寒证，并对每一经证候详述经证、腑证及各种变证、坏证，创立了八纲辨证的原则，丰富和发展了《素问·热论》的证候分类思想。

2. 传变规律 伤寒在经之邪有向里传变和不向里传变的不同。在这一思想的启发下，张仲景明确提出"伤寒一日，太阳受之，脉若静者为不传；颇欲吐，若躁烦，脉数急者，为传也"的观点。不仅如此，张仲景还结合临床实践，在六经单传的基础上提出越经、直中、合病、并病等多种传变形式，更加全面地概括了外感热病复杂多变的变化规律。

3. 治疗法则 《伤寒论》在《素问·热论》的基础上，根据外感热病表、里、寒、热、虚、实的性质和特点，在《素问·热论》汗泄两法的基础上，进一步提出汗、吐、下、和、温、清、消、补诸法，丰富和发展了外感热病的治法内容。

【原文】

703　帝曰：熱病已愈，時有所遺者[1]，何也？岐伯曰：諸遺者，熱甚而強食之，故有所遺也。若此者，皆病已衰，而熱有所藏，因其穀氣相薄，兩熱相合，故有所遺也。帝曰：善。治遺奈何？岐伯曰：視其虛實，調其逆從，可使必已矣。帝曰：病熱當何禁之？岐伯曰：病熱少愈，食肉則復，多食則遺[2]，此其禁也。（《素問·熱論篇第三十一》）

【校注】

[1] 遗：指病邪遗留，迁延不愈，余热未尽。

[2] 食肉则复，多食则遗：热病之后，脾胃气虚，运化力弱，食肉则不化，多食则谷气残留，与邪热相互搏结，故有遗复。复，病愈而复发。

【提要】

论述外感热病有发生遗或复的可能。

【析义】

1. 遗或复发生的机理 遗，是指病邪遗留，余热未尽。多因"热甚而强食"，以致邪热与谷食之热相搏结所致。复，是病初愈却又复发，原因与"食肉"有关，提示热病之后，脾胃虚弱，消化力差，应注意饮食宜忌，热势盛时不宜强食，热病初愈不宜进食肉类等助热难化之物，否则余热再起，使病复发。故张介宾注曰："凡病后脾胃气虚，未能消化饮食，故于肉食之类皆当从缓，若犯食复，为害非浅。其有夹虚内馁者，又不可过于禁制，所以贵得宜也。"

2. 对遗或复的治疗 原文提出"视其虚实，调其逆从"。正虚宜补，邪实宜泻，但须视其热结与食积的不同而分别施以辛开苦降、健脾消食之法治疗。

【研讨】

关于热病有遗或复的问题，本节指出其原因是"食肉则复，多食则遗"，其治疗则当"视其虚实，调其逆从"。《伤寒论》则在此基础上又提出"劳复"的概念，并且补充了"大病差后劳复者，枳实栀子豉汤主之"；"伤寒差以后更发热，小柴胡汤主之。脉浮者以汗解之；脉沉下者以下解之"等具体治法。

【原文】

704 帝曰：其病两感于寒者，其脉应与其病形何如？岐伯曰：两感于寒者，病一日，则巨阳与少阴俱病，则头痛口干而烦满。二日，则阳明与太阴俱病，则腹满身热，不欲食，谵言。三日，则少阳与厥阴俱病，则耳聋囊缩而厥[1]。水浆不入，不知人，六日死。帝曰：五藏已伤，六府不通，荣卫不行，如是之后，三日乃死，何也？岐伯曰：阳明者，十二经脉之长也，其血气盛，故不知人三日，其气乃尽，故死矣。

凡病伤寒而成温者，先夏至日者为病温，后夏至日者为病暑。暑当与汗皆出，勿止[2]。（《素问·热论篇第三十一》）

【校注】

[1] 厥：此指四肢逆冷。

[2] 暑当与汗皆出，勿止：汗出则暑邪随汗外泄，故不可止汗。

【提要】

论述两感于寒的主症、传变规律及预后，温病和暑病的区别以及暑汗勿止的原则。

【析义】

1. 两感于寒的主症、传变规律及预后 两感于寒是表里两经同时感受寒邪，传变次序首先是太阳与少阴俱病，其次是阳明与太阴俱病，最后是少阳与厥阴俱病。其病证并不等于单纯的表里两经症状相加，不仅有两感于寒的实证、热证，而且还有"不欲食"、"谵言"、"厥"等虚证、寒证。

两感于寒的病机是邪盛正衰。随着病情发展，邪气旺盛，正气不足，终至"五脏已伤，六腑不通，荣卫不行"，阳明之经"其气乃尽"，说明"两感"多因正气虚于内，苟厉寒邪感于外，其证起病急、发展快、病情重，邪盛正衰的矛盾比较突出，气血逆乱，胃气已竭，是外感热病中严重的病证，预后较差。提示热病预后的吉凶，不仅取决于邪正盛衰，而且与阳明胃气的盛衰存亡有着极其密切的关系。

2. 外感性热病有温病和暑病的区别 以季节而言，温病发于夏至之前，暑病发于夏至之后。至于发病因素，一种是从寒邪发病分析，如吴崑所注："冬时中于寒邪，即病者名曰伤寒；不即病者，寒毒藏于肌肤，至春变为温病，至夏变为热病，此热病之辨也"；另一种是从四时邪气发病分析，即冬日感受寒邪为伤寒，春时感受温邪为温病，夏日感受暑邪为暑病。这种按照感受四时不同邪气进行热病分类的方法对后世温病学的形成和发展影响较大。

3. 治疗暑病禁用止汗法 暑为阳邪，最易升散疏泄而致汗出，因此也可暑邪随汗而解。若错用止汗敛汗法，就会酿成暑热内闭、传入心包的危急证候。故张介宾注曰："暑气侵入，当令有汗，则暑随汗出，故曰勿止。"这一治暑原则，有一定临床指导意义。

【研讨】

《素问·热论》中两感证具有起病急、发病快、病情重、预后差的特点，开始即见表证，又见里证，随即迅速出现神昏、谵语、厥冷、水浆不入等危重征象。其预后吉凶，不仅取决于邪正盛衰，而且与阳明胃气的盛衰存亡有着极其密切的关系。故《伤寒论》立法处方十分注重保胃气、存津液、发汗必滋化源、清下不伤胃气，反映了张仲景治疗热病重视固护胃气的思想。

【原文】

705　黄帝問曰：有病溫者，汗出輒復熱，而脈躁疾不為汗衰[1]，狂言不能食，病名為何？岐伯對曰：病名陰陽交[2]。交者，死也。帝曰：願聞其說。岐伯曰：人所以汗出者，皆生於穀，穀生於精[3]。今邪氣交爭於骨肉而得汗者，是邪卻而精勝也。精勝，則當能食而不復熱。復熱者，邪氣也。汗者，精氣也。今汗出而輒復熱者，是邪勝也；不能食者，精無俾也[4]。病而留者，其壽可立而傾也。且夫《熱論》曰[5]：汗出而脈尚躁盛者死。今脈不與汗相應，此不勝其病也，其死明矣。狂言者，是失志，失志者死。今見三死[6]，不見一生，雖愈必死也[7]。（《素問·評熱病論篇第三十三》）

【校注】

[1] 脉躁疾：脉象躁动不安而疾数。

[2] 阴阳交：指阳热邪气入于阴分，与阴精正气交结不解，是外感热病过程中邪盛正衰的危重证候。交，交争。

[3] 谷生于精：即谷生精，谓水谷是人体精气化生之源。于，语助词，无义。

[4] 精无俾：此言精气得不到补益充养。俾，通"裨"，补助、补充、补益之意。

[5] 《热论》：《灵枢·热病》说："热病已得汗而脉尚躁盛，此阴脉之极也，死；其得汗而脉静者，生。"与本节义同。故张介宾等认为"热论"即指此而言。一说《热论》为上古医学文献，已佚。

[6] 三死：指汗出复热而不能食、脉躁疾、狂言三症。

[7] 愈：指病危时出现的回光返照之类的假象，并非病情好转或痊愈。

【提要】

论述阴阳交的概念、病机、主要症状及预后。

【析义】

阴阳交是温热病中阳邪侵入阴分交争不解，邪盛正衰的危重证候，属热病的一种变证。阴阳交的病机是阴精不足，邪热亢盛，病位不在肌表，而且深及骨肉。阴阳交的主要症状是发热、汗出后随即复热、脉躁疾、狂言、不能食。发热、脉躁疾，表明阴精不足，邪热亢盛鸱张；不能食，表明胃气衰败，生精之源匮乏；狂言，表明亡神失志。

由于此证是人体阴精正气枯竭，不能制伏阳热邪气所致，正不胜邪，所以其证病情严重，预后凶险。因此原文指出："交者，死也"，"其死明矣"，"今见三死，不见一生，虽愈必死也"。

【研讨】

阴阳交的病机提示温热病的基本病机亦不外乎阳热邪气与阴精正气两方面的斗争胜负，其预后吉凶也可从有汗无汗和汗出后的诸多证候来判断。这种观点，对临床实践及后世温病学说的形成与发展有重要指导意义。正常情况下，汗出则热退身凉，进饮食则可益正气，为预后良好的佳兆。若汗出而热不退，脉象躁盛，为正不胜邪的凶象；若更见不能食、神昏、谵语等，表明正气来源枯竭，五脏精气衰败而神失所养，为温热劫烁津液致精气耗竭的危候。后世温病学说"治温病宜刻刻顾其津液"、"留得一分津液，便有一分生机"及"热病以救阴为先，救阴以泄热为要"的治疗大法和相应措施，无不受《内经》这一观点的启发和影响。

阴阳交是按病理过程命名的病证，并非独立疾病。多种温热病的中后期，或因邪盛正衰，或因失治误治，皆可出现这种危重证候。

【原文】

706 黄帝問曰：肺之令人欬，何也？岐伯對曰：五藏六府皆令人欬，非獨肺也。帝曰：願聞其狀。岐伯曰：皮毛者，肺之合也。皮毛先受邪氣，邪氣以從其合也。其寒飲食入胃，從肺脈上至於肺，則肺寒，肺寒則外內合邪[1]，因而客之，則為肺欬。五藏各以其時受病[2]，非其時各傳以與之[3]。人與天地相參，故五藏各以治時感於寒則受病[4]，微則為欬，甚則為泄、為痛。乘秋則肺先受邪[5]，乘春則肝先受之，乘夏則心先受之，乘至陰則脾先受之，乘冬則腎先受之。（《素問·欬論篇第三十八》）

【校注】

[1] 肺寒则外内合邪：意为肺寒是由外感寒邪和内伤寒饮寒食所致。外，指外感寒邪；内，指内伤寒饮寒食。

[2] 五脏各以其时受病：指五脏在各自所主的时令受邪发病。

[3] 非其时各传以与之：意为不在肺所主的时令（秋季）患咳，则是肝、心、脾、肾等脏在其各自所主的时令感受邪气发病后，分别波及于肺而引起咳病。之，指代"肺"。

[4] 治时：指五脏所主旺的时令。

[5] 乘：趁也。此指"当……时"。

【提要】

论述咳的病因病机、五脏六腑皆令人咳的发病机理，以及咳与季节气候的关系。

【析义】

1. 咳的病因病机 本节将咳的病因病机概括为内外合邪伤肺成咳。咳的成因有二，一是外感寒邪，皮毛为肺之合，皮毛受邪则从其合内传于肺。二是内有寒饮食停聚，因肺脉起于中焦，寒饮寒食入胃，其寒气则循肺脉上至于肺，内外之寒合并伤肺，致使肺气失宣，上逆为咳。

2. 五脏六腑皆令人咳的发病机理 本节从整体观的角度提出了"五脏六腑皆令人咳，非独肺也"的论点，将咳的病理范围扩大到五脏六腑，说明咳虽然是肺受邪后的病理反映，但与五脏六腑功能障碍密切相关。因肺为脏之长，心之盖，受百脉之朝会，其他脏腑发生病变均可波及于肺，导致肺气上逆而咳。故陈修园在《医学三字经·咳嗽》中指出："是咳嗽不止于肺，而亦不离乎肺也。"

　　3. 咳与季节气候的关系　咳的易感季节虽然多在秋季，但其他季节气候异常也会通过影响相关脏腑而波及于肺，进而导致咳嗽。说明五脏对相应季节时邪的易感性，反映出四时五脏的发病观。这一观点对临床辨治咳证具有指导意义，如林珮琴在《类证治裁》中说："以四时论之，春季咳，木气升也，治宜兼降，前胡、杏仁、海浮石、瓜蒌仁之属；夏季咳，火气炎也，治宜兼凉，沙参、花粉、麦冬、知母、玄参之属；秋季咳，燥气乘金也，治宜清润，玉竹、贝母、杏仁、阿胶、百合、枇杷膏之属；冬季咳，风寒侵肺也，治宜温散，苏叶、川芎、桂枝、麻黄之属。"

　　【研讨】

　　本节关于咳嗽病位的论述，启示人们临床辨证必须考虑其他脏腑功能失调对肺气宣降的影响，以分清标本，如肝火犯肺、水寒射肺、脾肺气虚、心肺气虚均可致咳。因此对咳的治疗不宜见咳止咳，单独治肺，而要寻找致咳的深层原因，分别采用诸如培土生金、佐金平木、金水相生等法治之。

　　【原文】

　　707　帝曰：何以異之？岐伯曰：肺欬之狀，欬則喘息有音，甚則唾血。心欬之狀，欬則心痛，喉中介介如梗狀[1]，甚則咽腫喉痹[2]。肝欬之狀，欬則兩脅下痛，甚則不可以轉，轉則兩胠下滿[3]。脾欬之狀，欬則右脅下痛，陰陰引肩背[4]，甚則不可以動，動則欬劇。腎欬之狀，欬則腰背相引而痛，甚則欬涎[5]。

　　帝曰：六府之欬奈何？安所受病？岐伯曰：五藏之久欬，乃移於六府。脾欬不已，則胃受之，胃欬之狀，欬而嘔，嘔甚則長蟲出[6]。肝欬不已，則膽受之，膽欬之狀，欬嘔膽汁。肺欬不已，則大腸受之，大腸欬狀，欬而遺矢[7]。心欬不已，則小腸受之，小腸欬狀，欬而失氣，氣與欬俱失。腎欬不已，則膀胱受之，膀胱欬狀，欬而遺溺。久欬不已，則三焦受之，三焦欬狀，欬而腹滿，不欲食飲。此皆聚於胃，關於肺[8]，使人多涕唾[9]，而面浮腫氣逆也。（《素問·欬論篇第三十八》）

　　【校注】

　　[1]　喉中介介如梗狀：形容咽部如有草芥之物梗塞似的。

　　[2]　喉痹：指咽喉肿痛，吞咽阻塞不利。

　　[3]　兩胠（qū 区）：左右腋下胁肋部。

　　[4]　阴阴：即隐隐。

　　[5]　咳涎：咳吐稀痰涎沫。

　　[6]　长虫：指蛔虫。

　　[7]　遗矢：即大便失禁。矢，原作"失"，据《甲乙经》《太素》改。矢，通"屎"。

　　[8]　此皆聚于胃，关于肺：水饮聚于胃，则上关于肺而为咳。张介宾注："诸咳皆聚于

胃，关于肺者，以胃为五脏六腑之本，肺为皮毛之合，如上文所云皮毛先受邪气及寒饮食入胃者，皆肺胃之候也。"

[9] 涕唾：《内经》无"痰"字，涕唾，即指痰而言。

【提要】

论述五脏六腑咳的临床分型、传变规律及其治疗法则。

【析义】

1. 五脏咳　五脏咳是邪犯各脏经脉，导致各脏经脉气血逆乱，并影响于肺所致，临床表现除咳之外，还兼有相应内脏经络气血失调的症状。如心经起于心中，其支者从心系上夹咽，故心咳症状为咳嗽心痛，咽喉梗塞不利；肝经布胁肋，症见咳嗽，两胁疼痛；脾经上膈夹咽，其气主右，症见咳嗽，右胁下痛而引肩背；肾经贯脊属肾而入肺中，腰为肾之府，症见咳嗽，腰背引痛；肾为水脏，主津液，肾不主水，水气上泛，则咳而多涎。

2. 六腑咳　六腑咳是五脏咳久不愈，进一步分别传与为表里的腑，其病是由脏及腑，为表里的脏腑都受其害，故病情较重。由于所涉脏腑不同，故其兼症有别。如胃失和降，其气上逆，则咳兼呕吐；胆气上逆，则咳呕胆汁；小肠传化失职，则咳而失气；大肠传导失职，则咳而遗屎；膀胱失约，则咳而遗溺；三焦气化不利，则咳兼腹部胀满，不思饮食。

3. 五脏咳和六腑咳的传变规律　从五脏咳和六腑咳的临床症状来看，五脏咳是初期阶段，是以各脏经脉气血失常为主要病机，以咳多兼"痛"为主要表现。六腑咳是咳久不愈的后期阶段，病情进一步发展，影响到人的气机运行和气化活动，表现出气虚下陷、不能收摄的病机特点，以咳多兼"泄"为主要表现。可见，六腑咳较五脏咳的病程长、程度深、病情重，反映了咳病的传变是由脏及腑而病情由轻转重的特殊传变规律。这种脏腑分证论咳的分类方法，实为后世脏腑辨证之雏形。

4. 此皆聚于胃，关于肺　"此皆聚于胃，关于肺"是对咳嗽病机的高度概括，说明咳与肺胃两脏关系最为密切。从病因而言，皮毛受邪，从其合入肺，寒饮寒食入胃，从肺脉注肺，与肺胃相关。从病机而言，邪伤于肺，使肺失宣降而病咳，自不待言。咳与胃的关系非常密切，一是胃为五脏六腑之海，气血生化之源，若胃弱则化源不足，脏腑失于充养，则抗病力弱，易感外邪而病咳。二是胃主受纳，脾主运化，若脾胃受伤，水津失运，停聚于胃则为痰为饮，上逆于肺而发咳嗽。三是胃属土，为万物所归，且肺之经脉起于中焦，下络大肠，环循胃口，故胃独自受邪或接受五脏六腑内传聚于胃的邪气，均可循经脉上传于肺而为咳。故陈修园在《医学三字经·咳嗽》中说："盖胃中水谷之气，不能如雾上蒸于肺而输诸脏，只是留积于胃中，随热气而化为痰，随寒气而化为饮，而胃中既为痰饮所滞，而输肺之气亦必不清而为诸咳之患矣。"咳与肺胃的密切关系，实为后世"脾为生痰之源，肺为贮痰之器"的理论渊源，也为培土生金法治疗咳嗽奠定了理论基础。

【研讨】

咳嗽有外感、内伤的不同，因此咳嗽在发病学上有着本和标的区别，张介宾在《景岳全书·卷十九》中说："外感之咳，其来在肺，故必由肺乃及它脏，此肺为本而它脏为标也；内伤之咳，先伤它脏，故必由它脏乃及肺，此它脏为本，肺为标也。"提示论治咳嗽要辨明标本，或治本，或治标，或标本兼治。

【原文】

708 黄帝問曰：余聞善言天者，必有驗於人[1]；善言古者，必有合於今；善言人者，必有厭於己[2]。如此，則道不惑而要數極[3]，所謂明也。今余問於夫子，令言而可知[4]，視而可見[5]，捫而可得[6]，令驗於己，而發蒙解惑[7]，可得而聞乎？岐伯再拜稽首對曰[8]：何道之問也？帝曰：願聞人之五藏卒痛，何氣使然？岐伯對曰：經脈流行不止，環周不休。寒氣入經而稽遲[9]，泣而不行[10]，客於脈外則血少，客於脈中則氣不通[11]，故卒然而痛。（《素問·舉痛論篇第三十九》）

【校注】

[1] 驗：检验、验证之意。

[2] 厭：意同上文之“驗”、“合”，且下文“令驗于己”与此互证。

[3] 要數极：把握重要道理之本源。杨上善注：“得其要理之极，明达故也。”要數，即要理，重要的道理。

[4] 言：指问诊。

[5] 視：指望诊。

[6] 捫：指切诊。

[7] 发蒙解惑：启发蒙昧，解除迷惑。

[8] 稽首：较为庄重的古代礼节之一，双膝跪下，拱手至地，头也至地。

[9] 稽迟：意为经脉气血留滞不行。稽，留止也。迟，徐行也。

[10] 泣：通“涩”。

[11] 客于脉外则血少，客于脉中则气不通：两句为互文，意为寒邪客于脉外则血少气亦少，客于脉中则血不通气亦不通。

【提要】

强调理论联系实际的重要性，论述胸腹猝痛的病因病机。

【析义】

1. 理论联系实际的重要性 《内经》提出“善言天者，必有验于人；善言古者，必有合于今；善言人者，必有厌于己”的观点，这是研究世界万物的重要思维方法，研究中医学也概莫能外。人与自然息息相关，欲探究人的生命活动，必须联系自然环境对人体的影响；鉴古可以知今，故研究古代历史必须联系现代；以人为镜可以明得失，故谈论人必须联系自己。经文强调理论须与实践相结合，在疾病的诊断中，要求医生既要精通四诊理论，又要有临证经验，才能作出正确诊断。本节将问诊、望诊和切诊三者结合起来运用于痛证的诊断和辨证，成为后世四诊合参诊法原则运用的范例。

2. 胸腹猝痛的病因病机 本节讨论了由寒邪客于经脉内外所致的胸腹急性疼痛。寒邪客于经脉内外，使脉体缩踡，影响脉内血气的运行，引起脉内血气凝滞，导致血气凝滞不行，加之寒邪外引小络，故而产生疼痛。本节关于疼痛病因病机的认识，以及对痛证的辨证，至今仍具有临床指导意义。

【研讨】

寒邪客于脉内，引起胸腹猝痛的原因颇为复杂，或因寒，或因热，或因外邪入侵，或因情志内伤，或因劳伤太过，或因虫咬冻伤，或因跌仆跶折，不胜枚举。本节以常见的致痛因素寒邪为例，论述了胸腹猝痛的发病机理。

【原文】

709　帝曰：其痛或卒然而止者，或痛甚不休者，或痛甚不可按者，或按之而痛止者，或按之无益者，或喘動應手者[1]，或心與背相引而痛者，或脅肋與少腹相引而痛者，或腹痛引陰股者[2]，或痛宿昔而成積者[3]，或卒然痛死不知人，有少間復生者，或痛而嘔者，或腹痛而後泄者，或痛而閉不通者。凡此諸痛，各不同形，別之奈何？

岐伯曰：寒氣客於脈外則脈寒，脈寒則縮踡，縮踡則脈絀急[4]，絀急則外引小絡，故卒然而痛，得炅則痛立止；因重中於寒，則痛久矣。寒氣客於經脈之中，與炅氣相薄則脈滿，滿則痛而不可按也。寒氣稽留，炅氣從上[5]，則脈充大而血氣亂，故痛甚不可按也。寒氣客於腸胃之間，膜原之下，血不得散，小絡急引故痛，按之則血氣散，故按之痛止。寒氣客於俠脊之脈[6]，則深按之不能及，故按之無益也。寒氣客於衝脈，衝脈起于關元，隨腹直上，寒氣客則脈不通，脈不通則氣因之，故喘動應手矣。寒氣客於背俞之脈[7]，則脈泣，脈泣則血虛，血虛則痛，其俞注於心，故相引而痛。按之則熱氣至，熱氣至則痛止矣。寒氣客於厥陰之脈，厥陰之脈者絡陰器，系於肝，寒氣客於脈中，則血泣脈急，故脅肋與少腹相引痛矣。厥氣客於陰股[8]，寒氣上及少腹，血泣在下相引，故腹痛引陰股。寒氣客於小腸膜原之間，絡血之中，血泣不得注於大經，血氣稽留不得行，故宿昔而成積矣。寒氣客於五藏，厥逆上泄，陰氣竭，陽氣未入[9]，故卒然痛死不知人，氣復反則生矣。寒氣客於腸胃，厥逆上出，故痛而嘔也。寒氣客於小腸，小腸不得成聚，故後泄腹痛矣。熱氣留於小腸，腸中痛，癉熱焦渴[10]，則堅乾不得出，故痛而閉不通矣。

帝曰：所謂言而可知者也，視而可見奈何？岐伯曰：五藏六府，固盡有部[11]，視其五色，黃赤為熱，白為寒，青黑為痛，此所謂視而可見者也。帝曰：捫而可得奈何？岐伯曰：視其主病之脈，堅而血及陷下者[12]，皆可捫而得也。帝曰：善。（《素問·舉痛論篇第三十九》）

【校注】

[1] 喘动应手：即脉搏搏动急促应手。喘，义同"动"。

[2] 阴股：即大腿内侧近前阴处。

　[3] 宿昔：稽留日久之义。宿，止也。昔，久远也。

　[4] 绌（chù 触）急：绌，屈曲。急，拘急。

　[5] 从上：即从之。上，疑为"之"字之误。

　[6] 侠脊之脉：即脊柱两旁深部之经脉，此指邪客脊柱两旁深部之伏冲、伏脊脉。

　[7] 背俞之脉：即足太阳膀胱经。背俞，指五脏六腑分布于背部足太阳膀胱经的背
腧穴。

　[8] 厥气：即寒逆之气。律以下文，"厥气"与下句"寒气"当系变文。

　[9] 厥逆上泄，阴气竭，阳气未入：指寒气客于五脏，脏气上越外泄，阴气阻遏于内，
阳气泄越于外而不得入内，阴阳处于暂时离决状态。厥逆上泄，即五脏厥逆之气向上泄越。
竭，读如"遏"，有遏止、阻遏不通之义。

　[10] 㿏热：热甚也。

　[11] 五脏六腑，固尽有部：指五脏六腑在面部各有所主的部位。

　[12] 坚而血及陷下者：此指切脉和局部按诊。若按之坚硬，局部血脉壅盛者为实；按
之陷下，血脉濡软者为虚。

【提要】

论述十四种胸腹猝痛的临床特征、辨证要点、诊断及病因病机。

【析义】

1. 十四种胸腹猝痛的临床特征

（1）从疼痛的喜按拒按分析

①痛而拒按：寒气稽留，阳气与之相搏，邪气壅满于经脉之中，故痛而不可按。

②按之痛止：寒气客于肠胃膜原之间，以致血气凝聚而不散，按之则血气暂散，故疼痛
可获缓解；此外，按之使阳热之气通达，寒气消散，故亦按之痛止。

③按之痛不止：寒气客于深部经脉，按之不能触及，故按之痛不止。

（2）从疼痛的特点分析

①持续性疼痛：寒邪稽留既久且深，凝结不解，故持续疼痛。

②疼痛牵引他处：由于寒气侵袭的部位不同，以及病变部位的脏腑经络的表里属络关
系，故一处有病可牵引相关的部位疼痛。如寒气客于背俞之脉则可痛引于心；寒气客于厥阴
经脉则胁肋与少腹相引作痛；寒气客于阴股则腹痛引股。

③痛处搏动应手：寒气客于冲脉使血滞而上逆，故痛处搏动应手。

④寒性疼痛得热痛止：寒气客于脉外，病位尚浅，得热则寒散，故痛立止。

（3）从伴随症状分析

①疼痛伴有积块：寒凝血滞日久不行，蓄积成块。

②疼痛伴见呕吐：寒邪入侵肠胃，失其和降，上逆而吐。

③疼痛伴随泄泻：寒邪入侵小肠，泌别失职，清浊不分而致泄泻。

④疼痛伴有便秘：寒邪化热，客于小肠，劫灼肠中津液，故便结难解。

2. 疼痛的病因病机　在病理情况下，人的任何部位都可发生疼痛，本节所论疼痛是以
胸腹部为主。

（1）从病因分析：以寒气入侵经脉为主。《素问·痹论》也有类似记载："痛者，寒气多也，有寒故痛也。"从临床实践看，引起疼痛的原因甚多，有六淫七情，也有饮食失节、虫积、瘀血等因素，病因十分复杂。

（2）从病机分析

①寒主收引：寒邪入侵经脉，经脉挛缩，拘急而痛。

②血气痹阻：寒性凝滞，血气瘀涩，痹阻经脉，不通则痛。

③寒热搏结：邪实于经，经脉盛满而痛。

④血虚不荣：血脉空虚，不能荣养经脉，不荣而痛。

⑤脏气逆乱：寒气侵袭五脏，脏气厥逆，阴阳气不相顺接，则痛而昏不知人。

3. 疼痛的辨证和诊断要点 引起疼痛的病因病机虽然复杂，但不外寒、热、虚、实四端，本篇提示临床辨证应从疼痛的部位、性质及临床特点着手，并结合问诊、望诊、切诊等诸方面进行观察、鉴别、分析和诊断。因此，本节可以作为深入研究痛证辨证规律的示范。

【研讨】

疼痛是临床常见的病证。《内经》对全身各部位的疼痛均有涉及，诸如头痛、心胸痛、胁痛、胃脘痛、腹痛、腰痛、肩背痛、四肢痛等，都有较为系统的记载。验之临床，痛有在气在血之异，有属虚属实之殊；而且引起疼痛的原因诸多，仅就《内经》所论之腹痛，就有因感受六淫之邪、虫积、水饮内停、血瘀、脏腑内虚等多种原因所致。故临证时，不可仅以"通"之一法治疗诸痛病证。若为寒邪内袭，经脉拘急，气血运行不畅而作痛者，当以温阳散寒为主，并结合具体部位和兼症，采用相应的治法。

【原文】

710 黃帝問曰：痹之安生？[1]岐伯對曰：風寒濕三氣雜至[2]，合而為痹也[3]。其風氣勝者為行痹[4]，寒氣勝者為痛痹[5]，濕氣勝者為著痹也[6]。

帝曰：其有五者何也？岐伯曰：以冬遇此者為骨痹，以春遇此者為筋痹，以夏遇此者為脈痹，以至陰遇此者為肌痹，以秋遇此者為皮痹[7]。（《素問·痹論篇第四十三》）

【校注】

[1] 痹：病名，指痹证。是由风寒湿三邪混杂侵入人体，导致气血凝滞、经络闭阻不通，引起以肢体疼痛为主症，日久累及脏腑的一类病证。

[2] 杂至：混杂而侵入人体。

[3] 合：此处系指风寒湿外邪与体内营卫失和的状态相合。下节原文之"逆其气则病，从其气则愈。不与风寒湿气合，故不为痹"与此义同。吴崑注："其，指荣卫而言。"可见，荣卫之气逆乱是导致风寒湿外邪乘虚而入的内在因素。

[4] 行痹：是以肢节疼痛游走不定为特点的痹证，亦称风痹。尤在泾注："行痹者风气胜，风之气善行而数变，故其证上下左右无所留止，随其所在，血气不通而为痹。"

[5] 痛痹：是以肢节剧痛难耐为特点的痹证，亦称寒痹。张介宾注："阴寒之气，客于

肌肉筋骨之间，则凝结不散，阳气不行，故痛不可当。"

　　[6] 著痹：是以痛处重滞固定或顽麻不仁为特点的痹证，亦称湿痹。张介宾注："肢体重着不移，或为疼痛，或为顽木不仁。湿从土化，病多发于肌肉。"著，同"着"，重着、留着之义。

　　[7] 骨痹、筋痹、脉痹、肌痹、皮痹：统称五体痹。是由风寒湿三气在不同季节里，侵犯五体所致。楼英在《医学纲目》中说："皆以所遇之时，所客之处命名，非此行痹、痛痹、着痹之外，又别有骨痹、筋痹、脉痹、肌痹、皮痹也。"

【提要】
论述痹证的病因及其分类。

【析义】
　　关于痹证的病因，本节主要强调了患者在营卫失和的状态下，感受风寒湿三邪侵袭而发生痹证，认为多种邪气的共同作用是引起痹证的外部因素，营卫失和是引起痹证的内部条件。关于痹的分类，提出了行痹、痛痹、着痹的病因分类法和五体痹的病位分类法。这对临床辨证论治起到了提纲挈领的作用。

　　1. 行痹、痛痹、著痹
　　（1）行痹：由风邪偏盛所致。"风为百病之长"，"善行而数变"，故表现为肢体关节酸楚、疼痛，痛处游走不定，波及范围较广。

　　（2）痛痹：由寒邪偏盛所致。寒性凝滞，导致气滞血凝、痹阻不通，故表现以疼痛为主症；寒主收引，故伴有肢体关节挛急僵硬等症状；寒为阴邪，故得温则痛减，遇寒则增剧。

　　（3）著痹：由湿邪偏盛所致。湿性黏腻重着，故表现为肢体关节沉重，麻木不仁，缠绵难愈。

　　2. 五体痹　痹证发病与季节气候密切相关，在不同季节受邪，就会引起不同部位的痹证。肾主骨，通于冬气，冬季感受痹邪，易患骨痹、肾痹；肝主筋，通于春气，春季感受痹邪，易患筋痹、肝痹；心主脉，通于夏气，夏季感受痹邪，易患脉痹、心痹；脾主肌肉，通于长夏之气，长夏感受痹邪，易患肌痹、脾痹；肺主皮毛，通于秋气，秋季感受痹邪，易患皮痹、肺痹。从临床实际分析，也未必如此机械，但痹证的进退与气候冷暖有关是毋庸置疑的，故须灵活理解。

【研讨】
　　考《内经》论痹，其义不外两端，一从病机言之：大凡一切因邪气所致的闭阻、壅滞、不通的病机所致之病，皆曰为痹，故《中藏经》释之为"闭"，如本节所论五脏痹等，《素问·至真要大论》之食已而痛、吐出乃止的"食痹"，《素问·厥论》之嗌肿、闭塞不通的"喉痹"等皆如是。《金匮要略》之胸痹也宗此义。一从病状言之：大凡皮肉筋脉骨节疼痛、麻木、挛急、重着、屈伸不利等为主要症状者，多称为痹，诸如五体痹、行痹、痛痹、著痹者是。

【原文】

711 帝曰：内舍五藏六府[1]，何氣使然？岐伯曰：五藏皆有合[2]，病久而不去者，内舍於其合也。故骨痹不已，復感於邪，内舍於腎；筋痹不已，復感於邪，内舍於肝；脈痹不已，復感於邪，内舍於心；肌痹不已，復感於邪，内舍於脾；皮痹不已，復感於邪，内舍於肺。所謂痹者，各以其時重感於風寒濕之氣也。

凡痹之客五藏者，肺痹者，煩滿喘而嘔；心痹者，脈不通，煩則心下鼓[3]，暴上氣而喘，嗌乾，善噫[4]，厥氣上則恐；肝痹者，夜臥則驚，多飲數小便，上為引如懷[5]；腎痹者，善脹，尻以代踵，脊以代頭[6]；脾痹者，四支解墮，發欬嘔汁，上為大塞[7]。腸痹者，數飲而出不得，中氣喘爭[8]，時發飧泄；胞痹者[9]，少腹膀胱按之内痛，若沃以湯[10]，澀於小便，上為清涕[11]。

陰氣者[12]，靜則神藏，躁則消亡[13]。飲食自倍，腸胃乃傷[14]。淫氣喘息[15]，痹聚在肺；淫氣憂思，痹聚在心；淫氣遺溺，痹聚在腎；淫氣乏竭[16]，痹聚在肝；淫氣肌絕[17]，痹聚在脾[18]。

諸痹不已，亦益内也[19]。其風氣勝者，其人易已也。（《素問·痹論篇第四十三》）

【校注】

[1] 舍：稽留之义。吴崑注："舍，邪入而居之也。"

[2] 合：指五脏外合的五体，即筋、脉、肉、皮、骨五体。

[3] 心下鼓：心下鼓动，即心悸。

[4] 善噫：作"嗳气"解。《素问·宣明五气》说："心为噫。"

[5] 上为引如怀：形容腹部胀大，如怀孕之状。

[6] 尻以代踵，脊以代头：尻以代踵，谓足不能站立和行走而以尻代之；脊以代头，谓头俯而不能仰，背驼甚而脊高于头。尻，尾骶部。踵，足后跟。

[7] 上为大塞：上，指上中二焦。大，表程度。大塞，即较为严重的痞塞。

[8] 中气喘争：意为腹中有气攻冲，肠中雷鸣。由于肠痹，大小肠受盛、传导化物的功能失常所致。

[9] 胞痹：即膀胱痹。胞，通"脬"，即膀胱。

[10] 若沃以汤：形容热盛，似灌热水感。沃，灌也；汤，热水也。

[11] 上为清涕：即鼻流清涕。膀胱之脉上额交巅，入络脑，故邪气上蒸于脑而为清涕。

[12] 阴气：此指五脏之精气。

[13] 静则神藏，躁则消亡：张介宾注："人能安静，则邪不能干，故精神完固而内藏；若躁扰妄动，则精神耗散，神志消亡，故外邪得以乘之，五脏之痹因而生矣。"可见，五脏之气消亡是五体痹发展为五脏痹的内在因素。

[14] 饮食自倍，肠胃乃伤：倍，通"背"，违背。自倍，与个体营养需要相违背，包括过饱过饥、偏嗜偏恶等。肠胃，泛指消化吸收功能。可见，肠胃之气受损是五体痹发展为六腑痹的内在因素。

[15] 淫气：此指内脏淫乱失和之气。凡五体痹证日久不愈，内脏之气淫乱，则风寒湿邪内聚于五体相合之脏，而成为五脏痹证。

[16] 乏竭：即气血衰败，疲乏力竭。马莳注："邪气浸淫，阴气乏竭，正以肝主血，唯痹聚在肝，故乏竭若是。"又，《太素》作"竭乏"，即渴燥匮乏之义，是痹邪闭阻于肝，疏泄不利所致。可参。

[17] 肌绝：肌肉极度消瘦。又，肌，《太素》作"饥"。饥绝，是甚饥不能食，邪闭脾胃之证。杨上善注："饥者，胃少谷也。饥过绝食则胃虚，故痹聚。"可参。

[18] 痹聚在脾：《太素》作"痹聚在胃"，此下有"淫气壅塞，痹聚在脾"八字。杨上善注："谷气过塞，则实而痹聚于脾也。"可参。

[19] 益内：病甚逐渐向内发展。益，渐也，此处引申为浸淫、蔓延之义。

【提要】

论述五体痹向五脏传变的机转，脏腑痹的临床表现及其预后。

【析义】

1. 五体痹向五脏传变的病理机转 本节指出："五脏皆有合，病久而不去者，内舍于其合也"；"骨痹不已，复感于邪，内舍于肾"，"各以其时重感于风寒湿之气也"。经文提示，五体痹向五脏传变的病理机转有二：一是"病久而不去"，即五体痹久延不愈，正气虚损；二是"重感于风寒湿之气"，即反复感受痹邪，痹邪进而内传入脏，形成五脏痹，这一认识完全符合临床实际。同时，原文还强调五体痹内传与五脏之气消亡有着密不可分的关系。提示后人预防五体痹内传，除了谨防痹邪侵袭之外，必须注意调整心态，保持乐观，精神内守，防止痹邪内传入脏。

2. 五脏痹的形成及其临床表现

（1）肺痹：肺气壅闭，故烦满而喘；胃气不降，故上逆而呕。

（2）心痹：心气痹阻，邪气内扰于心，故心烦、心悸；干于肺则上气喘息，咽喉干燥；心主噫，心气上逆则嗳气；心气逆不与肾相交，肾虚而恐惧。

（3）肝痹：肝藏魂，肝气痹阻，魂不安舍，夜卧则惊骇；肝郁化火，消灼津液，故多饮，饮多则溲多；气机郁滞，腹部胀满如怀孕之状。

（4）肾痹：肾气闭阻，关门不利，故腹部善胀；肾主骨，肾痹气衰，骨失其养，下肢弯曲不伸，故能坐不能行，脊柱畸形，头项倾俯，脊骨高出于头。

（5）脾痹：脾气不荣四肢，故四肢懈惰；脾不能为胃行其津液，胃气上逆则呕汁；脾气不能散精于肺，气行不畅，胸中痞塞，发为咳嗽。

本节论述的五脏痹，实际是指痹邪侵扰五脏所致脏腑功能紊乱，从中可以看出，《内经》所论痹证，与后世仅指肢体关节病变有别。

3. 六腑痹的形成及其临床表现 六腑痹系因饮食失当，肠胃损伤于前，痹邪乘虚而内传于腑所致。痹邪犯于小肠，分清别浊失职，故数饮而出不得；痹邪犯于大肠，传导失职，故见泄泻；痹邪犯于膀胱，气化不利，郁而化热，故见少腹病热，小便不爽等。

4. 痹证的预后 从感邪的性质论，风气胜者易愈。从发病部位论，病在皮肤间者，易愈；病在筋骨间者，缠绵难愈；病邪入脏者，预后较差。从病程论，初起易愈，疼久者难愈。

【研讨】

《内经》对痹的论述颇详，除本篇及《灵枢·周痹》予以专论外，另有 40 余篇涉及到痹的内容，以痹命名的病证有 50 余种。其命名方法有以下 5 种：

1. 以病因命名 有风痹、寒痹、热痹。

2. 以证候特点命名 有行痹、痛痹、著痹、周痹、众痹、挛痹、久痹、大痹、暴痹、远痹、厥痹、痿痹。

3. 以发病肢体组织命名 有皮痹、肉痹、筋痹、脉痹、骨痹、血痹、足痹。

4. 以十二经筋分布区域并结合受病时间命名 如孟春痹、仲春痹、季春痹等 12 种类型的筋痹。

5. 以脏腑命名 有心痹、肺痹、肝痹、脾痹、肾痹和肠痹、胞痹等。

历代医家大都以此为范例，虽有少数文献提出了另一些异名，如有人将顽固不愈的痹称为"顽痹"，关节变形者称为"尪痹"等，但均未出《内经》论痹的范围。

【原文】

712 帝曰：榮衛之氣亦令人痹乎？岐伯曰：榮者，水穀之精氣也，和調於五藏，灑陳於六府[1]，乃能入於脈也，故循脈上下，貫五藏，絡六府也。衛者，水穀之悍氣也[2]，其氣慄疾滑利[3]，不能入於脈也，故循皮膚之中，分肉之間，熏於肓膜[4]，散於胸腹。逆其氣則病[5]，從其氣則愈，不與風寒濕氣合，故不為痹。（《素問·痹論篇第四十三》）

【校注】

[1] 洒陈：散布之义。

[2] 悍气：具有勇悍、急疾特性的气，名曰悍气。

[3] 慄疾滑利：形容卫气运行急疾而滑利，不受脉道的约束。慄疾，急疾也。

[4] 肓膜：指肉里及胸腹腔内的膜，具有屏障血气的作用。张介宾注："凡腔腹肉里之间、上下空隙之处，皆谓之肓。盖膜犹幕也，凡肉理之间，脏腑内外其成片联络薄筋，皆谓之膜。"

[5] 其气：指营卫二气。

【提要】

论述痹的发生与营卫失调密切相关。

【析义】

营卫运行和功能正常，风寒湿邪不易侵袭，则不会发生痹证；若营卫运行失常或虚损，风寒湿邪乘虚内袭，便可发为痹证。原文"逆其气则病，从其气则愈，不与风寒湿气合，故不为痹"，强调了痹证的发生既有风寒湿邪侵袭的外因，更有营卫失调的内因，从而体现了《内经》既重视外因，也不忽视内因的发病学观点。这种观点不仅为临床运用调和营卫之法治疗痹证提供了理论依据，而且对预防痹证的发生具有一定的指导意义。

【研讨】

人的防御和调节功能与营卫之气有密切关系，若机体禀赋不足，营阴不能入于脉内以敷布和调于五脏六腑，卫气必将因此而不足。营卫不和，腠理疏松，藩篱不固，即所谓"逆其气"也。此时若有风寒湿邪侵袭，脉络闭阻，气血凝滞，就可引起痹证，正如林珮琴在《类证治裁》中所说："诸痹……良由营卫先虚，腠理不密，风寒湿乘虚内袭，正气为邪气所阻，不能宣行，因而留滞，气血凝涩，久而成痹。"不仅强调了痹的发生与营卫失调的关系，而且也突出了《内经》以内因为主的发病学观点。

【原文】

713　帝曰：夫痹之为病，不痛[1]，何也？岐伯曰：痹在於骨则重，在於脉则血凝而不流，在於筋则屈不伸，在於肉则不仁，在於皮则寒，故具此五者，则不痛也。凡痹之类，逢寒则虫[2]，逢热则纵。帝曰：善。（《素问·痹論篇第四十三》）

【校注】

[1] 痹之为病，不痛：由于风寒湿三气伤及皮、肉、筋、骨、脉有形之体，尚未影响气的流通，故不痛。

[2] 逢寒则虫：虫，《甲乙经》《太素》均作"急"。逢寒则急，即风寒湿痹遇寒则筋脉拘急、疼痛加重。

【提要】

分析痹证某些症状产生的机理。

【析义】

痹证的症状与发病部位的关系是痹在骨则重，在脉则血流不畅，在筋则屈不伸，在肉则不仁，在皮则寒。

痹证症状的缓解、加重与气候的关系是"逢寒则虫（急），逢热则纵"。因寒主收引，风寒湿痹遇寒，则经脉闭阻更甚，故其症状加重；得热则寒气消散，气血得以流通，故其症状减轻。

【研讨】

本节分析了痹证不以疼痛为主症的机理。有的痹证之所以疼痛不明显，主要与病位深浅有关。如痹聚在皮，病位浅在，痹邪乘卫表不固而侵袭皮肤，留而不去，营卫受阻，肌肤失煦，故以肌肤寒冷为主症；痹聚在肉，寒湿侵肌，阻滞营卫，肌肤失养，则肌肉顽麻不知痛痒；痹聚在筋，阳气受阻，筋失所养，则筋挛不伸；痹聚在脉，心阳受损，鼓舞无力，则血流不畅；痹聚在骨，病位深在，外有痹邪，内因肾虚，肾虚不能生髓，骨失滋养，则沉重明显而疼痛不著。

对于"不痛"的理解，首先不能认为痹证根本无痛，而是不以疼痛为主要痛苦；其次不能以为"不痛"属于病轻，实际上有的"不痛"更为复杂或深重。因为有的"不痛"者多是病程较长，病邪深陷，损伤营卫，致营卫虚少，运行障碍，不能温养五体而致感觉迟钝或消失，故不以疼痛为主症。

【原文】

714 黃帝問曰：五藏使人痿[1]，何也？岐伯對曰：肺主身之皮毛，心主身之血脈，肝主身之筋膜，脾主身之肌肉，腎主身之骨髓。故肺熱葉焦[2]，則皮毛虛弱急薄[3]，著則生痿躄也[4]。心氣熱，則下脈厥而上，上則下脈虛，虛則生脈痿，樞折挈[5]，脛縱而不任地也[6]。肝氣熱，則膽泄口苦，筋膜乾，筋膜乾則筋急而攣，發為筋痿。脾氣熱，則胃乾而渴，肌肉不仁，發為肉痿。腎氣熱，則腰脊不舉，骨枯而髓減，發為骨痿。（《素問·痿論篇第四十四》）

【校注】

[1] 痿：同"萎"，痿弱、枯萎，此指四肢痿废不用、肌肉枯萎不荣。

[2] 肺热叶焦：形容肺叶受热、津液被灼之态。

[3] 急薄：皮肤干枯不润，皱缩憔悴。

[4] 痿躄（bì 壁）：指四肢痿废不用的病证，包括下文的脉痿、筋痿、肉痿、骨痿等各种痿证。躄，两腿行动不便。

[5] 枢折挈：形容关节弛缓，提腿困难，犹如枢轴折断一般。枢，枢纽，此指关节。折，断也。据王冰注，"挈"上疑脱"不"字。不挈，即不能提举。

[6] 胫纵：足胫弛纵。胫，指小腿部。

【提要】

论述五体痿的病机及其临床表现。

【析义】

根据五脏外合五体的理论，本节提出了"五脏使人痿"的五体痿病机。由于五脏气热，灼伤精血津液，内伤五脏，外损五体，五体失养，故发五体痿证。说明痿之病变虽在四肢，但根源却发于五脏，故张志聪注曰："是以脏病于内，则形痿于外。"又以"肺热叶焦"则生痿躄冠其首，强调肺气热是痿证发生的主要病机。肺主气，朝百脉，居五脏之上，能敷布精血津液以内养脏腑、外濡五体，若肺气热，内可灼伤津液，外可熏蒸五体，五体失养，以致四肢痿废不用，而成痿躄之证。由于肺气热与诸痿皆有关，故不曰"皮痿"而称"痿躄"。《素问·至真要大论》之"诸痿喘呕，皆属于上"恰与此相呼应。

【原文】

715 帝曰：何以得之？岐伯曰：肺者，藏之長也[1]，為心之蓋也，有所失亡[2]，所求不得，則發肺鳴[3]，鳴則肺熱葉焦。故曰：五藏因肺熱葉焦，發為痿躄，此之謂也。悲哀太甚，則胞絡絕[4]，胞絡絕則陽氣內動，發則心下崩[5]，數溲血也。故《本病》曰[6]：大經空虛，發為脈痹[7]，傳為脈痿。思想無窮，所願不得，意淫於外，入房太甚，宗筋弛縱[8]，發為筋痿，及為白淫[9]。故《下經》曰：筋痿者，生於肝，使內也[10]。有漸於濕[11]，以水為事，若有所留，居處傷濕[12]，肌肉濡漬，痹而不仁，發為肉痿[13]。故《下經》曰[14]：肉痿者，得之濕地也。有所遠行勞倦，逢大熱而渴，渴則陽氣內伐[15]，內伐則熱舍於腎，腎者水藏也，今水不勝火，則骨枯而髓虛，故足不任身，發為骨痿。故《下經》曰：骨痿者，生於大熱也。

帝曰：何以別之？岐伯曰：肺熱者，色白而毛敗；心熱者，色赤而絡脈溢[16]；肝熱者，色蒼而爪枯；脾熱者，色黃而肉蠕動[17]；腎熱者，色黑而齒槁。（《素問·痿論篇第四十四》）

【校注】

[1] 肺者，脏之长也：言肺主气、朝百脉，居于五脏之上。

[2] 失亡：诸如尝贵后贱、尝富后贫之类，均可使人郁冈不舒、心情不畅。

[3] 肺鸣：呼吸喘息有声。

[4] 胞络绝：胞络，心包之络脉。绝，阻绝不通。

[5] 心下崩：即心血下崩。崩，大量出血。姚止庵注："包络所以卫心，悲哀太甚，则气急迫而包络伤，络伤则心病。盖心属火而主血，心病火发，血不能静，遂下流于溲溺也。"

[6] 《本病》：上古医学文献。已佚。

[7] 脉痹：原作"肌痹"，据《太素》改。

[8] 宗筋：此指男子前阴。

[9] 白淫：指男子滑精、女子带下。

[10] 使内：指房事太过。杨上善注："使内者，亦入房。"

[11] 有渐（jiān 兼）于湿：渐，浸渍之义。湿，指地之湿气。

[12] 伤湿：原作"相湿"，据《甲乙经》改。

[13] 肉痿：由肌肉痹而不仁发展而成肉痿。

[14] 《下经》：上古医学文献。已佚。

[15] 阳气内伐：即阳热之气内侵，伤及阴液。阳气，此指劳倦远行使阳动所生之热，或感受阳热邪气。伐，侵也、扰也。

[16] 络脉溢：指浅表部位的血络充盈。杨上善注："络脉，心之所主也。络脉胀见为溢也。"又丹波元简云："此以外候言，乃孙络浮见也。"

[17] 肉蠕（rú 如）动：即肌肉软弱。蠕，《太素》作"濡"，濡，软也。动，郭霭春校疑为"蠕"之旁记字，误入正文。

【提要】

分析痿证的病因病机及其鉴别诊断。

【析义】

1. 痿证形成的病因病机 本节强调"五脏因肺热叶焦，发为痿躄"，并对五脏气热形成的原因作了剖析。

（1）情志所伤："有所失亡"，"悲哀太甚"，"思想无穷，所愿不得"，均为情志所伤，气郁化热，热灼津伤而成痿。文中心、肺、肝三脏气热，均为情志所伤引起。

（2）劳倦过度："意淫于外，入房太甚"，"有所远行劳倦"，为劳倦过度，伤精耗气，阴不制阳，内伐真阴，阳亢生热致痿。肝肾气热由此引起。

（3）湿邪浸淫："有渐于湿，以水为事，若有所留，居处伤湿"，乃湿邪浸淫，湿邪化热，久则生痿。这是引起脾热的成因。

（4）触冒暑热："有所远行劳倦，逢大热而渴"，此远行触冒暑热，热灼津伤，骨髓空虚成痿。这是肾气热生骨痿的成因。

可见，情志所伤、劳倦过度、六淫侵袭（其中尤以湿邪浸淫、触冒暑热为甚）均可作用于五脏，致阴阳失调而生热，五脏真阴受损，肢体筋脉不得濡养，遂成痿证。

2. 痿证的鉴别诊断 痿证主要依据五脏外合五色、五体、五华（包括毛、络、爪、肉、齿等）的异常现象进行鉴别；临床上还应结合前文所言其他症状作全面分析，才能得出正确诊断。此为"有诸内必形诸外"理论的具体应用。

【原文】

716 帝曰：如夫子言可矣。論言治痿者[1]，獨取陽明，何也？岐伯曰：陽明者，五藏六府之海，主閏宗筋[2]，宗筋[3]主束骨而利機關也[4]。衝脈者，經脈之海也，主滲灌谿谷[5]，與陽明合於宗筋，陰陽揔宗筋之會[6]，會於氣街[7]，而陽明為之長[8]，皆屬於帶脈[9]，而絡於督脈。故陽明虛，則宗筋縱，帶脈不引[10]，故足痿不用也。

帝曰：治之奈何？岐伯曰：各補其滎而通其俞[11]，調其虛實，和其逆順，筋脈骨肉各以其時受月[12]，則病已矣。帝曰：善。（《素問·痿論篇第四十四》）

【校注】

[1] 论言：指《灵枢·根结》"痿疾者，取之阳明"之言。

[2] 閏：通"润"，滋养也。

[3] 宗筋：此处指众筋，泛指全身之筋膜。

[4] 宗筋主束骨而利机关：即众筋主司约束骨节而滑利关节。束，约束。机关，即关节。

[5] 谿谷：指肌肉分腠。小者称谿，大者称谷。

[6] 阴阳揔宗筋之会：阴阳，指阴经、阳经。揔，音义同"总"，会聚也。宗筋，此处特指前阴。前阴为足之三阴、阳明、少阳及冲、任、督、跷九脉所会。

[7] 气街：又名气冲，位于横骨两端鼠蹊上1寸处，属足阳明经穴。

[8] 阳明为之长：阳明经能主持诸经，即诸经在主润众筋的功用中，阳明经起主导作用。长，主持之义，引申为起主导作用。

[9] 属于带脉：指阴经阳经统受带脉的约束。属，受到管束。

[10] 不引：即不能约束收引。

[11] 各补其荣而通其俞：即针刺荣穴以补其气，针刺俞穴以通其气。十二经之荣穴分别是肺之鱼际、大肠之二间、胃之内庭、脾之大都、心之少府、小肠之前谷、膀胱之足通谷、肾之然谷、心包络之劳宫、三焦之液门、胆之侠溪、肝之行间。十二经之俞穴分别是肺之太渊、大肠之三间、胃之陷谷、脾之太白、心之神门、小肠之后溪、膀胱之束骨、肾之太溪、心包络之大陵、三焦之中渚、胆之足临泣、肝之太冲。

[12] 各以其时受月：以各脏所主的季节进行针刺治疗。高世栻注："肝主之筋，心主之脉，肾主之骨，脾主之肉，各以其四时受气之月而施治之，则病已矣。受气者，筋受气于春，脉受气于夏，骨受气于冬，肉受气于长夏也。"

【提要】

论述治疗痿证的基本原则。

【析义】

本节原文提出了关于痿证的 3 项基本治则。

1. 治痿者独取阳明　足阳明胃为五脏六腑之海，有润养宗筋的作用，而宗筋有束骨利关节之功，人体的骨节筋脉依赖阳明化生的气血濡养，才能运动自如；阴经阳经总会于宗筋，合于阳明，冲脉为十二经脉之海，将来自阳明之气血渗灌于溪谷，并与阳明合于宗筋，故"阳明为之长"。"阳明虚则宗筋纵，带脉不引，故足痿不用"，所以"取阳明"成为治疗痿证的关键。所谓"取阳明"主要指针刺治疗而言，但作为方药论治的准则，亦具有实践价值。另外，原文说"独取阳明"，此"独"不能理解只取阳明，从下文"各补其荣而通其俞，调其虚实，和其逆顺"分析，治痿仍须辨证论治，此以"独"字突出调理后天脾胃在痿证治疗中的重要作用。

2. 各补其荣而通其俞　提示治痿还须根据痿证的病变部位、虚实顺逆，针对有关的脏腑经络进行辨证论治。诚如张介宾所注："上文云独取阳明，此复云各补其荣而通其俞。盖治痿者，当取阳明，又必察其所受病之经而兼治之也。如筋痿者，取阳明厥阴之荣俞；脉痿者，取阳明少阴之荣俞；肉痿骨痿，其治皆然。"

3. 各以其时受月　提出治疗痿证还要坚持"因时制宜"原则，既要根据病变部位及其虚实顺逆，又要结合脏腑所主时令来立法选穴针刺，有利于提高疗效。这些论述对后世子午流注针刺法的形成有一定启迪作用。

【研讨】

"治痿者，独取阳明"与《灵枢·根结》"痿疾者，取之阳明"相互照映，均为针刺治疗痿证的原则。本节论痿的病机突出在肺，论治疗突出在阳明，《灵枢·营卫生会》中说："人受气于谷，谷入于胃，以传与肺，五脏六腑，皆以受气。"人之气血津液生化来源于胃，而布散周身则依赖于肺，这是从不同角度突出肺胃在痿证发病与治疗中的重要作用。

【原文】

　717　黄帝问于岐伯曰：水与肤胀[1]、鼓胀、肠覃、石瘕、石水[2]，何以别之？岐伯答曰：水始起也，目果上微腫，如新臥起之狀[3]，其頸脈動[4]，時欬，陰股間寒[5]，足脛瘇[6]，腹乃大，其水已成矣。以手按其腹，隨手而起，如裹水之狀[7]，此其候也。

黃帝曰：膚脹何以候之？岐伯曰：膚脹者，寒氣客于皮膚之間，鼞鼞然不堅[8]，腹大，身盡腫[9]，皮厚[10]，按其腹，窅而不起[11]，腹色不變，此其候也。

鼓脹何如[12]？岐伯曰：腹脹身皆大，大與膚脹等也，色蒼黃，腹筋起[13]，此其候也。（《靈樞·水脹第五十七》）

【校注】

[1] 水：水胀病的简称。水胀，又称水肿。

[2] 石水：病名。下文未见论及，疑蒙上文"石瘕"致衍，或下文有所脱漏。

[3] 目果上微肿，如新卧起之状：意为水胀初期，先见眼皮浮肿，就像刚起床时眼胞微肿似的。果，原作"窠"，据《太素》改。果，即"裹"。目裹，即眼睑。

[4] 颈脉动：结喉旁之足阳明胃经人迎脉搏动明显，系由水湿内停，内泛血脉，脉中水气涌动所致。

[5] 阴股间寒：阴器与大腿内侧之间寒冷不温。

[6] 瘇：通"肿"。

[7] 以手按其腹，随手而起，如裹水之状：形容用手按压腹部，如同按压装水的囊袋一样有波动感。

[8] 鼞鼞（kōng kōng 空空）然：形容腹部胀气，外形膨隆，叩击呈鼓音。

[9] 腹大，身尽肿：腹部胀大，全身肿胀。

[10] 皮厚：与水胀病皮薄而泽相比，肤胀皮肤不薄，故言其皮厚，非谓肤胀患者皮肤本身变厚。

[11] 按其腹，窅（yǎo 咬）而不起：用手按压腹部，腹壁凹陷，手离开腹壁后仍不能立即复原。窅，深陷也。

[12] 鼓胀：病名。因腹胀如鼓而名。

[13] 腹筋起：谓腹壁有脉络显露、突起。筋，《太素》作"脉"，可参。

【提要】

论述水胀、肤胀、鼓胀的主症及其鉴别要点。

【析义】

1. 水胀与肤胀的鉴别　水胀与肤胀都有腹大身肿，但水胀的特点是以手按其腹，随手而起，如裹水之状，有波动感，腹腔有水；肤胀的特点是腹部按之无波动感，叩之如鼓，腹色不变，腹腔无水而有气。因此，后世医家便有按之随手而起者属水，按之窅而不起者属气之说。但是，证之临床，也未必尽然。总之，临床上鉴别水胀与肤胀时，应全面收集临床表现，进行综合分析判断，然后作出正确诊断。水胀的病机是由阳气不达，气不行水，水停于内，泛溢于外所致，病理重心在水停，故其治重在利水；肤胀的病机是由寒客皮肤，阻碍气机，气停腹中，聚于肌肤所致，病理重心在气滞，故其治重在行气。

2. 水胀与鼓胀的鉴别 水胀与鼓胀皆有腹大身肿，但水胀之皮肤薄而光泽，鼓胀之皮肤色苍而黄，并有腹壁脉络突起显露，因此二者迥然有别。水胀与鼓胀的病机虽然都有脾肾阳气失调，水液停聚，但鼓胀的重点是肝血瘀阻，瘀碍水行。因此，水胀的治疗重在调理阳气、利水消肿，而鼓胀的治疗重在活血逐瘀、通脉行水。

3. 肤胀与鼓胀的鉴别 肤胀与鼓胀虽然均有腹大身肿，但肤胀其病在气，以腹色不变为特点，而鼓胀其病在血，以腹色苍黄，腹脉突显为特点。因此，肤胀的治疗重在行气，鼓胀的治疗重在活血。

【原文】

718 膓覃何如[1]？岐伯曰：寒氣客於膓外，與衛氣相搏，氣不得榮，因有所系，癖而內著[2]，惡氣乃起，瘜肉乃生。其始生也，大如雞卵，稍以益大，至其成，如懷子之狀，久者離歲[3]，按之則堅，推之則移，月事以時下，此其候也。

石瘕何如[4]？岐伯曰：石瘕生於胞中，寒氣客於子門，子門閉塞，氣不得通，惡血當寫不寫，衃以留止[5]，日以益大[6]，狀如懷子，月事不以時下。皆生于女子，可導而下[7]。（《靈樞·水脹第五十七》）

【校注】

[1] 肠覃（xùn 训）：病名。生于肠外，形如地菌。覃，通"蕈"，地菌。

[2] 癖而内著：意谓寒邪聚积、停留体内。癖，积也。

[3] 离岁：超过 1 年。

[4] 石瘕：病名。系因寒邪内侵，瘀血内留，生于子宫，坚硬如石，状如怀子的病证。

[5] 衃（péi 胚）以留止：即凝聚并滞留宫内。衃，凝聚。

[6] 日以益大：意为石瘕之包块一天天增大。

[7] 可导而下：指用破血逐瘀的方法治疗。导，通导、疏导之意。

【提要】

论述肠覃、石瘕的病位、病因病机、症状特点、鉴别要点及治疗方法。

【析义】

1. 肠覃的病位、病因病机和症状特点

（1）病位：肠覃的病变部位在肠外。

（2）病因病机：是寒邪入侵肠外，与卫气相搏，凝滞气血，日久结块而成。

（3）症状特点：早期大如鸡蛋，逐渐长大，及至后期，腹部胀大，状如怀子，按之坚硬，推之可移，其在女子则月经不受影响而按时来潮。

2. 石瘕的病位、病因病机和症状特点

（1）病位：石瘕的病变部位在子宫。

（2）病因病机：是寒邪入侵子宫，子宫闭塞，气血不通，恶血留滞宫内并结块而成。

（3）症状特点：影响月经按时来潮，而且逐渐增大，病之后期，腹部胀大，状如怀子。

3. 肠覃与石瘕的鉴别要点及治法

（1）鉴别要点：肠覃生于肠外，男女皆可发病，其在女子则月经不受影响而能按时来潮；石瘕生于子宫，只发于女子，月经必受其影响而不能按时来潮。因此，月经能否按时来潮便是二者的鉴别要点。

（2）治法：肠覃与石瘕都是以腹内结块为主要特征的积病，均属气滞血瘀之证，皆可用破血逐瘀之法导而下之。

【研讨】

肠覃与石瘕均属积病。积聚，是以腹内结块，或胀或痛为主要特征的一类疾病。《内经》中的水瘕、血瘕、石瘕、筋瘤、肠瘤、昔瘤、伏梁、肥气、息贲、肠覃、奔豚等病证，都属积聚的范畴。

关于积聚形成的病因病机，《内经》指出，有因寒所致者，寒主收引凝滞，寒邪所伤，脏腑失和，气血津液运行涩滞，蕴积日久，形成积聚；有因七情内伤，情志抑郁，气滞血瘀而成积者；亦有因饮食不节，劳倦太过，损伤脾肾，水湿停聚，气血郁滞而致者；亦有因热而致者，如《素问·气厥论》之"小肠移热于大肠，为虑瘕。"无论何种病因所致，积聚病都以气滞血瘀、津液留结为其主要病机。

《内经》认为，积聚的主要病理变化是气、血、水的结聚，因此，理气、活血、除湿就是这类疾病的基本治法。《素问·至真要大论》提出的"坚者削之"、"结者散之"、"留者攻之"等治法，均可根据具体病情而采用。同时还应明辨积聚所在的部位，加强针对性治疗。

【原文】

719　帝曰：其有不從毫毛而生，五藏陽以竭也[1]。津液充郭，其魄獨居[2]，孤精於內，氣耗於外[3]，形不可與衣相保[4]，此四極急而動中[5]，是氣拒於內而形施於外[6]，治之奈何？岐伯曰：平治於權衡[7]，去宛陳莝[8]，微動四極，溫衣，繆刺其處[9]，以復其形。開鬼門，潔淨府[10]，精以時服[11]，五陽已布，疎滌五藏[12]。故精自生，形自盛，骨肉相保，巨氣乃平[13]。（《素問·湯液醪醴論篇第十四》）

【校注】

[1]　其有不从毫毛而生，五脏阳以竭：有的水肿病并非体表感邪而发，而是五脏阳气郁遏，不能布散，津液不化，聚为水肿。毫毛，代指体表，此处意为体表感受邪气。以，同"已"。竭，此有"阻遏"之意，与下文"五阳已布"相对应。

[2]　津液充郭，其魄独居：阳气虚不能化气行水，水液停留，充斥周身，故言津液充郭，独居其体。津液，此指停积于体内的病理性水液。郭，同"廓"，此指躯体。魄，体也。其魄独居，即言独居其体。

[3]　孤精于内，气耗于外：水液凝聚独盛于内，阳气耗散虚损于外。

[4] 形不可与衣相保：由于形体肿胀，原有衣服已不合身，形容水肿之甚。

[5] 四极急而动中：意为四肢极度浮肿，心肺受累而喘悸。四极，即四肢。急，肿急，形容极度浮肿。中，内脏，此指心肺。

[6] 气拒于内而形施于外：气，此指水气。拒，格拒。施，音义同"易"，意为改变。水气内停，水气格拒于内而变异其外在形体，造成身体浮肿。

[7] 平治于权衡：意为治疗水肿要调节其阴阳的偏盛偏衰而恢复其平衡、协调的状态。权衡，本义为秤锤与秤杆，此处引申平衡、协调。

[8] 去宛陈莝（cuò 错）：当作"去宛莝陈"，意即祛除郁积已久之水饮和瘀血。宛，音义同"郁"，郁积。陈，久也、旧也。宛陈，郁积日久的病理性产物，包括水饮和瘀血。莝，斩也。

[9] 缪刺：原指病在左刺其右、病在右刺其左的刺络法，此处意为远离肿甚之处而施刺治疗。

[10] 开鬼门，洁净府：指通大便、利小便的治法。鬼，即"魄"；魄门，指肛门。净府，指膀胱。一说鬼门即汗孔，开鬼门即发汗的治法，可参。

[11] 精以时服：意为按时令食用营养丰富的食物。精，精良，即富含营养、补益精气的食物，如鱼肉、豆类等。

[12] 五阳以布，疏涤五脏：五阳，五脏阳气。布，敷布宣达。疏涤，疏通荡涤。五脏阳气得以敷布，郁积在体内的水饮和瘀血便得以荡涤。

[13] 巨气：指人体正气。

【提要】

论述水肿病的病机、治则治法及护理。

【析义】

1. 水肿病的病因病机 水肿病的病因既有外感又有内伤，本节所论之水肿则属内伤，故曰"不从毫毛而生，五脏阳以竭也"。阳气具有温煦推动作用，五脏阳气郁遏，气行不畅，阻碍津行，津停为水，水泛肌肤，形成水肿。

2. 水肿病的治则治法及其护理 治疗水肿病的总则是协调阴阳，恢复平衡，即"平治于权衡，去宛陈莝"。具体可从 5 个方面施治及护理。

（1）微动四极：即轻微活动四肢。其作用是疏通气血，振奋阳气。既有利于经脉中气血津液的流通运行，又可促进阳气的化气行水之功。

（2）温衣：即加衣温覆，目的是保护阳气，消散寒湿之气。

（3）缪刺其处：针刺可达到恢复血脉运行、促使经络畅通的效果。如此，既有利于气血津液的运行转输，又为其他治疗奠定基础。

（4）开鬼门，洁净府：即通大便、利小便，这是本篇消除水肿的重要治疗手段。

（5）精以时服：即食用营养丰富的食物，以之益气养精，这是扶正固本的重要措施。

【研讨】

原文"五脏阳以竭"，是对水肿病病机较为全面的认识和概括。一说"竭"，通"遏"，有阻遏、郁遏之意。言阳气阻遏无以化湿行水，从而形成水肿病。另一说"竭"字，是虚竭、衰竭之意。"五脏阳以竭",意为五脏功能失调或阳气衰竭,不能温化阴津,水邪充斥肌肤而成水肿病。综观本节所述证治,阳气阻遏是前因,阳气衰竭是结果。两者既可先后出现,也可相伴而行,不仅难于截然分开,而且还会相互为患,形成恶性循环。

本节所论因阳气阻遏、津液运化失常而导致水肿的病机及其治疗原则和方法,对后世水肿病的辨证论治有深远影响。水肿病的发生与五脏功能失调有关,多以肺、脾、肾三脏为主。肺失宣降,不能通调水道;脾失健运,不能运化水湿;肾失气化,不能开合启闭,都可引起水液潴留,形成水肿。

"开鬼门,洁净府"是本篇治疗水肿病的基本方法。《内经》认为,人体津液的代谢产物主要通过大便和尿排出体外,而津液内停所致的水肿病,其水邪的祛除也主要靠通大便和利小便两大法则。肺为水之上源,且与大肠相表里,大肠通则有助于肺的宣发;肾主水而为胃之关,利小便主要与肾的气化功能有关。因此,"开鬼门,洁净府"的水肿治法实际上是调整脏腑功能,促进津液代谢以消除水肿的有效方法与途径。在临床运用时,可根据病情,或通大便或利小便,或二者并用,以达到扶正祛邪,消除水肿的目的。

第八章　论　治

　　论治是《内经》学术体系的重要组成部分，它包括疾病的治疗思想以及治则治法等内容。

　　治则，即治疗疾病的法则。它既包括治疗疾病的总则，如治病求本、标本缓急、调和阴阳、扶正祛邪、因势利导等，也包括针对不同疾病的具体治则，如解表清里、益气活血、正治反治等。治法，即治疗疾病的方法与手段。《内经》中的治法非常丰富，主要包括针灸疗法、药物疗法、饮食疗法、导引、按蹻、吐纳以及精神疗法等。其他还有诸如手术、药熨、渍浴、放血、吹耳、刺鼻、饥饿以及负重运动等。这些方法对现今临床仍有较好的指导价值。

【原文】

　　801　黃帝問曰：醫之治病也，一病而治各不同[1]，皆愈，何也？岐伯對曰：地勢使然也[2]。

　　故東方之域，天地之所始生也[3]，魚鹽之地，海濱傍水。其民食魚而嗜鹹，皆安其處，美其食。魚者使人熱中[4]，鹽者勝血[5]。故其民皆黑色疎理[6]，其病皆為癰瘍，其治宜砭石。故砭石者，亦從東方來。

　　西方者，金玉之域，沙石之處，天地之所收引也[7]。其民陵居而多風[8]，水土剛強，其民不衣而褐薦[9]，其民華食而脂肥[10]，故邪不能傷其形體，其病生於內，其治宜毒藥[11]。故毒藥者，亦從西方來。

　　北方者，天地所閉藏之域也[12]，其地高陵居，風寒冰冽。其民樂野處而乳食，藏寒生滿病[13]，其治宜灸焫[14]。故灸焫者，亦從北方來。

　　南方者，天地所長養[15]，陽之所盛處也，其地下[16]，水土弱，霧露之所聚也。其民嗜酸而食胕[17]，故其民皆緻理而赤色[18]，其病攣痺[19]，其治宜微針[20]。故九針者[21]，亦從南方來。

　　中央者，其地平以濕，天地所以生萬物也眾。其民食雜而不勞，故其病多痿厥寒熱[22]，其治宜導引按蹻[23]。故導引按蹻者，亦從中央出也。

　　故聖人雜合以治，各得其所宜[24]。故治所以異而病皆愈者，得病之情，知治之大體也[25]。（《素問·異法方宜論篇第十二》）

【校注】

　　[1] 一病：一，同也。病，患病、得病，包括下文的痈疡、病生于内、满病、挛痺、

痿厥寒热等。

　　[2] 地势使然：地势，指东、南、中、西、北五方的地理形势。由于地势不同，气候、物产、习俗有别，所以发生的疾病也会各有特点。

　　[3] 天地之所始生也：自然界生发上升之气的所在之处，比喻东方的气象特点。

　　[4] 热中：又称中热。一般指内在脏腑有热。

　　[5] 盐者胜血：从五行而言，盐味咸，入肾，属水。血由心主，属火。水能克火，故盐者胜血。胜，伤也。

　　[6] 疎理：即腠理疏松。疎，通"疏"。

　　[7] 天地之所收引也：自然界收敛凝聚之气的所在之处，比喻西方的气象特点。

　　[8] 陵居：依丘陵而居住。

　　[9] 褐（hè 贺）荐（jiàn 见）：褐，粗衣。荐，草席。褐荐，指过着穿粗衣、卧草席的简朴生活。

　　[10] 华食而脂肥：华食，指鲜美酥酪骨肉之类的食品。脂肥，身体肥胖。

　　[11] 毒药：泛指具有治疗作用的药物。张介宾注："毒药者，总括药饵而言，凡能除病者，皆可称毒药。"

　　[12] 天地所闭藏之域也：自然界封闭固藏之气所在之处，比喻北方的气象特点。

　　[13] 脏寒生满病：地域寒冷，故令人脏寒。脏寒则运化迟滞，故生胀满。

　　[14] 灸焫（ruò 弱）：灸，指艾火灸熏之治法。焫，指火针、火罐之类的治法。

　　[15] 长养：养育万物。

　　[16] 其地下：南方地势低平。

　　[17] 胕：同"腐"，指发酵食物，如豉、酱等。

　　[18] 致理：腠理致密，皮肤细腻。

　　[19] 挛痹：筋脉拘急、关节疼痛类疾病。

　　[20] 微针：即毫针，为针体纤细的针具。

　　[21] 九针：原指镵针、员针、鍉针、锋针、铍针、员利针、毫针、长针、大针等九种针具，此处泛指各种针具。

　　[22] 痿厥寒热：痿证多因内生火热所致，寒厥热厥多因平素过用所致。

　　[23] 导引按蹻：即气功、按摩之类，是用于强身健体和防病治病的方法。

　　[24] 杂合以治：根据五方病人及其所患疾病不同，综合五方的各种治疗手段或方法予以治疗。

　　[25] 得病之情，知治之大体：得病之情，指晓悟病情；大体，指重要的义理，有关大局的道理，用于医学可引申为治则治法。

　　【提要】

　　论述五方的地理环境、生活习惯、居民体质与发病的不同情况，五方常见病证的因地制宜的治疗方法。

　　【析义】

　　1. 地域与发病的关系　本篇以"地势使然"简洁地回答了"一病而治各不同"的道

理，进一步分析了五方由于地域不同而有地理、气候、物产差异。这些差异决定了五方之人的居住条件、环境、饮食结构及饮食习惯各自不同。

地势有高低，地域有南北，气候有寒温，发病有不同。原文中关于北方"地高陵居，风寒冰冽"，"病生于内"；南方"其地下，水土弱，雾露之所聚"，"其病挛痹"等记述，均说明了地势和气候特点与发病具有相关性。

饮食结构与习惯不同而发病亦异。如东方之域"其民食鱼而嗜咸"，其病以"痈疡"居多；北方之域"乐野处而乳食"，其病以"脏寒生满病"为主等。《内经》有关饮食五味所伤的论述不少，如《素问·奇病论》说："肥者令人内热，甘者令人中满。"《素问·生气通天论》、《素问·五脏生成》等篇也记载了五味太过及五味偏嗜引起脏腑气血发病的情况。

针对五方地域性常见病、多发病而创建的砭石、毒药、灸焫、微针、导引按蹻等不同治疗工具和治疗方法，对不同疾病的治疗各有其优势。

2. 杂合以治，各得所宜　所谓"圣人杂合以治，各得所宜"，是中医治病必须坚持的一个原则，是对一个医生诊疗技术提出的基本要求。其包含两层意思：一是医生应该掌握多种医疗技能，才能在临证时各取所需，应付自如。二是善于"得病之情"，真正实现各种治法"得其所宜"。即要求临床医生既要学会了解患者所处的自然环境、生活习惯及个体体质等病情差异，又要在诊病时细心、耐心、全面分析病情，从而拟定最适合病情的治疗方案，这样才能收到"病皆愈"的效果。

【研讨】

"杂合以治"的运用在《内经》中已经得到证实，既有药物与食疗相结合的治疗，如《素问·五常政大论》"大毒治病，十去其六；常毒治病，十去其七；小毒治病，十去其八；无毒治病，十去其九。谷肉果菜，食养尽之，无使过之，伤其正也。不尽，行复如法"；又有针刺与汤液或热饮相结合的治疗，如《素问·评热病论》风厥的治疗为"表里刺之，饮之服汤"；还有针砭与药物、灸法相结合的治疗，如《灵枢·禁服》"代则取血络且饮药"、"紧则灸刺且饮药"、"不盛不虚，以经取之，名曰经刺，……所谓经治者，药饮，亦曰灸刺"。杂合以治，并非治疗手段在形式上的结合，而是根据病情的需要，将各种疗法的合理配合以达到治疗疾病的目的。如《素问·汤液醪醴论》治疗阳虚水肿，就将导引、温衣、药物、针刺、食疗等方法综合运用，共奏扶正祛邪的治疗效果。

【原文】

802　故善用針者，從陰引陽，從陽引陰[1]；以右治左，以左治右[2]；以我知彼，以表知裏，以觀過與不及之理，見微得過，用之不殆。（《素問·陰陽應象大論篇第五》）

【校注】

[1] 从阴引阳，从阳引阴：由于人身之阴阳气血内外上下交相贯通，所以，针刺阳分或阴分能够调节相对一方经脉的虚实盛衰。引，指引导经络之气以调节虚实。

[2] 以右治左，以左治右：三阴三阳经脉左右交叉，互相贯通，所以，针刺法可以左病刺右，右病刺左。

【提要】

论述取法阴阳的针刺原则。

【析义】

在取法阴阳的基础上，根据人体是个有机整体的思想，提出了从阳引阴、从阴引阳，以左治右、以右治左来调整经气阴阳的针刺方法。

【原文】

803 病之始起也，可刺而已[1]；其盛，可待衰而已[2]。故因其輕而揚之[3]，因其重而減之[4]；因其衰而彰之[5]。形不足者，溫之以氣；精不足者，補之以味[6]。其高者，因而越之[7]；其下者，引而竭之[8]；中滿者，寫之於內[9]。其有邪者，漬形以為汗[10]；其在皮者，汗而發之；其慓悍者，按而收之[11]。其實者，散而寫之[12]。審其陰陽，以別柔剛。陽病治陰，陰病治陽[13]。定其血氣，各守其鄉[14]。血實宜決之[15]，氣虛宜掣引之[16]。（《素問·陰陽應象大論篇第五》）

【校注】

[1] 已：指疾病痊愈。

[2] 其盛，可待衰而已：盛，指以邪气盛为矛盾主要方面的实证。待，使也。待衰，即通过祛邪法治疗以使邪气削弱。下文"因其轻而扬之，因其重而减之"以及发、散、越、竭之类均属使衰的具体方法。

[3] 因其轻而扬之：意为由于病邪轻浅而采用轻扬宣散之法。因，根据。轻，指病邪轻浅。扬，轻扬宣散之意。

[4] 因其重而减之：由于邪气盛实，难以速去，故须采用逐渐削弱之法，如积块宜渐消之、湿滞应渐化之等等。

[5] 因其衰而彰之：由于正气虚衰，就采用补益之法以彰扬正气。彰，显彰、彰扬，此指补益法。

[6] 形不足者，温之以气；精不足者，补之以味：形不足为阳虚，精不足为阴虚。所以对阳虚者要用气厚药物温补之，阴虚者要用味厚药物滋补之。

[7] 其高者，因而越之：对邪在胃脘以上者，应因势利导，采用涌吐之法使邪气从上窍排出。高，指邪在胃脘以上。越，指涌吐法。

[8] 其下者，引而竭之：对邪在大小肠和膀胱者，应因势利导，采用通利二便之法使邪气从下窍排出。下，指邪在下焦。引，引导。竭，完，尽也。

[9] 中满者，泻之于内：中焦痞满坚实的病证，应从内部消散病邪。如泻心汤治心下痞之类。泻，指消散、消除。

[10] 其有邪者，渍形以为汗：邪气在体表的病人，用汤液浸渍或汤液的蒸汽熏渍皮肤来取汗，包括熏蒸、浸浴等治法。渍，水浸也。

[11] 其慓悍者，按而收之：邪气急猛的病证，应采用镇静抑制之法以制伏病势。慓

悍，指邪气急猛。按，压也、镇也。收，敛也、制也。

[12] 其实者，散而泻之：邪实在表而轻者宜散之扬之，邪实在里而重者宜泻之减之。实，指实证。

[13] 阳病治阴，阴病治阳：指从阳引阴、从阴引阳，阳中求阴、阴中求阳，温阳以散寒、滋阴以清热等多种治法，这些治法的共同特点是从疾病病机相对应的一方求本施治。

[14] 定其血气，各守其乡：诸经皆有气血，宜安定之，使之各守其位，不得出位乘侮。

[15] 血实宜决之：对于血液瘀滞之证，应用针刺放血逐瘀。决，指针刺放血法，后世引申为破瘀法。

[16] 掣引：即升提补气法。掣，原作"揳"，据《甲乙经》改。

【提要】

论述因势利导的治疗原则。

【析义】

1. 因势利导的含义 一是根据邪气的性质和部位而采取相应治疗措施，使邪气以便捷的途径、最快的速度排出体外，以免病邪深入而过分损伤正气，即是随其性而宣导之，就其近而驱除的方法。二是根据人体正气抗邪的趋势，顺势引导以帮助正气的方法。

2. 因势利导的内容 虚证则应因其衰而彰之（补），包括形不足者温之以气，精不足者补之以味，气虚宜掣引之，实证则应散而泻之。其中病邪轻浅者可用轻扬宣散之法，包括其高者因而越之，其有形者渍形以为汗，其在皮者汗而发之。邪气盛实难以速去者可用逐渐削弱之法，包括其在下者引而竭之，中满者泻之于内，其慓悍者按而收之，血实宜决之。

【原文】

804 寒者熱之，熱者寒之[1]。微者逆之，甚者從之[2]。堅者削之[3]，客者除之[4]，勞者溫之[5]，結者散之[6]，留者攻之[7]，燥者濡之[8]，急者緩之[9]，散者收之[10]，損者溫之[11]，逸者行之[12]，驚者平之[13]，上之下之[14]，摩之浴之[15]，薄之劫之[16]，開之發之[17]，適事為故[18]。

帝曰：何謂逆從？岐伯曰：逆者正治，從者反治[19]。從少從多，觀其事也。帝曰：反治何謂？岐伯曰：熱因熱用，寒因寒用[20]，塞因塞用，通因通用[21]。必伏其所主，而先其所因[22]。其始則同，其終則異[23]。可使破積，可使潰堅，可使氣和，可使必已。（《素問·至眞要大論篇第七十四》）

【校注】

[1] 寒者热之，热者寒之：指治寒证用温热法，治热证用寒凉法。也就是以热治寒、以寒治热的正治法。

[2] 微者逆之，甚者从之：微甚，指病势而言。微，指病势轻浅，病情单纯且无假象。甚，指病势较重，病情复杂而有假象。逆从，指治法而言。逆之，指逆其症状而治，适用于病情单纯且无假象的"微者"。从之，指顺其假象而治，适用于病情复杂而有假象的"甚

者"。

　　[3] 坚者削之：对体内的坚积之病，如癥块之类，当用削伐之法。

　　[4] 客者除之：对外邪入侵的病，用祛除病邪的方法。客，侵犯之意。

　　[5] 劳者温之：对虚劳之病，当用温补法治疗。

　　[6] 结者散之：对气血郁结或痰浊、邪气内结的病，当用消散法治疗。

　　[7] 留者攻之：对病邪留而不去，如留饮、蓄血、停食、便闭等病证，当用攻下法治疗。

　　[8] 燥者濡之：对津液耗伤所致的干燥病证，当用滋润、濡润之法治疗。

　　[9] 急者缓之：对拘急痉挛之类的疾病，当用舒缓法治疗。

　　[10] 散者收之：对精气耗散之病，如自汗、盗汗等，当用收敛法治疗。

　　[11] 损者温之：对虚损怯弱之病，当用温阳补益法治疗。

　　[12] 逸者行之：对于过于安逸，导致气血凝滞不畅的病证，当用行气活血法治疗。

　　[13] 惊者平之：对惊悸不安的病证，当用镇静安神法治疗。

　　[14] 上之下之：上之，指病邪在上者，当用涌吐法使之上越而出。下之，指病邪在下者，当用攻下法使之下夺而去。

　　[15] 摩之浴之：摩之，指按摩法。浴之，指药物浸洗和水浴法。

　　[16] 薄之劫之：薄之，用药物侵蚀。劫之，用峻猛之药劫夺其病邪。

　　[17] 开之发之：开之，指开泄法。发之，指发散法。

　　[18] 适事为故：指具体选用何法，要以适应病情为准。

　　[19] 逆者正治，从者反治：逆其病象（真象）用药，如以寒治热，以热治寒，为通常的治法，故称为正治；顺其病象（假象）用药，如以寒治寒，以热治热，为特殊的治法，故称反治。

　　[20] 热因热用，寒因寒用：即以热药治疗真寒假热证，以寒药治疗真热假寒证。热因热用，寒因寒用原误作"热因寒用，寒因热用"，今据反治法的法则和下文"塞因塞用，通因通用"之例改之。

　　[21] 塞因塞用，通因通用：前一"塞"字，指阻塞不通之证；后一"塞"字，指补益法。如正虚所致的痞满，宜用补益法治疗。前一"通"字，指实邪阻滞于内的泻利证；后一"通"字，指攻下法。如邪实于内所致的下利，宜用通下法治疗。

　　[22] 必伏其所主，而先其所因：意为要想从本质上治疗疾病，就必须先弄清楚疾病产生的原因。伏，制服、降服；主，指疾病的本质。

　　[23] 其始则同，其终则异：反治的初始阶段，药性与假象相同，如用热药治假热，用寒药治假寒；随着药效的发挥，假象消失，真象暴露，药性便与病象相反了。

【提要】

论述正治法和反治法的概念及其运用。

【析义】

原文说："逆者正治，从者反治"。所谓逆治法，又称正治法；所谓从治法，又称反治法。

1. 正治法　"微者逆之"，即正治法适用于病轻或虽重而病情单纯无假象的疾病，所选药物的属性与疾病征象相反。正治法运用范围甚广，包括寒者热之、热者寒之、坚者削之、客者除之、劳者温之、结者散之、留者攻之、燥者濡之、急者缓之、散者收之、损者温之、逸者行之、惊者平之等。

2. 反治法　"甚者从之"，即反治法适用于病情复杂、表象与本质不符，即出现假象的病情，所选药物的属性与表象（假象）一致。反治法主要包括热因热用、寒因寒用、塞因塞用、通因通用。反治法虽属顺其病象用药，但就其实质，仍是针对疾病的本质而治。所谓从治，只是顺其病之假象，实则仍是逆其病之本质而治。

【原文】

805　帝曰：論言治寒以熱，治熱以寒。而方士不能廢繩墨而更其道也[1]，有病熱者，寒之而熱；有病寒者，熱之而寒。二者皆在，新病復起，奈何治？岐伯曰：諸寒之而熱者取之陰[2]，熱之而寒者取之陽[3]，所謂求其屬也[4]。（《素問·至眞要大論篇第七十四》）

【校注】

[1] 繩墨：意为"准则"。

[2] 诸寒之而热者取之阴：指由阴虚阳亢而引起的发热，用苦寒泄热法治疗而热不退，当用滋阴清热法治疗。

[3] 热之而寒者取之阳：指由阳虚阴盛而引起的畏寒，用辛温散寒法治疗而寒不去，当用助阳温里法治疗。

[4] 求其属：探求疾病之本质是属于阴，还是属于阳。

【提要】

论述阴阳虚衰所致寒热的机理及其治疗法则。

【析义】

"有病热者，寒之而热"，指的是由阴虚而引起的发热，其病机是阴虚阳亢。此时若用苦寒药泄热，则反会化燥伤阴，导致热不能退。正确治法当为滋阴以制阳，即王冰所说"壮水之主，以制阳光"。

"有病寒者，热之而寒"，指的是由阳虚而引起的畏寒，其病机是阳虚阴盛，此时若用辛温药散寒，则反会耗伤阳气，导致寒不能去。正确治法当为壮阳以消阴，即王冰所说"益火之源，以消阴翳"。

【原文】

806　帝曰：形弊血盡而功不立者何[1]？岐伯曰：神不使也[2]。帝曰：何謂神不使？岐伯曰：針石，道也。精神進，志意治，故病可愈[3]。今精壞神去，榮衛不可復收。何者？嗜欲無窮，而憂患不止，精氣弛壞，榮泣衛除，故神去之而病不愈也。帝曰：夫病之始生也，極微極精，必先入結於皮膚[4]。今良工皆稱曰病成，名曰逆，則針石不能治，良藥不能及也。今良工皆得其法，守其數，親戚兄弟遠近，音聲日聞於耳，五色日見於目，而病不愈者，亦何謂不早乎[5]？岐伯曰：病為本，工為標。標本不得[6]，邪氣不服，此之謂也。（《素問·湯液醪醴論篇第十四》）

【校注】

[1] 形弊血尽而功不立：意为医生虽然对病人进行了竭尽全力救治，以致自身到了形体败坏、血气竭尽的地步，但是仍然未能达到期望的疗效。弊，败坏。尽，耗竭。形弊血尽，形体败坏，血气竭尽。功不立，治疗无效。

[2] 神不使：意为患者脏腑气血功能衰弱而不能对医生实施的治疗作出反应。神，即神机，此处指人体脏腑气血的功能活动。使，役使、运用。

[3] 精神进，志意治，故病可愈：原作"精神不进，志意不治，故病不可愈"，据《甲乙经》改。

[4] 入结：即侵袭结聚之意。《太素》作"入舍"。

[5] 何谓：原作"何暇"，据《太素》改。

[6] 标本不得：医生的治疗得不到患者身体状态的配合。

【提要】

论述神机在治疗中的重要性和"标本不得"的危害性。

【析义】

1. 神机在治疗中的重要性 所谓"神不使"是指人体脏腑气血功能衰弱而不能对治疗作出反应。这里的神是包括精神意识在内的人体神机，其基础是脏腑经络气血及其功能活动。在疾病的治疗中，药物和针刺仅仅是治疗工具，其治疗作用的机理只是对脏腑、经脉、气血起到辅助、调节作用。而调动病人的主观能动性，发挥病人自身神气的作用，是取得临床治疗效果的关键所在。

根据这一原理，在治疗疾病时，一方面需要促进激发脏腑经络气血的功能活动，增强对针药治疗的反应，另一方面还需要调动患者的主观能动性，使其与医者配合，从而提高疗效。

2. "标本不得"的危害性 标本与"标本不得"，是指在疾病治疗过程中，病人及其疾病为本，医生及其治疗手段为标。医生及其治法必须符合病人的病情，才能取得疗效。如果两者不符，配合失当，则疾病不愈。如果病人未能及早求治，至大病已成之时，则良医弗为，即标本不得而邪气不服。这种对医患关系的认识，体现了《内经》重视内因的观点，也形成了中医临床医患关系互相配合以提高临床疗效的独特风格。

【原文】

807 病有久新，方有大小，有毒無毒，固宜常制矣[1]。大毒治病，十去其六；常毒治病，十去其七；小毒治病，十去其八；無毒治病，十去其九。穀肉果菜，食養盡之[2]，無使過之，傷其正也。不盡，行復如法[3]。（《素問·五常

政大論篇第七十》）

【校注】

[1] 有毒无毒，固宜常制：药物气味有浓淡之分，作用有峻缓之别，其制方、服药有常规法则。

[2] 谷肉果菜，食养尽之：服药未尽之症，可用谷物、肉食、水果、蔬菜等调养正气以消除之。

[3] 行复如法：对邪气不除，病不愈者，继续用药，方法如同上述。

【提要】

论述用药法度与食养作用。

【析义】

攻邪养正，又称扶正祛邪，是多种疾病的治疗原则。本节原文提出了正与邪、治与养、攻与补的关系问题，并论述了用药治病的原则与饮食调养的作用。病有新旧之异，方有大小之别，药有峻缓之分。药虽能治病，但对人体正气也会带来一定的损害。因此，应根据药性的缓峻和毒性的有无、大小来决定治病用药法度及饮食调养。时至今日，这些仍是临床用药的基本原则。

第二部分　伤寒论选读

绪　　论

《伤寒论》是《伤寒杂病论》中的"伤寒"部分，为中医经典医籍之一，自唐代以来，一直被作为培养中医人才的必备读本，亦是当今学习中医者必读之书。它所创立的六经辨证理论体系及所记载的理、法、方、药等基本内容，奠定了中医临床医学的基础，构建起后世辨治疾病的基本模型。相关理论既适用于外感热病，也适用于内伤杂病，一千八百余年来一直有效地指导着历代医家的临床实践，是中医药学术发展史上具有辉煌成就与重要价值的第一部理法方药完备、理论联系实际的临床著作，被后世誉为"启万世之法程，诚医门之圣书"。

一、《伤寒论》的作者及其成书的时代背景

《伤寒论》为东汉末年伟大医学家张仲景所撰。据相关文献，仲景约生卒于公元150～219年，是南郡涅阳（今河南南阳）人。自幼聪颖过人，学习勤奋，善于思考，曾随同郡张伯祖习医，医术胜过其师。汉灵帝时（公元168～184年）举孝廉，曾官至长沙太守，这是其"张长沙"称谓的由来。张氏亦曾赴京师为医，被尊为"上手"。

尽管张仲景医名显赫，但在诸正史中却难觅其生平记载，相关内容最早见之于唐《名医录》，书载"南阳人，名机，仲景乃其字也。举孝廉，官至长沙太守，始受术于同郡张伯祖，时人言，识用精微过其师。所论著，其言精而奥，其法简而详，非浅闻寡见者所能及。"此外，《太平御览·何永别传》亦载有"仲景至京师，为名医，于当时称上手。见侍中王仲宣，时年二十余，曰：'君有病，四十当眉落，半年而死。'令服五石汤可免。仲宣嫌其言忤，受汤勿服。居三日，见仲宣问曰：'服汤否？'仲宣曰：'已服。'仲景曰：'色候固非服汤之候，君何轻命也。'仲宣犹不信，后二十年果眉落，后一百八十七日而死，终如其言。"两书是当今了解张仲景生平事迹的源头。

张仲景对中医学贡献巨大，其所著《伤寒杂病论》被医界一直奉为"经典"之作，即连与之同时代的著名医学家华佗亦直叹之谓"此真活人书也"（《襄阳府志》）。正是由于仲景对中医学贡献巨大，后世医家才尊之为"医圣"，其学界影响位列华佗之右。

《伤寒杂病论》的成书约在公元200～205年（即建安十年左右）。当时社会昏暗，统治阶级内部互相争斗，对农民起义展开疯狂剿杀。由于连年战争，人民颠沛流离，疫病多次广泛流行，亡者甚众，曹植《说疫气》描述的"家家有僵尸之痛，室室有号泣之哀，或阖门而殪，或复族而丧"，可谓是当时社会的真实写照。张仲景家族素旺，自建安元年起，不及

十年，二百余人中因染疫疾而亡者竟至三分之二，其中伤寒病竟达十分之七。张仲景感伤于当时的悲惨状况，针对当时医界不少人惟名利是务而疏于医学研究的现状，立志济世活人，于是"勤求古训，博采众方"，结合汉以前已有的医学知识与自己临床实践的体会，写就了《伤寒杂病论》这部旷世之著。

二、《伤寒论》的沿革及其对后世的影响

《伤寒论》源于《伤寒杂病论》，其书成书后，由于印刷、造纸术尚未发明，其流传受到极大限制，复因战争频仍，旋即散佚。后经王叔和将其中"伤寒"部分作了整理，形成《伤寒论》。此后，历经东晋、南北朝等朝代更替，该书亦仍未得到广泛流传，直至唐·孙思邈撰《千金翼方》时才将其内容揽入书中九、十两卷，成为当今所能见及的《伤寒论》最早版本；此外，唐·王焘《外台秘要》亦收录了较多《伤寒论》条文，内容达十卷之多，与当今所见《伤寒论》内容相近，习称唐旧本。宋代，国家设立校正医书局，经高保衡、孙奇、林亿等搜罗校注，形成宋版本，由于是时印刷术已经发明，该书得以刻板刊行，为《伤寒论》理论流传奠定了坚实基础。惜宋版本已不可见，目前仅存明代赵开美的复刻本，较好地保留了宋版本的原貌。该版本共有前后十卷，是当今学习、研究《伤寒论》的重要蓝本，只是目前的教材多是有所选择，舍弃了其中第一卷辨脉法第一、平脉法第二，第二卷伤寒例、辨痉湿暍病脉证，第七卷辨不可发汗病脉证并治、辨可发汗病脉证并治，第八卷辨发汗后病脉证并治、辨不可吐可吐，第九卷辨不可下病脉证并治、辨可下病脉证并治，第十卷辨发汗吐下后病脉证并治等内容。

金·成无己《注解伤寒论》是第一本为《伤寒论》全文作注的重要著作，较好地保留了《伤寒论》的内容，成为后世所称的"成注本"。成注本又有明嘉靖年间汪济川校刊本与宣统年间徐熔校刊本，两者内容基本相似。

《伤寒杂病论》中的杂病部分经整理成为当今的《金匮要略》一书。

《伤寒论》理论对后世的影响深远，因为该书是第一本阐述辨证论治理论的专书，所以书名虽曰"伤寒"，实则抓住了中医辨治疾病最根本的规律，因而不仅对外感病，而且为后世临床各科的兴起与发展起到了奠基石样的作用，形成了临床以运用经方著称的经方学派。

《伤寒论》在医界广为流传后，历代医家更对其理论作了深入细致的研究，结合各自的理论认识及临床实践体会，形成了至为丰厚的研究积淀，在极大地丰富《伤寒论》原有理论的同时，不同领域的深入研究及不同学术流派特有的学术观点，都为《伤寒论》乃至整个中医学理论的发展与进步注入了强劲的动力。

三、《伤寒论》的学术渊源与成就

《伤寒杂病论》成书之前，中华民族对医药知识已积累了比较丰富的医疗经验，甚至有了较多理论相对丰厚的医药典籍，除了现在仍能见及的《内经》、《难经》、《神农本草经》及《五十二病方》等古医籍外，仲景在《伤寒论》原序中还明确提及了诸如《胎胪药录》、《阴阳大论》等医书，尽管相关书籍当今已经散佚，但对仲景医学理论的奠立肯定产生过或多或少的影响。此外，当时尚有较多医药经验散落民间，形成了医经派与医方派不同的中医

学术派别。所有这些都成为仲景写就《伤寒杂病论》的良好支撑。

《伤寒论》最显著成就是张仲景通过对存在于医经派、医方派理论中的合理内核进行巧妙整合，创造性地提出了理、法、方、药一线贯穿的"辨证论治"理论。其次，是在继承《素问·热论》六经分证理论基础上，以伤寒作为论述载体，创造性地把疾病错综复杂的证候及其演变加以总结、概括，提出了较为完善的六经辨证理论。同时，仲景还结合当时药物应用的经验与理论，创制了迄今仍在应用的、临床屡试屡验的众多复方，形成了中医方剂配伍及应用的系统理论。此外，作为一本来源于临床实践的医学专著，《伤寒论》不仅为外感疾病提出了辨证纲领和治疗方法，也给中医临床各科提供了辨证和治疗的一般规律，对后世医家具有很大的启发作用，诸如后世的温病学说等都是在《伤寒论》理论基础上的进一步发展。因此，《伤寒论》的成书为后世中医临床各科的兴起与发展起到了奠基作用。近年来开展的中西医结合研究也从《伤寒论》中汲取了不少有益的成分，并取得了引人注目的成果。当然，由于历史原因，书中不可避免地存在着某些唯心成分，需要批判地继承，并加以提高。

四、伤寒的涵义

《伤寒论》以"伤寒"得名，伤寒二字有广义、狭义之分。《素问·热论》中"今夫热病者，皆伤寒之类也"的"伤寒"概括了一切以发热为特征的疾病在内，《难经·五十八难》言及的"伤寒有五"则因其"有中风，有伤寒，有湿温，有热病，有温病"而包括了多种外感疾病在内，因此，不难发现，伤寒作为一类疾病的总称，包括了多种以发热为特征的外感疾病在内，这便是所谓的"广义伤寒"。汉代以降，各家对广义伤寒的范围进一步作了扩展，如宋·朱肱的《肘后方》认为"伤寒"是"贵胜雅言，总名伤寒，世俗因号为时行"，则包括了多种时行病在内，《小品方》亦认为伤寒乃"雅士之词，云天行温疫，是田舍间号耳"，其范围则更为扩大，包括了多种传染性疾病在内。因此，广义伤寒范围广泛，当包括所有由外邪所致的、以发热为特征的病证在内。

与广义伤寒不同，《难经·五十八难》言及的"有伤寒"中的"伤寒"属于狭义伤寒的范畴，是感受风寒之邪所致的、感而即发的病证。

从《伤寒论》具体内容分析，虽然更多从狭义伤寒立论，但也并非未述及温病，因此，其书名中的"伤寒"应该较广义伤寒的内蕴更深。仲景在具体论述中之所以详于风寒而略于温热，应是其欲藉狭义伤寒为论述载体，揭示广义伤寒乃至多种疾病辨治规律的、举一反三的妙着。

此外，中医学理论中的"伤寒"与现代医学论及的"伤寒"有着各自的内涵，两者既有区别，又有联系。

五、《伤寒论》的辨证方法

一般认为，《伤寒论》辨证方法应是六经辨证，其实不然。书中涉及的辨证方法还包括八纲、脏腑、经络、气血津液等不同辨证方法在内，甚至有了后世温病学辨证方法——卫气营血辨证及三焦辨证的萌芽。正因如此，《伤寒论》构建了多种辨证方法有机结合的辨证论治体系，这也是后世认为《伤寒论》为"辨证论治专著"的重要原因，该书成为后世多种辨证方法的滥觞。

1. 六经辨证 六经辨证是张仲景借用《素问·热论》六经分证理论构建的辨证模型。根据疾病过程中邪气盛衰、正气强弱及正邪力量的对比，将疾病发生、发展、演变的过程概括为太阳病、少阳病、阳明病、太阴病、少阴病及厥阴病等六种不同的病证类型，通过对相关病证类型诊断标准、病理生理及治法方药的系统论述，使得对疾病的认识及处治变得更为精确，为提高临床诊治水平奠定了基础，亦构筑了《伤寒论》一书几近完美的理论框架。

《伤寒论》在对六经辨证方法进行勾画的过程中，运用风寒之邪导致的外感病作为示范载体，通过对这一疾病发生、发展、演变过程病理生理的观察及其诊断、治疗规律的揭示，示例性地昭示了六经辨证的基本内涵。根据正邪消长转变、阴阳盛衰变化拟就治法、选定方药的思路与方法成为临床各科疾病诊治过程中必须遵循的共同规律。

2. 八纲辨证 八纲辨证是判断疾病阴阳、表里、寒热、虚实基本属性的辨证方法，《伤寒论》虽无"八纲辨证"之名，却有较多"八纲辨证"之实。如将三阳病划归阳病范畴、三阴病纳入阴病类中；据病证部位浅深，浅在者定为表，深在者看作里；病势亢进、阳邪偏盛者为热证，病势沉静、阴邪偏盛者为寒证；正气不足者为虚，邪气盛实者为实。由此较为系统地规定了八纲辨证的基本内涵。

作为诸种辨证的总概括，八纲辨证贯穿于六经辨证的始终，六经辨证是八纲辨证的系统化与具体化，六经辨证与八纲辨证两者相辅相成。如六经病中的任一经病都存在着表里部位的不同，更有着虚实、寒热、阴阳的分辨。正是通过对上述内容的界定，明确了六经病的基本属性与证候特征，为进一步辨识六经病提供了方法。

3. 脏腑辨证 人体是以五脏六腑为中心的有机整体。在疾病演变过程中，它们除表现出以六经病证为主的基本病理特征外，还常见五脏六腑的机能失常。六经病中的任一经病都可能兼、夹有一脏（腑）或多脏（腑）机能的紊乱，并在疾病过程中出现相关脏（腑）的病理表现，其中既可见太阳病伴膀胱机能失常这样的某经病与其对应脏腑机能失常同见的病证类型，更可见少阳胆邪干犯脾、胃这样的某经病与其非对应脏腑机能失常同见的复杂病证。通过对六经病病理演变过程中相关脏腑病理变化的观察、分析，不仅可为深刻认识六经病基本病理提供帮助，更可为临床复杂病证的辨治提供方法学参考。

4. 其他辨证方法 经络作为联系机体表里、内外、上下、脏腑的通道，在疾病过程中，常因相关经络循行部位经气运行的失常，出现诸如太阳病头项强痛、少阳病胸胁苦满、阳明病目痛鼻干、太阴病大腹满痛、少阴病咽干而痛、厥阴病巅顶头痛等特征临床表现，这些无疑是临床作出病证类型判断的重要依据，有时也是立法处方的重要参考，这便是经络辨证理论存在的意义。当然，应当明确的是，《伤寒论》提及的许多病证又非经络辨证所能概括，这也是其仅能作为《伤寒论》辨证补充的原因所在。

除经络辨证外，《伤寒论》中还有较多对气血津液病理变化的描述，更有诸如卫、气、营、血机能失常的相关病证记载，甚至还牵涉到三焦部位划分的内容，所有这些，都成为《伤寒论》辨证论治理论的重要组成部分，这些辨识疾病的方法与后世的气血津液辨证、卫气营血辨证及三焦辨证理论相比虽然显得至为稚嫩，却成为后世相关辨证理论得以成功构筑的先导。

六、六经病的传变

六经病包含的太阳病、少阳病、阳明病、太阴病、少阴病及厥阴病，构建了疾病由浅入深、由表入里、由轻到重的动态变化模型，反映了众多疾病发生、发展演变的全过程，完美地展示了疾病动态演变的规律。

《伤寒论》对六经病浅深、表里、轻重演变的描述通过传变来加以概括。所谓"传"是指疾病循着一定的趋向发展；"变"是指疾病在某些特殊条件下，不循一般规律而发生性质转变。传和变常相互并称。

《素问·热论》虽然早已认识到六经病传变的基本病理现象，但由于受"计日传经"说的约束，其理论的实践指导价值不高，张仲景批判地继承了《素问·热论》相关理论，跳出了"计日传经"说的框框，指出了传变与否不能拘于时日，而应以脉证为凭的科学判定方法。对影响疾病传变的因素，更从患病机体的正气强弱、感受病邪的轻重、治疗护理的当否等方面去加以全面认识，客观反映了疾病传变的本质。

通过对众多病证的仔细观察，大致得出邪盛正衰则疾病多由表入里、由阳转阴；正复邪衰则疾病多由里达表、由阴出阳。传变除表现为上述两大趋向外，《伤寒论》还提出了几种常见的传变形式，即合并、并病与直中。所谓"合病"是指六经病中两经以上疾病同时出现的复杂病证；"并病"是指一经病证未罢，其他经病证又起的复杂病证，与前者比较，并病的多经同病有着先后的时间顺序；"直中"则指病邪不经三阳而直犯三阴，导致三阴病证，包括直中太阴、少阴、厥阴等，多由于素体正气虚衰。

七、《伤寒论》的治则

《伤寒论》全书贯穿着以扶正、祛邪为核心的治则学思想，通过这一治则的具体应用，实现"扶阳气"、"存阴液"的治疗目的。在六经病辨治过程中，《伤寒论》不仅通过对汗、下、吐、和、清、补、温、消八法的灵活运用，使上述治则理论得到充分体现，而且还通过对复杂病证表里先后、轻重缓急及病证标本等相关内容的分析、判断，巧妙地将八法理论贴切地运用到临床实践中，极大地提高了治则指导下对复杂疾病的处治能力，实现了治则与治法的高度统一。

第一章
辨太阳病脉证并治

太阳亦称巨阳，包括足太阳膀胱和手太阳小肠。足太阳膀胱经，起于目内眦，上额，交巅，络脑，下项，夹脊抵腰，络肾属膀胱；手太阳小肠经，起于手小指外侧，循臂至肩，下行络心属小肠。由于经络的相互络属，使太阳与少阴构成了相互表里的紧密联系。

太阳主表，统摄营卫，有卫外功能，为六经藩篱。《素问·热论》云："巨阳者，诸阳之属也。其脉连于风府，故为诸阳主气也。"《灵枢·营卫生会》云："太阳主外。"故太阳之气行于体表，为六经之最外层，具有卫外的功能，因而有"太阳主表，为六经之首，总统营卫，而为一身之外藩"之说。

由于太阳统摄之营卫关乎人体肌表的防御机能，外邪侵袭机体，太阳首当其冲，故有"伤寒一日，太阳受之"之概述。太阳受邪而发病，首先侵扰的是营卫之气，因见营卫失和之脉症，这是太阳病的基本类型，临床以"脉浮，头项强痛而恶寒"为主要脉症。

由于体质强弱、感邪性质等的不同，太阳病又分为太阳中风证、太阳伤寒证、太阳温病等不同病证类型。此外，太阳病还因病情轻重之别，而有中风证、伤寒证证候表现的多样性，更有表郁轻证的相关证候区分，这些共同构成太阳病本证的基本内容。

当疾病在太阳本证基础上，兼有相关特殊症状或次要证候时，又会出现诸如兼项背强几几、喘及兼里热、里饮等不同的兼证。

太阳病的治疗，应据《内经》"其在皮者，汗而发之"之旨，以解表祛邪为原则，风寒者当辛温解表，风热者当辛凉解表。太阳中风证治以解肌祛风、调和营卫，方用桂枝汤。太阳伤寒证治以辛温发汗、宣肺平喘，方用麻黄汤。表郁轻证治以小发其汗，方用桂枝麻黄各半汤、桂枝二越婢一汤等。太阳病兼证的治疗原则为在主治方中随证进行加减。

太阳病篇除了表述以太阳表证为核心的内容外，更能以动态眼光观察疾病的发展、变化，着力于太阳病在不同因素影响下，疾病发生动态变化后多种情形的辨治，这便是篇中蕴量丰富的"变证"辨治内容。"观其脉证，知犯何逆，随证治之"的"变证"辨治原则不仅是太阳病"变证"辨治的条律，亦是其他五经病，乃至指导临床各科病证辨治的金科玉律。通过该部分内容的描述进一步生动地诠释了中医辨证论治理论的基本内涵。

由于变证一节牵涉到众多杂病及疑难病辨治，使得《伤寒论》对临床实践的指导价值得到进一步的彰显。变证中述及的诸如虚证、痞证、结胸等都是临床各科疾病中常见的病证类型，深入其中，能深刻领悟《伤寒论》不只论外感，而意在展示"辨证论治"规律的良苦用心。

篇中"类似证"一节，从鉴别诊断的视角，明确了与太阳病表现特别相似的相关病证的辨治要点，进一步烘托出中医"辨证论治"的基本精神。

第一节 太阳病纲要

一、太阳病提纲

【原文】

太陽之為病，脈浮，頭項強痛[1]而惡寒。（1）

【校注】

[1] 头项强痛：强，不柔和，有拘紧感。即头痛项背拘急，转动不柔顺貌。

【提要】

太阳病诊断要点。

【析义】

太阳主表而统营卫，为人身之藩篱，外邪伤人，太阳首当其冲，故谓"太阳为六经之首"。太阳肌表受到外邪侵袭后所产生的证候称之为太阳病。其脉症揭示了太阳受邪、太阳经气机能失常的基本病理特征。作为辨太阳病的脉症提纲，凡见有上述脉症者即为太阳病，换言之，凡称太阳病者，亦应多见此类脉症。

脉浮，为外邪袭表，卫气向外抗邪的反映，提示病位在表。头项强痛，指头痛连及项部而强直不柔和，由于太阳经脉上额交巅，还出别下项，太阳受邪，经脉之气被遏，是以头项强痛。恶寒，即厌恶寒冷。太阳受邪，卫气"肥腠理、温分肉"等功能失职，肌表卫气之温煦异常，故有厌恶寒冷之感。恶寒是太阳病的必见之症，而且贯穿于太阳病的始终，故有"有一分表证，便有一分恶寒"的说法。

二、太阳病分类提纲

【原文】

太陽病，發熱，汗出，惡風，脈緩者，名為中風[1]。（2）

【校注】

[1] 中（zhòng 众）风：中，伤也。中风，即伤风，是风寒表证的一种特殊类型，非指口眼歪斜，半身不遂的中风证。

【提要】

太阳中风证的诊断要点。

【析义】

此条承上条而来，是在前述太阳病诊断基础上，提出太阳病中风证的诊断要点。作为太阳病的一种特殊类型，其表现是在太阳病提纲证基础上复见发热、汗出、恶风、脉缓等症。

太阳中风既是承上条太阳病而来的特殊类型，临床当见及前条之"脉浮，头项强痛而恶寒"等症。因为风寒伤犯肌表，正气奋起抗邪故见发热；腠理疏松，复加邪犯，卫外失固，故见风而恶；腠理疏松，营失内守，故径自汗出；脉在浮基础上复见缓，乃汗出后脉管舒缓无力之象。

中风虽似以"风"为主，实则不然，而是风寒俱受；中风表现亦非只恶风，而应与第1条太阳病见"恶寒"互为参照。

【原文】

太陽病，或已發熱，或未發熱，必惡寒，體痛，嘔逆，脈陰陽俱緊[1]者，名為傷寒[2]。（3）

【校注】

[1] 脉阴阳俱紧：阴阳，指尺寸而言。紧，与缓相对，指脉体紧束、紧张之象。脉阴阳俱紧，即脉之寸、关、尺三部均现浮紧之象。方有执说："阴谓关后，阳谓关前。俱紧，三关通度而急疾，寒性强劲而然也。"

[2] 伤寒：证候名。伤寒有广义和狭义之分。此指狭义伤寒，用指风寒外袭所致的表实证。

【提要】

太阳伤寒证的诊断要点。

【析义】

太阳伤寒是太阳病的又一证候类型，其表现自然当见及脉浮、头项强痛而恶寒等太阳病之共同表现。由于风寒郁闭肌表程度不同，其表证轻重有异，临床上可见发热与未发热两种不同表现。表寒郁闭相对较轻，正气迅捷与邪相争，病初即见发热之象；表寒郁闭太重，正气郁甚而未能及时与邪相争，病之初期仅见恶寒而未见发热，虽仅见恶寒但其证非为阳虚，当注意明辨。由于风寒郁闭，不仅卫气闭郁，更因寒性收引而致营气郁滞，"不通则痛"则见体痛。条文未言及有汗无汗，但从营阴郁滞的病理分析，是证当以无汗为特征。营阴郁滞，脉道收引，是以脉见紧象，结合太阳病脉浮，太阳伤寒证脉候当以寸关尺俱浮紧为特征。

因肺主皮毛，而手太阴肺经起于中焦，下络大肠，还循胃口，故风寒外束肌表，肺气失宣，肺经气不利，经气逆而扰动胃口开合，胃气上逆因见呕逆之症。

太阳伤寒证与太阳中风证相较，虽同为感受风寒之邪的风寒表证，但因病人体质不同，有汗多肌疏及无汗腠闭的不同病理表现，这是表虚、表实分辨的由来，其中虚、实具有特殊含义，"虚"非为正气不足，应当明确。就其证候判断标准而言，太阳中风表虚证以汗出为特征，太阳伤寒表实证以无汗为辨证要点。

【原文】

太陽病，發熱而渴，不惡寒者，為溫病[1]。若發汗已，身灼熱者，名風溫[2]。風溫為病，脈陰陽俱浮，自汗出，身重，多眠睡，鼻息必鼾，語言難出。若被下者，小便不利，直視失溲，若被火者，微發黃色，劇則如驚癇，時瘛瘲[3]，若火熏之，一逆尚引日，再逆促命期。（6）

【校注】

[1] 温病：古代证候名。是温热之邪所致的外感疾病，属广义伤寒范畴。

[2] 风温：太阳温病误用辛温发汗后的一种变证。与后世《温病学》的风温不同。

[3] 瘛疭（chìzòng 赤纵）：手足抽搐。

【提要】

太阳温病诊断要点及误治后的变证。

【析义】

"太阳病，……，为温病"一段，行文风格堪比第1、2两条，所述内容应与两条相似，意在阐明太阳病又一病证类型的诊断要点。既属太阳病又一病证类型，如前所述，当见太阳病的共同脉症，即"脉浮、头项强痛而恶寒"等。历代医家比较一致的看法是，此处"不恶寒"当作"微恶寒"更为确切，而验之临床，此说亦更符合实际，只是由于本证缘于感受温热之邪，是风热伤卫而卫失固外，故其恶寒程度、持续时间远较风寒表证为轻、为短。

基于上述认识，太阳温病应以发热、头痛、口渴、微恶寒、脉浮数为诊断要点。与中风、伤寒相比，其突出特点为发热而渴，恶寒轻微，反映了温邪犯表，化热伤津，营卫失和的病理特点，故以此等症作为太阳温病的提纲。盖温为阳邪，侵及人体，扰乱营卫，耗伤阴津，故发病之初，发热同时即见口渴，是为温病辨证要点中之要点。

与太阳中风、太阳伤寒病证相较，本条侧重病因在疾病发生中的主导作用，虽然中医对病因学认识强调"受本难知，因发知受"，但一味忽视外邪的理念也是片面的，其实，《伤寒论》亦十分注重致病邪气的区分，于太阳温病可见一斑。

太阳温病为感受温热之邪所致，证属表热，其治当以辛凉解表为法，以透达表邪。若误以辛温之法治之，则因辛温助热而易致变证发生。其"若发汗已"即是指误用辛温之剂发汗，所以产生了名为"风温"的变证。盖辛温发汗，则助热伤津。热邪炽盛，则见身灼热；热势充斥于机体内外，则脉阴阳俱浮；热盛迫津外泄，则自汗出；热盛伤气，气随津泄，加之热阻经络，气血不达，则身重；热盛神昏，则多眠睡；心主言，舌乃心之苗，鼻为肺之窍，风煽热炽，心肺不利，则呼吸时鼾声由作，语言难出。

太阳温病为表热之证，其治当崇"其在皮者，汗而发之"之旨，治用辛凉解表，不只忌用辛温，寒凉攻下亦不可用。误用下法易致阴伤邪陷之变证。阴液大伤、生化无源则小便不利；阴精无以上奉，目失所养则直视而转动不灵；邪陷而心窍被蒙则心主失用，二便失禁。

太阳温病更不可以火法劫汗，误用火法则劫阴助热，轻则火热相熏灼，瘀热郁蒸，身发黄色，晦暗而如火熏；重则热迫神明，肝风内动，加之热伤津液，筋脉失养，则手足时时抽动如惊痫之状。

本条作了太阳温病误治变证的举例，旨在示人临床上要详于辨证，尽可能减少误治。同时，温病误治，变证演变迅速且病情深重，一次失误，只是有拖延病程之虞，犹可救治，若一误再误，则有危及生命之险，故仲景谆谆告诫："一逆尚引日，再逆促命期。"

三、辨病发于阳、病发于阴

【原文】

病有發熱惡寒者，發于陽也；無熱惡寒者，發于陰也。發于陽七日愈，發于陰六日愈，以陽數七陰數六[1]故也。（7）

【校注】

[1] 阳数七，阴数六：火为阳，水为阴，因火的成数为七，水的成数为六，故谓阳数七，阴数六。七天是阳证的转折点，六天是阴证的转折点，故有"七日愈"、"六日愈"之说。

【提要】

外感病阴阳属性判断及其愈期预测。

【析义】

阴阳作为八纲辨证的总纲，对把握疾病性质具有十分重要的意义，仲景以恶寒同时是否伴见发热对其作出判断。有发热说明正气充盛，能与邪相争，是病在阳；病入三阴，正气虚衰，不能与邪相争，一般无发热之证。值得指出的是，仲景指出的阴阳定性标准应是针对大多数情况而言，不可一以概之，即如"无热恶寒"虽绝大多数是病发于阴，但正如前第3条所述太阳伤寒证一样，亦有太阳伤寒证初起见恶寒而不发热者，与病在于阴者不可混淆。因此，对证候性质的把握不仅应知其常，更要达其变。

有关愈期预测和推断的说法缘自伏羲河图生成数之词，此处的意义在于说明疾病发展、演变是可以预测和推断的，但具体的日数则决定于天时、病情、治疗等多种因素，不可拘执。

四、辨病之传变与否

【原文】

傷寒一日，太陽受之，脈若靜[1]者，為不傳[2]；頗欲吐，若躁煩，脈數急者，為傳也。（4）

傷寒二三日，陽明少陽證不見者，為不傳也。（5）

【校注】

[1] 脉若静：指脉与证符，如伤寒脉紧，中风脉缓，无数急之象。

[2] 传：传经。谓疾病之发展变化。

【提要】

判断疾病是否传变，应以脉症为依据。

【析义】

仲景设此两条，意在反复强调判断疾病的传变与否，其依据当以脉症为凭。第4条指出即使伤寒一日也有传与不传之辨；第5条则明确指出尽管伤寒已二三日，也有仍在太阳而不传阳明、少阳者，可见病程长短不是疾病传变的唯一因素。

两条分别从病程长、短两个不同角度来说明疾病传变与时日无关，而应以脉症为凭，合看则有发隐就明之妙。

【原文】

太陽病，頭痛，至七日以上自愈者，以行其經盡[1]故也；若欲作再經者，針足陽明，使經不傳則愈。（8）

【校注】

[1] 行其经尽：经，这里指太阳经。行其经尽，是指邪气在太阳经逐渐减退而消失。

【提要】

太阳病自愈之机与截断传经的方法。

【析义】

"太阳病，头痛，至七日以上自愈者，以行其经尽故也。"既称太阳病，除头痛外当有恶寒、发热、脉浮等脉症，此处只云头痛，是一种省文。七日以上自愈，可见七日之内病邪仍在太阳，"以行其经尽"则是其自愈的机转，是指邪气在太阳经逐渐减退而消失。前述第7条云："发于阳者，七日愈。"《素问·热论》云："七日巨阳病衰，头痛少愈。"因病经七日，又不内传，说明正气能够抗邪，邪气经过七日亦会自然衰退，正胜邪却，故有自愈之机。

疾病既有自愈可能，也有传变之机，如何预防和截断其传变，仲景以太阳传阳明为例，指出"针足阳明，使经不传则愈"的预防方法，因针刺足阳明经穴，能使其经气流通，抗病之力增强，则正能胜邪，可阻止疾病发展，或使病程缩短，促病向愈。这一预防治疗手法堪为后世效法，为中医预防医学发展提供了可资借鉴的思路与方法。

五、太阳病欲解时

【原文】

太陽病，欲解時，從巳至未上[1]。（9）

【校注】

[1] 从巳至未上：巳、午、未三个时辰，即现在9时后至15时前的6小时。正值午前午后，是一天中阳气最隆盛的时间。

【提要】

太阳病将要解除的大概时段。

【析义】

本条依据"天人相应"理论立论。人与自然是一个整体，自然界不同时辰伴随着与之相对应的阴阳消长，并直接影响着人体的生理、病理。巳、午、未正值一天中阳气最隆盛的时段，人体的阳气可随自然界的阳气而盛于外，有助于驱散表邪，故可推测此一时段为太阳病欲解的大概时辰。

疾病之欲解，虽与自然界阳气的盛衰有关，但作为一种外部因素，并不能起决定作用。病解与否，取决于邪正之进退，其中患者正气的充实与否才是其根本。当然，是否存在疾病兼夹等，也是不可忽视的影响因素。总之，对疾病欲解与否的判断必须依赖综合分析，时辰不是唯一条件，对此条所言须灵活看待，不可过分拘执。

第二节　太阳病本证

一、中风表虚证

（一）桂枝汤证

【原文】

太陽中風，陽浮而陰弱[1]，陽浮者，熱自發，陰弱者，汗自出，嗇嗇[2]惡寒，淅淅[3]惡風，翕翕發熱[4]，鼻鳴[5]乾嘔者，桂枝湯主之。（12）

桂枝湯方

桂枝三兩（去皮），芍藥三兩，甘草二兩（炙），生薑三兩（切），大棗十二枚（擘）。

上五味，㕮咀[6]三味。以水七升，微火煮取三升，去滓，適寒溫，服一升。服已須臾，歠熱稀粥一升餘，以助藥力。溫覆令一時許，遍身漐漐[7]微似有汗者益佳，不可令如水流離，病必不除。若一服差，停後服，不必盡劑。若不汗，更服依前法。又不汗，後小促其間，半日許令三服盡。若病重者，一日一夜服，周時觀之。服一劑盡，病證猶在者，更作服，若不汗出者，乃服至二三劑。禁生冷、粘滑[8]、肉麵、五辛[9]、酒酪[10]、臭惡[11]等物。

太陽病，頭痛，發熱，汗出，惡風，桂枝湯主之。（13）

【校注】

[1] 阳浮而阴弱：一指营卫，卫气浮盛，故称阳浮；营阴不足，故称阴弱。一指脉象，轻按则浮，故称阳浮；重按见弱，故称阴弱。

[2] 嗇嗇（sèsè 色色）：嗇，悭吝畏怯貌，形容恶寒畏缩的状态。

[3] 淅淅（xīxī 息息）：淅，细雨夹风之声，形容畏风之状。

[4] 翕翕（xíxí 稀稀）发热：翕，南阳方言，南阳地区将寒冷时烤火取暖称翕火，翕翕发热形容热在皮肤，且与恶寒并见。

[5] 鼻鸣：鼻中窒塞不通，气息不利发出的鸣响。

[6] 㕮咀（fǔjǔ 府举）：古代制剂法。古代无铁器，将药用口咬细。在此指将药物碎成小块。

[7] 漐漐（zhézhé 折折）：漐，小雨不辍也。形容微汗，皮肤潮润。

[8] 粘滑：粘，谷类含胶性者。滑，菠菜、莴苣之类。

[9] 五辛：据《本草纲目》为大蒜、小蒜、韭、胡荽、芸苔。

[10] 酪：动物乳类及其制品。

[11] 臭恶：指有特殊气味或不良气味的食品。

【提要】

太阳中风证的临床表现、病机、治法及方药。

【析义】

第12条冠以"太阳中风"，当与第1条"脉浮，头项强痛而恶寒"、第2条"发热，汗出恶风，脉缓"参看。

正常情况下，卫行脉外，职司"温分肉，充皮肤，肥腠理，司开合"，营行脉中，"内溉五脏六腑，外濡四肢百骸"，营卫协调有序。风寒之邪侵袭人体，太阳体表受邪，营卫之气受扰，卫气奋起抗邪，趋向于外，与邪相争则见发热、脉浮，故曰"阳浮者热自发"；卫气受邪，失于固密，营阴不能内守，泄漏于外，则见汗出、脉缓，故曰"阴弱者，汗自出"；卫气为风寒所袭，失其"温分肉"之职，加之汗出肌松，故见恶风、恶寒。太阳中风为表证，正邪交争于体表，其热在于肌表皮肤，故曰"翕翕发热"。肺外合皮毛，肺气通于鼻，外邪袭表，肺气不利，则见鼻鸣；肺经起于中焦，下络大肠，还循胃口，风寒犯肺，肺之经气受扰，胃口失于正常开合，胃气上逆，因见干呕。诸症反映出风寒犯表，卫强营弱，营卫失和，肺胃之气失利的基本病理，仲景概称为"阳浮而阴弱"。

第13条以"太阳病"冠首，只有头痛、发热、汗出、恶风四个症状，与第2条太阳中风证证候比较，以"头痛"易"脉缓"，足见脉候并非证候诊断的主要依据，临床当以证候为审证要点。即凡见发热、恶风、头痛、汗出者，皆可确认为太阳中风证，用桂枝汤主治。

第12条太阳中风证既有渐渐恶风，又有啬啬恶寒，说明恶风、恶寒二者只是轻重程度不同。结合第13条只言症状而不言脉象可知，太阳中风并非只恶风而不恶寒，脉候亦未必定见浮缓。

上述两条，尽管症状表现有差异，但都拥有"风寒外袭，腠理疏松，卫不外固，营不内守"的共同的病机，其治当解肌祛风，调和营卫，以桂枝汤主治之。所谓"主之"，为证、方的对，不须顾虑，可信任用之。

桂枝汤以主药命名，为《伤寒论》中的第一方，后人誉为群方之魁。方中桂枝辛温，温经通阳，散寒解表。芍药酸苦微寒，敛阴和营，二者等量相配，一辛一酸，一散一敛，一开一合，于解表中寓敛汗养阴之意，和营中有调卫散邪之功，可调和营卫。以脾胃为营卫生化之本，故又用生姜、大枣益脾和胃。生姜辛散止呕，助桂枝以调卫。大枣味甘，补中和胃，助芍药以和营，姜、枣合用，亦有调和营卫之功。炙甘草补中气且调和诸药，与桂枝、生姜等辛味相合，辛甘化阳，可增强温阳之力；与芍药等酸味相配，酸甘化阴，能增强益阴之功。诸药相伍，不仅能外调营卫，而且内和脾胃，滋阴和阳。外证得之，解肌祛邪，内证得之，调脾胃，和阴阳，因此无论外感、杂病，只要符合营卫不和、脾胃不和或阴阳不和之机，使用本方皆有良效。

煎服法：①上五药切碎，文火浓煎1次，分3次温服。②若一服汗出病解，停后服，不必将一剂药全部服尽。③若服后未出汗，可再服1次。若第2次服后仍不汗出，可缩短服药时间，半天左右将一剂药服完。④服完一剂，病证仍在者，可继续服用，若不出汗者，可服至二三剂。

调护法：①服药后大口喝热稀粥一碗多，益胃气以助药力发汗。②药后应覆盖衣被，温助卫阳，以利发汗。③应取微汗。以全身湿润，手足俱有，汗出轻微为度，切不可大汗淋漓，以免伤阳损阴。④药后注意观察，病情较重者，因须昼夜服药，故当24小时留心观察，汗出停药。⑤药后忌口。凡生冷、粘滑、肉面、五辛、酒酪、臭恶等物，均应禁食，以防损伤胃气，降低抗病能力，或发生其他变化。

【研讨】

本方是一首秘阴和阳、内和脾胃、外调营卫、解肌祛风、温通降浊、扶正祛邪的良方，临床上，尽管证候表现不一，但只要符合"卫强荣弱"（营卫不和）的基本病机，均可使用该方，且皆有良效，故被后世誉为"群方之魁"、"解肌发汗，调和营卫之第一方"。

【原文】

太陽病，初服桂枝湯，反煩不解者，先刺風池[1]、風府[2]，卻與桂枝湯則愈。（24）

太陽病，外證未解，脈浮弱者，當以汗解，宜桂枝湯。（42）

傷寒發汗已解，半日許復煩，脈浮數者，可更發汗，宜桂枝湯。（57）

太陽病，發熱汗出者，此為榮弱衛強，故使汗出，欲救邪風者[3]，宜桂枝湯。（95）

【校注】

［1］风池：足少阳胆经穴名。在枕骨粗隆直下凹陷处与乳突之间，当斜方肌和胸锁乳突肌之间取穴。

［2］风府：督脉经穴名。在后项入发际1寸，枕骨与第一颈椎之间。

［3］欲救邪风：救，此为解除、治疗之意。邪风，即风邪。指治疗风邪引起的太阳病。

【提要】

太阳病桂枝汤证证候表现多样性的例举。

【析义】

四条均为太阳表证，均用桂枝汤治疗，但其临床表现不一，反映出同一证候由于正、邪力量的对比，证情可能存在"量"的些微差异。

24条在太阳病首次用桂枝汤后反见"烦不解"，颇似用辛温解表剂后邪入于里，化热扰动心神之象，然文中并无口渴、不恶寒而恶热、脉数等里热症状，结合其后治疗以"先刺风池、风府、却与桂枝汤"分析，其烦绝非入里化热之症。究其机理，为表邪侵入较多，初服桂枝汤邪不得解，正气得药资助后，与邪抗争趋于剧烈，因见"反烦不解"之象。唯其邪多，故一服邪不得去而反增心烦，总属病重药轻之故。治当先用针刺泄邪，其邪已得部分泄除，再投桂枝汤，则能药到病除。

42条在阐述太阳病的同时，特别强调其脉象"浮弱"，与前述太阳中风"标准证"的"浮缓"相比，略有不同，究其缘由，实由正气相对较弱所致，是正虚而脉鼓动无力之象，因尚未至太虚，故仍可用桂枝汤调和之剂治疗。基于病人正气相对较弱的情形，方、证已有所偏倚，故曰"宜桂枝汤"，含有虽可用却有所保留的意思。

57 条继发于伤寒应用麻黄汤等发汗之法后，由于余邪复聚或重感外邪，致病证复作，见心烦、脉浮数等。见此等证，颇似邪已化热，至少亦应属风热在表，但仲景仍以桂枝汤辛温治之，究其原因，是心烦、脉数非只为热证所见，而是邪气殊盛，正、邪交争剧烈的病理表现，与发热非热证、心烦非里热当合参。当然，心烦、脉浮数之所以能用桂枝汤，是病人仍能见及发热、恶寒、头痛、口不渴等表寒之象，若为里热或表热所致则断不可用之。

95 条侧重桂枝汤证"荣弱卫强"基本病机阐述，当与前 12 条参合理解。所谓卫强非为卫气旺盛，而是卫气在邪气侵扰下出现了正邪纷争剧烈的临床表现，由此曰"强"，实为病理术语；所谓"弱"亦不同于虚弱之弱，而是因营不内守而外溢，或是与卫气机能表现出的亢旺相比，其象显"弱"。正是由于卫、营之间出现了如此不相协调的改变，因而证见"发热汗出"的表现，这是风寒外邪所致的结果，故当用桂枝汤解散肌表之邪。

所列四条条文分述了太阳病桂枝汤证因正气强弱、邪气多少不同导致证候表现的些微差异，这应该是中医对证候"质同量不同"的进一步阐述，充分体现出中医辨证时注重"量"辨的思维观念。

【原文】

病常自汗出者，此為榮氣和^[1]，榮氣和者，外不諧^[2]，以衛氣不共榮氣諧和故爾。以榮行脈中，衛行脈外。復發其汗，榮衛和則愈，宜桂枝湯。（53）

病人藏無他病，時發熱，自汗出而不愈者，此衛氣不和也。先其時發汗則愈，宜桂枝湯。（54）

【校注】

[1] 荣气和：营气未受邪。

[2] 外不谐：卫气发生了病理变化而不调和。

【提要】

营卫不和致杂病自汗出的症治。

【析义】

条文未言"太阳病"，且无恶寒发热，头痛脉浮等症，说明其"自汗出"非为感受外邪的太阳中风证，当属杂病范畴。

54 条与 53 条相比，虽同为营卫不和，亦同用桂枝汤，但寓意更为丰富。首先，从其"先其时发汗则愈"句，可悟出本证自汗、发热非为持续状态，而是呈阵发性，据此亦可推知，53 条"常自汗出"的"常"字与第 54 条"时发热"的"时"字意义相近，都是间断出现之意。其次，据"先其时发汗"句，又示该类病人治疗当注意服药时机，由此可进一步悟知疾病治疗能否获效，除与辨证、处方、遣药及煎服法有关外，服药时间的选择亦很重要。本条提出的"先其时"服药方法，能对疾病产生截断效应，对呈间断反复发作性疾病的治疗，具有普遍性指导意义。

（二）桂枝汤禁忌

【原文】

桂枝[1]本为解肌[2]，若其人脉浮紧，發熱汗不出者，不可與之也。常須識此，勿令誤也。（16下）

【校注】

[1] 桂枝：此处指桂枝汤。

[2] 解肌：解除肌表之邪。

【提要】

伤寒表实证不可用桂枝汤。

【析义】

本条采用证候对比的叙述形式，指出伤寒表实证禁用桂枝汤。因桂枝汤本为解肌祛风，调和营卫之剂，其用虽可祛风，但非为发汗解表。调和营卫，解除肌表之邪即所谓"解肌"，不同于麻黄汤的开腠发汗。若脉浮紧、发热汗不出，乃是伤寒表实之证，治当麻黄汤发汗，非桂枝汤所能胜任，故曰"不可与之"。桂枝汤与麻黄汤同为辛温解表之剂，但一治太阳中风表虚证，一治太阳伤寒表实证，分清其间不同极为重要，若表实之证误投桂枝汤，病重药轻，病邪不除，每酿变证多端，故仲景有"常须识此，勿令误也"之训。

【原文】

若酒客[1]病，不可與桂枝湯，得之則嘔，以酒客不喜甘[2]故也。（17）

【校注】

[1] 酒客：指平素嗜酒之人。

[2] 甘：甜味之品。

【提要】

湿热内盛者禁用桂枝汤。

【析义】

酒客为常饮酒之人，多有湿热蕴于体内，这是禁用桂枝汤的根本原因，由此可见，酒客仅是湿热内盛的互辞。因湿热内盛，复用桂枝汤则甘能助湿、温能助热，不仅不能达解肌之效，反有致热盛上涌、胃气上逆之趋，因致呕吐，甚至有伤及血络，或化为脓血之变。

若虽为酒客，但体内未有湿热，则患中风表证时仍可用桂枝汤。与此相对，若其人素体湿热内盛，即或滴酒不沾，则患中风表证亦当禁用桂枝汤。

鉴上，读仲景书当悟其主旨，而不必泥于句中。

（三）兼证

1. 桂枝加葛根汤证

【原文】

太陽病，項背強几几[1]，反汗出惡風[2]者，桂枝加葛根湯主之。（14）

桂枝加葛根湯方

葛根四两，麻黄三两（去節），芍藥二两，生薑三两（切），甘草二两（炙），大棗十二枚（擘），桂枝二两（去皮）。

上七味，以水一斗，先煮麻黄、葛根，減二升，去上沫。内諸藥，煮取三升，去滓。溫服一升，覆取微似汗，不須歠粥，餘如桂枝法將息[3]及禁忌。

臣億等謹按：仲景本論，太陽中風自汗用桂枝，傷寒無汗用麻黄，今證云汗出惡風，而方中有麻黄，恐非本意也。第三卷有葛根湯證云，無汗惡風，正與此方同，是合用麻黄也，此云桂枝加葛根湯，恐是桂枝中但加葛根耳。

【校注】

[1] 项背强几几（jǐnjǐn 紧紧）：几几，南阳地区方言，有拘紧、固缩之意。项背强几几，形容项背拘急不适，转动俯仰不利之状。

[2] 反汗出恶风：反，反而。太阳病项背强几几，多无汗恶风，今见汗出，故曰反。

[3] 将息：调理休息，指服药后护理之法。

【提要】

太阳病桂枝汤证兼太阳经输不利证的症治。

【析义】

太阳病，汗出恶风，为太阳中风证，项背部出现拘急不能自如俯仰，是太阳经输不利较重的表现。缘自风寒之邪外袭，津液不能敷布，太阳经脉失于濡养。因"项背强几几"多见于表邪郁闭较甚无汗之时，今中风表虚自汗复见此症，异乎寻常，故曰"反"。

与第1条太阳病提纲证"头项强痛"相比，项背强几几其部位更加广泛，向下延及背部，反映太阳经气郁滞，经输失养至重，故列为兼证。

治以解肌祛风，升津舒经，方用桂枝加葛根汤。方中桂枝汤解肌祛风，调和营卫；葛根味甘性平，功能解肌、退热、升津、濡经，是治项背强痛的要药。葛根加入桂枝汤中，既能升津液濡经脉，又能助桂枝汤解肌祛邪。

【研讨】

方中药物，原本有麻黄，但据林亿考证，当无麻黄，结合证属中风表虚自汗的特征表现，林氏所言为是。

2. 桂枝加厚朴杏子汤证

【原文】

喘家[1]作，桂枝湯加厚樸杏子佳。（18）

桂枝加厚樸杏子湯方

桂枝三两（去皮），甘草二两（炙），生薑三两（切），芍藥三两，大棗十二枚（擘），厚樸二两（炙，去皮），杏仁五十枚（去皮尖）。

上七味，以水七升，微火煮取三升，去滓，溫服一升，覆取微似汗。

太陽病，下之微喘者，表未解故也，桂枝加厚樸杏子主之。（43）

【校注】

[1] 喘家：指素有喘疾的人。

【提要】

太阳病桂枝汤证兼喘的症治。

【析义】

"喘家作"指患者素有喘病，因外感风寒而诱发。风寒外感，内迫于肺，肺失宣降，气逆则喘咳乃作。以其外有风寒，营卫失和，故当用桂枝汤加减治疗，其证候表现当有太阳中风证相关见症，如发热、汗出、恶风、脉缓等。治以解肌祛风，调和营卫，兼降气平喘，方用桂枝加厚朴杏子汤。方中桂枝汤解肌祛风，调和营卫，解散表邪；厚朴、杏仁降气、消痰、平喘，为平降肺逆之要药。合方共奏解散表邪，降肺平喘之功。

【研讨】

43 条见于太阳病误下后，"表未解"说明中风证仍在；"微喘"缘于误下扰动肺气，致肺气上逆。与 18 条相较，此为太阳病误下引起，彼为新感引动宿疾，两者来路不同，但基本病机一致，故治法方药相同。

鉴上，中医辨治要在抓住当下所见病证属性，其来路虽是重要参考，但不是唯一依据。

3. 桂枝加附子汤证

【原文】

太陽病，發汗，遂漏不止[1]，其人惡風，小便難[2]，四肢微急[3]，難以屈伸者，桂枝加附子湯主之。（20）

桂枝加附子湯方

桂枝三兩（去皮），芍藥三兩，甘草三兩（炙），生薑三兩（切），大棗十二枚（擘），附子一枚（炮，去皮，破八片）。

上六味，以水七升，煮取三升，去滓，溫服一升　本雲：桂枝湯，今加附子，將息如前法。

【校注】

[1] 漏不止：即汗出不止。

[2] 小便难：指小便量少而不通畅。

[3] 微急：微，轻微；急，拘急，屈伸运动不能自如。四肢微急，指四肢屈伸运动有轻微不能自如的状态。

【提要】

太阳病过汗致阳虚液亏的症治。

【析义】

汗法是治疗太阳病的基本方法，但发汗要谨守"适度"原则。仲景于桂枝汤方后注明确指出发汗当"遍身漐漐微似有汗者益佳，不可令如水流漓，病必不除"，概言发汗既不可不彻，也不可太过，而是遍身微汗为佳。

本条"太阳病，发汗，遂漏不止"，是因发汗不如法，致表阳外散。卫阳虚则肌表不固，因而汗出不止，即所谓"遂漏不止"；阳加于阴谓之汗，汗出太多不仅伤阴，更会导致阳气耗伤，阳虚则肌表失于温煦，是以恶风；阴液不足，化源不继，加之阳虚气化不利则小便难而不畅；阳虚液亏，阴阳俱虚，筋脉得不到温煦濡养，则四肢微急，难以屈伸。方用桂枝加附子汤复阳固表为先，俾阳复则表固汗止，汗止则阴液得敛，小便难、四肢微急诸证自得痊愈。如此立法，充分体现出中医"有形之阴不能速生，无形之阳急当速固"的治疗学思想。

本证或有表证不解，因见恶风等象，但方中虽用桂枝汤，而重点在和营卫、益阴阳，而非为解表，因本证漏汗致阳虚液亏，表证已退居次要地位，故即或兼有表证，亦属次要矛盾，营卫阴阳俱伤才是该证病机关键。方用桂枝加附子汤重在调阴阳、和营卫、温阳固表。本方是桂枝汤加炮附子一枚，并加重甘草量组成。方中以桂枝汤调和营卫、益阴助阳，加炮附子温经复阳以固表止汗，俾阳气得补、营卫和调，则卫外复常而汗漏自止。

4. 桂枝去芍药汤证

【原文】

太陽病，下之後，脈促[1]，胸滿者，桂枝去芍藥湯主之。（21）

桂枝去芍藥湯方

桂枝三兩（去皮），甘草二兩（炙），生薑三兩（切），大棗十二枚（擘）。

上四味，以水七升。煮取三升，去滓，溫服一升。本雲：桂枝湯，今去芍藥，將息如前法。

【校注】

[1] 脉促：指脉象急促，不是脉来数而时一止者。钱天来说："脉促者，非脉来数时一止，复来之促也，即急促亦可谓之促也。"

【提要】

太阳病误下后胸阳损伤轻证症治。

【析义】

表证误下，最易导致表邪内陷的变证，本条"太阳病，下之后，脉促胸满"是表证误下所致之胸阳损伤变证。胸满乃胸阳伤而不得布展所致；脉促是误下后邪虽陷但未至全陷，正气仍有郁而求伸、托邪外出之机，参照《伤寒论》第34条"脉促者表未解"及第140条"太阳病下之，其脉促，不结胸者，此为欲解也"，可知脉促乃正气抗邪于外之征，与第15条"其气上冲者"同义。所异者有胸满一证，综观之，证属胸阳虽伤但未至太甚，邪气虽陷但未至完全，故尚有求伸外达、托邪向外之势。治疗时重在辛甘化阳，助阳气以驱邪达表，用桂枝汤去芍药主治。方中桂枝、甘草辛甘合化阳气、桂枝、生姜辛温通阳，生姜、大枣、甘草益胃健脾，奠立中焦，资生气血。所以去桂枝汤中芍药，是因其阴柔，有碍胸中阳气的宣通。

【研讨】

本方功效与前述桂枝加附子汤相仿，重在调节机体阴阳，而不在解散表邪，即或有用于表证不除，且用后表证得解者，亦是正气得助后，驱邪外出的结果，非本方直接发挥解表作用。

5. 桂枝去芍药加附子汤证

【原文】

若微寒[1]者，桂枝去芍藥加附子湯主之（22）

桂枝去芍藥加附子湯方

桂枝三兩（去皮），甘草二兩（炙），附子一枚（炮，去皮，破八片），生薑三兩（切），大棗十二枚（擘）。

上五味，以水七升，煮取三升，去滓，溫服一升。本雲：桂枝湯，今去芍藥加附子，將息如前法。

【校注】

［1］ 微寒：指脉微而恶寒。

【提要】

太阳病误下后胸阳损伤重证症治。

【析义】

本条紧随上条，其证相近，只是阳伤殊重，故见脉微而恶寒怕冷等症状，参见前条，亦当有胸满等症，只是证情更重。治以温经助阳，宣通气机，方用桂枝去芍药加附子汤。方中桂枝、甘草辛甘合化阳气，桂枝、生姜辛温通阳，生姜、大枣、甘草益胃健脾，奠立中焦、资生气血。更加附子以温经复阳，增强温阳之力。较前证相比，胸阳更虚，故更须去桂枝汤中芍药，虑其阴柔，有碍胸中阳气。

【研讨】

与前证桂枝去芍药汤证比较，本证以恶寒及脉微等阳虚见症为特征，桂枝去芍药汤证因阳气损伤较轻，故见脉促，一般并无明显恶寒。

与桂枝加附子汤证相较，本证以胸中阳气损伤为主，故以脉微、胸满为特征；桂枝加附子汤证则表阳损伤更为显著，并有阴液不足，以肌表、躯体失于温煦、固摄、濡养为主要表现，因见汗漏不止、四肢拘急、小便难为主，两证病位及病情轻重各有不同。

6. 桂枝加芍药生姜各一两人参三两新加汤证

【原文】

發汗後，身疼痛，脈沉遲者，桂枝加芍藥生薑各一兩人參三兩新加湯主之。（62）

桂枝加芍藥生薑各一兩人參三兩新加湯方

桂枝三兩（去皮），芍藥四兩，甘草二兩（炙），人參三兩，大棗十二枚（擘），生薑四兩。

上六味，以水一斗二升，煮取三升，去滓，溫服一升。本雲：桂枝湯，今加芍藥、生薑、人參。

【提要】

汗后营气损伤，不荣则痛的症治。

【析义】

表证发汗后身体疼痛，可见于汗后邪未散尽而表证犹存，其症必见寒热不去、脉浮头痛等表象，治当守方续进。本条论及的汗后身疼痛，不仅未见寒热、头痛、脉浮等症状，反现脉沉迟之候，因而显非表证未去之象。原文第49条"脉浮紧者，法当身疼痛，宜以汗解之。假令尺中迟者。不可发汗，何以知然？以荣气不足，血少故也。"与本条论及的身疼痛、脉沉迟至为相类。关于其病理机制，仲景在第 49 条明确指出为"营气不足，血少故也"。由于营气不足，筋脉失养，则身疼痛，属于"不荣则痛"的范畴。营气不足，不能充盈血脉，故脉沉迟。治疗不能沿用"通则不痛"的治则，而应以补益气营，俾营气得充，筋脉得养而诸症能除。治以益气和营，补虚止痛，方用桂枝加芍药生姜各一两人参三两新加汤。方中以桂枝汤益阴和阳，调和营卫；重用芍药补养营阴，与甘草相伍，更有缓急舒挛止痛之能；人参益气，气足则营生；重用生姜宣通阳气，且能使药力达于体表。合方共奏益气养营、补虚止痛之效。

【研讨】

桂枝加芍药生姜各一两人参三两新加汤可调和营卫、益气养营，有无表证皆可应用。现代临床用于呼吸系统之感染性疾病；消化系统之慢性胃炎及溃疡、便秘等；妇科之更年期综合征、产后高热、产后身痛、妊娠恶阻；神经系统之神经性头痛、面神经麻痹、末梢神经炎；其他还用于术后、大出血后及某些癌症的疼痛及美尼尔综合征，关节肌肉疼痛等。

二、伤寒表实证

（一）麻黄汤证

【原文】

太陽病，頭痛發熱，身疼腰痛，骨節疼痛，惡風，無汗而喘者，麻黃湯主之。（35）

麻黃湯方

麻黃三兩（去節），桂枝二兩（去皮），甘草一兩（炙），杏仁七十個（去皮尖）。

上四味，以水九升，先煮麻黃，減二升，去上沫，內諸藥，煮取二升半，去滓，溫服八合。覆取微似汗，不須歠粥，餘如桂枝法將息。

【提要】

太阳伤寒表实证的症治。

【析义】

对太阳伤寒表实证的认识，当参合 1、3 条条文。太阳病见恶风、发热，是风寒之邪外束肌表，卫外功能失常，正邪相争的表现；单述恶风，不仅提示恶风、恶寒都可见于伤寒表实证，更可佐证恶风、恶寒非为中风、伤寒的区分标准。无汗为卫阳被遏，腠理闭塞。头痛、身疼腰痛、骨节疼痛，是营阴郁滞，经气运行不畅之象，属于"不通则痛"范畴。风寒郁闭肌表，影响肺气宣发，因见气喘。以上诸症，反映了太阳伤寒表实证风寒外束，卫阳闭遏，营阴郁滞的基本病理，治疗当以麻黄汤开腠发汗，宣肺定喘。方中麻黄苦、辛，性温，归肺与膀胱经，善开腠发汗，祛在表之风寒；宣肺平喘，开闭郁之肺气，用以为君。证属卫闭营郁，单用麻黄发汗，只能解卫气之闭郁，故又以透营达卫的桂枝为臣，解肌发表，温通经脉，既助麻黄解表，使发汗之力倍增；又能畅行营阴，使诸痛得到缓解。二药相须为用，是辛温发汗的常用组合。杏仁降利肺气，与麻黄相伍，一宣一降，以恢复肺气之宣降，加强宣肺平喘之功，两药为宣降肺气的常用组合，为佐药。炙甘草既能调和麻、杏之宣降，又能缓麻、桂相合发散之峻烈，使汗出不致过猛而耗伤正气，是为佐使。四药配伍，共奏辛温发汗，宣肺平喘之功。

煎服时应注意：①先煮麻黄，去上沫；②服后温覆取微汗，无须啜粥；③其余仿桂枝汤。

【研讨】

本证与太阳中风证同为风寒在表，但一为肌腠闭塞，故曰属实；一为肌腠疏松，故曰属虚。两者证候表现皆有恶寒或恶风，发热，头痛，脉浮，但前者无汗，后者有汗；病机虽都为外感风寒，但前者为风寒束表，卫闭营郁，肺失宣降，后者为风寒袭表，营卫不和；治法皆用辛温发汗解表，前者宜开腠发汗，宣肺平喘，后者宜解肌发汗，调和营卫；方药应用上，前证用麻黄汤，后者用桂枝汤。

太阳伤寒表实证因风寒郁闭，肺气宣降失司，常见喘逆之证，与前述桂枝加厚朴杏子汤证所见喘相比，虽都属风寒外感引发，病机、治法迥然有异。本证为风寒束表，肺气闭郁，失于宣降，喘时必见无汗等伤寒表实证候，治疗以辛温发汗，宣肺平喘为主；桂枝加厚朴杏子汤证所治之喘为风寒袭表、营卫不和基础上兼见的肺气上逆，当见汗出等中风表虚证候，治疗以解肌祛风，调和营卫，降气平喘为法。

太阳伤寒表实证由于风寒郁闭，营阴郁滞，故有"头痛，身疼腰痛，骨节疼痛"等诸痛证候，与桂枝加芍药生姜各一两人参三两新加汤证比较，前者是风寒外束，营阴郁滞，经气不利，为"不通则痛"的实证，治疗当发汗散寒，使经气得通则痛自除；后者是营气不足，筋脉失养，为"不荣则痛"的虚证，治疗宜益气和营，使机体筋脉得养，则其痛自消。

【原文】

太陽陽明合病[1]，喘而胸滿者，不可下，宜麻黃湯。（36）

【校注】

[1] 合病：两经以上病证同时出现者。

【提要】

太阳阳明合病，病偏太阳的症治。

【析义】

既云太阳与阳明合病，必当见两经脉症。从用麻黄汤分析，本证除见喘、胸满等肺气闭郁证候外，还当见恶寒发热、无汗等太阳表实证候。同时，还当见阳明病相关证候表现，从"不可下"句反推，必已有待下表现，即不大便等症。但不大便是否一定要用下法，则须结合全身病况方可作出决定。病人不大便同时，不见腹满，反见胸满，说明此不大便，阳明壅塞未至太盛，其里结尚轻，与胸满而喘并见，是病势趋上之兆，此时若早用攻下，是为逆病势而治，如此不仅不能解太阳之表，更因早用攻下，致表邪内陷，反有促其与阳明病邪勾结之虞，终致变证丛生。

基于上述分析，本证之治当因势利导，选用麻黄汤不仅可解散表邪、宣降肺气，更因肺与大肠相表里，其治尤可借表解肺降后大肠传导亦复其常，因此其治可谓一箭双雕。

对复杂病证而言，病之重心乃治疗之着眼处。本条若由"喘而胸满"演变为"喘而腹满"，则病变重心将移向阳明，其治则又该另当别论了。

【原文】

太陽病，十日以去，脈浮細而嗜臥[1]者，外已解也，設胸滿脅痛者，與小柴胡湯；脈但浮者，與麻黃湯。（37）

【校注】

[1] 嗜卧：指病人喜欢安静卧养。

【提要】

太阳病病程较长时的转归及症治。

【析义】

太阳病病经十日以上，多见邪气渐衰。病人若脉浮而细，又见喜欢安静卧养的，是表邪已去，正气尚待恢复之象，对此只需安心静养，无需药治。病人若出现胸满胁痛，是表邪内传，深入少阳的表现，因胸胁是少阳经脉分布之区，邪入少阳，而致经气不利之证，可用小柴胡汤和解达邪。病经日久，固多邪衰之候，然不可一言概之，若仍见脉浮，并有风寒表证者，仍当与麻黄汤。

本条以太阳病十日后的三种不同转归，展示了中医随证而治的灵活风格，同时也说明了临床辨证应以脉症为凭，不可单以病程长短来妄加臆测。

【原文】

太陽病，脈浮緊，無汗，發熱，身疼痛，八九日不解，表證仍在，此當發其汗。服藥已微除，其人發煩目瞑[1]，劇者必衄，衄乃解。所以然者，陽氣重[2]故也。麻黃湯主之。（46）

太陽病，脈浮緊，發熱，身無汗，自衄[3]者愈。（47）

傷寒脈浮緊，不發汗，因致衄者，麻黃湯主之。（55）

【校注】

[1] 目瞑：闭目懒睁，有畏光感。

[2] 阳气重：此处指外在的阳邪盛。

[3] 衄：指鼻出血。

【提要】

太阳伤寒证病程中衄血属性的判断与治疗。

【析义】

三条条文均涉及太阳伤寒证病程中的鼻衄表现，其机理各有不同。通过相互参照，能进一步认清鼻衄的病理属性，并为治疗鼻衄提供相关依据。

46条鼻衄见于伤寒表实证用麻黄汤解表发汗之后，其衄应是汗出的补充，具有驱散表邪之能，故能得衄而病解。唯其表郁太甚，故虽用麻黄汤发汗，亦难见其汗，反见正邪交争剧烈之心烦、目瞑等症，这是正气得药力之助，奋起抗邪的表现。随着正气驱邪力的加强，终致借鼻窍而托邪外出，故其衄非为病情恶化，而是向愈的前兆。

47 条亦是表寒郁闭不解之证，因见脉浮紧、发热、身无汗等症，随着机体抗病力量积蓄，虽未以药治，亦可通过鼻衄而驱邪外出。

55 条鼻衄见于用麻黄汤发汗解表治疗前，其时虽已得衄，但邪气并未全去，故仍须用麻黄汤以发散表邪。

三条衄血证，46 条是衄见于药后，衄后病解，因而衄仍发汗的补充；47 条是自然而衄，能产生发汗散邪异曲同工之效。因此，两条所述之衄应是汗出之变，有"红汗"之称。55 条虽衄而病不解，继之以麻黄汤，临证时尤宜注意区分，断不可将之与热盛阴伤血热之衄血相混淆，否则，麻黄下咽，病证立变。

（二）麻黄汤禁例

【原文】

咽喉乾燥者，不可發汗。（83）

淋家[1]，不可發汗，發汗必便血。（84）

瘡家[2]，雖身疼痛，不可發汗，汗出則痙。（85）

衄家[3]，不可發汗，汗出必額上陷，脈急緊，直視不能眴[4]，不得眠。（86）

亡血家[5]，不可發汗，發汗則寒慄而振。（87）

汗家，重發汗，必恍惚心亂[6]，小便已陰痛[7]，與禹餘糧丸。（88）

病人有寒，復發汗，胃中冷，必吐蚘[8]。（89）

【校注】

[1] 淋家：淋，指小便淋漓不尽、尿频量少、尿道涩痛之症。淋家，即久患淋证之人。

[2] 疮家：久患疮疡的人。

[3] 衄家：经常鼻出血之人。

[4] 眴（shùn 顺）：目动也，即目睛转动。

[5] 亡血家：指平常经常失血之人。

[6] 恍惚心乱：神智昏惑模糊，心中慌乱不安。

[7] 小便已阴痛：小便后尿道疼痛。

[8] 蚘："蛔"之古字，此处指蛔虫。

【提要】

麻黄汤使用禁例。

【析义】

仲景以举例的形式，例举了麻黄汤的使用禁例。文中以咽喉干燥、淋家、疮家、衄家、亡血家、汗家及里寒等，暗托病人津液不足、阴虚有热、气血不足、阴血亏虚、阳气亏虚等不同病理变化。由于麻黄汤等辛温峻汗之剂，在发散风寒时，每易耗损阳气阴津，或助热化火，故对夹有阴、阳、气、血不足或是内热之人，必须谨慎使用，发汗时务求变通。后世医家对正虚外感提出的滋阴发汗、助阳发汗、益气发汗等方法，解决了夹虚外感的治疗，可以说是对《伤寒论》相关内容的有益补充。

（三）兼证

1. 葛根汤证及葛根加半夏汤证

【原文】

太陽病，項背強几几，無汗惡風，葛根湯主之。（31）

葛根湯方

葛根四兩，麻黃三兩（去節），桂枝二兩（去皮），生薑三兩（切），甘草二兩（炙），芍藥二兩，大棗十二枚（擘）。

上七味，以水一斗，先煮麻黃、葛根，減二升，去上沫，內諸藥，煮取三升，去滓，溫服一升，覆取微似汗，餘如桂枝法將息及禁忌，諸湯皆仿此。

【提要】

伤寒表实兼太阳经输不利的症治。

【析义】

太阳病，无汗恶风，是卫阳闭遏、营阴郁滞的太阳伤寒表实证。项背强，是风寒外束，太阳经气不舒，津液失于敷布，不能濡养筋脉的病理表现。治当发汗解表，升津舒经，方用葛根汤。葛根汤即桂枝汤加麻黄、葛根。方中桂枝、麻黄、生姜辛温发汗、解散表邪，葛根升布津液、濡养筋脉、舒经和络，并助麻、桂发汗解表。芍药、甘草、大枣三物酸甘化阴，以滋养津液，并可缓和筋脉之急。诸药共用，以治风寒外束之无汗恶风、项背强之证。

原文指出须先煎麻黄、葛根，去除上面浮沫，然后纳入诸药，其意为减缓两药的辛散之性，以防发汗过多而损伤津液。

【研讨】

本条与第14条相比较，同为太阳病，项背强几几，而其治有别，原因在于彼证有汗，属中风表虚；本证无汗，为伤寒表实。故彼证用桂枝汤径加葛根，而本证施以桂枝汤加麻黄、葛根。

葛根汤主治太阳伤寒兼证却不用麻黄汤加减，乃因本证已现津伤之机，若以麻黄汤发汗，则易致阴津受伤，必有碍筋脉之濡养；葛根汤虽亦麻、桂合用，但麻、桂与芍药相伍则发表之力受抑，而不虑其伤阴液之弊；证无咳喘，故去杏仁之降，更可防其与葛根之升产生掣肘。

同为风寒表证兼项背强几几治疗之方，桂枝加葛根汤所治之证属卫强营弱，证属表虚，故以汗出脉缓为特征；葛根汤证所治之证属卫闭营郁，证属表实，故以无汗脉紧为主要表现。

【原文】

太陽與陽明合病[1]者，必自下利，葛根湯主之。（32）

【校注】

[1] 合病：两经以上同时受邪而发病。

【提要】

太阳与阳明合病见下利的症治。

【析义】

太阳与阳明合病，即太阳与阳明二经证候同时出现。恶寒、发热、脉浮等是太阳病，"自下利"为大肠传导失司属阳明病。下利之前加上一个"自"字，说明此下利非药物所致，并排除了因热迫津液下泄的可能。其利是水粪杂下而无恶臭及肛门灼热等特点，病性属寒，是风寒外束肌表内扰阳明大肠之证。

无论是太阳病，还是自下利的阳明病，均缘自风寒外邪侵袭，治疗当以解除外邪为首选。俾外邪得散，不复内扰阳明大肠，则大肠传导功能自然复常。因此，葛根汤既能发汗解表，又能升津止利，方中桂枝汤更是调和脾胃之剂。诸药合用共奏解散表邪，升津止利，调和脾胃之功。

【研讨】

本方不用麻黄汤直接加葛根，而用桂枝汤加麻黄、葛根，其用意与前述治项背强几几相近，本证下利后亦多见津液内亏，与项背强几几的太阳经输局部津液亏乏有相似病理特征。因此，两证虽一为下利，一为项背强几几，而津液内亏病理相似，因之都用桂枝汤加减以缓和发表之力。

【原文】

太陽與陽明合病，不下利，但嘔者，葛根加半夏湯主之。（33）

葛根加半夏湯方

葛根四兩、麻黄三兩（去節）、甘草一兩（炙）、芍藥二兩、桂枝二兩（去皮）、生薑二兩（切）、半夏半升（洗）、大棗十二枚（擘）。

上八味，以水一斗，先煮葛根、麻黄，減二升，去上沫，內諸藥，煮取三升，去滓，溫服一升，覆取微似汗。

【提要】

太阳阳明合病呕逆的症治。

【析义】

本条承接上条，以同样的叙述方式，讨论太阳与阳明合病的症治。太阳与阳明合病，恶寒、发热、脉浮是为必见表现。阳明包括胃与大肠，外邪内扰于肠，可见下利；内扰于胃，胃气上逆，则见呕吐。呕、利表现虽殊，但风寒外邪内扰阳明的基本病理则一，所以呕吐的性质属寒，当见及口不渴、舌淡红等症。

本证与葛根汤证比较，同为太阳阳明合病，前条病变在大肠，见下利；本证病位在胃，故不下利而呕。

从病证治用葛根汤加减可知，本证仍以表郁为主，阳明胃逆乃表郁基础上产生，故治当以解表为主，佐以和胃降逆止呕，方用葛根加半夏汤。本方以葛根汤外散表邪，另加半夏和胃降逆止呕。合方共同发挥解表和胃，降逆止呕之效。

2. 大青龙汤证

【原文】

太陽中風，脈浮緊，發熱惡寒，身疼痛，不汗出而煩躁者，大青龍湯主之。

若脈微弱，汗出惡風者，不可服之。服之則厥逆，筋惕肉瞤[1]，此為逆也。（38）

大青龍湯方

麻黃六兩（去節），桂枝二兩（去皮），甘草二兩（炙），杏仁四十枚（去皮尖），生薑三兩（切），大棗十枚（擘），石膏如雞子大（碎）。

上七味，以水九升，先煮麻黃，減二升，去上沫，內諸藥，煮取三升，去滓。溫服一升，取微似汗。汗出多者，溫粉[2]粉之。一服汗，停後服。若復服，汗多亡陽，遂虛，惡風煩躁，不得眠也。

【校注】

[1] 筋惕肉瞤（shùn 顺）：即筋肉跳动。

[2] 温粉：古代用于止汗的、外扑于体表的药粉。

【提要】

伤寒表实证兼里热烦躁的症治及大青龙汤应用禁例。

【析义】

"中风"是感受风寒的互词，此处泛指感受风寒，脉浮紧、发热恶寒、身疼痛、无汗，是典型的伤寒表实证。所不同者，本证尚有"烦躁"一症，究其原因，是汗不得出，寒邪在表不解，阳气闭郁不伸，加之内有蕴热，扰动心神所致。证属麻黄汤证兼证，单用辛温发汗已非证候所宜，治疗当外散风寒，内清郁热，大青龙汤最为贴切。

大青龙汤专为表寒里热、表里俱实证设。若脉象微弱，汗出恶风是表里俱虚之证，大青龙汤当属禁用之例，以防犯"虚虚之禁"。表里俱虚之人若误用大青龙汤，每可因过度汗出，致阴阳俱伤。阳气外亡，四肢失却温煦则见厥冷；阳亡液脱，筋肉失于温煦、濡养而跳动不安。诸证起源于误治，故云"此为逆也"。

大青龙汤是麻黄汤倍用麻黄、甘草加石膏、生姜、大枣组成。方中麻黄重用与桂枝、生姜配伍，峻猛发汗，以开启表闭，外散风寒。石膏辛寒，清热除烦，与麻黄配用，可开阳郁。甘草、大枣和中以资汗源，且可防石膏大寒伤中。全方七味，共收发汗散寒，清热除烦之功。言"青龙"者，概言该方辛温发散之功，有似青龙腾云作雨之能。唯其发汗之峻，故曰"大"。

煎服方法：①取微似汗；②汗出多者，温粉粉之；③汗出邪去当中病即止，防止汗多亡阳。

【研讨】

本证虽是外寒内热，但内热未至太甚，若虽见壮热无汗、烦躁，但口渴引饮明显、舌红苔黄者，又非大青龙汤所宜。"不汗出而烦躁"是本证的审证要点，也是应用大青龙汤的重要依据。

【原文】

傷寒，脈浮緩，身不疼，但重，乍[1]有輕時，無少陰證者，大青龍湯發之。（39）

【校注】

[1] 乍：此处译为"有时"。

【提要】

伤寒表实较轻证兼里热的表现及其治疗。

【析义】

恶寒、发热、无汗、烦躁、身疼腰痛、骨节疼痛及脉浮紧，是大青龙汤证典型表现，前条已对其作了详尽论述。本条虽亦用大青龙汤治疗，但证候表现却迥然有别，究其原因，是表郁相对较轻的缘故。因为表郁轻，故脉非浮紧而是浮缓；表寒郁闭轻，营阴郁滞不甚，热邪内阻于经，气血不能宣达全身，则身体不疼但重，时有轻减。用大青龙汤，其里热之象昭然，不言者，承前省略也，不可不知。

【研讨】

本条意在强调表寒里热证亦有轻重之异，并以"脉浮缓，身不疼，但重，乍有轻时"表实较轻证示例，推而广之，不只表实有轻重，里热证亦有量之不同，不可不知。如此，则可举一而反三矣。

少阴阳虚阴盛常见身重，与本证至为相近，但少阴阳虚阴盛证多有恶寒蜷卧、手足厥冷、脉微等症，与大青龙汤证之恶寒发热、脉浮、烦躁相较有明显不同，不难鉴别。

本条言及的"身重"与目前临床见及的疲劳综合征表现相似，根据其机制与热阻经络相关的事实，可以推之疲劳综合征亦有属热邪阻于经络者，运用清热通络法治疗该病证，应是《伤寒论》理论的灵活运用。

3. 小青龙汤证

【原文】

伤寒表不解，心下有水氣[1]，乾嘔，發熱而欬，或渴，或利，或噎[2]，或小便不利、少腹滿[3]，或喘者，小青龍湯主之。（40）

小青龍湯方

麻黄（去節）、芍藥、細辛、乾薑、甘草（炙）、桂枝（去皮）各三兩，五味子半升，半夏半升（洗）。

上八味，以水一斗，先煮麻黄，減二升，去上沫，內諸藥，煮取三升，去滓，溫服一升。若渴，去半夏加栝蔞根三兩。若微利，去麻黄加蕘花如一雞子，熬令赤色。若噎者，去麻黄加附子一枚，炮。若小便不利，少腹滿者，去麻黄加茯苓四兩。若喘，去麻黄，加杏仁半升，去皮尖。且蕘花不治利，麻黄主喘，今此語反之，疑非仲景語。

臣億等謹按，小青龍湯，大要治水。又按《本草》，蕘花下十二水，若水去，利則止也。又按《千金》，形腫者應內麻黄，乃內杏仁者，以麻黄發其陽故也。以此證之，豈非仲景意也。

【校注】

[1] 心下有水气：心下，即胃脘部。水气，病理概念，即水饮之邪。

[2] 噎：指咽喉部有气逆梗阻感。

[3] 少腹满：少，通"小"，此指小腹或下腹部胀满。

【提要】

伤寒表实证兼水饮内停的症治。

【析义】

"伤寒表不解"，说明本证具有太阳伤寒表实证的基本表现，除发热外，尚有恶寒、无汗、脉浮紧等。"心下有水气"，是指心下胃脘部原有水饮停聚。

外有表寒，内有水饮，内饮被外邪所引动，肺胃气机易致上逆，故有干呕、咳嗽等症。水饮之邪，常随气机升降而无处不到，或逆于上、或积于中、或滞于下，各随其所至而为病，因而有许多可能出现的症状。水饮为患，一般不渴，然而水饮停聚，气不化津，津不上承，亦可见口渴之症，不过此种口渴，多喜热饮、饮量不多，与热邪伤津的口渴迥别。水饮下趋大肠，则见下利。水饮与寒邪相搏，阻于胸膈，气机失畅，故食入则噎。饮蓄下焦，膀胱气化失职，则小便不利、少腹胀满。饮逆犯肺，或可兼喘。

此证之治，表寒非辛温不散，寒饮非温化不除，故当以外散风寒、内化水饮的小青龙汤主治。小青龙汤由麻黄汤去杏仁加芍药、细辛、干姜、五味子、半夏而成。方中麻黄发汗解表，宣肺止咳平喘，并有利水之功；配桂枝通达卫阳，增强宣散寒邪之力；合用芍药，则麻、桂发汗而不至太过；干姜、细辛、半夏温散寒饮，半夏还能和胃止呕，三药以温散寒饮见长；因其温散有余，易致耗散肺气，故复加五味子酸敛肺气，散收并用，为治寒饮伏肺的合理配伍；甘草甘温守中，兼为佐使之药，既可益气和中，又能调和辛散酸收之品。药虽八味，但配伍严谨，散中有收，开中有合，使风寒解，水饮去，宣降复，则诸症自平。

【研讨】

与前证相较，两证所用之方皆言青龙，唯有大、小之异，其实两方所主之证并非只是轻重之异，更有性质之不同。两方所主之证虽皆为伤寒表实兼证，但大青龙汤证是外寒兼里热，小青龙汤证是外寒兼里饮，所夹之证，一寒一热，判若霄壤。

本证亦可见喘，颇类前述之桂枝加厚朴杏子汤证及麻黄汤证。但此为表寒实证兼有里饮，以其表实，因见无汗；而桂枝加厚朴杏子汤证为中风表虚兼肺气失和，以其表虚，因见汗出；麻黄汤证为单纯风寒郁闭，肺失宣降，无内饮之象，以此为辨。

【原文】

伤寒，心下有水氣，欬而微喘，發熱不渴。服湯已，渴者，此寒去欲解故也。小青龍湯主之。（41）

【提要】

表寒里饮证症治及服用小青龙汤后的反应。

【析义】

本条采用了倒装笔法，"小青龙汤主之"句应接在"发热不渴"之后。

本条再述外寒内饮的症治，"伤寒，心下有水气"与上条"伤寒表不解，心下有水气"意同。咳而微喘、发热不渴，正是小青龙汤的适应证。上条言"或渴"，与本条"发热不渴"看似矛盾，实质是辩证的统一，说明"渴"与"不渴"皆是外寒内饮的表现之一，"不渴"是其常，"或渴"是其变。

本条服药后"渴者"，是发汗之后，温化之余，上焦津液一时不能敷布之故，所以是寒饮得化的佳兆。此虽渴但不甚，待水津四布而口渴自除，故曰"此寒去欲解"也。当与误用辛温后化热伤津证相区别。

三、表郁轻证

（一）桂枝麻黄各半汤证

【原文】

太陽病，得之八九日，如瘧狀[1]，發熱惡寒，熱多寒少，其人不嘔，清便欲自可[2]，一日二三度發。脈微緩[3]者，為欲愈也；脈微而惡寒者，此陰陽俱虛[4]，不可更發汗更下更吐也；面色反有熱色[5]者，未欲解也，以其不能得小汗出，身必癢，宜桂枝麻黃各半湯。（23）

桂枝麻黃各半湯方

桂枝一兩十六銖（去皮）、芍藥、生薑（切）、甘草（炙）、麻黃各一兩（去節），大棗四枚（擘），杏仁二十四枚（湯浸，去皮尖及兩仁者）。

上七味，以水五升，先煮麻黃一二沸，去上沫，內諸藥，煮取一升八合，去滓，溫服六合。本云：桂枝湯三合，麻黃湯三合，並為六合，頓服。將息如上法。

臣億等謹按：桂枝湯方，桂枝、芍藥、生薑各三兩，甘草二兩，大棗十二枚。麻黃湯方，麻黃三兩，桂枝二兩，甘草一兩，杏仁七十個。今以算法約之，二湯各取三分之一，即得桂枝一兩十六銖，芍藥、生薑、甘草各一兩，大棗四枚，杏仁二十三個零三分枚之一，收之得二十四個，合方。詳此方乃三分之一，非各半也，宜云合半湯。

【校注】

[1] 如疟状：指寒热发作呈阵发性，有如疟疾一般。

[2] 清便欲自可：清，同"圊"。清便欲自可，指大小便尚正常。

[3] 脉微缓：就是不洪不紧而柔和的意思。

[4] 阴阳俱虚：阴阳指表里，阴阳俱虚就是表里都虚。

[5] 热色：即红色。

【提要】

太阳病微邪郁表的三种转归及其辨治。

【析义】

从"太阳病"至"一日二三度发"，论太阳病微邪郁表的主要症状表现，"太阳病，得之八九日"，说明病程较长；"发热恶寒"，说明病仍在表；"热多寒少"，说明邪势不盛；"如疟状"非真为疟，而是指像疟疾样呈"一日二三度发"的阵发性发作，是正气驱邪而数与邪争的表现。"其人不呕，清便欲自可"作为鉴别要点，"不呕"说明虽如疟状，但不是少阳病，大小便正常，则排除了阳明病，由此可知"热多寒少"并非邪已内传。综上分析，知本证病程虽长，而仍在太阳，且邪已不盛，即所谓"微邪郁表"。

从"脉微缓者"至"宜桂枝麻黄各半汤"分述了微邪郁表的三种不同转归及其症治。

"脉微缓者，为欲愈也"为第一种转归。微为邪气已衰，缓为正气将复，脉症合参，是正气胜邪，病势将愈的征兆，故曰"为欲愈也"。

"脉微而恶寒者……不可更发汗更下更吐也",为第二种转归。脉见微弱无力,证由原来的热多寒少变为恶寒较甚,脉微为里虚,恶寒为表虚,表里俱虚,即所谓"阴阳俱虚",其治疗也就不能再用汗、吐、下之法了,其治可参王肯堂"宜温之"方法,尤在泾亦谓"当与温养,如新加汤之例",可供参考。

"面色反有热色者……宜桂枝麻黄各半汤"为第三种转归。"面有热色"是望诊所得,说明表证尚未解除,询问其由,病人始终未得微汗,且有身痒之表现,结合原有脉症,仍是微邪郁表而不得外解,其治当用汗法,但邪微又不耐峻汗,因而非麻黄汤所宜,但表郁又非桂枝汤所能胜任,是以仲景合两方为一方,并减少剂量(用原方剂量的1/3),以助正达邪,小发其汗。方用桂枝麻黄各半汤。方中以桂枝汤调营卫,配小量麻黄汤发汗解表,重用芍药,配甘草酸甘化阴,以滋汗之源,且制桂、麻之辛散,刚柔相济,合方既能小汗祛邪,又无过汗伤正之弊。

(二)桂枝二麻黄一汤证

【原文】

服桂枝湯,大汗出,脈洪大[1]者,與桂枝湯,如前法。若形似瘧,一日再發[2]者,汗出必解,宜桂枝二麻黄一湯。(25)

桂枝二麻黄一湯方

桂枝一兩十七銖(去皮)、芍藥一兩六銖、麻黄十六銖(去節)、生薑一兩十六銖(切)、杏仁十六個(去皮尖)、甘草一兩二銖(炙)、大棗五枚(擘)。

上七味,以水五升,先煮麻黄一二沸,去上沫,内諸藥,煮取二升,去滓,溫服一升,日再服。本云:桂枝湯二分,麻黄湯一分,合為二升,分再服。今合為一方,將息如前法。

臣億等謹按:桂枝湯方,桂枝、芍藥、生薑各三兩,甘草二兩,大棗十二枚。麻黄湯方,麻黄三兩,桂枝二兩,甘草一兩,杏仁七十個。今以算法約之,桂枝湯取十二分之五,即得桂枝、芍藥、生薑各一兩六銖,甘草二十銖,大棗五枚。麻黄湯取九分之二,即得麻黄十六銖,桂枝十銖三分銖之二,收之得十一銖,甘草五銖三分銖之一,收之得六銖,杏仁十五個九分枚之四,收之得十六個。二湯所取相合,即共得桂枝一兩十七銖,麻黄十六銖,生薑、芍藥各一兩六銖,甘草一兩二銖,大棗五枚,杏仁十六個,合方。

【校注】

[1] 脉洪大:指脉形盛大如洪水泛滥,宽洪满指,但来盛去衰。

[2] 一日再发:一日发作两次。

【提要】

论服桂枝汤汗不如法的不同转归及其症治。

【析义】

"服桂枝汤,大汗出"是说太阳中风证用桂枝汤治疗,由于汗不如法,以致大汗。论中第12条"不可令如水流漓,病必不除"即指此而言。

"脉洪大者,与桂枝汤,如前法"是大汗后可能发生的第一种情形。根据"可与桂枝汤,如前法"说明其证仍是营卫不和证,只是脉变洪大,当无汗出津伤及化热传里之证。"脉洪大"乃大汗后阳气浮盛于外所致，与内热亢盛证迥别，后者当表现有壮热不退，口燥渴，心烦等症。因其仍属营卫不和，故其治仍可与桂枝汤，只是一定要遵循服用桂枝汤的调护方法，即所谓"如前法"。

"若形似疟，一日再发者"是大汗后可能发生的另一种转归。大汗出后，肌腠复闭，正邪相争，症见寒热如疟，发作较疏（一日两次）。如前所述，"形似疟"并非真正疟疾。病属微邪郁表，正气欲驱邪却不得外出，治疗仍需汗解，故曰"汗出必解"，因已经大汗，其表闭较轻。

治以辛温轻剂，微发其汗，方用桂枝二麻黄一汤。本方亦为桂枝汤、麻黄汤合方。方中取桂枝汤原剂量 5/12，麻黄汤原剂量 2/9，合而为方，两方比例为 2:1。唯其药量殊轻，发汗之力更弱，属微汗之剂。

【研讨】

与第 23 条桂枝麻黄各半汤证相较，第 23 条始终未得汗出，且其如疟发作次数较多（二三度发），更见面赤、身痒，显系表郁较重；本条则见于大汗后，且如疟发作次数较疏（再发），更无面赤、身痒，故只需微微发汗，用桂枝麻黄各半汤犹嫌过猛，改用桂枝二麻黄一汤。两方虽法同却药量、药力迥异，是随证转方在药量上的体现。

（三）桂枝二越婢一汤证

【原文】

太陽病，發熱惡寒，熱多寒少，脈微弱者，此無陽[1]也，不可發汗；宜桂枝二越婢一湯。（27）

桂枝二越婢一湯方

桂枝（去皮）、芍藥、麻黃、甘草各十八銖（炙），大棗四枚（擘），生薑一兩二銖（切），石膏二十四銖（碎，綿裹）。

上七味，以水五升，煮麻黃一二沸，去上沫，內諸藥，煮取二升，去滓，溫服一升。本云：當裁為越婢湯桂枝湯合之飲一升，今合為一方，桂枝湯二分，越婢湯一分。

臣億等謹按：桂枝湯方，桂枝、芍藥、生薑各三兩，甘草二兩，大棗十二枚。越婢湯方，麻黃六兩、生薑三兩、甘草二兩、石膏半斤，大棗十五枚。今以算法約之，桂枝湯取四分之一，即得桂枝、芍藥、生薑各十八銖，甘草十二銖，大棗三枚。越婢湯取八分之一，即得麻黃十八銖，生薑九銖，甘草六銖，石膏二十四銖，大棗一枚八分之七，棄之。二湯所取相合，即共得桂枝、芍藥、甘草、麻黃各十八銖，生薑一兩三銖，石膏二十四銖，大棗四枚，合方。舊云，桂枝三，今取四分之一，即當云桂枝二也。越婢湯方，見仲景雜方中，《外台秘要》一云起脾湯。

【校注】

[1] 无阳：指阳气大虚。

【提要】

太阳病微邪郁表兼里热的症治。

【析义】

本条为倒装文法,"宜桂枝二越婢一汤"句当接在"热多寒少"句后,"脉微弱者,此无阳也,不可发汗"当接在"宜桂枝二越婢一汤"句后,是论桂枝二越婢一汤之禁例。

本条叙症简略,当据"以方测症"进行分析。从"太阳病,发热恶寒,热多寒少"来看,其与23条皆有"发热恶寒,热多寒少"微邪郁表之象,故当以小汗解表。仲景不用前述二方,却新创桂枝二越婢一汤,显然证有不同。

考越婢汤出自《金匮要略·水气病脉证并治第十四》,由麻黄、石膏、生姜、甘草、大枣组成,用治"风水,恶风,一身悉肿,脉浮,不渴,续自汗出,无大热"之风水夹热证,有发越阳气、散水清热之功。从该证用越婢汤治之,可知本证当属风寒之邪郁表,而内有郁热,病人当有轻度口渴、心烦等症,故用桂枝汤与越婢汤按2:1合方,微汗解表兼清里热。

治以小发其汗,兼清郁热。方用桂枝二越婢一汤。本方为桂枝汤与越婢汤合方,方中桂、越各取原剂量1/4、1/8,按2:1比例组成合方,其药物组成实为桂枝汤加麻黄、石膏,以桂枝汤加少量麻黄轻散外邪,加石膏以清郁热,全方为解表清里之轻剂。

脉象微而弱是体内阳气大虚,即所谓"此无阳也",是时当禁用发汗,大青龙汤证条文中"若脉微弱,汗出恶风者,不可服之,服之则厥逆,筋惕肉瞤,此为逆也"可作佐证。桂枝二越婢一汤虽属微汗之剂,但因阳气大虚,亦当禁用。

【研讨】

本证与大青龙汤证证情相似,但有轻重区分。大青龙汤证不仅风寒郁表殊重,且所兼郁热亦重;桂枝二越婢一汤证则风寒郁表轻,所兼郁热亦微。

第三节　太阳病变证

一、辨治纲要

(一) 变证治则

【原文】

太陽病三日,已發汗,若吐、若下、若溫針[1],仍不解者,此為壞病[2],桂枝不中[3]與之也。觀其脉證,知犯何逆,隨證治之。(16 上)

【校注】

[1] 温针:针刺与艾灸合用的一种方法。操作时,针刺一定穴位,将艾绒缠于针柄上点燃加温,使热气透入穴位。

[2] 坏病:即变证。指因误治而致病情发生变化,已无六经病证候可循的病证。

[3] 不中:即不可的意思。

【提要】

坏病的概念及治疗原则。

【析义】

本条可分两部分理解。第一部分从"太阳病三日"至"桂枝不中与之也",说明坏病的概念;第二部分从"观其脉证"至"随证治之",论述坏病的治疗原则。

太阳病邪在表,治当遵汗解之法。然邪中有深浅,体质有强弱,病情有兼夹,发汗有尺度,并非所有病人都可汗出身凉而愈。若一汗不解,当仔细审证,若转而或用吐下,或用温针等针药乱施,致使病情发生变化,病邪或自表入里,或由阳入阴,或损及脏腑,或扰乱气血等,形成不能以六经病证定名的复杂证候,称之为"坏病"。此时病已离表,桂枝汤证已不复存在,则不可再用桂枝汤治疗,而应仔细观察分析,恰当治疗。

所谓"观其脉证",是指临床所出现的变证,证情复杂,已无定法,当脉症并举,四诊合参,全面完整地搜集病情资料,为进一步辨证论治奠定基础。"知犯何逆",是指准确地分析判断病机,找出疾病的癥结所在,辨出疾病之"证"。而后运用理法方药的知识,针对疾病的病因病机及其发展的阶段,"随证治之",证变法变,法变药变,予以相应治疗,即"观其脉证,知犯何逆,随证治之"。上述十二字的治疗原则是《伤寒论》的主要精神,它奠定了中医临床治疗学之基石,不仅为坏病而设,对于一切疾病的辨治均有重要的指导意义。

(二) 辨寒热真假

【原文】

病人身大热,反欲得衣者,热在皮肤[1],寒在骨髓[2]也;身大寒,反不欲近衣者,寒在皮肤,热在骨髓也。(11)

【校注】

[1] 皮肤:指浅表,在外。

[2] 骨髓:指深层,在里。

【提要】

从病人的喜恶辨别病证的寒热真假。

【析义】

条文中的皮肤与骨髓,分别代表了表象与实质。发热和恶寒,是外感病常见的症状,但其有真假之分,当仔细审证,尤其当证情复杂之时,更应透过现象,抓着实质,如病人出现体表大热之象,反而怕冷,欲得衣被,这是阴寒之邪凝聚于内,虚阳浮越于外所致,故外热在皮肤为假,内寒在骨髓为真。如果病人出现体表大寒之象,反而不怕冷,不欲得衣被,这是邪热壅遏于内,阳气不能透达于外所致,故外寒在皮肤为假,内热在骨髓为真。前者属真寒假热证,后者为真热假寒证。

【研讨】

真正寒热,容易区分;真假寒热,难于辨别。故临证切不可仅据在表之寒热以判断寒证或热证,必须综合全部脉证,细心审辨,透过现象看本质,方不致误。条文中,仲景仅是举例说明寒热真假的辨别方法,决非唯一的方法。真寒假热证,除病人身大热,反欲得近衣外,或时有烦躁,状若阳证,但四肢冷,胸腹不热,语声低弱,口淡不渴,或微渴喜热饮,小便清长,大便稀溏,舌淡苔白,脉多沉迟微弱,或浮数无力,或浮大无根,或细微欲绝;真热假寒证,除病人身大寒，不欲近衣外，或面色晦暗，神情昏昏，状若阴证，四肢虽冷，但胸腹灼手，目张红赤，扬手掷足，谵语烦乱，声高气粗，发揭衣被，渴喜冷饮，小便黄赤，大便秘结，舌红苔黄燥裂，脉多沉实有力，或洪滑而数，或迟而坚实。当全面分析，认真对待。

（三）辨虚证实证

【原文】

發汗後惡寒者，虛故也。不惡寒，但熱者，實也，當和胃氣，與調胃承氣湯。（70）

【提要】

发汗后的虚实转归。

【析义】

汗法是治表之大法，太阳表证，自当发汗。但因阳加于阴谓之汗，发汗之法，既可伤阳化寒，亦可伤津化燥化热，常因病人体质的强弱、感邪的轻重、治疗恰当与否而有虚实之变化。体虚之人，若发汗不当，则易成虚证，尤易传入少阴，因太阳与少阴相表里。本条"发汗，病不解，反恶寒者，虚故也"，是承68条"发汗，病不解，反恶寒者，虚故也，芍药甘草附子汤主之"而来，故知本证汗后不仅肾阳虚，而且阴液亦不足，其证恶寒，一般无发热，伴有脉沉微或微细、口中和而不燥渴等；阳盛体壮之人，若发汗过多，则易化燥伤津，转为阳明实证。因表证已罢，故不恶寒而仅见发热。本条后半段"不恶寒，但热者，实也，当和胃气，与调胃承气汤"，与阳明病篇182条"身热，汗自出，不恶寒，反恶热也"，及248条"太阳病三日，发汗不解，蒸蒸发热者，属胃也，调胃承气汤主之"文义相通，可以互参。文中"当和胃气"，指本证属胃实燥结，用调胃承气汤，可下胃实，消结热，则胃气自和，并非调胃承气汤为和剂。

【研讨】

《伤寒论》中，太阳表证汗后，据体质因素，大体上可出现三种变化：一为体质较强，发汗得法，可汗之而解；二为素体阳旺，汗不如法，外邪入里化热，形成热证，或入阳明，或入少阳；三为体虚，汗后易损伤阴阳，或阳虚，或阴虚，或阴阳两虚。

（四）辨汗下先后

【原文】

本發汗，而復下之，此為逆也；若先發汗，治不為逆。本先下之，而反汗之，為逆；若先下之，治不為逆。（90）

【提要】

表里同病者汗下先后的治疗原则。

【析义】

外感之病，必先辨别表里。表证者，用汗法，使邪从汗解；阳明里实热证者，用清热泻实之法，使邪从下解，这是单纯表证或里证的基本治疗原则。临证之时，或素有里实，复感外邪，或外感之后，治不如法，致表邪部分内传等，表里之证每有兼夹，形成表里同病。对于表里同病者，应根据表里证候的轻重缓急，决定先表后里，或先里后表，或表里同治。"本发汗而复下之"，是表里同病，里证不急不重，当先表后里，即"若先发汗，治不为逆"。反之，即先里后表（先下后汗），则为逆治；"本先下之而反汗之"，是表里同病，里证急重，当先里后表，即"若先下之，治不为逆。"反之，即先表后里（先汗后下），则为逆治。

【研讨】

一般而言，表病传里，表里同病，里证不重，宜先表后里，此为常法。但如表里同病，里证急重，则应先治里。当然，若表里俱急，或表里俱不急者，则应表里同治等。

（五）辨标本缓急

【原文】

伤寒，醫下之，續得下利，清穀[1]不止，身疼痛者，急當救裏；後身疼痛，清便自調[2]者，急當救表。救裏宜四逆湯，救表宜桂枝湯。（91）

【校注】

[1] 清谷：清，古与"圊"字通，指厕所，此处用作动词。清谷，即泻下未消化的食物的意思。

[2] 清便自调：指大便已恢复正常。

【提要】

伤寒误下后表里先后缓急的治法。

【析义】

伤寒表证，当先解表。今医者误用下法，表邪不解，必伤里气，形成表里同病，此时之治，当认真辨证，何者先治，须准确判断。"清谷不止"成为本证的着眼点，标示本证不仅使脾胃阳虚，运化无权，而且累及下焦肾中真阳，火不生土，使三阴虚寒，形成阳衰阴盛之危候，则下利清谷不止。此时外证虽未解而身疼痛，亦无暇顾及，因脾肾阳衰，如再强行解表，将造成虚脱之变。故必须使用四逆汤急救其里，回阳救逆。服汤后如大便恢复正常，而身疼痛仍在，是阳回利止，里和而表未解，则又当急解其表，否则，表邪不解，当有再度传里之变。解表所选之方，亦当慎重，即使无汗表实，亦不可用麻黄汤峻汗，否则大汗之后，必重伤里阳，致再度亡阳之变。只宜与桂枝汤调和营卫，以和其表。

【研讨】

本条是表里同病，里急重，先里后表的治法。如从先病为本、后病为标来看，又是急则治标、缓则治本的治法。可见，标本学说与表里先后治则虽然立论角度不同，但精神实质是一致的。

【原文】

病發熱頭痛，脈反沉，若不差，身體疼痛，當救其裏。四逆湯方。（92）

【提要】

表证脉反沉的症治。

【析义】

病发热头痛，是太阳表证，表证应见浮脉，今见脉沉，沉主里，是表证而见里脉，故谓

"反"。沉脉有虚实之分，沉而有力为实，沉而无力为虚。从本文"当救其里，用四逆汤"来看，必属沉细无力之脉。结合 301 条"少阴病，始得之，反发热，脉沉者，麻黄附子细辛汤主之"，可以测知本证属太阳与少阴两感证，为表里同病，宜用表里双解。如无汗用麻附细辛汤、麻附甘草汤二方，有汗用桂枝加附子汤，以温阳发表；若服之不效，诸症皆在，则属里虚急重之证，虽有身疼痛的表证，亦不可再用解表发散之品，恐其伤阳，此时当先救里，用四逆汤，以温里壮阳，固其根本。寓解表于回阳救逆之中，温阳散寒，不解表而表自解。

【研讨】

本条上承 91 条，91 条详其症，下利清谷不止；本条辨其脉，脉微细而无力。此两条为互文，91 条为表病误下，邪陷少阴，太少同病；92 条则未经误治，起病即为太少两感证，其中有表里双解的治疗转归过程。但两条均属表里同病，阳虚寒盛，里证急重，故先救里。阳复以后，据表证能否自解而决定是否再解表。

二、分类证治

（一）热证

1. 栀子豉汤证及其类证

（1）栀子豉汤证、栀子甘草豉汤证、栀子生姜豉汤证

【原文】

發汗後，水藥不得入口為逆，若更發汗，必吐下不止。發汗吐下後，虛煩[1]不得眠，若劇者，必反覆顛倒，心中懊憹[2]，栀子豉湯主之；若少氣[3]者，栀子甘草豉湯主之；若嘔者，栀子生薑豉湯主之。(76)

栀子豉湯方

栀子十四箇（擘），香豉四合（綿裹）。

上二味，以水四升，先煮栀子，得二升半，內豉，煮取一升半，去滓，分為二服，溫進一服，得吐者，止後服。

栀子甘草豉湯方

栀子十四箇（擘），甘草二兩（炙），香豉四合（綿裹）。

上三味，以水四升，先煮栀子、甘草，取二升半，內豉，煮取一升半，去滓，分二服，溫進一服，得吐者，止後服。

栀子生薑豉湯方

栀子十四箇（擘），生薑五兩，香豉四合（綿裹）。

上三味，以水四升，先煮栀子、生薑，取二升半，內豉，煮取一升半，去滓，分二服，溫進一服，得吐者，止後服。

發汗若下之，而煩熱，胸中窒[4]者，栀子豉湯主之。(77)

傷寒五六日，大下之後，身熱不去，心中結痛[5]者，未欲解也，栀子豉湯主之。(78)

【校注】

[1] 虚烦：虚，非正气虚，是与有形之邪为实相对而言；烦，心烦。虚烦，指由无形邪热所致的心烦。

[2] 心中懊恼（àonáo 奥恼）：自觉心中烦郁无奈，卧起不安。

[3] 少气：即气少不足以息。

[4] 胸中窒：窒，塞也。即胸中闭塞不舒之感。

[5] 心中结痛：心中因热邪郁结而疼痛，由胸中窒塞进一步发展而成。

【提要】

汗吐下后不同程度热扰胸膈的症治。

【析义】

76 条可分两段来理解。从"发汗后"至"必吐下不止"为一段，辨汗后胃虚吐逆的证候。太阳表病，自当发汗，如发汗不当，或素有里虚，一汗之后，损伤胃阳，胃虚气逆，致水饮不化，水药不得入口，此为误治的逆证，应随证治之。如误认为此属伤寒呕逆，更发其汗，必致中阳衰败，脾胃升降失常，而吐利不止，说明临证当认真辨识，恰当治疗。

自"发汗吐下后"至"栀子生姜豉汤主之"为第二段，辨汗吐下后热扰胸膈的症治。发汗吐下后，有形之邪已去，而余热未尽，留扰于胸膈，扰乱心神，故心烦不得眠。因此热非为有形实邪所致，故曰"虚烦"。若病情较重者，烦热更甚，则反复颠倒，心中懊恼，莫可名状，卧起不安，故用栀子豉汤清热除烦。如兼短气者，为余热损伤中气所致，则加甘草以益气和中，方用栀子甘草豉汤。若兼呕吐者，为余热内扰胸膈，胃气上逆，则加生姜以降逆止呕，方用栀子生姜豉汤。

77 条为汗下之后，余热未尽，留扰胸膈，扰动心神，则心烦失眠；气机阻滞，故胸中窒闷不舒。条文中所言"胸中窒"，比 76 条"心中懊恼"严重，是热阻气机的程度稍有差异，其病机相同，故治法亦同，均用栀子豉汤。

78 条伤寒五六日，表证未罢，仍应从表解，即使有不大便之症，亦当先行解表，或表里同治。如不辨表里，误用大剂泻下，不仅病邪不解，反而因邪热留扰胸膈，一则气机壅滞，涉及血分而见心中结痛，二则里热外扬，而见身热。"心中结痛"其程度较"胸中窒"重，但仍属郁热胸膈所致，故亦用栀子豉汤治之。

栀子豉汤由栀子、香豉组成。栀子苦寒，清透郁热，解郁除烦，可泻三焦之火；香豉气味轻薄，解表宣热，载栀子上行，并能和降胃气。二药相伍，清中有宣，宣中有降，为清宣胸中郁热，治虚烦懊恼之良方。如在栀子豉汤证上，兼中气不足者，则加炙甘草以益气和中，即为栀子甘草豉汤；如兼热扰于胃而呕吐者，则加生姜以降逆止呕，即为栀子生姜豉汤。以上三方煎法中，皆是香豉后下，取其气味轻薄，更能发挥其轻浮宣散之效。方后"得吐者，止后服"乃药不对证所致，非是催吐剂。

【研讨】

上述三条，心烦、心中懊恼、胸中窒、心中结痛，四者之间只是反映程度不同，其中以心烦最轻，心中懊恼稍甚，胸中窒又甚之，心中结痛最重，而且其病机亦有差异，心烦、心中懊恼为热扰心神之征，胸中窒为热郁气结的反映，心中结痛系由气及血之象，但其基本病机均是无形邪热郁于胸膈所致，故皆当轻宣郁热，用栀子豉汤，充分体现了治病求本的精神实质。

另外，以上栀子豉汤证三条，皆有一误治过程，如"发汗吐下后"，"发汗若下之"，"伤寒五六日大下之"等，说明栀子豉汤证之成因，可由误治后邪热留扰胸膈而成。但本证也有不经误治，而因外邪入里，热郁胸膈；或热病后期，余邪未尽，邪热留扰胸膈所致者。故临证之时，既要问其因，更要明病机，结合脉证，处方用药，方不致误。

（2）栀子厚朴汤证

【原文】

伤寒下後，心煩腹滿，臥起不安者，栀子厚樸湯主之。（79）

栀子厚樸湯方

栀子十四箇（擘），厚樸四兩（炙，去皮），枳實四枚（水浸，炙令黃）。

上三味，以水三升半，煮取一升半，去滓，分二服，溫進一服，得吐者，止後服。

【提要】

伤寒下后心烦腹满的症治。

【析义】

伤寒为广义者，从用下法测知，当是里有热结不大便之证，用下之后，燥实已去，余热未清，无形邪热郁于胸膈，扰动心神故心烦。下后浊气壅滞于腹中，故腹满。胸腹气机壅滞，上有心神烦乱，下有腹满太甚，则起卧不安。本证之腹满，并无实邪阻滞，故满而不硬痛。本证心烦、腹满并见，心烦卧起不安与栀子豉汤证同，而腹满为本证所独有，可见邪热搏结，已由胸膈发展至大腹，病情更深入一层。故治用栀子厚朴汤，清热除烦，宽中除满。

本方系栀子豉汤和小承气汤之合方，方中栀子苦寒，清热除烦；厚朴苦温，行气除满；枳实苦寒，破结消痞。其取栀子清热除烦，而不用香豉，是因本证邪热较栀子豉汤为甚，非香豉之宣透所能及，加之本证下有腹满，用香豉载药上行，不利于腹满之消除，故去之。又因未至阳明腑实，故无须大黄攻下，加之上有热郁于胸膈，用大黄引药下行，不利于上焦邪热散解，故去之。本方之合，上清郁热，下行其气，各行其道，并行不悖。

（3）栀子干姜汤证

【原文】

伤寒，醫以丸藥[1]大下之，身熱不去，微煩者，栀子乾薑湯主之。（80）

栀子乾薑湯方

栀子十四箇（擘），乾薑二兩。

上二味，以水三升半，煮取一升半，去滓，分二服，溫進一服，得吐者，止後服。

【校注】

[1] 丸药：指当时流行的具有泻下作用的一种成药。

【提要】

热扰胸膈兼中焦有寒的症治。

【析义】

太阳伤寒，应以汗解，即使兼有不大便之症，亦当辨别表里轻重，恰当用药。医者不辨缓急，不顾表邪不解，却以丸药大下，势必损伤脾胃之阳，致中焦虚寒。表邪未解，乘虚内陷，留扰胸膈，形成上焦有热、中焦有寒之证。上焦热郁，则身热不去而微烦。中焦有寒原文未明言，但大下之后，脾胃受损，又方药中干姜温中散寒，可推知有腹痛、下利、食少等症。本证为上热下寒之证，故用清上温中之栀子干姜汤。方中栀子苦寒，清热除烦，以清胸中之热，热祛则身热可退、心烦得除；干姜辛热，守而不走，温脾散寒，以祛中焦之寒，寒祛脾运，则腹痛下利可止。该方寒温并用，清上温中，药性相反，功效相成。

【研讨】

文中所述本证为误治后之变证，临床之中，亦多见非误治原发证者，如素体脾胃虚弱者，感受外邪后，不因误下，亦可形成热扰胸膈、寒留中焦的上热下寒证，也可使用本方治疗。

（4）栀子汤禁例

【原文】

凡用栀子湯，病人舊微溏[1]者，不可與服之。（81）

【校注】

[1] 旧微溏：指病人平素大便稀溏。

【提要】

虚寒便溏者当慎用栀子豉汤。

【析义】

本条中的"栀子汤"，当总括上列栀子豉汤方类证。栀子豉汤是为治疗热郁胸膈而设，虽清热力量较弱，但毕竟为苦寒清热之剂，苦寒之性，易伤阳气，只能用于热证实证。若平素脾胃虚寒，大便稀溏者，则应慎用或禁用。因栀子苦寒，服后更伤脾胃，必泄下更甚，久则生变，故戒之曰"不可与服之"。今举苦寒轻剂栀子豉汤为例，意在说明，其他方如黄芩、黄连、大黄等苦寒重剂，更应慎重。

【研讨】

本条指出中焦有寒者，不可用栀子汤，上条言上焦有热、中焦有寒者，可用栀子干姜汤。前后对照，可知"不可与服之"指不可单纯使用栀子汤，如若病证确有胸膈郁热而兼脾胃虚寒之寒热错杂者，可仿栀子干姜汤，随证加减，寒温并用，非是严格禁止，当以活看。

2. 麻黄杏仁甘草石膏汤证

【原文】

發汗後，不可更行[1]桂枝湯，汗出而喘，無大熱者，可與麻黄杏仁甘草石膏湯。（63）

麻黄杏仁甘草石膏湯方

麻黄四兩（去節），杏仁五十箇（去皮尖），甘草二兩（炙），石膏半斤（碎，綿裹）。

上四味，以水七升，煮麻黄，減二升，去上沫，内諸藥，煮取二升，去滓，温服一升。本云：黄耳杯[2]。

下後不可更行桂枝湯，若汗出而喘，無大熱者，可與麻黄杏子甘草石膏湯。（162）

【校注】

[1] 更行：更，再也；行，用也。更行，即是再用之意。

[2] 黄耳杯（pēi 胚）：杯，《千金翼》卷十作"杯"，162 条原方后亦作"杯"。耳杯，为古代饮器，亦称羽觞，椭圆形，多为铜制，故名，实容一升。

【提要】

太阳病汗下后肺热壅盛的症治。

【析义】

上两条文义相近，可合并一处讨论。文中"不可更行桂枝汤，"应接在"无大热"之后，属倒装文法。条文中未言太阳病，从"不可更行桂枝汤"及临床实际分析，初起应为太阳中风。太阳病，经汗下后，若表证未去，邪未入里，宜再用桂枝汤。但此两条太阳病汗下后，表邪不解，出现"汗出而喘，无大热"，联系实际，尚可见恶风或恶寒之征，目前证情从表面看，发热不高伴恶风寒、汗出、咳喘，颇似桂枝加厚朴杏子汤证。但综合全面分析，咳喘气粗、舌红苔黄等，显系太阳汗下之后，表邪不解，入里化热，内壅于肺，宣降失司，故见喘逆；肺合皮毛，热壅于肺，迫津外泄，则有汗出。其"无大热者"，是指表无大热，而里热壅盛，并非热势不甚。另外还可伴有咳嗽、口渴、苔黄、脉数等肺热壅盛之象，标示该证肺热已极，不可再用辛温的桂枝汤，故曰"不可更行桂枝汤"，否则以热治热，必生危殆，此正是"桂枝下咽，阳盛则毙"。此时，当果断选用清热宣肺、降气平喘的麻杏甘石汤，速除里热。本方为麻黄汤去桂枝加石膏，变辛温发表为辛凉宣透。方中麻黄辛温宣肺定喘，石膏辛寒直清里热。麻黄配石膏，清宣肺中郁热而定喘逆，且石膏用量倍于麻黄，故可借石膏辛凉之性，以制麻黄辛温发散之力，又能外透肌表，使邪无复留。杏仁苦微温，宣肺降气，协同麻黄平喘。甘草和中缓急，调和诸药。四药相伍，宣肺清热、降逆平喘。

【研讨】

麻黄汤证与本证皆有喘，麻黄汤证病之重点在表，因肺外合皮毛，伤寒表实而致肺气上逆，故无汗而喘、痰白清稀，因其属表寒，故口淡不渴、舌淡苔白、恶寒较重，方用辛温发汗、宣肺平喘之麻黄汤；本证重点在肺，肺热壅盛，蒸迫津液外泄，故汗出而喘、痰黄而稠，证属里热，故伴口渴、舌红、苔黄、脉数等，故方用清宣肺热、止咳平喘之麻杏甘石汤。

3. 白虎加人参汤证

【原文】

服桂枝湯，大汗出後，大煩渴不解，脈洪大者，白虎加人參湯主之。（26）

白虎加人參湯方

知母六兩，石膏一斤（碎，綿裹），甘草二兩（炙），粳米六合，人參三兩。

上五味，以水一斗，煮米熟湯成，去滓，溫服一升，日三服。

【提要】

服桂枝汤后转属阳明病的症治。

【析义】

太阳中风，服桂枝汤发汗，当属正治，但应"遍身微似有汗"，如汗不如法，出现大汗淋漓，耗伤津液，如患者阳热素盛，或夹有里热，则病情易转入阳明，表邪入里，化燥化热。今大汗之后，大烦渴不解、脉洪大，正是太阳表邪入里化热之征，病情已经发生质的变化。阳明燥热炽盛，耗伤气阴，津气两伤，故见心烦殊甚、口渴至极、虽大量饮水亦不能解。脉洪大，是里热蒸腾，鼓动气血之征，为阳明主脉。但热势虽盛，却气阴不足，故脉洪大而按之较软。本证还可伴有身热、汗自出、不恶寒、反恶热、舌苔黄燥等症。治以辛寒清热，益气生津，方用白虎加人参汤。本方由白虎汤加人参而成，用白虎汤清阳明之燥热，以保存津液。其中石膏、知母清热养阴，粳米、甘草养胃和中。因汗多津伤，气津双亏，故加入人参益气生津。

【研讨】

本条与 25 条虽同属服桂枝汤大汗出、脉洪大的证候表现，但病机治法大不相同。25 条之大汗出、脉洪大为一过性，表证仍在，但正气损伤不重，汗不如法致一过性阳气浮盛于外，故大汗出、脉由浮缓变为洪大，然继之脉变证不变，病仍在太阳之表，无里热烦渴等热证，故仍用桂枝汤。本条之关键在于大汗出"后"，表证全无，持续"脉洪大"，且出现了"大烦渴不解"，系里热燔灼，津气损伤，病转阳明，脉变证亦变，故治用白虎加人参汤。

4. 葛根黄芩黄连汤证

【原文】

太陽病，桂枝證，醫反下之，利遂不止，脈促者，表未解也；喘而汗出者，葛根黃芩黃連黃湯主之。（34）

葛根黃芩黃連湯方

葛根半斤，甘草二兩（炙），黃芩三兩，黃連三兩。

上四味，以水八升，先煮葛根，減二升，內諸藥，煮取二升，去滓，分溫再服。

【提要】

太阳病误下后里热夹表邪下利的两种症治。

【析义】

原文可分两部分，第一部分从"太阳病"至"表未解也"，说明太阳病误下后，里热夹表邪下利，仍以表证为主的情况；第二部分从"喘而汗出者"以下，论述表病误下后，病邪入里化热，下利以里证为主的症治。

太阳病，桂枝证，即使兼有不大便者，亦应以桂枝汤为主调和营卫、解肌祛风，医者不察，却反用攻下，属于误治。误下后，必损伤胃肠，致部分表邪内陷化热，而见下利不止之征。此时对下利的辨治，首先应判断其表里何者为重。如脉来急促或短促，知胃肠虽伤，但正气仍能抗邪，外邪尚未全陷于里，仍以表证为主，必见发热恶寒之象，此时之下利为外邪内迫肠道所致，故治法应以解表为主，兼以清热升提，表解则里和而利自止，方如桂枝加葛根汤。

如下利而见喘而汗出者，乃下后表邪入里化热，邪热内迫肠道所致，当是以里热为主之下利。热传入里，下迫大肠，肠失正常传导，致下利不止。又肺与大肠相表里，里热壅盛，肠热逆肺，肺失清肃，则上逆而喘；里热迫津外蒸于体表，则有汗出。此时之证，当以里热为主。故用葛根黄芩黄连汤清热止利，兼除表邪。本方为表里双解之剂。方中葛根轻清升发，升津止利，又可透邪；黄芩、黄连苦寒清热，厚肠胃，坚阴止利，为治疗热利的主要药物；炙甘草甘缓和中，安养正气，又调和诸药。四药配伍，清热止利，坚阴厚肠，兼以透表。故凡肠热下利，无论有无表证，均可用之。

5. 黄芩汤证与黄芩加半夏生姜汤证

【原文】

太陽與少陽合病，自下利者，與黄芩湯；若嘔者，黄芩加半夏生薑湯主之。（172）

黄芩湯方

黄芩三兩，芍藥二兩，甘草二兩（炙），大棗十二枚（擘）。

上四味，以水一斗，煮取三升，去滓，溫服一升，日再夜一服。

黄芩加半夏生薑湯方

黄芩三兩，芍藥二兩，甘草二兩（炙），大棗十二枚（擘），半夏半升（洗），生薑一兩半，一方三兩（切）。

上六味，以水一斗，煮取三升，去滓，溫服一升，日再夜一服。

【提要】

肠热下利或呕的症治。

【析义】

本条之"太阳与少阳合病"是指发病之初，非是黄芩汤现证。观本条既无太阳少阳之证，亦无太阳少阳之药，当是发病之初，系太阳少阳合病，经过一段时间，病邪已离太阳少阳，径入阳明，邪热内迫阳明，胃肠功能失职，故见下利或呕吐。以方测症，可知本证应还有发热、口苦、腹痛、小便短赤、大便利而不爽并有热臭气、脉弦数等症，故治以黄芩汤，方中黄芩苦寒，清热燥湿，直清里热，坚阴止利；芍药酸苦微寒，敛阴和营，并可清热凉血，缓急止痛；甘草、大枣味甘，益气和中，调补正气。与黄芩相配，苦甘泻热，与芍药相合，酸甘化阴，舒络缓急。故本方不仅可治泄泻，且可治热入营血之痢疾。若胃气上逆而呕者，加生姜、半夏，名黄芩加半夏生姜汤，以和胃、降逆、止呕。

【研讨】

《伤寒论》中论及合病下利的有三条，其因机症治各不相同：一是 32 条"太阳与阳明合病"下利，为表邪内迫阳明所致，偏重于太阳之表，故用葛根汤，解表而里自和；二是本条"太阳与少阳合病"下利，为邪热内迫阳明所致，为无形邪热，故与黄芩汤清热止利；三是 256 条"阳明少阳合病，必下利，"其下利属内有宿食、热结旁流，偏重于阳明之里，故用大承气汤通因通用。

本证应与葛根汤证、葛根黄芩黄连汤证鉴别。三方均为下利而设，本证为里热夹表邪下利，而以里证为主，症见利下臭恶稠黏，泻下不爽，或暴注下迫，故治疗上应清热燥湿，坚肠止利，兼透表邪；葛根汤证，为太阳阳明合病下利，但证以太阳为主，其下利为水粪杂下，而无恶臭及肛门灼热感，故治当以发汗解表为先，使表解里自和；葛根黄芩黄连汤证为里热下迫大肠所致，故见下利秽臭、肛门灼热、小便黄等症，治以清热止利，兼透表邪。

（二）虚证

1. 心阳虚证

（1）桂枝甘草汤证

【原文】

發汗過多，其人叉手自冒心[1]，心下悸，欲得按者，桂枝甘草湯主之。（64）

桂枝甘草湯方

桂枝四兩（去皮），甘草二兩（炙）。

上二味，以水三升，煮取一升，去滓，頓服。

【校注】

[1] 叉手自冒心：两手交叉按压于心胸部位。冒，覆盖、按压之意。

【提要】

发汗过多，损伤心阳而致心悸的症治。

【析义】

太阳病用汗法，意在祛除表邪，当属正治。发汗力道贵在适度，邪去正复。若发汗不及，病重药轻，病邪不解；发汗过多，病轻药重，易损伤人体正气。汗为心液，由阳气蒸化而成，"阳加于阴谓之汗"，发汗太过，不仅直接损伤心阴，而且心阳随汗外泄，也可耗损心阳，皆可导致变证。尤其当其人心阳素虚之时，发汗太过，即可出现本证。心阳一虚，心脏失去阳气的鼓动，则心神空虚无主，故见心中悸动不安。因阳虚而悸，里虚欲为外护，故病人两手交叉，按压心胸部位，内不足者求助于外，如此则心悸稍减，故曰"心下悸，欲得按"。本证除心悸外，常伴见胸闷、短气、乏力等心阳气虚弱之表现。本证病情较轻，并不复杂，故宜用桂枝甘草汤温通心阳即可。方中桂枝辛甘性温，辛通甘补，入心助阳，为君药；炙甘草甘温，补中益气，缓急定悸为臣。桂、甘相伍，辛甘合化，生阳益气，温通心阳，且甘者缓之，既可使桂枝温而不燥，又能缓和悸动之势，如此则心阳得复，心悸自平。方中桂枝用量倍于甘草，可知通阳之力大于温补，临证时应注意两点：其一，若心阳气虚明显，可适当调整二药比例；其二，本方为治疗心阳虚之祖方，适用于心阳虚轻证，临床上治疗心阳虚之重证，可随证加味，以适应病情的需要。本方煎服时宜浓煎、顿服，意在使药物快捷取效。

（2）桂枝甘草龙骨牡蛎汤证

【原文】

火逆[1]下之，因燒針[2]煩躁者，桂枝甘草龍骨牡蠣湯主之。（118）

桂枝甘草龍骨牡蠣湯方

桂枝一兩（去皮），甘草二兩（炙），牡蠣二兩（熬），龍骨二兩。

上四味，以水五升，煮取二升半，去滓，溫服八合，日三服。

【校注】

[1] 火逆：指误用烧针、艾灸、熏、熨等火法治疗而产生的变证。

[2] 烧针：将针体在火上加热后刺入人体的一种治疗方法。

【提要】

心阳虚烦躁的症治。

【析义】

"火逆下之，因烧针烦躁者"之"烧针"系指火逆而言，并非火逆后又另用烧针。病在太阳，依据"其在皮者汗而发之"，发汗解表乃是正治，若用之得当，邪随汗解。然汗法之施，应当谨慎，只可以辛温、辛凉发汗解表，不可以烧针等猛烈火法劫汗，否则，迫津外泄，心阳随汗而耗，加之火邪内迫，津液受伤，心神被扰，可见心悸不安，烦躁不宁，从而产生类似阳明里热之证。医者不察，又妄投攻下之剂，盖已因火疗致逆，又行攻下之法，一误再误，遂使心阳更伤。心阳虚损，心神不但失于温养，且又不能潜敛于心，故致心神浮越于外，而生烦躁之症。烧针发汗，损伤心阳，其机理与桂枝甘草证相似，病人可见心悸。烦躁因于心阳虚心神不敛，非热邪所为，故病人还当见舌淡、苔白等。究其原因，乃是烧针而起，故曰"因烧针烦躁者"。

治以温通心阳，潜镇安神，方用桂枝甘草龙骨牡蛎汤。桂枝甘草龙骨牡蛎汤由小剂量的桂枝甘草汤加龙骨、牡蛎组成。方中桂枝、甘草相配，辛甘化阳，温通心阳、补益心气，桂枝仅用一两，而甘草倍于桂枝，一则补益之力大于通阳，二则心神浮动，用药宜甘缓，不宜过于辛散之故也；龙骨、牡蛎性涩质重，镇敛心神以治烦躁。全方相配，补中寓镇，通中有敛，标本同治，共达安神除烦之效。

（3）桂枝去芍药加蜀漆牡蛎龙骨救逆汤证

【原文】

傷寒脈浮，醫以火迫劫之[1]，亡陽[2]必驚狂，臥起不安者，桂枝去芍藥加蜀漆牡蠣龍骨救逆湯主之。（112）

桂枝去芍藥加蜀漆牡蠣龍骨救逆湯方

桂枝三兩（去皮），甘草二兩（炙），生薑三兩（切），大棗十二枚（擘），牡蠣五兩（熬），蜀漆三兩（洗去腥），龍骨四兩。

上七味，以水一斗二升，先煮蜀漆，減二升，內諸藥，煮取三升，去滓，溫服一升。本云：桂枝湯，今去芍藥加蜀漆、牡蠣、龍骨。

【校注】

[1] 以火迫劫之：劫者，劫迫也。以火迫劫，指用温针、艾灸、熏、熨等法强迫发汗。

[2] 亡阳：指亡心阳。

【提要】

心阳虚惊狂的症治。

【析义】

伤寒脉浮，病为在表，法当汗解，治宜辨证用药，如法微汗透邪，断不得以火法劫汗。若以烧针、瓦熨等猛烈火法强取其汗，火热内迫，逼津外泄，必致大汗淋漓，汗为心之液，汗泄太过，心阳随汗亡失，故曰"亡阳"。《素问·生气通天论》云："阳气者，精则养神。"心主神志，今心阳受创，心失所养，心神不得敛养，则见神怯易惊、心悸、气短及烦躁等。加之心胸阳气不足，阳不制阴，阴邪得以上乘阳位，易致水饮痰浊之邪乘虚扰心，上蒙清窍，心神失守，故见惊狂、卧起不安等症。治以温通心阳，潜镇安神，兼以涤痰，方用桂枝去芍药加蜀漆牡蛎龙骨救逆汤。该方由桂枝汤去芍药加蜀漆和大剂量牡蛎、龙骨组成。去芍药乃是因其为阴柔之品，不利于阳气的恢复和痰浊的消散之故。方中桂枝、甘草温通心阳；生姜、大枣补益中焦以充化源，调和营卫以补心气，正是"心不足者，当和其营卫"之意，并能助桂枝、甘草温复阳气；蜀漆涤痰散邪，开清窍之闭塞；龙骨、牡蛎重镇潜敛以安浮越之心神，可安神定悸止惊狂。方中蜀漆（常山苗）难求，现多以常山代之。

【研讨】

本证应与桂枝甘草汤证、桂枝甘草龙骨牡蛎汤证相鉴别。三证皆为心阳虚之证，但证情有轻重兼夹之不同。桂枝甘草汤证以心悸、欲得按为主症，属单纯心阳虚且急者；桂枝甘草龙骨牡蛎汤证以烦躁为主症，属心阳虚且有心神浮动者；而本证以惊狂、卧起不安为主症，心神浮越的程度更重，并兼有痰浊扰心。三证有递次加重，用药亦同中有异，充分体现了治随证转的辨证论治思想。

（4）桂枝加桂汤证

【原文】

烧针令其汗，针处被寒，核起而赤[1]者，必发奔豚[2]。气从少腹上冲心者，灸其核上各一壮，与桂枝加桂汤更加桂二两也。（117）

桂枝加桂汤方

桂枝五两（去皮），芍药三两，生薑三两（切），甘草二两（炙），大棗十二枚（擘）。

上五味，以水七升，煮取三升，去滓，温服一升。本云：桂枝汤今加桂满五两。所以加桂者，以能泄奔豚气也。

【校注】

[1] 核起而赤：指针处因寒闭阳郁而见局部红肿如核。

[2] 奔豚：证候名。豚，即猪。奔豚，即以猪的奔跑状态来形容患者自觉有气从少腹上冲胸咽之证，该证时发时止，发时痛苦异常。

【提要】

心阳虚奔豚的症治。

【析义】

太阳表邪，应以汗解，但用烧针强令发汗，一则汗出则腠理开，外寒从针处内入，则致气血凝涩，卫阳郁结，故局部出现"核起而赤"；二则强责发汗，汗为心之液，阳随汗脱，损伤心阳。心居上而主君火，肾居下而主寒水，正常情况下心阳下蛰，温煦肾水，使肾水不寒；肾水上升，以滋心火，使心火不亢，从而水火既济，阴阳交泰。今心阳虚弱，不能下温寒水，下焦阴寒之气乘虚上犯心胸，发为奔豚之证。所谓"奔豚"，即气从少腹上冲胸咽，烦闷欲死，片刻冲逆平息而复常，状如奔突之小猪，故尔名之。从用桂枝加桂汤来看，是证当伴有心慌心悸、胸闷气短等阳气不足之症。本证属内外为患，在外为寒闭阳郁而见"核起而赤"；在内为心阳虚致下焦水寒之气上冲而发为奔豚。故治疗上外宜温灸散寒，内宜温通心阳。方用桂枝加桂汤，该方由桂枝汤重用桂枝而成，方中重用桂枝通心阳、助心火、散阴寒而平冲逆，配以甘草，更佐姜、枣，四药辛甘合化，补益心气，温通心阳，强壮君火，下蛰于肾，以镇下焦阴寒之气，阴散寒祛，其逆自平，从温心阳着手达降冲逆之效，即方后注所言"能泄奔豚气"，正是治病求本的精神实质；芍药破阴结，利小便，去水气。方中桂枝汤可调营卫和阴阳，以补心之不足。诸药合用，共奏温通心阳，平冲降逆之功。

（5）茯苓桂枝甘草大枣汤证

【原文】

發汗後，其人臍下悸者，欲作奔豚，茯苓桂枝甘草大棗湯主之。（65）

茯苓桂枝甘草大棗湯方

茯苓半斤，桂枝四兩（去皮），甘草二兩（炙），大棗十五枚（擘）。

上四味，以甘瀾水一斗，先煮茯苓，減二升，內諸藥，煮取三升，去滓，溫服一升，日三服。

作甘瀾水法：取水二斗，置大盆內，以杓揚之，水上有珠子五六千顆相逐，取用之。

【提要】

心阳虚欲作奔豚的症治。

【析义】

太阳病发汗，既不能太过，亦不可不及，总以邪去正安为度。正常情况下心阳下蛰于肾，以温暖肾水，使之能蒸腾化气，水气上升，以调心火，则心火不亢，而达水火既济。如今汗后见"脐下悸"，必是过汗损伤心阳，致心火不能下蛰以暖肾，为心肾不交之证。加之患者下焦原有水气内停，肾水无以蒸化而停于下，复因上虚而欲乘之，故见脐下筑筑然跳动而如奔豚之将作，故曰"欲作奔豚"。因患者原有水气内停之机，复因过汗损及心阳，故必见小便不利、心悸胸闷等症。是证虽在脐下，但无明显畏寒、四逆等，当知非是肾阳不足，结合病史，断为心阳虚弱之机。

治以温通心阳，化气利水，方用茯苓桂枝甘草大枣汤。该方由桂枝甘草汤加大枣和大剂量茯苓组成。方中重用茯苓至半斤，为《伤寒论》群方之最，一则取其利小便、伐肾邪之力，与桂枝相配，则通阳化气利水，促进下焦气化，开通膀胱之门，使寒水之气从下而排，以防水邪上逆，而绝欲作奔豚之势。二则取其宁心安神之功，与桂、甘相合复心阳、宁神志，以除心悸。三则取其健脾之效，与甘、枣相配，培土以制水；桂枝、甘草相合，辛甘化阳以温通心阳，心阳一复，下蛰于肾，蒸腾化气，自无下焦寒水之患，且桂枝降逆平冲，可防奔豚于未然；大枣伍甘草，一则培土健脾以利于水气的运化，二则甘缓以缓和脐下悸动之势。全方合用，共奏补心阳、利水气、平冲降逆之功，使奔豚止于萌动阶段。

煎服法：①以甘瀾水煎1次，分3次温服。前人有甘瀾水"去其水性，以不助肾邪"之说。②茯苓先煎，用量独重，意在加强利水排邪之力。

【研讨】

本证与桂枝加桂汤证俱属心阳不足、心肾失交之证，然桂枝加桂汤证为心阳虚，下焦阴寒之气已上冲而见奔豚的典型证候，水饮为患较轻，故治法重在平降已冲逆之水寒之气；本证为心阳虚，下焦水饮欲动，病者仅见脐下悸，而无奔豚的典型证候，并伴小便不利等寒水内停之征，故治法重在化气利水。

2. 脾虚证

（1）茯苓桂枝白术甘草汤证

【原文】

傷寒若吐、若下後，心下逆滿，氣上衝胸，起則頭眩[1]，脈沉緊。發汗則動經[2]，身為振振搖[3]者，茯苓桂枝白术甘草湯主之（67）。

茯苓桂枝白术甘草湯方

茯苓四兩，桂枝三兩（去皮），白术、甘草各二兩（炙）。

上四味，以水六升，煮取三升，去滓，分溫三服。

【校注】

[1] 头眩：头晕目眩。

[2] 动经：扰动经脉。

[3] 振振：动摇不定貌。

【提要】

脾虚水停的症治及治禁。

【析义】

文中"茯苓桂枝白术甘草汤主之"应接在"脉沉紧"之后，为倒装文法。

病为太阳伤寒，治当发汗解表，开腠逐邪，即使病有兼夹，亦当随证加减。医者不察，反用吐下之法，显为误治。吐下之法，原为祛除体内实邪而设，错误投施，必然损伤脾胃之阳，脾阳一伤，运化失职，水饮内生，停于心下，阻碍气机，则心下胀满；土虚不能制水，上焦心阳不振，水气上冲，则心下胀满且有向上冲逆之势；阳虚不能升清于上，清窍反被上冲之水气所蒙，故患者坐起则头目眩晕。脉沉主里主水，脉紧主寒，沉紧之脉，示本证为里有寒水为患。治以温阳健脾，利水降冲，方用茯苓桂枝白术甘草汤。方中茯苓甘淡而平，能补能渗，养心益脾，利水渗湿为君；桂枝辛甘而温，温阳化气，平冲降逆，与茯苓相配，通阳化气，渗利水湿，使饮邪从下而排，以折上逆之势，是治已成之水；白术甘而温补，健脾燥湿，甘草补脾益气，调和诸药，二者相合，补益脾胃，助苓桂治在中焦，促脾运转，培土制水，以绝水饮生源，是治未成之水。桂枝、甘草相配，辛甘化阳，以退阴翳，全方正合"病痰饮者，当以温药和之"之旨。

【研讨】

发汗之法，确可使水气从玄府外排，但其适用于水在肌表之实证。本证虽为水气之患，但其机实为脾阳虚弱不能运化而生，只可健脾气、温脾阳，若再误用发汗之法，必加重阳虚，经脉失却温养，更加水气浸渍，必伤动经脉之气，而出现身体震颤动摇不能自持之症，证转肾阳不足，水气泛溢，则属真武汤所主之。提示本证的治疗当禁用汗法。

（2）厚朴生姜半夏甘草人参汤证

【原文】

發汗後，腹脹滿者，厚樸生薑半夏甘草人參湯主之。（66）

厚樸生薑半夏甘草人參湯方

厚樸半斤（炙，去皮），生薑半斤（切），半夏半升（洗），甘草二兩，人參一兩。

上五味，以水一斗，煮取三升，去滓，温一升，日三服。

【提要】

脾虚气滞腹胀的症治。

【析义】

不当发汗而发之，或发汗过多等，每每伤人正气，既可损阳又可伤津，常因患者体质阴阳差异而不同。今发汗后即见腹胀满，应仔细审证。腹胀而大便通畅，且无明显热征，非是阳明热结，当属素体脾阳虚弱之人，误汗后进一步损伤脾阳所致。脾主运化，又主大腹，脾阳不足，一则脾机不转，经脉不通，气机壅滞，二则运化失职，湿浊内生，阻碍气机，加重脾滞，气滞于腹，壅而作满，而生大腹胀满。本证虽为脾虚所致气滞湿阻，属虚实夹杂之证，必见脾虚之征，如纳差、乏力等，复现气滞之象，如腹胀，午后为甚，食入增剧，食消则减等。然以方测症，本证当以气滞腹胀为主，脾虚次之，与太阴脾虚较甚之腹满而吐、自利益甚等自不相同，临证当辨析之。

治以温运健脾，消滞除满，方用厚朴生姜半夏甘草人参汤。方中厚朴苦温，善消腹胀，燥湿温运，行气导滞，且重用半斤为君，以除大腹胀满；生姜辛温宣散，走而不守；半夏燥湿开结，降气化浊，共为臣药；三药合用，辛开苦降，宽中除满，以行中焦气滞，导气下行。人参、甘草健脾益气以复运化之职，为佐使之品。本方为消补兼施，标本同治之剂，方中消滞之厚朴、生姜、半夏的用量远大于培补之人参、甘草的用量，实寓治标宜急，治本宜缓之义，可知其治重点在于取实。

（3）小建中汤证

【原文】

伤寒二三日，心中悸而烦者，小建中汤主之。（102）

小建中汤方

桂枝三两（去皮），甘草二两（炙），大枣十二枚（擘），芍药六两，生薑三两（切），膠飴一升。

上六味，以水七升，煮取三升，去滓，内饴，更上微火消解，温服一升，日三服。呕家不可用建中汤，以甜故也。

【提要】

伤寒里虚，心中悸而烦的症治。

【析义】

伤寒二三日，病期尚短，未经误治即见心中动悸、神烦不宁，显非单纯表证，定是兼有里患，究系何因使然，当仔细审证。细察本证之心烦动悸，既无无形邪热扰动胸膈、阳明燥屎内阻、邪郁少阳之征，又无水气凌心、阳气衰微之象等，当属里脏先虚，心脾不足、阴血亏虚之人复被邪扰所致。里虚邪扰，阴血不足，心失所养则悸，血不养神、神志不宁则烦。结合第100条，小建中汤证还当见腹中急痛之征。针对此证之治，虽属表里同病，亦不可攻邪，否则必致变证。但以建中补虚，益气血生化之源，正气充盛，则邪气自退，烦悸自止。故治宜小建中汤建中补虚，调补气血，安内攘外。方中重用饴糖甘温补中，配以甘草、大枣之甘，补益脾胃，安莫中州，脾胃得复则气血生化有源；倍用芍药之酸，配饴糖、甘草、大枣之甘，酸甘化阴，以养血和营，缓急止痛，且芍药通利血脉，以和心脾之络；桂枝、生姜温通心脾阳气，促进脾机运转，既可防大量饴糖、芍药滋阴太过，又与甘草相合，辛甘化阳以温阳养心。诸药协同，建中补虚而气血阴阳双补，具平衡阴阳、协调营卫、缓急止痛等多种作用。中州建则邪自解，实有安内攘外之功。但素多湿热之人，不可服本方。因本方为甘温之剂，服之则助湿生热，会加重呕吐。

3. 肾阳虚证

（1）干姜附子汤证

【原文】

下之後，復發汗，晝日煩躁不得眠，夜而安靜，不嘔，不渴，無表證，脉沉微，身無大熱者，乾薑附子湯主之。（61）

乾姜附子湯方

乾薑一兩，附子一枚（生用，去皮，切八片）。

上二味，以水三升，煮取一升，去滓，頓服。

【提要】

下后复汗致肾阳虚烦躁的症治。

【析义】

此证之初当为太阳病兼夹证，当有发热恶寒及不大便等症，医者不辨表里虚实，采用先下后汗之法，旋即出现昼日烦躁夜而安静、身无大热，初看病不凶险，且表现极不典型，一时难以断定何经病证。详察患者不呕（非少阳）、不渴（非阳明）、无表证（非太阳），三个阴性症状，说明本证不属三阳病证，排除了阳热实证之可能，从而断定，病已由阳入阴，由实转虚，病属三阴之虚寒。然三阴皆有烦躁，应再据烦躁特点及伴随证仔细分析之，其机渐明，烦躁与脉沉微并见，当是阳气衰微、病入少阴之反映。烦躁的特征为昼烦夜安，因人与自然是一有机整体，昼日阳旺，虚阳得自然阳气相助，尚能与阴争，故见昼日烦躁；夜间阳衰，虚阳无助，不能与阴争，故见夜而安静；但这种安静是与烦躁相对而言，实为神疲似睡之"但欲寐"状态，并非常人之安然入睡，方知亦是阳气虚衰之象；阳气大伤，鼓动无力，故脉见沉微；阴寒内盛，逼虚阳外越，故见身无大热。结合病史，太阳病汗下之后，即见斯证，其变化迅速可见一斑，知是阳气暴脱之患。总之，本证乃汗下失序，致阳气暴伤，阴寒内盛，病入少阴所为，且病情发展迅速，虚阳外亡之征已现，故当急救回阳，防生叵测。方用干姜附子汤，方中生附子、干姜皆大辛大热之品，二者同用，以急救回阳，俾阳长阴消，阳气归根，则阴气自敛，寒邪自消。附子生用，破阴回阳之力更强。本方与四逆汤同为回阳之剂，本方不用甘草，是因本证为阳气暴虚，阴寒独盛，残阳欲脱之证，病势变化迅速，回阳宜急，不宜缓也，只取干姜、附子单刀直入，以救残阳于未亡之顷刻。

煎服法：水煎1次，顿服。用水三升，煮取一升者，意在急煎，争取时间。一次顿服者，意在使药力集中，迅速回阳破阴，急挽欲亡之阳。

（2）茯苓四逆汤证

【原文】

發汗，若下之，病仍不解，煩躁者，茯苓四逆湯主之。（69）

茯苓四逆汤方

茯苓四两，人参一两，附子一枚（生用，去皮，破八片），甘草二两（炙），乾薑一两半。

上五味，以水五升，煮取三升，去滓，溫服七合，日三服。

【提要】

汗下后阴阳两虚烦躁的症治。

【析义】

太阳病邪在表，宜用汗法，本当禁下，但有表里同病而里实者，治当斟酌使用汗下之法。汗下之法均为祛邪而设，若使用不当，可损人正气。若发汗太过，损阳伤阴；攻下太过，或不当下而下，内耗其阴液。今先汗不解，当审证用药，不问缘由，转而用下，必致阴阳两伤，反增烦躁，病未痊愈，故曰"病仍不解"，是病生变化迁延不除之意。究本证烦躁之因，实与少阴相关。太阳与少阴相表里，若素体正气不足者，太阳误治，损伤阴阳，使病传少阴，从而形成少阴阴阳两虚之证。少阴为心肾水火之脏，阴阳两伤，使水火失济，阳衰而神气浮越，阴损而不能恋阳，神不内守而烦躁不宁，为本证之突出表现。本条叙证极简，从用茯苓四逆汤为治推测，证为阴阳两虚，而以阳虚为主。结合 61 条分析，其烦躁必是昼夜皆有，且除见烦躁外，还当见脉沉细微及身有微热等症。治以回阳益阴，方用茯苓四逆汤。方中生附子、干姜大辛大热，回阳救逆，驱阴逐寒，以固肾本；人参壮元气、补五脏、安精神、益气生津。人参配姜、附，于回阳之中有益阴之效，益阴之中有助阳之功。茯苓重用至四两，取其健脾益气，宁心安神，渗利水湿之功，助姜、附温阳利水以消阴翳，合人参壮元气、安精神以止烦躁。炙甘草益气补中、调和诸药，更可减姜、附毒性，增姜、附回阳之力。诸药合用，共奏回阳益阴兼伐水邪之功。

【研讨】

本证应与桂枝甘草龙骨牡蛎汤证、干姜附子汤证鉴别。三证皆有烦躁，皆有阳虚之机，但桂枝甘草龙骨牡蛎汤证乃是心阳虚弱、神气浮越所致，病位在心，其主要表现为烦躁而伴心悸，治宜温通心阳，潜镇安神；干姜附子汤证与本证病位皆重在肾，然干姜附子汤证系肾之阳气暴虚，阴寒内盛，虚阳将越，故其烦躁以昼日烦躁不得眠、夜而安静为特征，伴脉沉微、身无大热，治当用干姜附子大辛大热，单刀直入，急救回阳；本证之烦躁，乃少阴阴阳两虚，阳衰而神气浮越，阴损而不能恋阳，神不内守所为，其特点为昼夜不宁，伴脉微肢厥等，治当以茯苓四逆汤回阳益阴。

（3）真武汤证

【原文】

太陽病發汗，汗出不解，其人仍發熱，心下悸，頭眩，身瞤動，振振欲擗地[1]者，真武湯主之。（82）

真武湯方

茯苓、芍藥、生薑各三兩（切），白术二兩，附子一枚（炮，去皮，破八片）。

上五味，以水八升，煮取三升，去滓，溫服七合，日三服。

【校注】

[1] 振振欲擗地：肢体颤动欲扑倒于地。擗，同"仆"，跌倒。

【提要】

阳虚水泛的症治。

【析义】

太阳病邪在表，发汗解表为正治之法。然发汗之法应据证掌握尺度，以防太过不及。若误发虚人之汗，或发汗太过，必伤人阳气而内传少阴。今太阳病用汗，必是其人素有阳虚之体，或施汗过度，表证虽解，而少阴阳气大伤，形成变证，故曰："汗出不解"。肾居下焦而主水，肾阳一虚，水无所主，泛滥上下、流溢内外。上逆凌心则悸；上蒙清窍则眩；外渍四肢经脉，则见身𥆧动、振振欲擗地等。"其人仍发热"，从伴见"心下悸，头眩，身𥆧动，振振欲擗地"等分析，并非表邪不解，其因有二，一为少阴阳虚，阴寒内盛，格虚阳于外而致；一为阳虚水泛，经脉不通，卫气郁遏所为。综合全面分析，本证当属肾阳亏虚，水气泛溢之患。治以温阳利水，方用真武汤。方中炮附子温肾壮阳，振奋少阴阳气，肾阳一复，下焦气化自行，蒸腾水邪，使水有所主；白术苦温，健脾燥湿，脾机一转，水饮自除，使水有所制；生姜辛温发越，通肺走表，且助附子布阳，使水有所散；茯苓淡渗利水，佐白术健脾，脾机运转，则水湿下渗，使水有所排；芍药活血脉、利小便，经脉通利，使水有所去，并兼制姜、附燥烈之性。五味合用，共奏温阳利水之功。

【研讨】

本证与苓桂术甘汤证均为阳虚水停之证，然同中有异。本证病位重在于肾，阳虚程度较重，水泛全身，波及范围较广，主见心下悸，头眩，身𥆧动，振振欲擗地等，治疗重在温肾利水；苓桂术甘汤证病位重在于脾，阳虚程度较轻，水仅停心下，波及范围较小，故见心下逆满，气上冲胸，起则头眩等，故治疗重在健脾利水。

4. 阴阳两虚证

（1）甘草干姜汤证、芍药甘草汤证

【原文】

伤寒脉浮，自汗出，小便数，心烦，微恶寒，脚挛急，反与桂枝欲攻其表，此误也。得之便厥[1]，咽中干，烦躁，吐逆者，作甘草乾薑湯與之，以復其陽；若厥愈足温者，更作芍藥甘草湯與之，其脚即伸；若胃氣不和，譫語[2]者，少與調胃承氣湯；若重發汗，復加燒針者，四逆湯主之。（29）

甘草乾薑湯方

甘草四兩（炙），乾薑二兩。

上二味，以水三升，煮取一升五合，去滓，分溫再服。

芍藥甘草湯方

白芍藥、甘草各四兩（炙）。

上二味，以水三升，煮取一升五合，去滓，分溫再服。

【校注】

[1] 厥：此指手足逆冷。又称厥逆。

[2] 谵语：神志不清，胡言乱语，多声音高亢。

【提要】

伤寒兼阴阳两虚证误治后的变证及随证施治之法。

【析义】

本条原证初见脉浮、自汗出、微恶寒,是为太阳中风主证,又兼小便数、心烦、脚挛急,是为阴阳两虚之候。阳虚不能制水则小便数;阳虚不能温煦、阴虚不能濡养则脚挛急;虚阳上浮、阴虚邪扰均可致心烦。此为阴阳两虚之人外受风寒,旧病又加新感,证系表里同病。然观其表里之证俱不甚急,其治可仿桂枝加附子汤意,扶正解表,表里同治。若不顾里之阴阳俱虚,独取桂枝汤以图表邪,必致阴阳更虚,变证丛生,故曰"此误也"。从其误治变证表现分析,误汗后表邪虽解,但里虚更剧,现证纯为阴阳两虚之候。阳虚不能温煦四末,则四肢厥逆;阴阳两虚,心神失养则烦躁;阴虚不能上滋则咽中干,不能濡养筋脉则脚挛急;阴寒犯胃,胃气上逆则呕吐。如此阴阳两虚,错综复杂之证,治当分清主次。根据阳固则阴存,阳生则阴长的理论,再据该证厥逆、呕逆,情势显较阴虚为急,故先复其阳。本证虽有厥逆,治当回阳,然其兼有阴虚之机,温阳则不可太过,否则有温燥伤阴之虞,故投以甘草干姜汤。方中甘草补中益气,干姜温中复阳,二药同用,辛甘合化,旨在温复中焦阳气。中阳一复,四末得以温煦,则厥愈而足温。本方炙甘草用量倍于干姜,意在避免干姜辛散太过、伤损阴津之弊。

由于本证阴阳俱亏,先甘温复阳,但用药宜慎,一俟阳复厥愈足温,即停药更方,与服芍药甘草汤,酸甘化阴,柔筋缓急。方中芍药酸苦,养血敛阴;甘草补中缓急;二药合用,酸甘化阴,滋阴养血。阴液得复,筋脉得养,则脚挛急自除。

"若胃气不和,谵语者,少与调胃承气汤",此论温复太过,邪从燥化,转入阳明胃腑的证治。本证原有阴津不足,由于先用温药复阳,若用药太过,则使阴津更伤,化燥成实,而见谵语、腹胀、不大便等阳明燥实之证。此证津伤燥结,故治当泻热润燥和胃,宜用调胃承气汤。然此虽系阳明腑实,却由虚证转来,用药更当谨慎,故"少与"汤药,中病即止,以防攻下太过,更伤正气。

"若重发汗,复加烧针者,四逆汤主之",乃言误服桂枝汤致变后,医者未识其变,仍误认为纯表,不但不予救误,反而复用药物和烧针等强劫其汗,以致大汗亡阳,出现四肢厥逆、下利清谷、恶寒脉微等症。此阳气大衰之证,已非甘草干姜汤所能复,故投四逆汤以救之。

【研讨】

本条以举例的形式详尽论述了阴阳两虚之人外感误治后的种种变证及其救治方法,为"随证治之"提供了具体范例,充分体现了辨证论治的精神,其用药法度,当悉心领会。

(2)芍药甘草附子汤证

【原文】

發汗,病不解,反惡寒者,虛故也,芍藥甘草附子湯主之。(68)

芍藥甘草附子湯方

芍藥、甘草各三兩(炙),附子一枚(炮,去皮,破八片)。

上三味,以水五升,煮取一升五合,去滓,分温三服。疑非仲景方。

【提要】

汗后阴阳两虚的症治。

【析义】

太阳病发汗后，病不解，有表证未罢和病情发生变化两种可能，应仔细审证。若发汗后病不解是表证未罢，则当见发热恶寒、头身疼痛、脉浮等症。今发汗后，恶寒曰"反"，是恶寒加重，又不见发热脉浮等，说明本方证之"病不解"是因发汗不当所引起的变证，而非表证不解。从判为"虚故也"及治以"芍药甘草附子汤"观之，此变证当属阴阳两虚。本条叙症简略，只言及"恶寒"加重这一阳虚失煦见症，结合第 29 条和第 60 条，当见脉微细、脚挛急等症。本证虽阳虚，但"恶寒"而无厥逆、下利等，虽阴虚，但脚挛急而无心烦、咽中干等，阴阳虚亏俱不甚急重，故治宜芍药甘草附子汤复阳益阴，阴阳并调。方中芍药苦酸，养血敛阴；甘草甘温，补中缓急，芍药甘草相配，酸甘相合而化阴，补益阴津而不滋腻，无碍阳复，更可柔筋缓急；附子大辛大热，补火助阳，通达经脉，得甘草则辛甘合化，燥性大缓，温补阳气而不耗阴，无碍阴复。且附子性猛，得甘草而缓，芍药性寒，得附子而和，三味合用，共奏阴阳双补之功。

（3）炙甘草汤证

【原文】

傷寒脈結代，心動悸，炙甘草湯主之。（177）

炙甘草湯方

甘草四兩（炙）、生薑三兩（切）、人參二兩、生地黃一斤、桂枝三兩（去皮）、阿膠二兩、麥門冬半升（去心）、麻仁半升、大棗三十枚（擘）。

上九味，以清酒七升，水八升，先煮八味取三升，去滓，內膠烊消盡，溫服一升，日三服。一名復脈湯。

【提要】

心阴阳两虚的症治。

【析义】

本条冠以"伤寒"，知本病原为外感所致，初起必见发热恶寒、头痛脉浮等症，今在病程中突现"脉结代，心动悸"，说明病情大变，邪已从太阳而渐累及少阴。太阳与少阴相表里，生理情况下经气互通，相互资助，病理情况下邪气互传，尤其素体少阴里虚之人，太阳表邪最易内陷少阴，出现邪困心宫之证。心主血脉而藏神，必赖阳气以温煦、推动，赖阴血以滋养、充盈，心阴阳气血不足，心失所养，则心动悸；心阳虚鼓动无力，心阴虚脉道不充，心之阴阳俱不足，脉气不能接续，故脉结代。当此之时，治宜炙甘草汤调气血，补阴阳，以复其脉。方中重用炙甘草补中益气，以充气血生化之源，合人参、大枣补中气，滋化源，气足血生，以复脉之本；生地、麦冬、阿胶、麻仁养心阴，补心血，以充血脉；桂枝、生姜辛通，宣阳化阴，桂枝、甘草相合辛甘化阳，以温通心阳；加清酒振奋阳气，温通血脉。诸药合用，阳生阴长，阴阳双补，气血并调，共奏滋阴养血，通阳复脉之功。气充血沛、阴阳平衡，则脉复而节律和调，故又名复脉汤。

【原文】

脈按之來緩，時一止復來者，名曰結。又脈來動而[1]中止，更來小數[2]，中有還者反動[3]，名曰結，陰也。脈來動而中止，不能自還，因而復動者，名曰代，陰也。得此脉者必難治。（178）

【校注】

[1] 动：指脉搏跳动。

[2] 小数：略为快一些。

[3] 反动：反，复、又之意。反动，即复动。

【提要】

结代脉的性状特征。

【析义】

结脉与代脉均属于间歇脉，以脉搏有歇止为主要特点。结代脉均属缓而有歇止的脉象，故为阴脉。其中间歇时间短，止无定数，复来之脉稍快者为结脉；间歇时间长，止有定数，复来之脉不快者为代脉。结代脉多由心阴阳气血不足，无力鼓动血脉所致，其病较重，故文中曰"得此脉者，必难治"。但在临床上结代脉亦可见于痰食阻滞、跌仆重伤、七情惊恐及孕妇等，故"得此脉者，必难治"一说，还当活看。

（三）蓄水证

【原文】

太陽病，發汗後，大汗出，胃中乾[1]，煩躁不得眠，欲得飲水者，少少與飲之，令胃氣和則愈。若脈浮，小便不利，微熱消渴[2]者，五苓散主之。（71）

五苓散方

豬苓十八銖（去皮），澤瀉一兩六銖，白术十八銖，茯苓十八銖，桂枝半兩（去皮）。

上五味，搗為散，以白飲[3]和服方寸匕[4]，日三服，多飲煖水，汗出愈，如法將息。

發汗已，脈浮數，煩渴[5]者，五苓散主之。（72）

中風發熱，六七日不解而煩，有表裏證[6]，渴欲飲水，水入則吐者，名曰水逆[7]，五苓散主之。（74）

【校注】

[1] 胃中干：指胃中津液不足。

[2] 消渴：形容渴饮之甚，饮不解渴。此指口渴之甚的症状。

[3] 白饮：南阳饮食。煮面条后的面汤称饮汤。煮小麦面条后的面汤称白饮。

[4] 方寸匕：古代量器之一，曲柄浅斗，状如今之藥匙。考秦汉1寸，约今之2.3厘米。

[5] 烦渴：形容渴之甚，渴而欲饮，因渴而烦，与上条"消渴"义同。

[6] 有表里证：指既有太阳表证，又有蓄水里证。

[7] 水逆：指口渴引饮，但饮入即吐的证候。

【提要】

太阳蓄水证的症治。

【析义】

发汗解表本为太阳病的正确治法，但应以"遍身絷絷微似有汗"为宜。71 条"发汗后，大汗出"，汗不如法，因而产生"烦躁不得眠，欲得饮水"与"脉浮，小便不利，微热消渴"两种不同的变化。如何施治，当审慎之。前者烦躁不得眠，口渴欲饮，或见小便不利，但患者脉静身凉，无其他里热征象，此为大汗出后，表邪已随汗而外解，但由于汗出太过，津液伤耗，胃中乏津，胃不和则卧不安，故"烦躁不得眠"。"欲得饮水"，正是津液亏耗，患者自欲饮水以润其燥的表现。此时，外邪已去，而阴津未复，所以只需嘱其少量频饮，令胃中津液缓缓恢复，胃气和调，则诸症自除。后者发汗后仍脉浮、微热，知太阳表邪未尽，此时，其恶寒亦微。小便不利、消渴，是表邪不随汗解而径入下焦，影响膀胱气化所致。气化不利，津液不行，水蓄下焦，故小便不利；津液不能蒸化上承，则口渴引饮，但饮不解渴，即所谓"消渴"。本证既有表证，又有下焦蓄水，是属表里同病，但以里证为主。故用五苓散化气行水，兼以和表，表里同治。

72 条承接 71 条，补述蓄水证的脉症。发汗以后仍脉浮数，知表邪未解；汗后出现"烦渴"当详辨其病性，从用五苓散治疗观之，其与上条"消渴"一样，系由水蓄下焦、津不上布所致。本条当属省文笔法，应见小便不利、舌苔薄白等症。此与胃热津伤之身热汗出、烦渴、舌红苔燥者迥异。

74 条则在 71 条、72 条的基础上进一步论述蓄水重证水逆证的症治。"中风发热，六七日不解而烦"，"渴欲饮水，水入则吐"，指太阳表证因循失治，经过六七日，恶寒、发热等表证仍在，又见心烦、口渴引饮，但饮入之水随即吐出，吐后仍渴，复饮复吐之"水逆"，故谓"有表里证"。本条"水逆"证较上两条证候为重，系由下焦蓄水、饮逆于胃，气机上逆所致。本条证候虽重，但病机与 71 条、72 条一致，故治法亦相同。

五苓散由猪苓、茯苓、泽泻、白术和桂枝组成。方中猪苓、茯苓、泽泻淡渗利水；白术健脾益气以助转输，令水津四布；桂枝辛温通阳，化气行水，兼走表散邪。诸药合用，共凑化气行水，通达表里之功。本方外疏而内利，表里兼顾，但以化气行水为主，因此，无论有无表证者均可用之。

调护方法：本方为散剂，宜用"白饮和服"；药后"多饮暖水"，目的在于助药力以散邪行水。

【原文】

伤寒，汗出而渴者，五苓散主之；不渴者，茯苓甘草汤主之。（73）

茯苓甘草汤方

茯苓二两，桂枝二两（去皮），甘草（炙）一两，生薑三两（切）。

上四味，以水四升，煮取二升，去滓，分温三服。

太阳病，小便利者，以饮水多，必心下悸[1]。小便少者，必苦裏急[2]。（127）

【校注】

[1] 心下悸：心下，指胃脘部。心下悸，即胃脘部动筑不宁。

［2］苦里急：苦于少腹胀满窘迫不舒。

【提要】

辨水停中焦与水蓄下焦及其症治。

【析义】

73条论述伤寒汗出后，根据"口渴"与否，辨水蓄下焦与饮停中焦。如前所述，感受外邪，治当发汗，若汗不如法，邪气循经入于下焦，气化不利，津不上承，则口渴。此外，气化失职，津液不布而停蓄下焦，当见小便不利。若汗后胃阳受伤，饮停胃中，但无碍下焦气化，则不渴。水蓄下焦，治当五苓散通阳化气行水；水停中焦，宜用茯苓甘草汤温胃通阳散水。

127条属倒装文法，"以饮水多"应置于"小便利者"之前。本条从太阳病过程中"饮水多"入手，根据小便通利与否，辨别水停部位。若饮水多，而小便不利，是下焦气化不利所致；津液不能气化布散，停蓄于下焦，故见少腹胀满里急。饮停于中，故心下胃脘部动悸不宁，无碍下焦气化，故小便通利。本条未出方药治法，根据73条和后述356条，水蓄下焦治宜五苓散，水停中焦可用茯苓甘草汤。

茯苓甘草汤由茯苓、桂枝、生姜和甘草组成，方中用茯苓甘淡渗湿利水，桂枝合甘草辛温通阳，化气行水，生姜温胃通阳，宣散水邪。共凑温胃通阳、散水化饮之功。

【研讨】

五苓散证与茯苓甘草汤证皆属水饮停蓄为患，但前者水蓄下焦，气化失司，口渴、小便不利，而少腹胀满里急；后者水停中焦，无碍气化，口不渴、小便通利，而心下悸。"口渴"与否、小便利与不利是水停中焦与水蓄下焦的辨证要点。两证皆治以温阳利水，但前者重在通阳化气、健脾利水；后者重在温胃通阳、散水化饮。

本证应与茯苓桂枝白术甘草汤证、茯苓桂枝甘草大枣汤证鉴别。三证均为阳虚停水，三方用药除茯苓、桂枝、甘草外仅有一味之差。本证为脾阳虚，水停中焦，症见心下逆满，起则头眩而心悸不安，故用白术健脾行水；本证为胃阳虚，水停中焦，悸动在胃之上脘，并可见胃中震水音，故用生姜健胃散饮；茯苓桂枝甘草大枣汤证为心阳虚，下焦寒水上冲，脐下悸动而气逆欲作，故用大枣补脾益气，培土制水，取重甘味，意在甘以缓之，缓和冲逆，并重用苓桂，通利下焦寒水之气。

（四）蓄血证

1. 桃核承气汤证

【原文】

太阳病不解，热结膀胱[1]，其人如狂[2]，血自下，下者愈。其外不解者，尚未可攻，当先解其外；外解已，但少腹急结[3]者，乃可攻之，宜桃核承气汤。（106）

桃核承气汤方

桃仁五十个（去皮尖），大黄四两，桂枝二两（去皮），甘草二两（炙），芒硝二两。

上五味，以水七升，煮取二升半，去滓，内芒硝，更火上，微沸下火，先食[4]温服五合，日三服，当微利。

【校注】

[1] 热结膀胱：膀胱，此处非特指膀胱腑，而是指代下焦少腹部。热结膀胱，即邪热结聚于下焦少腹部位。

[2] 如狂：神志异常，似狂而非狂。

[3] 少腹急结：下腹部拘挛硬痛。

[4] 先食：饭前空腹之时。

【提要】

太阳蓄血轻证的因机症治及表里先后治则。

【析义】

"太阳病不解，热结膀胱"，既指出太阳病蓄血证的形成原因，又言明其病机。"太阳病不解"，指发热恶寒头痛等表证仍在；"热结膀胱"，是言太阳表邪不解，化热入里，与血互结于下焦。由于血蓄下焦，气血瘀滞，故少腹部拘急硬痛；热瘀搏结，上扰神明，则神志不宁而如狂。"血自下，下者愈"，表明本证血热初结，病情尚浅，有瘀血自行下夺、热随瘀去而病证自愈的机转。本证表里同病，由于热瘀初结，里证较轻，故当遵循先表后里的治疗原则，表解以后，再用桃核承气汤通下泻热，活血化瘀。该方由桃仁、桂枝、大黄、芒硝和甘草组成，方以桃仁为主，活血化瘀；桂枝助桃仁温经活血；大黄、芒硝荡涤邪热；大黄兼入血分，合桃仁活血行瘀，推陈致新；炙甘草调和诸药，且防硝黄伤正。诸药合用，共凑活血化瘀、通下泻热之功。

本证病位在下焦，故药宜"先食温服"，以使药力直达病所，泻热行瘀更为迅捷。

2. 抵当汤证

【原文】

太陽病六七日，表證仍在，脈微而沉，反不結胸[1]，其人發狂者，以熱在下焦，少腹當鞕滿，小便自利者，下血乃愈。所以然者，以太陽隨經，瘀熱在裏[2]故也，抵當湯主之。（124）

抵當湯方

水蛭（熬[3]）、虻蟲各三十個（去翅足，熬），桃仁二十個（去皮尖），大黃三兩（酒洗）。

上四味，以水五升，煮取三升，去滓，溫服一升。不下更服。

太陽病身黃，脈沉結，少腹鞕，小便不利者，為無血[4]也。小便自利，其人如狂者，血證諦[5]也，抵當湯主之。（125）

【校注】

[1] 結胸：病证名。指有形实邪结于胸膈脘腹，以疼痛为主的病证。

[2] 太阳随经，瘀热在里：指太阳本经邪气化热由表入里，与血互结于下焦。

[3] 熬：《说文·火部》云："熬，干煎也。"熬，与烘、炒、焙意近。

[4] 无血：指无血证，此处指无瘀血。

[5] 谛：证据确凿的意思。

【提要】

太阳蓄血重证的症治以及蓄血发黄与湿热发黄的鉴别要点。

【析义】

124条属倒装文法，"抵当汤主之"应接在"下血乃愈"后。太阳病六七日，表证仍在，但脉象不浮，却见"脉微而沉"，表明邪气已内陷于里。内陷之邪若与痰水等互结于胸膈脘腹，则为结胸证，今"反不结胸"，排除了邪结在上中二焦。"以热在下焦"与"所以然者，以太阳随经，瘀热在里"，明确指出了太阳蓄血证的病因病机，即太阳表邪化热入里，与血相结于下焦。瘀热互结于下焦，气机不利，故少腹硬满；瘀热上扰，神明无主，故发狂；病在血分，无碍气化，水道通调，故小便自利。本证表证不解，又瘀热结蓄下焦，证属表里同病，由于在里之证势急而重，故不待解表，径用抵当汤破瘀泻热。

125条叙证与124条基本相同，少腹硬、小便自利、其人如狂、脉沉结，为血热互结，蓄于下焦所致。肝藏血，主疏泄，血热互结，郁蒸肝胆，疏泄失职，胆汁不循常道，则见发黄。下焦蓄血与湿热内蕴皆可见发黄、少腹硬满、脉沉，但治法各异，故当详加鉴别。本条提出以小便通利与否作为两者的鉴别要点。小便不利，湿无出路，则热与湿合，熏蒸肝胆而发黄，宜用茵陈蒿汤清热利湿。蓄血发黄，乃热与血结，病在血分，无碍气化，故小便自利；瘀热上扰神明，多见如狂、发狂等神志异常，治疗宜用抵当汤攻下瘀血结热。

抵当汤由水蛭、虻虫、大黄、桃仁组成。方中水蛭、虻虫直入血分，善破瘀血攻坚结；桃仁活血化瘀；大黄活血泻热，协桃仁导瘀热外达。诸药合用，共为破血逐瘀之峻剂。

【研讨】

太阳蓄水证与太阳蓄血证，皆为太阳表邪不解，邪气循经入里，陷于下焦之病变。两者皆可见少腹胀满，但蓄水证病在气分，膀胱气化失职，津液不布，蓄积不行，症见消渴、小便不利、少腹胀满多不硬痛、舌淡红苔薄白，无里热征象，治宜温阳化气行水，方用五苓散；蓄血证为邪气化热与血相结，病在血分，症见小便自利、少腹硬满疼痛、如狂或发狂、身热、口渴不多饮，或但欲漱水不欲咽、舌质红、脉沉涩，治当泻热逐瘀，轻者用桃核承气汤，重者用抵当汤。

3. 抵当丸证

【原文】

　伤寒有热，少腹满，应小便不利，今反利者，为有血也，当下之，不可余药[1]，宜抵当丸。（126）

抵当丸方

水蛭二十个（熬），虻虫二十个（去翅足，熬），桃仁二十五个（去皮尖），大黄三两。

上四味，捣分四丸，以水一升，煮一丸，取七合服之，晬时[2]当下血，若不下者更服。

【校注】

[1] 不可余药：不可用其他的药物。从抵当丸的服法看，亦可解释为不可剩余药物，即连汤带渣一并服下。

[2] 晬时：即周时，一昼夜为一周时。

【提要】

太阳蓄血缓证的症治。

【析义】

病起于伤寒发热，由于因循失治，及至出现少腹胀满，是知邪气已循经入里，陷入下焦。若为蓄水所致，则应小便不利；今小便"反利"，知病不在气分，而是表邪化热入里，与血相结于下焦的蓄血证，故云"为有血也"。本条再一次强调了小便通利与否，是下焦蓄水与蓄血的辨证关键。本证少腹满，既未至急结、硬痛，也未见如狂、发狂等神志异常，表明瘀热互结，证情较缓，故可改汤为丸，逐瘀泻热，峻药缓图。抵当丸组成药物与抵当汤同，但方中水蛭、虻虫的用量减少三分之一，桃仁减少五分之一，且改汤为丸，煮丸服用，是于破血逐瘀方中别裁之一法，以求峻药缓攻之效。服药后"晬时当下血"，即是明证。

【研讨】

桃核承气汤、抵当汤、抵当丸，是治疗蓄血证三方。三方证均由表邪化热入里，与血互结于下焦而成，临床皆见神志异常、少腹硬满、小便自利，但病情有轻重缓急之别。桃核承气汤证，热与血初结，证势较轻，治宜活血化瘀，通下泻热，方以桃仁为主药，活血化瘀；桂枝温阳活血；大黄、芒硝荡涤邪热，大黄兼入血分，合桃仁活血行瘀，推陈致新；炙甘草调和诸药，且防伤正。抵当汤证，瘀热互结，病重势急，治宜破血逐瘀泻热，方以水蛭、虻虫直入血分，破血逐瘀；桃仁活血化瘀；大黄活血泻热，合桃仁导瘀热外达，为攻逐瘀热之峻剂。抵当丸证，瘀热互结，证势较缓，故改汤为丸，逐瘀泻热，峻药缓图。

（五）结胸证

1. 结胸辨证

【原文】

問曰：病有結胸，有藏結[1]，其狀何如？答曰：按之痛，寸脈浮，關脈沉，名曰結胸也。（128）

病發于陽，而反下之，熱入因作結胸；病發于陰，而反下之，因作痞[2]也。所以成結胸者，以下之太早故也。（131上）

【校注】

[1] 脏结：证候名。指由脏气虚衰，阴寒凝结，气血阻滞而形成的病证。

[2] 痞：证候名。指痞证，是以心下窒塞不舒，按之柔软而不痛为主要症状的一类病证。

【提要】

结胸证的成因及其证候特征。

【析义】

128条论述结胸证的特点。结胸与脏结是两类不同性质的证候，两者在病变部位及症状上有相似之处，故本条一并提出，以资鉴别。结胸证由邪气与痰水等有形实邪结聚于胸膈脘腹所致，性质有寒热之分，其证属实。脏结为脏气极虚，阴寒凝结所致，性质属寒，本虚标实，虚实夹杂。两者有本质的区别，不可混淆。本条指出"按之痛，寸脉浮，关脉沉"为结胸证的主要特征。按之痛，反映了结胸证有形实邪内阻，以疼痛为主的临床特点。寸脉以候上，关脉以候中，寸脉浮，表明阳热之邪在于上；关脉沉，是邪与痰水结于中。此处据脉论理，说明热实结胸证邪热与痰水相结的病机。

131 条上论述结胸证与痞证的成因。结胸证和痞证皆可因表证误下，邪气内陷而成。本条根据患者体质强弱及素体有无痰水等有形实邪区分"阴阳"。发于阳，指胃阳素旺，内有痰水实邪，误下之后，表邪化热内陷，与痰水相结于胸膈，则成结胸证；发于阴，指胃气素弱，内无痰水留滞，误下之后，脾胃之气更伤，升降失常，气机壅滞，遂成痞证。结胸证因误下而表邪化热内陷，故言"热入"；痰水实邪内阻为可下之证，但若表邪未解即用下法，则会引邪深入，故谓"下之太早"。痞证本不应下，故无迟早可言。

【研讨】

结胸证多由误下所致，但也有不经误下，由病邪传变而成者，不可拘泥。

2. 热实结胸证

（1）大陷胸汤证

【原文】

太陽病，脈浮而動[1]數，浮則為風，數則為熱，動則為痛，數則為虛。頭痛，發熱，微盜汗出，而反惡寒者，表未解也。醫反下之，動數變遲，膈內拒痛。胃中空虛，客氣[2]動膈，短氣煩躁，心中懊憹，陽氣[3]內陷，心下因鞕，則為結胸，大陷胸湯主之。若不結胸，但頭汗出，餘處無汗，劑頸而還[4]，小便不利，身必發黃。（134）

大陷胸湯方

大黃六兩（去皮），芒硝一升，甘遂一錢匕。

上三味，以水六升，先煮大黃，取二升，去滓，内芒硝，煮一兩沸，内甘遂末。溫服一升。得快利，止後服。

傷寒六七日，結胸熱實，脈沉而緊，心下痛，按之石鞕者，大陷胸湯主之。（135）

傷寒十餘日，熱結在裏，復往來寒熱者，與大柴胡湯；但結胸，無大熱者，此為水結在胸脅也。但頭微汗出者，大陷胸湯主之。（136）

太陽病，重發汗而復下之，不大便五六日，舌上燥而渴，日晡所[5]小有潮熱[6]，從心下至少腹鞕滿而痛不可近[7]者，大陷胸湯主之。（137）

【校注】

[1] 动：脉形如豆，数急有力，脉体短促。主痛，主惊。

[2] 客气：即邪气。因邪从外来，故称客气。

[3] 阳气：此处指属阳之表邪。

[4] 剂颈而还：剂，通"齐"。剂颈而还，指头部汗出，至颈部而止，颈部以下无汗。

[5] 日晡所：申时前后，即下午 3 至 5 时左右。

[6] 潮热：热型之一。指发热如潮水之涨落，定时而发，或定时增高。

[7] 痛不可近：疼痛拒按，不可触碰。

【提要】

大结胸证的症治。

【析义】

134 条论述太阳病误下后的不同转归及大结胸的症治。"太阳病，脉浮而动数"，指太阳病脉浮而躁动数急。脉浮主风寒在表，脉数为有热，但其热未与体内有形之实邪相结，故谓"数则为虚"。此"虚"非指正气亏虚，而是里无有形实邪之意。脉躁动短促，则身体必有所痛。脉躁动数急，则症见"头痛、发热"。"微盗汗出"是邪气有化热入里之势。若表邪尽归于里，则恶寒必罢，今头痛、发热而仍"恶寒"，则说明"表未解"。表邪未解，不可用下法，故下之曰"反"。表证误下，致表邪化热内陷，若热与体内有形的痰水之邪相结于胸膈，气机不利，则胸膈部疼痛拒按、脉由动数变为沉迟。胃气因误下而空虚，邪气乘虚而动犯胸膈，胸为气海，气机受阻，故见短气；邪热扰心，故烦躁不安，其则心中懊憹。结胸证以胸膈、心下胃脘部硬满疼痛拒按为特征，由热与水邪相结所致，故治当泻热逐水以破结，方用大陷胸汤。若误下后不结胸，出现"但头汗出，余处无汗，剂颈而还"，汗出不畅，则热不得泄越；"小便不利"，则湿无外泄之路；湿热蕴结，熏蒸肝胆则发黄。

135 条承上条论述结胸证的另一成因及其辨治。伤寒六七日，由于治不及时，表邪化热内传而成结胸证。"结胸热实"，既言病位，又言病性，即结胸证热与水互结于胸膈，性质属热属实。"脉沉而紧，心下痛，按之石硬"，是大结胸证的典型症状，被称为"结胸三证"，具有重要的辨证意义。沉脉候里，主病水；紧脉为实，主痛。脉沉紧主水饮内结而有疼痛，为热实结胸的典型脉象。水热互结于胸膈，气机阻滞不通，故见心下痛，按之石硬。所谓"石硬"是形容上腹部硬满殊甚，按之坚硬如石。水热互结于胸膈，故用大陷胸汤泻热逐水破结。

136 条论述大陷胸汤证与大柴胡汤证的辨治。伤寒十余日不愈，出现两种不同变证。一为邪入少阳，"热结在里"的大柴胡汤证，一为热与"水结在胸胁"的大陷胸汤证。此二证病位相近，症状相似，并列讨论，具有重要的辨证意义。大柴胡汤证，除往来寒热外，可见心下拘急疼痛、心下痞硬、郁郁微烦、呕不止或呕吐而下利等症，是邪气化热入于少阳，枢机不利，胆胃热郁气滞，升降紊乱之证，所以用大柴胡汤疏泄胆胃郁热，调畅气机。"往来寒热"是邪居少阳半表半里之间，正邪分争的表现，故以此区别于结胸证。结胸证水热互结于胸膈，心下硬满疼痛殊甚；热与水结，热被水遏，则"无大热"；热陷水中，不能向外透发，郁蒸于上，则"但头微汗出"而周身无汗，证属水热互结，故治以大陷胸汤泻热逐水破结。

137 论述热实结胸重证的辨治。太阳病发汗，本为正治之法，但应中病即止。若重发汗，复用攻下，则致邪气化热内陷。"五六日不大便，舌上燥而渴，日晡所小有潮热"，颇似阳明病肠腑燥实之证，故当详加鉴别。阳明病肠腑燥实，腑气不降，大便秘结、日晡潮热、腹满硬痛多见于脐周，为"绕脐痛"。本证水热互结于胸膈，甚则弥漫胸腹上下，心下胃脘部硬满疼痛，甚则"从心下至少腹硬满而痛不可近"，病变范围广，疼痛程度重；水热互结，热为水遏，不仅热势不高，潮热亦不明显，仅"小有潮热"；水热互结，津不上承，加之里热伤津，故"舌上燥而渴"；胃肠居于腹中，水热弥漫胸腹，致胃气不降，腑气壅滞，故"不大便"。本证水热互结，病重势急，治宜大陷胸汤峻下泻热、逐水破结。

大陷胸汤由大黄、芒硝、甘遂三药组成。方中甘遂为泻水逐饮之峻药，尤善于泻胸腹之积水；大黄、芒硝泻热荡实，软坚破结。三药力专效宏，为泻热逐水之峻剂。

甘遂泻下的有效成分难溶于水，故虽为汤剂，但甘遂研末冲服，有利于药效的发挥。甘遂用量为一钱匕，约合今之1.5g左右。本方泻下峻猛，且甘遂有毒，应中病即止，以免过剂伤正，故曰"得快利，止后服"。

（2）大陷胸丸证

【原文】

結胸者，項亦強，如柔痙[1]狀，下之則和，宜大陷胸丸。（131下）

大陷胸丸方

大黄半斤，葶藶子半升（熬），芒硝半升，杏仁半升（去皮尖，熬黑）。

上四味，搗篩二味，内杏仁、芒硝，合研如脂，和散，取如彈丸一枚；别搗甘遂末一錢匕，白蜜二合，水二升，煮取一升，溫頓服之。一宿乃下。如不下，更服，取下為效。禁如藥法。

【校注】

[1]柔痙：病证名。痙是以颈项强直，甚至角弓反张为主症的病证。其中有汗出者名为柔痙，无汗出者名为刚痙。

【提要】

热实结胸邪结偏上的症治。

【析义】

本条既言"结胸"，必见心下硬满疼痛等症。今尚见颈项强直、俯仰不能自如、身热、汗出等类似柔痙的临床表现，是因热与水结，病位偏高所致。邪结高位，项背经脉不利，津液不布，经脉失其濡养，故颈项强直、俯仰不能自如。水热蒸腾，迫津外泄，故见身热汗出，由于热被水遏，多为身热不扬、汗出不畅或头汗出。邪结偏上，肺气不利，尚可见短气、喘促等症。证属水热互结，治当泻热逐水、破结去实，但因病位偏上，故用大陷胸丸峻药缓投，攻逐结于高位之水热实邪。水热得去，胸中气机畅达，津液布散，经脉得以濡养，则心下硬满疼痛、颈项强急诸症可除，故曰"下之则和"。

大陷胸丸为大陷胸汤加葶藶子、杏仁、白蜜而成。方中大黄、芒硝、甘遂同用，泻热逐水破结；葶藶子、杏仁泻肺利水、宣降肺气。本方虽大黄、芒硝、甘遂、葶藶子同用，药性峻烈，但变汤为丸，又小制其服，仅"取如弹丸一枚"，甘遂既与诸药同煮，又加白蜜之甘缓，故能缓其峻烈之性，以收峻药缓攻之效。服药后"一宿乃下"，即是明证。

【研讨】

大陷胸汤与大陷胸丸均具有泻热逐水作用，皆可治疗大结胸证。大陷丸证病位偏上，剂量大，泻热逐水药力峻猛，起效甚速；大陷胸汤证病位居中，药味虽多，但剂量相对较小，配白蜜之甘缓，泻热逐水力量和缓，获效较慢。

（3）小陷胸汤证

【原文】

小結胸病，正在心下，按之則痛，脈浮滑者，小陷胸湯主之。（138）

小陷胸湯方

黄连一两，半夏半升（洗），栝楼实大者一枚。

上三味，以水六升，先煮栝楼，取三升，去滓，内诸药，煮取二升，去滓。分温三服。

【提要】

小结胸证的症治。

【析义】

小结胸证是热实结胸证型之一。所谓"小结胸"，是与前述大结胸相对而言。小结胸与大结胸皆为邪热与有形实邪结聚于胸膈心下，但两者有病变范围大小、病情轻重缓急及用药峻猛和缓之不同。小结胸证，"正在心下"，病位局限，仅在心下胃脘部，而大结胸证，可上至胸膈，下至少腹，病变范围较大；小结胸证，"按之则痛"，表明热与有形实邪相结，疼痛拒按但程度较轻，不若大结胸证"心下痛，按之石硬"，甚至"硬满而痛不可近"之证重势急。"脉浮滑"，脉浮主热，脉滑主痰，浮滑并见，则主痰热互结，反映了小结胸证的基本病机。本证叙症简略，据其病机，除见心下胃脘部按之则痛外，可伴见胸脘满闷、舌红苔黄等。本证痰热互结于心下，治宜清热涤痰开结，方用小陷胸汤。小陷胸汤由黄连、瓜蒌、半夏三味药组成，方中黄连苦寒清心下之热；半夏辛温，化痰开结；瓜蒌甘寒滑润，既能清热涤痰，又能润肠而导痰热下行。三药合用，辛开苦降，甘寒润滑，共凑清热涤痰开结之功。

【研讨】

大结胸证与小结胸证均属热实结胸。大结胸证为水热互结于胸膈脘腹，病情重笃，病势较急，症见心下痛，按之石硬，甚至从心下至少腹硬满而痛不可近、不大便、日晡所小有潮热、脉沉紧，治以大陷胸汤泻热逐水破结，药用大黄、芒硝荡涤泻热，甘遂峻逐水邪以破结；小结胸证为痰热互结于心下，病情较轻，病势较缓，病变范围较局限，正在心下，按之则痛，脉浮滑，治以小陷胸汤清热涤痰开结，药用半夏辛温化痰，黄连苦寒清热，瓜蒌清热涤痰润下。

3. 寒实结胸证

【原文】

寒实结胸，无热证者，与三物小陷胸汤。白散亦可服[1]。（141）

白散方

桔梗三分，巴豆一分（去皮心，熬黑研如脂），贝母三分。

上三味为散，内巴豆，更于臼中杵之，以白饮和服，强人半钱匕，羸者减之。病在膈上必吐，在膈下必利，不利进热粥一杯，利过不止，进冷粥一杯。

【校注】

[1] 与三物小陷胸汤。白散亦可服：考《金匮玉函经》、《千金翼方》均无"陷胸汤"及"亦可服"六字，今从之。

【提要】

寒实结胸的症治。

【析义】

寒实结胸是结胸证候类型之一，性质属寒属实，由寒邪与痰水结聚于胸膈而成。寒痰水饮结于胸膈，必见心下硬满疼痛等症。寒邪与痰水之邪相结，阻滞胸阳，致气机不利，津液不布，可伴见畏寒喜暖，喘咳短气，甚至大便不通等。因属寒凝结实，故"无热证"，即无舌上燥而渴、日晡潮热、心烦懊憹等症。寒水痰饮互结于胸膈，非辛热不足以化其寒，非峻攻不足以破凝结，故用三物白散以温散寒结，涤痰逐水。本方由桔梗、巴豆和贝母三味药组成，因三药研末皆呈白色，用量极小，故又名三物小白散。方中巴豆辛热有毒，能驱寒泻实，逐水破结，为方中主药；贝母消痰开结；桔梗开提肺气，既能祛痰散结，又能载药上浮，使药达病所。三药并用，药轻力宏，共凑逐寒破结之功。

本方乃温下寒实之峻剂，宜根据患者体质增减剂量，"强人半钱匕，羸者减之"。方中巴豆辛热峻烈，用量以 0.3 ~ 1.0g 为宜，目前临床多用巴豆霜。巴豆不仅泻下峻猛，还有一定的涌吐作用。服药后，若病在膈上，实邪可随涌吐而出；病在膈下，则寒实之邪随利下而去。若欲增强其泻下作用，可进热粥以助药力，并可保护胃气；如泻下太过，可进冷粥以缓其药力。

【研讨】

《金匮要略》所引《外台》桔梗散，药物组成与三物白散相同，治肺痈咳而胸满、振寒脉数、咽干不渴、时出浊唾腥臭、久久吐脓如米粥者。

4. 结胸证治禁及预后

【原文】

結胸證，其脈浮大者，不可下，下之則死。（132）

結胸證悉具[1]，煩躁者亦死。（133）

【校注】

[1] 悉具：指诸症全部出现。

【提要】

大结胸证的治禁及预后。

【析义】

132 条强调结胸邪实，攻下当脉症合参。结胸证，邪结于里，心下硬痛拒按，脉应沉紧有力，治当攻下。今脉反见浮大，若浮大有力，浮为表邪未尽入里，大为邪结未实，当先解表，故"不可下"，若误下则表邪尽陷入里，正气受戕，使病情进一步恶化。若脉浮大无力，为正气虚衰。正虚邪实，病情危笃，故"不可下"。若贸然下之，则犯虚虚之戒，必使正气更伤，甚或散乱不支，预后不良，故曰"下之则死"。

133 条"结胸证悉具"，是指心下痛、按之石硬，甚至从心下至少腹硬满而痛不可近、脉沉紧等全部具备，反映水热之邪互结，邪势鸱张，病情重笃。此时出现"烦躁"，是正不胜邪，真气散乱，神不守舍之象。邪气盛极，正气虚惫不支，攻补两难，预后尤为凶险，故曰"烦躁者亦死"。本条"烦躁"与结胸早期邪热内陷，正气不虚，正邪相争之烦躁迥异。此指手足躁扰不宁，彼则以心烦为主，当细心鉴别。

（六）痞证

1. 痞证的成因及其证候特征

【原文】

脉浮而紧，而复下之，紧反入里，则作痞，按之自濡[1]，但气痞[2]耳。（151）

【校注】

[1] 濡：柔软。

[2] 气痞：气机窒塞不通。

【提要】

痞证的成因及其辨证要点。

【析义】

浮紧之脉，为太阳伤寒之主脉，其病在表，当辛温汗解，今反用下法，以致表邪内陷入里，即"紧反入里"。此处以脉论理，脉"紧"代指在表之寒邪。表邪内陷，结于心下，致脾胃升降失常，气机壅塞于中焦，遂为痞证。痞证内无有形实邪，仅为无形气机壅滞，故痞满多按之柔软而不痛，即所谓"但气痞耳"。此与结胸证有形实邪结聚之心下硬满、疼痛拒按者迥异。

2. 热痞证

（1）大黄黄连泻心汤证

【原文】

心下[1]痞，按之濡，其脉关上浮者，大黄黄连泻心汤主之。（154）

大黄黄连泻心汤方

大黄二两，黄连一两。

上二味，以麻沸汤[2]二升，渍[3]之须臾，绞去滓。分温再服。

臣亿等看详大黄黄连泻心汤，诸本皆二味，又后附子泻心汤，用大黄、黄连、黄芩、附子，恐是前方中亦有黄芩，后但加附子也，故后云附子泻心汤，本云加附子也。

伤寒大下后，复发汗，心下痞，恶寒者，表未解也。不可攻痞，当先解表，表解乃可攻痞。解表宜桂枝汤，攻痞宜大黄黄连泻心汤。（164）

【校注】

[1] 心下：指胃脘部。

[2] 麻沸汤：麻沸，纷乱而沸涌。麻沸汤，即滚开的水。

[3] 渍：浸泡。

【提要】

热痞的症治。

【析义】

154条论述热痞的证候特征与治法。心下胃脘部痞满，按之濡软而不痛，是痞证的重要特征，乃胃气壅滞所致。关脉候中焦，脉浮主阳热，关上见阳热之脉，提示无形邪热痞塞于中焦胃脘。本条一脉一症，反映了热痞的病因病机、主症特点。本证临床还可伴见心烦、口渴、舌红、苔黄等症。

164 条主要讨论热痞兼表的治疗原则及方法。表证大下后，复发汗，此属误治，必致胃气受伤，邪热乘虚内陷，滞塞中焦，发为心下胃脘部痞满不舒。此时，若伴有恶寒是"表未解也"，亦必伴有发热、头痛、脉浮等见症。表里同病，里证不急，故应先解其表，后治其里。解表宜用桂枝汤轻汗，以防过汗助热。表解以后，更用大黄黄连泻心汤以清热消痞。若不顾表邪未解而妄用攻下，不仅有郁遏表邪之弊，且有引邪内陷而加重病情之虞。

大黄黄连泻心汤由大黄、黄连、黄芩组成。方中大黄泻热和胃，黄连泻心胃之火，黄芩泻中焦实火。三黄合用，共凑泻热消痞之功。但因苦寒药气厚味重，煎煮之后，多走肠胃而具泻下作用，为避免其苦寒沉降，药过病所，故采用麻沸汤浸泡须臾，绞汁即饮之法，取其气，薄其味，以利于清泻心下无形邪热。

（2）附子泻心汤证

【原文】

　心下痞，而復惡寒汗出者，附子瀉心湯主之。（155）

附子瀉心湯方

大黃二兩，黃連一兩，黃芩一兩，附子一枚（炮，去皮，破，別煮取汁）。

上四味，切三味，以麻沸湯二升漬之，須臾，絞去滓，內附子汁，分溫再服。

【提要】

热痞兼阳虚的症治。

【析义】

本条紧接 154 条，所述"心下痞"与上条相同，亦是热邪壅滞心下所致。"恶寒汗出"，若伴发热，则是太阳表邪未解。今文中既未见"发热"，又未言"表未解"，且"恶寒汗出"见于"心下痞"之后，显然，其非为邪气在表，而是卫阳虚弱，表气不固使然。卫阳不足，失于温煦，故恶寒，开合失司，故汗出。本证邪热有余而表阳不足，寒热并见、虚实互呈，若清热则寒益甚，温阳则热益炽，故治以附子泻心汤泻热消痞，扶阳固表，寒热并用，补泻兼施。方中大黄、黄连、黄芩以麻沸汤浸渍，取其气而薄其味，清泻心下邪热而消痞；附子另煮取汁，温经扶阳以固表。本方则寒热异其气，生熟异其性，寒温并投，补泻兼施，但并行不悖，共凑泻热消痞、温阳固表之功。

3. 寒热错杂痞证

（1）半夏泻心汤证

【原文】

　傷寒五六日，嘔而發熱者，柴胡湯證具，而以他藥下之，柴胡證仍在者，復與柴胡湯。此雖已下之，不為逆，必蒸蒸而振[1]，卻發熱汗出而解。若心下滿而鞕痛者，此為結胸也，大陷胸湯主之。但滿而不痛者，此為痞，柴胡不中與之，宜半夏瀉心湯。（149）

半夏瀉心湯方

半夏半升（洗），黃芩、乾薑、人參、甘草（炙）各三兩，黃連一兩，大棗十二枚

（擘）。

上七味，以水一斗，煮取六升，去滓，再煎取三升，温服一升，日三服。

【校注】

[1] 蒸蒸而振：蒸蒸，兴盛貌，形容发热热度高；振，动摇貌，形容寒战时周身振摇。蒸蒸而振，即高热寒战。

【提要】

少阳病误下后的三种不同转归及其症治。

【析义】

感受外邪，病位在表，经过五六日，出现"呕而发热"，此乃表证因循失治，邪渐化热，入于少阳之候，当与小柴胡汤和解少阳。医者不察，误用下法，因体质强弱及素体是否兼有实邪，出现三种不同的转归。一是素体正气较强，虽经误下，邪未内陷，而柴胡证仍在，证不变，治亦不变，故"复与柴胡汤"。但毕竟由于误下，正气不同程度受挫，服小柴胡汤后，正气得药力之助，奋起抗邪，正邪交争剧烈，故见"蒸蒸而振"之战汗，正胜邪却而病解。二是素体正气较弱，又有水饮之邪内伏，误下后，少阳邪热内陷，与水饮之邪结于胸膈，形成大结胸证，症见"心下满而硬痛"等，治以大陷胸汤泻热逐水破结。三是素体正气较弱，但内无有形实邪，误下后脾胃之气受伤，少阳邪热乘虚内陷，致中焦脾胃升降失常，气机痞塞，寒热错杂，形成心下"满而不痛"的痞证。结合《金匮要略·呕吐哕下利病脉证并治》中"呕而肠鸣，心下痞者，半夏泻心汤主之"，知本证除见胃脘痞满外，当见恶心、呕吐、肠鸣、下利等表现。此时虽有恶心、呕吐等，但病在心下胃脘而不在胁下，故柴胡汤已非所宜，当用半夏泻心汤清热和中、降逆消痞。半夏泻心汤是辛开苦降甘补的代表方，方中半夏和胃降逆止呕为君，半夏、干姜辛能散结，温以散寒，以消痞结；黄芩、黄连苦能降浊，寒以泻热，以泻其满；人参、甘草、大枣甘温补脾益胃，培补中土。诸药合用，辛开苦降，寒温并用，攻补兼施，共凑祛邪补虚、升清降浊、散结消痞之功。去滓再煎，是为了使药性和合，不偏不烈，而利于和解。

（2）生姜泻心汤证

【原文】

伤寒，汗出解之後，胃中不和，心下痞鞕，乾噫食臭[1]，脅下有水氣，腹中雷鳴[2]，下利者，生薑瀉心湯主之。（157）

生薑瀉心湯方

生薑四兩（切），甘草三兩（炙），人參三兩，乾薑一兩，黃芩三兩，半夏半升（洗），黃連一兩，大棗十二枚（擘）。

上八味，以水一斗，煮取六升，去滓，再煎取三升，温服一升，日三服。附子瀉心湯，本云：加附子。半夏瀉心湯，甘草瀉心湯，同體別名耳。生薑瀉心湯，本云：理中人參黃芩湯，去桂枝、术，加黃連並瀉肝法。

【校注】

[1] 干噫（ài 爱）食臭（xiù 秀）：噫，通"嗳"，即嗳气。食臭，食物的气味。干噫

食臭，嗳气有食物的气味。

　[2] 腹中雷鸣：形容肠鸣音剧烈。

【提要】

中虚胃热、水食停滞致痞的症治。

【析义】

　伤寒汗后，表证虽解，而"胃中不和"，多是素日脾胃虚弱、中焦虚寒者，发汗之余，脾胃受损，以致邪气化热乘虚内陷，寒热错杂，阻于中焦，脾胃升降失常，气机痞塞，而见心下痞硬。痞证多按之柔软而不硬，今言痞硬者，是气机痞塞较重，又兼水饮食滞所致。但虽痞硬，疼痛不著，仍属痞证而非结胸。脾胃虚弱，不能腐熟水谷，水谷不化，胃气不降，浊气上逆，则干噫食臭。脾胃运化失职，饮邪下走肠间，则肠声漉漉如雷鸣而下利。本证属中虚热结，水食不化，气机壅滞使然，故治以生姜泻心汤祛邪和中，散水消痞。本方由半夏泻心汤减干姜至二两、加生姜四两而成，亦属辛开苦降、和胃消痞之剂。本证水食停滞较著，故重用生姜，取其辛温善散，合半夏而和胃化饮、降逆止呕；芩连苦寒，清泻邪热；干姜、人参、甘草、大枣甘温守中，补益脾胃。诸药辛开苦降，使寒热痞结得开，水食得化，升降有序，痞利俱消。

　（3）甘草泻心汤证

【原文】

　傷寒中風，醫反下之，其人下利日數十行，穀不化[1]，腹中雷鳴，心下痞鞕而滿，乾嘔，心煩不得安。醫見心下痞，謂病不盡，復下之，其痞益甚。此非結熱[2]，但以胃中虛，客氣上逆，故使鞕也。甘草瀉心湯主之。（158）

　甘草瀉心湯方

　甘草四兩（炙），黃芩三兩，乾薑三兩，半夏半升（洗），大棗十二枚（擘），黃連一兩。

　上六味，以水一斗，煮取六升，去滓，再煎取三升。溫服一升，日三服。

　臣億等謹按，……是半夏、生薑、甘草瀉心三方，皆本於理中也，其方必各有人參，今甘草瀉心中無者，脫落之也。又按《千金》並《外臺秘要》，治傷寒䘌[3]食用此方皆有人參，知脫落無疑。

【校注】

　[1] 谷不化：食物不消化。

　[2] 结热：实热内结。

　[3] 䘌：虫咬的病。

【提要】

中虚热聚而痞利俱甚的症治。

【析义】

　伤寒中风皆为表证，本当发汗，而误下之，故曰"反"。误下导致脾胃受伤，外邪乘虚内陷，以致寒热错杂中焦，气机痞塞，升降紊乱而成痞证。中虚气弱，运化失职，水谷不化，清气下趋，故见下利日数十行而有不消化之食物；水谷不别，奔走肠间，则腹中雷鸣；中虚气逆，热扰于上，则干呕、心烦不得安。中虚不运，水谷不化，邪热内陷，气滞较著，则心下痞硬而满。此为寒热错杂、中虚较著、水谷不化之痞证，治当甘草泻心汤扶正和中、祛邪消痞；医者见心下痞硬而满，以为里有实而"病不尽"，复用攻下，致使脾胃之气更虚，心下痞硬不仅不除，反而更加严重。"此非结热，但以胃中虚，客气上逆，故使硬也"，是对心下痞硬病机的说明，旨在突出中虚较甚。本证脾胃重虚，热壅气滞，治当和胃补中，消痞止利，方用甘草泻心汤。本方即半夏泻心汤加重炙甘草用量至四两而成，旨在加强补虚缓中之效。原方无人参，考《金匮要略》、《千金方》、《外台秘要》皆有人参，而且，半夏泻心汤、生姜泻心汤中均有人参，故林亿及大多注家皆认为当有人参，是也。本方亦取去滓再煎，意与半夏泻心汤相同。

【研讨】

半夏泻心汤证、生姜泻心汤证、甘草泻心汤证三者在证候、病机、治法以及方药组成上大致相同。病机上均有中虚热结，胃气壅滞，升降紊乱，而表现为心下痞硬，呕而肠鸣，下利等症，治疗上以半夏泻心汤为代表，均体现了辛开苦降甘补，寒温并用，攻补兼施。不同的是，生姜泻心汤证在半夏泻心汤证的基础上，兼有水饮食滞，而见干噫食臭，故于半夏泻心汤中加生姜四两，减干姜二两，增强散水和胃降逆之功；甘草泻心汤证，脾胃虚弱较甚，突出表现为日下利数十行、谷不化、干呕、心烦不得安等，故于半夏泻心汤中重用炙甘草至四两，重在补中和胃。

4. 痰气痞证

【原文】

伤寒發汗，若吐，若下，解後，心下痞鞕，噫氣不除者，旋覆代赭湯主之。（161）

旋覆代赭湯方

旋覆花三兩，人參二兩，生薑五兩，代赭一兩，甘草三兩（炙），半夏半升（洗），大棗十二枚（擘）。

上七味，以水一斗，煮取六升，去滓，再煎取三升。溫服一升，日三服。

【提要】

肝气犯胃，胃虚痰阻致痞的症治。

【析义】

伤寒病在表，若汗不得法，或经吐下之误，虽表邪已解，而中气损伤，脾胃运化失职，可致痰饮内生，阻于心下，气机痞塞，而致心下痞硬。胃虚气逆，升降失和，加之土虚木乘，故噫气不除。本证的噫气不除是指噫气频作，持续不断，而心下痞硬不能解除。证由痰气交阻所致，故治以旋覆代赭汤和胃化痰，镇肝降逆。方中旋覆花味咸，主沉降，消痰散结，降逆消痞；代赭石入肝经，镇肝降逆，下气平冲；重用生姜，配半夏，化痰开结，降逆化饮；人参、甘草、大枣甘温补脾、扶正助运。诸药合用，消痰散结，降逆消痞。

【研讨】

旋覆代赭汤证与生姜泻心汤证均有中气虚损，升降失调，而见心下痞、嗳气等表现。不同的是生姜泻心汤证兼有水饮食滞，寒热错杂，干噫食臭，腹中雷鸣下利等，治疗侧重和胃降逆，散水消痞；旋覆代赭汤证兼有痰浊内生，肝气横逆，突出表现为噫气不除，治疗上侧重和胃化痰，镇肝降逆。

5. 水痞证

【原文】

本以下之，故心下痞，與瀉心湯。痞不解，其人渴而口燥煩，小便不利者，五苓散主之。一方云，忍之一日乃愈[1]。（156）

【校注】

[1] 一方云，忍之一日乃愈：成氏《注解伤寒论》无此八字，可从。

【提要】

水气不化心下痞的症治。

【析义】

"本以下之，故心下痞"，是指因表证误下而形成痞证。表邪内陷出现"心下痞"，多责之于中焦之变，用泻心汤（包括大黄黄连泻心汤及半夏泻心汤等）治疗当属正治，却"痞不解"，说明药证不符，此证非热痞或中虚热结之痞，当仔细辨别其病位病性。根据"其人渴而口燥烦，小便不利"，则知本证原系下后邪气内陷，犯及膀胱，水饮停蓄下焦，津液不行，壅阻气机所致，病位在下。水蓄下焦，气化不行，膀胱开阖失司，故小便不利；气化不利，津不上承，则口燥渴而烦；水气下蓄，气机受阻，影响中焦升降，脾胃气机痞塞，故见心下痞满。治当通阳化气行水，方用五苓散。气化水行，气机通畅，脾胃升降复常，则痞自消。

本条下后心下痞，治以泻心汤不解，示人"心下痞"一证，不惟邪热壅结或寒热错杂中焦所致，其治不可纯理脾胃，诸泻心汤亦非其通治之方药；致"心下痞"的病因颇多，本条水饮停蓄，饮气上逆，壅阻气机是其一也，当详加鉴别，方不致误。

6. 痞证误下后下利的辨治

【原文】

傷寒服湯藥，下利不止，心下痞鞕。服瀉心湯已，復以他藥下之，利不止，醫以理中與之，利益甚。理中者，理中焦，此利在下焦，赤石脂禹餘糧湯主之。復不止者，當利其小便。（159）

赤石脂禹餘糧湯方

赤石脂一斤（碎），太乙禹餘糧一斤（碎）。

上二味，以水六升，煮取二升，去滓。分溫三服。

【提要】

误下后心下痞硬、下利不止的不同症治。

【析义】

伤寒服泻下药后，下利不止，心下痞硬，是邪陷表解，脾胃气虚，寒热错杂，升降失常所致，属中虚热结，治以甘草泻心汤类方当属正治，然药证虽对，取效却不一，有速效者，有缓效者，有病重药轻者，药后证未缓解，当审证续进，而医者求愈心切，又用他药下之，则致下利不止。此时之证，医者未能判明病机所在，以中焦虚寒为辨，投以理中汤，因病位判断致误，药不对证，故服后"利益甚"。"理中者，理中焦，此利在下焦"，系对理中致误的解析，此证乃是反复误下，下焦关门不固之下利不止，当涩肠固脱止利，方以赤石脂禹余粮汤断其下利。若服药后仍下利不止、小便不利者，当是下焦气化不行，清浊不分，水液偏渗大肠所致，治当利小便实大便，使水湿从小便去而泻利自止。

本条以伤寒误下为始因，引出几种痞利的辨证与治法。若表解邪陷，寒热错杂，中虚较著，水谷不化之痞利证，当治以甘草泻心汤类，寒热并用，补中和胃，消痞止利；若纯属中焦虚寒者，则宜理中汤温中散寒；若属下元不固，滑脱下利者，当用赤石脂禹余粮汤温涩固脱以止利；若见下利不止而小便不利者，是脾运失职，水湿偏渗于大肠，清浊不分，水道不利之证，又当以利小便、分清浊而实大便为宜。下利之证，原因颇多，临证当仔细辨识。

赤石脂禹余粮汤由赤石脂、禹余粮两味药组成。二药性皆重坠，入胃与大肠，直走下焦。赤石脂，甘温酸涩，涩肠止利固脱；禹余粮，甘涩平，止泻补脾。二药同用，共奏涩肠固脱止利之功，善治久泻久利之证。

（七）上热下寒证

【原文】

伤寒胸中有热，胃中有邪氣[1]，腹中痛，欲嘔吐者，黄連湯主之。（173）

黄连汤方

黄連三兩，甘草三兩（炙），乾薑三兩，桂枝三兩（去皮），人參二兩，半夏半升（洗），大棗十二枚（擘）。

上七味，以水一斗，煮取六升，去滓，溫服，晝三夜二。疑非仲景方[21]

【校注】

[1] 邪气：此指寒邪。

[2] 疑非仲景方：《玉函》卷八、《千金翼》卷九、《注解伤寒论》卷四均无此五字。

【提要】

上热下寒腹痛欲呕吐的症治。

【析义】

"伤寒"乃是广义伤寒，"胸中"与"胃中"乃指上下部位而言。热邪偏于上，包括胃脘、上至胸膈，故称"胸中有热"。"胃中有邪气"即指腹中有寒邪。胃与胸相对，部位偏于下。热邪居于胸胃，胃气不降反升，气逆于上，则见欲呕吐；腹中有寒邪凝滞，气机不通，所以腹中痛。本证热在上而寒在下，热者自热，寒者自寒，阴阳上下不相交通，故治以黄连汤清上温下，和胃降逆。

黄连汤方由半夏泻心汤去黄芩加桂枝而成。方中黄连苦寒，清在上之热；干姜辛热，温在下之寒，二药相合辛开苦降为主药；桂枝辛温散寒，宣通上下之阳气；炙甘草、人参、大枣甘温益气和中，恢复中焦升降之职；半夏降逆和胃止呕。全方清上温下，和中补虚，交通阴阳。

煎服法：①诸药同煎；②服法：昼日服 3 次，夜间服 2 次，以使药力持久，且少量频服，可防药液被呕出。

【研讨】

黄连汤证与栀子干姜汤证病机同为上热下寒，但病位稍异，症状各有特点。黄连汤证病位涉及胸膈、胃肠，以"腹中痛，欲呕吐"为审证要点；栀子干姜汤证病位涉及胸、肠，以心烦、下利为审证要点。

黄连汤与半夏泻心汤均含有半夏、干姜、黄连、人参、大枣、炙甘草六味药物，两方仅一味药物之差，半夏泻心汤即黄连汤去桂枝加黄芩而成，但两方主治病证有别。黄连汤主治寒热分踞，上下相阻，腹中痛、欲呕吐之症，故重用黄连为主药，清在上之热，用桂枝以宣通上下阴阳之气；半夏泻心汤主治寒热错杂，痞结心下，以痞满、呕逆、肠鸣等为主症，故姜、夏、芩、连并用，重在解寒热互结之势。从药物组成分析，两方均属辛开苦降甘补，寒温并用之法，但黄连汤侧重于辛开，半夏泻心汤则偏于苦降。黄连汤昼三夜二服，意在少量频服，使药性持久，交通阴阳，调理脾胃；半夏泻心汤要求"去滓再煎"，意在使寒热药性和合，以利于调中和胃。

（八）欲愈候

【原文】

凡病，若發汗、若吐、若下、若亡血、亡津液[1]，陰陽自和者，必自愈。（58）

【校注】

［1］亡血、亡津液：亡，失去。亡血、亡津液指放血疗法及利小便方法等。

【提要】

论凡病阴阳自和者可自愈。

【析义】

"凡病"，泛指一切病证，非限于外感病。"若"字，作"或"字解，为不定之辞。汗、吐、下、放血及利小便之法，本为祛邪而设，用于邪气在表、痰实在上、实邪在肠、血结于内及水饮内蓄等因邪实阻滞、阴阳失衡之证，用之得当，邪去正不伤，身体趋于康复。但毕竟为祛邪而设，若用之稍过，实邪已去而正气稍损，此时若无明显病变，此种因祛邪而致的机体阴阳短暂的不平衡则不一定再用药物治疗，可以通过饮食调补，休息疗养，通过人体阴阳自我调节，达到新的平衡，即可自愈。如 41 条小青龙汤证之"发热不渴，服汤已渴者，此寒去欲解也"；71 条之"太阳病，发汗后，大汗出，胃中干，烦躁不得眠，欲得饮水者，少少与饮之，令胃气和则愈"等皆是。此即"于不治中治之"的方法。

"阴阳自和"，乃中医治病之宗旨。阴阳自和主要靠机体自我调节，必要时候，还应借助药物和其他疗法。总之，治疗一切疾病，若能使阴阳自和，必能自愈。盖因阴阳失衡致病，今损有余，补不足，泻其热，温其寒，皆是使阴阳自和的手段，而促其病愈。但任何疗法，也只有通过机体内因，才能发挥应有的作用，达到维持机体阴阳平衡，也就是阴阳自和的目的。

第四节 太阳病类似证

一、饮停胸胁证

【原文】

太陽中風，下利嘔逆，表解者，乃可攻之。其人漐漐汗出，發作有時，頭痛，心下痞鞕滿，引脅下痛，乾嘔短氣，汗出不惡寒者，此表解裏未和也，十棗湯主之。（152）

十棗湯方

芫花（熬）、甘遂、大戟。

上三味，等分，各別搗為散，以水一升半，先煮大棗肥者十枚，取八合，去滓，內藥末，強人服一錢匕，羸人服半錢，溫服之，平旦[1]服。若下少，病不除者，明日更服，加半錢。得快下利後，糜粥自養。

【校注】

[1] 平旦：指清晨。

【提要】

饮停胸胁的症治。

【析义】

本条首冠以"太阳中风"，说明本证当有恶风寒、头痛、发热、脉浮、汗出等症。下利、呕逆是因其人素有里饮，外感表邪引动里饮所致。水饮下渍于肠，故见下利，上逆于胃，故见呕逆。证属外有表邪，内停水饮，表里同病，治当先解其表，表解之后，乃可攻逐里饮，切不可先后失序，而致变证蜂起，故曰"表解者，乃可攻之"。

水饮内停，变动不居，临床表现较为复杂，某些见症与太阳中风相似，应注意加以鉴别。本证见头痛、汗出、干呕、短气等，颇似太阳中风证之表邪不解，但其"汗出不恶寒"，则知邪不在太阳之表。"心下痞硬满，引胁下痛"，系里饮使然。饮为有形之邪，结聚胸膈，胸阳被阻，则心下痞硬满、引胁下痛。饮结于胸，肺气不利，则呼吸气短。饮邪上攻，经气不利则头痛。饮溢于胃，胃气上逆，则呕逆。水饮外溢肌肤，营卫不和则汗出。正邪相争，时而气机暂通，饮邪暂不外攻，故发作有时。本证虽有头痛、汗出、干呕之表现，与太阳中风相似，而实非太阳中风，其区别在于本证以心下痞满、引胁下痛为主，虽见汗出，但发作有时；虽有头痛，但不恶寒。当属有形水饮结聚胸膈，走窜上下，充斥内外所致，故治当攻逐水饮，方以十枣汤。该方由芫花、甘遂、大戟和大枣组成，为峻下逐水之剂。方中甘遂善行经隧水湿；大戟味苦，善泄脏腑水湿，主蛊毒十二水、腹满急痛；芫花善消胸胁伏饮痰癖、消胸中痰水。三药药性峻烈，逐水之力甚著，使饮邪从二便而消。三药合用，药力尤为峻烈，俱有毒性，故用肥大枣煎汤调服，以顾护胃气，缓和峻药之毒，使邪去而不伤正。方以大枣为名，有强调固护胃气之意。"平旦"服药，意在便于护理。

煎服法及护理：①芫花、甘遂、大戟三药等分，分别研末，用肥大枣十枚煎汤送服。②体质壮实者每次服一钱匕，约1.5~3g，体弱者则减半。③清晨温服，便于护理。④若下利少而病不除者，次日再服半钱匕。⑤若服药后得快利者，可让患者服糜粥自养，以补养正气。

【研讨】

本证与大结胸证均有心下痞硬满、短气，但大结胸证为水热互结胸胁，故心下痛，按之石硬，甚则从心下至少腹硬满而痛，不可近，伴潮热、烦渴、舌苔黄燥等热象；十枣汤证为水饮停聚胸胁之间，故不仅心下痞硬满，且有转侧、动身、咳嗽、呼吸及说话等都可牵引胸胁疼痛，即文中所谓"引胁下痛"，同时可伴有头痛、汗出、干呕之表现，而热象不著，是其辨也。

二、胸膈痰实证

【原文】

病如桂枝證，頭不痛，項不強，寸脈微浮[1]，胸中痞鞕，氣上衝喉咽，不得息者，此為胸有寒[2]也。當吐之，宜瓜蒂散。（166）

瓜蒂散方

瓜蒂一分（熬黃），赤小豆一分。

上二味，各別擣篩，為散已，合治之，取一錢匕，以香豉一合，用熱湯七合，煮作稀糜，去滓，取汁和散，溫頓服之。不吐者，少少加，得快吐乃止。諸亡血虛家，不可與瓜蒂散。

【校注】

[1] 微浮：微，做"轻度"解。"浮"，代表有力的阳脉。

[2] 胸有寒：寒，作"邪"解，此指"痰饮"；胸有寒，指胸膈有痰饮停聚。

【提要】

瓜蒂散证的主要病机及症治。

【析义】

"病如桂枝证"，是指病人有发热、汗出、恶风等症，与太阳中风相似，然其头不痛、项不强、脉非寸关尺三部皆浮，而独寸脉浮，则知其非为太阳表证，故仲景以"如"字述之。寸脉浮，反映了上焦为痰实阻滞，气机上逆之机。痰饮壅塞胸中，阻碍气机，故见胸中痞硬；痰随气逆，故见气上冲咽喉，呼吸困难；内有肺气郁滞，不得宣发，在表之营卫不和，故外见发热、恶风、汗出等症。综合分析，本证之机在于痰饮停滞胸膈，气机不利，有上越之势，故仲景曰："此为胸有寒也。"因其病位在上，治疗上应采取因势利导之法，用瓜蒂散涌吐痰饮，即《内经》所谓"其高者，因而越之"之意。

瓜蒂散由瓜蒂和赤小豆、豆豉三味药物组成，方中瓜蒂味极苦，性升而催吐；赤小豆味苦酸，功能利水消肿，两药合用，有酸苦涌泻之功。香豉轻清宣泄，载药上行，有助涌吐之力，三药共成涌吐之峻剂。

煎服法：①将瓜蒂和赤小豆两味，分别捣细和匀，每服一钱匕，用淡豆豉一合煎汤送服。②用后药力不足，不吐者，少少加量，以吐为度。③得畅快呕吐后，立即停药，以防过量伤正。④本方力猛，凡年老体弱、孕妇、产后、有出血倾向者均宜慎用或禁用。

第二章

辨阳明病脉证并治

阳明，是指足阳明胃经和手阳明大肠经而言，且与足太阴脾经、手太阴肺经互为表里。足阳明经脉，起于鼻梁凹陷处两侧，络于目，从缺盆下循胸腹至足，络脾属胃，其经别上通于心。手阳明经脉，从食指外侧循臂，上颈至面部。二者经脉相连，其腑相通，生理功能十分密切。

胃主受纳腐熟水谷、主降、恶燥；大肠主传导糟粕，有赖于肺气的肃降和津液的输布。阳明与太阴纳化相依、升降相因、燥湿相济，彼此协调，共同完成水谷的受纳、腐熟、运化、吸收、转输功能。如此则水谷精微物质得以供养全身，而化生躯体所赖以濡养的津液与旺盛的阳气。

阳明多气多血，病邪侵袭阳明，易致胃肠功能失常，邪从燥热而化。且因邪正相争，其势激烈，邪实而正盛，故阳明病每多见于外感热病过程中的邪热极盛阶段，其病变性质大多属里实热证。阳明病以"胃家实"为提纲，突出反映阳明病邪气盛实、正气不虚的本质。

阳明病的成因主要有三个方面：一是太阳病发汗太过，或误下，妄利小便，津伤胃燥或发汗不彻，外邪不解入里化热而转属，谓之"太阳阳明"；二是少阳病误用发汗、利小便等法，伤津耗液，以致邪归阳明化燥成实而转属，谓之"少阳阳明"；三是不经发汗或误治，因病人素体阳盛，外邪入里从阳化热成燥，或有宿食，或因燥热所感，病证直从阳明化燥成实者，谓之"正阳阳明"。不论成因如何，均有可能形成"脾约证"、"大便难"、"胃家实"等。另外，尚有阴寒证郁久化热，或少阴热化证伤津化燥及寒化证阳复太过，亦可转属阳明而成者。

阳明病本证即阳明本经自病。其一为燥热亢盛，肠胃无燥屎阻结，出现身大热、汗出、不恶寒、反恶热、大渴、脉洪大等，为阳明热证（或阳明经证）；其二为燥热之邪与肠中糟粕搏结而成燥屎，腑气不通，出现腹胀满、不大便、脉沉实、舌苔黄燥等，为阳明病实证（或阳明腑证）；其三为寒邪直中阳明，以不能食、食谷欲呕等为主要表现。

阳明病变证有阳明病热邪不解，与太阴脾湿相合，湿热郁于中焦，热不得外泄，湿不得下行，湿热熏蒸肝胆，而致身黄、发热、小便不利者，为阳明发黄证；也有阳明热盛，深入血分，而见口燥但欲漱水不欲咽、鼻衄等，则是阳明燥热耗血动血的缘故。

阳明病以热实证为主，其治疗原则以祛邪为要，主要是清、下两法。阳明热证用清法，如白虎汤之类；若邪热内扰，郁于胸膈，宜清宣郁热，如栀子豉汤类；若水热互结，小便不利，则宜育阴润燥，清热利水，如猪苓汤。阳明实证用下法，如三承气汤类；若津伤便秘，宜用润下或导法，如麻子仁丸、猪胆汁及蜜煎导；若湿热熏蒸发黄，则宜清热利湿，如茵陈蒿汤之类。若属阳明中寒证，则宜用温中和胃、降逆止呕之法。总之，阳明里热实证的治疗原则是以清下实热、保存津液为主，而不可妄用发汗、利小便等法。

第一节　阳明病辨证纲要

一、阳明病辨证提纲

【原文】

陽明之為病，胃家實是也。(180)

【提要】

阳明病的提纲。

【析义】

"阳明之为病"即阳明病。"胃家"当包括胃与大小肠，是整个胃肠的泛称，《灵枢·本输》曰："大肠小肠皆属于胃"，是从功能与结构方面说明胃以概肠的根据。"家"字在脏腑名词后构成双音节词，无特殊意义。"实"指"邪气实"，《素问·通评虚实论》曰："邪气盛则实"是也。

由于阳明为多气多血之腑，喜润而恶燥，宜降则和，且阳气盛，是以病邪深入阳明，多从燥化，表现出胃肠燥热亢盛。故阳明病的病变以里热实为特征。但随燥热之邪与肠中积滞相结与否，可有两种证候类型：其一，是燥热未与肠中之积滞相结，而弥漫全身者，以身大热、大渴、大汗出、不恶寒反恶热、脉洪大（浮滑）为主要证候，称为"阳明病热证"；其二，阳明燥热，与肠中糟粕相结，形成燥屎而阻于肠道者，以潮热、谵语、手足濈然汗出、腹胀满疼痛拒按、不大便、脉沉实有力等为主要证候，称为"阳明病实证"。以上两类证候，均属燥热实证。阳明不仅有热证，亦有寒证。寒邪直中阳明，胃腑功能受损，常见不能食、食谷欲呕等。上述证候，虽有不同的表现，且在邪气性质上亦有有形无形之别，但均属胃肠的邪气盛实证，故以"胃家实"统括之。此条作为阳明病提纲，意在指出，凡病辨为胃肠的邪气盛实者，均属阳明之患。

二、阳明病病因病机

【原文】

問曰：病有太陽陽明，有正陽陽明，有少陽陽明，何謂也？答曰：太陽陽明者，脾約[1]是也；正陽陽明者，胃家實是也；少陽陽明者，發汗利小便已，胃中燥煩實，大便難是也。(179)

問曰：何緣得陽明病？答曰：太陽病，若發汗，若下，若利小便，此亡津液，胃中乾燥，因轉屬陽明。不更衣[2]，內實，大便難者，此名陽明也。(181)

本太陽初得病時，發其汗，汗先出不徹，因轉屬陽明也。傷寒發熱無汗，嘔不能食，而反汗出濈濈然[3]者，是轉屬陽明也。(185)

【校注】

[1] 脾约：胃热肠燥，津液受伤，使脾不能为胃行其津液，以致大便秘结者，称作"脾约"。可与247条"其脾为约"之证合参。

[2] 不更衣：即不大便。成无己云："古人登厕必更衣，不更衣者，通为不大便。"

[3] 汗出濈濈（jíjí 辑辑）然：濈，水外流。汗出濈濈然，是热而汗出连绵不断的意思。

【提要】

阳明病的成因及邪入阳明的证候表现。

【析义】

179条阐述阳明病形成的原因主要有三个方面：一是自太阳转属而来者，谓之"太阳阳明"。多因太阳病发汗太过，或误用吐、下、利小便等法，损伤津液，外邪入里化燥，胃热肠燥，约束脾的转输功能，使脾不能为胃行其津液，以致津亏便秘的，称脾约证。二是外邪入里直犯阳明而成者，谓之"正阳阳明"。多因胃阳较亢，或有宿食积滞，燥热入里，与外邪相搏，结为燥屎，腑气不通者，名"胃家实"。三是由少阳转变而来的，谓之"少阳阳明"，多因少阳病误用发汗、吐下、利小便等法，伤津耗液，以致邪归阳明化燥成实，而大便坚硬难解者，谓之大便难。太阳病误治形成脾约，阳明本经自病而成胃家实，少阳病误治而成大便难，此乃举例说明转属阳明病后的各种表现，属于互文见义之文法，宜活看，不可拘执。

181条紧承179条阐述阳明病由太阳病转属的成因和证候类型。太阳病属表，发汗为正治之法，但若汗不如法，或发汗太过，或误用下法，或妄利小便，致使津液损伤，胃肠干燥，外邪乘势入里化热，燥热内盛而形成阳明病，则随燥热与津伤的程度不同及病机差异，可有"不更衣"（脾约证）、"内实"（胃家实）、大便难三种证候，均属阳明病范畴。179条阳明病来自太阳、少阳、阳明误治；本条为太阳病误治，二者互文见义，宜彼此印证。总的来说，从成因而论，有从太阳或少阳病误治而来者，亦有燥热直犯阳明而成者。从证候而言，不论成因如何，均可形成脾约、或胃家实、或大便难之可能，并非太阳误治只形成脾约；燥热发自阳明只形成胃家实；少阳病误治只形成大便难。若拘于条文字句，单从来路而限定证候，则既与临床实际不符，亦与仲景本旨相悖。

185条继论阳明病由太阳病转属的成因。本条宜分两段理解，第一段讨论太阳病因发汗不彻而转属阳明。太阳病初起，法当汗解，若发汗不透彻，邪不能从汗而解，则易致外邪入里化热伤津，而形成阳明病。第二段为太阳病未经误治亦可转属阳明。伤寒发热无汗，是太阳表证，若因胃阳素旺，或素蕴内热，表邪易入里化燥而成阳明病。燥热炽盛，胃气上逆，故呕不能食；燥热迫津外泄，故濈然汗出。阳明汗出而云"反"者，是针对"无汗"句而来。说明太阳表证已罢，病邪尽归阳明，故曰"是转属阳明也。""汗出濈濈然"，是汗出虽少却持续不断，为阳明病汗出的特征之一。

综合179、181、185三条可以看出，太阳病转属阳明有以下几种情况：一是发汗太过，或误下，妄利小便，津伤胃燥而转属。二是发汗不彻，外邪入里化热而转属。三是不经发汗或误治，因病人素体阳盛，外邪入里从阳化热成燥，亦可形成阳明病。当然还可有太阴寒湿之邪从燥热而化转属阳明（187 条）等情况。

三、阳明病脉症

【原文】

問曰：陽明病外證云何？答曰：身熱，汗自出，不惡寒，反惡熱也。（182）

傷寒三日，陽明脈大。（186）

傷寒轉繫陽明者，其人濈然微汗出也。（188）

【提要】

阳明病的脉症。

【析义】

182 条论述阳明病外证。阳明病多属里热实证，其反映在外的证候，称之曰"外证"。阳明之燥热实邪在内，不可得见，然"有诸内，必形诸外"，故其燥热亦可显现于外而表现出四诊可见之症。阳明主燥，里热亢盛，蒸腾于外，故见身热。热盛迫津外泄，故汗自出。不恶寒示无太阳之表证；反恶热则明里热之炽盛。由此可见，上述诸症充分反映出阳明病的燥热本质，无论阳明热证还是阳明实证，都必然具有这些证候。身热一症，三阳证皆有，而各具其特点。太阳病为身热恶寒、脉浮、头痛、无汗（中风者自汗）；少阳病为往来寒热；阳明病为发热热势高亢，而伴汗出，热不为汗衰。以多气多血之腑，逼迫蒸腾之势自在不言中。三阴证一般不发热，然亦有发热者，其情形如下：其一，三阴证兼表者，有发热恶寒之可能，然必与阴寒证并见；其二，少阴、厥阴之发热，以邪从热化，故其发热必与该经证候齐发；其三，少阴、厥阴之阳气未复，于厥利脉微诸证中，见发热、四肢转温等，是病情向愈之佳兆；其四，阴盛格阳，或阴盛阳脱证，以其残阳外扰，而有假热外见。

186 条论述阳明病的主脉。"伤寒三日"，当指泛义，非单指太阳伤寒证。"三日"为约略之数。阳明病的主脉为脉大，因为阳明为多气多血之经，胃为水谷之海，外邪入里，侵犯阳明，易于化热化燥，而成正盛邪实之证。邪热亢盛，气血沸腾，血脉充盈，故脉应之而大。大为阳盛内实之征，《素问·脉要精微论》谓："大则病进。"是说明热势鸱张，病在发展。故阳明病无论热证，还是实证，皆以脉大为共同特征。倘若细辨之，热证脉象多呈洪大滑数；实证脉象则多沉实而大。脉大又有虚实之辨，此条脉大为燥热内盛，若脉大而无力，甚或浮大而无根，即仲景云"大为虚"（30 条）之脉。

188 条论伤寒转属阳明的证候。"伤寒"二字，当属广义，非特指太阳伤寒，即为外感疾病之总称。伤寒而濈然汗出，即是阳明燥化，里热蒸腾，汗液外泄所致。汗出虽微，却连续不断，此阳明病的特征之一，故可断为阳明病。举此一症，则不恶寒、反恶热等阳明燥化证候，自可不言而喻。本条重新揭出此义，示人诊伤寒而见濈然微汗出者，当知阳明燥化已成，阳明病之特征已具，其病可从阳明诊治。如属阳明热证，当有身大热、不恶寒，反恶热、烦渴不解、脉洪大等；如属阳明腑实证，故除前述者外，常伴见潮热、谵语、腹满硬痛、不大便、脉沉实有力等。

第二节 阳明病本证

一、阳明病热证

（一）栀子豉汤证

【原文】

陽明病，脈浮而緊，咽燥，口苦，腹滿而喘，發熱汗出，不惡寒，反惡熱，身重。若發汗則躁，心憒憒[1]，反譫語。若加溫針，必怵惕[2]，煩躁不得眠。若下之，則胃中空虛，客氣[3]動膈，心中懊憹，舌上胎者，栀子豉湯主之。（221）

陽明病，下之，其外有熱，手足溫，不結胸，心中懊憹，飢不能食[4]，但頭汗出者，栀子豉湯主之。（228）

【校注】

[1] 憒憒（kuìkuì 溃溃）：憒，糊涂，昏乱。形容心中烦乱不安之状。

[2] 怵惕（chùtì 触替）：恐惧不安之状。

[3] 客气：指邪气。

[4] 饥不能食：言懊恼之甚，似饥非饥，心中嘈杂似饥而又不能进食。

【提要】

辨阳明热证误治后的各种变证及下后余热留扰胸膈的症治。

【析义】

221 条之原证即为阳明病，本条脉浮紧，伴见发热汗出、不恶寒反恶热、咽燥口苦、腹满身重等属一系列里热实证，太阳伤寒脉浮紧，必与发热恶寒、无汗、头身疼痛等并见。二者主症不同，病机有异，不难辨别。临证当脉证合参，以辨证为主，方不致失误。脉浮为里热炽盛，内外充斥，紧则为邪气实，正邪相搏所致。由于里热炽盛，津液损伤，故见咽燥口苦。热邪内壅，气机阻滞，肺气上逆，故见腹满而喘。热盛伤气，因而身重。其发热汗出、不恶寒反恶热，皆是阳明内热炽盛之征。邪热内蒸，迫津外泄，里热外扬等为阳明外候，治宜辛寒清热，方用白虎汤类。

上述阳明病脉浮紧，切不可误作伤寒而妄用发汗等法。若妄投辛温发汗，则津液愈伤，里热愈炽。热扰心神则躁，心中憒憒然烦乱不安，谵言乱语；脉紧系邪气盛实而非寒，若加温针强发其汗，是以火济热，火气内攻，心神被扰，阴损不敛阳，心神不守，故有惊恐不安、烦躁不得眠等变证；本证虽有腹满，然无潮热、手足濈然汗出及不大便等，当知不是阳明燥结，而是无形邪热内壅气机使然，不可攻下，若认为腹满为内实而轻率攻下，下后胃中空虚，邪热乘虚内郁于胸膈之间，出现心中懊恼、舌上苔黄等，此时因证属无形邪热郁于胸膈，则当用栀子豉汤清宣胸膈之郁热。

228 条是阳明病下后，余热未尽而留扰胸膈之证。阳明病，如属腑实，非用攻下不可。恰当使用下法后，燥屎去而邪热外泄，则病可愈。若腑实未成，过早攻下，或腑实已成，药力不足，下后燥屎虽去而余热尚存，皆可使邪热内留，郁于胸膈而成栀子豉汤证。其外有热、手足温，是下后无形邪热未尽，散漫于外的反映。"不结胸"，是说明下后邪热虽在胸中，但未与水饮相结，故非结胸。心中懊憹乃邪热内扰，心中烦乱之状。热扰胸膈嘈杂似饥，胃气呆滞，故不能进食。邪热蒸腾于上，不能全身作汗，故但头汗出。凡此皆因邪热留扰胸膈而致，故以栀子豉汤清宣郁热，解郁除烦。

热扰胸膈之治法、方药、方义等详见于太阳病篇栀子豉汤证下。

（二）白虎汤证

【原文】

傷寒，脈浮滑，此以表有熱，裏有寒[1]，白虎湯主之。（176）

白虎湯方

知母六兩，石膏一斤（碎），甘草二兩（炙），粳米六合。

上四味，以水一斗，煮米熟，湯成，去滓，溫服一升，日三服。

臣億等謹按，前篇云：熱結在裏，表裏俱熱者，白虎湯主之。又云其表不解，不可與白虎湯。此云脈浮滑，表有熱，裏有寒者，必表裏字差矣。又陽明一證云，脈浮遲，表熱裏寒，四逆湯主之。又少陰一證云：裏寒外熱，通脉四逆湯主之。此表裏自差，明矣。《千金翼方》云白通湯，非也。

三陽合病[2]，腹滿身重，難以轉側，口不仁[3]，面垢[4]，譫語遺尿。發汗則譫語。下之則額上生汗，手足逆冷。若自汗出者，白虎湯主之。（219）

【校注】

[1] 表有热，里有寒：据宋·林亿等在原文下按语理校，当作"表里俱热"解为妥。

[2] 三阳合病：即太阳、少阳、阳明三经的证候同时出现。

[3] 口不仁：即口中感觉失常，食不知味，言语不利。

[4] 面垢：面部如蒙油垢。

【提要】

阳明病白虎汤证的症治。

【析义】

176 条举脉略症，论阳明病邪热炽盛，表里俱热的症治。伤寒，当指广义伤寒，泛指一切外感病。脉浮滑，浮为热盛于外，为表有热，其症当有身热汗自出、不恶寒反恶热等。滑为热炽于里，为里有热，当见舌红、苔黄燥、心烦、口渴等症，故以白虎汤清阳明炽盛之热，而病得解。本方适应证可以以阳明病外证为据。

219 条论述三阳合病，邪热归于阳明的症治及禁例。"若自汗出者，白虎汤主之"应接在"譫语遗尿"后，属于倒装文法。三阳合病即太阳、少阳、阳明三经同时发病，然从症状表现来看，实以阳明热盛为主，可知本证初为三阳合病，现为热邪悉归阳明。由于阳明邪热内盛，胃肠之气不畅，则气机壅滞而腹满。阳明热盛，伤津耗气，故身重难以转侧，即

《内经》"壮火食气"之意。胃之窍出于口，胃热炽盛，津液被灼，则见口不仁。足阳明经行绕面部，热浊之气循经熏蒸于上，所以面部呈油垢污浊之状。热扰神明，神志错乱，则见谵语。热盛神昏，膀胱失约，故遗尿。本证初为三阳合病，必当见太阳、少阳之症，"若自汗出者"，表示邪已悉归阳明，此正是使用白虎汤的标志，其意同 188 条"伤寒转系阳明者，其人濈然微汗出也"，是证里热炽盛，蒸腾内外，迫津外泄的反映。热盛如此，则当有身热、不恶寒反恶热等症。病经此期，阳明无形燥热之象皆备，故治当甘寒重剂白虎汤直清里热。

219 条列举误治致变以提出其禁忌。在上述病情中，因病初有太阳见症，若误认发热身重属表，而妄发其汗，则津液外泄，里热愈炽，致使病情更趋危重，出现谵语更甚；若误以腹满、谵语为阳明里实妄用攻下，因里实未成，必将致阴液竭于下，阳气无所依附而上越，故出现额上冷汗、手足逆冷之危候。

白虎汤由石膏、知母、粳米、甘草组成。方中取石膏辛甘大寒，善清里热，解火毒，重用至一斤，意在清泻充斥阳明之燥热；配以知母苦寒而润，善泻火滋燥，二药同用，内清阳明无形燥热，外退肌肤之热而保胃津；炙甘草、粳米益胃和中，一则益气而生津，再则免寒凉太过而损伤胃气之弊。诸药相合，共奏清气泻热、生津润燥之功。

（三）白虎加人参汤证

【原文】

伤寒若吐、若下后，七八日不解，热结在裏，表裏俱热，時時惡風，大渴，舌上乾燥而煩，欲飲水數升者，白虎加人參湯主之。（168）

白虎加人參湯方

知母六兩，石膏一斤（碎，綿裏），甘草二兩（炙），粳米六合，人參三兩。

上五味，以水一斗，煮米熟，湯成，去滓，溫服一升，日三服。此方立夏後、立秋前乃可服。立秋後不可服。正月二月三月尚凜冷，亦不可與服之，與之則嘔利而腹痛。諸亡血虛家亦不可與，得之則腹痛利者，但可溫之，當愈[1]。

伤寒無大熱，口燥渴，心煩，背微惡寒者，白虎加人參湯主之。（169）

伤寒，脈浮，發熱無汗，其表不解，不可與白虎湯。渴欲飲水，無表證者，白虎加人參湯主之。（170）

若渴欲飲水，口乾舌燥者，白虎加人參湯主之。（222）

【校注】

[1] 此方立夏后……但可温之，当愈：《伤寒论》中其他有关白虎加人参汤条文的附方及《金匮要略》中白虎加人参汤后均无此 62 字，疑是后人所加。

【提要】

白虎加人参汤证的症治。

【析义】

168 条论伤寒吐下后，热结在里，热盛津伤的症治。伤寒当用汗解，误用吐下之法后，一则损伤津液，再则致外邪入里，迁延数日，邪从燥化，而成阳明热盛津伤之证，并非里热兼表而病不解。"热结在里"是本条病机的关键所在。因里有热结，充斥于外，伤津耗气，故呈"表里俱热"之象。表热者，是指里热蒸腾，迫津外泄，而有身热汗出、不恶寒反恶热等阳明外证；里热者，是指阳明热盛，津气受灼，而有舌上干燥、大烦渴不解、欲饮水数升等，唯其口渴殊甚，标示着燥热亢极、气阴两伤，是其与白虎汤之分界之一。其"时时恶风"一症，与阳明病外证"不恶寒"相反，究其原因，当是燥热亢极、气阴两伤，虚阴外越之象，亦可由汗出过多、津气两伤、卫气不固所致，与169条"背微恶寒"的机制略同，是与白虎汤之分界之二。综合观之，是证已至阳明燥热亢极、气阴两伤之地，故用白虎加人参汤，清阳明炽热兼益气生津为治。

169条论述阳明里热亢盛，津气两伤的症治。上条的白虎加人参汤证，系由太阳病误治而来，本条之证，系疾病的自然转归，多是素有阳明燥热之人，感受外邪后治不及时而成。"伤寒无大热"，是表无大热而邪入阳明，里热太盛，热极汗多使然。阳明里热炽盛，津液消灼，故"口燥"而"渴"。热盛于里，上扰心神，则"心烦"不安。病至如此，白虎汤尚可用之。但其"背微恶寒者"，乃恶寒尚轻微，并非全身恶寒，且其恶寒不在初病之时，而在热渴大汗之后，病处阳明大热之中，又与"口燥渴、心烦"等症并见，是由里热熏蒸，大量汗出，津气俱伤，表气不固，亢热已极，虚阴外越所致，此不是白虎汤所能胜任。故治用白虎加人参汤辛寒清热，益气生津。伤寒"无大热"，在三阳篇中凡数见，有表无大热而热壅于肺，用麻杏甘石汤者，如63条；有表无大热而水热互结于胸膈用大陷胸汤者，如136条；有表无大热而阳明热炽于里，用白虎加人参汤者，如本条；尚有阳气衰微，虚阳外浮，表无大热、烦躁不眠，而用干姜附子汤者，如61条。虚实不同，不可不辨。本条背恶寒，与太阳病之恶寒不同，应予鉴别。太阳恶寒，必与发热、头痛、身痛、脉浮并见，因风寒袭表、卫外失和所致；本条病背恶寒，因热盛汗出，气耗肌疏，故其恶寒一般轻微，且与发热、汗出、烦渴、苔燥、脉数洪大并见。本条与上条同属白虎加人参汤证，但彼为伤寒误治而成，此为伤寒未经误治而成，两者脉症表现略有不同，然其病机一致，宜前后互参。

170条论述阳明热盛津伤的证治及禁例。"伤寒脉浮，发热无汗"，是表证不解，治宜发汗解表。若兼有内热烦渴之里证，仍宜从表论治，驱邪外出，如用大青龙汤、桂枝二越婢一汤类发表清热，而不可径用白虎汤。否则寒凉冰伏，外邪不去，徒损中阳，造成变证。故"其表不解，不可与白虎汤"，实为白虎汤之引申禁例。若表证已解，即"无表证者"，而邪热尽归于里，阳明里热炽盛，伤津耗气，症见烦渴引饮；或里热蒸腾，迫津外泄，而有身热、汗自出、不恶寒、反恶热之阳明外证，则当用白虎汤直清里热，加人参以益元气，生津液。

222条续论阳明病邪热炽盛，误用下法后，不独燥热不解，而且津气损伤严重，故见渴欲饮水、口干舌燥等症，用白虎加人参汤直清里热，兼益气生津。

白虎加人参汤方为白虎汤加人参而成。方取白虎汤清阳明之燥热，以保存津液；加人参益气生津，以治烦渴。

（四）猪苓汤证

【原文】

若脈浮發熱，渴欲飲水，小便不利者，豬苓湯主之。（223）

豬苓湯方

豬苓（去皮）、茯苓、澤瀉、阿膠、滑石（碎）各一兩。

上五味，以水四升，先煮四味，取二升，去滓，內阿膠烊消，溫服七合，日三服。

陽明病，汗出多而渴者，不可與豬苓湯，以汗多胃中燥，豬苓湯復利其小便故也。（224）

【提要】

阳明津伤水热互结的症治及猪苓汤的禁例。

【析义】

223条承接前面221条说明阳明病误下后有余热郁留于胸膈者（热在上焦），222条有阳明热盛津伤者（热在中焦）。本条则为下后津液受伤，阳明余热犹存，故见脉浮发热、渴欲饮水。同时，热邪客于下焦，与水互结，所以小便不利，故以猪苓汤清热育阴利水。本证与白虎加人参汤证均有发热、渴欲饮水，然彼以身大热、汗大出、大烦渴不解为特征，纯属热盛津伤之证。本证是阴虚水热互结、水气不利，以发热、渴欲饮水、小便不利为主症，伴见舌红苔少等，故用猪苓汤清热育阴利水。221、222、223条应联系在一起理解，更能体现仲景辨证论治精神，其重点在揭示阳明清法三证，开创了热在上焦清宣邪热，热在中焦辛寒清气，热在下焦养阴清热法之先河，对于后世温病学说的形成和发展起了十分重要的作用。

224条指出猪苓汤的禁例。阳明病，由于里热炽盛，迫津外泄，所以汗出必多，即"濈然汗出"者是也。此时，一则热盛灼津耗气，再则汗多亡津，二者相加，必致体内热邪炽盛、气阴两伤，故病者出现口舌干燥、烦渴引饮、饮不解渴。复因阴液内损外亡，体内欲竭，小便必少而有小便不利之症。但此时之小便不利不是水热结于下焦、膀胱气化不行所致，而是热盛耗津而为，故治宜清热生津之剂，方用白虎加人参汤，切不可用猪苓汤复利小便。因猪苓汤虽具有清热育阴之效，但实以通利小便为主，若用于阳明热盛津伤，势必津液更竭，邪热炽盛而发生变证，故特提出以为禁例。此亦是猪苓汤证与白虎加人参汤证鉴别处。

猪苓汤方用猪苓、茯苓、泽泻甘淡渗湿利水泻热；阿胶甘平，育阴润燥；滑石甘寒，既能清热，又能去湿通窍而利小便，一物兼二任也。合为育阴润燥、清热利水之剂，对阴伤而水热互结小便不利者尤为适宜。又因本方是通过利水而使热孤，故对于湿热胶结病证，能起到渗湿于热下之良效。方中阿胶填精补肾阴，能使肾脏恢复其主水制水功能，并有止血作用，为医家所看重。

【研讨】

本条猪苓汤证与太阳篇71条"若脉浮，小便不利，微热消渴者，五苓散主之"证候相似，且均为水气不利之证，应注意鉴别。两证病位均在下焦，且由于膀胱气化失职，均见小便不利，故治用猪苓、茯苓、泽泻以利水。虽脉浮、发热、口渴症同，但病因病机不同，前者阳明下后，津伤邪热未去，水热结于下焦，症见心烦不寐、发热不恶寒、舌红苔薄黄或少苔等。其治在利水基础上加阿胶、滑石育阴清热利水；后者表邪未解，随经入里，膀胱气化不利，邪与水结，症见发热而伴恶寒、头痛等表证及渴欲饮水、水入即吐、苔白等症，其治在利水基础上加桂枝、白术通阳化气行水，兼以解表。其鉴别要点前者阴虚有热，水热互结、津液不足；后者尚有表邪，水蓄下焦，津液未伤。

二、阳明病实证

(一) 承气汤证

1. 调胃承气汤证

【原文】

陽明病，不吐不下，心煩者，可與調胃承氣湯。（207）

調胃承氣湯方

甘草二兩（炙），芒硝半升，大黃四兩（清酒洗）。

上三味，切，以水三升，煮二物至一升，去滓，內芒硝，更上微火一二沸，溫頓服之，以調胃氣。

太陽病三日，發汗不解，蒸蒸發熱[1]者，屬胃[2]也，調胃承氣湯主之。（248）

傷寒吐後，腹脹滿者，與調胃承氣湯。（249）

【校注】

[1] 蒸蒸发热：形容发热如热气蒸腾，从内达外。

[2] 属胃：即转属阳明病的意思。

【提要】

调胃承气汤证的症治。

【析义】

207 条论述阳明内实热郁心烦的症治。阳明病，未曾使用吐下之法，而见心烦较著者，是由阳明内实，燥热之邪阻滞胃肠，上扰神明所致。因此可与调胃承气汤泻热通腑，导热下行，则烦可除。本条既云阳明病，治以调胃承气汤，则除心烦外，必伴有发热汗出、不恶寒反恶热、腹痛、不大便等胃实证，不可不知。心烦有虚、实之分，无形邪热内扰胸膈之烦，谓之"虚烦"；有形实邪内阻肠胃之烦，谓之"实烦"。前者多属吐下后，实邪已去，余热留扰胸膈所致，即所谓"发汗吐下后，虚烦不得眠"（76），"若下之，则胃中空虚，客气动膈……栀子豉汤主之"（221）是也；本条强调"不吐不下"，且用调胃承气汤以泻热和胃，表明非余热留扰胸膈之"虚烦"证，而属阳明腑实热结，浊热上扰之烦，是谓"实烦"。由此可见，二者虽同属阳明热证，但彼为无形邪热扰于胸膈，此为有形实邪结于肠道。故治法有清宣与通下之别，二者不可混淆。

248 条论述太阳病汗后转属阳明燥热结实的症治。太阳病三日，发汗不解，今见蒸蒸发热等症，并非表证不解，而是病邪由表入里化燥，与体内糟粕互结，阻于肠道而转属阳明。

其蒸蒸发热是里热亢盛，如热气蒸腾，自内达外，为邪实证实之象。由此推知，当伴有全身溅然汗出、口渴、心烦、或谵语、腹痛胀满不大便、脉滑数等，是阳明燥热结实，腑气不通的表现，故云"属胃也"，主用调胃承气汤以泻热和胃。蒸蒸发热是病邪转属阳明的重要特征，与太阳病"翕翕发热"迥然有别。不过尚须注意，不能单凭蒸蒸发热便用调胃承气汤，因阳明无形邪热充斥表里证，也有蒸蒸发热者，二者的区别在燥热结实与否，其未结实者，是白虎汤证；已结实者，是调胃承气汤证。

249条辨阳明燥实腹满的症治。伤寒用吐法，虽可去上焦之实邪，然吐后损伤胃津，易使外邪内陷，化燥成实而转为阳明病，所以出现腹胀满。这种胀满，必伴有拒按、大便不通、发热、口渴、心烦、脉沉实、苔黄燥等，可与调胃承气汤泻热攻下。若吐后腹胀、时急时缓、喜温喜按、脉缓弱、苔白润等，当属里虚寒证，则切不可滥投苦寒泻热之品。本条与上条互为补充，上条突出胃肠燥热之证，以"蒸蒸发热"说明调胃承气汤证重在肠胃燥热偏盛；本条提出有形实邪（热与糟粕互结）阻滞，以"腹胀满"概言之，说明调胃承气汤证又属里实之证。故宜前后互参，方能构成调胃承气汤证较为完整的概念。

调胃承气汤方用大黄苦寒泻热，推陈致新；芒硝咸寒润燥，泻热通便；炙甘草甘平和中，顾护正气。服法有两种：一见于太阳病篇第29条，温药复阳后，致胃热谵语，故"少少温服之"，以和胃气而泻燥热；一见于本条，是阳明燥实内结，腑气不通，取"温顿服之"，使药力集中，以泻热和胃，润燥软坚。本条服法，采用后者。

【研讨】

调胃承气汤中的甘草、大黄不宜与芒硝长时间同煎，有研究证明，若久煎能将大黄、甘草中的有效成分沉淀，而影响效果。

2. 小承气汤证

【原文】

陽明病，其人多汗，以津液外出，胃中燥，大便必鞕，鞕則譫語，小承氣湯主之。若一服譫語止者，更莫復服。（213）

小承氣湯方

大黃四兩（酒洗），厚樸二兩（炙，去皮），枳實三枚（大者，炙）。

上三味，以水四升，煮取一升二合，去滓，分溫二服。初服湯當更衣，不爾者盡飲之，若更衣者，勿服之。

陽明病，譫語，發潮熱[1]，脈滑而疾[2]者，小承氣湯主之。因與承氣湯一升，腹中轉氣[3]者，更服一升；若不轉氣者，勿更與之。明日又不大便，脈反微濇[4]者，裏虛也，為難治，不可更與承氣湯也。（214）

太陽病，若吐若下若發汗後，微煩，小便數，大便因鞕者，與小承氣湯和之愈。（250）

【校注】

[1] 潮热：形容发热有定时增高现象，如潮水定时而至。又因潮热多见于傍晚时分之时，故又称"日晡潮热"。

〔2〕脉滑而疾：脉象圆滑流利，如盘中走珠，谓之滑；脉跳快速，一息七八至，则曰疾。

〔3〕转气：又称转矢气，俗称放屁。

〔4〕脉反微涩：脉微无力，往来艰涩。因与滑脉相对而言，故曰"反"。

【提要】

小承气汤证的症治。

【析义】

213条论述阳明病多汗伤津便硬谵语的症治。阳明病法多汗，多汗是胃中热蒸迫津外泄所为。阳明病，汗出过多，津液耗伤，胃肠干燥，则大便硬结。津伤燥结，腑气不通，浊热上扰，心神不安，故发谵语。然未见潮热、腹痛等，是知阳明腑实虽成，而燥热并不急重，故主用小承气汤，使腑气一通，燥热得泄，而谵语自止。正是本证燥热不重，可能服后即可便通热除，故曰"更莫复服"，是小承气汤虽属攻下之缓剂，然若用之不当，或用而太过，亦有伤正之弊，故而郑重提出，若服药后大便通利，谵语得止，即莫再服。其中寓有中病即止、勿使过剂之意。

214条讲述阳明腑实轻证的治法及注意事项。阳明病谵语、发潮热、不大便，是阳明里热实证。阳明燥热与体内糟粕互结，腑气不通，浊热上冲，故见谵语；阳明旺于申酉时，故见潮热应时而起。此时之治，应仔细辨之。若伴见手足濈然汗出、脉沉而实、腹满硬痛拒按，则肠中燥屎阻结已成，痞满燥坚具备，为大承气汤所主，方为对证。今脉滑而疾，尚有热势散漫、大便结硬之虞。虽不大便、谵语、发潮热，却不宜峻攻，只宜先行轻下，与小承气汤试之。然后观其药效反应，治法方药再作进退。服小承气汤后，腹中转矢气者，是肠中已有燥屎，因药物的荡涤推动，气机得以转动，胃肠浊气下趋，则可续服承气汤原方一升，以泻下内结之燥屎。若不转矢气者，是肠腑无燥屎阻结，浊热之气不甚，而多属大便初硬后溏，则不可再用承气汤。假若服后大便已通，明日又不大便，其脉不见滑疾，反见微涩之阴脉，微为阳气虚衰，涩主阴血不足，是"里虚"也。正虚而邪实，邪实当下，正虚则不可下，攻补两难，故曰难治。曰难治者，并非不治，可从攻补兼施立法，采用后世黄龙汤等一类方剂。

250条阐述太阳病误治后津伤热结的症治。太阳病，本以发汗解表，若发汗太过，或误用吐下之法，致使津液受伤，表邪入里化热而转属阳明。邪热内扰，神明不安，故心烦。小便频数，则津液偏渗于膀胱，肠中干燥，而燥屎内结，气机阻滞，所以大便结硬。是证既有燥热内扰之"心烦"，又有里实之"便硬"，当属阳明内实无疑。然其心烦既微，则知大便虽硬，但燥坚之程度亦微，自非大实大满之证，故与小承气汤，下其邪热燥结，使胃肠气机得以调畅，则病可愈。本条提出"小承气汤和之愈"，其意在于，小承气汤主要功能是泻热去实，行气破滞除满，与大承气汤峻下相较，其泻热攻下之力较为缓和，故谓之"和下"。

小承气汤方是由大承气汤去芒硝，减轻枳、朴药量而成。大黄苦寒泻热去实，推陈致新；厚朴苦温，行气除满；枳实苦微寒，理气破结消痞。其不用芒硝者，是本证燥坚不甚；减枳、朴用量者，是取其"微和胃气，勿令致大泄下"意。适用于阳明热实燥坚不甚、痞满而实之证。本方煎法取三物同煎，不分先后，故泻热通降之力较为缓和。服药法当视病情之转变以为进退，若初服即大便通，则不必尽剂；若大便不通，则实邪未去，当"尽饮之"，至更衣为度。

3. 大承气汤证

【原文】

陽明病，下之，心中懊憹而煩，胃中[1]有燥屎者，可攻。腹微滿，初頭鞕，後必溏，不可攻之。若有燥屎者，宜大承氣湯。（238）

大承氣湯方

大黃四兩（酒洗），厚樸半斤（炙，去皮），枳實五枚（炙），芒硝三合。

上四味，以水一斗，先煮二物，取五升，去滓，內大黃，更煮取二升，去滓，內芒硝，更上微火一兩沸，分溫再服。得下，餘勿服。

病人不大便五六日，繞臍痛，煩躁，發作有時者，此有燥屎，故使不大便也。（239）

陽明病，譫語，有潮熱，反不能食者，胃中必有燥屎五六枚也；若能食者，但鞕耳，宜大承氣湯下之。（215）

大下後，六七日不大便，煩不解，腹滿痛者，此有燥屎也。所以然者，本有宿食[2]故也，宜大承氣湯。（241）

病人小便不利，大便乍難乍易，時有微熱，喘冒[3]不能臥者，有燥屎也，宜大承氣湯。（242）

傷寒，若吐、若下後，不解，不大便五六日，上至十餘日，日晡所發潮熱，不惡寒，獨語如見鬼狀。若劇者，發則不識人，循衣摸牀[4]，惕而不安，微喘直視，脈弦者生，濇者死。微者，但發熱譫語者，大承氣湯主之。若一服利，則止後服。（212）

二陽並病，太陽證罷，但發潮熱，手足漐漐汗出，大便難而譫語者，下之則愈，宜大承氣湯。（220）

【校注】

[1] 胃中：胃，泛指胃肠。胃中，此处当指肠中。

[2] 宿食：停积于胃肠内未尽消化的食物。

[3] 喘冒：气喘且头昏目眩。

[4] 循衣摸床：同捻衣摸床，即患者昏迷时，两手不自觉地反复摸弄衣被床帐，多见于热病后期的危重证候。

【提要】

大承气汤证的症治。

【析义】

238条辨阳明病可攻与否及燥屎内结的症治。本条"若有燥屎者，宜大承气汤"，应接在"可攻"句下。阳明里实之证，可用攻下之法治疗。但有一下而愈者、有下而未愈仍须再下者、有下之太过或攻之不当而转为他证不可再下者三种情况，当据证而断。今下后燥屎不除，或虽除而未尽，则可酌情再下。心中懊侬而烦，是邪热尚未尽除，上扰神明所致。而能不能继用大承气汤攻下，关键在于有无燥屎，从"胃中有燥屎者，可攻"来看，是知肠中仍有燥屎，常可伴见腹满硬痛拒按、不大便、不能食、或绕脐痛、或潮热谵语、苔黄燥脉沉实等，故宜用大承气汤攻下。若下后见腹微满、大便初硬后溏，此乃胃热结滞不甚，腑未成实，阳明余邪已成强弩之末，已谈不上有燥屎，故曰"不可攻之"。阳明病下后，心中懊侬，有因燥屎未尽，浊热上扰，而复用下法者，如本条；亦有邪热未尽，扰于胸膈，而施以清法者，如第228条，为下后有形之实邪已去，而无形之邪热未尽，留扰胸膈，以心中懊侬为主症。因内无实滞，故云"不结胸"，亦无腹满硬痛、便秘等症，故从清宣郁热立法，栀子豉汤主之。

239条辨阳明腑实燥屎内结证。病人不大便五六日，是邪热入里，归于阳明，然里实不大便原因较多，有燥屎内结者，亦有因津枯失润者。欲知其故，必须结合全部证情进行辨析，不可单凭不大便与日数。今不大便五六日，伴见绕脐痛、拒按、烦躁、发作有时是阳明燥屎内结之特征。由于肠胃干燥，宿垢与燥热相结，阻塞肠道，气滞不通，故腹痛拒按而以脐周为著。燥屎内结，腑气不通，邪热上扰心神，则见烦躁。发作有时指发作有时间规律，每于午后日晡时诸症加重，这是因为日晡时阳明气旺、正邪斗争激烈的缘故。本条虽未出方，不言而喻仍宜用大承气汤峻下热结。

215条以能食与否辨阳明腑实燥结之程度与治法。原文"宜大承气汤下之"，应接在"胃中必有燥屎五六枚也"句之下，属倒装文法。如前所述，谵语、潮热是阳明里热炽盛，燥屎内结的外在反映。然而阳明里实有轻重之分，燥结程度有微甚之别，本以能食与否而辨别之。就一般证候而言，胃中有热，热能消谷，当能食。现胃热实证，却不能食，故谓之"反"，是阳明胃热，津液干燥，浊气壅滞不行，燥屎内结阻于肠中所致，宜用大承气汤以攻下燥结。若见谵语、潮热，而饮食尚可，是为大便虽硬，尚未至燥坚之程度，其病势较轻，胃腑尚能受纳，此时即使有可下之实，只宜小承气汤轻下即可。本条以能食与否而辨燥实内结程度之甚微，但纵观《伤寒论》承气汤证条文，有"阳明病谵语，发潮热，脉滑而疾者，小承气汤主之"（214）有阳明病"脉迟，潮热，谵语，而与大承气汤"者。足见燥实内结证候表现多端，而燥屎辨证之法亦多，故不可执一而论。因此，能食与不能食只是辨其燥屎阻结的一个方面，总以综合全部脉症，反复分析比较，方可作出结论。不能食又有实热与虚寒之不同，从190条"不能食，名中寒"可知、应予鉴别。胃虚寒盛之不能食，伴恶寒神疲、肢倦、腹痛绵绵、便溏、脉迟弱无力、苔白滑等虚寒见症；胃热实阻之不能食，伴有潮热、谵语、腹满硬痛拒按、脉沉迟有力、苔黄燥等实热见症。

241条论述大下后燥屎复结的症治。阳明腑实证，理当采用下法，若下后大便通利，秽浊得下，燥热可随下而去，则见脉静身和，知饥能食，是为病愈。如果下后六七日又不大便，并出现烦不解、腹满痛，是下后邪热未尽，津液未复，复因饮食不节，其数日所进食物、未能消磨腐熟运化，变为宿食，与肠中燥热相合，遂成燥屎复结之证。此虽下后，然燥屎复结，腑实证俱，不必拘泥于前用何法，故可再行攻下，而用大承气汤以泻热通腑，下其燥屎。本条下后六七日不大便、烦不解、腹满痛，自是使用大承气汤的辨证关键。若见不大便、心烦腹满、结实未甚，则当用小承气汤。亦有下后心烦、谵语、不大便、蒸蒸发热等为阳明里热独盛而用调胃承气汤者。由此可见，下后燥热未清，复成腑实者，有调胃承气汤证、小承气汤证、大承气汤证之不同，要因证而辨。只要有可下之征，仍可再下。但在下法范围内使用何方，则又须细审。此言下后，燥热未尽，复归阳明而成燥实内结之证。然纵观《伤寒论》也有大下后燥实虽去，而邪热未得尽除，留扰胸膈的栀子豉汤证。更有大下之后，邪实已去，而损伤脾胃之正气，病由阳转阴者，临证当以详辨之。

242 条指出因燥屎内结而喘冒不能卧者可用攻下。阳明里实，一般证候为小便利、大便硬，即所谓"若小便利者，大便当硬"，亦有腑热结实，津液损伤，大小便皆不通利者。本条所述为燥屎内结的另一种表现，即小便不利、大便乍难乍易、时有微热、喘冒不能卧之症。从而说明阳明燥实为病，见症多端，不可以一二症为拘。由于阳明腑实，燥屎内结，腑气不通，故大便乍难，即大便硬而难出是也。复因小便不利，是津液未至枯竭，部分津液尚能还于肠中，而致燥结未坚，所以燥屎虽结，但有时又呈现出大便乍易之象。因燥屎内结，邪热深伏于里，而不能发泄于外，故时有微热，腑气不通，浊邪上干于肺则喘；上犯清窍则冒。因喘冒俱甚，故不能卧寐。以上见症皆因阳明燥屎内结，腑气上干于肺所致，既有燥屎，则腹满痛、烦躁等症亦可存在，故宜用大承气汤，以泻热去实。

212 条指出阳明腑实重证的辨证治疗和预后。伤寒表证，或有催吐，或用攻下之法后，病仍不解，是因误治津液被劫，邪从燥化，内归阳明热结成实，致使五六日至十余日不大便，必伴见腹满硬痛拒按。日晡所发潮热，是阳明热盛，随其旺时而发。因为阳明经气旺于申酉之时，故此时燥热尤炽，热势最高。肠中燥屎内结，腑气不通，热浊之气上扰，心神内乱，所以自言自语如有所见。不恶寒是阳明腑实内结、燥热充斥于外的反映。同时说明此时表证已罢，故用大承气汤以攻下实热。"若剧者"，是说在上证的基础上，因循失治，而使病势增剧。由于胃热亢盛，神志昏迷，故发则不识人。热极伤阴，阴液将竭，神明无所主持，则见循衣摸床、惊惕不安之状。里实阻滞，气机上逆则微喘。热极津枯，阴津不上注于目则直视。如此正虚邪实，病情险恶，若脉见弦长，是为阴液未至全竭，尚有一线生机，当用急下存阴之法泻阳救阴，以挽垂危。若脉见短涩，则是正不胜邪，热极伤津，攻补两难，故预后多为不良。病情较轻者，只见发潮热、谵语、不大便、腹满硬痛等腑实内结之症，是津液虽伤，然未至津液枯竭之程度，故可与大承气汤以攻下实热。不过用时应审慎从事，若一服而便通，则止后服，以免过剂伤正。

220 条论述二阳并病，转属阳明腑实的症治。本条虽云二阳并病，然太阳表证已罢，病已完全转属阳明。发潮热是阳明里热结实的主要证型。由于里热蒸腾，逼津外泄，所以手足漐然汗出。胃热上扰，神明不安，故见谵语。燥实内结，腑气不通，则大便硬。以上诸症，皆为阳明热邪内炽，燥屎阻结坚实之表现。既然腑实已成，且表证又罢，故主以通下腑实、荡涤燥结之大承气汤。

大承气汤方即调胃承气汤与小承气汤之合方去甘草而成。方中大黄苦寒，酒洗，泻热去实，推陈致新；芒硝咸寒，润燥软坚，通利大便；厚朴苦辛温，行气除满；枳实苦微寒，破气消痞。因证重势急，故不宜甘草之甘缓。四药为伍，相辅相成，具有攻下实热、涤荡燥结之效用。用于实热结聚、痞满燥实坚俱甚之阳明腑实证最为适宜。本方先煎厚朴、枳实，去滓后再入大黄，最后纳芒硝（今临床运用多取冲服），是后下者气锐而先行。意欲芒硝先行润燥软坚，继以大黄通腑泻实，再以枳、朴除其胀满。大便通利后停服，是勿使太过伤正。

【研讨】

承气汤三方，皆为苦寒攻下之剂，是为阳明腑实而设。但随燥实内结程度不同而有轻重缓急之分，且其组方法则亦有不同。调胃承气汤所主之证，以燥实为主，痞满次之，故芒硝用量倍重于大黄，以泻热润燥软坚，因痞满不显，故不用枳、朴，而代之以甘草，重在泻热润燥而和胃气。小承气汤所主之证，以痞满为主，燥实次之，故少用枳、朴，而不用芒硝，是其燥实不甚。大承气汤所主之证，痞满燥实具备，故四物同用，治在峻下热结。然峻下之功，未必尽在硝、黄。因硝、黄虽能泻热荡实，但行气破滞、消痞除满之力稍逊，故重用枳、朴破其壅滞，复以硝、黄攻其燥结，以达到泻热实、消痞满之目的。此即大承气汤中枳、朴之量重于小承气汤，而芒硝之量轻于调胃承气汤之理。

【原文】

傷寒六七日，目中不了了[1]，睛不和[2]，無表裏證[3]，大便難，身微熱者，此為實也，急下之，宜大承氣湯。（252）

陽明病，發熱汗多者，急下之，宜大承氣湯。（253）

發汗不解，腹滿痛者，急下之，宜大承氣湯。（254）

腹滿不減，減不足言，當下之，宜大承氣湯。（255）

【校注】

[1] 目中不了了：视物不清楚。

[2] 睛不和：目睛转动不灵活。

[3] 无表里证：指外无发热恶寒头痛等表证，内无潮热谵语等里证。

【提要】

阳明急下三证及辨腹满当下的症治。

【析义】

252 条论述伤寒目中不了了，睛不和，治宜急下存阴。伤寒六七日，既无发热恶寒、头痛等表证，又无潮热谵语等里证，只见身微热、大便难，病情似乎不甚急迫，但应着眼于"目中不了了，睛不和"，这是阳热亢极，真阴欲竭，邪热深伏于腑的危重证候。《灵枢·大惑论》谓："五脏六腑之精气皆上注于目，而为之精"，因腑热炽盛，真阴耗竭，精气不能上注于目，目失所养，故视物不清，眼珠转动不灵。津伤如此，而阳明腑实已成，大便不通，若不从釜底抽薪，而取急下之法，则真阴有欲竭之虞，故急投大承气汤，泻阳热之实，即所以救欲亡之阴液。

253 条论述阳明病，发热汗多，治宜急下存阴。阳明病，发热汗出较多，是里热蒸腾，迫津外泄之故。由于汗出多，津液过耗，以致胃肠干燥，邪热与肠中燥屎相结而大便硬，即213 条"阳明病，其人多汗，以津液外出，胃中燥，大便必硬"是也。正因津液愈伤，则便结愈甚，若不急以救治，则阳热亢极，阴液枯竭而成津竭便硬难下之证。故应急下存阴，宜大承气汤以泻热救阴。发热汗出,为阳明热证、实证所共有。本条特以发热汗多作为急下的审证关键,须知除发热汗多外,当伴见腹胀满痛拒按、不大便、潮热、谵语等。若纯为阳明热证发热汗出而无内实,则是白虎汤证,断然不可攻下。

254条论述发汗不解,津伤燥结者,宜急下存阴。发汗不解,是谓太阳表证,发汗太过,津液外夺,邪从燥化,而转属阳明内实;或阳明病误汗,津愈伤热愈炽,邪热与肠中糟粕相结成燥屎,形成阳明内实之证。由于燥屎内结,气机阻滞,腑气不通,故腹硬满且痛。本因发汗津伤而腑实证具,若延误失治,其燥热势必消灼阴液,而阳明燥热之气,炎炎莫制,故"急下之,宜大承气汤"。本条举"腹满痛"为急下的审证关键,全着眼于一个"痛"字。此必是腹硬满疼痛、拒按而不大便,正如214条"腹满痛者,此有燥屎也。"既因津伤燥结所致,必见身热、口干舌燥,或潮热谵语等,故宜急下,泻其燥实以救阴液。若发汗后,腹胀满,而尚无里实见症者,断不可下也。如论中"发汗后,腹胀满者,厚朴生姜半夏甘草人参汤主之"即是其例。临证治病,必须识别主症,并脉症合参,方可辨证无误。

255条辨腹满当下的症治。本条是辨析阳明腑实腹满当下之证。腹满有虚寒与实热之分。虚寒者,太阴腹满是也,因里无实邪,故腹满常有缓解之时,即《金匮要略》"腹满时减,复如故,此为寒,当与温药"。本证腹满不减,减不足言,即腹满特甚,即或有所减轻,然程度甚微,不足以言其减,是因阳明腑实,腑气不通,浊气壅滞不行之故。此亦阳明里实腹满的特征,故宜大承气汤。本证既属阳明里实,当伴有腹痛拒按、大便不通、舌苔干燥黄厚、脉沉实有力等,仍不可忽略。

【研讨】

急下证,为阳明腑实,热邪深伏于内,腑热炽盛,不仅耗伤胃津,而且煎灼肝肾阴液。人体安危系于阴液存亡之间,存得一分阴液,便有一分生机,故当阳明燥热燔灼,燎原莫制之时,攻实泻热则为当务之急,是扬汤止沸,不如釜底抽薪之法也。阳明急下三证,叙症不同,从病情来看,除252条属危重证候外,后二条似不甚急而与急下之法,皆因热盛津伤燥实之势已经显露,若不急下,势必燥热燔灼,其预后不良。因此,急下之证固多凶险,而急下之法则不必待病情凶险而后用之,这充分体现了仲景防微杜渐的治疗学思想。还须注意的是,病情虽宜急下,但毕竟精气已伤,又须兼顾,故仲景言"宜大承气汤",是示人可根据病情,在大承气汤中斟酌取舍之意。

(二)润导法证

1. 麻子仁丸证

【原文】

跌陽脈[1]浮而濇,浮則胃氣強,濇則小便數,浮濇相搏,大便則鞕,其脾為約,麻子仁丸主之。(247)

麻子仁丸方

麻子仁二升,芍藥半斤,枳實半斤(炙),大黃一斤(去皮),厚樸一尺(炙,去皮),杏仁一升(去皮尖,熬,別作脂)。

上六味，蜜和丸如梧桐子大，饮服十丸，日三服，渐加，以知[2]為度。

【校注】

[1] 趺阳脉：为足背动脉，在冲阳穴处，属足阳明胃经，主候脾胃气的盛衰。

[2] 知：愈也。《方言》卷三曰："差、间、知，愈也。南楚病愈者谓之差，或谓之间，或谓之知。知，通语也。"

【提要】

脾约证的临床表现、病机、治法及方药。

【析义】

趺阳脉即足阳明胃经的冲阳穴处，可扪及足背动脉的搏动。趺阳脉浮，主胃有热，因此说浮则胃气强；趺阳脉涩，主脾阴不足。浮涩相搏，即胃热盛与脾阴亏并见，胃强而脾弱，脾输布津液的功能被胃热所约束，使津液不能还入肠道，肠道失润而导致大便硬，津液偏渗于膀胱，故见小便数，这就叫脾约。正如成无己在《注解伤寒论》中云："《内经》曰：'饮入于胃，游溢精气，上输于脾，脾气散精，上归于肺，通调水道，下输于膀胱，水精四布，五经并行，是脾主为胃行其津液也'。今胃强脾弱，约束津液，不得四布，但输膀胱，致小便数，大便硬。"可见脾约之"约"的含义为"约束"，指脾布津之功受到胃热的约束，津液不能还入肠中。脾约证其临床特点是大便干结，甚则干如羊屎，但不更衣十日无所苦，即不见潮热、谵语、腹满痛等症。本证与第250条"太阳病，若吐若下若发汗后，微烦，小便数、大便因硬者，与小承气汤和之愈"均有小便数、大便硬，但前者用麻子仁丸，后者用小承气汤，故二方证应予鉴别。麻子仁丸证无潮热、谵语、腹满痛等，其里热实较轻，阴液损伤的程度较重；小承气汤证有谵语、发潮热、脉滑而疾等，以里热实较重，而阴液损伤程度较轻。

麻子仁丸方中重用麻子仁甘平润肠通便；杏仁降气润肠；芍药养阴和里；大黄、枳实、厚朴泻热去实，行气导滞；蜂蜜润燥滑肠。合而为丸，具有清热润肠、滋阴通便之功。本方润肠药中配有小承气汤，但只服梧桐子大，渐加，以知为度，说明本方不在攻下，而在润肠通便。本方虽为润下剂，但药多破泄，故虚人不宜久服。

2. 蜜煎导法及猪胆汁导法证

【原文】

陽明病，自汗出，若發汗，小便自利者，此為津液內竭，雖鞕不可攻之，當須[1]自欲大便，宜蜜煎導[2]而通之。若土瓜根[3]及大豬膽汁，皆可為導。（233）

蜜煎方

食蜜[4]七合。

上一味，於銅器內，微火煎，當須凝如飴狀，攪之勿令焦著，欲可丸，併手捻作挺，令頭銳，大如指，長二寸許。當熱時急作，冷則鞕。以內穀道[5]中，以手急抱，欲大便時乃去之。疑非仲景意，已試甚良[6]。

又大豬膽一枚，瀉汁，和少許法醋[7]，以灌穀道內，如一食頃[8]，當大便出宿食惡物，甚效。

【校注】

［1］须：等待。

［2］导：有因势利导之义。用润滑类药物纳入肛门，引起排便，叫做导法。

［3］土瓜根：土瓜又名王瓜。土瓜气味苦寒无毒，其根长块状，富于汁液，将其捣汁灌肠通便。《本草衍义》谓之赤雹子。《肘后备急方》曰："治大便不通，土瓜采根捣汁，简吹入肛门中，取通。"

［4］食蜜：即蜂蜜。

［5］谷道：指肛门。

［6］疑非仲景意，已试甚良：《玉函》卷八、《千金翼》卷九、《注解伤寒论》卷五均无。

［7］法醋：按官府法定规格酿造的食用米醋。

［8］一食顷：约吃一顿饭的时间。顷，少时，形容时间短。

【提要】

津伤便硬自欲大便时宜用导法。

【析义】

阳明病，本有汗出，如果再用汗法则必伤津液，加之小便自利，必然造成体内的津液耗竭，大肠干燥，无水行舟，以致大便结滞近于魄门，硬涩难解。此种便结非实热内结，故无身热、烦躁、谵语等阳明热炽之象，也无腹满痛、绕脐痛、腹大满不通等腑气壅滞之症，重在患者肛门坠胀、便意频作、欲解不能。因无内热，又已临近魄门，故不可用承气汤一类攻下，鞭长莫及，当等待患者自欲大便，即硬粪接近魄门而又欲解不得之时，取因势利导之法，用蜜煎做成挺状，插入肛门，导下通便。其他如土瓜根及大猪胆汁等，也可用来润燥导便。

蜜煎方以蜂蜜为原料，其性味甘平，入肺、脾、大肠经，能补中润燥解毒，宜用于肠中津枯之大便硬者。土瓜根性味苦寒，入手、足阳明经，能泻热生津，宜用于热结津亏便秘。猪胆汁性味苦寒，入肝、胆、肺、大肠经，能清热润燥解毒，宜用于津亏有热而大便硬者。

【研讨】

本证与麻子仁丸证均有便硬，但本证硬粪已近于魄门，病位偏下，排便困难，病机为津亏肠燥；麻子仁丸证症见趺阳脉浮而涩、小便数、大便硬，燥屎结在肠中，病位偏上，病机为胃热津亏肠燥。

三、阳明病寒证

【原文】

阳明病，若能食，名中[1]风；不能食，名中寒。（190）

【校注】

［1］中（zhòng重）：感受、受到，引申为"中伤"。

【提要】

阳明中风与中寒的辨别要点在于能食与不能食。

【析义】

阳明中风和中寒是外邪侵袭阳明胃腑的病证，根据人之体质的差异，外邪侵入阳明分为中风和中寒，如果素体胃阳旺盛，外邪伤及阳明则成中风；如果素体胃阳虚弱，外邪伤及阳明则成中寒。中风者，多能食，因风为阳邪主动，阳能化谷；中寒者，不能食，因寒为阴邪而主静，阴不化谷。阳明中风临床上除见能食之外，可伴见短气、腹满、鼻干、潮热、脉弦浮大等里热壅盛的表现；阳明中寒临床上除有不能食外，可伴见食谷欲呕、小便不利、手足濈然汗出、大便初硬后溏等阴寒内盛的表现。太阳主表，故以有汗、无汗区分风、寒，是因太阳主表而司开合之故；阳明主里，故以能食、不能食来分风、寒，是因阳明主里而司受纳之故。

【原文】

食榖欲嘔，屬陽明也，吳茱萸湯主之。得湯反劇者，屬上焦也。（243）

吳茱萸湯方

吳茱萸一升（洗），人參三兩，生薑六兩（切），大棗十二枚（擘）。

上四味，以水七升，煮取二升，去滓，溫服七合，日三服。

【提要】

辨呕有阳明中寒与上焦有热之鉴别。

【析义】

食谷欲呕，病位有中焦、上焦之分，病性有寒热之别。如属阳明中寒、浊阴上逆所致之呕逆，其呕吐物多痰涎清稀，伴见胃痛、脉弦等症，治宜吴茱萸汤温中散寒，降逆止呕。如属上焦有热，胃气上逆所致食谷欲呕者，若用吴茱萸汤治之，以热助热，必拒而不受，反使呕逆加剧。

吴茱萸汤由吴茱萸、人参、生姜和大枣四味药组成。方中吴茱萸为主药，温胃暖肝，降逆止呕；配以生姜散寒止呕；佐以人参、大枣补虚和中。诸药合用，具有温中补虚、散寒止呕之功效。

第三节　阳明病变证

一、发黄证

（一）湿热发黄证

1. 茵陈蒿汤证

【原文】

陽明病，發熱汗出者，此為熱越[1]，不能發黄也。但頭汗出，身無汗，劑[2]頸而還，小便不利，渴引水漿[3]者，此為瘀熱[4]在裏，身必發黄，茵蔯蒿湯主之。（236）

茵蔯蒿湯方

茵蔯蒿六兩、梔子十四枚（擘）、大黄二兩（去皮）。

上三味，以水一斗二升，先煮茵蔯，減六升，內二味，煮取三升，去滓，分三服。小便當利，尿如皂莢汁狀，色正赤，一宿腹減，黃從小便去也。

傷寒七八日，身黃如橘子色，小便不利，腹微滿者，茵蔯蒿湯主之。（260）

陽明病，無汗，小便不利，心中懊憹者，身必發黃。（199）

【校注】

[1] 热越：热邪向外发泄。

[2] 剂：《玉函》卷三、《脉经》卷七、《千金翼》卷九作"齐"。

[3] 水浆：泛指饮料，如水、果汁、蔗浆之类。

[4] 瘀热：指邪郁滞。

【提要】

茵陈蒿汤证的病机、临床表现、治法和方药。

【析义】

阳明病为里热实证，发热汗出，是热邪向外发越，同时湿随汗泄，湿热不能相合，故不能发黄。若发热仅伴有头汗出，而颈部以下周身无汗，又见小便不利，是热邪为湿所遏，热邪不得外越，湿邪不得外泄，从而形成湿热相合蕴结于里。湿热互结，熏蒸于上，故见头汗出。湿热郁结于里，致三焦气化失司，外见无汗或汗出不畅，下见小便不利等症更为加剧，二者互为因果，最终导致发黄。湿热交阻，气不化津，津不上承则渴饮水浆；湿热蕴结阳明，肠腑气机阻滞则腹满；邪热扰心，心神不宁则心中懊憹；湿热内结，熏灼肝胆，胆热液泄，故见目黄、身黄、小便黄，黄色鲜明如橘子色等，治用茵陈蒿汤清热利湿，通腑退黄。

茵陈蒿汤由茵陈蒿、栀子、大黄三味药组成。方中茵陈蒿苦寒清热利湿，功善疏利肝胆、退黄，为清热利湿退黄之主药；栀子苦寒以除烦热；大黄苦寒，泻热化瘀，导热下行，通腑利胆退黄。三药合用，苦寒下泄，使二便通利，湿热尽去，黄疸自除，如方后所云："一宿腹减，黄从小便去也"。

2. 栀子柏皮汤证

【原文】

傷寒身黃發熱，梔子蘗皮湯主之。（261）

梔子蘗皮湯方

肥梔子十五個（擘）、甘草一兩（炙）、黃蘗二兩。

上三味，以水四升，煮取一升半，去滓，分溫再服。

【提要】

栀子柏皮汤证的症治。

【析义】

外感病见全身发黄如橘子色、发热不退，为内有湿热，热多于湿之证，除有阳黄之特征外，应伴有心烦懊憹、口渴、无汗或汗出不畅、小便不利而色黄、舌红苔黄等症。本证证情较轻，里无腑气壅滞，故无腹满、便秘等症，与茵陈蒿汤证不同，故用栀子柏皮汤清热利湿退黄。

栀子柏皮汤由栀子、甘草、黄柏三味药组成。方中栀子苦寒清热泻火；黄柏苦寒清热燥湿退黄；炙甘草甘温和中，以防栀、柏苦寒伤胃。三药相配，以清泄里热为主，兼以祛湿。

3. 麻黄连轺赤小豆汤证

【原文】

伤寒瘀热在裹，身必黄，麻黄连轺[1]赤小豆汤主之。（262）

麻黄连轺赤小豆汤方

麻黄二兩（去節），连轺二兩（连翘根是），杏仁四十個（去皮尖），赤小豆一升，大枣十二枚（擘），生梓白皮一升（切），生薑二兩（切），甘草二兩（炙）。

上八味，以潦水[2]一斗，先煮麻黄再沸，去上沫，内諸藥，煮取三升，去滓，分溫三服，半日服盡。

【校注】

[1] 连轺（yáo 摇）：即连翘根。今多用连翘。

[2] 潦（lǎo 老）水：雨后地面积水。《韩非子·外储说右上》曰："天雨，廷中有潦。"

【提要】

麻黄连轺赤小豆汤证的症治。

【析义】

伤寒表邪未解，当见发热恶寒、无汗身痒等症。瘀热指热邪郁阻于里，与湿邪相合，熏灼肝胆，胆热液泄，当见目黄、身黄、小便黄而短少等症。本证多出现于湿热发黄的早期，由于外邪郁遏肌表，卫气奋起与邪气相抗争则见发热，卫气失于温煦肌表则见恶寒，腠理闭塞而无汗、身痒。本证属阳黄兼表之证，治宜表里双解，用麻黄连轺赤小豆汤清热利湿，兼以解表。本证与茵陈蒿汤证、栀子柏皮汤证均以身目发黄鲜明如橘子色、无汗、小便黄赤而短少为共同证候特点，均能清热利湿，治疗湿热发黄证。然茵陈蒿汤证为湿热并重，兼腑气壅滞，症见心烦懊憹、腹胀满、大便秘结或不畅，治用茵陈蒿汤，其清热利湿之功较强，并兼通腑泻热；栀子柏皮汤证为热重于湿，症见发热甚、口渴、无汗或汗出不畅，治用栀子柏皮汤，其清热利湿之功较弱，偏重在清热；麻黄连轺赤小豆汤证是湿热内蕴，兼表邪未解，故兼有恶寒无汗，或身痒，治用麻黄连轺赤小豆汤，其清热利湿之功最弱，但兼有解表散邪之功。

麻黄连轺赤小豆汤由麻黄、连轺、杏仁、赤小豆、大枣、生梓白皮、生姜、甘草组成。方中麻黄、杏仁、生姜辛散表邪，并能开提肺气以利水湿；连轺、赤小豆、生梓白皮辛凉而苦，清热利湿以退黄，生梓白皮为紫葳科植物梓的根皮或树皮的韧皮部，药房多不具备，可代以桑白皮或茵陈蒿等；甘草、大枣调和脾胃。诸药合用，表里宣通，湿热外泄，表解里和，其病自愈。原方用潦水即雨水煎药，成无己谓："取其味薄，不助湿热"，现多用普通水代之。

（二）寒湿发黄证

【原文】

陽明病，脈遲，食難用飽，飽則微煩頭眩，必小便難，此欲作穀癉[1]。雖下之，腹滿如故，所以然者，脈遲故也。（195）

傷寒發汗已，身目為黃，所以然者，以寒濕（一作溫）在裏不解故也。以為不可下也，於寒濕中求之。（259）

【校注】

[1] 谷癉（dǎn 疸）：癉，通"疸"，病名，黄疸病的一种。详见《金匮要略·黄疸病脉证并治》。

【提要】

寒湿发黄的症治及禁例。

【析义】

195 条阳明病见脉迟，如脉迟而有力，伴见潮热、手足濈然汗出、大便硬、腹满等症，提示为阳明腑实证；如脉迟而无力多为虚证，中阳不足或夹有寒湿病邪。本证欲作谷疸，用攻下逐邪法，腹满不愈，可见当属寒湿夹虚之证，脉当为迟而无力。胃阳不足，寒湿中阻，不能化谷，故进食不能过饱，过饱则水谷不化，湿郁食滞。清阳不升则头眩；浊阴不降则腹满；寒湿内阻，气化失司则小便难，小便难致湿邪得不到外泄，二者互为因果，加重寒湿阻滞。寒湿内蕴，肝胆失疏，胆液外泄，故身目为黄。

259 条由于伤寒过汗，损伤中阳，运化失职，寒湿内停，以致寒湿中阻，影响肝胆疏泄功能，使胆汁不循常道而外泄，致身目为黄，其特点是黄色晦暗如烟熏，伴有口不渴或渴喜热饮、大便溏薄、舌淡苔白腻、脉沉缓等。对于寒湿发黄，禁用下法，应该温中散寒，除湿退黄，方药虽未提及，但根据治疗大法，后世多用茵陈术附汤、茵陈理中汤等。

上述两条，病机相同，即为寒湿内蕴，肝胆失疏，胆液外泄，在症状上互为补充，较为全面地论述了寒湿发黄证，在治法上均禁用下法，应温中散寒，除湿退黄。但二者病因有所不同，前者未经误治，而后者则由于发汗太过所致。

二、血热证

（一）衄血证

【原文】

陽明病，口燥，但欲漱水，不欲咽者，此必衄。（202）

脈浮發熱，口乾鼻燥，能食者則衄。（227）

【提要】

阳明衄血证有热在气分与热在血分之不同。

【析义】

202 条论述衄血证属热在血分。阳明病，热在血分，故口燥欲饮，仅频频漱水，以湿润之，却不欲咽下，与热在阳明气分口渴引饮不同。因为血属阴，其性濡润，血被热蒸，营气上潮，故口虽燥而不欲饮水。热在血分，迫血妄行，灼伤血络，必致衄血，甚则可致吐血、尿血、便血等。"口燥，但欲漱水，不欲咽者"是热在血分的重要标志。热在阳明血分，故治宜清热凉血，降火止血，可选用犀角地黄汤之类。

227条论述衄血证属热在气分。脉浮发热，若病在太阳必兼有恶寒，此脉浮发热，必不恶寒，反恶热，是热在阳明气分，里热蒸腾的表现。足阳明胃经，起于鼻旁，环口，循于面部，故热邪循经上扰，见口干鼻燥。胃热盛则能食。邪热盛于阳明之经不得外越，波及营血，伤及阳络则为鼻衄。衄血之后，邪热得以外泄，故衄血有自愈之机转；如果不能自愈，因热在气分，治宜清泻邪热，方用白虎汤类。

上述两条，明确阐述阳明衄血证有热在气分和热在血分之不同。前者渴而多饮，饮水能消，是里热伤津，热在气分；后者口燥，饮水不多，不欲下咽，是热在血分之征。前者治宜清泻气分邪热，后者治宜清营凉血。

（二）蓄血证

【原文】

陽明證，其人喜忘[1]者，必有畜血[2]。所以然者，本有久瘀血，故令喜忘。屎雖鞕，大便反易，其色必黑者，宜抵當湯下之。（237）

病人無表裏證，發熱七八日，雖脈浮數者，可下之。假令已下，脈數不解，合熱則消穀喜飢，至六七日不大便者，有瘀血，宜抵當湯。（257）

【校注】

[1] 喜忘：喜，作"善"字解，喜忘，即健忘。

[2] 畜血：畜，与"蓄"同。蓄血，指瘀血停留。

【提要】

阳明病蓄血的症治。

【析义】

237条所论阳明蓄血证是阳明邪热与旧有之瘀血相结而成。本条冠以阳明证，是指有大便硬之症，本证无谵语而有喜忘，证情较缓，是由于阳明邪热与旧有之瘀血相结，心主血脉、藏神，血分瘀热扰心所致，正如《素问·调经论》云："血气未并，五脏安定"，"血并于下，气并于上，乱而喜忘"。阳明里热，伤及津液，故应大便燥结、排出困难，但今反易者，是因离经之瘀血，其性濡润，与硬粪相混，故大便虽硬，而排出反易，其色黑如胶漆，是阳明蓄血证便硬的主要特点。阳明腑实证亦可有黑燥之硬粪，但是必然黑燥如煤，不能排出，二者以此为鉴别要点。

257条提出辨阳明腑实与有瘀血的症治。病人无表里证，是既无头痛、恶寒等太阳表证，又无烦躁、呕、渴、腹满、谵语等阳明里证。因发热七八日不解，脉虽浮数，然而无表证，当是热盛于内，蒸腾于外的征象。条文"至六七日，不大便者"，说明阳明热邪伤津，大肠干燥不通，故可用下法泻热去实。若下后脉浮已去而数不解，结合消谷喜饥，说明阳明之热仍在，当是阳明气分之热已去，血分之热不减，故脉仍数。如果是阳明腑实证病在气分，其人不大便，应当用承气汤类下之，气分热清，大便畅行，今见消谷喜饥，大便复结，则是血瘀热结之证，血分之热合于胃，则消谷喜饥，合于肠，则热邪灼液而不大便。因其热在血分，承气类清气治不对证，故无效验，治当清下血分热邪，方用抵当汤。

上二条，同是阳明蓄血，均有大便硬，但一者干而反易，一者干而难行，似属矛盾，则知前者为离经之瘀血所致，后者为瘀血未离经，肠腑无所润滑。

第四节 阳明病预后

【原文】

夫實則譫語，虛則鄭聲[1]。鄭聲者，重語也。直視譫語，喘滿者死，下利者亦死。（210）

發汗多，若重發汗者，亡其陽[2]，譫語。脈短者死，脈自和者不死。（211）

【校注】

[1] 郑声：此指意识不清，语言重复，声音低微，多见于虚寒重证。

[2] 亡其阳：此指阳气随大汗而泄。

【提要】

辨别谵语与郑声及从脉症论述谵语的预后。

【析义】

谵语与郑声均是意识不清、妄言乱语，然有虚实之分。谵语多由邪热亢盛，扰乱神明所致，表现为声高气粗、胡言乱语，多属实证。郑声多由精气虚衰，神无所主所致，表现为声低气怯、语言重复，属虚，多见于三阴里虚寒证。

谵语多属实证，但若伴有直视、喘满，或下利者，是邪盛正虚，为危候。直视是阳热极盛，热极生风，阴液将竭，精气不能上注于目所致，是脏腑精气已绝之征兆，若再见喘满，是阴竭阳无所附，肺气上脱所致，故预后不良。谵语直视而见下利，中气衰败，利复伤阴，此皆邪盛正虚，预后不良，故曰"死"。但谵语亦有虚证者，如211条所言谵语即因过汗，阴液外泄，阳随液脱，心神散乱，神明无主所致。心主血脉，其预后可通过脉象判断，脉短为气血不足，脉道不充，则预后不良。脉不短而能和缓，是病虽重而阴阳未竭，脉有胃气之征象，仍有生机，尚可挽救。

第三章

辨少阳病脉证并治

少阳包括手少阳三焦与足少阳胆，涉及手少阳三焦、足少阳胆两经与三焦、胆两腑。足少阳胆经起于目锐眦，上抵头角，下耳后，循颈，下胸，贯膈，循胁里，络肝，属胆。胆附于肝，内藏精汁，中寓相火，名"中精之腑"；其性应春升之气，喜条达而主疏泄。手少阳三焦经脉起于小指次指之端，出臂上贯肘，上肩入缺盆，布膻中，散络心包，下膈，循属三焦。三焦主决渎而通调水道，名"中渎之腑"，又为水火气机运行之道路。因此，胆腑清利，三焦通畅，枢机运转正常，则气机条达，升降自如，脾胃健运如常。

若外邪入侵少阳，或他经病变传入少阳，胆火内郁，郁火上炎，枢机不运，经气不利，进而影响脾胃，临床上则表现出口苦、咽干、目眩、往来寒热、胸胁苦满、默默不欲饮食、心烦喜呕、舌苔白、脉弦细等症，称为少阳病。

疾病常有传变，或传入里，或达于表，因少阳居于太阳、阳明之间，故少阳病常有兼夹表里之不同。若少阳病已成，而太阳表证未罢，则属少阳兼太阳表证，治宜和解发表之法并用。若少阳内传阳明，形成少阳兼阳明里实证，治宜和解兼通下之法。少阳三焦决渎失常，水饮运行失常，则可兼水饮内停，治宜和解与温化水饮并行。若因失治误治，导致病邪弥漫上中下三焦，表里俱病，虚实兼见等证，治宜于和解少阳之中并用重镇安神，通阳和表，泻热去实之法。少阳病有从太阳之表而来者，有自发于少阳者，有少阳受病多日不解者，所见证候虽多，但只要病入少阳而有柴胡证，则但见一证便是，不必悉具。更有少阳病因误治失治，阳盛则入阳明之腑，阴盛则入三阴之脏者，则各随其传变而论治。然则少阳病是否传入三阴，每以中气盛衰为转移，故曰"伤寒三日，三阳为尽，三阴当受邪，其人反能食而不呕，此为三阴不受邪"是也。

少阳病治疗原则，应以和解为主。小柴胡汤是其主方。少阳病为半表半里之病证，故汗、吐、下三法均属禁忌之列。但由于病情复杂，证有兼夹，临证又当据其兼夹，可于和解中兼用汗、下等不同治法。

第一节　少阳病辨证纲要

一、少阳病提纲

【原文】

少陽之為病，口苦，咽乾，目眩也。（263）

【提要】

少阳病提纲证。

【析义】

少阳主相火，亦主枢机，胆腑疏泄正常，则相火得以正常游行出入，温暖人体，维持生理功能，因病则相火妄动而危害人体。少阳已离太阳之表，又未入阳明之里，故称之为半表半里。外邪侵袭少阳，邪在半表半里，以致枢机不利，胆腑寄寓之相火内郁，郁火上炎，灼伤津液，故口苦、咽干。足少阳之脉起于目锐眦，胆与肝互为表里，肝开窍于目，胆火循经上扰，上犯清窍，故目眩。

本条旨在通过胆火内郁，郁火上炎之病机变化，从总体上揭示少阳病的特征。然而邪入少阳，枢机不利，正邪分争，其则出现横逆犯及脾胃、郁火内扰心神等变化，故又可见96条所言之往来寒热、胸胁苦满、默默不欲饮食、心烦喜呕等症，所以两条应当合参。

二、少阳病治禁

【原文】

少陽中風，兩耳無所聞，目赤，胸中滿而煩者，不可吐下，吐下則悸而驚。（264）

【提要】

少阳中风证的症治、禁忌，以及误治后的变证。

【析义】

少阳中风，即风邪侵入少阳之经。足少阳经脉起于目锐眦，入耳中。风为阳邪，胆属风木之脏，风火相煽，循经窜扰，损伤津液，干扰清窍，故耳聋目赤。胆经复下胸中贯膈，邪结胸胁，少阳经气不利，故胸中满；风火内扰心神而烦。治法当以和解为主。

本证胸满而烦乃少阳无形之气郁火扰而致，若误辨为肠胃实邪阻滞之证，而用吐下之法，势必耗伤气血，以致心神失养，神明无主，可出现心悸、惊惕等变证，故少阳病禁用吐下之法。

【原文】

傷寒，脈弦細，頭痛發熱者，屬少陽。少陽不可發汗，發汗則讝語，此屬胃。胃和則愈，胃不和，煩而悸。一云躁。（265）

【提要】

少阳伤寒证禁汗，以及误汗后的变证与转归。

【析义】

头痛发热，三阳病皆可见。若头痛部位重在后枕部，发热与恶寒并见，且见脉浮，是病在太阳之表，当用汗解；若头痛重在前额，多但热不寒，兼见烦渴，且脉见洪大或滑数，是病在阳明之里，当用清下。今伤寒脉弦细而头痛发热，其热型常表现往来寒热，其头痛则以两侧为主，且弦是少阳主脉，脉症合参，病属少阳，故治当和解少阳。

若误将本证辨为太阳表证而用辛温发汗之法治疗，则可伤津助火，津伤热盛，胃中燥热，上扰心神，而发谵语。谵语由胃热所致，故云"此属胃"。治法当泻热和胃，则谵语自止。若治疗不当，则胃燥津伤益甚，更可出现心烦而悸之变证。

本条阐明少阳伤寒禁汗，264条指出少阳中风禁吐、下，两条相互补充，说明少阳病禁用汗、吐、下之法。

第二节　少阳病本证

一、小柴胡汤证

【原文】

伤寒五六日中风，往来寒热[1]，胸胁苦满[2]，嘿嘿[3]不欲饮食，心烦喜呕[4]，或胸中烦而不呕，或渴，或腹中痛，或胁下痞鞕，或心下悸，小便不利，或不渴，身有微热，或欬者，小柴胡汤主之。（96）

小柴胡汤方

柴胡半斤，黄芩三两，人参三两，半夏半升（洗），甘草（炙）、生薑（切）各三两，大棗十二枚（擘）。

上七味，以水一斗二升，煮取六升，去滓，再煎取三升，溫服一升，日三服。若胸中烦而不呕者，去半夏、人参，加栝樓實一枚；若渴，去半夏，加人参合前成四两半、栝樓根四两；若腹中痛者，去黄芩，加芍藥三两；若胁下痞鞕，去大棗，加牡蠣四两；若心下悸、小便不利者，去黄芩，加茯苓四两；若不渴、外有微热者，去人参，加桂枝三两，溫覆微汗愈；若欬者，去人参、大棗、生薑，加五味子半升，乾薑二两。

【校注】

[1] 往来寒热：即恶寒发热交替出现。

[2] 胸胁苦满：苦，作动词用，即病人苦于胸胁满闷。

[3] 嘿嘿：嘿，同默。形容词，即表情沉默，不欲语言。

[4] 喜呕：经常作呕。

【提要】

少阳病的主要脉症、治法及方药。

【析义】

太阳病五六日，无论证属伤寒或中风，外邪内传，出现往来寒热等症，是病邪已从太阳入传少阳。邪入少阳，枢机不利，木郁化火，横逆克害脾胃。其证正邪分争，半表半里，正胜则热势外达，故发热；邪胜则热郁不发，故恶寒；正邪互有消长，故见寒热交替之症，谓之往来寒热。寒热往来是少阳病的特殊热型，它既不同于太阳病之发热恶寒并见，亦有别于疟疾之寒热发作之有定时，更与阳明病身热汗出或不恶寒、反恶热者不同。足少阳之脉，下胸中，贯膈，络肝属胆，循胁里。邪郁于经，经气运行不利，故胸胁苦满。胆属木，胃属土，胆火内郁，多能克害脾胃，胃失和降，脾失健运，故喜呕而不欲饮食。胆失疏泄，火郁不发，其火虽扰郁于心，但因郁而不发，故见心中烦闷而神情默默。治以和解少阳，方用小柴胡汤。

小柴胡汤方中柴胡苦平，气质轻清，能疏解少阳胆火之郁滞，故为君药。黄芩苦寒味重，能清胸腹蕴热以除烦满，用以为臣。二药相配，一疏表达邪，一清里泻热，共除少阳半表半里之邪。人参、炙甘草、大枣甘温益气和中，脾胃健运如常，有扶正祛邪之功。生姜、半夏和胃降逆止呕。本方寒温并用，升降协调，有疏利三焦，调达上下，宣通表里，和畅枢机之功效。方用去滓再煎之法，是取其气味醇和，亦显其和解之性，故称为和剂。

自"或胸中烦而不呕"以下，为少阳病或然证。若邪入少阳，郁火扰心，未犯胃腑，则烦而不呕；火热伤津则口渴；少阳气郁，横逆犯脾，脾络失和故腹中痛；胁下痞硬较胸胁苦满程度为重，但病机相同。少阳包括胆与三焦，三焦主决渎，乃水气通行之道路。若少阳火郁，胆失疏泄，兼见三焦决渎失常，则可兼水停之患；水饮凌心，则为心下悸；蓄于下焦，膀胱气化失常，则为小便不利；寒饮上犯及肺，则为咳。若病入少阳，里热未甚，且太阳表证未解，则不渴而表（身）有微热。上述各种少阳病或然证，均可以小柴胡汤和解少阳为基础，并根据兼证不同，随症加减治疗。

其病有兼夹者，称之为或然证，当随症加减。若胸中烦而不呕，是邪热聚于胸膈，而胃气尚和，故去甘温之人参，恐其助热；以其不呕，故去半夏之辛散降逆；加瓜蒌实清热荡实而散结除烦。若渴，乃胆火内郁，损伤津液，故去辛燥之半夏；加人参、瓜蒌根之甘苦凉润，以清热生津。若腹中痛，是木克克犯脾土，故去苦寒伤脾之黄芩；更加芍药以于土中泻木，和脾络而止腹痛。若胁下痞硬，乃少阳经气不行所致，故去甘温壅滞之大枣；加牡蛎以软坚散结消痞。若心下悸、小便不利，是三焦决渎失常，水饮内蓄，去苦寒之黄芩，以避其凝聚寒饮之弊；加茯苓以淡渗利水。若不渴，外有微热，是兼表邪未解，故去人参之壅补，防其留邪不散；加桂枝以解外邪故也。若咳者，乃水饮上逆犯肺，故加干姜以温肺化饮，五味子以敛肺止咳；去人参、大枣，是免生壅滞；去生姜，是防其辛散，耗伤肺气。

【研讨】

小柴胡汤是治疗少阳病胆火内郁、枢机不利的主方，以胸胁苦满、往来寒热、口苦咽干、心烦喜呕等为主要临床表现。仲景将其用于治少阳阳明同病、三阳合病、黄疸腹痛呕吐、热入血室及"产妇郁冒，其脉微弱，呕不能食，大便反坚，但头汗出"（《金匮要略》）等病证。

小柴胡汤方治疗范围较广，既适用于伤寒，又适用于杂病。临床运用时，可在小柴胡汤主症的基础上，随症加减。除小柴胡汤方后加减法及有关类方外，另如若兼见头痛、发热、脉浮等表证，则于本方去人参之碍表，加桂枝微发其汗，即柴胡加桂枝汤；若兼腹中痛、腹肌拘挛，是肝脾不和，于本方去黄芩苦寒，加芍药以平肝缓急，即柴胡加芍药汤；若兼小便不利、心下悸动，是少阳三焦不利，水邪为患，于本方去黄芩，加茯苓、泽泻，使水去而小便利，即柴胡茯苓汤；若兼胸热心烦、大便不通畅，于本方减人参，加黄连、瓜蒌，即柴陷汤；若兼咳逆、苔白而润，是寒饮束肺，于本方去人参、大枣、生姜，加干姜、五味子，即柴胡姜味汤；若兼胁下痞硬，肝脾肿大，是气血瘀滞，用本方去大枣之壅塞，加鳖甲、牡蛎、丹皮、赤芍软坚消痞，即柴胡鳖甲汤；若兼胁下疼痛、厌油欲呕、小便短黄，是肝胆湿热，于本方减人参、甘草、大枣，加茵陈、土茯苓、凤尾草、草河车清热解毒，即柴胡解毒汤；若兼黄疸，身目小便黄、胸满胁痛、不进饮食，是湿热蕴结，胆汁失常，于本方减人参、甘草、大枣，加茵陈、大黄、栀子清热利湿退黄，即柴胡茵陈蒿汤。等等。

【原文】

血弱气尽，腠理开，邪氣因入，與正氣相搏，結於脅下。正邪分爭，往來寒熱，休作有時，嘿嘿不欲飲食。藏府相連，其痛必下，邪高痛下，故使嘔也，小柴胡湯主之。服柴胡湯已，渴者，屬陽明，以法治之。（97）

【提要】

少阳病的病因病机与转属阳明的症治。

【析义】

本条承接96条，进一步论述少阳病的病因病机与转属阳明的症治。"血弱气尽，腠理开，邪气因入"，指出机体气血虚弱，营卫不固，腠理疏松，外邪乘虚而入，邪气入与正气相搏，"结于胁下"，"胁下"为少阳所主的部位，即外邪侵入少阳。少阳受病，经气不利，故见胸胁苦满，或胁下痞硬。少阳病在半表半里，正邪分争，邪胜则寒，正胜则热，彼此消长，故见往来寒热、休作有时。少阳邪郁，胆火不得发越，郁犯心神，则神情默默；横逆克犯脾胃，则喜呕而不欲饮食。"脏腑相连"，是谓肝胆相连，脾胃相关，相互影响。今邪入少阳，其气不达，克害中土。胃气不降，故生呕逆，脾不运化，故不欲饮食。"高"与"下"指五行克乘而言，因胆属木为土之上，胆经受邪，故云"邪高"。呕吐不食为脾胃症状，脾胃属土，较胆木为下，所以说"痛下"。尤在泾所谓"邪高谓病所从来处，痛下谓病所结处"，即是此意。病在少阳，治宜和解，小柴胡汤主之。

病在少阳，以小柴胡汤治疗，病应向愈。若服柴胡汤后反见渴者，则病不在少阳，已转属阳明，应从阳明病辨证治之。少阳病本有或渴一证必是渴而不甚，今服柴胡汤后而渴，且明确指出其病"属阳明"，则进一步说明少阳病证已罢，呈现出渴而多饮等阳明燥热津伤之象，则应当以阳明病之法进行辨治。

【原文】

本太陽病不解，轉入少陽者，脅下鞕滿，乾嘔不能食，往來寒熱，尚未吐下，脉沉緊者，與小柴胡湯。（266）

【提要】

太阳病转入少阳病的脉症及治法。

【析义】

"本太阳病不解"之后紧接着指出"转入少阳"，说明此条中的少阳病是由太阳病传变而来，并非指太阳病未愈。邪入少阳，枢机不利，正邪分争，胆郁化火，少阳经气不利，因此表现出胁下硬满、干呕不能食、往来寒热等症。亦可说明少阳病来路，多是病邪从表而入少阳半表半里之界。"尚未吐下"，是指未经吐下等法误治而损伤正气，一般无邪陷三阴之可能。

弦为少阳主脉。此条言脉沉紧颇似少阴之脉，然与胁下硬满、干呕不能食、往来寒热等症并见，脉症合参，则此脉应非少阴之脉。因于尚未吐下，正气未伤之时而见沉紧之脉，则一般无邪陷三阴之可能。正与148条"脉虽沉紧，不得为少阴病"之意相同。沉与浮相对，因邪离太阳而入少阳，故相对而言曰沉；弦脉之甚者，类似紧脉，故合称沉紧。综上所述，本条应属少阳证，治宜和解，方用小柴胡汤。

【原文】

伤寒中風，有柴胡證，但見一證便是，不必悉具。凡柴胡湯病證而下之，若柴胡證不罷者，復與柴胡湯，必蒸蒸而振，卻復發熱汗出而解。（101）

【提要】

柴胡汤的用法及误下后服柴胡汤的机转。

【析义】

"伤寒中风"，是指或为伤寒，或为中风。"有柴胡证"，是指脉症病机属小柴胡汤证。"柴胡证"是指往来寒热、胸胁苦满、默默不欲饮食、心烦喜呕、口苦、咽干、目眩、脉弦诸症而言。"但见一证便是，不必悉具"，是指在有柴胡证的前提下，只需前述某一种或几种症状，不必全部具备，亦应当按少阳病进行辨治，以小柴胡汤治疗。其中"但见一证便是"，论中多处论及，如"胸满胁痛者"，"胸胁满不去者"，"呕而发热者"，"续得寒热发作有时者"，均与小柴胡汤。说明"但见一证便是"，必须灵活看待，不可强调某一症，重在"不必悉具"，辨证当以符合少阳病病机为依据。

病在少阳，见柴胡证，治法当以和解为主，若使用下法，自属误治。误下后如柴胡证仍在者，自可续与小柴胡汤。若误下后正气受损，抗邪乏力，若服汤后正气得药力之助，奋起抗邪，正邪交争，少阳气机条达，气津并行，必然振振而寒，蒸蒸而热，及至正胜邪却时，遂发热汗出而解。此种病解的机转过程，俗称战汗。战汗因正邪剧烈交争所致，有时尚可见到脉伏现象，如94条所述"脉阴阳俱停"是也。然战汗后，其脉多呈虚软和缓之象，渐致脉静身和即病愈。战汗虽属病解之途径，然常见大汗肤冷之象，恐与脱证相混，临证应当仔细观察和鉴别。

【原文】

伤寒，陽脈[1]澀，陰脈[2]弦，法當腹中急痛，先與小建中湯，不差者，小柴胡湯主之。（100）

【校注】

[1] 阳脉：指浮取。

[2] 阴脉：指沉取。

【提要】

少阳兼里虚寒证，治宜先补后和之法。

【析义】

本条根据脉象辨疾病的病机与病情。阳脉涩，是指脉浮取而涩，是气血不足之虚象；阴脉弦，是脉沉取而弦，弦主少阳病，又主痛证。本条指出中焦虚寒，气血不足，复为少阳之邪相乘所致，少阳病本可见"腹中痛"之症，乃木邪克犯脾胃所致。此条加之脾胃本虚，复因邪犯，故其腹痛加重而见"腹中急痛"，故本条属少阳兼里虚寒之证。本证治疗当分缓急，此证中焦虚寒，气血不足，小柴胡汤本苦寒之剂更易损伤中焦阳气，致虚甚而引邪深入，故当先补其虚，使气血充沛，抗病有力，然后祛邪，则无后顾之忧，治疗当先与小建中汤，调和气血，建中止痛，以治里虚之本，并寓扶正祛邪之义。若服汤后腹痛止，而少阳病未解者，则用小柴胡汤，以和解少阳。

少阳病或然证中有腹中痛一症，治疗用小柴胡汤去黄芩，加芍药，其病以少阳为主，故仅去苦寒伤脾之黄芩，加芍药以抑木扶土，和脾抑肝缓急止痛。本证腹痛以中焦虚寒为本，少阳邪郁为标，故治法先宜建中气，而后和解少阳。二者证情虽有相似之处，然而其证候之主次、标本不同，故治疗亦应有先后缓急之变化。

【原文】

伤寒四五日，身热恶风，颈项强，胁下满，手足温而渴者，小柴胡汤主之。（99）

【提要】

三阳病证见，治从少阳。

【析义】

"伤寒四五日"，明确指出本证起于太阳。太阳病未罢而内传，形成三阳合病。身热、恶风、项强，属太阳营卫不和，经脉不利之表证；颈强、胁下满，属少阳邪郁，经气不利之半表半里证；手足温而渴，则为阳明燥热津伤之里证。本条有合病之实，而无合病之名，证属三阳合病，若治从太阳辛温解表，则少阳郁火、阳明燥热之势更甚；若治从阳明清下，但阳明之证尚轻，有引太阳、少阳之邪入里之虞。故以小柴胡汤和解少阳，既可疏郁达表，又能清热泄邪，使气机条达，枢机运转，而达三阳同治之功。

【原文】

阳明病，发潮热，大便溏，小便自可，胸胁满不去者，与小柴胡汤。（229）

【提要】

阳明病柴胡证未去，治从少阳。

【析义】

本条既曰阳明病，紧接着言发潮热，临证之际似乎应辨为阳明腑实证。然实际似是而非，因阳明腑实证必然与大便硬、腹部胀满疼痛等症并见，今大便溏、小便自可、腹无满痛之苦，其证虽有潮热，但大便溏说明津液未伤，燥实未甚，阳明腑实尚未形成；胸胁满甚而

"不去"，则更说明本病以少阳证为主。故当从少阳论治，与小柴胡汤。

【原文】

陽明病，脅下鞭滿，不大便而嘔，舌上白胎者，可與小柴胡湯。上焦得通，津液得下，胃氣因和，身濈然汗出而解。（230）

【提要】

阳明病柴胡证未罢，治从少阳及服汤后的机理。

【析义】

本条是承接上条而来，二者同属阳明病，但少阳证未罢，故主用柴胡和解法，从少阳论治。上条阳明病，发潮热，但大便溏，小便自可，阳明腑实未成，胸胁满不去，其证重在少阳。本条阳明病不大便，亦似乎属阳明腑实证，但不发潮热，且胸胁硬满不在腹部而在胁下，舌苔不黄燥而为白苔，更见呕逆，虽有阳明之证，但腑实燥热尚未形成，其证仍以少阳为主，故当从少阳论治，可与小柴胡汤。

小柴胡汤和解少阳、宣展枢机，使气机条达，气津布散，上焦气机得以宣通，则胁下硬满可去；津液得下，则大便自调；胃气和降，则呕逆可除；三焦通畅，气机无阻，自可周身濈然汗出而解。

【原文】

傷寒五六日，頭汗出，微惡寒，手足冷，心下滿，口不欲食，大便鞭，脈細者，此為陽微結[1]，必有表，復有裏也。脈沉，亦在裏也，汗出為陽微，假令純陰結[2]，不得復有外證，悉入在裏。此為半在裏半在外也。脈雖沉緊，不得為少陰病，所以然者，陰不得有汗，今頭汗出，故知非少陰也，可與小柴胡湯。設不了了者，得屎而解。（148）

【校注】

[1] 阳微结：结，指大便硬结。阳微结，即热结犹浅，而大便秘结。

[2] 纯阴结：脾肾阳虚，阴寒凝结而大便不通。

【提要】

辨阳微结的脉症治法及其与纯阴结的鉴别。

【析义】

本条当分三段理解。自"伤寒五六日"至"必有表，复有里也"为第一段，论述阳微结的脉症。伤寒五六日，头汗出，为阳热内郁在里，上蒸于头面所致；微恶寒，谓表证尚在，当与发热并见；手足冷，为阳热内郁而不能达于四末。本条综合前后脉象，当为沉细，乃因阳郁于里，气血流行不畅，而脉道不利；心下满、口不欲食、大便硬，为邪结胸胁，津液不下，胃气失和所致。阳明腑实燥热内结，其证较深较重；而本证则热结尚浅，其证尚轻，且表证未解，故称阳微结。本证病机总由热郁于内，有碍枢机运转，气血运行不畅所致。"必有表，复有里"，指出本证不全在太阳之表，亦非全属阳明之里，故总与半表半里之枢机有关。

自"脉沉亦在里也"至"故知非少阴也"为第二段，对阳微结与纯阴结进行辨析。由于阳微结有脉细（沉紧）、手足冷、微恶寒等症，与少阴纯阴结有相似之处，故须鉴别。其一，少阴病之纯阴结，病全在里，无表证可言；而阳微结则既有表证，又有里证，与半表半里之枢机有关。其二，纯阴结为阴寒证，不应有汗（若亡阳者，可见汗出，但必与厥逆、脉微等症并见）；而阳微结，因郁热上蒸，故有头汗出。根据上述要点辨析，二证不难区别。

自"可与小柴胡汤"至"得屎而解"为第三段，提出阳微结的治法。因本证半在里半在外，总由少阳枢机不利所致，当与小柴胡汤，使气机条达，气津布散，上焦得通，津液得下，胃气因和，周身濈然汗解，则表里诸证悉除。若里气未和，病情尚不了了者，自当微通其大便，故云"得屎而解"。

二、小柴胡汤禁例

【原文】

得病六七日，脉迟浮弱，恶风寒，手足温。醫二三下之，不能食，而脅下满痛，面目及身黄，颈项强，小便難者，與柴胡湯，後必下重。本渴飲水而嘔者，柴胡湯不中與也，食穀者噦[1]。（98）

【校注】

[1] 噦：呃逆。

【提要】

辨表病里虚误下致变，以及中虚饮停的柴胡疑似证。

【析义】

得病六七日，其脉浮弱，恶风寒，为太阳表证仍在。但脉迟为寒，不发热而手足温，是病与太阴有关，亦即与278条"伤寒脉浮而缓，手足自温者，是为系在太阴"相同。其病属脾阳素虚，感受风寒，邪已入里而表证未解，治法当以温中解表为宜。若误诊为阳明实证而屡用下法，导致脾胃更虚，受纳无权，则不能食。脾虚而寒湿郁滞经脉，故胁下满痛；影响肝胆疏泄功能，木郁不达，胆汁不循常道，溢于周身，因而面目及身黄；脾失转输之职，水不下行，故小便难。颈项强是表邪犹未解除，此时治法应以温中散寒祛湿为主。若误认胁下满痛为少阳病枢机不利，而用小柴胡汤，则苦寒伤中，必致脾虚气陷，更增泻利下重。此段言脾阳虚而寒湿中阻者，出现柴胡疑似证，不可妄用小柴胡汤。

"本渴饮水而呕者"，是言脾虚失运而为寒饮的病理机转。病因脾阳不足，转输无权，以致水气不化，津液不能上承则渴。饮逆于胃，胃失和降，故水入而呕。此证若误认为少阳病之呕，妄用柴胡汤，则更伤中气，进而演变为食谷则噦之变证。本条以脾虚寒湿发黄、脾虚饮停而呕等疑似证为例，进一步列举了寒饮病不可与柴胡汤之例。

第三节　少阳病兼变证

一、变证治则

【原文】

若已吐下發汗溫針，讝語，柴胡湯證罷，此為壞病，知犯何逆，以法治之。（267）

【提要】

少阳病误治后变证的救逆治则。

【析义】

本条承接 266 条而来，说明少阳病本应和解，主方为小柴胡汤。若用发汗、吐下、温针等法误治，少阳柴胡证已不存在。出现谵语，是误治后病邪入里所致，此为坏病。坏病是病情趋于严重而复杂，难以用六经证候称其名者。本条所言谵语，属举例性质，因其病情复杂，故治疗当随证而变，其救治原则，应当审辨误治之逆，综合脉症而随证治之。

二、柴胡桂枝汤证

【原文】

傷寒六七日，發熱微惡寒，支節[1]煩疼，微嘔，心下支結[2]，外證未去者，柴胡桂枝湯主之。（146）

柴胡桂枝湯方

桂枝一兩半（去皮），黃芩一兩半，人參一兩半，甘草一兩（炙），半夏二合半（洗），芍藥一兩半，大棗六枚（擘），生薑一兩半（切），柴胡四兩。

上九味，以水七升，煮取三升，去滓，溫服一升。本云人參湯，作如桂枝法，加半夏、柴胡、黃芩。復如柴胡法，今用人參，作半劑。

【校注】

[1] 支节：支，通"肢"。支节，即四肢关节。

[2] 心下支结：即患者感觉心下有物支撑结聚之意。

【提要】

少阳病兼表的症治。

【析义】

本证始于伤寒，继而出现少阳证候，虽无并病之名，而有并病之实。伤寒六七日，发热、微恶寒、支节烦疼，是营卫不调，太阳经脉不利之太阳病表证；微呕、心下支结，是邪入少阳，枢机不利，正邪交争，横逆犯土之少阳柴胡证。本证二经证候并见，故宜太少同治，方用柴胡桂枝汤，以解肌祛风，调和营卫，和解少阳。

本证中的太阳证表现为"恶寒微"，因知其发热亦微，又仅见"肢节烦疼"，而无头项强痛及周身疼痛，可见其太阳证虽未解但已轻。其少阳证曰"微呕"，并非96条所言"喜呕"，"心下支结"与胸胁苦满同类而轻，故其少阳证虽已成但仍微。因本证太少之证俱轻，故当据病之轻重，小制其剂，以小柴胡汤、桂枝汤原剂之半，组合成方治疗。

柴胡桂枝汤方取小柴胡汤、桂枝汤各半量，合剂而成。方用桂枝汤调和营卫，解肌祛风以治太阳之表；用小柴胡汤和解少阳，调畅枢机，以治半表半里。本方当是太少表里双解之轻剂。

【研讨】

宋版《伤寒论》方后服法下有"本云：人参汤，作如桂枝法，加半夏、柴胡、黄芩。复如柴胡法，今用人参，作半剂"等29字与方意不合，可删。

三、大柴胡汤证

【原文】

太陽病，過經[1]十餘日，反二三下之，後四五日，柴胡證仍在者，先與小柴胡。嘔不止，心下急[2]，鬱鬱微煩者，為未解也，與大柴胡湯，下之則愈。（103）

傷寒發熱，汗出不解，心中痞鞕，嘔吐而下利者，大柴胡湯主之。（165）

大柴胡湯方

柴胡半斤，黃芩三兩，芍藥三兩，半夏半升（洗），生薑五兩（切），枳實四枚（炙），大棗十二枚（擘）。

上七味，以水一斗二升，煮取六升，去滓，再煎，溫服一升，日三服。一方加大黃二兩，若不加，恐不為大柴胡湯。

【校注】

[1] 过经：邪由某经而传入另一经。如太阳病传少阳，或传阳明。

[2] 心下急：心下，指胃上脘部。急，有窘迫之势。心下急是指胃脘部有拘急不快或疼痛的感觉。

【提要】

少阳病兼阳明里实的症治。

【析义】

103条论述太阳病传入少阳及少阳兼阳明里实的症治。"太阳病，过经十余日"，而后又曰柴胡证"仍在"，故知本证指邪离太阳之表传入少阳之半表半里已久，且太阳证不复存在，阳明之征兆亦未出现，治当和解，方用小柴胡汤，而不得妄用攻下之法治疗。今反二三下之，因正气尚旺而未造成变证。后四五日柴胡证仍在，故先与小柴胡汤以和解少阳。服汤后，若诸症解除，则其病向愈。若服小柴胡汤后，症见呕不止、心下急、郁郁微烦等，则属屡下之后，病邪未离少阳而兼入阳明，化燥成实所致。因少阳胆郁，横逆犯胃，加之阳明里实，胃失和降，故呕不止；阳明腑气不通，兼少阳枢机不利，气机阻滞，故心下拘急或疼痛；少阳郁热与阳明燥热上扰心神，故郁郁微烦。其治疗之法，因少阳病不解，少阳病禁用汗、吐、下之法，然此证属少阳兼阳明里实，阳明之证又必用下法，故以和解少阳兼通下里实之法，用大柴胡汤治疗。

165 条进一步补述少阳兼里实的症治，当与 103 条互参。伤寒"发热"而不恶寒，且汗出不解，当非太阳表证。且其症与心中痞硬、呕吐而下利并见，故应属少阳郁火与阳明燥热一同蒸达于肌表，津液外泄所致。阳明燥实结滞，热结旁流，则下利稀水、色黄臭秽而不畅。心中痞硬、呕吐和 103 条心下急、呕不止证候表现相似，病机相同，仍为主症。发热、汗出、心中痞硬、呕吐而下利等症虽在 103 条未表现出来，但其病机仍然相同。证属少阳火郁气滞，枢机不利，兼阳明化燥成实，腑气壅滞。故仍用大柴胡汤和解少阳、通下里实治疗。

本证与小柴胡汤证，均为邪犯少阳，枢机不利，大柴胡汤证为少阳未解，兼阳明里实，其症除小柴胡汤所具口苦、咽干、目眩、往来寒热、胸胁苦满、嘿嘿不欲饮食、心烦喜呕、脉弦八症之外，尚有呕不止、心下急、郁郁微烦、心下满痛（心中痞硬）、大便秘结或热结旁流等症，苔多黄腻，脉多弦数。小柴胡汤证治宜和解少阳，大柴胡汤证治和解少阳、通下里实。两方虽以柴胡命名，但所针对病机、症状有差异，临床宜鉴别应用。

大柴胡汤，宋版《伤寒论》大柴胡汤方中无大黄，然方后云："一方加大黄，若不加，恐不为大柴胡汤。"考《金匮玉函经》、《金匮要略》、《注解伤寒论》等方，大柴胡汤均有大黄，故有大黄之说可从。本方由小柴胡汤去人参、炙甘草加芍药、枳实、大黄而组成。因少阳病未解，故用小柴胡汤以和解少阳；又兼阳明里实，故去人参、炙甘草以免补中留邪，加芍药以和营，而缓腹中急痛；加枳实、大黄以泻热荡实，破结下气，而治心下急结。合为少阳兼里实两解之剂。

【研讨】

大柴胡汤是治疗少阳兼阳明里实的有效方，临床依据证情，随症加减变化。如若气滞腹胀甚者，可加厚朴、香附行气消滞；气滞夹瘀，胁痛甚者，加赤芍、丹参、当归活血通络，并用延胡索、川楝子增强行气止痛之力；木横侮土，气逆呕吐甚者，加大半夏、生姜用量，另加竹茹降逆止呕；湿热发热者，加蒲公英、败酱草清热祛湿解毒；胃纳呆滞，口苦口臭者，加藿香、佩兰、炒山楂、炒神曲、砂仁芳香化浊，健脾和胃；热结胃肠，大便不通者，加芒硝、麻仁泻下里实。

四、柴胡加芒硝汤证

【原文】

伤寒十三日不解，胸胁满而呕，日晡所[1]发潮热，已而微利，此本柴胡证，下之以不得利，今反利者，知医以丸药下之，此非其治也。潮热者，实也，先宜服小柴胡汤以解外，后以柴胡加芒硝汤主之。（104）

柴胡加芒硝汤方

柴胡二两十六铢，黄芩一两，人参一两，甘草一两（炙），生姜一两（切），半夏二十铢（洗，本云五枚），大枣四枚（擘），芒硝二两。

上八味，以水四升，煮取二升，去滓，内芒硝，更煮微沸，分温再服。不解，更作。

臣億等謹按：《金匱玉函》方中無芒硝。別一方云：以水七升，下芒硝二合，大黃四兩，桑螵蛸五枚，煮取一升半，服五合，微下即愈。本云：柴胡再服，以解其外，餘二升加芒硝、大黃、桑螵蛸也。

【校注】

[1] 日晡所：傍晚时分。

【提要】

辨少阳兼阳明里实证误下后的症治。

【析义】

本条当分三段来理解。自"伤寒十三日不解"至"已而微利"为第一段，论述伤寒十三日不解，有向里传变之势。"胸胁满而呕"，是邪入少阳，经气阻滞，枢机不利；"日晡所发潮热"，则为阳明里实燥结之特征。综合分析，属少阳兼阳明里实之证。当用和解兼通下之剂为治，则诸症可愈。然而其后又见微利，当探究其因。

自"此本柴胡证"至"此非其治也"为第二段，紧承前文而论"微利"之原因。少阳兼阳明里实证，多为大便秘结，今反微利，追溯病史，乃误用丸药攻下所致，即"知医以丸药下之"所致。因丸药苦寒性缓，不能荡涤肠胃燥实，药力反留中而不去，正气受损，故虽微利而病不解。若使用温下丸药，其性辛温燥烈，攻之肠道虽通，但燥热结实仍存，亦非其治。

自"潮热者，实也"至末句为第三段，是言误治之后，阳明里实潮热未去，且少阳病未解，前已误用攻下而大便微利，故当先用小柴胡汤以和解少阳，以观病情变化。若病证不愈，则应以和解少阳兼通下润燥之法为治，方用柴胡加芒硝汤。

本证与103条均为少阳兼阳明里实证。本条治法先用小柴胡汤欲其向外而解，继用柴胡加芒硝汤，欲其和解与通下并行。103条未曾误下，阳明胃肠正气较旺，燥热里实较重，故用大柴胡汤，且去补中恋邪之参、草，更加芍药、枳实、大黄以增通下之功，仅取祛邪之意；本条已经误下，阳明正气相对偏弱，燥热里实较轻，腑气已见微通。故主用柴胡加芒硝汤，小柴胡汤只用原方药量三分之一，方内用人参、炙甘草、大枣补中益气，只加一味芒硝泻热祛实，通下作用趋缓，扶正与祛邪并行。二证当以此为辨。

柴胡加芒硝汤方亦为和解少阳泻下里实之剂。方用小柴胡汤以和解少阳，加芒硝泻热润燥，此与大柴胡汤相较，因正气较虚，里实未甚。故不用大黄、枳实之荡涤破滞，而用人参、炙甘草以益气和中，但药量较轻，为和解枢机兼通下实热之轻剂。

【研讨】

本证当包括少阳、阳明病两个方面。其中少阳以邪传少阳，枢机不利，胆逆犯胃而见胸胁满而呕等症，以及日晡所发潮热、便秘或下利等阳明腑中燥实结聚见症。然而本证少阳与阳明病均较轻，故主用柴胡加芒硝汤，该方中小柴胡汤只用原方药量三分之一，方内用人参、炙甘草、大枣补中益气，只加一味芒硝泻热祛实，通下作用趋缓。

五、柴胡桂枝干姜汤证

【原文】

傷寒五六日，已發汗而復下之，胸脅滿微結，小便不利，渴而不嘔，但頭汗出，往來寒熱，心煩者，此為未解也，柴胡桂枝乾薑湯主之。（147）

柴胡桂枝乾薑湯方

柴胡半斤，桂枝三兩（去皮），乾薑二兩，栝樓根四兩，黃芩三兩，牡蠣二兩（熬），甘草二兩（炙）。

上七味，以水一斗二升，煮取六升，去滓，再煎取三升，溫服一升，日三服，初服微煩，復服汗出便愈。

【提要】

少阳病兼水饮内结的症治。

【析义】

伤寒五六日，经过发汗复下等法治疗后，表证已罢，邪入少阳。今见往来寒热、胸胁满、心烦，是少阳柴胡证。少阳证候一般是胸胁满、呕而不渴、小便自可，今胸胁满微结、小便不利、渴而不呕，当是非单纯少阳邪郁，而是兼有水饮内结，与纯属少阳者不同。

少阳包括手足少阳两经、胆与三焦两腑。少阳枢机不利，胆火内郁，亦可影响三焦，引起三焦决渎功能失调，以致水饮内停，复与少阳之郁邪相结，故现胸胁满微结；三焦决渎不通，水液不得下行，则小便不利；水停气郁，津液不化不布，故有口渴；邪未犯胃，胃气尚和，故不呕；但头汗出，亦是少阳枢机不利，水道不畅，阳气内郁不能宣达于全身，而少阳郁热上炎，蒸腾于头部所致。故用和解少阳之中兼以化饮散结之法治疗，方用柴胡桂枝干姜汤。

柴胡桂枝干姜汤由小柴胡汤去半夏、人参、大枣、生姜，加桂枝、瓜蒌根、牡蛎、干姜而成，有和解少阳，温化水饮之功。本证因渴而不呕，胃气无明显上逆，故去半夏；因水饮内停，三焦壅滞，且少阳之邪未解，故去人参、大枣之甘补。方后云："日三服，初服微烦，后服，汗出便愈。"是言本方为疏利少阳半表半里之方，初服正气得药力，正邪相争，郁阳得伸，但气机一时尚未畅通，故有微烦之感；续服，气机得以宣通，表里阳气畅达，周身汗出，邪从汗解，故病除。此非邪蒸于上之"但头汗出"，而是服本方后祛病之汗出，故曰"汗出便愈"。

六、柴胡加龙骨牡蛎汤证

【原文】

傷寒八九日，下之，胸滿煩驚，小便不利，譫語，一身盡重，不可轉側者，柴胡加龍骨牡蠣湯主之。（107）

柴胡加龍骨牡蠣湯方

柴胡四兩，龍骨、黃芩、生薑（切）、鉛丹、人參、桂枝（去皮）、茯苓各一兩半，半夏二合半（洗），大黄二两，牡蛎一两半（熬），大枣六枚（擘）。

上十二味，以水八升，煮取四升，内大黄，切如碁子[1]，更煮一两沸，去滓，温服一升。本云：柴胡汤今加龙骨等。

【校注】

[1] 碁（qí棋）子：碁，同"棋"。棋子，指围棋子。

【提要】

伤寒误下，病入少阳，邪气弥漫，烦惊谵语的症治。

【析义】

伤寒八九日，若表证仍在，仍当使用汗法治疗，即令病邪传里，亦当观其脉症，随症治之。现表证未罢，而误用攻下之法，常易形成变证。误下易致病邪内陷，正气受损。邪气内陷少阳，少阳经气不利，郁火内扰心神则胸满而烦。少阳郁火上炎，致使胃热亢盛，胆胃之火上扰神明，故见烦惊谵语；胆与三焦均属少阳，病变常能相互影响，胆气郁结，疏泄失常，三焦决渎失职，故小便不利；身重乃阳气内郁，不得宣达而充实于肢体所致。本证为表病误下所致，其病邪内陷少阳，弥漫全身，呈现表里俱病，虚实互见之象，故用柴胡加龙骨牡蛎汤，和解少阳，兼通阳泻热，重镇安神。本方由小柴胡汤加减变化而成。因病入少阳，故治以小柴胡汤和解枢机，扶正祛邪；加桂枝通阳和表；大黄泻热清里；龙骨、牡蛎、铅丹重镇理怯而安神明，铅丹有毒，不可久用，或用生铁落代之，亦有效验；茯苓宁心安神并通利小便；因邪热弥漫于全身，故去甘草之缓，以专除热之力，使表里错杂之邪得以速解。

第四节　少阳病传变与预后

【原文】

伤寒六七日，无大热，其人躁烦者，此为阳去入阴[1]故也。（269）

【校注】

[1] 阳去入阴：去表入里之意。

【提要】

辨表证传里。

【析义】

伤寒六七日，病程较长，其转归有三：一是日久邪气衰微，病邪日衰而正气渐复，病情向愈；其二，病程虽久，邪势渐衰，而正气亦馁，形成表郁轻证；其三，正不胜邪，邪势日甚，表病传里，病情加重。

其表病传里，又有两种情形：一是如为阳虚之体，其病多传入三阴之里；二是如为阳盛之人，则病易内传阳明、少阳。本条患病已六七日，恶寒头痛脉浮诸症消失，而见烦躁不安、表无大热，显然病已内传。至于传入何经，则当据症而辨。其临床表现若表无大热而脉数口渴、舌红苔黄、心烦躁扰，则是内传阳明，形成阳明里热燥实之证；若见口苦咽干目眩、胸胁苦满，则为内传少阳；若躁扰不安而脉微肢厥、吐利，虽有微热，此乃虚阳浮越、病情已内传三阴。总之，表证已除而病证仍在者，是病情加重，当仔细辨证，及时治疗。

【原文】

伤寒三日，三阳为尽，三阴当受邪，其人反能食而不呕，此为三阴不受邪也。（270）

【提要】

辨伤寒不传三阴之证。

【析义】

本条仍宗《内经》计日传经之说而论。假定伤寒三日，按《热论》为传入少阳之期，当是三阳传变已尽，三阴证候将现之时。然而其临床表现既不见太阴之腹满而吐、食不下，也未见少阴之自利而渴、脉微肢厥，更未现厥阴之饥不欲食、食则吐蛔等，而是表现为能食而不呕，故可明确本证仍在三阳，未传三阴。

判断疾病是否传变，不应拘于时日，其影响的关键因素有三：一为正气之强弱；二为感邪之轻重；三为治疗之当否。

【原文】

伤寒三日，少阳脉小者，欲已也。（271）

【提要】

少阳病欲愈的脉象。

【析义】

伤寒三日，病入少阳，其脉当弦，今少阳病而见脉小，则是欲愈的脉象。《素问·离合真邪论》说："大则邪至，小则平。"故知其欲愈。

本条是以脉象而概言证候及其病机。脉小，则知由弦脉而渐趋和平。此必少阳之邪有解除之机，虽不言证候，是必证候亦有所减轻，故为欲愈之象。若脉小而病证转剧，是邪胜正衰，病机向危重的方面转化，则另当别论。

第四章
辨太阴病脉证并治

太阴包括手、足太阴二经和肺、脾二脏。太阴病以论述足太阴脾的病变为主，手太阴肺的病变多在太阳病篇。足太阴脾经起于足大趾内侧端，上行沿小腿内侧，交厥阴经之前，沿大腿内前侧上行，入腹，属脾络胃。由于经络相互络属的关系，使足太阴脾与足阳明胃互为表里。脾胃二者关系密切，同居中焦，以膜相连，相为表里，功能上亦相互配合，合称为后天之本。脾胃为人体气机升降之枢纽，二者一燥一湿，一升一降，脾胃各项功能协调，则清阳得升，浊阴得降，燥湿相济，升降协调，共同完成受纳、运化、吸收和输布水谷的功能。

太阴病为三阴病的初始阶段，病由三阳转入太阴，标志着邪气由六腑向五脏发展。太阴病的成因主要有三：一是六淫之邪，主要是寒湿之邪直接侵犯中焦，或忧思伤脾，或饮食劳倦所伤，使脾胃虚弱，运化失职。二是先天禀赋不足，脏气虚弱，脾之阳气不足而自病；亦可因脾胃素虚，复被邪气所犯而发病。三是三阳病失治误治，损伤中阳，脾胃受损从而转为太阴病。

太阴病的临床表现以腹满时痛、食不下、呕吐、自利不渴等为提纲，反映了太阴病脾胃阳虚、寒湿内盛，升降失常的基本病机。太阴病可分为太阴病本证和太阴病兼变证。太阴病本证即太阴病提纲证，以腹满而吐、食不下、自利益甚、时腹自痛、且自利不渴为基本表现。太阴病兼变证主要有太阴兼表证、太阴兼腹痛证以及寒湿发黄证等。

太阴病多属脾虚寒湿证，故其治疗原则以温中散寒、健脾燥湿为主，故曰"当温之"，宜服理中、四逆类方剂。太阴病兼变证中，若兼表证，里虚不甚，表证为主者，治宜调和营卫，方用桂枝汤；若里虚较著者，治宜温中散寒，兼以解表，方用桂枝人参汤。太阴腹痛证，治宜通阳益脾，活络止痛，大实痛则化瘀通络，方用桂枝加芍药汤或桂枝加大黄汤；属于寒湿发黄者，则"于寒湿中求之"，即温阳散寒，除湿退黄。

太阴病的转归主要有以下三个方面：一是经过恰当治疗或自身阳气恢复，其病得愈；二是太阴病阳复太过，由太阴而转出阳明，或太阴病寒湿郁滞，影响肝胆疏泄功能，而致寒湿发黄；三是病邪内传，太阴病由于失治误治，阳衰加重，病邪又可传入少阴或厥阴。

第一节　太阴病辨证纲要

【原文】

太陰之為病，腹滿而吐，食不下，自利益甚，時腹自痛。若下之，必胸下結鞕[1]。（273）

【校注】

[1] 胸下结鞕：鞕，同"硬"。胸下，胃脘部。胸下结鞕，指胃脘部痞结胀硬。

【提要】

太阴病提纲及治禁。

【析义】

太阴病为中焦脾胃虚弱，寒湿内盛之患。脾司大腹，中焦阳虚，寒凝气滞，或因运化失职，寒湿内阻，气机不畅，故见腹满。脾胃为人体气机升降之枢纽，由于中阳不足，升降失职，浊阴上逆则呕吐。中气下陷，寒湿下注则见下利。所谓"自利"是指自发性下利，非误治所致。"自利益甚"，则指下利愈来愈重，同时也指出其他如腹满时痛、食不下诸症也因自利不止而愈渐加重。脾胃虚弱，受纳腐熟运化功能失职，故食不下。时腹自痛乃是太阴虚寒腹痛的特点，是由于中焦阳虚，寒凝气滞，或寒湿内阻，气机阻滞所致。但太阴脾虚仅局限于中焦，程度较轻，阳气尚有暂通之时，常表现为时作时止，喜温喜按，并不随下利而减，反因下利愈伤脾阳，寒湿愈盛，气机愈加滞塞而腹满疼痛愈重。治疗当以温中散寒，健脾燥湿为主。若将腹满、呕吐、不欲食、腹痛误作阳明里实证而用寒凉药物下之，必使中阳更伤，脾胃更弱，运化无力，寒凝气滞结于膈间，导致胸下结硬。

腹满而吐、食不下、自利益甚、时腹自痛，反映了中阳不足，脾胃虚弱，寒湿内盛，升降失常的太阴病本质，为太阴病的典型脉症，故立为太阴病提纲。凡称太阴病者，多指本条证候，而凡具本条证候者，即是太阴病。

第二节 太阴病本证

【原文】

自利不渴者，屬太陰，以其藏有寒[1]故也，當溫之，宜服四逆輩[2]。(277)

【校注】

[1] 脏有寒：指脾脏虚寒。

[2] 四逆辈：指理中汤、四逆汤一类方剂。

【提要】

太阴病的主症、病机和治则。

【析义】

自利为太阴病最主要证候之一，乃由于脾阳虚弱，运化失职，水湿内停，寒湿下渗所致。太阴病因属脾胃虚寒无热邪，寒湿盛于里，且下利轻，津未伤，更因阳虚较轻，局限于中焦，下焦气化正常，故口不渴。自利不渴不仅可与里热下利之口渴作鉴别，而且亦与少阴病"自利而渴"有别，是太阴病的典型证候之一。这是对273条太阴提纲的补述，与太阴病提纲证候相参，则辨证更为准确。太阴病总的病机为脾脏虚寒，故称"藏有寒"即脾虚寒湿证。治疗上仲景提出"当温之"的大法，温中散寒，健脾燥湿，即《内经》"寒者热之，虚者补之"之义。文中未言具体方药，而曰"宜服四逆辈"，即四逆汤、理中汤一类的方剂。临证可视病情的虚寒程度，轻者单纯脾胃虚寒宜理中汤（丸），重者由脾及肾，伴肾阳虚者，宜四逆汤。

　　太阴下利既属脾脏虚寒，所以治疗当用温法，可用四逆汤一类的温热剂，即所谓"当温之，宜服四逆辈"。此处不提出具体方药的原因有二，一是中焦虚寒下利与下焦虚寒下利常常紧密相连，中焦下利严重到一定程度，即由脾阳虚而发展到肾阳虚时，则会形成下焦下利。中焦虚寒下利可用理中汤（丸）；若利久不愈，发展到下焦虚寒下利时，就必须用四逆汤来治疗。仲景在此概括指出"服四逆辈"，示人要根据病情的变化，选用温脾或脾肾双温的方药。后世医家用附子理中丸治疗脾肾阳虚的下利，就是据此而来。二是脾虚寒湿证病情较为复杂，或见呕吐，或见黄疸，或见水肿等，示人以灵活化裁之法。

第三节　太阴病兼变证

一、太阴病兼表证

（一）桂枝汤证

【原文】

　　太陰病，脈浮者，可發汗，宜桂枝湯。（276）

【提要】

太阴病兼表证、以表为主的症治。

【析义】

　　本条冠以太阴病，当有太阴脾虚之机，脉当缓弱，今脉反浮，说明病机向外，里虚不甚，当从表施治。本证既用桂枝汤治疗，以方测症，除脉浮外，可伴头痛、恶寒、发热、四肢疼痛等太阳表证之表现。全面分析，当知本证为素有脾阳不足，复感风寒之邪而患病，属表里同病之证，即使其表为风寒表实之无汗，亦不可用麻黄汤单纯发汗，否则，峻汗之后，必伤里阳，致脾阳更伤，从而产生变证。用桂枝汤治之，一则取其轻汗解表，二则既可内调脾胃，又可外和营卫，从而达到扶正祛邪的目的。太阴病兼表，若里虚寒甚或脉象不浮者，不可先治其表，而应以四逆辈先温其里，后解其表；或用桂枝人参汤，温里为主，兼以解表。

（二）桂枝人参汤证

【原文】

　　太陽病，外證未除，而數下之，遂協熱而利，利下不止，心下痞鞭，表裏不解者，桂枝人參湯主之。（163）

　　桂枝人參湯方

　　桂枝四兩（別切），甘草四兩（炙），白术三兩，人參三兩，乾薑三兩。

　　上五味，以水九升，先煮四味，取五升，內桂，更煮取三升，去滓，溫服一升，日再夜一服。

【提要】

脾虚兼表、里证较重的症治。

【析义】

太阳病，表邪未解，本当随证解表发汗，医者不辨表里，一下再下，因内无实邪，下之纯属误治，故不但表邪不解，发热恶寒等症犹在，更因攻下损伤太阴之脾，中焦阳虚则寒湿内生，部分表邪随之内陷，以致里寒伴表证发热下利，故称"协热利"。此处之"热"乃指发热恶寒等风寒外证而言，非指病性属热。脾阳损伤，运化失职，寒湿内生，升降反作；气机阻滞，浊阴不降，壅塞胃脘，则心下痞硬；清阳不升，寒湿下趋，而见下利不止。从而形成里虚寒兼表不解的表里同病，但以太阴里虚寒为主，故用桂枝人参汤温中解表。

桂枝人参汤由理中汤加桂枝组成。方中人参补脾益气，干姜温中散寒，白术健脾燥湿，甘草和中益虚，四味相合，共奏温中散寒、除湿止利之功；桂枝解太阳之表邪，并能助理中汤温中散寒。共成表里双解之剂。

本方理中汤先煎、久煎，桂枝后下。理中汤先煎，使其发挥温中散寒、补益脾胃之作用；桂枝后下，使其气锐先行以解表。

二、太阴腹痛证

【原文】

本太陽病，醫反下之，因爾腹滿時痛者，屬太陰也，桂枝加芍藥湯主之；大實痛者，桂枝加大黃湯主之。（279）

桂枝加芍藥湯方

桂枝三兩（去皮），芍藥六兩，甘草二兩（炙），大棗十二枚（擘），生薑三兩（切）。

上五味，以水七升，煮取三升，去滓，溫分三服。本云桂枝湯，今加芍藥。

桂枝加大黃湯方

桂枝三兩（去皮），大黃二兩，芍藥六兩，生薑三兩（切），甘草二兩（炙），大棗十二枚（擘）。

上六味，以水七升，煮取三升，去滓，溫服一升，日三服。

太陰為病，脈弱，其人續自便利[1]，設當行[2]大黃芍藥者，宜減之，以其人胃氣弱，易動故也。（280）

【校注】

[1] 续自便利：不因攻下而连续不断的下利。

[2] 行：使用的意思。

【提要】

太阳病误下后邪陷太阴的症治及脾胃气弱者当慎用寒凉攻伐之品。

【析义】

279条言太阳病表邪不解，当用汗法解表，禁用攻下，今不当下而误下，故曰"反"。误下伤脾，脾伤运化失职，气机壅滞则腹满；脾主大腹，脾伤则血脉不和，经络不通、经脉拘急则腹痛阵作，因病位在脾，故曰"属太阴也"。然此虽属太阴，却与太阴病本证不同，彼为脾阳不足，寒湿内盛所致，故除见腹满时痛外，更见食不下、呕吐、下利等，当以温中散寒、健脾除湿治疗；而本证仅见腹满时痛，余症不显，为脾伤气血阴阳不和，气滞络瘀，经脉拘急所致，故治以通阳益脾，活络止痛，调和气血阴阳，方用桂枝加芍药汤。

"大实痛"是形容腹痛剧烈，病势重，较"腹满时痛"为重，然是证腹痛虽剧，却无潮热、谵语等阳明热征，乃属脾伤气机不转，血瘀阻滞较甚，经脉不通所致，为内有实邪作痛，故在上方基础上加大黄二两，为桂枝加大黄汤，通阳和中，兼以泻实导滞。

280条系紧接上条而言，曰太阴病，意指在上条脉症的基础上，脉见虚弱，乃是脾胃气虚之象，若治不及时，势必清阳不升、寒湿下趋，则"其人续自便利"，即初起虽未见便利，尔后必将泻利。此时即使出现络脉拘急、气滞血瘀的腹满时痛或大实痛之证，而须用大黄、芍药者，则"宜减之"，即大黄、芍药的用量宜轻。因夹有脾阳虚弱之机，若苦寒药用量过大，更伤脾阳，易生变证，故曰"易动故也"。本条强调应根据病人的体质及脉症来增减药量，处方用药不但要符合病机，还要照顾体质，使方药更适合于病情。

桂枝加芍药汤是由桂枝汤原方倍用芍药组成，虽只有一味药量不同，方义却有很大差别。方中重用芍药取其双重作用，一者与甘草配伍，酸甘化阴，缓急止痛，再者活血和络，经络通则满痛止，故用于腹满时痛。桂枝配合甘草、生姜、大枣辛甘化阳，通阳益脾；其中桂枝、生姜辛散通络，促脾机运转，脾机一转、经脉一通，则腹满自消。甘草、大枣补脾和胃，安奠中州。全方合用，通阳益脾，活络止痛。

桂枝加大黄汤即桂枝加芍药汤再加大黄组成。加大黄亦有双重作用，其一因气血经络瘀滞较甚，腹满痛较重，故加大黄增强其活血化瘀、通经活络之功；其二因气滞不通，亦可导致大便不行，加大黄能导滞通便，邪气去则络脉和，其病自愈。

第四节　太阴病预后

一、太阴中风欲愈候

【原文】

太陰中風，四肢煩疼，陽微陰濇[1]而長者，為欲愈。（274）

【校注】

[1] 陽微陰涩：此处阴阳指脉之浮取沉取。阳微阴涩，即脉浮取微、沉取涩。

【提要】

太阴中风欲愈的脉症。

【析义】

太阴中风乃脾胃虚寒之人感受风邪。因脾主四肢，四肢为诸阳之本，脾阳与邪气相搏，四肢气血运行不畅，故四肢烦疼。太阴外受风邪，应当脉浮，今浮取而微，说明在外之风邪不盛，证情较轻，外邪将解。脉阴涩，指沉取而涩，乃脾虚气弱夹有湿邪，脉行不畅之故。

脉由涩转长，标志着正气来复，脾阳渐复。邪去正复，因此说"为欲愈"。

二、太阴阳复自愈候

【原文】

伤寒脉浮而缓，手足自温者，繫在太陰[1]；太陰當發身黃，若小便自利者，不能發黃；至七八日，雖暴煩下利日十餘行，必自止，以脾家實[2]，腐穢[3]當去故也。（278）

【校注】

[1] 系在太阴：即病属太阴。

[2] 脾家实：实，此指正气充实，非指邪气实。脾家实，即脾阳恢复之意。

[3] 腐秽：指肠中腐败秽浊之物。

【提要】

太阴病转愈的临床表现和机理。

【析义】

全文分为三段，第一段"伤寒脉浮而缓"至"系在太阴"，阐明转属太阴的证候以及与太阳中风的区别。伤寒，脉浮而缓，虽似太阳中风脉象，但无发热、头痛、汗出等症，而是手足自温，知非太阳病，而是属于太阴病。因脾主四肢，四肢为诸阳之本，太阴为至阴，感受外邪之后，抗邪之力不足，故不发热。阳虚不甚，脾阳尚能达于四末，故手足自温，这也是与少阴病手足厥逆不同之处。

第二段至"不能发黄"，论述了太阴寒湿可能发黄的机理。太阴为湿土之脏，各种原因导致脾阳不足，运化失职，寒湿内生，若湿无外排之道，寒湿相得，阻滞于内，常可影响肝胆疏泄功能，使胆汁不循常道，溢于周身则见发黄。太阴必发黄，除见身目黄染、黄色晦暗外，当伴有太阴虚寒、湿邪内阻之症。太阴发黄一般均伴有小便不利、无汗或但头汗出等湿无法外排之象。若小便自利，则湿有出路，寒湿不能相结，无法郁阻于内，肝胆疏泄无碍，故不能发黄。可见，无论阳黄阴黄，湿邪内阻为其重要原因之一，此即后世黄疸从湿论治的理论依据所在。

第三段至最后，是言太阴病向愈的表现及机理。病至七八日，骤然发生烦扰不安，乃正复邪祛，正邪剧争的反映。继而下利日十余行，急迫而甚，乃脾阳来复，运化转常，清阳能升，浊阴得降，正胜邪去，肠中宿积的腐败之物向外排出的表现，待腐败物质尽去，其下利必自止。可见烦利是正气能抗邪外出，疾病向愈的佳兆。然突然出现烦扰不安，伴下利日十余行，有病情加重及病情向愈两种可能，必须加以辨别。如若病情加重，则下利不能自止，同时伴有手足厥冷、神疲畏寒、苔腻不化等症；反之，若伴手足温和、食欲转佳、精神慧爽、苔腻渐化、下利自止，则系脾阳恢复，疾病向愈之佳兆。

太阴脾虚有寒的下利与正胜邪却的暴烦、下利，症虽有近似之处，但病机却迥然不同。太阴虚寒下利为脾虚气陷、运化无力、寒湿下注，表现为下利溏薄、自利益甚；太阴阳复下利则是正胜邪却，故其下利多腐秽之物，且下利多能自止，诸症也随之自愈。所以临床当从整体出发，综合病情进行辨证。

三、太阴转属阳明候

【原文】

傷寒脈浮而緩，手足自溫者，是為繫在太陰。太陰者，身當發黃，若小便自利者，不能發黃。至七八日大便鞕者，為陽明病也。（187）

【提要】

太阴转出阳明的机转和特征。

【析义】

本条前半部分内容基本与 278 条同，只是末尾略异，故移至此处，以资鉴别。278 条论太阴病至七八日，脾阳来复，下利自止，其病向愈；而本条则是阳复太过，转属阳明。太阴脾与阳明胃同居中焦，同属中土，但脾属阴土主湿，胃属阳土主燥，所以阳明病多为里热燥实证，太阴病多为里虚寒证。在生理情况下，二者阴阳协调，燥湿相济，维持正常的消化功能。然而，在病理情况下，燥湿可以互化，寒热可以演变，虚实可以转换。本条即属太阴虚寒之证，阳复太过，由湿化燥，由寒变热，由虚转实，由阴出阳，变成阳明病，即所谓"虚则太阴，实则阳明"。转为阳明病的主要标志是"大便硬"，当然在此是举一端而略其他。凡转为阳明病者，当按阳明病辨证论治。

第五章

辨少阴病脉证并治

少阴包括手、足少阴二经和心、肾两脏。足少阴肾经，起于小趾之下，循内踝之后，以上股内侧后缘入脊内，贯脊，属肾，络膀胱；手少阴心经，起于心中，出属心系，下膈，络小肠。由于经络的相互络属，使少阴与太阳构成了相互的紧密联系。

心属火，主血脉，又藏神明，为一身之大主；肾属水，主藏精，内寄元阴元阳，为先天之本。在正常生理活动中，心火下蛰于肾而使肾不寒，肾水上济于心而防心火亢，心肾交通，水火相济，生化不息，从而保持人体正常的生理状态。少阴又与太阳相表里，太阳主表，少阴主里，两者相互为用，维持人体的正常生命活动。

少阴病病因颇多：一是病在他经误治、失治，邪传少阴而来，即由表传里。其中少阴与太阳相表里，太阳之邪不解，最易内传少阴，或太阴虚寒，进一步发展累及肾阳，出现少阴病；二是少阴素虚（或阳虚或阴虚），致外邪直犯少阴，形成内外合邪；或少阴素虚，感邪后即出现太阳与少阴两经证候。

少阴为心肾虚衰之证，故以脉微细、但欲寐为提纲。

少阴为水火之经，每因感邪性质及体质不同，而有阳虚化寒、阴虚化热之异，故少阴病分为寒化证与热化证。少阴病虽然分为两大类，但以阳虚寒化的虚寒证为重点。寒化证的病机主要是阳虚阴盛，阳虚则生寒，寒盛阳更伤，所以多见恶寒蜷卧、四肢厥冷、小便清长、下利清谷、脉微等一派虚寒证候。少阴热化证的病机主要是阴虚阳亢，由于肾阴亏于下，心火亢于上，所以多见心烦、不得卧、舌红、脉细数等邪热伤阴证。少阴主人体之真阴，当土燥水竭之时，又可发生三急下证等。少阴与太阳相表里，生理情况下相互资助，病理情况下邪气互传，少阴阳气素虚，复感外邪，表里同病，症见发热恶寒、脉沉等，即少阴兼表证。

少阴病治疗原则，总以补虚为要，但因证情不同，有温补与清补之异。寒化证当温经回阳，代表方为四逆汤；热化证应育阴清热，代表方为黄连阿胶汤。至于相兼之证，又当随证治之。如土燥水竭者当急下存阴，代表方为大承气汤；兼有表证者，又当温经解表，代表方为麻黄附子细辛汤等。

少阴病预后，因少阴病已涉及人体根本，其常常与感邪轻重、治疗妥否有较大关系。尤其寒化证多属危重者，取决于阳气的存亡，阳存者生，阳亡者危。

第一节　少阴病辨证纲要

一、少阴病辨证提纲

【原文】

少陰之為病，脈微細，但欲寐[1]也。（281）

【校注】

[1] 但欲寐：精神极度衰惫，不能振作，而现似睡非睡、似醒非醒状态。

【提要】

少阴病提纲证。

【析义】

少阴为心肾两脏，心主血脉而藏神，为五脏六腑之大主。肾主藏精而内寓真阴真阳，为一身阴阳之根本，病则必及人体根本、直涉阴阳之源。脉微反映阳气衰微，无力鼓动血行；脉细是阴血不足，脉道不充之象。但欲寐，是因心肾两虚，精神极度衰惫，不能振作，则见似睡非睡，似醒非醒，呼之则精神略振，须臾又昏昏欲寐。脉微细、但欲寐，说明少阴病是以全身性虚衰为病理特征的疾病，所以作为少阴病的提纲。

二、少阴寒化证辨证要点

【原文】

少陰病，欲吐不吐[1]，心煩，但欲寐。五六日自利而渴者，屬少陰也，虚故引水自救，若小便色白[2]者，少陰病形悉具，小便白者，以下焦虚有寒，不能制水，故令色白也。（282）

病人脈陰陽俱緊[3]，反汗出者，亡陽也，此屬少陰，法當咽痛而復吐利。（283）

【校注】

[1] 欲吐不吐：要吐而无物可吐，即恶心。

[2] 小便色白：即小便色清。

[3] 脉阴阳俱紧：指寸关尺三部脉沉紧。

【提要】

少阴病虚寒证及阴盛亡阳的辨证。

【析义】

少阴寒化为真阳虚衰、阴寒内盛之证。282条少阴病欲吐不吐是由于下焦阳气衰微，阴寒浊气上逆犯胃，但胃中无物可吐；下焦阳气虚，神衰不支，故见但欲寐；阴盛于下，虚阳上扰则心烦，此种心烦不同于阳明白虎、承气、栀子豉汤证之烦，虽烦，仍然但欲寐；上述证候，若失治误治，肾阳虚甚，不能温养脾土，无火腐谷，脾虚不运，水湿不化，清浊不分，下趋于肠则自利；肾阳虚衰，不能蒸腾津液，津不上承故口渴。自下利而口渴，总由肾阳虚衰而起，故曰"属少阴也"。病至此，心烦、欲吐不吐、下利、口渴并见，当辨寒热虚实，若为实热，小便必黄赤；今小便清长，则证非实热，而属肾阳虚衰所致，正如《素问·至真要大论》所云："诸病水液，澄澈清冷，皆属于寒。"以及其后自注"下焦虚有寒，不能制水，故令色白。"至此少阴阳衰寒盛之证已确诊无疑，故云"少阴病形悉具"。

283 条病人脉阴阳俱紧而反汗出，阴阳俱紧似是太阳伤寒之脉，若为太阳伤寒，当无汗并伴发热恶寒等，今见汗出而未见上症，知非表证，而是少阴里寒之脉象，故曰"此属少阴"；少阴寒化，阳衰阴盛，寒性凝敛，少阴病不得有汗，今反而汗出，这是阴盛于内，逼阳外亡的征兆，故曰"亡阳也"；少阴经脉循咽喉，虚阳循少阴经上越可见咽痛；阴盛于内，中阳不守，脾胃受邪，湿渗于下则下利，浊逆于上则呕吐。值得注意的是，少阴病主脉为微细，今见阴阳俱紧，似属矛盾，当知前者系以正虚为主，后者系以寒盛为主，均属阳气衰微、阴寒内盛之证。

三、少阴病治禁

【原文】

少陰病，脈細沉數，病為在裏，不可發汗。（285）

【提要】

少阴里证禁用汗法。

【析义】

少阴病脉见沉细，沉主里，细主虚，当是里虚之证，无论少阴寒化、热化，均不可发汗，故曰"病为在里，不可发汗"。少阴热化者，脉沉为里，细数为阴虚有热，治当育阴清热，禁用辛温发汗，否则助热伤阴；少阴寒化者，脉沉细中见数，按之无力而散，为阳虚寒甚，虚阳躁越之象，治当驱寒回阳，不可发汗，误汗可致亡阳之变。

【原文】

少陰病，脈微，不可發汗，亡陽故也。陽已虛，尺脈弱濇者，復不可下之。（286）

【提要】

少阴病禁用汗下。

【析义】

少阴病，为里虚之证。脉微，乃阳气大虚，鼓动无力之象，系寒化证之主脉，治当温补，不可发汗，误汗则阳随汗泄而亡阳。尺脉弱涩，为阴虚血少，这是热化证之脉。此证最易致大肠干燥而见大便燥结，治当滋阴润燥，不可攻下，误下则可致阴竭于内。总之，少阴病无论是脉微或尺脉弱涩，亦无论阳虚、阴虚，均不可用汗下二法。

第二节　少阴病本证

一、少阴病寒化证

（一）四逆汤证

【原文】

少陰病，脈沉者，急溫之，宜四逆湯。（323）

四逆湯方

甘草二兩（炙），乾薑一兩半，附子一枚（生用，去皮，破八片）。

上三味，以水三升，煮取一升二合，去滓，分溫再服。強人可大附子一枚、乾薑三兩。

少陰病，飲食入口則吐，心中溫溫[1]欲吐，復不能吐。始得之，手足寒，脈弦遲者，此胸中實，不可下也，當吐之。若膈上有寒飲，乾嘔者，不可吐也，當溫之，宜四逆湯。（324）

【校注】

[1] 溫溫（yùnyùn 运运）：溫，同"愠"。愠愠，心中自觉蕴结不适。

【提要】

少阴病脉沉，治宜急温；少阴病阳虚寒饮内生与胸中实邪阻滞的辨治。

【析义】

323 条冠以"少阴病"，当知是阳虚阴盛之证。"脉沉"当是脉微细而沉，为少阴阳气大虚，阴寒极盛之表现。本证虽无明显的恶寒蜷卧、四肢厥冷、下利清谷、神志昏迷等阳衰阴盛的典型表现，但少阴寒化之苗头已露，治疗当用四逆汤"急温之"，争分夺秒，治在机先，以防亡阳之变。若不及时使用温法，一旦延误战机，那么吐利、厥逆等将接踵而至，病必转剧，治亦晚矣。本条体现了既病防变的治疗学思想。

324 条论述少阴阳虚，寒饮内生，浊阴上逆与胸中实邪阻滞，胸膈不利，气机上逆，均可出现饮食入口则吐、心中温温欲吐复不得吐、手足寒、脉弦迟之征，当仔细辨别。胸中有实邪阻滞者，一般病程短，始得之，手足寒而程度轻，脉弦迟有力。痰饮等实邪阻滞，气机上逆，故饮食入口即吐，但因实邪内阻不行，故复不能吐。实邪阻滞，脉道不利，阳气不达，故见手足寒、脉弦迟等，治宜"因势利导"、"其高者，因越而之"，可用吐法，实邪一去，诸症自除；少阴病阳虚阴盛者，一般病程长，手足逆冷较重，脉沉迟无力。当是少阴阳虚，阴寒内盛，寒饮内生，阻于胸膈所致；虽有寒饮，但以阳虚为本，不可吐之，若误用吐法，必使阳气更伤，寒饮益甚，病易生变。治宜温阳散寒化饮，方用四逆汤。

上述两条，共同涉及少阴病阳虚阴盛的四逆汤证，其临床特征虽异，但病机一致，皆须用四逆汤回阳救逆以治之。

四逆汤主治少阴虚寒而致的四肢厥冷，故名四逆汤。方中附子温肾回阳；干姜温中散寒，助附子回阳破阴；炙甘草温补调中，既能降低附子毒性，又能加强附、姜温阳作用，共奏回阳救逆之功。方中附子生用，力峻而效速，但须久煎，以降低其毒性。论中凡回阳救逆诸方，均同此例。

（二）通脉四逆汤证

【原文】

少阴病，下利清谷，裏寒外热，手足厥逆，脉微欲絶，身反不恶寒，其人面色赤，或腹痛，或乾嘔，或咽痛，或利止脉不出者，通脉四逆湯主之。（317）

通脉四逆湯方

甘草二兩（炙），附子大者一枚（生用，去皮，破八片），乾薑三兩（强人可四兩）。

上三味，以水三升，煮取一升二合，去滓，分溫再服，其脉即出者愈。面色赤者，加葱九莖；腹中痛者，去葱，加芍藥二兩；嘔者，加生薑二兩；咽痛者，去芍藥，加桔梗一兩；利止脉不出者，去桔梗，加人參二兩。病皆與方相應者，乃服之。

【提要】

少阴阴盛格阳的症治。

【析义】

下利清谷、手足厥逆、脉微是少阴寒化的典型脉症。少阴阳衰，阴寒内盛，脾肾阳衰，火不腐谷，水谷不化，则见下利清谷；阳虚失温，则见手足厥逆；阳虚鼓动无力，则见脉微等；在此基础上见脉微欲绝，提示为少阴寒化，阳气衰竭之危候。阳衰已极，阴寒必盛，身反不恶寒、其人面色赤，是阴盛格阳、虚阳外越的表现，故曰"里寒外热"。由于阴阳格拒，证势危重，复杂多变，除主症外，又多有或然证。阴盛于里，阳虚而气血凝滞，故见腹痛；阴寒犯胃，胃气上逆而干呕；虚阳上浮，郁于咽嗌，故见咽痛；阳衰阴竭，故见利止脉不出。

四逆汤证是单纯的少阴寒化证，从证候看，是阴寒盛于内，虚阳格于外的病证。阳虚较四逆汤证严重，证势危急，且多兼证，已非四逆汤所能胜任，急需作用更强的通脉四逆汤破阴回阳，通达内外。

通脉四逆汤与四逆汤药味相同，但重用附子，倍用干姜，突出大辛大热，急驱内寒，破阴回阳，通达内外。所以方名通脉四逆，以区别于四逆汤。面赤，加葱白宣通上下阳气；腹痛，加芍药活血和络；干呕，加生姜和胃降逆；咽痛，加桔梗利咽止痛；利止脉不出，加人参益气生津、固脱复脉。

（三）白通汤证

【原文】

少陰病，下利，白通湯主之。（314）

白通湯方

葱白四莖，乾薑一兩，附子一枚（生，去皮，破八片）。

上三味，以水三升，煮取一升二合，去滓，分溫再服。

【提要】

少阴阴盛戴阳的症治。

【析义】

本条叙症较简，据方分析，所论仍是少阴寒化证，其阴盛下利，当是下利清谷，总由脾肾阳衰，阴寒内盛，火不腐谷，下焦不得温煦，水谷不化所致；结合下条，还应有四肢厥冷、脉沉微等症。从317条通脉四逆汤方后"面色赤者加葱九茎"，推知白通汤证必有面赤，即所谓的"戴阳证"，其病机为阴寒内盛，虚阳被格拒于上而成。因本证仅有面赤，较通脉四逆汤证为轻，故用白通汤破阴回阳、宣通上下。本方即四逆汤去甘草加葱白而成。方用附子、干姜破阴回阳，加葱白宣通阳气，交通上下，缓解阴阳格拒。

【研讨】

本证与四逆汤证、通脉四逆汤证均有四肢逆冷、下利清谷，脉沉微等症，均为少阴阴盛阳衰证。但白通汤证较四逆汤证为重，即在四逆汤证阴盛阳衰的基础上，又有虚阳上越之其人面色赤等症；与通脉四逆汤证比较，白通汤有阴盛格阳于上之势，且阳气属于即虚且抑的状态，故用葱白发散通阳，宣通上下。通脉四逆汤的辨证眼目则是"外热内寒"，阴寒太盛，格阳于外，可见身反不恶寒，故用大剂附子、干姜急复里阳，以解内外格拒之势。

（四）白通加猪胆汁汤证

【原文】

少陰病，下利，脈微者，與白通湯。利不止，厥逆無脈，乾嘔煩者，白通加豬膽汁湯主之。服湯脈暴出[1]者死，微續[2]者生。（315）

白通加豬膽汁湯方

葱白四莖，乾薑一兩，附子一枚（生，去皮，破八片），人尿五合，豬膽汁一合。

上五味，以水三升，煮取一升，去滓，內膽汁、人尿，和令相得，分溫再服。若無膽，亦可用。

【校注】

[1] 脉暴出：脉搏从无而暴现。

[2] 微续：脉搏渐复的意思。

【提要】

少阴下利，厥逆无脉之危候与预后。

【析义】

本条可分三节来研讨：

从"少阴病……白通汤"为第一节，补述应用白通汤的脉症（见上条）。

从"利不止……白通加猪胆汁汤主之"为第二节，系本条之重点，阐述服白通汤后发生药物格拒的症治。服白通汤而下利仍不止，足见阴盛阳衰的程度相当严重，所以服回阳之剂非但不能奏效，反增厥逆无脉，干呕而烦，并非药不对证，乃因阴寒极盛，温热汤药被阴邪所格，拒不受纳，故药入则吐，致病情加重。再者，本证下利不止，不仅伤阳，亦可损阴，故见厥逆无脉之象。然因基本病机未变，故仍主以白通汤，更加入咸寒苦降之猪胆汁、人尿，一则取其反佐作用，引阳热药入阴，破阴寒格拒，以冀达到回阳救逆的目的。此即《内经》所谓"甚者从之"之意，又取其滋阴益液之功，促使阴阳维系。白通汤证是阴寒内盛，格阳于上的"戴阳证"；本证是阴寒过盛，服辛热之品不受，阴邪与阳药格拒之证。两者相较，本证比白通汤证更为严重。

从"服汤……微续者生"为第三节，阐述服药后不同的转归。证情危急，虽服白通加猪胆汁汤以治，但仍可出现顺、逆两种不同的转归。服药后脉搏突然出现，是阴液枯竭，孤阳外脱的脉象，是为死候。服药后脉搏逐渐恢复，则是阴液未竭，阳气渐复，预后较好。

白通加猪胆汁汤由白通汤原方加入人尿、猪胆汁组成，方中用白通汤破阴回阳，交通上下；猪胆汁、人尿咸寒苦降，能引阳药入阴，以解阴阳格拒之势，使白通汤充分发挥其应有的作用，又取其滋阴益液之功，配白通汤以阴阳双调。

（五）真武汤证

【原文】

少阴病，二三日不已，至四五日，腹痛，小便不利，四肢沉重疼痛，自下利者，此为有水氣。其人或欬，或小便利，或下利，或嘔者，真武湯主之。（316）

真武湯方

茯苓三两，芍藥三两，白术二两，生薑三两（切），附子一枚（炮，去皮，破八片）。

上五味，以水八升，煮取三升，去滓，温服七合，日三服。若欬者，加五味子半升，细辛一两，乾薑一两；若小便利者，去茯苓；若下利者，去芍藥，加乾薑二两；若嘔者，去附子，加生薑，足前为半斤。

【提要】

少阴阳虚水泛的症治。

【析义】

少阴病二三日至四五日，肾阳日亏，肾为水脏，阳虚水气不化而泛滥。水气侵淫肢体，则四肢沉重疼痛；浸渍胃肠则腹痛、下利；停滞下焦，膀胱气化不行则小便不利；水气犯肺则咳，犯胃则呕；若水气未停膀胱则小便利。这些证候皆是少阴阳虚，水气不化，泛滥成灾所致，故以"此为有水气"概括其病机。本证以肾阳虚为本，以水气泛溢为标，故用真武汤温阳化气行水。

本条证候与太阳病变证82条的汗多伤及肾阳而致心下悸、头眩、身𥆧动、振振欲擗地等临床表现虽然不一，但其病机同为阳虚水泛。82条是太阳病过汗而致，故列于太阳篇中，提示过汗亦能伤及人身根本之阳而致病危。

真武汤方中用炮附子温振少阴阳气，使肾阳复而水有所主；白术健脾燥湿；茯苓利水健脾；生姜宣散水气，佐附子助阳；芍药敛阴和营，兼制附子燥烈之性。若咳加细辛、干姜、五味子，辛温以散水寒，酸收以敛肺气；若小便利，不需利水，去茯苓；若下利甚，去芍药之苦泄，加干姜以温中；若呕，加重生姜用量，温胃散水以降逆气。

（六）附子汤证

【原文】

少陰病，得之一二日，口中和[1]，其背惡寒者，當灸之，附子湯主之。

（304）

附子湯方

附子二枚（炮，去皮，破八片），茯苓三兩，人參二兩（切），白术四兩，芍藥三兩。

上五味，以水八升，煮取三升，去滓，溫服一升，日三服。

少陰病，身體痛，手足寒，骨節痛，脈沉者，附子湯主之。（305）

【校注】

[1] 口中和：指口中不苦、不燥、不渴。

【提要】

少阴阳虚，寒湿凝滞证的症治。

【析义】

上述两条论少阴阳虚，寒湿凝滞的症治。少阴阳虚，不能温煦背部、四肢，加之寒湿阻滞，故见背恶寒、手足寒；阳气虚衰，不能温养肌肉筋脉，寒湿之气不化，凝滞于筋骨之间，所以身体痛、骨节痛；阳虚寒湿内阻，而口不苦、不燥、不渴；少阴阳虚，鼓动无力，加之寒湿内盛，所以脉沉。证属少阴阳虚，寒湿阻遏，故治当针药并用，用附子汤温阳祛寒，通经除湿，"灸之"祛寒通阳，阳复寒散，湿去经通，则诸症自除。

【研讨】

附子汤证与真武汤证均属阳虚有寒，水湿为患，二方均有温阳制水镇痛的作用，但附子汤偏重于温散寒湿，其证以阳虚寒湿不化，凝滞于筋骨关节之间，故以身体痛、骨节痛、手足寒、背恶寒为适应证；真武汤偏重于温散水气，其证以阳虚水泛，浸渍内外，以腹痛、小便不利、心下悸、身𤊽动、振振欲擗地等为适应证。寒水盛则损伤肾脏，寒湿盛则浸渍筋骨关节，故二证虽皆有身体疼痛，但真武汤证则偏于四肢沉重，附子汤证则偏于筋骨肌肉疼痛。

本证与桂枝新加汤证都可见身疼、脉沉。但本证是少阴阳虚，寒湿凝滞的里寒证；桂枝新加汤证是营卫不和兼气营不足的表里同病证。

本证与太阳伤寒麻黄汤证均有身体痛、骨节痛。太阳伤寒必有发热、恶寒、脉浮等表证；本证则是无热、手足寒、背恶寒、脉沉等里虚寒证。

附子汤方以附子为君，温经祛寒镇痛；配人参温补元阳，以散寒邪；伍以茯苓、白术回阳胜寒，逐水镇痛。试从《伤寒论》用药规律来看，苓、术并用善治水气，如苓桂术甘汤、真武汤，均用此二味，以治水气。术、附同用善治筋骨痹痛，如白术附子汤、甘草附子汤，均治风湿证之肢体疼痛。此外，一派刚药中加入芍药之阴寒，则刚柔并济，共奏活血通络止痛之功。

（七）桃花汤证

【原文】

少陰病，下利便膿血者，桃花湯主之。（306）

桃花湯方

赤石脂一斤（一半全用，一半篩末），乾薑一兩，粳米一升。

上三味，以水七升，煮米令熟，去滓，温服七合，内赤石脂末方寸匕，日三服。若一服愈，馀勿服。

少陰病，二三日至四五日，腹痛，小便不利，下利不止，便膿血者，桃花湯主之。（307）

【提要】

虚寒下利便脓血，滑脱不禁的症治。

【析义】

上述两条论少阴阳虚，下利便脓血的症治。下焦阳虚，统摄无权，寒湿凝滞，大肠络伤，故下利不止、便脓血。因是脾肾阳虚，失于固摄，故本证下利多属滑脱不禁；性属虚寒，其脓血便白多赤少；色泽暗晦或血色浅淡，味腥不臭；寒湿凝滞于胃肠，故腹痛，且其痛绵绵，喜温喜按；阳气虚弱，气化无权，所以小便不利。总之，桃花汤证以下利滑脱不禁、便脓血白多赤少腥冷不臭、腹痛喜温喜按为辨证要点，证属脾肾阳虚、下焦不固，故用桃花汤温阳涩肠固脱。方中赤石脂色如桃花，故曰桃花汤。赤石脂温阳涩肠，固脱止利为主药，一半入煎以取其温涩之气，一半为末冲服则可使药末直接作用于肠道以加强其涩肠止利之效；干姜温中散寒；佐以粳米养胃益脾。三药合用，共奏温阳涩肠固脱之效。

二、少阴病热化证

（一）黄连阿胶汤证

【原文】

少陰病，得之二三日以上，心中煩，不得臥，黃連阿膠湯主之。（303）

黃連阿膠湯方

黃連四兩，黃芩二兩，芍藥二兩，雞子黃二枚，阿膠三兩（一云三挺）。

上五味，以水六升，先煮三物，取二升，去滓，内膠烊盡，小冷，内雞子黃，攪令相得，溫服七合，日三服。

【提要】

少阴阴虚阳亢的症治。

【析义】

少阴属心肾，心属火而肾属水，邪入少阴，常随体而化。今少阴病得之二三日以上，邪从阳化热，真阴已虚，肾水亏于下，心火亢于上，水火不济则心中烦、不得卧。临床还当伴有咽干口燥、舌红、苔少干燥乏津、脉细数等阴虚火旺的脉症。治当滋阴与清火同用，方用黄连阿胶汤为主。方中黄芩、黄连苦寒直折心火；阿胶、鸡子黄、白芍酸甘滋补真阴。诸药合用，使心肾得交，水火相济，则诸症自除。

【研讨】

本证与栀子豉汤证均以心中烦、不得眠为主症，但有虚实之不同。栀子豉汤证属无形邪热扰于胸膈，治宜清宣郁热；本证为阴虚火旺，治宜滋阴清热。

（二）猪苓汤证

【原文】

少陰病，下利六七日，欬而嘔渴，心煩不得眠者，豬苓湯主之。（319）

【提要】

阴虚水热互结证的症治。

【析义】

少阴病下利六七日，有寒化、热化之别。若为寒化证，多伴静而但欲寐，而本条伴心烦不得眠，当知是热化之证。阴虚内热，心神被扰，则心烦不得眠；水热互结于下焦，影响膀胱气化功能，故小便不利；水气不利，偏于大肠则下利；水气上逆，犯肺则咳，犯胃则呕；水热互结，津不上承，阴虚失润则渴。证属少阴热化，阴虚有热，水气不利，故治以猪苓汤滋阴清热利水。

本条之心烦不得眠与黄连阿胶汤证相同，但黄连阿胶汤证为阴虚内热，心火上亢，而不兼水气，其心烦不得眠为肾水亏于下，心火亢于上，心肾不交所致，证较单纯；本证以水气不利为主，兼有阴虚有热，故以小便不利为主，兼心烦不得眠、下利、呕渴等。

真武汤证亦有咳、下利、呕、小便不利等水气为患之症，其症虽与本证相似，但其病机则是少阴阳虚，不能制水，水气内停所致。因证属阳虚有寒，故可见有口淡不渴、畏寒怕冷、舌淡苔白等症，治用真武汤温阳利水。本证为少阴阴虚、邪热与水气内结所致，属阴虚有热，故伴有心烦不得眠、口渴、舌红少苔等症，治用猪苓汤育阴清热利水。

（三）少阴急下证

【原文】

少陰病，得之二三日，口燥咽乾者，急下之，宜大承氣湯。（320）

少陰病，自利清水，色純青，心下必痛，口乾燥者，急下之，宜大承氣湯。（321）

少陰病，六七日，腹脹不大便者，急下之，宜大承氣湯。（322）

【提要】

少阴三急下证及其治疗。

【析义】

320 条论述少阴病得之二三日，病程虽短，即见口燥咽干之症。口燥是口中干燥、舌苔焦枯；咽部乃少阴经脉所过，口燥咽干，说明火热亢盛，真阴已伤，足见本证变化之迅速，故治宜大承气汤急下存阴。若失治误治，必有真阴竭涸之虞。从用大承气汤来看，本证必有大便干燥难行、腹胀而痛等表现。

321 条论述热结旁流之证。自利清水、色纯青，是燥实内结，迫液旁流，所下之物为纯黑色稀水；燥实内阻，胃气壅滞不通，所以心下必痛；口干燥，是燥实内结，真阴灼伤的表现。此证不仅阳明燥实，热邪耗津，而且热结旁流，迫津外泄，伤阴最速，肾阴涸竭在即，故用大承气汤急下燥结，止旁流、存阴津。

322 条冠以"少阴病"，当知是素体阴虚之热化证。肾阴素亏，复经六七日之久，继之出现腹满不大便，是因燥化严重，无水行舟，肠腑壅滞，土燥水竭，其腹胀不大便非一般可比，而是腹满不通、痛而拒按，燥热极甚，真阴欲竭，治当急下，用大承气汤去其燥结，以救肾水。

少阴三急下，皆叙症较简，临证当互相联系。320 条着重阐述口燥咽干燥热伤津之象，而略去了阳明燥实之征。321 条以热结旁流示阳明腑实，以口燥咽干示少阴燥热。322 条则着重指出阳明腑实，并以日期示阴竭之重。

第三节　少阴病兼变证

一、少阴病兼表证

（一）麻黄细辛附子汤证

【原文】

少陰病，始得之，反發熱，脈沉者，麻黃細辛附子湯主之。（301）

麻黃細辛附子湯方

麻黃二兩（去節），細辛二兩，附子一枚（炮，去皮，破八片）。

上三味，以水一斗，先煮麻黃，減二升，去上沫，内諸藥，煮取三升，去滓，溫服一升，日三服。

【提要】

少阴兼表的症治。

【析义】

少阴病，是里虚寒证，本不应发热，今始得之即出现发热，是少阴阳虚复感外邪所致，不该发热的少阴病见发热，故曰"反发热"，除发热外还当有无汗、恶寒、头疼身痛等症。发热与恶寒等并见，当是太阳表证，若为单纯之表证，其脉应浮，今却见沉脉，知是少阴阳虚，不能与外邪协应，虽发热而脉却不浮反沉。总之本证既有少阴寒化，又有太阳表证，属里有阳虚、外有风寒之表里同病。

表里同病，当辨其轻重缓急之异而确定表里先后之治。本证冠以"少阴病"又有脉沉，少阴阳虚已明，然结合 302 条，并无下利清谷、四肢逆冷等症，说明里阳虚不甚。本证又有反发热，太阳表证明显。此属表里同病而里虚不甚，法当表里双解，用麻黄细辛附子汤温阳解表。方用麻黄发汗解表；附子温经扶阳；细辛辛香走窜，外佐麻黄解表，内助附子温经。三药合用，共奏温经解表之功。

（二）麻黄附子甘草汤证

【原文】

少陰病，得之二三日，麻黃附子甘草湯微發汗。以二三日無證[1]，故微發汗也。（302）

麻黄附子甘草湯方

麻黄二兩（去節），甘草二兩（炙），附子一枚（炮，去皮，破八片）。

上三味，以水七升，先煮麻黄一兩沸，去上沫；内諸藥，煮取三升，去滓，温服一升，日三服。

【校注】

［1］无证：《玉函》卷四、《注解伤寒论》卷六均作"无里证"，指无吐利等里虚寒证。

【提要】

少阴兼表轻证的症治。

【析义】

本条叙症较简，须与301条合参，本条表现亦当有反发热、脉沉等。"二三日无（里）证"是其着眼点，即无呕吐、四肢厥逆、下利清谷等少阴里虚寒证，只是少阴兼表轻证。说明本证一方面感邪较轻，另一方面阳虚不甚，故用麻黄附子甘草汤温阳微发汗。本方即麻黄细辛附子汤去细辛加炙甘草而成。因病情较前证为轻，故去辛窜之细辛，加甘缓之甘草，以缓麻黄辛散之性，防其发汗太过。

【研讨】

本证与麻黄细辛附子汤证均是阳虚兼表证，但本证表邪较轻，阳虚不甚，属少阴兼表之轻证。

二、热移膀胱证

【原文】

少陰病，八九日，一身手足盡熱者，以熱在膀胱，必便血也。（293）

【提要】

脏邪还腑，少阴转出太阳的症治。

【析义】

少阴肾与太阳膀胱相为表里，生理上相互资助，病理上相互传邪，所以少阴之邪可以转出太阳膀胱。本条之少阴病，乃是热化之证，病经八九日，热移膀胱，变为膀胱热证。膀胱为太阳之腑，太阳主一身之表，且膀胱为皮肤毫毛其应，热在膀胱，故一身尽热；热入膀胱，迫血妄行，故小便出血或大便下血。治当育阴清热，方用黄连阿胶汤为主。

三、伤津动血证

【原文】

少陰病，但厥無汗，而強發之，必動其血，未知從何道出，或從口鼻，或從目出者，是名下厥上竭[1]，為難治。（294）

【校注】

［1］下厥上竭：因阳气衰于下而厥逆，故称下厥；因阴血从上出而耗竭，故称上竭。

【提要】

少阴病强发汗，导致动血的变证。

【析义】

少阴阳衰，不能温煦四肢则厥，不能蒸津为汗故无汗。本证治当温肾回阳，不可发汗。若强发之，则可能动营耗血，血升越于上，或从口鼻，或从目出，形成阴血上出的上竭危候。在这种情况下，治疗比较棘手，欲治下厥，须用温药，则有碍于上竭；欲治上竭，须用凉药，则有碍于下厥，故曰难治。

第四节　少阴病疑似证

一、四逆散证

【原文】

少陰病，四逆，其人或欬，或悸，或小便不利，或腹中痛，或泄利下重者，四逆散主之。（318）

四逆散方

甘草（炙）、枳實（破，水漬，炙乾）、柴胡、芍藥。

上四味，各十分，搗篩，白飲和服方寸匕，日三服。欬者，加五味子、乾薑各五分，並主下利；悸者，加桂枝五分；小便不利者，加茯苓五分；腹中痛者，加附子一枚，炮令坼[1]；泄利下重者，先以水五升，煮薤白三升，煮取三升，去滓，以散三方寸匕，内湯中，煮取一升半，分溫再服。

【校注】

[1] 坼：裂开的意思。

【提要】

气郁致厥的症治。

【析义】

本证之四逆是由于肝气郁滞，气机不畅，阳气内郁不能达于四肢所致。其四逆程度轻微，仅手足轻度发凉而已，它不同于少阴病寒化证之四逆汤证；四逆汤证之四逆是由于阳虚不温四肢，四肢厥冷明显，而且兼见下利清谷、恶寒、脉沉细微等一派虚寒表现。上焦气机不畅，心阳不通，故发心悸；胸阳失宣，则见咳嗽。肝气郁滞，木横侮土，故见腹中痛、泄利下重。下焦气机郁滞，膀胱气化不行，则小便不利。总之，本证病机是气机不畅，阳气内郁，治用四逆散宣畅气机，透达郁阳。方中柴胡既可升透郁阳，又能疏肝解郁，使郁阳外达，气机和畅，四逆可除；芍药制肝缓急，和血通痹，与柴胡相伍，一散一收，助柴胡疏肝且无伤阴之弊；枳实行气破滞，调中焦之运化，与柴胡同用，一升一降，加强疏肝行气之效；甘草调和诸药，配以芍药，可缓急舒挛，和营止痛。四药合方，具有透解郁热、疏肝理脾、和中缓急之功。

若咳者，加干姜、五味子敛肺止咳，二药又能温中固肾，故并主下利；若心下悸者，加桂枝温通心阳；若小便不利者，加茯苓淡渗利水；若腹中痛者，加附子温阳驱寒；若泄利下重者，加薤白通阳行滞。

二、吴茱萸汤证

【原文】

少陰病，吐利，手足逆冷，煩躁欲死者，吳茱萸湯主之。（309）

【提要】

胃虚肝逆，吐利四逆的症治。

【析义】

本证由于中焦虚寒，阳虚不温四末，故见手足逆冷；胃虚肝逆，浊阴上犯则吐；脾虚不升则利；中焦气机升降失常，吐泻交作，患者烦乱不安，故烦躁欲死。治以吴茱萸汤温中散寒降逆。

第五节　咽　痛　证

一、猪肤汤证

【原文】

少陰病，下利，咽痛，胸滿，心煩，豬膚湯主之。（310）

豬膚湯方

豬膚一斤。

上一味，以水一斗，煮取五升，去滓；加白蜜一升，白粉[1]五合，熬香，和令相得，溫分六服。

【校注】

[1] 白粉：即大米粉。

【提要】

少阴阴虚咽痛的症治。

【析义】

手少阴心脉，起于心中，出属心系，下络小肠，其支脉夹咽；足少阴肾脉，从肾上贯肝膈，入肺中，循喉咙，夹舌本，故仲景将病咽喉者，皆冠以"少阴病"。

本条所述乃少阴阴虚内热，邪热下迫，故见下利，下利则阴液更伤。虚火上炎则咽痛；虚火内扰，故见心烦、胸满。本证以阴虚为本，阴液下泄，虚火上炎，故用猪肤汤滋肾润肺，扶脾止利。方中猪肤甘润微寒，滋肺脾肾三阴以敛浮热；白蜜润肺以治咽痛；米粉补脾以止下利。

二、甘草汤与桔梗汤证

【原文】

少陰病，二三日，咽痛者，可與甘草湯；不差，與桔梗湯。（311）

甘草湯方

甘草二兩。

上一味，以水三升，煮取一升半，去滓，溫服七合，日二服。

桔梗湯方

桔梗一兩，甘草二兩。

上二味，以水三升，煮取一升，去滓，溫分再服。

【提要】

少阴客热咽痛的治疗。

【析义】

本条所论之咽痛，是由于邪热客于咽喉所致。因病属初起，邪热不甚，咽部仅见轻微红肿疼痛，一般无全身症状。治用一味生甘草清热解毒、缓急止痛。若服后咽痛仍不愈，是为客热不去，肺气不宣，病情较甘草汤证为重，故加桔梗以开肺气、利咽喉。

三、苦酒汤证

【原文】

少陰病，咽中傷，生瘡[1]，不能語言，聲不出者，苦酒湯主之。（312）

苦酒湯方

半夏十四枚（洗，破如棗核），雞子一枚（去黃，內上苦酒，著雞子殼中）。

上二味，內半夏苦酒[2]中，以雞子殼置刀環[3]中，安火上，令三沸，去滓，少少含咽之。不差，更作三劑。

【校注】

[1] 生疮：咽喉部破溃。

[2] 苦酒：即米醋。

[3] 刀环：即刀柄端之圆环。

【提要】

少阴病咽部生疮的症治。

【析义】

本条论咽喉部溃疡的症治。由于邪热与痰浊阻闭咽喉，导致咽中伤而生疮、不能语言、声不出。治用苦酒汤以清热涤痰，敛疮消肿。

苦酒汤由半夏、鸡子清、苦酒组成。方中半夏涤痰散结，鸡子清润燥利窍，苦酒消肿敛疮。共奏涤痰清热、敛疮通音之效。本方服法强调"少少含咽之"，使药直接作用患部，有利于提高疗效。

四、半夏散及汤证

【原文】

少陰病，咽中痛，半夏散及湯主之。（313）

半夏散及湯方

半夏（洗）、桂枝（去皮）、甘草（炙）。

上三味，等分，各別搗篩已，合治之。白飲和，服方寸匕，日三服。若不能散服者，以水一升，煮七沸；内散兩方寸匕，更煮三沸，下火令小冷，少少咽之。半夏有毒，不當散服。

【提要】

少阴客寒咽痛的症治。

【析义】

本条叙述简略，但以方测证，当为风寒外感及痰湿阻滞。因本条咽中痛是风寒外束而邪聚咽中所致，其性质属寒而不属热，故虽见咽痛，咽部一般不见红肿，舌苔必白滑润，还伴见恶寒、痰涎多、气逆欲呕等症。治用半夏散及汤，通阳散寒，涤痰散结。方中半夏涤痰开结，桂枝散寒通阳，甘草补中缓急，协和诸药。不能服散剂者，可作汤剂，故名半夏散及汤。

第六节　少阴病预后

一、正复欲愈证

【原文】

少陰病，脈緊，至七八日，自下利，脈暴微，手足反溫，脈緊反去者，為欲解也，雖煩下利，必自愈。（287）

少陰中風，脈陽微陰浮者，為欲愈。（290）

【提要】

此二条论少阴病阳回自愈证。

【析义】

287条少阴病脉紧，表明阳虚阴盛，此时当见恶寒、手足逆冷等。今见"脉暴微"、"脉紧反去"，而且手足不逆冷反温，意味着阳气来复，阴寒退却。此时之烦，亦是阳气来复，与邪相争的表现；下利是寒从下泄，驱邪外出的途径，因此"必自愈"。

290条中的"阴"、"阳"是指尺脉与寸脉而言。少阴中风，乃少阴感受风邪之证。因为风为阳邪，寸脉当浮，今不浮而微，可知是风邪渐解。少阴为里，邪入少阴，尺脉当沉，今不沉而浮，是阳气渐回，正气来复的现象。风邪去，阳气回，所以说是欲愈。但临床上应脉症合参，则诊断更为准确。

二、阳回可治证

【原文】

少陰病，下利，若利自止，惡寒而蜷臥[1]，手足溫者，可治。（288）

少陰病，惡寒而蜷，時自煩，欲去衣被者，可治。（289）

少陰病，吐利，手足不逆冷，反發熱者，不死。脈不至者，灸少陰[2]七壯[3]。（292）

【校注】

[1] 蜷臥：指身体四肢蜷曲而卧。

[2] 灸少阴：灸少阴经的穴位。

[3] 七壮：每艾灸一炷为一壮。七壮，即灸七个艾炷。

【提要】

少阴病阳回可治证。

【析义】

288 条论少阴病阳复利止可治证。本条下利、恶寒蜷卧，为少阴虚寒证。此时下利能够自止，手足厥逆又转为温暖，乃是阴邪退、阳气复的佳兆，故曰可治。

289 条少阴病，恶寒而蜷，亦是少阴虚寒，阳虚阴盛之征。少阴阳衰阴盛，失于温煦，故见恶寒身蜷，多静而不烦。今时自烦、欲去衣被是阳气来复，欲与邪气抗争的反应，故言可治。文中时自烦、欲去衣被，是由恶寒身蜷转为烦热，因烦热而欲去衣被，故手足温和自不待言。当然还得结合其他脉症，才能决断本证的预后。

292 条少阴病吐利，是少阴病阳微阴盛的见症。本应四肢逆冷、恶寒身蜷，若手足不逆冷，反发热，是阳气来复，所以断为不死。假如由于吐利而阴阳气不相接续，形成暴虚，而一时脉不至的，可灸少阴经上的穴位，以回阳驱阴，阳气回则脉绝亦复。

三、正衰危重证

【原文】

少陰病，惡寒身蜷而利，手足逆冷者，不治。（295）

少陰病，吐利躁煩，四逆者死。（296）

少陰病，下利止而頭眩，時時自冒[1]者死。（297）

少陰病，四逆惡寒而身蜷，脈不至，不煩而躁者死。（298）

少陰病，六七日，息高[2]者死。（299）

少陰病，脈微細沉，但欲臥，汗出不煩，自欲吐，至五六日自利，復煩躁不得臥寐者死。（300）

【校注】

[1] 冒：冒者，如以物蔽首之状。这里指眼发昏黑、目无所见的昏晕状态。

[2] 息高：息，指呼吸。息高，是指吸气不能下达，呼吸浅表。

【提要】

此六条论少阴病正衰危重证。

【析义】

295 条论少阴病纯阴无阳的危候。少阴病恶寒身蜷，为阴盛阳衰，失于温煦。而利，必是下利清谷，乃因阳衰阴盛，火不生土。在此基础上出现手足逆冷，且一直不复，意味着纯阴无阳，预后不良。

少阴病阴盛阳衰证大多伴有厥冷下利，之所以用四逆汤，因四逆汤善治四肢厥逆而得名。服用姜、附为主的四逆汤一类方剂，可以收效，并非不治之候。本条提出手足逆冷者不治，当是不易治。手足温者，阳虚不甚，或阳气来复，治疗较易，疗效较满意；四肢厥冷者，阳衰较甚，治疗较棘手，但未必就成死证。本条为省文，省略了治疗过程，也就是说已经服用了四逆汤一类的方剂，而手足依然逆冷，表明阳气绝而不回，所以断为不治。

296 条论少阴病阳气脱绝的危候。少阴病吐利交作，表明阳气虚衰，阴寒极甚。若病者沉静嗜卧，则仅为阴寒而已。今病者躁烦不宁，乃神志昏沉模糊，而躁动不安之象，为残阳外扰、神不守舍之征。更兼四肢厥逆，则阳复无望，且有脱厥之虞，故属危殆，预后不良。

297 条论少阴病阴竭于下，阳脱于上的危候。288 条指出少阴病下利，假如利自止，手足温，是阳气来复，邪气衰退的征兆，病情由阴转阳，所以断为可治。本条的利止，未言手足转温，而反见头眩和时时自冒之象，可知这一利止，决不是阳气来复，而是由于阴液已竭，阴液竭于下，阳失依附而涣散上脱则头眩、时时自冒，此为阴衰阳越，脱离在即，因此断为死候。

298 条论少阴病阳绝神亡的危候。少阴病四逆、恶寒而身蜷，是阴寒极盛的表现。脉不至是真阳败绝，无力鼓动血行之脉象。不烦而躁，是病人神志昏迷时手足无意识的躁动，为残阳外扰、神气浮越之征。本证是阴寒极盛，阳绝神亡，故为死候。

299 条论少阴病肾气下绝，肺气上脱的危候。肺主呼气，肾主纳气。少阴病六七日而见息高，乃肾气绝于下，而肺气脱于上，上下离决的现象，故为死候。

300 条论少阴病阴阳离决的危候。少阴病脉微细沉、但欲卧，是少阴阳虚阴盛的表现；汗出不烦是阳不胜阴而虚阳外亡；自欲吐，为阳虚阴盛，阴邪上逆。据证可知，已属阴盛于里，而阳气将亡于外。当此时机，急用大剂回阳，及时救治，尚有生机。若迁延失治，至五六日，更增下利、烦躁不得卧寐，系阳气外脱，阴阳有离决之势，故曰"死"。

第六章

辨厥阴病脉证并治

　　厥阴指足厥阴肝经、手厥阴心包经及其所络属的脏腑。足厥阴之脉起于足大趾，沿下肢内侧中线上行，环阴器，抵小腹，夹胃属肝络胆，上贯膈，布胁肋，上行连目系，出额与督脉会于巅顶。手厥阴之脉起于胸中，出心包络，下膈络三焦。其支者，循胸出胁上抵腋下，循上臂内侧中线入肘中，下前臂行两筋之间入掌中，至中指出其端。厥阴，即阴气最少之意，《素问·阴阳类论》又说："一阴至绝作朔晦。"作朔晦，即是阴阳交接转化之机的形象描述，故厥阴主阴阳之枢机，具有物极则必反，阴尽则阳生的变化，所以厥阴又寓有阴尽阳生之意。

　　足厥阴肝与胆相表里，肝为血脏，内寄相火，体阴用阳，性喜条达，功主疏泄。其疏泄功能主要体现在调气血、畅情志、促运化方面，且与人体气机之上下升降、相火之内外出入密切相关。手厥阴心包为心之外卫，代心用事。心包之火以三焦为通路下达于肾，使肾水温暖以涵养肝脏。在生理情况下，肝胆条达，气机和畅，纳运有序，阴阳燮理，以促进脏腑功能活动，维系人体健康。

　　病入厥阴，则肝失条达，气机不利，易致阴阳失调；又因厥阴具有阴尽阳生、极而复返的特性，故厥阴病常以上热下寒、寒热错杂为主。厥阴病以"消渴，气上撞心，心中疼热，饥而不欲食，食则吐蛔"为提纲，反映了厥阴病寒热错杂的的证候特点。然厥阴受邪，阴阳失调，若邪从寒化，则为厥阴寒证；邪从热化，则为厥阴热证。若因"阴阳气不相顺接"而致四肢厥冷者，称为厥证。厥阴篇还记述多种呕吐、哕、下利等证，这类病证并非皆属厥阴病，集中论述意在鉴别对比，以提高辨证论治能力。

　　厥阴病的形成，既可由本经自病，亦可由他经传来。一是平素厥阴功能失常，或素体阳虚，或素体阴虚，或素体寒热失调，或素体疏泄失常等，在此基础上，又复感外邪，邪气直中厥阴，形成本经自发的厥阴病；二是他经之病，失治或误治，伤及厥阴之气，或引邪气内陷，则疾病转属厥阴。

　　厥阴病的治疗，因证而异，可采用"寒者温之，热者清之"或寒温并用等方法。上热下寒证，治宜清上温下，乌梅丸为代表方剂；厥阴寒证，或温经养血，或温胃降逆，当归四逆汤、吴茱萸汤为代表方剂；厥阴热证，可用凉肝解毒之法，白头翁汤为代表方剂。至于厥、呕、哕、利诸证的治疗，当遵循"观其脉证，知犯何逆，随证治之"的原则进行。

　　厥阴病的治禁，不可一概而论，寒证及寒热错杂证禁用汗、吐、下、清等法，热证禁用发汗、温补等法。

　　厥阴病的预后及转归，主要有以下几方面：厥阴正复邪祛，可有向愈之机；厥阴阳复太过，可发生痈脓、便血或喉痹等热证；若阳亡阴竭，则预后不良。

第一节 厥阴病辨证提纲

【原文】

厥陰之為病，消渴，氣上撞心[1]，心中疼熱[2]，饑而不欲食，食則吐蚘。下之利不止。（326）

【校注】

[1] 气上撞心：即病人自觉有气上冲心胸部位。

[2] 心中疼热：自觉心胸或胃脘部疼痛，伴有灼热感。

【提要】

厥阴病上热下寒证提纲。

【析义】

肝为厥阴之脏，内寄相火，藏血而主疏泄。若邪入厥阴，一方面相火炽盛，横逆上冲；另一方面乘脾犯肠，使脾虚肠寒，发生上热下寒证。肝火炽盛，消灼津液，可见消渴；肝失疏泄，气郁化火，横逆上冲，则气上撞心，心中疼热；肝火犯胃，热则消谷，故嘈杂似饥；木邪乘土，脾气虚寒，运化失职，故不欲食。若强与食，脾胃不能受纳运化，往往随进食而呕吐；若素有蛔虫，可随之而吐出蛔虫。

若以火为实，妄用攻下，必更伤脾阳，使脾胃虚寒加重，清阳不升，则利不止。此属厥阴上热下寒证，治宜清上温下。

本条作为厥阴病提纲证，反映了厥阴阴尽阳生、阴阳转化的病变特点。

第二节 厥阴病本证

一、厥阴寒热错杂证

（一）乌梅丸证

【原文】

傷寒脈微而厥，至七八日膚冷，其人躁無暫安時者，此為藏厥[1]，非蚘厥[2]也。蚘厥者，其人當吐蚘，今病者靜，而復時煩者，此為藏寒[3]，蚘上入其膈，故煩，須臾復止，得食而嘔，又煩者，蚘聞食臭出，其人常自吐蚘。蚘厥者，烏梅丸主之。又主久利。（338）

乌梅丸方

烏梅三百枚，細辛六兩，乾薑十兩，黃連十六兩，當歸四兩，附子六兩（炮，去皮），蜀椒四兩（出汗），桂枝六兩（去皮），人參六兩，黃蘗六兩。

上十味，異搗篩，合治之，以苦酒漬烏梅一宿，去核，蒸之五斗米下，飯熟搗成泥，和藥令相得，內臼中，與蜜杵二千下，丸如梧桐子大，先食飲服十丸，日三服，稍加至二十丸。禁生冷、滑物、臭食等。

【校注】

〔1〕脏厥：内脏阳气衰微而致的四肢厥逆。

〔2〕蛔厥：蛔虫扰动剧烈而致阴阳气不相顺接的四肢厥逆。

〔3〕脏寒：此指脾肠虚寒。

【提要】

脏厥与蛔厥的辨证要点及蛔厥的治法。

【析义】

本条主要论述蛔厥的辨治。以与脏厥相对比之方式，先从脏厥入手，脏厥属阳衰寒厥，具有三个特点：其一，厥逆程度严重，可冷过肘膝，甚至通体皆冷，系由真阳衰败，失于温煦所致；其二，必见脉微，甚至脉微欲绝，乃因阳气衰弱，不能鼓动血脉而为；其三，阴盛格阳，虚阳躁动，神气浮躁，且无暂安时，必嗜卧神迷。反映了真阳大衰、脏气垂绝的寒厥危候，故云"非蛔厥也"。

蛔厥与脏厥不同，蛔厥因蛔虫窜扰，阴阳气不相顺接，阳气不能外达四末所致，有以下三个特点：其一，厥逆程度较轻，一般不会冷过肘膝，更不会通体皆冷；其二，有吐蛔病史（常自吐蛔）；其三，不躁而烦，且时静时烦，常有剧烈腹痛，具阵发性的发作特点。蛔性喜温恶寒，蛔扰不安常因膈胃有热、脾肠有寒所致。蛔窜上扰，气血逆乱，故其厥与烦（疼痛）均有阵发性的特点。厥逆，因于蛔虫扰动；蛔扰，又因于上热下寒。故治宜清上温下以治本，安蛔止厥以治标，方用乌梅丸治之。

"蛔上入其膈"，可能系蛔虫上窜入胃或胆道之中，其主要表现为剑突下或右上腹阵发性剧烈疼痛，并伴有剧烈呕吐，可吐出胆汁或蛔虫，疼痛缓解时病人相对安静，故曰"须臾复止"。若蛔虫躁扰时，疼痛又作，气机逆乱，则四肢逆冷随之出现，故曰"又烦"。

乌梅丸方重用乌梅，并用醋渍，更增其酸性，治木火横逆上亢，为安蛔止痛之主药；用苦寒之黄连、黄柏清上热以下蛔；用辛热之细辛、干姜、附子、蜀椒、桂枝，取其气以伏蛔，温以祛下寒；用人参、当归益气养血，培脾土、养肝体，以固厥阴之本；米饭、蜂蜜和胃缓急、扶正安中。乌梅丸酸苦辛甘并投，寒温攻补兼用，为清上温下、安蛔止痛之要方，正合前人"蛔得甘则动，得酸则静，得苦则下，得辛则优"之旨。后世奉本方为治蛔虫之祖方，实为厥阴病寒热错杂证之主方。

本方"又主久利"。慢性长期泻利，不但气血双虚，且易致阴阳紊乱，寒热错杂。乌梅丸中乌梅味酸，即滋补阴液，又酸敛固脱；方中热性药，温阳散寒以止利；方中寒性药，清热厚肠以止利；当归、人参气血双补，扶正祛邪。全方清、温、补、涩诸功俱全，且剂型为丸，尤善治慢性之疾，故为治久利之良方。

（二）干姜黄芩黄连人参汤证

【原文】

伤寒本自寒下，醫復吐下之，寒格[1]更逆吐下，若食入口即吐，乾薑黄芩黄連人參湯主之。（359）

乾姜黄芩黄連人參湯方

乾薑、黄芩、黄連、人參各三兩。

上四味，以水六升，煮取二升，去滓，分溫再服。

【校注】

[1] 寒格：指寒热格拒。

【提要】

寒热相格的症治。

【析义】

本条论述寒利兼表，医复吐下，导致寒热相格、胃热脾寒的症治。伤寒，泛指外感病，本自虚寒下利，即患者原有虚寒下利，复感外邪，形成了表里同病，治当辨表里缓急。医误用吐下，导致表热内陷于上，阳气更伤于下，形成寒热格拒的胃热脾寒证。胃热气逆不降则食入口即吐，脾寒阳虚失运则下利益甚。治当寒温并用，健脾和胃，用干姜黄芩黄连人参汤。

呕吐一证，有虚寒与实热之分。一般来说，食入即吐属胃热，朝食暮吐属胃寒。本证"食入口即吐"乃胃中有热之象，这是辨证的关键。

本证与黄连汤证均为上热下寒证，但黄连汤证未经吐下，胃热尚轻，以腹中痛、欲呕吐为主症，只用一味黄连清上热；而本证为误吐伤胃，误下伤脾，引起下利与食入口即吐的格拒证，因其上热较重，故用黄芩、黄连清降胃热。

干姜黄芩黄连人参汤方中黄芩、黄连苦寒以清胃热；干姜辛热，温脾散寒；人参甘温，补脾虚扶正气，以安奠中州，又防芩、连苦寒伤中。上热清则呕吐止，下寒除则下利止，中焦健则气机复。诸药合用，辛开苦降，寒温并用，攻补兼施，清上温下，调补脾胃，则诸症自除。

本方与黄连汤均治脾胃升降失常、寒热上下格拒的上热下寒证。黄连汤以欲呕吐和腹中痛为主，是未经误下自然演变的上热下寒证，故其治也缓，其药较多；而本证属误下形成，发病骤急，故其治也急，其药也简，突出急急救误的组方治疗思路。

（三）麻黄升麻汤证

【原文】

伤寒六七日，大下後，寸脈沉而遲，手足厥逆，下部脈[1]不至，喉咽不利，唾膿血，泄利不止者，為難治，麻黄升麻湯主之。（357）

麻黄升麻湯方

麻黄二兩半（去節），升麻一兩一分，當歸一兩一分，知母十八銖，黄芩十八銖，萎蕤十八銖（一作菖蒲），芍藥六銖，天門冬六銖（去心），桂枝六銖（去皮），茯苓六銖，甘草六铢（炙），石膏六铢（碎，绵裹），白术六铢，乾薑六铢。

上十四味，以水一斗，先煮麻黄一两沸，去上沫，内諸药，煮取三升，去滓，分温三服。相去如炊三斗米頃令盡，汗出愈。

【校注】

[1] 下部脉：指人体下部的太溪脉、趺阳脉等。

【提要】

邪陷阳郁，寒热错杂的症治。

【析义】

伤寒六七日，多是邪气内传之期，应仔细审证，决定采用何法治之。而医者不察，一见六七日，贸然攻下，病不唯不解，徒伤里气，反致邪气内陷，阳郁不伸，导致肺热脾寒之变，表邪陷于上，则胸肺郁热；里阳伤于下，则脾肠虚寒。阳郁膈上，故寸脉沉迟艰涩；热邪闭阻，则喉咽不利疼痛；热伤肺络，则唾脓血；阴阳两虚，阳郁不达，故下部脉不至；脾虚肠寒，故泄利不止；上阳郁而不宣、下阳虚而失温，故手足厥逆。本证寒热错杂，虚实相兼，气血同病，故为难治。

本证病机复杂，关键在于邪陷阳郁，上热下寒。治法之要，在于发越郁阳，清上温下，方用麻黄升麻汤。

麻黄升麻汤方中麻黄、升麻为君，发越郁阳，配以小量桂枝，则发越之力更为显著。麻黄发越肺经之火郁，升麻不仅能发散，且有解毒之功，麻黄、升麻、桂枝三味合用，使郁阳得升，邪气外达，则肢厥、脉沉等症自除；当归为臣，温润补血。三药用量最重，故为主药。其他药用量极小，分作两组，一组清热滋阴，主治喉痹脓血，药用知母、黄芩、葳蕤、天冬、石膏、芍药；一组温阳补脾，主治泄利不止，药用茯苓、桂枝、白术、干姜、甘草。本方发越郁阳，清上温下，补阴运脾，药物虽多，但杂而不乱；寒热并用，却主次分明；攻补兼施，且井然有序，与阳郁邪陷、上热下寒、虚实杂夹的病机正相适宜。

二、厥阴寒证

（一）当归四逆汤证

【原文】

手足厥寒，脉细欲絶者，当歸四逆湯主之。（351）

当歸四逆湯方

当歸三两，桂枝三两（去皮），芍藥三两，细辛三两，甘草二两（炙），通草二两，大棗二十五枚（擘，一法十二枚）。

上七味，以水八升，煮取三升，去滓，温服一升，日三服。

【提要】

血虚寒凝致厥的症治。

【析义】

本条手足厥寒，既不同于阳虚寒凝之寒厥，又不同于热邪郁遏的热厥，辨证的关键为"脉细欲绝"。细主血虚，故本证病机为平素肝血虚少，复感寒邪，寒凝经脉，血行不畅，四末失于温养，而致手足厥寒。

本证叙症较简，临床上由于血虚寒凝的部位不同，常有不同的临床表现。如寒滞经络，留着关节，则见四肢关节疼痛，或身痛腰痛，或指（趾）尖、鼻尖、耳边青紫；若寒凝胞宫，则见月经愆期、血少色暗、痛经等；如寒凝腹中，则见脘腹冷痛等。症状虽异，病机则一，皆可选用当归四逆汤为主治疗。

当归四逆汤方中当归、芍药养血通络；桂枝、细辛温经散寒；大枣、甘草补益气血；通草专通血脉。全方有温阳、养血、通络三大功效，为治疗寒凝血脉之良方。

【研讨】

少阴寒化证手足厥逆必兼脉微欲绝，且手足寒凉的程度严重，当用四逆汤类回阳救逆；本证手足厥寒则见脉细欲绝，说明病在经脉血分，且阳虚不甚，手足寒凉程度较轻。故不用姜附类温脏回阳，而用当归四逆汤温通肝经，养血散寒。

历代医家对当归四逆汤的临床应用颇多阐发。《卫生宝鉴》用本方加味治疗脐腹冷痛，相引腰胯而痛；《长沙药解》认为该方可缓急痛而安胎产。因本方证病机特点为血虚寒凝，临床特点多表现为血虚证、虚寒证和疼痛证并见，故近代医家多用本方治疗寒凝腹痛、四肢冷凉青紫、冻伤、头痛、经行腹痛、闭经、缩阴、缩阳、肢端感觉异常等证见有手足厥冷、脉沉细、舌淡苔白，属血虚寒凝者。本方具有良好的养血散寒、温通经脉之效，故凡血虚寒凝、经脉不通之病证，皆可用本方加减调治。

本方加味应用规律有四方面：①主治证。凡属素体血虚、阳气不足、寒邪凝滞、气血运行不畅之证，均可以本方为主化裁应用。②加减运用。血虚明显者加鸡血藤、丹参补血活血；气虚明显者加黄芪以补气升阳；瘀血较著者加姜黄、桃仁、红花、水蛭、川芎、莪术活血化瘀；内有久寒者加附子、吴茱萸、生姜以增强活血祛寒之功；肝肾阴亏虚而以肝阳偏亢为主者则加天麻、钩藤、白蒺藜、蔓荆子以平肝息风；以肾阴虚为主者则加熟地、山药、枸杞子、山茱萸滋补肾阴；痰湿郁甚者加半夏、天麻、白术、茯苓以化痰除湿；疼痛甚者加蜈蚣、地龙、全蝎以增强止痛效果。③发病年龄以成年人为多见，性别以女性居多，季节以冬季较多。④给药途径。使用本方多以煎汤内服为主，皮肤病可煎汤内服外洗，疼痛甚者还可配合针灸、膏贴进行治疗。

（二）当归四逆加吴茱萸生姜汤证

【原文】

若其人内有久寒[1]者，宜当归四逆加吴茱萸生薑湯。（352）

當歸四逆加吳茱萸生薑湯方

當歸三兩，芍藥三兩，甘草二兩（炙），通草二兩，桂枝三兩（去皮），細辛三兩，生薑半斤（切），吳茱萸二升，大棗二十五枚（擘）。

上九味，以水六升，清酒六升和，煮取五升，去滓。溫分五服。一方水酒各四升。

【校注】

[1] 久寒：脏腑陈寒痼冷。

【提要】

血虚寒凝兼陈寒痼冷的症治。

【析义】

本条承接上文，进一步论血虚寒厥兼脏腑久寒的症治。所谓"久寒"，当指脏腑素有的陈寒痼冷，或为肝胃积寒而见腹痛、便溏、纳呆、呕恶；或为寒凝胞宫而见月经不调、白带清稀、宫寒不孕；或为寒积下焦而见少腹冷痛、疝气等症。治疗应在当归四逆汤的基础上，再加吴茱萸、生姜，温中散寒，化饮降逆，以求经病脏病同治，新病久病兼顾。

当归四逆加吴茱萸生姜汤方即当归四逆汤加温肝和胃、通阳散寒之吴茱萸、生姜而成。以清酒和水煎药，取其酒性温通，又善行血，以加强温通血络、祛除寒邪的作用。

【研讨】

历代医家对当归四逆加吴茱萸生姜汤的临床应用多有阐发。《伤寒附翼》指出本方治冷结膀胱而少腹满痛，《伤寒方论》主张本方通治杂证之血虚极寒者。本方作用与应用与当归四逆汤相类，因用清酒、吴茱萸、生姜，其温经行血通络、温肝暖胃止呕作用更强，近代医家常用于治疗脾胃病、四肢腰腿冷痛、胞宫发育不良、不孕不育等病证。

（三）吴茱萸汤证

【原文】

乾嘔，吐涎沫，頭痛者，吳茱萸湯主之。（378）

【提要】

肝胃虚寒，浊阴上逆的症治。

【析义】

有声无物谓之干呕，本条"干呕，吐涎沫"，是谓或为干呕，或为吐涎沫。厥阴内寒，失于疏泄，肝寒犯胃，胃寒生浊，浊阴上逆，故干呕。胃受肝寒，阳气不足，失于蒸化，津聚成涎，每随浊阴之气上逆而吐出涎沫。肝脉与督脉会于巅顶，肝寒循经上逆，寒凝肝脉，气血不通，则巅顶作痛。治以温肝暖胃，降浊止痛，方用吴茱萸汤。方中吴茱萸性辛烈而味苦厚，入足厥阴风木之脏，善治痰涎上攻头痛，兼能温中，下逆冷气，止呕吐，故用之为君，以散泄阴寒之气；人参甘温，能补五脏诸虚不足，故用之为臣，以补中气，摄涎沫；生姜辛温，为呕家圣药，故用之为佐使；大枣能和吴茱萸之毒；合人参之甘，配生姜之辛，而能发散寒邪，补益中州，和胃降逆。头痛虽由厥阴经阴寒之气上攻，实系胃中虚寒之极所致，得温得补，则寒气散而呕吐止，头痛亦除。

【研讨】

《伤寒论》六经辨证，三阳病和厥阴病均有头痛，此与三阳经脉和厥阴经脉上走于头密切相关。太阳头痛为头项痛、脉浮；阳明头痛为前额痛、脉大；少阳头痛为偏头痛、脉弦细；厥阴头痛为巅顶痛，常与干呕、吐涎沫并见。

《伤寒论》中吴茱萸汤证共三条：一为阳明病"食谷欲呕"（243），论述阳明中寒证，提示阳明病不仅限于实热证；二为少阴病"吐利，手足逆冷，烦躁欲死"（309），从少阴病类似证角度，提出少阴寒化危证的鉴别诊断及治疗；三为本条"干呕，吐涎沫，头痛"，论述厥阴本证，并与厥阴热证相类比，揭示厥阴肝病寒有上逆（呕吐）、热有下注（热利）的不同病机与证型。三条症状有别，但病在肝胃、阴寒内盛、浊阴上逆的病机一致，故均用吴茱萸汤主治。

三、厥阴热证

【原文】

熱利下重[1]者，白頭翁湯主之。（371）

白頭翁湯方

白頭翁二兩，黃蘗三兩，黃連三兩，秦皮三兩。

上四味，以水七升，煮取二升，去滓，溫服一升。不愈，更服一升。

下利，欲飲水者，以有熱故也，白頭翁湯主之。（373）

【校注】

[1] 下重：里急后重。

【提要】

厥阴热利的症治。

【析义】

两条均论述厥阴热利的症治。热利，言病证与病性，"热"指病性为实热证，"利"指病证，下利脓血、红多白少，或纯下鲜血、发热口渴、尿赤、肛门灼热、苔黄、脉弦数等。下重，后世称里急后重。病机为肝失疏泄，热盛气滞，下迫大肠，湿热火毒，郁滞肠道，损伤肠络。因病在厥阴，证属实热，故称厥阴热利。

《伤寒论》下利，泛指泄泻与痢疾。本条"热利"当属痢疾。痢疾，古称"滞下"（因邪滞后重），《内经》谓之"肠澼"（因痢下脓血）。肝主疏泄，又主藏血，疏泄失职，气滞不畅，则必下重；藏血失职，热迫血行，则为血痢。所以下痢脓血与里急后重为厥阴热利证的两大特点。下利有寒热之分，本条"热利下重"是指热性下利而言。"下重"即里急后重，表现为腹中急迫欲下，而肛门重坠难出。此由于肝热下迫大肠，气滞壅塞，湿热内蕴，秽浊郁滞，欲出不得所致。血络被热邪蒸腐，则便中往往夹有红白黏液或脓血。由于证属肝经湿热下迫大肠，因而常伴有发热、口渴、舌红、苔黄等热证表现，治宜白头翁汤清热燥湿，凉肝解毒。

373条承接上条，以口渴补述厥阴热利的辨证。厥阴热利，在上述特征的基础上，往往伴有口渴欲饮水，乃邪热伤津所致，也是厥阴热利的辨证依据之一。

白头翁汤方中白头翁、秦皮均入肝经，入血分，白头翁清热解毒，凉肝止利；秦皮苦寒偏涩，主热利下重，二药相伍，清热凉血，解毒止痢；黄连、黄柏清热燥湿，坚阴止痢。四药同用，凉血解毒，治痢功效尤著，为治疗厥阴热痢及湿热痢、热毒痢、脓血痢主方。

【研讨】

六经病皆有下利，当辨证论治。太阳下利为表邪内迫，治用葛根汤解表止利；阳明下利为热结旁流，治用承气汤攻下热结；少阳下利为郁热迫肠，治用黄芩汤清热止利；太阴下利为脾虚寒湿，治用理中汤温中健脾；少阴下利为阳虚滑脱，治用桃花汤温涩固脱；厥阴下利为肝热下迫，治用白头翁汤凉肝解毒。

白头翁汤与葛根黄芩黄连汤均治热利，但白头翁汤主治肝热痢疾，以下痢脓血、里急后重为特征；葛根黄芩黄连汤主治湿热泄泻，以泻水样便、发热汗出为特征。白头翁汤与桃花汤均治下利便脓血，但白头翁汤证属热，脓血便红多白少，伴肛门灼热、舌红苔黄；桃花汤证属寒，脓血便白多红少，伴滑脱不禁、舌淡苔白。

第三节　辨厥逆证

一、厥逆的病机与证候特点

【原文】

凡厥者，陰陽氣不相順接，便為厥。厥者，手足逆冷者是也。（337）

【提要】

厥证的病理机制与临床特征。

【析义】

厥证的临床特征为手足逆冷，亦是厥阴病的常见证候，可以出现在多种疾病之中。厥阴为阴尽阳生之脏，主一身阴阳气的交接转换，故厥逆证亦为厥阴病的特征之一。

尽管导致厥证的原因颇多，但厥证的基本病机为阴阳气不相贯通。人体阴阳正常情况下阴主内，阳主外，是相互维系、相互贯通的，一旦偏盛偏衰，阴阳气不相顺接，便可发生病变。以"厥"而论，主要指阳气不能外温四末。"不相顺接"的基本情况有两种：一是阳气内虚，无以温之，如四逆汤证之厥即属此；一是阳气内郁，难以温之，如四逆散证之厥即属此类。凡此种种，皆是"阴阳气不相顺接"之故。

二、厥逆证治

（一）热厥

1. 热厥的特点与禁忌

【原文】

傷寒一二日至四五日，厥者必發熱，前熱者後必厥，厥深者熱亦深，厥微者熱亦微。厥應下之，而反發汗者，必口傷爛赤。（335）

【提要】

热厥的辨证要领、治疗原则及误治的变证。

【析义】

本条论述热厥的形成、病机特点及治疗。厥的症状为手足寒冷，但导致厥的原因有很多。本条揭示了由热至厥的一般病理过程。

第一段自"伤寒"至"厥微者热亦微"，论热厥的证候特点。"伤寒，一二日至四五日"，指出热厥证是从伤寒渐渐演变而来的，有一个发展过程，并指出厥证发生的大概日期。"厥者必发热"，说明热厥的临床表现往往是在手足逆冷的同时，伴有身体发热。"前热者后必厥"，一是说明发热与厥冷发生的次序，即发热在先，而后出现厥冷；二是说明发热与厥冷的因果关系，即手足厥冷由热引起，主要是热邪深伏，阳气内郁所致。寒厥证属阳虚阴盛，因阳气渐渐来复，才有发热。因此，先热后厥是判断热厥证的依据之一。

"厥深者热亦深，厥微者热亦微"是论厥逆的轻重与邪热伏郁的浅深、邪热的轻重程度密切相关。热邪愈重，四肢厥冷愈甚；热邪轻浅，四肢厥冷也就较轻。这种相应的关系，有助于从厥冷的轻重判断邪热的浅深及程度，为治疗提供依据。

第二段自"厥应下之"至文末，论热厥的治疗原则与禁忌。"厥应下之"是治疗热厥的基本法则。此处"下之"包括泻热、清热二法在内，而不是专指攻下而言。热结阳明，肠中燥结，当用攻下，若腑实未成，而是无形邪热内郁，则当用清法。因热厥属阳热内郁，故禁用辛温发汗，若误用辛温之品，助热伤津，火热熏蒸，势必发生口舌生疮、红肿溃烂等，必使病情加重，是以文中云："而反发汗者，必口伤烂赤。"

热厥临床特征有三种：一是厥热并存，即原文"厥者必发热"；二是先发热渐至厥冷，即原文"前热者后必厥"；三是由热转厥需要四五日的发展过程，即厥是热的深化。热厥病机是热邪内闭，阳郁不达四肢。特点是热闭程度越深重，则肢体厥冷越甚；热闭程度越轻浅，则肢体厥冷越轻，即原文"厥深者热亦深，厥微者热亦微"。

热厥，虽手足冷凉，但身有发热，胸腹尤甚，可伴口渴引饮、便秘溲赤、舌红苔黄等，属于真热假寒证，应以清泻邪热为治法，不可用辛温发汗法，否则必助热伤阴，火邪炎上，而致"口伤烂赤"。

2. 热厥症治

【原文】

伤寒脉滑而厥者，里有热，白虎汤主之。（350）

【提要】

无形热郁致厥的症治。

【析义】

本条论述热厥的症治。本证辨证关键为脉滑。厥分寒热，寒厥阳虚，脉必沉微；本证脉滑，滑属阳脉，主热主实。滑脉具有脉搏有力、脉形圆转、脉势流利等特征，在四肢厥冷的同时见到滑脉，就可肯定不是阳虚寒厥，而属于热厥；其次从圆转流利来看，又可断定不是有形热实，而是无形热郁致厥。因此，治用辛寒清热达邪的白虎汤，而不用苦寒攻下的承气汤。此厥为热邪郁遏不达四肢所致，故云"里有热"。本条叙症简略，据证除脉滑而厥外，应有胸腹灼热、发热、汗出、口渴、心烦、小便黄赤、舌红等，属真热假寒证，治当寒因寒用，以白虎汤清透热邪，邪热得清，郁阳得伸，则厥逆得愈。

（二）寒厥

1. 阳虚阴盛厥

【原文】

大汗出，热不去，内拘急[1]，四肢疼，又下利厥逆而恶寒者，四逆汤主之。

（353）

大汗，若大下利，而厥冷者，四逆湯主之。（354）

【校注】

［1］内拘急：腹内挛急不舒。

【提要】

阳衰阴盛寒厥的症治。

【析义】

353 条论述阴阳两虚厥逆的症治。太阳病发汗太过，一则易致表邪不尽，二则易致阳气外亡。本证汗后热不去而恶寒，为表证仍在。厥逆下利，为阳虚寒盛。四肢疼痛、腹内拘急，为阳虚失温、阴虚失养。

本证虽表里兼病，但里证危重，故急当救里；虽阴阳两虚，因厥逆已见，阳亡在即，故急以四逆汤温阳救逆。

太阳与少阴相表里，太阳病过汗易转属少阴，本证即属少阴心肾阳虚厥证，须用四逆汤急救少阴之阳。

354 条论述大汗、大下利而阳衰厥逆的辨治。症见大汗、大下利，是阳气大衰，阴寒内盛所致。阳气虚衰，不能固密于表则汗出；阳虚阴盛，清阳不升，火不暖土，则下利不止。是证本就阳衰阴盛，复因大汗出、大下利，必致阳随汗泄、阳随利脱，阴阳气不相顺接，阳虚失温，故而出现厥冷。目前而言，大汗出、大下利与四肢厥冷并见，证情危急，大汗大下，已阴阳两伤，但以阳虚为主，阳虚则不能固摄，用四逆汤急救回阳，阳生则能固摄，阳复则能气化，而阴液自生，所谓"阳生阴长"之意。如喻嘉言《尚论篇》所说："此证较上条无外热相错，其为阴寒易明。然既云大汗大下，则阴津亦亡，但此际不得不以救阳为急，俟阳回尚可徐救其阴。"

2. 冷结关元厥

【原文】

病者手足厥冷，言我不结胸，小腹满，按之痛者，此冷结在膀胱關元[1]也。（340）

【注释】

［1］膀胱关元：此处代指下焦。

【提要】

冷结关元致厥的辨证。

【析义】

病者手足厥冷，当探究其因。言我不结胸，知非阳邪结于上，病变的部位不在上焦。小腹满，提示病在下焦。厥阴经脉"过阴器，抵小腹"，此证见小腹满、按之痛，是寒在厥阴经脉，为下焦阳虚，阴寒凝结于膀胱关元所致。膀胱位于下焦，与肾为表里而主气化，关元为三阴经脉与任脉相会之处，冷结在此，阻碍下焦气机，故而小腹满、按之痛；关元，任脉穴位，在脐下三寸，膀胱关元并提，代指下焦。下焦为阳气生发之源，因冷结下焦，阳虚失温，阳气不达四末，则手足厥冷。证属阳虚寒凝，故可伴见小便清长，舌淡苔白，脉沉迟弱等。本条虽未出方，但根据病情，当灸关元、气海诸穴以温补下焦，亦可酌情选用当归四逆加吴茱萸生姜汤一类的方剂。周禹载在《伤寒论三注》中提出："此为冷结，则用温用灸，自不待言。"尤在泾在《伤寒贯珠集》中认为："阴冷内结，元阳不振，病在膀胱关元之间，必以甘辛温药，如四逆、白通之属，以救阳气而驱阴邪也。"均可供临证参考。

（三）痰厥

【原文】

病人手足厥冷，脉乍紧[1]者，邪[2]结在胸中，心下满而烦，饥不能食者，病在胸中，当须吐之，宜瓜蒂散。（355）

【校注】

[1] 脉乍紧：脉忽然出现紧象。

[2] 邪：此指痰浊。

【提要】

胸中痰实致厥的症治。

【析义】

病人手足厥冷，同时其脉乍然而紧，审视证候，伴见脘腹胸膈满闷，且心烦、饥不能食等，知是痰浊或食积等实邪阻遏胸膈、胃脘所致，即"邪结在胸中"也。

痰饮食积等实邪郁阻胸膈胃脘，胸中阳气被遏，难以通达四末，可导致手足厥冷。心下满而烦与饥不能食，皆痰食内积中焦、气机内外不通之故。痰结气滞，血行不畅，故脉乍紧。总之，本证邪结胸脘，病位偏高，故用瓜蒂散吐之。痰食涌出，阳气得通，厥冷自止。

【研讨】

本条与太阳病篇的166条均为痰阻胸脘的瓜蒂散证，但用意有所不同。166条以"病如桂枝证"作为太阳病的类似证而论述；本条则以"病人手足厥冷"，作为厥阴病厥证的类似证而论述。

（四）水厥

【原文】

伤寒厥而心下悸，宜先治水，当服茯苓甘草汤，却[1]治其厥。不尔[2]，水渍入胃[3]，必作利也。（356）

【校注】

[1] 却：后。

[2] 不尔：尔，如此，这样。不尔，不这样。

[3] 水渍入胃：言水饮浸渍，下入大肠。胃，广义，此指大肠。

【提要】

胃虚水停致厥的症治。

【析义】

四肢厥冷原因颇多，当仔细审证。今与心下悸并见，则知是水停心下胃脘部所致。胃阳不足，阳气不化，饮停胃脘，水气凌心，则心下悸动不安。水饮停于心下胃脘，阳气被遏，不达四肢，故见四肢逆冷。既属水饮厥证，治当温化水饮，用茯苓甘草汤温胃散水。水饮散，则阳气通；阳气通，则厥逆回。若以变为常，以厥为寒，不治其水，却治其厥，则治与病反，非但厥逆不回，反致水饮下渗大肠，发生下利更伤脾胃，病必加重。

第四节　辨呕哕下利证

一、辨呕证

（一）阳虚阴盛证

【原文】

呕而脈弱，小便復利，身有微熱，見厥者難治，四逆湯主之。（377）

【提要】

阴盛阳虚呕吐的症治。

【析义】

呕吐病机为胃气上逆，六经病均可见之。本证呕与脉弱并见，则其证属虚。虚证呕吐，既可见于阴虚，亦可见于阳虚。今兼小便复利，结合手足厥逆，则属少阴阳衰，阴寒内盛之证。小便复利，既不同于阴虚的小便短少，亦不同于里热之小便黄赤，而因肾主二便，肾阳大衰，失于固摄，故必清长。阳虚阴盛之证，不当有发热，而今身有微热，似属阳气来复，但结合四肢逆冷，绝非阳气来复，应属阴盛格阳，虚阳外浮之象。呕因阴寒内盛，气逆不降所致，故曰难治。然难治并非不治，对于此类呕吐证，因已有厥逆，故不可用理中汤，而身有微热，格拒不重，亦不用通脉四逆汤，故治以四逆汤。

【研讨】

呕与发热、汗出、恶风并见，是太阳中风；与潮热、腹痛、便秘并见，是阳明腑实；与往来寒热、胸胁苦满并见，是少阳郁滞；与腹满、时腹自痛并见，是太阴虚寒。少阴为病，呕非主症，本条之所以将"呕"标在条首，用意十分明确，即与厥阴寒呕证相类而鉴别。

（二）邪传少阳证

【原文】

呕而發熱者，小柴胡湯主之。（379）

【提要】

厥阴转出少阳证举例。

【析义】

呕吐，为厥阴病与少阳病共有的常见症状，因肝胆皆属于木，病易犯中土。厥阴呕吐，多伴厥利，为阴寒之证。"发热"却是少阳病常见症状，如第7条讲"发热恶寒发于阳"，所以发热是辨证眼目。厥阴病当呕而厥逆，若由厥逆转为发热，则揭示病邪由阴出阳，由里达表，即由厥阴转出少阳。少阳之呕，是少阳胆火内郁，内攻于胃，使胃气不降所致，故用小柴胡汤和解少阳枢机，宣散少阳之热。

【研讨】

太阳病篇149条已论"伤寒五六日，呕而发热者，柴胡汤证具"，此论又在厥阴病篇复出，意在从厥阴与少阳相表里的关系上，以厥阴病转归的形式，揭示六经辨证的整体观。本条以"呕"为主症，与厥阴病"干呕，吐涎沫"的寒呕证对应，又具类证鉴别之意。阳病之呕，必兼发热，治以小柴胡汤；阴病之呕，必兼厥寒，治以吴茱萸汤。

（三）痈脓致呕证

【原文】

呕家有痈膿者，不可治呕，膿盡自愈。（376）

【提要】

论痈脓致呕的治禁。

【析义】

呕吐原因众多，有因热、因寒之别，有因水、因脓之异等，故治病必须求本，切不可见呕止呕。呕家有痈脓，谓呕因痈脓而发。必久有内热，气血腐败，痈脓停滞于内。此时呕吐又为脓毒排出体外的途径之一，若脓毒得呕而出，则邪有出路，有利于原发病的缓解和消除，医者只能因势利导，解毒排脓，脓尽则呕自止矣，切不可止呕以阻其出路，反使蓄留，酿成他变。

【研讨】

治病求本乃中医不移之法，本条体现尤为突出，对于临床有普遍指导意义。至于本证之痈脓发生确切部位，大多认为肺胃之痈，但从呕脓来看，应以胃痈为是。本证未出治法，但从"不可治呕，脓尽自愈"体会，治疗当采用排脓为主之法，如《金匮》排脓汤可供参考，总之，切不可坐待自愈。

二、辨哕证

【原文】

傷寒，噦而腹滿，視其前後[1]，知何部不利，利之即愈。（381）

【校注】

[1] 前后：指大小便。

【提要】

实邪致哕的治则。

【析义】

哕证总属胃气上逆而致，但有虚实之分，有病位之不同。本条哕兼腹满，从其辨治方法"视其前后，知何部不利，利之即愈"看，则属实证。"腹满"一症，一则标示病机，邪气壅滞，气机不利。再则标示病位，即本证之哕，邪非在胃，而在腹部，其哕之产生，是由气机阻滞（腹满），致胃气不降，逆而上升所致。腹部包括了肠与膀胱，其腹满之因，是邪阻在肠，还是邪阻在膀胱，应认真辨别。若哕而兼小便不利，则必是水饮之邪阻滞，气机不利而上逆，治当利其小便；若哕而大便不通，则必是宿食阻滞，气机不利而上逆，治当通其大便。邪祛则气调，气调则哕止，又是一治病求本之实例。

三、辨下利证

(一) 实热下利证

【原文】

下利譫语者，有燥屎也，宜小承氣湯。（374）

【提要】

热结旁流下利的症治。

【析义】

下利有寒热虚实之别。虚寒下利，多是下利清谷，伴见四肢逆冷、脉微等。今此下利与谵语并见，又无四肢逆冷等阴寒之证，当知本证系厥阴热化，归并阳明之腑而成，阳明燥热上扰心神，则发谵语。明确提出"有燥屎也"，则知此等下利复有阳明燥热内结。肠中燥热内结，逼迫津液旁流而下，此种下利又称热结旁流。热结旁流与热性下利不同；肠热下利多为暴注下迫，腹痛阵作，得泻稍缓，腹部一般柔软；热结旁流所下之物，多为清稀粪水，臭秽难闻，腹部硬满而痛，且伴有潮热、舌苔黄燥、小便黄赤、脉沉实有力等症。治当泻热导滞，通因通用，用小承气汤。

【原文】

下利後更煩，按之心下濡者，為虛煩也，宜梔子豉湯。（375）

【提要】

下利后虚烦证的治法。

【析义】

"下利后更烦"，是指下利已止，复又出现心烦。心烦之因，有虚实寒热之不同。本证从用栀子豉汤来看，此心烦既非阴寒内盛证，亦非虚热证，而系余热上扰心胸证，必见舌红、脉数等；按之心下濡，知非有形实邪为患，而是无形邪热所为，故曰"为虚烦也"，此虚非指正气不足，而是指此热为无形邪热，故宜用栀子豉汤，清宣郁热以除烦。

栀子豉汤之虚烦证，主要见于太阳与阳明病变证中，形成机制为汗吐下后，余热未尽，留扰胸膈。本条证候，其发病非属误下所致，而是下之后余热留存所致。尽管来路不同，机理则同，故均治以栀子豉汤。

(二) 虚寒下利证

1. 阴盛格阳下利证

【原文】

下利清穀，裏寒外熱，汗出而厥者，通脈四逆湯主之。（370）

【提要】

阴盛格阳下利的症治。

【析义】

本条论下利真寒假热的症治。下利清谷，与厥并见，属少阴寒化证，此是脾肾阳衰、阴寒内盛的典型表现。"里寒外热"是本证的病机概括，里寒已经点明，即下利清谷、四肢逆冷，而外热除汗出外，当是身反不恶寒，甚则可见发热，则为阴盛格阳，虚阳外浮，元气脱散之真寒假热证。病势极危，非大力破阴回阳而难救垂危，故主以通脉四逆汤。

2. 虚寒下利兼表证

【原文】

下利清穀，不可攻表，汗出必脹滿。（364）

【提要】

虚寒下利兼表，误汗的变证。

【析义】

下利清谷，本为脾肾阳虚，火不腐谷之表现，即使兼有表证不解，也当先温其里，后治其表，先温经回阳，用四逆汤，亦不可先发汗攻表。若不循此方法，先行发汗攻表，则将产生不良后果。所谓"汗出必胀满"，即汗后阳气随汗外泄而里阳更虚，阳虚运化停滞，浊阴内阻，腹胀由生。

【原文】

下利腹脹滿，身體疼痛者，先溫其裏，乃攻其表，溫裏宜四逆湯，攻表宜桂枝湯。（372）

【提要】

虚寒下利兼表的治则。

【析义】

表里同病，若里证偏实，证势不急重者，当先治表，后治里；若里证偏虚，证重势急者，当先治里，后治表。若表里俱不甚急者，当表里同治，此为辨治表里同病的三个原则。本证下利清谷、腹部胀满，是脾肾阳衰，寒凝气滞，浊阴不化所致，此时虽有身体疼痛的表证，但以里虚为急，宜先温里，用四逆汤。药后里阳恢复，下利腹满等症消失，倘若表证未罢再治其表，用桂枝汤。本条可与91条互参。

第五节　厥阴病预后

厥阴病的预后大致分为两种情况：正复可愈证和正衰危重证。若正气渐盛，阳气来复，则期之可愈，仲景以"脉微浮"、"渴欲饮水"作为阳复可愈的指征。若阳气衰微，甚则阴盛格阳，则属病情危重。仲景列举了诸多死候，应认真辨识。

一、正复可愈证

【原文】

厥陰中風，脈微浮為欲愈，不浮為未愈。（327）

厥陰病，渴欲飲水者，少少與之愈。（329）

【提要】

厥阴中风欲愈的脉象与阳复口渴的调护。

【析义】

327 条论述厥阴中风欲愈脉象。《伤寒论》中风均相对中寒而言，说明感受阳邪，阳虚不甚，或从阳化热。邪入厥阴乃属里证，脉当沉伏。若脉由沉微转为微浮，属阴病见阳脉，提示阳气来复，正胜邪却，当为佳象，故称欲愈。若脉不浮仍沉，说明病无转机，故为未愈。当然，临证之时，还须综合其他病情表现，正确判断。在厥阴病的过程中，患者脉象突然出现浮大无根，则多为虚阳外越之表现，切不可一见脉浮即曰欲愈。

329 条论述厥阴阳复而渴欲饮水的处理方法。厥阴寒证，阳气初复，有多种征象，渴欲饮水即是其一。此时虽渴，程度较轻，舌仍淡白，决非厥阴热化，火炽灼津，肝阴不足之消渴。同时，此时除口渴外，其他病情表现均已消失，才是疾病转愈之征。至于口渴之机理，乃是因为阳气初复，津液一时不能上承所致，因已无病邪，亦无阴虚，故治疗方法不需药治，只需多次少量饮水，使津液渐复，则自可痊愈。若大量饮水，初复之阳难以蒸化，反致水气病证。

二、正衰危重证

【原文】

傷寒六七日，脈微，手足厥冷，煩躁，灸厥陰，厥不還者，死。（343）

【提要】

寒厥危候的判定。

【析义】

本条论述阴盛格阳，真阳垂危不治证。伤寒六七日，见手足厥冷、脉微，则属真阳衰微，阴寒内盛，四肢失于温煦，血脉失于鼓动之征。若更见烦躁不安，则必是阴盛格阳，虚阳浮躁，心神不宁，阴阳有离决之势，此时之治，汤药已然不及，急当灸治厥阴，速复肝阳，以救垂危。若灸后手足渐温，脉搏渐起，是肝阳来复；若厥逆不还，脉微欲绝，则是肝阳已绝，即为死证。

原文仅称"灸厥阴"，未出具体经穴，张令韶主张灸行间及章门诸穴，可作参考。

【原文】

傷寒發熱，下利厥逆，躁不得臥者，死。（344）

【提要】

虚阳浮越的危候举例。

【析义】

本条论述虚阳外亡，心神浮越死证。下利厥逆，为阴盛阳衰，兼见发热则有阳复的可能，但阳复必烦而神清，诸症见缓。本证神志昏迷，躁扰不宁，下利厥逆不见好转，则属孤阳外亡，心神浮越之象，故断为死候。

【原文】

傷寒發熱，下利至甚，厥不止者，死。（345）

【提要】

阴竭阳绝的危候。

【析义】

本条论述阴竭阳亡死证。下利至甚，一则标示阳衰已极，无力固摄，再则示下利无度，阴液将下竭；厥不止者，包括用温经回阳等治法而厥仍不止，示阳气难回。阴竭阳亡，此时发热，决非阳复，必是虚阳外浮。阴液下竭，虚阳外亡，故为死候。

【原文】

傷寒六七日不利，便發熱而利，其人汗出不止者，死。有陰無陽故也。（346）

【提要】

有阴无阳的危候。

【析义】

伤寒六七日不下利，即患者虽有厥逆等阳虚阴盛之证，但无下利，示阳虚不重。在此原证未变的基础上，突然出现发热，是阳气来复，还是虚阳外越之表现？再审证候，由不利发展为下利，示病情恶化，此时发热，恐非阳复。厥阴寒证，若发热不是阳复，便是虚阳外浮。结合汗出不止，知为孤阳外亡所致，故称有阴无阳之死候。

【原文】

下利，手足厥冷，無脈者，灸之不溫，若脈不還，反微喘者，死。少陰負趺陽[1]者，為順也。（362）

【注释】

[1] 少阴负趺阳：少阴指太溪脉，趺阳指冲阳脉。少阴负趺阳，即太溪脉小于趺阳脉。

【提要】

厥阴危候，灸后的两种转归。

【析义】

本条论述阳衰阴盛、肺肾气竭不治证及顺证脉象特点。厥利并见，而且无脉，已属阳气衰微、阴寒内盛的厥阴危证，故急用灸法，通阳复脉。若手足仍厥，脉气不还，反增微喘，这是肾气下绝，肺气上脱，故为死候。

若灸后寸口脉不还，还可观察足部动脉，以推测预后。足部有少阴（太溪）与趺阳（冲阳）二脉，前者属肾，后者主胃。"少阴负趺阳"，言少阴脉气虽微，但趺阳脉气尚可，说明胃气犹存，生化有源。《内经》云："有胃气则生。"所以说："少阴负趺阳者为顺也。"

【原文】

发热而厥，七日下利者，为难治。（348）

【提要】

论阳衰阴盛难治证。

【析义】

发热而厥，是指身体发热而手足逆冷。厥阴寒证，出现发热，是阴寒内盛，阳气外越的真寒假热证。阳衰阴盛，则阳气难以外温四末而发生厥冷。至七日，若正气渐复而邪气欲退，当厥先回而热后除。今反出现下利，是正不复而里益虚的征兆，反映邪盛正衰，故曰难治。

第七章
辨霍乱病脉证并治

霍乱是以突发呕吐下利为主要临床表现的病证。霍，有急骤、卒然之意；乱，即撩乱、变乱之意。因其发病突然，顷刻之间吐泻交作，挥霍撩乱，故名曰霍乱。

霍乱四季皆有，而以夏秋季节较为多见，多由饮食不洁，冷热不调，或感受暑湿、寒湿、疫疠之邪，伤及脾胃，使中焦升降失职，清浊相干，气机逆乱所引起。此正如《灵枢·五乱》所说："清气在阴，浊气在阳，营气顺脉，卫气逆行……清浊相干，乱于肠胃，则为霍乱。"

本篇所讨论的霍乱病实际上包括了多种急性胃肠病变。后世根据临床表现的不同，将霍乱分为湿霍乱和干霍乱两类。即上吐下泻，挥霍无度者，为湿霍乱；欲吐不吐，欲泻不泻，腹中绞痛，烦闷不安，短气汗出者，为干霍乱。本篇所论当属湿霍乱。因为湿霍乱又有因寒因暑之异，故有寒霍乱与热霍乱之分。寒霍乱者，因于寒湿；热霍乱者，因于暑热。

因霍乱病的发生多与外邪有关，且常见头痛、发热、恶寒、身疼等症，与伤寒有相似之处，但有其本身的病因、病机和辨证特点，不能在六经病中得到反映，故仲景将本证列于伤寒六经病证之后，另立专篇加以论述，以兹鉴别，并引起后世的重视，这正是其意义之所在。

本篇所论的霍乱与现代医学所说的由霍乱弧菌引起的霍乱概念不同，但对其也有一定的参考价值。

第一节　霍乱病证候

【原文】

問曰：病有霍亂者何？答曰：嘔吐而利，此名霍亂。（382）

【提要】

霍乱的主要证候。

【析义】

本条自设问答，以揭示霍乱的主症，并列于篇首，实有提纲挈领的作用。霍乱病的证候特点是起病急骤，吐利交作，有挥霍撩乱之势。霍乱的发生，是由于"清气在阴，浊气在阳，清浊相干，乱于肠胃"，即多因饮食不节（洁），寒温失调，以致胃肠功能紊乱，清浊相干，阴阳乖隔，脾胃升降失常所致。浊阴之邪上逆则呕吐，清阳之气下陷故下利。

本证与太阴脾虚之吐利有相似之处，但太阴病证势轻缓，多从他经传来，以腹满而吐、食不下、自利益甚、时腹自痛等为主症；本证则发病突然，顷刻之间吐泻交作、挥霍撩乱。

二者不难区分。

【原文】

问曰：病發熱頭痛，身疼惡寒，吐利者，此屬何病？答曰：此名霍亂。霍亂自吐下，又利止，復更發熱也。（383）

【提要】

霍乱兼表证及其与伤寒的鉴别。

【析义】

霍乱属于胃肠疾患，病因饮食不洁，或兼感外邪而发。若表里合邪时，则可见有表证。外邪束表，经气不利，故头痛身疼；邪客于表，正邪相争，营卫不和，则恶寒发热并见；清浊相干，胃肠功能紊乱，则有吐利，故曰"此名霍乱"。霍乱兼表与太阳伤寒证候类似而实质不同。太阳伤寒因风寒束表，有发热恶寒、头痛身疼，只有当外邪不解，邪气内传，影响里气不和，脾胃升降失常时才见呕吐下利，且一般是表证在前，呕利在后。而霍乱初病即见吐利，且病势急暴，兼见表证，并非伤寒，而是霍乱。

霍乱虽兼表证，但其症状以吐利的里证为主。从"霍乱自吐下"句，可知其病从内发，而不是表邪内传或内扰所致。因霍乱病从内而外，表里兼病，故吐利与寒热并见，甚或有起病即只见吐利而无发热，吐利已作而稍后方见发热者。若下利止，但见发热，为里气虽和，而表证未解，此时则可从表论治。

第二节　霍乱病证治

一、五苓散、理中丸证

【原文】

霍亂，頭痛發熱，身疼痛，熱多欲飲水者，五苓散主之；寒多不用水者，理中丸主之。（386）

理中丸方

人參、乾薑、甘草（炙）、白术各三兩。

上四味，搗篩，蜜和為丸，如雞子黃許大。以沸湯數合，和一丸，研碎，溫服之，日三四，夜二服。腹中未熱，益至三四丸，然不及湯。湯法：以四物依兩數切，用水八升，煮取三升，去滓，溫服一升，日三服。若臍上築[1]者，腎氣動也，去术，加桂四兩；吐多者，去术，加生薑三兩；下多者，還用术；悸者，加茯苓二兩；渴欲得水者，加术，足前成四兩半；腹中痛者，加人參，足前成四兩半；寒者，加乾薑，足前成四兩半；腹滿者，去术，加附子一枚。服湯後如食頃[2]，飲熱粥一升許，微自溫，勿發揭衣被。

【校注】

[1] 脐上筑：筑者捣也，形容脐上跳动不安如有物捶捣。

[2] 食顷：吃一顿饭的时间。

【提要】

霍乱病表里寒热不同证候的辨治。

【析义】

原文首揭霍乱，则必有卒然吐利之症，若又见头痛、发热、身疼痛等症，说明兼有表邪不解，是表里同病。临证时当视其表里寒热之轻重而辨证施治。

若以表证、阳证为主，即"热多"，见小便不利、渴欲饮水者，系三焦紊乱，决渎失职，津液不能正常输布，故上吐下利而伴口渴，宜用五苓散表里两解，并化气行水，利小便以实大便，此为分利兼表散法，后世亦称为急开支河。俾津液运行复常，则清浊不至相干，胃肠无浸渍之患，而霍乱得愈。

若"寒多"、口和不渴者，此乃中焦阳虚，寒湿内阻，清气不升，浊气上逆。当伴见腹中冷痛、喜温喜按、舌淡苔白、脉缓弱等，为病邪在里属阴，与"自利不渴者，属太阴，以其脏有寒故也"之病机略同，故以理中丸温中散寒，健脾胜湿，爕理阴阳以复其升降。因吐利证急，而丸药性缓，恐难救急，故云"然不及汤"，是以可改丸作汤，一方两用。

理中丸方用人参、炙甘草健脾益气，干姜温中散寒，白术健脾燥湿。全方共奏益气温中，健脾燥湿之功。中阳健运，寒湿得去，升降复序，则吐利自止。本方为太阴病虚寒下利的主方，因具有温运中阳、调理中焦的功效，故取名"理中"。所谓理中者，理中焦。此方既可用丸，亦可作汤，若病势急或服丸效差者，以用汤剂为好；若病情缓而须久服者，则以服丸为宜。

理中丸方后记载随症加减法有八种：①脐上悸动者，是肾虚水寒之气上冲，方中去白术之壅补，加桂枝以平冲降逆，通阳化气。②吐多者，是胃寒饮停而气逆，故去白术之补土壅塞，加生姜以温胃化饮，降逆止呕。③下利严重者，是脾虚失运，水湿下趋，故还须用白术健脾燥湿以止利。④心下悸者，是水气凌心，可加茯苓淡渗利水，宁心安神。⑤渴欲饮水者，乃脾不散精，水津不布，宜重用白术健脾益气，以运水化津。⑥腹中痛者，是中气虚弱，故重用人参至四两半以益气止痛。⑦脾虚寒甚，表现为腹中冷痛者，重用干姜温中祛寒。⑧腹满者，因阳虚寒凝，气滞不行，故去白术之壅气助满，加附子以温阳散寒。

二、四逆汤证

【原文】

吐利汗出，發熱惡寒，四肢拘急[1]，手足厥冷者，四逆湯主之。（388）

既吐且利，小便復利，而大汗出，下利清穀，內寒外熱，脈微欲絕者，四逆湯主之。（389）

【校注】

[1] 拘急：拘挛紧急，俗称抽筋。

【提要】

霍乱阴盛亡阳的症治。

【析义】

388 条论述霍乱吐利交作，损伤阳气，耗伤阴液，以致阴寒内盛，虚阳外亡，阴液内伤，故见阳虚不固之汗出；弱阳被盛阴格拒外浮，所以又见身热；阳衰阴盛，肌肤及四末失于温煦，故恶寒而手足厥冷；吐利致阴液耗损则阴阳两虚，筋脉失其温煦濡养而四肢拘急。《灵枢·决气》曰："津脱者，腠理开，汗大泄；液脱者，骨属屈伸不利。"此之谓也。本证虽为亡阳脱液之证，但以亡阳为主，其液脱源于亡阳，故治当先温固散亡之阳气，宜四逆汤，亦阳气固则阴液敛，阳气复则阴液生之义。

389 条"既吐且利"，即霍乱吐利交作。上吐下利津液耗伤，小便当少而不利，此则不仅小便复利，而且大汗出、下利清谷，说明真阳虚极，已达不能固摄阴液之境。肾阳虚衰，关门不固，失于收摄，以致津液下走外泄，故见小便清长；阳气大伤，不能固表，腠理开泄，故大汗出；脾肾阳衰，水谷失于腐熟温化，故见下利清谷；心肾阳衰，无力鼓动血脉，则脉微欲绝，虽未云厥，而厥冷自在意中；虚阳被盛阴格拒于外，则见"内寒外热"的内真寒而外假热之象。此病重且急，虽有津液之耗，但仍以阳亡为主，挽救危阳刻不容缓，故可先用四逆汤回阳救逆以摄阴，不效可再投通脉四逆汤破阴通阳。

三、通脉四逆加猪胆汁汤证

【原文】

吐已下断[1]，汗出而厥，四肢拘急不解，脉微欲绝者，通脉四逆加猪膽汁汤主之。（390）

通脉四逆加猪膽汁汤方

甘草二两（炙），乾薑三两（强人可四两），附子大者一枚（生，去皮，破八片），猪膽汁半合。

上四味，以水三升，煮取一升二合，去滓，内猪膽汁，分温再服，其脉即來。無猪膽，以羊膽代之。

【校注】

[1] 吐已下断：指吐利因无物可吐下而停止。

【提要】

霍乱吐利致阳亡阴竭的症治。

【析义】

霍乱吐利俱停，若见手足转温，脉象和缓，则为阳复而阴消，其病为欲愈。今吐利虽止，但汗出厥逆仍存，四肢拘急不解，而脉微欲绝，则非阳回病愈，而是吐利过度，阴阳俱竭之象。盖吐利频作，津液消耗殆尽，阳气衰亡，阴液涸竭，以致无物可吐可下，而吐利皆止。今吐利虽止，但汗出厥逆仍存，是阳亡欲脱，既不能固表以止汗，又不能通达四末以温养，可见病势危笃。阴阳气血虚竭，筋脉失于温养柔润，故四肢拘急不解。阴虚血脉不充，阳虚无推动之力，故脉微欲绝。此证不仅阳亡，更有液竭，阴阳离决之势已显，非大辛大热之剂不足以回阳，然又恐辛温燥动浮阳，有损耗阴液之嫌。故用通脉四逆汤以回阳救逆为主，加猪胆汁，不仅取其反佐，并有益阴和阳之效也。

通脉四逆加猪胆汁汤方由通脉四逆汤加猪胆汁组成。通脉四逆汤破阴回阳救逆；猪胆汁苦寒性润，一则借其寒性，引姜、附之热药入阴，以免盛阴对辛热药物之格拒不受，取"甚者从之"之意；二则借其苦润以润燥滋液，既可补益吐下后伤阴之虚竭，又可制姜、附辛热伤阴燥血劫液之弊。此即所谓益阴和阳之法。

煎服法：①将甘草、干姜、附子浓煎 1 次取汁，加猪胆汁，分 2 次温服。②如无猪胆汁，可以用羊胆汁代替。

四、四逆加人参汤证

【原文】

恶寒脉微而復利，利止亡血[1]也，四逆加人参汤主之。（385）

四逆加人参汤方

甘草二两（炙），附子一枚（生，去皮，破八片），乾薑一两半，人参一两。

上四味，以水三升，煮取一升二合，去滓，分溫再服。

【校注】

[1] 亡血：此处作亡失津液解。

【提要】

霍乱亡阳脱液的症治。

【析义】

霍乱病吐利交作，而出现恶寒脉微是阳气衰亡之征。气随液泄，阳随气脱，阳虚阴盛，外不能温暖周身，故恶寒；内不能蒸化水谷、固摄津液、鼓动气血，故见下利、脉微。若利止而见烦、热、手足温、脉数者，是为阳复向愈之征；今利止而不见阳复脉症，是因泄利无度，使阴液内竭，以致无物可下而利自止，可知此利止决非阳气来复之候，因津血同源，故曰"利止亡血也"。《金匮玉函经》曰："水竭则无血"，其意与此相似，故急用四逆加人参汤回阳救逆、益气生津。四逆加人参汤由四逆汤加人参一两而成。方用四逆汤回阳救逆，加人参既可益气固脱，又可生津滋液。张璐玉云："亡血本不宜用姜、附以损阴……此以利后恶寒不止，阳气下脱已甚，故用四逆以复阳为急也。其所以加人参者，不特护持津液，兼阳药得之，愈加得力耳。"方中人参与附子同用，回阳益气固脱，后世将其名为参附汤，广泛用于临床，而有良好疗效。

【研讨】

本条之"利止"与阳回利止不同。本证之利虽止，但恶寒脉微仍在，且伴有四肢厥冷、躁扰不宁、眼眶凹陷等，为亡阳液脱之征，其机理与 317 条"利止脉不出者"略同。而阳回利止，阴寒随之消退，其利止的同时，伴有脉象转和、四肢复温等，为阳气来复的佳兆，如 288 条"下利，若利自止，恶寒而蜷卧，手足温者，可治"等，即是其例。

本条与 390 条通脉四逆加猪胆汁汤证皆属阳亡液竭之证，但二者病情轻重有别。本条虽属亡阳脱液，且亦有无物可下而下利自止，但并无汗出、四肢厥冷且拘急不解，虽见脉微而未欲绝，说明亡阳不至太重，且阴阳格拒之势未成，故宜用四逆加人参汤；而 390 条之证显然重于本证，故以通脉四逆加猪胆汁汤治之，当然亦可仿本条加入人参，以增强疗效。

五、桂枝汤证

【原文】

吐利止，而身痛不休者，当消息[1]和解其外，宜桂枝湯小和[2]之。(387)

【校注】

[1] 消息：斟酌的意思。

[2] 小和：微和的意思。

【提要】

霍乱里和表不解的症治。

【析义】

霍乱病发于内，但多兼表证，形成表里同病。吐利俱作是霍乱的主症，此言吐利止，说明经过治疗主症已去，里气已和，脾胃升降之机已复。吐利止而身痛不休，是表邪未尽，营卫不和，当以解表。因此证系霍乱吐下之后，正气已伤，津液未复，虽有表邪亦不可用麻黄汤类峻汗剂，以免大汗亡阳，变症再起；再者，吐利之后，邪气已衰，也不需峻汗，否则有伤阴亡阳之虞。然既有表证之未罢，亦须解表，宜用桂枝汤解肌和表，少少与服，勿使过量，以缓解其外。所谓消息，是说要斟酌病情之轻重，灵活变通而用药。小和之，即不宜用药过量不可令汗出过多，如方有执在《伤寒论条辨》中所言："小和，言少少与之，不令过度之意也。"此处用桂枝汤也不必啜热稀粥及温覆取汗。

本条是吐利后表邪未解，用桂枝汤解表而调和营卫，除身痛外，或可兼见发热恶寒，头痛脉浮等，故宜桂枝汤微和肌表。另从"消息和解其外"一语体会，可据临床实际而在桂枝汤基础上加减变通。若吐利后气阴两损，见脉沉迟者，则可用桂枝新加汤；若卫虚多汗而身痛者，可用桂枝汤加黄芪；若吐利后卫阳受伤，表气不固，汗多恶风者，则用桂枝加附子汤类以扶阳解表，是皆有"消息和解其外"而"小和之"意。

第三节 愈后调养

【原文】

吐利發汗，脉平[1]，小煩者[2]，以新虚不勝穀氣[3]故也。(391)

【校注】

[1] 脉平：脉见平和之象。

[2] 小烦：微觉烦闷。

[3] 谷气：此指食物而言。

【提要】

霍乱病后须注意饮食调护。

【析义】

霍乱病经过恰当治疗后，脉见平和，说明大邪已去，阴阳协调，表里和合，升降已复，病情向愈，此为良好的转归。若尚有微烦不适，多为吐泻之后、大病新差之余，脾胃之气尚弱，饮食水谷不得消化所致，故曰"以新虚不胜谷气故也"。此时不需用药，只要节制饮食，注意饮食调养即可。切不可因小烦而误认为邪气未解，妄行攻伐之品，徒损正气。当然，若病情较重，或小烦数日未愈者，亦可少用健脾和胃消食之药，以促使早日康复。本条列于霍乱篇末，重申"保胃气，存津液"的重要意义，亦见愈后饮食调护的重要性。

第八章

辨阴阳易差后劳复病脉证并治

　　伤寒热病初愈，正气尚虚，气血未复，余邪未尽易致疾病复萌，当此之际，调养护理尤为重要，必须慎起居，调饮食，静养调理，预防疾病复发，以待痊愈。若有疏忽，则有引起疾病复发的可能。由于饮食起居失常，作劳伤正，疾病复发者，称为差后劳复。其中因劳而发者，称为劳复；因饮食调理不当而发者，称为食复。本篇根据病后气血津液耗伤的轻重，及余邪留扰的部位不同，重点讨论了热扰胸膈证，邪犯少阳证，阳明余邪内扰、气津两伤证，虚寒喜唾证等内容，为病后调养护理及治疗提出了理论依据和治疗方法。

　　另外还讨论了"阴阳易"。所谓"阴阳易"，是指大病初愈，正气未复，余邪未尽之时，触犯房事，以致男病传女、女病传男的若干证候。因历来注家见解殊异，兹不详述，仅录原文于篇后，以备参阅。

一、差后劳复证治

（一）枳实栀子豉汤证

【原文】

　　大病[1]差後，勞復[2]者，枳實栀子豉湯主之。（393）

枳實栀子豉湯方

枳實三枚（炙），栀子十四個（擘），香豉一升（綿裹）。

上三味，以清漿水[3]七升，空煮取四升，内枳實、栀子，煮取二升，下豉，更煮五六沸，去滓，温分再服，覆令微似汗。若有宿食者，内大黄如博碁子[4]五六枚，服之愈。

【校注】

　　[1] 大病：伤寒热病，统称大病。

　　[2] 劳复：大病初愈，因过劳而复发者称劳复。

　　[3] 清浆水：浆水，系南阳加工淀粉的必用物。用麦皮发酵制成曲，再加入一定粮食，入水中，数天后汤酸而混浊者，称"大浆"、"混浆"，经过过滤、沉淀而清澈者，称"二浆"、"清浆"，南阳至今多用后者煮面条，称酸浆面，酸甜可口，开胃消食。

　　[4] 博棋子：即围棋子大小。《千金方》羊脂煎方后注云："棋子大小如方寸匕"。又《千金方·服食门》云："博棋子长二寸，方一寸"。现取小者 3～5cm³，大者约 20cm³。

【提要】

大病新差劳复的症治。

【析义】

　　大病初愈，正气未复，阴阳未平，余热未清，脾胃未调，故必慎起居，节饮食，方可防止疾病复发。若妄动作劳，如多言多虑劳其神、早坐早行劳其形等皆可导致其病复发，即劳复。此条未叙脉症，但从用枳实栀子豉汤治疗以测证，此证之病机当属余热复聚，无形邪热郁于胸膈，气机痞塞，当有心烦或心中懊憹、发热、口渴、心下痞塞或脘腹胀满、食少纳呆、舌苔薄黄略腻等症，治宜清热除烦，行气消痞，方用枳实栀子豉汤。据此可知，大病差后劳复并非都是虚证，亦非概用滋补之品，差后复发证仍当认真辨证，方不致误。枳实栀子豉汤为栀子豉汤加重豆豉用量，复加枳实而成。方中枳实宽中行气而消痞，栀子清热除烦，重用豆豉宣透邪气。用清浆水煎药，取其性凉善走，开胃消食之功。全方有清热、除烦、理气、宽中、开胃助消化之作用，对热病劳复热郁胸膈、气机痞阻之证甚为贴切。若兼有宿食停滞，脘腹疼痛，大便不通者，可加大黄如围棋子大者五六枚，以荡涤肠胃，导滞下积。

本方以清浆水烧开煮至减少近半，入栀子、枳实，再煎至水去一半，入豆豉，煮五六沸后，取汁。分两次温服，温覆取微汗。

【研讨】

本证与栀子厚朴汤证有相近之处，两者皆为热郁胸膈，兼有气结，但彼为气滞于腹，故见心烦腹满，卧起不安；本证为气结心下，故见心烦、心下痞塞。因其病位偏上，故此方较栀子厚朴汤少厚朴而多香豉，减行气之药而增宣发之品。本方组成与栀子厚朴汤仅一味之差，而主治各有侧重，栀子厚朴汤方枳、朴同用而去豆豉，重在行气宽中，消胀除满，故其证以腹胀满为主；本方加重豆豉用量，重在清宣胸膈之郁热，仅用枳实一味以破脘腹之结气，更以清浆水煮药，取其调中开胃，对于差后复热、心烦懊憹、脘痞食少者尤为适宜。

（二）小柴胡汤证

【原文】

傷寒差以後，更發熱，小柴胡湯主之。脈浮者，以汗解之；脈沉實者，以下解之。（394）

【提要】

伤寒差后复发热的辨证论治举例。

【析义】

伤寒初愈，大邪已去，正气未复，或因劳复、食复，或因余热未尽，或因体虚不胜风寒，复感外邪等，又出现发热者，当凭脉辨证，具体分析，而后采用适当治法，不可一概而论。若无表里证，仅是病后体虚余热不尽的，治以小柴胡汤疏利气机，扶正祛邪，退热补虚；若脉浮者，是表邪未尽，宜发汗解表；若脉沉实，里有积滞，当泻下和里等。此举脉象以示病机，在具体运用时，还应联系症情，如脉浮汗解，应见头痛、恶寒等；柴胡和解，应具脉弦、口苦、胸满、心烦喜呕等；承气通下，应具腹满、便秘等。本节所述一为汗法，一为下法，一为和法，只是举例而言，并不囊括差后发热的全部证治。在学习本条时不能拘泥于文字所述，应深入体会其辨证方法和论治精神，以有效地指导临床实践。

（三）牡蛎泽泻散证

【原文】

大病差後，從腰以下有水氣者，牡蠣澤瀉散主之。（395）

牡蛎泽泻散方

牡蛎（熬）、泽泻、蜀漆（洗，去腥）、葶苈子（熬）、商陆根（熬）、海藻（洗，去鹹）、栝楼根各等分。

上七味，异捣，下筛为散，更于臼中治之，白饮和服方寸匕，日三服。小便利，止后服。

【提要】

差后腰以下有水气的症治。

【析义】

大病差后，发热虽退，水肿未消，见腰以下肿者，为湿热壅滞，气化不行，水湿之邪凝聚于下而成，属水肿实证。临床可见膝胫足跗皆肿，或大腹肿满，伴小便不利，脉沉实有力等症。根据《金匮要略·水气病》云："诸有水者，腰以下肿，当利小便。"故宜用牡蛎泽泻散逐水清热，软坚散结。

从大病差后腰以下有水气的症治可以得知，大病之后，不仅要注意调护正气，而且要及时祛除邪气。虚者补之，实者泻之，有是病则用是方，不可拘于大病初愈，见邪不攻而畏虚贻患。当然，水饮为病，多有属本虚标实者，根据急则治其标，缓则治其本的法则，当先逐水祛邪以治其标，然后再补虚扶正以治其本。例如见头面肢体皆肿、胸腹胀满、大便不实、少气懒言、舌苔白嫩、口淡不渴、脉沉细无力等症，则属脾肾阳虚所致，治宜温阳利水，禁用本方。

牡蛎泽泻散由七味药组成。方中牡蛎咸而走肾，与渗利药同用，则下走水道，软坚而泻水；泽泻泻膀胱之火，而渗湿利水；葶苈子宣肺泻水；蜀漆、商陆根逐痰水，治肿满，并通行二便；海藻咸能润下，使水邪从小便而去；瓜蒌根生津止渴，与牡蛎相配，则有软坚逐饮之功。全方合奏逐水清热、软坚散结之功。方用散剂而不用汤剂，取其疏散而不助水邪之意。以"白饮和服"，意在保胃气、存津液而不伤正气。因本方逐水之力较猛，恐过服有伤正气之弊，故方后注"小便利，止后服"，乃中病即止之意也。

（四）理中丸证

【原文】

大病差后，喜唾[1]，久不了了[2]，胸上有寒，当以丸药温之，宜理中丸。（396）

【校注】

[1] 喜唾：时时吐唾沫或清水痰涎。

[2] 久不了了：延绵不已之意。

【提要】

差后虚寒喜唾的症治。

【析义】

大病差后，中焦虚寒，脾失健运，肺失宣降，津液不布，手足太阴俱虚。脾寒则水湿内停，聚而生痰；肺寒则水气不降，聚而为饮。脾肺俱虚，津液不化而泛溢，故见喜吐清冷唾沫或痰涎，且迁延日久不得愈，即所谓"久不了了"。本条中的"喜唾"，是口泛清水唾沫，为其主症。"胸上有寒"是辨证眼目，说明此为寒饮聚于胸膈，故必伴见涎唾稀薄、口中不渴、喜温畏寒、小便清白、舌苔白滑等虚寒证。治当温运肺脾，方用理中丸。理中丸不仅具有温补中焦脾胃的功效，亦能温补手太阴肺，脾肺得温，阳气运化，津液敷布，胸上寒饮得以温化而除，喜唾之症随之向愈。

本条虽为寒饮聚于胸膈，以泛唾涎沫为主，然未导致肺气上逆，故不出现咳喘，自与寒饮犯肺之小青龙汤证有别。

一般认为理中丸（汤）只具温补中焦脾胃的效能，其实不然。从其所用之主要药物人参、干姜来看，不仅能温补足太阴，亦能温补手太阴，脾肺得温，则阳气得伸，津液敷布，胸上之寒自能解除，而喜唾之症亦随之而愈。

【研讨】

喜唾多涎一证，原因众多，本条为脾肺虚寒，脾不收摄，治当温运；若肝寒犯胃，浊阴上逆，则当散寒降逆；若属肾不摄纳，涎饮上泛，法当温阳镇纳；若属湿热壅逆，又当苦寒清热。

（五）竹叶石膏汤证

【原文】

伤寒解後，虚羸[1]少氣，氣逆欲吐，竹葉石膏湯主之。（397）

竹葉石膏湯方

竹葉二把，石膏一斤，半夏半升（洗），麥門冬一升（去心），人參二兩，甘草二兩（炙），粳米半升。

上七味，以水一斗，煮取六升，去滓，内粳米，煮米熟，湯成去米，温服一升，日三服。

【校注】

[1] 虚羸：虚弱消瘦。

【提要】

病后余热未清，气阴两伤的症治。

【析义】

伤寒热病最易耗伤气阴，外邪解后，却气阴两伤，不能滋养形骸，故见身体虚弱消瘦；中气不足，所以短气不足以息；未尽之余热内扰，胃失和降，故气逆欲吐。此条叙症过简，根据用药推断病情，此证尚可见口渴、心烦、少寐、舌红少苔、脉虚数等脉症。治宜清热降逆，益气生津，方用竹叶石膏汤。竹叶石膏汤方为白虎加人参汤去知母，加竹叶、麦冬、半夏而成。方中竹叶甘寒，善清烦热，石膏之大寒，专清阳明胃热，两药协同，以清热除烦为主；人参益气生津而扶虚；麦冬滋液润燥而清热；甘草、粳米补中益气而养胃；半夏辛散，既能和胃降逆化痰止呕，又能调节补药之滞。以其病后余热不尽，热势不盛故不用知母；以其病后气阴两伤，故人参配以麦冬、甘草既补其气，又益其阴。麦冬、半夏相伍滋而不腻，燥而不伤其阴，其配合尤具妙义。全方相合，共奏清热生津、益气和胃之功，既清其余热，又益其气阴，更有和胃降逆之功，故为清热滋阴和胃之佳方。

【研讨】

此证与白虎加人参汤证，从病机比较，竹叶石膏汤证属热病后期余热未尽，津气耗伤，虚气上逆，其热轻于白虎加人参汤证，但由于胃阴不足较重，胃气上逆之病机明显；而白虎加人参汤证是无形热邪充斥阳明，虽有津气耗伤，但仍以热盛为主。从症状表现来看，两证均可见发热、汗出、口渴、小便赤、舌红脉数，但竹叶石膏汤证还可见虚羸少气、气逆欲吐、心烦喜呕、脉细；而白虎加人参汤则可见背微恶寒、时时恶风等。药物组成上，二方有四味相同，即石膏、甘草、粳米、人参，但竹叶石膏汤有竹叶、半夏、麦冬而无知母，白虎加人参汤则有知母而无竹叶、半夏、麦冬。故白虎加人参汤清热之力较大，竹叶石膏汤则有育阴降逆之功。

二、差后饮食调养

【原文】

病人脉已解[1]，而日暮微烦，以病新差，人强与穀，脾胃氣尚弱，不能消穀，故令微烦，損穀[2]則愈。（398）

【校注】

[1] 脉已解：指病脉已解，即脉象平和之意。

[2] 损谷：即减少饮食。

【提要】

病初愈应注意饮食调摄。

【析义】

"病人脉已解"，指病脉已解而转见正常脉象，说明大病已去，唯出现日暮时心烦之象，即每于傍晚时分见轻微的心烦或见轻微的烦热，此乃大病新差，其人脾胃气尚弱，消化力差，因不慎饮食，食纳不易消化食物或勉强进食，导致饮食难化、积滞胃肠的缘故。盖人与天地之气相应，日中阳气隆，日暮阳气衰，日暮乃傍晚时分，此时体内脾胃之虚阳，得不到天阳之气的资助，消化能力因之减弱，食积而生热，上扰神明，故表现心中微烦。因本证之"微烦"是由"强与谷"所致，非宿食停滞，故不需药物治疗，只要减少饮食即可自愈，即所谓"损谷则愈"。切勿妄投攻克之剂，更损胃气。

第三部分 金匮要略选读

绪 论

一、《金匮要略》的性质

《金匮要略》是我国东汉时代著名医学家张仲景所著《伤寒杂病论》的杂病部分，也是我国现存最早的一部诊治杂病的专书。由于本书在理论上和临床实践上都具有较高的指导意义和实用价值，故被古今医家称为方书之祖、医方之经，是治疗杂病的典范，学习中医学必读的古典医籍。

书名《金匮要略》，指本书内容精要，价值珍贵，应当慎重保存。《汉书·高帝纪》之"与功臣剖符作书，丹书铁契，金匮石室，藏之宗庙"和《素问·天元纪大论》之"着之玉版，藏之金匮"，就指出了"金匮"价值重要，要慎重保存。陈修园在《金匮要略浅注》中云："书之所以名为要略者，盖以握要之韬略在此也。"指出了该书内容精要。

二、《金匮要略》的沿革

本书大致经历了成书、散佚、整理校订三个时期。约在公元三世纪初，张仲景写成了《伤寒杂病论》，全书共十六卷（十卷论伤寒，六卷论杂病）。但此书从东汉到西晋的一段时期，即因战乱而散失，后来虽经西晋王叔和加以搜集编次，可是后人仅看到《伤寒论》十卷，而未见到杂病部分。北宋初期，翰林学士王洙在翰林院所存的残旧书籍中得到《伤寒杂病论》的节略本《金匮玉函要略方》三卷，上卷论伤寒病，中卷论杂病，下卷记载方剂及妇科病。林亿等在校订此书时，因为《伤寒论》已有比较完整的王叔和编次的单行本，于是删去了上卷而只保留了论述杂病和妇人病的中、下卷。为使"仓促之际，便于检用"，又把下卷的方剂部分，分别列在各证候之下，仍编为上、中、下三卷。此外，还采集各家方书中转载仲景治疗杂病的医方及后世一些医家的良方，分类附在每篇之末"以广其法"，题书名为《金匮要略方论》。这就是后世通行的《金匮要略》（以下简称"原书"）。

三、《金匮要略》的基本内容

原书共二十五篇。首篇《脏腑经络先后病》篇为全书的总纲，对疾病的病因病机、预防、诊断、治疗等方面都予以原则性的提示。第二至十七篇论述了37种病证，为内科范畴。第十八篇为外科范畴，论述了4种病证。第十九篇将不便归类的5种疾病合为一篇。第二十至二十二篇专论21种妇科病证。第二十三至二十五篇记载杂疗方和食物禁忌。

原书前二十二篇中，共涉及条文398条，包括60多种疾病，共载方205首（其中4首方剂只列方名而未见药物，即杏子汤、黄连粉、藜芦甘草汤和附子汤），用药155味。上述丰富的内容中，治疗手段除使用药物外，还采用针灸和饮食疗法，并重视临床护理。在药物治疗剂型方面，既有汤、丸、散、酒等内服药剂，也有熏、洗、坐、敷等外用药剂，并详细记载了药物的炮制、煎煮方法、服药方法和药后反应。

四、《金匮要略》的编写体例

原书以病分篇，每篇内容以条文的形式列出。对于疾病的分篇，有数病合为一篇，有一病独立成篇，也有将不便归类的病证合为一篇，更有分科论病。数病合篇的主要依据有：一是病机相仿，如中风与历节，两病均属广义风病范畴，皆有正虚邪犯的病机特点；血痹与虚劳，发病皆以阴阳气血亏虚为主，所以合为一篇。二是证候近似，如腹满、寒疝、宿食三病，都有腹部胀满和疼痛，在症状上有一定的联系；消渴、小便不利、淋证三病都有小便异常，故合为一篇。三是病位邻近，如惊、悸、吐、衄、下血和瘀血，均与心和血脉密切相关；呕吐、哕、下利三病，发病主因和病机虽不相同，但都属于胃肠病变故合为一篇。一病单独成篇的，如疟病、奔豚气、痰饮病、水气病、黄疸病等。第十九篇《趺蹶手指臂肿转筋阴狐疝蛔虫病》是将不便归类的疾病合为一篇。分科论病，如疮痈、肠痈、浸淫病均属外科病证，故合为一篇。这种数病合篇的体例，有利于鉴别相关病证的异同之处，便于掌握各种疾病的辨证论治规律。书中惟《五脏风寒积聚病》篇别具一格，主要论述五脏发病机理及证候、治法，其中肝着、脾约、肾着的治疗颇有实用价值，与书中各篇有所区别。

原书在条文的叙述上，常以问答的形式，论述疾病的脉因证治。对于每一方治，先叙述主要症状，再出方剂及煎服、善后调理法，便于学者系统掌握各篇所论述疾病的证治规律。其书写方法较为灵活，言简意赅。一是开门见山，直接给疾病以明确定义；二是借宾定主，突出疾病的特点；三是重视比较，将性质相似的条文列在一起，类比其异同，或将性质不同的条文列在一起，以资对比说明；四是详略有别，有时用许多条文解决一个问题，有时以一条原文说明许多问题。书中有详于此而略于彼者，须留意前后呼应；有详于方而略于证者，当以方测证；有详于证而略于方者，当据证立方。原书写作还略于一般而详于特殊，对于人们易知的证候和治法，各篇多有从略；对于人们容易忽略的证候和治法，则不厌其详地加以分析、比较、鉴别、说明。所以陈修园说："全篇以此病例彼病，为启悟之捷法。"这是很有见地的。

五、《金匮要略》的主要学术成就及贡献

原书继承了《内经》、《难经》的学术思想，不仅对中医方剂学和临床医学的发展起到重要的推动作用，而且充实与完善了中医学术理论体系，使中医基础理论、方药学、临床医学三位一体，形成了完整的、独具特色的中医学。

（一）《金匮要略》辨证论治的基本观点

1. 重视脏腑经络的病机变化 原书论治杂病的主要精神，是以整体观念为指导思想，以脏腑经络学说为基本论点，在明确病名诊断的基础上，将脏腑经络辨证作为杂病辨证的核心，认为疾病的产生，都是整体功能失调、脏腑经络病理变化的反应。从这一基本论点出

发，提出了根据脏腑经络病机和四诊八纲进行病与证结合的辨证方法。如在《脏腑经络先后病》篇中，根据整体观念及正气与邪气的关系，提出了"人禀五常，因风气而生长"的天人相应的观点，以及"若五脏元真通畅，人即安和"的生理状态；以脏腑经络分内外，提出了"千般疢难，不越三条"的病因分类；从阴平阳秘的角度出发，提出了"厥阳独行"的病机；依据人体内部各脏腑之间的相互关系，提出了"见肝之病，知肝传脾，当先实脾"等有关病机传变的理论。在诊断上，通过四诊举例，结合八纲，把疾病的各种临床表现具体落实到脏腑经络的病变上，示范性地运用了病与证结合的辨证方法。这种精神贯穿于全书各篇，例如《中风历节病》篇，以在络、在经、入腑、入脏的不同，对中风进行辨证，为后世将中风分为中经络、中脏腑奠定了基础；《水气病》篇根据水肿形成的内脏根源及其证候，分为心水、肝水、脾水、肺水和肾水；在疾病的命名上，肺痈、疮痈与肠痈，虽然均名为痈，但由于在脏、在腑、在肌肤脉络的不同，而有其不同的病理变化和临床特征。仲景创立的脏腑经络辨证方法，至今仍然有效地指导着临床实践。

2. 治病求本，注重人体正气　对于杂病的防治，原书根据天人相应及人体脏腑经络之间的整体性，提出未病先防、有病早治的思想。如《脏腑经络先后病》篇曰："若人能养慎，不令邪风干忤经络；适中经络，未流传脏腑，即医治之。"对于外感疾病的治疗以祛邪为主，内伤杂病的治疗以扶正为先，扶正亦即祛邪，如《呕吐哕下利病》篇曰："下利腹胀满，身体疼痛者，先温其里，乃攻其表，温里宜四逆汤，攻表宜桂枝汤。"对慢性衰弱疾病，尤为重视脾肾两脏。因为脾胃为后天之本、气血生化之源，肾是先天之本、性命之根，内伤病至后期，往往出现脾肾虚损证候，进而累及其他脏腑，致使病情恶化。故调补脾肾，是治疗内伤疾患的根本大法。这种思想可以从《血痹虚劳病》篇小建中汤、黄芪建中汤、肾气丸等方证中得以体现。对于虚实错杂，正虚邪实的病证，则在注重扶正的同时，也不忽视祛邪，这种扶正兼以祛邪的思想，可以从薯蓣丸、大黄䗪虫丸等方证中得以体现。对于邪实为患的病证，注重"因势利导"的同时不忘顾护正气，即按病邪所在的部位，近其势而就近引导，使之排出体外，亦达避免损伤正气的目的，如《水气病》篇曰："诸有水者，腰以下肿，当利小便；腰以上肿，当发汗乃愈。"即因势利导以去除病邪，达到治疗疾病的范例。又如桂枝茯苓丸行瘀化癥，或大乌头煎祛寒止痛，多在服法后加"不知稍增"或"不可一日再服"，即是避免因逐邪而损伤正气，不致病邪未去而正气已伤。

3. 建立辨证论治的杂病诊疗体系　在辨证与施治方面，仲景将辨证与施治紧密结合，形成融理法方药于一体的杂病临床诊疗思路。如《血痹虚劳病》篇曰："五劳虚极羸瘦，腹满不能食……内有干血，肌肤甲错，两目黯黑。缓中补虚，大黄䗪虫丸主之。"其中"五劳虚极羸瘦"为病因，"内有干血"为病机，"腹满不能食"、"肌肤甲错，两目黯黑"为主要症状，"缓中补虚"为治法，"大黄䗪虫丸"为方药。《腹满寒疝宿食病》篇曰："脉数而滑者，实也，此有宿食，下之愈，宜大承气汤。"其中"脉数而滑"为主要症状，"此有宿食"为病因，"实也"为辨证，"下之愈"为治则，"大承气汤"为方药。《消渴小便不利淋病》篇曰："脉浮，小便不利，微热消渴者，宜利小便发汗，五苓散主之。"其中"脉浮，小便不利，微热消渴"为主症，"利小便发汗"为治法，"五苓散"为方药。寥寥数语，道出了疾病的理、法、方、药，使杂病的辨证与施治有机地结合起来，将丰富的中医临床实践经验上升为理性认识，实现了中医临床医学在认识上的一次飞跃。

4. 同病异治，异病同治 原书对于方剂的运用，有时一病可用数方，有时一方可以多用，充分体现了"同病异治，异病同治"的精神。一病用两方、三方于同一条文的，在书中亦屡见不鲜，如《胸痹心痛短气病》篇曰："胸痹心中痞气，气结在胸，胸满，胁下逆抢心，枳实薤白桂枝汤主之；人参汤亦主之。""胸痹，胸中气塞，短气，茯苓杏仁甘草汤主之；橘枳姜汤亦主之"。又如《消渴小便不利淋病》篇曰："小便不利，蒲灰散主之；滑石白鱼散、茯苓戎盐汤并主之。"均是同病异治。又如痰饮病，治用苓桂术甘汤、八味肾气丸、五苓散、小半夏加茯苓汤、甘遂半夏汤或己椒苈黄丸，亦是同病异治。反之，不同的疾病，由于病因病机或病位相同，虽病名各异，症状不同，但其治法及用方亦可相同。例如原书中有五处用肾气丸：一是治脚气上冲，少腹不仁；二是治虚劳腰痛，少腹拘急，小便不利；三是治短气微饮；四是治男子消渴，小便反多，以饮一斗，小便一斗；五是治妇人烦热不得卧，但有饮食如故之转胞不得溺者。以上五病，虽然病名、症状有所不同，但病机皆属于肾阳虚衰，气化功能减退，故均可用肾气丸以扶助肾气。又如五苓散，既可用于治疗痰饮，又可用于治疗消渴，两病症状虽有差异，但皆属水邪为患，故均可用五苓散治疗。上述种种用法，形式上虽表现为一病可用数方，一方可治多病，但实质上仍反映了病与证相结合的辨证论治精神。

5. 急者先治，缓者后治 原书对于表里同病和痼疾加卒病的治疗，仲景强调先后缓急的治疗原则。如《脏腑经络先后病》篇曰："病，医下之，续得下利清谷不止，身体疼痛者，急当救里；后身体疼痛，清便自调者，急当救表也。"在表里同病同时出现时，首先应辨别证情的先后缓急，急者先治，缓者后治。若里虚证为急为重，应先救里而后治表，若先用汗法，一则损伤正气，必致外攻无力；二则里虚易致表邪内陷。所以，表里同病，可先表后里，亦可先里后表或表里同治，均当根据正气强弱和病情轻重来决定。在新旧同病时应先治新病，后治旧病，如《脏腑经络先后病》篇曰："夫病痼疾加以卒病，当先治其卒病，后乃治其痼疾也。"因卒病易除，故当先治，痼疾难拔，故亦缓图。

6. 注重整体护理 仲景十分注重整体护理，主要体现在以下几个方面：一是天人相应的护理观。如《脏腑经络先后病》篇曰："夫人禀五常，因风气而生长，风气虽能生万物，亦能害万物，……若人能养慎，不令邪风干忤经络。"说明自然界正常的气候有益于万物生长，反常气候能伤害万物，对于人体也不例外。因此，若人能内养正气，外慎邪风，与季节四时相应，就能保持健康无病。二是注重心理护理。《妇人杂病》篇指出"妇人咽中如有炙脔"、"妇人脏躁，喜悲伤欲哭"、"妇人之病，因……结气……或有忧惨，悲伤多嗔"，指出妇人杂病，其中一个主要原因就是七情所伤，肝气郁结，因此，要做好心理疏导，尽量减少情志致病因素。三是强调生活起居的护理。《脏腑经络先后病》篇指出"房事勿令竭乏，服食节其冷、热、苦、酸、辛、甘，不遗形体有衰，病则无由入其腠理"，"五脏各有所得者愈，五脏病各有所恶，各随其所不喜者为病"。认为不同的疾病，除药物治疗外，还应在生活起居、季节、气候以及饮食等方面给予不同的护理，勿使形体虚衰，使致病因素无从入侵，有利于病体的康复。四是注重药后护理。原书多数方剂之后都有药后护理。如大建中汤治疗脾胃虚寒所致的腹满痛，其服药"一炊顷，可饮粥二升，后更服，当一日食糜粥，温覆之"；防己黄芪汤治疗表虚之风湿，"服后当如虫行皮中，从腰下如冰，后坐被上，又以一被绕腰以下，温令微汗"。这些都反映了仲景医护并重的辨证思想，值得我们学习和借鉴。

（二）《金匮要略》的脉法

对病与脉证的关系，原书认为脉象可以反映脏腑经络的病理变化，以及疾病的吉凶顺逆。因此，据脉论理成为原书的一大特色。现归纳为以下几点：

1. 指出某一病证的主脉　如《水气病》篇曰："脉得诸沉，当责有水。"《疟病》篇曰："疟脉自弦。"《血痹虚劳病》篇曰："夫男子平人，脉大为劳，极虚亦为劳。"分别以"沉"、"弦"、"大"、"虚"说明水气病、疟病和虚劳病的主脉。

2. 借脉象来说明病因病机　如《胸痹心痛短气病》篇曰："夫脉当取太过不及，阳微阴弦，即胸痹而痛。"说明胸痹心痛的病机为上焦阳虚，下焦阴寒内盛，上乘阳位，痹阻胸阳，即为胸痹心痛。又如《中风历节病》篇曰："寸口脉沉而弱，沉即主骨，弱即主筋，沉即为肾，弱即为肝。"就是从脉象说明历节病的病因病机与肝肾不足有关。

3. 用脉象来指明病位　如《脏腑经络先后病》篇曰："病人脉浮者在前，其病在表；浮者在后，其病在里。"指出脉浮在关前者，其病在表，为正气抗邪于表；反之，脉浮在关后者，其病在里，为阳气不能潜藏。

4. 用脉象来指导辨证　如《痰饮咳嗽病》篇曰："脉双弦者，寒也，皆大下后喜虚，脉偏弦者，饮也。"苦寒攻下，损伤里阳，所以脉双弦，痰饮留于局部，影响气血运行，故见脉偏弦。又如《肺痿肺痈咳嗽上气病》篇曰："脉数虚者为肺痿，数实者为肺痈。"因肺痿是阴虚有热，肺痈是实热壅聚，病情一实一虚，迥然不同，故前者脉象数而虚，后者数而实。

5. 用脉象来指导治疗　如《肺痿肺痈咳嗽上气病》篇曰："咳而脉浮者，厚朴麻黄汤主之；脉沉者，泽漆汤主之。"两方证均有咳嗽，若脉浮而病机偏于上近于表者，以厚朴麻黄汤宣降，脉沉而病机偏于里结于胸胁者，以泽漆汤攻逐。

6. 凭脉象判断预后　如《水气病》篇曰："水病脉出者，死。"水气病脉暴出，浮而无根，为真气外脱，预后不良。又如《痰饮咳嗽病》篇曰："脉弦数，有寒饮，冬夏难治。""久咳数岁，其脉弱者可治，实大数者死。"说明寒饮夹热，寒温难调，冬夏难治。久咳脉弱为顺，若见实大数，为正虚邪盛，预后不良。原书虽非脉学专著，但所论脉法，却有不少精辟之处，值得很好的继承和研讨。

（三）《金匮要略》的治法方药

原书根据《内经》立法处方的一般原则，载方205首，这些处方配伍严谨，用药精当，化裁灵活，功效卓著，因此被后世尊为方书之祖、医方之经。原书所载方剂临床应用甚广，包括内、外、妇、儿，体现了汗、吐、下、和、温、清、消、补八法，大体可分为18类：桂枝汤等为解表剂，瓜蒂散为涌吐剂，大承气汤、小承气汤、大黄附子汤、麻子仁丸为泻下剂，小柴胡汤为和解剂，大柴胡汤、厚朴七物汤、乌头桂枝汤为表里双解剂，大乌头煎、通脉四逆汤为温里回阳剂，泻心汤、白头翁汤为清热泻火剂，枳术丸、鳖甲煎丸为消痰化积剂，当归生姜羊肉汤、八味肾气丸为补益剂，酸枣仁汤、甘麦大枣汤为安神剂，桃花汤、桂枝加龙骨牡蛎汤为固涩剂，半夏厚朴汤、枳实薤白桂枝汤为理气剂，大黄䗪虫丸、桂枝茯苓丸、温经汤、黄土汤、柏叶汤为理血剂，茵陈蒿汤、苓桂术甘汤、防己黄芪汤、桂枝芍药知母汤、麻杏苡甘汤为祛湿剂，皂荚丸、苓甘五味姜辛汤为祛痰剂，乌梅丸为驱虫剂，大黄牡丹皮汤为治疮痈剂。

在组方用药时，重视单味药物的作用，如苦参杀虫除湿热以治疗狐惑病阴部蚀烂，常山或蜀漆清热化痰治疗牡疟，百合甘寒滋阴润燥治疗百合病，茵陈、大黄清热利湿退黄治疗黄疸。更注意药物配伍后的协同作用，药物在原有功能的基础上，经过适当配伍，可增强疗效，扩大适应范围，这在原书中有很多实例。如桂枝一味，配伍应用于不同方剂中，可以发挥不同的功效。桂枝汤、黄芪桂枝五物汤调和营卫，枳实薤白桂枝汤、炙甘草汤温通阳气，五苓散、苓桂术甘汤温化水饮，桂枝加桂汤、桂苓五味甘草汤平冲降逆，小建中汤、黄芪建中汤健运中气，乌头桂枝汤散寒止痛，桂枝茯苓丸、温经汤化瘀散结。又如附子，在四逆汤中合干姜，可增强回阳救逆之力；在白术附子汤中合白术，可收到温散寒湿之效；在薏苡附子散中合薏苡仁，可以缓急止痛；在乌头赤石脂丸中合乌头，可以峻逐阴邪；在附子粳米汤中合粳米，可温中除湿，降逆止痛；在大黄附子汤中合大黄，可以温阳通便，攻下寒积；在黄土汤中合灶心黄土、白术等，可以温脾摄血。

原书遣方用药，加减变化，灵活自然，充分体现了按法立方、据证用药的原则。一是药味的加减变化，如治疗胸痹病，主方是瓜蒌薤白白酒汤，若见水饮上逆而不得卧者，加半夏降逆化饮，此为瓜蒌薤白半夏汤；若见"胸满，胁下逆抢心"，则加枳实、厚朴、桂枝以降逆气，此为枳实薤白桂枝汤。二是药物剂量的加减变化，如小建中汤中倍芍药，以缓急止痛；桂枝加桂汤中重用桂枝平冲降逆；通脉四逆汤中重用干姜、附子回阳救逆；厚朴三物汤君厚朴理气除满。以上方剂既体现了方剂的命名，又含有辨证论治的意义。正如唐宗海所说："仲景用药之法，全凭乎证，添一证则添一药，易一证亦易一药。"

原书还注重药物的炮制、煎服方法。例如附子一味，回阳救逆者宜生用，多伍干姜；止痛者多炮用，不伍干姜；发作性疼痛，或历节疼痛不可屈伸，则用乌头，因其止痛效果较附子强，但须与白蜜同用，既能缓解乌头毒性，又能延长疗效。煎药分先煎和后下，或取其气，或取其味。如茵陈蒿汤，先煮茵陈可缓祛其湿，后入大黄、栀子可峻攻其热。服法有顿服取药力充足，分服使药力持久，中病止后服以免药量过多而损伤正气；以病家服药反应和体质强弱定服药量，如小青龙汤"强人服一升，羸者减之，日三服，小儿服四合"。赤丸"日再夜一服，不知，稍增之，以知为度"。十枣汤"强人服一钱匕，羸人服半钱"。这些方法都是原书总结前人的经验，并通过自己的实践，证明是行之有效的。

六、学习目的与方法

（一）学习目的

1. 掌握杂病诊治规律，拓宽临床思路，提高综合分析和诊治疑难病证的能力　本课程是一门整体性和综合性较强的理论提高课，书中所述内容从基础理论到方剂，从内科、外科、妇产科疾病的诊疗技术到临床思维方法，无所不有。与现行《内科学》、《外科学》及

《妇科学》相比，原书所述病证的范围、思路及内容皆有其特色。通过对本书的学习，对拓宽临证思路，提高综合分析能力和诊治疑难病证水平均有其重要作用。

2. 认识把握治疗疾病全过程的重要性 辨证论治的全过程应当包括理、法、方、药直至药物炮制、煎服方法、药后反应及处理等。原书不仅重视杂病的辨证论治，而且也重视易被医家忽视的、影响疾病诊疗效果的各个环节，并对此作了详细的记载。如乌头汤方后"强人服七合，弱人服五合，不差，明日更服，不可一日再服"；栝蒌瞿麦丸方后"饮服三丸，日三服，不知增至七八丸，以小便利，腹中温为度"；麻杏苡甘汤方后"温服，有微汗，避风"；百合地黄汤方后"中病，勿更服。大便当如漆"。这在当前的临床医疗中仍具有重要的实践意义。

3. 提高阅读古医籍的能力 原书条文文字古奥，言简意赅，在写作方法上，有其时代特色。通过学习，可以提高学者阅读古典医籍的能力，并掌握仲景的学术思想及杂病的诊疗规律。

（二）学习方法

1. 打好古文基本功，注意文法特点 原书成书久远，文法颇具特色，阅读原书，需要一定的古文基础，并注意汉代文法。省文法，即条文中某些词语的省略。如《痉湿暍病》篇曰："风湿，脉浮、身重，汗出恶风者，防己黄芪汤主之。"此处不言身体疼痛，亦是省文法。倒装法，指文中某些内容的倒装排列文法。如《水气病》篇曰："里水者，一身面目黄肿，其脉沉，小便不利，故令病水，假如小便自利，此亡津液，故令渴也，越婢加术汤主之。"这里的"越婢加术汤"句应接在"故令病水"句下，如见小便自利而渴之亡津液的征象，则不宜此方。插入法，指文中出现的插笔。如《黄疸病》篇曰："寸口脉浮而缓，浮则为风，缓则为痹，痹非中风，四肢苦烦，脾色必黄，瘀热以行。""痹非中风"一句即属插笔，意在强调此与伤寒太阳中风脉浮缓的鉴别。

2. 方证互测 以方测证，即从方药推测证候、症状。如《痉湿暍病》篇曰："湿家身烦痛，可与麻黄加术汤发其汗为宜，慎不可以火攻之。"此条文虽不言发热、恶寒、无汗等风寒表证，但从麻黄加术汤推测，可知当有上述症状。以证测方，即从病证推断其治疗方药。如肺痿一病，根据本病由于津亏热盛，致脉虚数、咳嗽、吐涎沫等症，当用生津润燥、降逆止咳之法，结合篇内条文，其治火逆上气的麦门冬汤可治此病。

3. 前后条文联系比较 原书各篇或同篇条文，常有连贯和共同性，当相互联系参照。如《水气病》篇的五脏水，应与《痰饮病》篇的水在五脏相互参看，则知此为水气，彼为痰饮，两者同类而异名，故有些治疗方剂，可以通用。如《消渴小便不利淋病》篇，三病证同属肾与膀胱疾患，其成因亦有相同之处，故三病所出之方可以通用。百合病与妇人脏躁皆是精神失常的情志之病，也当联系起来，比较区别，这对临床实践大有益处。

4. 联系《伤寒论》，参读《内经》、《难经》，旁通各注家 《金匮要略》为《伤寒杂病论》的杂病部分，其论治杂病的思想很多来源于《内经》、《难经》，并为后代医家继承与发扬。因此，在学习本门课程的同时，应当联系《伤寒论》、《内经》、《难经》，并参考注家言论，有助于理解仲景论治杂病之深意。原书与《伤寒论》有很多共同之处，即均以脏腑经络病机为理论基础，均以"病脉证治"为篇名，两者如《腹满寒疝宿食病》篇、《呕吐哕下利病》篇与《伤寒论》的阳明病、太阴病，所论方证病机相似，所出治法及方药可以通用。

5. 结合临床实际 原书是一部临床实践性较强的医学专著，自问世以来，便有效地指导着临床医疗实践，历代医家对其疗效都作了充分的肯定。林亿等在《金匮要略方论序》中说："尝以对方证对者，施之于人，其效若神。"张元素称本书"治杂病若神"。徐洄溪赞本书之方"所投必效，如桴鼓之相应"。近人曹颖甫《医方实验录》、赵守真《治验回忆录》均载有不少疑难病案，印证了本书的临床效果。故联系实际，结合临床，在观察、思考与实践运用中加深对原书的理解，并提高动手能力是十分重要的。

第一章

脏腑经络先后病脉证第一

人体内部脏腑之间、人体与自然界之间均是一个有机的整体，一脏有病可传他脏，一经有病可传他经，经络受邪可传脏腑，脏腑病变可反映于经络的循行部位。本篇阐述脏腑经络先后病的传变规律，为全书之总纲。

一、病因、发病及预防

【原文】

问曰：上工[1]治未病，何也？师曰：夫治未病[2]者，见肝之病，知肝传脾，当先实脾，四季脾王[3]不受邪，即勿补之；中工不晓相传，见肝之病，不解实脾，惟治肝也。

夫肝之病，补用酸，助用焦苦，益用甘味之药调之。酸入肝，焦苦入心，甘入脾。脾能伤[4]肾，肾气微弱，则水不行；水不行，则心火气盛；心火气盛，则伤肺；肺被伤，则金气不行；金气不行，则肝气盛。故实脾，则肝自愈。此治肝补脾之要妙也。肝虚则用此法，实则不在用之。

经曰："虚虚实实，补不足，损有余"，是其义也。余藏准此。（1）

【校注】

[1] 上工：指高明的医生。

[2] 治未病：指治未病的脏腑。

[3] 四季脾王：王，通旺。脾属土，土寄旺于四季之末，即农历三、六、九、十二月之末18天为脾土当令之时。此处可理解为一年四季脾气都很健旺之意。

[4] 伤：为制约、抑制之意。

【提要】

本条从人体内部脏腑相关的整体观念出发，阐明脏腑疾病相传的规律，重点论述"治未病"的杂病治疗原则。

【析义】

第一段指出上工通晓脏腑之间相互传变的规律，并举肝实脾不旺之病例，强调先治不旺之脾，防止肝病传脾；中工则不明疾病相传之理，只知见肝治肝，致使一脏之病，累及他脏。上工知晓唯有实邪则传，故见肝实之病，知其肝邪必传其所制约、克伐的脾，此谓"见肝之病，知肝传脾"。若肝病发生在四季脾旺之时，脾气得天时之助则不受肝邪之传，此时则不宜实脾。中工不晓肝实传脾之理，只知见肝治肝，结果肝病未愈，脾病又起，肝脾俱病，是缺乏整体观的治疗方法。

　　第二段指出肝虚之病，宜直补肝脏，兼扶心脾。酸入肝，肝虚当补之以本味，所以补用酸；焦苦入心，心为肝之子，子能令母实，所以助用焦苦；甘入脾，甘味之药能调和中气，所以益用甘味之药。肝木既虚，肺金必然会侮其所胜的肝，这是五行生克制化的规律所决定的。所以，在肺金未侮肝木之前，就得用酸味药来补肝的本体，用焦苦味药以助心之少火。助心之少火有两种作用：其一，心旺可以感气于肝；其二，心之少火旺可以制约肺金，肺金受制，则木不受克而肝病自愈。至于用甘味药来调和脾土，目的在于补土制水，肾的阴寒水气不亢而为害，则水不凌心，心的少火之气旺盛，则能制约肺金，肺金受制，肺的邪气不致乘侮肝木，则肝之本气自盛；且土能荣木，脾气健旺，有助于改善肝虚的病变。原文"伤"字应理解为"制"。

　　第三段指出治病当分虚实，切忌虚其虚，实其实。补不足，损有余，为治疗虚实疾病的正治原则。"余脏准此"者，谓不仅肝病当如上述虚实异治，其余四脏，亦可照此类推。

　　【研讨】

　　本条强调治未病的重要性，足见仲景预防为主，防重于治的学术思想。已病防传的关键，在于从整体观念出发，掌握疾病的传变规律，及时进行预防性治疗。本条所论，在临床运用上很有指导意义。临床上遇到肝病往往先见头昏、胁痛、胸闷、脉弦，以后饮食减少、乏力、便溏、舌苔白腻等脾脏症状相继出现，治疗时如能兼顾脾脏，就会收到满意的效果。对于肝实证，脾虚时固然应该实脾，就是脾不虚在泻肝时也应照顾脾脏。如使用苦寒泻肝时，要注意不可太过而损伤脾气，必须掌握适当。再如后世舒肝解郁的逍遥散，方中所用的白术、炙甘草等，即是泻肝顾脾之法。对于肝虚证，尤须顾脾，因培土可以荣木。如后世根据本文酸甘焦苦合用的原则，选用白芍、五味子、山茱萸、酸枣仁、当归、丹参、地黄等药，配以炙甘草、淮小麦、大枣等品，治疗有头目眩晕、视力减退、失眠多梦、舌光红、脉弦细的肝虚证，此即补肝顾脾之法。

　　【原文】

　　夫人稟五常[1]，因風氣[2]而生長，風氣雖能生萬物，亦能害萬物，如水能浮舟，亦能覆舟。若五藏元真[3]通暢，人即安和。客氣邪風[4]，中人多死。千般疢難[5]，不越三條：一者，經絡受邪，入藏府，為內所因也；二者，四肢九竅，血脈相傳，壅塞不通，為外皮膚所中也；三者，房室、金刃、蟲獸所傷。以此詳之，病由都盡。

　　若人能養慎，不令邪風乾忤[6]經絡；適中經絡，未流傳藏府，即醫治之。四肢纔覺重滯，即導引[7]、吐納[8]、針灸、膏摩[9]，勿令九竅閉塞；更能無犯王法、禽獸災傷，房室勿令竭乏，服食[10]節其冷、熱、苦、酸、辛、甘，不遺形體有衰，病則無由入其腠理。腠者，是三焦通會元真之處，為血氣所注；理者，是皮膚藏府之文理也。（2）

　　【校注】

　　[1] 五常：即五行。

〔2〕风气：这里指自然界的气候。

〔3〕元真：即元气或真气。

〔4〕客气邪风：外至曰客，不正曰邪，泛指能令人致病的不正常气候。

〔5〕疢（chèn 趁）难：即疾病。

〔6〕干忤：侵袭或侵犯之意。

〔7〕导引：《一切经音义》云："凡人自摩自捏，伸缩手足，除劳去烦，名为导引；若使别人握搦身体，或摩或捏，即名按摩也。"

〔8〕吐纳：是调整呼吸的一种养生却病方法。口吐浊气曰吐故，鼻纳清气曰纳新。

〔9〕膏摩：用药膏摩擦体表一定部位的外治方法。

〔10〕服食：即衣服、饮食。

【提要】

本条从人与自然密切相关的整体观念出发，论述疾病发生的原因，强调预防重于治疗和对疾病应早期治疗。

【析义】

本条可分四段阐释。"夫人禀五常……亦能覆舟"为第一段。论述人之生长病死与自然界气候密切相关。而人之所以生长发育，与自然界的风暑湿燥寒"五气"及"木火土金水""五行"息息相关。此"人禀五常"之义也。"因风气而生长"，可理解为人体的脏腑功能活动与自然界正常的气候密切相关，"风气虽能生万物，亦能害万物"，进一步指出自然界正常的气候能生长万物，从一年四季的气候特点来看，春风、夏暑、秋燥、冬寒的规律，对生物的生长收藏是必须的条件，但是不正常的气候能伤害万物，自然规律一旦反常，必然影响生物的正常活动，如不能适应这样的气候，就会产生疾病。

"若五脏元真通畅……中人多死"为第二段。论述人体之健康与疾病和正气的盛衰密切相关。若五脏元真通畅，抗病力强，人即健康，虽有不正常的气候，亦不会伤人致病，此即《素问遗篇·刺法论》所谓"正气存内，邪不可干"及《素问·上古天真论》"精神内守，病安从来"之意；反之，若五脏元真之气衰弱，营卫失调，抗病能力减弱，则易遭"客气邪风"的侵袭，导致疾病发生，甚至"中人多死"。《素问·评热病论》所谓"邪之所凑，其气必虚"是也。此段既强调人体正气的重要性，也未忽视邪气的致病作用。

"千般疢难……病由都尽"为第三段。论述一切疾病发生的原因，可归纳为三条。疾病种类虽多，但归纳起来"不越三条"。五脏元真之气不能内守，脏腑正气先虚，易招引外邪内入，此即"内所因"也；卫外阳气不足，外邪不能内入脏腑，仅仅侵犯皮肤，出现四肢九窍血脉壅塞，气血不能畅通运行，故谓"外皮肤所中也"；人为形成的不慎调摄和难于避免的意外病痛，如因纵欲而房室过度，暗耗肾精，可导致未病先虚或未老先衰；或因金刃虫兽伤及肌肤经络和脏腑气血，因其既非内因，又非外至的客气邪风，故后世称为不内外因。

"若人能养慎……是皮肤脏腑之文理也"为第四段。强调预防重于治疗和对疾病应早期治疗的具体方法。"养慎"，指人要善于保养、调摄，外慎风寒。仲景提出了三项具体措施：①节制房室，"勿令竭乏"。②服食适宜。③其他方面，如防备金刃、虫兽的伤害。若一时不慎，感受病邪，必须早期治疗。至于早期治疗的方法，比如四肢刚刚感觉重着不适，即用导引、吐纳、针灸、膏摩等方法，使机体气血畅行，抗病能力提高，以驱邪外出。早期失治，病邪深入可导致"九窍闭塞"，甚至"流传脏腑"，治疗就困难了。"不遗形体有衰，病则无由入其腠理"是养慎防病和早期治疗疾病的目的。腠理是泛指皮肤、肌肉、脏腑的纹理以及皮肤、肌肉间隙交界处的结缔组织，为三焦所主，既是元真相会之处，又是渗泄体液、血气流注之处，有防御外邪内侵的功能。若人的形体不衰，病邪无从侵入腠理，也就不能"干忤经络"，更不会"流传脏腑"了。

【研讨】

条文（1）言人体内部各脏腑之间是相互关联的有机整体，本条言人体与外界自然环境存在着不可分割的统一关系。两条原文分别从内外两个方面，以整体观念为指导，论述脏腑之间先后病以及脏腑与经络之间先后病的传变规律，阐明了未病先防、有病早治的原则。

宋代陈无择在仲景病因学的基础上提出了"三因学说"，明确地把病因分为内因、外因和不内外因。陈无择以内伤外感分内外，三因中无主次之分，与仲景病因学有明显区别。

【原文】

問曰：有未至而至[1]，有至而不至，有至而不去，有至而太過，何謂也？師曰：冬至之後，甲子[2]夜半少陽[3]起，少陽之時，陽始生，天得溫和。以未得甲子，天因溫和，此為未至而至也；以得甲子，而天未溫和，為至而不至也；以得甲子，而天大寒不解，此為至而不去也；以得甲子，而天溫如盛夏五六月時，此為至而太過也。（8）

【校注】

[1] 未至而至：前"至"指时令，后"至"言气候。下同。本句指时令未到而气候已到。

[2] 甲子：是古代用天干、地支配合起来计算年月日的方法。天干十个（即甲、乙、丙、丁、戊、己、庚、辛、壬、癸），地支十二个（即子、丑、寅、卯、辰、巳、午、未、申、酉、戌、亥），相互配合，始于甲子，终于癸亥，共六十个。"甲子"在这里是指冬至后六十日第一个甲子夜半，此时正当雨水节。

[3] 少阳：是古代用来代表时令的名称。古人将一年分为三阴三阳六个阶段，各六十天，自少阳始，至厥阴止。详见《难经·七难》。

【提要】

本条论述时令气候的正常和异常变化情况。

【析义】

春温、夏热、秋凉、冬寒是正常的自然规律，有益于万物生长。在正常情况下，冬至后六十天的雨水节，阳气始生，天气温和，时令与气候相应。但如果出现以下情况则属异常：①未至而至：未到雨水节，天已温和。②至而不至：已到雨水节，天气尚未温和。③至而不去：已到雨水节，而天气仍严寒不解。④至而太过：已到雨水节，而天气温热如盛夏五六月时。气候正常，有利于万物生长，反之，非其时而行其气，则易患病。

【研讨】

本条根据时令季节的转移推测气候的变化，认为四时气候的变化应维持一定的常度，只有这样才能适应万物的生存；气候的太过或不及，都可能影响人体，导致疾病的产生，此乃"风气虽能生万物，亦能害万物"的具体体现。治疗上应根据不同季节气候特点合理用药，因时制宜。

【原文】

問曰：陽病[1]十八，何謂也？師曰：頭痛、項、腰、脊、臂、腳掣痛。陰病[2]十八，何謂也？師曰：欬、上氣、喘、噦、咽、腸鳴、脹滿、心痛、拘急。五藏病各有十八，合為九十病；人又有六微，微有十八病，合為一百八病，五勞[3]、七傷[4]、六極[5]、婦人三十六病[6]，不在其中。

清邪居上，濁邪居下，大邪中表，小邪中裏，槃飪[7]之邪，從口入者，宿食也。五邪中人[8]，各有法度，風中於前[9]，寒中於暮，濕傷於下，霧傷於上，風令脈浮，寒令脈急，霧傷皮腠，濕流關節，食傷脾胃，極寒傷經，極熱傷絡。（13）

【校注】

[1] 阳病：指外表经络的病证。

[2] 阴病：指内里脏腑的病证。

[3] 五劳：《素问·宣明五气》及《灵枢·九针论》均以久视伤血、久卧伤气、久坐伤肉、久立伤骨、久行伤筋为"五劳所伤"。

[4] 七伤：《诸病源候论·卷三·虚劳候》七种劳伤为：大饱伤脾；大怒气逆伤肝；强力举重、久坐湿地伤肾；形寒饮冷伤肺；忧愁思虑伤心；风雨寒暑伤形；大恐惧不节伤志。

[5] 六极：指极度虚损的病证。《诸病源候论·卷三·虚劳候》指气极、血极、筋极、骨极、肌极、精极。

[6] 妇人三十六病：《诸病源候论·卷三十八·带下三十六疾候》谓十二症、九痛、七害、五伤、三痼。

[7] 槃（gǔ 谷）飪（rèn 任）：槃，音义同谷。飪，熟食也，此指饮食。

[8] 五邪中（zhòng 众）人：指风、寒、湿、雾、饮食五种病邪侵入人体。

[9] 前：指午前。

【提要】

本条以脏腑经络学说和六淫病因学说为理论依据，论述病证的分类方法和计数，以及五邪中人的一般规律。

【析义】

第一段将一切疾病的证候加以归类。"阳病"指三阳之病，因三阳主外属表而在经络。凡外感之病，无论干及皮肤或筋骨，总在身体躯壳之外的阳位，故称为"阳病"。阳病的病证有六种，即"头痛、项、腰、脊、臂、脚掣痛"。阳病有营病、卫病、营卫交病的不同，故一病有三，三六一十八，故曰阳病十八。而"阴病"者，指三阴之病，因三阴主内，病在脏腑之里的阴位，故称为"阴病"。阴病的病证有九种，即"咳、上气、喘、哕、咽、肠鸣、胀满、心痛、拘急"，阴病有或虚或实之异，故一病有二，九二一十八，故曰阴病十八。"五脏病各有十八，合为九十病"是指风寒暑湿燥火六淫为病，脏腑受邪，有在气分、血分、气血并受之别，则为十八病，五脏合得九十病。"六微"即六淫中于六腑，因腑病较轻称为六微。六微亦有气分、血分及气血兼病之别，三六合为十八，六个十八，合为一百零八病。以上阳病十八、阴病十八、五脏病九十、六微病一百八，均是六淫外感所致，而内伤所致的"五劳、七伤、六极、妇人三十六病"，"不在其中"。

第二段论述五种病邪的特性及其中人的规律，从而认识疾病的轻重缓急。"清邪居上"指雾露之邪为湿邪中之轻清者，故伤人则上先受病；"浊邪"为水湿秽浊之邪，因其重着，故伤人多中于下；"大邪"乃风邪，其性散漫，中人肌表为多；"小邪"乃寒邪，其性紧束，常中经络之里；槃饪之邪即宿食，从口而入，损伤脾胃。"五邪中人，各有法度"指五邪侵袭人体各有一定的法度可循，这是因为不同的病邪属性不同，故虽由外而入，但中人部位与疾病的表现各具不同的特征。如"风中于前"，因风为阳邪，故其中人，多在午前阳旺之时；"寒中于暮"者，寒为阴邪，日暮之时，阴盛阳衰，阴寒易乘虚内袭，故中于日暮；"湿伤于下"者，因湿性重浊黏滞，故阴湿中人，必身半以下先受其病；"雾伤于上"者，因雾露之邪为湿中轻清之邪，故伤人多中于上部；"风令脉浮"者，因风性主动，其性开泄，风邪袭表，脉气鼓动于外，故多见浮缓脉；"寒令脉急"者，因寒性凝滞收引，故寒邪中人能束缚经脉气血之运行，脉多紧急。"雾伤皮腠"者，雾露之邪，伤人轻浅，仅干及皮肤肌腠，多见头痛鼻塞等证；"湿留关节"者，湿邪由肌肤直入经络而不得外出，必然会渗注于关节空隙处而致关节烦疼、腿酸、足软、麻痹不仁之证；"食伤脾胃"者，脾主运化，胃主纳谷，故饮食不节，则伤脾胃。"极寒伤经，极热伤络"者，直行者为经，旁支者为络，经脉在里为阴，络脉在外为阳。寒气归阴，故中寒之病，多伤十二经脉，热气归阳，故极热之病，多伤十五络脉。

【研讨】

临床上应根据五邪中人的不同特点采取灵活的治疗措施。如足太阳膀胱经主一身之表而统营卫，易被寒邪所伤，此即"极寒伤经"，可适当选用麻黄、附子、细辛、柴胡等治之。暑热之邪易犯肺胃而不伤经，加之热甚汗液大出，耗伤水津，甚至迫血妄行而见出血，为"极热伤络"之证，选用桑叶、薄荷、青蒿入络清透之药有效。临床见有经寒络热者，应当温经清络；见有络寒经热者，则宜温络清经。通经多用温甘，通络则宜辛香。

二、病机

【原文】

問曰：經[1]雲："厥陽[2]獨行"，何謂也？師曰：此為有陽無陰，故稱厥陽。（10）

【校注】

[1] 经：指古代医经，何书失考。

[2] 厥阳：厥，作"尽"、"逆"、"极"解。厥阳，即阳气偏盛至极，孤阳上逆。

【提要】

本条论述厥阳的病机，并以此提示一切疾病的病理变化，都是人体阴阳失去相对平衡的结果。

【析义】

《素问·生气通天论》云："阴平阳秘，精神乃治，阴阳离决，精气乃绝。"人体阴阳相互资生消长，处于相对平衡协调状态，这是正常的生理现象。人体阴阳升降保持平衡协调，也是阴阳运动的机制之一。假如阴气衰竭，阳气失去依附，则有升无降而导致"有阳无阴"的"厥阳独行"病变。临床上常见到的肝阳上亢而面赤眩晕，甚至跌仆之类病证，即是本条所述病理的引证。

【研讨】

"有阳无阴"是阴阳失调的一种病理变化。阴阳失调，不仅是阴不制阳和阳不制阴的病理概括，而且也可概括脏腑、经络、气血、营卫的关系失调，以及气机升降出入运动的失常。由于六淫、七情、饮食、劳倦等因素作用于人体，均须使机体内部阴阳失去相对平衡才能形成疾病。故可以说阴阳失调是导致疾病的总病机，因而调整阴阳使之归于平衡也就很自然地成为防病的根本要求了。本条的临床表现，诸如高年肝肾阴衰，孤阳独亢，产后阴虚阳越的汗出，温病后期热入下焦的阴虚动风等证，其病理均为厥阳之属。

三、辨证

（一）望诊

【原文】

問曰：病人有氣色見於面部，願聞其說。師曰：鼻頭色青，腹中痛，苦冷者死（一雲腹中冷，苦痛者死）；鼻頭色微黑色，有水氣；色黃者，胸上有寒；色白者，亡血也。設微赤非時[1]者死。其目正圓者痙，不治。又色青為痛，色黑為勞，色赤為風，色黃者便難，色鮮明者有留飲。（3）

【校注】

[1] 非时：此言非当令之时。

【提要】

本条论望面部之气色诊察疾病及判断预后。

【析义】

"气色"乃五脏六腑之精华，藏于内者为"气"，见于外者为"色"。以望鼻之气色为例。鼻居面中，属脾土所主，又称面王，鼻为肺窍，司呼吸而能吐故纳新，故肺脾无病时，鼻色明润微黄。如观其病人鼻头色青，多系腹中冷痛，若鼻头苦寒冷者主病危。若病人鼻头色青，系脾肺阳气不足，下焦阴寒上犯阻碍气血，气血不通必痛；鼻属土，其色微黄为无病，若"鼻头色微黑"，黑为水之色，今肾虚不能主水，脾虚不能制水，则水气上泛中土，故曰"鼻头色微黑者，有水气"。"色黄者，胸上有寒"，"寒"者指寒饮，"色黄"指面部和鼻呈黯黄色。此因中焦阳虚，水聚为饮，寒饮内停中焦，上干胸阳，故见胸上有寒饮。"色白者，亡血也。设微赤非时者死"。面色枯白，是血虚不能上荣于面，乃失血亡血之象。若失血之后，面色不枯白，微赤之色出现于两颧，此为血去阴伤，虚阳上浮之象，而且这种微赤之色，又不在气候炎热的夏季，而在其他季节出现，提示预后不佳。"目正圆"是两眼直视不能转动，说明五脏精气亡绝，不能上荣于目，属肝风内动的危证，可发展至目盲。"色青为痛"指面色青黯或青黑，为血脉凝涩之色。气滞血瘀，不通则痛，常见腹痛等证。"色黑为劳"指面色黯黑如煤炭，为劳伤肾气，肾之精气不足，气血不能上荣于面，故肾色外露。"色赤为风"指外感初起，风热拂郁在表，不能得小汗出，亦可见面色正赤。"色黄者，便难"，多见于黄疸病，黄为脾色，若其色鲜明，是湿热蕴结，脾气郁滞，多有大便难症。"色鲜明者有留饮"指目胞下浮肿如卧蚕，光亮鲜明，是脾胃气虚，水饮泛溢之象，故判断为留饮或有水气。

【研讨】

《素问·脉要精微论》指出："精明五色者，气之华也。"人体五脏六腑的精华气血，显露于外，表现为气色。故望色可知脏腑的盛衰、气血的有余与不足。所以望色在望诊中是一个很重要的内容。临床望色应注意分部，每因分部不同，主病亦不同，同时应结合整个面部进行全面观察，由于同一色泽，主病不尽相同，故还应结合全身具体病情进行分析，辨证才能全面。

（二）闻诊

【原文】

师曰：病人语声寂然[1]喜惊呼者，骨节间病；语声喑喑然[2]不彻者，心膈间病；语声啾啾然[3]细而长者，头中病（一作痛）。（4）

【校注】

[1] 寂然：谓安静无声。

[2] 喑（yīn音）喑然：喑，默也，哑也。谓语声低微而不清澈。

[3] 啾（jiū纠）啾然：形容语声细小而长。

【提要】

本条论述闻病人语声以辨别病位。

【析义】

"病人语声寂然，喜惊呼者，骨节间病"，盖《素问·宣明五气》篇谓"五气所病……肝为语（多言）"，今病人由缄默无声而变为"喜惊呼"者，是病在肝与肾也。肝主筋，在声为呼，肾主骨，在声为呻，病人突然惊呼叫号，或呻吟不止，必有筋骨关节阵发性剧烈疼痛。

"语声喑喑然不彻者，心膈间病"，因心主言，肺主声，由于痰涎、水饮、热邪壅滞心肺，胸中大气不转，气道不畅，气之出入升降受阻，影响声音外达，声出不扬，故见"语声喑喑然不彻"也。此病在心膈间也。

"语声啾啾然细而长者，头中病"。肾之声为呻，"语声啾啾然细而长"，说明邪从太阳经脉直达巅顶（足太阳与足少阴互为表里）而成头中病。由于痛在头中，如作大声则震动头部，其痛愈甚，故其声不敢扬；而胸膈气道正常无病，故声音虽细小但清长。

【研讨】

语声虽发于喉咙，实关于五脏。故林之翰谓："五脏安畅，则气藏于心肺，声音能彰。"正常人，其语声虽有高低急徐之不同，总不离发音自然，声音均匀和畅，一有反常，便是病音。《素问·阴阳应象大论》谓："在脏为肝……在声为呼……在脏为心……在声为笑……在脏为脾……在声为歌……在脏为肺……在声为哭……在脏为肾……在声为呻"，故闻五声可知病处，不同病音反映不同病变，对诊断脏腑气血津液的盛衰、发音器官的疾病、不同性质疾病的病变部位以及病人情志变化等，都有一定的参考价值。

（三）切诊

【原文】

師曰：病人脈浮者在前[1]，其病在表；浮者在後[2]，其病在裏，腰痛背強不能行，必短氣而極也。（9）

【校注】

[1] 前：指关前寸脉。

[2] 后：指关后尺脉。

【提要】

本条论述同一脉象，因出现的部位不同，主病也就不同。

【析义】

关前寸脉，属阳主表，故寸脉浮是病邪在表的反映；关后尺部，属阴主里，浮脉见于尺部，为病在里，一般是肾阴不足，虚阳外浮的现象。尺部属肾，肾主骨藏精，腰为肾之外府，其脉贯脊，肾虚精髓不充，腰脊失养，故腰痛背强、骨痿不能行走，甚则不能纳气归元，呼吸短促，疲劳乏力，濒于危笃之候，故云"必短气而极也"。

【研讨】

亦有认为"前"、"后"指病的前期、后期，"在前"与"在后"可作时间的早晚，如本篇条文（13）的"风中于前"之"前"指午前，亦代指时间。疾病开始阶段病多在皮毛经络，正气与邪气相争向外向表，故脉浮；疾病后期阶段，病多在体内脏腑，若因患病日久，导致真阴内亏，阴虚不能潜纳阳气，则阳气外浮，故其脉亦浮。

（四）四诊合参

【原文】

師曰：息搖肩者，心中堅；息引胸中上氣者，欬；息張口短氣者，肺痿唾沫。（5）

【提要】

本条通过望形态与闻呼吸相结合以确定病位，辨别病性之虚实。

【析义】

"息摇肩"，即肩随息动，是呼吸困难、两肩上耸的状态，在病情上有虚实之分。"心中坚"，即胸中坚满的实证，多因实邪壅塞在胸，水饮积结，痰热内蕴，肺气不宣所致，肺气的升降出入受阻，常伴有鼻翼煽动，胸闷咳喘痰涎等。"息引胸中上气者，咳"，多因痰饮阴浊病邪干于胸阳，阻塞气道，以致肺气不降，呼吸时气上逆而为咳。"息张口短气者，肺痿唾沫"，此为病人张口呼吸，对气的吸入感到不足，其气不能接续，似喘而不抬肩，亦属"短气"。若同时伴有咳吐涎沫，乃肺中津液为邪火煎迫，肺失津液之濡润，肺气痿弱不振，不能敷布津液，积聚的津液变为浊唾涎沫，呼吸气少而急促，上述证候乃属肺痿。

【研讨】

本条对异常呼吸提出了鉴别诊断，概括起来有下面几种情况：

1. 喘　主要表现为呼吸困难，喘促抬肩伴有不能平卧等症。就病机来说，主要是肺气壅滞，失于肃降，此即条文所言"心中坚"。

2. 上气　是气逆于喉间，致气道窒塞，咳逆上气，时时吐浊。

3. 短气　呼吸较平人急而短，数而不能接续，似喘而不抬肩，呼吸虽急而无痰声，称"短气"。

以上是从呼吸的病态来分类，临床辨证尚有虚实之分，一般以气粗声高息涌为实，气微短促无力为虚。肺主气，司呼吸，无论喘、上气或短气，都与肺脏密切相关。前贤云"肺为气之主，肾为气之根"，故凡虚证每多与肾相关。至于病证，无论咳证、哮、喘、肺痈、肺痿等，在不同的阶段，都可以出现上述症状。因此，临证时尤须从症状的鉴别中剖析病机，辨证论治。

【原文】

师曰：寸口[1]脉动者，因其王时而动，假令肝旺色青，四时各随其色[2]。肝色青而反色白，非其时色脉，皆当病。（7）

【校注】

[1] 寸口：一名气口，又名脉口。本书脉法，一种是独取寸口法，分寸、关、尺三部；一种是三部诊法，分寸口（手太阴动脉）、趺阳（足阳明冲阳穴）、少阴（足少阴太溪穴）。凡条文中寸口与关上、尺中并举的，则此寸口仅指两手寸脉；如单举寸口，或寸口与趺阳、少阴对举的，则此寸口包括两手的寸、关、尺三部（或仅指两寸，应视内容而定）。本条的寸口，则包括两手的六部脉。

[2] 四时各随其色：指春青、夏赤、秋白、冬黑、长夏色黄。

【提要】

本条论述脉象、五色与时令气候相参的诊法。

【析义】

两手六脉之搏动，是随五脏当旺的季节而变动，此为正常现象。因为人与自然环境、四时气候的变化是息息相关的，如春弦、夏洪、秋毛、冬石，其脉是随四时之旺气而动，也是人体适应四时，反映在脉诊上的生理状态。肝属木而应于春，色微青，脉略弦；心属火而应于夏，色微赤，脉略洪；脾属土而主四季之末各十八日，色略黄，脉和缓；肺属金而应于秋，色微白，脉略浮；肾属水而应于冬，色微黑，脉略沉。上述乃"四时各随其色"，为无病之色脉。"肝色青而反色白，非其时色脉，皆当病"，这是春时反得秋色秋脉，如肝血虚而肺气偏旺，为金来克木之象；若春季在未病之时，先见此色脉，为大病将发之兆。

【研讨】

本条提出脉"因其王时而动"、"四时各随其色"，这就是说色脉的变化必须与四时气候变化相应，才能维持内外环境的统一性。故《素问·移精变气论》说："夫色之变化，以应四时之脉。"如果违反这一规律，则属病态。本条说："非其时色脉，皆当病"。《素问·玉机真藏论》更有具体的描述："脉从四时，谓之可治；……脉逆四时，为不可治。……所谓逆四时者，春得肺脉，夏得肾脉，秋得心脉，冬得脾脉。其至皆悬绝沉涩者，命曰逆四时。"由此可见，结合时令望色切脉是中医诊断学的一大特点。因此《素问·五藏生成》说："能合脉色，可以万全。"

【原文】

师曰：寸脈沉大而滑，沉則為實，滑則為氣，實氣相搏，血氣入藏即死，入府即愈，此為卒厥[1]，何謂也？師曰：唇口青，身冷，為入藏即死；如身和，汗自出，為入府即愈。（11）

【校注】

[1] 卒厥：是突然昏倒的一种病证。

【提要】

本条通过卒厥的脉理阐述其病机及预后。

【析义】

沉脉属阴，阴主血；滑脉属阳，阳主气；大脉属阳，主邪盛。邪在于血则血实；邪在于气则气实。所以血实者脉沉，气实者脉滑，邪盛者脉大。左寸候心主血，右寸候肺主气。本证气血相并，故脉应于寸口。血实与气实相并，已非正常血气而为病邪，寸部脉则见沉大而滑，这时可出现"实气相搏"的"卒厥"病证。五脏藏而不泻，血气并入之后，壅滞于脏，不能自还，精气不行，神明昏愦，卒倒无知，伴有唇口青，身冷等症。唇口青是血行不利，为营绝；身冷是阳气涣散，为卫绝。由于元气不行，升降出入之道皆绝，属内闭外脱之候，故病情危笃。六腑泻而不藏，血气并入，容易外出。邪入于腑，虽有卒然倒扑，手足逆冷等症，但与脏气欲绝者不同，血气并入于腑，只是暂时现象，片刻就可气返血行，营卫运行，阳气外达，邪气外泄，身体温和，汗自出，这是血气恢复正常运行的征兆，预后良好。

【研讨】

仲景从脉证变化判断病机变化。病气向里入脏为重，病气向外入腑为轻，治疗大法也是使病邪向外向腑推移，使病变轻而愈。此为治疗大法也。

【原文】

問曰：脈脫[1]入藏即死，入府即愈，何謂也？師曰：非為一病，百病皆然。譬如浸淫瘡[2]，從口起流向四肢者可治，從四肢流來入口者不可治；病在外者可治，入裏者即死。（12）

【校注】

[1] 脉脱：指一时性脉象乍伏不见之病证，多由邪气阻遏，脉中气血一时不通所致。

[2] 浸淫疮：是皮肤病之一种，能从局部遍及全身。详见本书《疮痈肠痈浸淫病》篇。

【提要】

本条承接上条论卒厥脉脱亦有入脏入腑之别，并以浸淫疮为例，说明病之深浅不同，预后各异。

【析义】

本条承上条卒厥一病而言。卒厥，其脉有见沉大而滑者，亦有脉乍伏而不见者，但入脏即死、入腑即愈的病机相同。举浸淫疮的病理变化为例，如从口向四肢蔓延的，是毒气由内向外，病位由深转浅，故"可治"；如从四肢逐渐蔓延到口的，是毒气由外渐归于内脏之候，病位由浅入深，故"不可治"。以此说明病在腑者轻，在脏者重；由内向外者可治，由外向内者难治。这是认识疾病传变的一般规律，所以说"非为一病，百病皆然。"

【研讨】

本条与上条提出的病邪"入脏即死，入腑即愈"的规律是指导临床判断转归和预后的基本原则，与《素问·阳明脉解》"厥逆连脏则死，连经则生"及《难经·五十四难》"脏病难治，腑病易治"的精神是一致的。因脏属阴，入阴则病深，腑属阳，出阳则病浅。"脏"与"腑"只是表明疾病位置的深浅，并非指某一脏腑的实质病变。

四、论治

【原文】

问曰：病有急当救裏救表者，何謂也？師曰：病，醫下之，續得下利清穀[1]不止，身體疼痛者，急當救裏；後身體疼痛，清便自調者，急當救表也。（14）

【校注】

[1] 下利清谷：指大便清稀，完谷不化。

【提要】

本条论述表里同病时的先后缓急治则。

【析义】

一般来说，表里同病，当先解表，表解之后，方可治里，否则易致外邪内陷而加重里证。但疾病千变万化，临证时既要知其常，亦应达其变。本条的主要精神在于说明表里同病时，要辨虚实、分缓急，急者先治，不可拘泥先表后里之说。如病邪在表，汗之可也，医者反误用下法，以致脾胃阳气受损，形成里虚寒证，下利清谷不止，此时虽有营卫不和、身体疼痛的表证存在，仍当以救治里虚寒证为急，因邪实尚可再攻，正脱则不可复挽。待里证解除，大便恢复正常，身疼痛的表证仍在者，则当从速治其表证。

【研讨】

身体疼痛为寒邪在表，下利清谷为里气虚寒。条文提出的治则，是先治下利清谷证，而后治疗身体疼痛证。《伤寒论·太阳病》篇中提出了具体的治疗方剂，即治疗下利清谷用四逆汤，治疗身体疼痛用桂枝汤。四逆汤有回阳救逆的作用，桂枝汤有解表祛寒的作用。

【原文】

夫病痼疾加以卒病，当先治其卒病，後乃治其痼疾也。（15）

【提要】

本条论述旧病加新病时的先后缓急治则。

【析义】

新旧病同时并见，其治则与表里同病一样，也是根据孰急孰缓来确定的。一般来说，当以旧病为本、为缓；以新病为标、为急。急则治标，缓则治本。进一步说，旧病日久势缓，不容急治，欲速则不达；而新病势急，不容缓图，若迟则生变。旧病日久，根深难拔；而新病邪浅，较易祛除。先治新病，后治旧病，还能避免新邪深入与旧疾纠合。

【研讨】

本条治则，乃《素问·标本病传论》"先热后生中满者，治其标；先病而后生中满者，治其标；小大不利，治其标"之精神的进一步发挥，即标急于本时，宜先治标。临床运用时，应根据具体证情灵活掌握，如在痼疾与新病互相影响的情况下，治新病又必须照顾到痼疾。《伤寒论·太阳病》篇"喘家作，桂枝汤加厚朴杏子佳"，就是用桂枝汤治中风表虚证的新病，加厚朴、杏仁以兼顾喘证的旧病。此外，即使是新病，在用药时，对于久病的病情及病人的体质等，均应考虑，如淋家、疮家、亡血家病伤寒，均应注意讲求解表祛邪的方法，这也是治疗新病照顾久病的例证。

【原文】

師曰：五藏病各有所得[1]者愈，五藏病各有所惡[2]，各隨其所不喜者為病。病者素不應食，而反暴思之，必發熱也。（16）

【校注】

[1] 所得：指适合病人的饮食居处（包括精神情志、药物性味、时令、气候）等因素。

[2] 所恶：指病人所厌恶的饮食居处。

【提要】

本条论述临床应根据五脏喜恶进行治疗和护理。

【析义】

五脏之所得、所恶，主要指饮食居处的所宜、所忌，也包括精神情志、气候环境、季节时辰等方面。这些都与五脏的生理特性和病理特点有关。如五脏对于气味，各有不同的喜恶。《素问·五脏生成》云："心欲苦，肺欲辛，肝欲酸，脾欲甘，肾欲咸。"是指五味各有所合于五脏，五脏疾病各有所得，足以安脏气而却病邪，故曰"五脏病各有所得者愈"，"五脏病各有所恶，各随其所不喜者为病"。因此，当五脏发生病变时，必须选择适当的药味调治，同时还须根据五脏的喜恶，掌握饮食的宜忌，注意护理调养。又如情志的变化可以影响五脏疾病的变化。《素问·阴阳应象大论》谓："怒伤肝，悲胜怒；喜伤心，恐胜喜；思伤脾，怒胜思；忧伤肺，喜胜忧；恐伤肾，思胜恐。""病者素不应食，而反暴思之"指久病不愈，证、色、舌、脉未见好转，突然精神亢奋，"暴食"平时不喜食之物，为中气将绝，乃求助于饮食，但水谷饮食不能扶助中气，反而出现脏气为邪气所改变，食后可能助长病气而引起发热。

【原文】

夫諸病在藏[1]，欲攻[2]之，當隨其所得[3]而攻之，如渴者，與豬苓湯。餘皆仿此。（17）

【校注】

[1] 在脏：泛指在里的疾病。

[2] 攻：作"治"字解。

[3] 所得：指病邪相结合的意思，即疾病的症结所在。

【提要】

本条举例说明治疗杂病应当掌握随其所得的原则，强调审因论治。

【析义】

外感六淫，内伤七情，多属无形之邪，居于体内，常依附于水、血、痰、食等有形之邪而交结不解。医者当随着里病所依据的病因病机，审因论治。例如渴而小便不利，审其因若为热与水结而伤阴者，当与猪苓汤育阴利水，水去而热除，渴亦随之而解。它证亦可依此类推。

【研讨】

蓄血、结胸、食积可出现发热症状，可分别用桃仁承气下其瘀，小陷胸汤化其痰，大、小承气汤攻其积食，即条文所言"余皆仿此"。另有一种看法认为，本条是"脏病治腑"。凡各种疾病在脏者，当随其所合之腑而施治，如肾为水脏，主五液而与心火相交，其有水湿之邪，阻隔君火下行，使上焦津液必灼，下焦水腑不通，以致口中干燥，小便不利，用猪苓汤通利其腑膀胱，使湿热从小便去。肾病治膀胱如此，它如心病治小肠的导赤散、肺病治大肠的厚朴大黄汤、肝病治胆的茵陈蒿汤、脾病治胃的麻仁丸亦然，所以说"余皆仿此"。前者认为邪结在里，以水、血、痰、食为依据，是审因论治；后者认为病变在脏，以相合之腑为着眼点，是脏病治腑法。二者所论不同，其理则一。因无形之邪在脏，有形之水、血、痰、食必在腑。口渴而用猪苓汤，既是审因论治，又是脏病治腑。

第二章

痉湿暍病脉证治第二

本篇论述了痉、湿、暍三病的病因病机、辨证、治疗及预后。痉病乃外感风寒，邪阻经脉；或误治伤津，筋失所养，以项背强急、口噤不开，甚至角弓反张为主症。外感内伤虽均可致痉，但本篇所论重在外感风寒所致，与温病热盛或津伤所致的痉厥不同，应注意鉴别。

湿病为感受湿邪，有外湿、内湿之别，本篇所论，以外湿为主。外湿为邪在肌肉、关节，或兼风夹寒，侵犯肌表，流注关节，以发热身重、骨节疼痛为主症，治当辨明风寒湿邪之偏盛。此外，湿为阴邪，最易损伤阳气，故又有兼气虚、阳虚之异，因此，在发汗除外湿的同时，须注意保护阳气。

暍即伤暑，以发热自汗、烦渴溺赤、少气脉虚为主症。初起多见表证，每易夹寒夹湿；暑易伤津耗气，形成虚实夹杂之候。本篇所论，属于外感暑邪的范围，与后世所谓烈日下远行之卒然昏倒的中暑不同。

以上三病，痉为筋病，外湿为肌肉骨节病，暍为热病。三者虽病因、主症不同，但由于三病多有阳气或津液不足，又由外感诱发，病变始于太阳，类同伤寒而非伤寒，故合篇论述。

一、湿病

（一）辨证

【原文】

太陽病，關節疼痛而煩[1]，脈沉而細（一作緩）者，此名濕痹[2]（《玉函》雲：中濕）。濕痹之候，小便不利，大便反快，但當利其小便。（14）

【校注】

[1] 烦：谓疼痛而烦扰不宁。

[2] 湿痹：痹，闭也。湿痹指湿邪流注关节，闭阻筋脉气血，出现关节疼痛的病证。

【提要】

本条论述了湿痹的辨证与治法。

【析义】

湿痹为感受湿邪，流注关节筋脉为主的一种病证，以关节疼痛而烦扰不宁为特征。条文冠以"太阳病"三字，提示湿痹病位在表，初起有发热恶寒诸症。若湿痹日久不愈，外湿内趋而生内湿，或素有内湿招感外湿，皆可形成内外湿相合的证候。文中"小便不利，大便反快"之症，乃脾失健运，水湿内停。膀胱气化不利，故小便不利；水湿转输肠胃，泌别失常，故大便反快。治疗上，但当利其小便。可见病变重心侧重于里，为内湿偏盛，里湿重于表湿之证。

【研讨】

本条主要精神有二：①内外湿相合的证候当注意辨病位重心，利小便法主要适用于湿痹见"小便不利，大便反快"的内湿偏盛之证。②人体是一个有机的整体，内外上下不可截然分开，故发汗、利小便亦不可完全割裂。利小便可使里湿去，阳气畅通，有助于蒸津汗出；而发汗宣通表气除外湿也有助于通调水道以利尿。

（二）治法

【原文】

風濕相搏，一身盡疼痛，法當汗出而解，值天陰雨不止，醫雲此可發汗，汗之病不愈者，何也？蓋發其汗，汗大出者，但風氣去，濕氣在，是故不愈也。若治風濕者，發其汗，但微微似欲出汗者，風濕俱去也。（18）

【提要】

本条论述风湿在表时正确的发汗法。

【析义】

风湿之邪侵犯肌表，故见一身尽疼痛，治宜汗法使外湿之邪从汗而解。但风与湿合发汗不可太过，若误用大汗，则使风去湿存，其病不愈。故治风湿相搏在表，当微微发汗，使阳气周流全身，营卫畅通，则留滞于肌肉关节间的风湿之邪可随汗解。

【研讨】

本条主要精神是风湿在表宜微微发汗，究其原因在于：其一，风为阳邪，其性轻扬，易于表散；湿为阴邪，其性黏滞，非阳气内蒸难以速去。其二，大发其汗虽可使风邪去但湿邪仍在，不仅疾病未愈，同时还可损伤阳气。其三，微汗法可使阳气充斥于肌腠表里之间，缓缓蒸发，则营卫通畅，风湿之邪才能俱去。以下治外湿诸方均体现了微汗之法，临床必须掌握。

（三）辨证论治

1. 表实证

【原文】

濕家病身疼發熱，面黃而喘，頭痛鼻塞而煩，其脈大，自能飲食，腹中和無病，病在頭中寒濕，故鼻塞，內藥鼻中則愈。（《脈經》雲：病人喘。而無"濕家病"以下至"而喘"十一字）（19）

【提要】

本条论述寒湿伤于头部的症治。

【析义】

本条的辨证关键为"病在头中寒湿"。由于寒湿在于头部，故见"头痛鼻塞"；素患湿病，又感受外界寒湿，表气郁闭，故全身疼痛而发热；肺气不宣，上逆而喘；湿为黄色，湿郁于上故面现黄色。"自能饮食，腹中和无病"则说明湿未传里。诸症合参，病在肺卫，故只需"内药鼻中"以宣泄上焦寒湿，使寒湿去而肺气通，则诸症可解。

【研讨】

本条主要精神在于辨病位、病势。由于本条病在早期，病势尚浅，病位局限，故治疗只需用药纳入鼻孔，直接祛除上焦寒湿之邪，以通利肺气。正如沈明宗所言："盖鼻为肺窍，肺气受湿则鼻塞，故当纳药鼻中，搐去黄水，俾肺气通调，大气一转，肌腠开而湿痹解矣。"后世医家认为可用瓜蒂一味研末吹鼻或搐鼻，或用辛夷散（辛夷、细辛、藁本、白芷、川芎、升麻、防风、甘草、木通）。

【原文】

濕家身煩疼，可與麻黃加术湯發其汗為宜，慎不可以火攻[1]之。（20）

麻黃加术湯方

麻黃三兩（去節），桂枝二兩（去皮），甘草一兩（炙），杏仁七十個（去皮尖），白术四兩。

上五味，以水九升，先煮麻黃，減二升，去上沫，內諸藥，煮取二升半，去滓，溫服八合，覆取微似汗。

【校注】

[1] 火攻：指烧针、艾灸、熨、熏一类外治法。

【提要】

本条论述了寒湿表实的症治与治禁。

【析义】

本条的辨证重点是"可与麻黄加术汤发其汗为宜"。以方测病机，此乃素有湿病，又外感寒湿之邪，寒湿相搏，阳气被郁之表实证，故用麻黄加术汤发汗，以散在表之寒湿。以方测证，身疼烦为本条主症。因寒主收引，寒湿郁表，痛势多剧。"慎不可以火攻之"，意在告诫医者不可使用火攻发汗祛邪。若误用火攻，不仅使大汗阳虚，湿邪不得尽除，还可使火邪内陷而致发黄、衄血等变证。

【研讨】

本条的方剂配伍值得探讨，该方为麻黄汤加白术，且重用白术。麻黄汤为发汗峻剂，白术益气除湿，二者相互制约，使麻黄得术，虽发汗而不致过汗；术得麻黄，可并行表里之湿，达到方后所注"取微似汗"之目的，此为微汗法的代表方之一。

本方临床应用于寒湿伤及卫表之表实证，其证可见发热恶寒、无汗、全身疼痛、烦躁不安、脉浮紧等症。本方还常用于风湿性关节炎、荨麻疹、小儿急性肾炎等病符合本方证病机者，可根据症状酌情加减用药。如湿重则白术易苍术，酌加茯苓；风邪偏胜加防风；寒邪偏胜加细辛。

【原文】

病者一身盡疼，發熱，日晡所[1]劇者，名風濕。此病傷於汗出當風，或久傷取冷所致也。可與麻黃杏仁薏苡甘草湯。（21）

麻黃杏仁薏苡甘草湯方

麻黄半两（去節，湯泡），甘草一兩（炙），薏苡仁半兩，杏仁十個（去皮尖，炒）。

上剉麻豆大，每服四錢匕，水盞半，煮八分，去滓，溫服，有微汗，避風。

【校注】

[1] 日晡（bū）所：日晡，申时（下午三时至五时）。日晡所指下午三时至五时左右，或指傍晚。

【提要】

本条论述了风湿表实的成因和症治。

【析义】

风湿在表，经腧不利，故身疼痛、发热；风性善行，故一身尽疼。本证的形成乃因"汗出当风，或久伤取冷"，由于汗出腠理开张，易感风邪，汗液不得外泄着而成湿，以致风湿相合郁于肌表；或贪凉饮冷，湿从外入，湿邪留滞肌肤而成病。对此风湿在表之实证，可用麻杏苡甘汤清轻宣化，疏风祛湿。至于"发热，日晡所剧者"乃因风为阳邪，与湿相合，易化燥化热；阳明为燥土，旺于日晡，此时邪正交争剧烈，故身疼发热加剧。此乃风湿在表化热之趋的证候特点。

【研讨】

麻黄加术汤与麻杏薏甘汤均主治湿病在表之实证，皆系微汗祛湿之剂，然有很大不同。前者麻黄三两，桂枝二两，后者麻黄仅半两，而无桂枝，可知前者表证较重，以身疼剧烈为主症，故用麻黄配桂枝偏于温散，且用量较大；后者乃风湿在表有化热化燥之机，以周身疼痛且掣痛不可屈伸，故配薏苡仁偏于凉散，以其"主风湿痹，筋急拘挛，不可屈伸"，全方用量极轻，变辛温发散而为辛凉清宣之法。

临床上，麻杏苡甘汤常用治风湿痹证，也可用治肺失宣发，水溢肌肤的风水。此外，该方重用薏苡仁常用治皮肤病，如治扁平疣，可加僵蚕、赤芍等；治银屑病可加荆芥、防风、当归、土茯苓等。

2. 表虚证

【原文】

風濕，脈浮身重，汗出惡風者，防己黃芪湯主之。（22）

防己黃芪湯方

防己一兩，甘草半兩（炒），白术七錢半，黃芪一兩一分（去蘆）。

上剉麻豆大，每抄五錢匕，生薑四片，大棗一枚，水盞半，煎八分，去滓，溫服，良久再服。喘者加麻黃半兩，胃中不和者加芍藥三分，氣上沖者加桂枝三分，下有陳寒者加細辛三分。服後當如蟲行皮中[1]，從腰下如冰，後坐被上，又以一被繞腰以下，溫令微汗，差。

【校注】

[1] 虫行皮中：指服药后病人皮肤出现痒如有虫爬一样的感觉。

【提要】

本条文论述了风湿表虚的症治。

【析义】

风湿在表，则脉浮、身重；卫表气虚，肌腠空疏，则汗出恶风。故用防己黄芪汤祛风除湿，益气固表。方中黄芪益气固表为主药，防己通行经络祛风利湿，白术健脾燥湿，三药相配既能益气固表，又能行肌表之水湿，甘草和中，助黄芪以振奋卫气，加姜枣以调和营卫，使卫阳振奋，运行周身，则风湿外达。以方测病机，本条乃风湿在表兼卫表气虚证。

【研讨】

1. 风湿表虚证与中风表虚证均有"汗出恶风"之症，然二者病机不同。前者"汗出"为风性开泄，腠理疏松，汗出后风邪可得外泄，"恶风"、"身重"可缓；后者"汗出"乃卫虚不能固表，故汗出使气随津泄而"恶风"加剧。因此，在风湿表虚诸症中，"身重"、"汗出"、"恶风"形成恶性循环，这是本证的证候特点。

2. 本条与条文（21）皆为风湿在表，然有虚实之不同，若脉浮无汗恶风者，为风湿表实，可与麻杏苡甘汤微汗解之；若脉浮汗出恶风者，为风湿表虚，以防己黄芪汤益气固表除湿。

3. 重视患者服药后的反应和护理，是张仲景治疗疾病重要思想之一。本条的护理方法是"坐被"，"被绕腰以下"，取其温暖助阳，使阳气蒸蒸发越，以达"温令微汗"祛除湿邪的目的。可见，防己黄芪汤仍属微汗之剂，其发汗的效果是通过药物的作用与药后的护理措施共同达到的。

【原文】

伤寒八九日，風濕相搏，身體疼煩，不能自轉側，不嘔不渴，脈浮虛而濇者，桂枝附子湯主之；若大便堅，小便自利者，去桂加白术湯主之。（23）

桂枝附子湯方

桂枝四兩（去皮），生薑三兩（切），附子三枚（炮，去皮，破八片），甘草二兩（炙），大棗十二枚（擘）。

上五味，以水六升，煮取二升，去滓，分溫三服。

白术附子湯方

白术二兩，附子一枚半（炮，去皮），甘草一兩（炙），生薑一兩半（切），大棗六枚。

上五味，以水三升，煮取一升，去滓，分溫三服。一服覺身痺[1]，半日許再服，三服都盡，其人如冒狀[2]，勿怪，即是术、附並走皮中，逐水氣，未得除故耳。

【校注】

[1] 身痺：此处指身体麻木。

[2] 冒状：此处指瞑眩、头晕眼花。这是服药后的反应。

【提要】

本条论述了风湿表阳虚症治。

【析义】

风湿相搏，痹着肌表，经脉不利，故见身体疼烦，不能自转侧；文中"伤寒八九日"，乃伤寒传里之期，但仍见身疼转侧不利，且"不呕不渴"，表明邪未传经入里，病变重心仍在肌表。以脉测病机，外感风邪则脉浮，湿滞则脉涩，正气不足则脉虚，"脉浮虚而涩"，说明病在表但阳气已虚。再以方测证，桂枝附子汤为桂枝汤去酸收之芍药加温阳之附子而成，以走窜之桂枝解肌祛风，附子温经扶阳，散经络之湿邪，大枣调和营卫，甘草扶中，共达温经助阳，祛风除湿之功效。综合分析，本证病机为风湿相搏表阳虚而风偏盛之证。

"大便坚，小便自利者"可与条文（14）"小便不利，大便反快"互参，以此反证本条湿仍未传里之病机。以白术附子汤方测证可知此为服桂枝附子汤后风邪已去，湿邪未尽，故当有身体尚重痛、转侧未便之症。故于前方去桂枝之辛散，加白术化湿，术附相合能并走皮中，温经扶阳逐皮间残留之水湿，甘草姜枣调和营卫，共达温经祛湿之效。方中药物剂量较前方减少也符合服桂枝附子汤后风去湿存，滞留肌表的病机。

【研讨】

本条证属风湿表阳虚，而用两方治之，其意何在？从以上分析可知，桂枝附子汤具温经助阳祛风化湿之功，治风湿相搏表阳虚风偏盛者，以身体疼烦、不能自转侧为主症。由于风为阳邪，容易祛除；而湿性黏滞，来缓去迟，药后常见风去湿存，但湿仍未传里之证，可改用白术附子汤，温经除湿，剂量减半，以附术并走皮中使残余湿邪从表而解。

白术附子汤中白术治皮间水气，多配伍辛甘发散之药，表实者配以麻黄如麻黄加术汤；表虚者伍以附子，如白术附子汤。

【原文】

风湿相搏，骨节疼烦掣痛，不得屈伸，近之则痛剧，汗出短气，小便不利，恶风不欲去衣[1]，或身微肿者，甘草附子汤主之。（24）

甘草附子汤方

甘草二两（炙），白术二两，附子二枚（炮，去皮），桂枝四两（去皮）。

上四味，以水六升，煮取三升，去滓。温服一升，日三服，初服得微汗则解。能食，汗出复烦者，服五合。恐一升多者，服六七合为妙。

【校注】

[1] 去衣：即脱去衣服或减少衣服的意思。

【提要】

本条论述了风湿表里阳虚的症治。

【析义】

"风湿相搏，骨节疼烦掣痛，不得屈伸，近之则痛剧"，说明风湿之邪已由肌肉流注关节，病情较上条为剧。表阳虚，卫外不固，则"汗出"、"恶风不欲去衣"；里阳虚膀胱气化不行，则"小便不利"、"身微肿"；阳虚气不摄纳则"短气"。上述诸症表明，本条的病机乃表里阳气俱虚，风湿两盛。甘草附子汤方中以桂枝、白术、附子三药同用，辛温扶阳，祛风散寒除湿，炙甘草甘缓，既可缓和药力以尽祛湿邪，又可益气和中，使逗留关节之湿邪得以尽去，全方共达温经助阳，祛风除湿散寒之功。

【研讨】

桂枝附子汤、白术附子汤、甘草附子汤三方都有附子，都用治风湿阳虚的病证，但各有特点。桂枝附子汤用桂枝而无白术，用治表阳虚风重于湿；白术附子汤用白术而无桂枝，剂量较小，用治表阳虚湿邪重；甘草附子汤桂枝、白术、附子并用，且君甘草缓其药力兼和其里，用于表里阳虚风湿并重病证。

由此可见，治风湿病应根据风湿的轻重以及表里阳气状况选择用药及剂量，意在微汗而不致过汗。同时，甘草附子汤的服法更体现出因人制宜、中病即止的辨证观点。

二、暍病

（一）脉症

【原文】

太陽中暍[1]，發熱惡寒，身重而疼痛，其脈弦細芤遲。小便已，灑灑然毛聳，手足逆冷，小有勞，身即熱，口開，前板齒燥。若發其汗，則惡寒甚；加溫針，則發熱甚；數下之，則淋甚。（25）

【校注】

[1]　中暍（yē耶）：即伤暑。

【提要】

本条论述了中暍脉症及误治的变证。

【析义】

暑为六淫之一，入侵人体首犯太阳，故称太阳中暍。由于邪犯太阳，故恶寒发热；暑多夹湿，湿性重着，痹着肌腠，则身体沉重而疼痛，此为伤暑主症。暑性升散而多汗，易耗气伤津而见暑伤气津之症。耗伤阳气则"手足逆冷"、稍劳作即身热气喘，小便后阳气下泄，故"洒洒然毛聳"；津液不足，不能上润，故"前板齿燥"；阴阳津气不足，则见弦细迟芤之类脉象，尤以芤脉和细脉多见。对此外感暑热、耗气伤津之中暍，治当以清暑益气生津为主。若贸然发汗，势必更伤阳气，致恶寒加重；误用温针发汗，两热相得，必使暑热益剧；误用下法则更伤其阴，必使小便淋涩。由此可反证暑病有汗、下、温针之禁。

【研讨】

本条突出了暑为六淫之邪，侵袭人体首犯太阳的特点。暑邪致病，容易造成伤津耗气、夹湿等证情。正确的治法，当清暑益气生津，可用王孟英的清暑益气汤清暑养阴生津，此方偏于凉润；若夹有湿邪，可用李东垣的清暑益气汤清暑益气，升阳除湿。

（二）证治

【原文】

太陽中熱者，暍是也。汗出惡寒，身熱而渴，白虎加人參湯主之。（26）

白虎加人參湯方

知母六兩，石膏一斤（碎），甘草二兩，粳米六合，人參三兩。

上五味，以水一斗，煮米熟湯成，去滓，溫服一升，日三服。

【提要】

本条论述了暍病热盛伤津的症治。

【析义】

暑性升散，易耗气伤阴，侵犯人体则见热盛津伤的证候。暑热熏蒸，迫津外泄故汗出；

多汗腠理疏松故恶寒。此非太阳表证未解，亦非阴阳两虚，而是热盛迫津外泄，汗多而恶寒。以白虎加人参汤清暑热、益气津。方中石膏辛寒清郁热，知母苦寒凉润滋阴，人参益气生津，佐用粳米、甘草，全方共奏清暑益气生津之效。

【研讨】

本条应注意鉴别其与太阳中风、太阳伤寒、温病之不同。恶寒身热、汗出口渴、脉虚为中暍；恶寒身热、无汗不渴、脉浮紧为伤寒；恶风身热、汗出不渴、脉浮缓为中风；身热不恶寒、汗出口渴、脉数为温病。

白虎加人参汤临床用于夏月感受暑热，耗气伤津证候，以身热、口渴、多汗为主症。该方还可用治小儿夏季热，属阳明经热者，有良效。应用时可酌情加用麦冬、荷叶等药。与白虎汤证相比，二方证均有身热、口渴、多汗之症，然后者内热更盛，脉实；前者"汗"、"渴"更剧。

第三章
百合狐蜚阴阳毒病脉证治第三

本篇论述百合、狐蜚、阴阳毒三种病的辨证与治疗。

百合病以精神恍惚不定、口苦、小便赤、脉微数为临床特征。本病可发生于热病之后，亦可由情志不遂，郁而化火伤阴形成。因百合能治疗此疾而得名。

狐蜚病以咽喉及前后阴蚀烂为主症。咽喉部蚀烂为蜚；前后阴蚀烂为狐，皆由湿热虫毒所致。"狐蜚"原本作"狐惑"，《金匮要略浅注补正》曰："狐惑二字对举，狐字着实，惑字托空……虫蚀咽喉何惑之有？盖是蜚字之误耳。"今从之将"惑"改为"蜚"，下同。

阴阳毒以发斑、咽痛为主症，其病与感染疫毒有关，属急性热病范畴。

以上三病虽各有特征，但在临床表现上亦有类似之处，如百合病与狐蜚病均有神志异常之症，狐蜚病与阴阳毒病均有皮肤之病变，故合为一篇讨论。

一、百合病

（一）脉症与病机

【原文】

論曰：百合病者，百脈一宗[1]，悉致其病也。意欲食復不能食，常默默，欲臥不能臥，欲行不能行，欲飲食，或有美時，或有不用聞食臭時，如寒無寒，如熱無熱，口苦，小便赤，諸藥不能治，得藥則劇吐利，如有神靈[2]者，身形如和[3]，其脈微數。（1）

【校注】

[1] 百脉一宗：指人体血脉分之可百，但其同归心肺所主则一。宗，本也、聚也。

[2] 如有神灵：如有鬼神作祟，让人无法理解。

[3] 身形如和：形体如常，不见病征。

【提要】

本条论述百合病的脉症与病机。

【析义】

百合病是一种心肺阴虚内热的疾病。由于心主血脉，肺朝百脉，故心肺正常，气血调达，百脉皆得其养。反之，则百脉俱受其累，证候百出，故云"百脉一宗，悉致其病也"。

百合病的证候表现可分为两个方面，一是心神不安、百脉受累之症，可见饮食、行为、语言和感觉失调，如意欲食复不能食、欲卧不能卧、欲行不能行、如寒无寒、如热无热等症皆属此类。二是阴虚内热之症，即口苦、小便赤、脉微数。因诸多证候变动不拘，来去无凭，而病者身形却没有显著的病态，故云"身形如和"、"如有神灵"。"诸药不能治，得药则剧吐利"，是言本病辨治颇难，常因误用汗、吐、下等治法，引起呕吐与腹泻，非真的"诸药不能治"也。

【研讨】

百合病可因伤寒热病伤阴或情志郁结化火伤阴而成。临床见心神不安、百脉受累证候之二三或一二，再加阴虚内热之证候，即可诊断。本病属现代医学的精神、情志疾病范畴，所以，药物治疗的同时，心理治疗亦占有重要地位。

（二）证治

1. 百合病正治法

【原文】

百合病，不經吐、下、發汗，病形如初者，百合地黃湯主之。（5）

百合地黃湯方

百合七枚（擘），生地黃汁一升。

上以水洗百合，漬一宿，當白沫出，去其水，更以泉水二升，煎取一升，去滓，内地黃汁，煎取一升五合，分溫再服。中病，勿更服。大便當如漆[1]。

【校注】

[1] 大便当如漆：指大便色黑，如同黑漆一样。

【提要】

本条论述百合病正治法。

【析义】

百合病未经吐、下、发汗等误治，主症病机同第一条者，用百合地黄汤治疗。方中百合润肺清心、益气安神；生地黄汁滋肾水、益心阴兼清血热；泉水清纯甘寒，下热气、养阴津，用以煎百合共成润养心肺、凉血清热之剂。阴复热退，百脉调和，则诸症自愈。

【研讨】

百合地黄汤中用生地黄汁一升，须鲜品绞汁用，今药局并不提供。经方本义虽不能尽现，但生地重用之经旨却不应再违。方后所云之"大便当如漆"，是地黄本色之体现，停药后即可消失。亦有认为是瘀热下行者，有待临床观察与验证。

2. 百合病误汗

【原文】

百合病發汗後者，百合知母湯主之。（2）

百合知母湯方

百合七枚（擘），知母三兩（切）。

上先以水洗百合，漬一宿，當白沫出，去其水，更以泉水二升，煎取一升，去滓；別以泉水二升煎知母，取一升，去滓；後合和，煎取一升五合，分溫再服。

【提要】

本条论述百合病误汗后的治法。

【析义】

百合病之"如寒无寒"、"如热无热"，若被认为发热恶寒之表证，就会误用汗法，而致阴津更伤、燥热愈甚，则可出现心烦、口燥等症。故用百合知母汤以养阴润燥、清热安神。选用知母，为增强方剂清热除烦之力。

3. 百合病误下

【原文】

百合病下之後者，滑石代赭湯主之。（3）

滑石代赭湯方

百合七枚（擘），滑石三兩（碎，綿裹），代赭石如彈丸大一枚（碎，綿裹）。

上先以水洗百合，漬一宿，當白沫出，去其水，更以泉水二升，煎取一升，去滓；另以泉水二升煎滑石、代赭，取一升，去滓；後合和重煎，取一升五合，分溫服。

【提要】

本条论述百合病误下后的治法。

【析义】

百合病之"意欲食复不能食"，若被认为热结胃肠之阳明腑实证，就会误用攻下之法，而致伐胃伤津，出现呕吐、呃逆、小便短赤等症。当用滑石代赭汤以养阴清热、和胃降逆。方中百合润养心肺，滑石、泉水清邪热畅水道，代赭石和胃降逆。

4. 百合病误吐

【原文】

百合病，吐之後者，用後方主之。（4）

百合雞子湯方

百合七枚（擘），雞子黄一枚。

上先以水洗百合，漬一宿，當白沫出，去其水，更以泉水二升，煎取一升，去滓，内雞子黄，攬匀，煎五分，溫服。

【提要】

本条论述百合病误吐后的治法。

【析义】

百合病之"欲饮食，或有美时，或有不用闻食臭时"若被认为宿食、痰浊内停，就会误用吐法，而更伤胃阴，徒增燥热，出现胃中不和、虚烦不眠等症。治用百合鸡子汤清润心肺、益胃宁神，选用鸡子黄者，乃求益胃养阴、胃和神安之功。

【研讨】

以上三条均为百合病误治后的救治法，因百合病主症仍在，故诸方仍以百合、泉水为基础，对新增证候随症加入相应药物以救治，可理解为随症加减之法，临证当灵活应用。

5. 百合病变渴

【原文】

百合病一月不解，變成渴者，百合洗方主之。（6）

百合洗方

上以百合一升，以水一斗，渍之一宿，以洗身。洗已，食煮餅，勿以鹽豉也。

百合病，渴不差者，用後方主之。（7）

栝蔞牡蠣散方

栝蔞根、牡蠣（熬）等分。

上為細末，飲服方寸匕，日三服。

【提要】

以上两条论述百合病变渴的治法。

【析义】

百合病本无口渴，若病久不解，阴虚内热加重，便可出现口渴。因肺与皮毛相合，以百合渍水外洗其身，可清肺润燥，宣调肺气。并食以麦粉煮饼，益气生津，忌用盐豉免伤津液，或可向愈。

若用上法渴仍不解，乃药不胜病，用瓜蒌牡蛎散治之。方中瓜蒌根生津止渴、清养肺胃；牡蛎咸寒益阴潜阳，引热下行，则津液生，虚热清，口渴自解。

6. 百合病变发热

【原文】

百合病變發熱者（一作發寒熱），百合滑石散主之。（8）

百合滑石散方

百合一兩（炙），滑石三兩。

上為散，飲服方寸匕，日三服。當微利[1]者，止服，熱則除。

【校注】

[1] 微利：指小便通利，尿量适度。

【提要】

本条论述百合病变发热的治法。

【析义】

百合病本无发热，今变发热，是里热外达肌肤所致，治用百合滑石散滋养心肺，清热利尿。选用滑石清利小便，意在利下宣上以复气化，则邪热自除。"当微利者，止服"，正是以气化复常为度，免伤津液之体现。

二、狐蜜病

（一）临床表现及内服方

【原文】

狐蜜之為病，狀如傷寒，默默欲眠，目不得閉，臥起不安，蝕[1]於喉為蜜，蝕于陰[2]為狐，不欲飲食，惡聞食臭，其面目乍赤、乍黑、乍白。蝕於上部[3]則聲喝[4]（一作嗄），甘草瀉心湯主之。（10）

甘草瀉心湯方

甘草四兩，黃芩三兩，人參三兩，乾薑三兩，黃連一兩，大棗十二枚，半夏半升。

上七味，水一斗，煮取六升，去滓再煎，温服一升，日三服。

【校注】

［1］蚀：即腐蚀溃烂。

［2］阴：前、后二阴。

［3］上部：指咽喉部。

［4］声喝（yè 业）：指说话声音嘶塞。

【提要】

本条论述狐蜮病的临床表现及内服方。

【析义】

咽喉及二阴蚀烂，是狐蜮病的特征性临床表现。其病机为湿热虫毒内蕴脾胃。因脾胃位居中焦，是气机升降出入之枢纽，故湿热虫毒可流注表里内外。湿热上犯，则口咽蚀烂，声音嘶哑；湿热下注，则二阴蚀烂。湿热困阻脾胃，则不欲饮食、恶闻食臭。湿蒙心窍，则默默欲眠。热扰心神，则目不得闭、卧起不安。湿热盛衰于脏腑之间，则面目乍赤、乍黑、乍白。湿热散漫经络，则有似太阳表证，故状如伤寒。

病由湿热虫毒内蕴而成，故治以清热解毒、化湿安中之甘草泻心汤。本方重用生甘草，清热解毒兼顾护中焦；配黄芩、黄连以增清热燥湿解毒之力；辅以半夏、干姜苦辛温燥，宣化内湿；佐以人参、大枣扶正安中。诸药共奏清热化湿、扶正安中之功。总之，健运脾胃以强已虚之正气，清热燥湿以除蓄积之邪毒。

【研讨】

狐蜮病虽本于湿热，但病有新久不同，人有体质差异，故临证应根据不同情况，随证施治。病属湿热内蕴者，用甘草泻心汤化裁治疗，方中甘草用量宜重。若前阴溃疡可加地肤子，肛门蚀烂可加炒槐角，眼部损害可加密蒙花、草决明，口腔溃疡可外用冰硼散、锡类散等。若肝经湿热明显，症见口苦、溲赤者，可加龙胆草、黄柏、车前子等；若脾气虚衰，形瘦发热、神疲肢倦者，可合用补中益气汤以清解湿热、升清降浊。

（二）外治法

【原文】

蚀於下部[1]则咽乾，苦参汤洗之。（11）

苦参汤方[2]

以水一斗，煎取七升，去滓。熏洗，日三服。

蚀於肛者，雄黄熏之。（12）

雄黄

上一味为末，筒瓦二枚合之，烧，向肛熏之。

《脉经》云：病人或从呼吸上蚀其咽，或从下焦蚀其肛阴，蚀上为蜮，蚀下为狐。狐蜮病者，猪苓散主之。

【校注】

［1］下部：指前阴。

[2] 苦参汤方：赵刻本原缺组成药物，《金匮要略论注》有"苦参汤方：苦参一升，以水一斗，煎取七升，去滓。熏洗，日三服。"可从。

【提要】

本条论述狐蜑病前后二阴蚀烂的外治法。

【析义】

狐蜑病由湿热内蕴所致，病涉脾胃肝经。口咽为脾胃之门户，为肝经之所系；魄门直通胃肠，而肝之经脉又绕阴器而过，故湿热邪毒，随经下注，则可见前后阴蚀烂；随经上蒸，则见口咽干燥。苦参、雄黄皆为解毒、燥湿、杀虫之剂，故可作洗、熏之用。

【研讨】

狐蜑病虽有内治、外治之法，但因其病机核心为湿热内蕴脾胃，故以内治为主，不可全凭外治收功。另外，苦参汤不仅可外洗二阴治狐，也可漱口治蜑。

（三）狐蜑病酿脓的症治

【原文】

病者脉数，无热，微烦，默默但欲卧，汗出，初得之三四日，目赤如鸠眼[1]；七八日，目四眦[2]（一本此有黄字）黑。若能食者，脓已成也，赤豆当归散主之。（13）

赤豆当归散方

赤小豆三升（浸，令芽出，曝干），当归三两。

上二味，杵为散，浆水[3]服方寸匕，日三服。

【校注】

[1] 鸠（jiū 纠）眼：鸠，鸟名。俗称斑鸠，其目色赤。

[2] 四眦（zì 自）：眦，指眼角。四眦即两眼内外角。

[3] 浆水：浆，酢也。嘉谟云："炊粟米熟，投冷水中，浸五六日，味酸生白花，色类浆，故名。"

【提要】

本条论述狐蜑病酿脓的症治。

【析义】

病者脉数、无热、汗出，是热不在表而在里的表现。湿蒙心窍，则默默欲卧。热扰心神，则微烦。湿热随肝经上注于目，故见目赤如鸠眼，为即将成脓之象。如目四眦呈黑色表明热毒久蕴，血败肉腐，脓已成熟。脓成则邪毒盛于局部，脾胃受困反轻，所以能食。当用赤小豆当归散清热渗湿，活血排脓。方中赤小豆清热渗湿，解毒排脓；当归养血活血，祛瘀生新；浆水清凉解毒，和胃调中。

【研讨】

狐蜑病的眼部症状多在本病反复发作后出现，故文中"初得之三四日"、"七八日"并非狐蜑病发生后之时间，而应理解为眼部症状出现后的时间。本病若现眼症，常可形成前房积脓，甚或致盲，必须及时救治。其治法为解毒渗湿，清热凉血，活血排脓。赤小豆当归散合龙胆泻肝汤、犀角地黄汤等可作选择。

三、阴阳毒病

（一）阳毒病症治

【原文】

陽毒之為病，面赤斑斑如錦紋，咽喉痛，唾膿血。五日可治，七日不可治，升麻鱉甲湯主之。（14）

升麻鱉甲湯方

升麻二兩，當歸一兩，蜀椒（炒去汗[1]）一兩，甘草二兩，雄黃半兩（研），鱉甲手指大一片（炙）。

上六味，以水四升，煮取一升，頓服之，老小再服，取汗。

【校注】

[1]　去汗：去水、去油之谓。

【提要】

本条论述阳毒病的症治。

【析义】

阳毒病是感染时邪疫毒而引起的发斑出疹性疾患。热毒壅于营血，发于颜面，则面赤斑斑如锦纹；邪毒上攻，结于咽喉，故咽喉肿痛；热蒸肉腐，则咳唾脓血。因本病斑疹鲜艳，病邪偏表，故称阳毒。早期邪盛而正未衰，驱邪犹易；日久则邪盛正虚，疫毒难逐，故云："五日可治，七日不可治。"说明本病来势凶猛，变化迅速，不可一日延误。升麻鱉甲汤以升麻、雄黄、甘草清热解毒；当归、鱉甲滋阴散瘀；蜀椒辛热，以阳从阳，欲速透其疫毒，诸药合用，共奏清热解毒、活血散瘀之功。

（二）阴毒病症治

【原文】

陰毒之為病，面目青，身痛如被杖，咽喉痛。五日可治，七日不可治，升麻鱉甲湯去雄黃、蜀椒主之。（15）

【提要】

本条论述阴毒病的症治。

【析义】

阴毒病亦为感受时邪疫毒所致，但因病邪内伏，毒滞血凝，脉道不畅，故病者面目青，身痛如被杖；疫毒上壅，结于咽喉，则咽喉疼痛。其治疗，仍以升麻鱉甲汤解毒散瘀为主，因疫毒深伏，不宜速发，故去辛热之蜀椒、雄黄，以免徒伤阴血。

【研讨】

本方加减可治疗猩红热、红斑狼疮、紫癜等证属热毒血瘀者。其血热重者，与犀角地黄汤合用；血瘀重者，加丹皮、赤芍、丹参；吐血衄血者，加白茅根、生地黄。

第四章
中风历节病脉证并治第五

本篇论述中风与历节病的辨证与治疗。中风，是以口眼㖞斜、半身不遂、言语不利，甚或突然倒仆、昏不识人为主要临床表现的一种疾病。其病多由正气亏虚，偶受外邪诱发所致。

历节病是指肿痛遍历多个关节，甚者关节活动障碍，日久可致身体消瘦为主要临床表现的疾病。本病多由气血亏虚或肝肾不足、外感风寒湿邪引起。

因以上两病均属广义风病的范畴，病因病机皆与素体气血不足、感受外邪有关；病程中均可出现肢体病变，故合为一篇讨论。

一、中风病

（一）脉症与鉴别

【原文】

夫風之為病，當半身不遂，或但臂不遂者，此為痹。脈微而數，中風使然。（1）

【提要】

本条论述中风的脉症以及与痹证的鉴别。

【析义】

中风病应当以半身不遂为主要症状。倘若表现为一侧手臂不能随意运动者，此属痹证，病由风寒湿邪闭塞经络所致，故云"此为痹"。脉微为气血不足，是正虚的反映；数为病邪有余，是邪实之征，"脉微而数"说明中风是因气血不足、外邪诱发而为病。

【研讨】

有注家认为此条指出中风轻重的症状。"此为痹"，意在说明中风的主要病机为经脉痹阻。中风的主要症状是半身不遂，若病变较轻者，可以出现一侧手臂不能随意运动；其病因是由于经脉闭阻，瘀塞不通，以致气血不能畅行，筋脉失却濡养之故。此说可供参考。

（二）成因与辨证

【原文】

寸口脈浮而緊，緊則為寒，浮則為虛；寒虛相搏，邪在皮膚；浮者血虛，絡脈空虛；賊邪不瀉，或左或右；邪氣反緩，正氣即急，正氣引邪，喎僻[1]不遂。

邪在於絡，肌膚不仁；邪在於經，即重不勝[2]；邪入於府，即不識人；邪入於藏，舌即難言，口吐涎。（2）

【校注】

［1］　喎僻：即口眼歪斜。

［2］　即重不胜：肢体重滞不易举动。

【提要】

本条论述中风病的病机以及在经络脏腑的不同见症。

【析义】

该条文分为两部分理解。第一部分着重从脉象推论中风的形成。寸口脉浮而紧，浮因正气虚，紧则为表寒，此脉象揭示了"内虚邪中"是中风的病机。由于气虚血少，脉络不充，卫外不固，风邪乘虚侵袭。正气亏虚，无力抗邪，以致外邪随虚处而停留。无论病邪侵犯人体的左侧还是右侧，都会引起络脉的气血瘀滞，以致其筋脉肌肉失去濡养，废而不用，呈现弛缓状态；就面部而言，无病的一侧络脉气血运行正常，筋脉肌肉能发挥正常的功用，相对表现为紧张状态，有病的一侧呈现弛缓状态，紧张的一侧牵引弛缓的一侧，故口眼歪斜。此即"邪气反缓，正气即急，正气引邪，喎僻不遂"之意。

第二部分，主要论述中风在经、络、腑、脏的不同见症。中风所致的经脉痹阻，有轻有重。若病变较轻者，邪中于络，则营气不能畅行于肌表，故肌肤麻痹不仁；若病变较重者，邪中于经脉，以致气血不能运行于肢体，故肢体沉重；若病邪深入于腑，浊气蒙闭脑神清窍，故昏不识人；心开窍于舌，诸脏皆与舌相连，邪入于脏，则心窍闭阻，故不能言语，口吐涎。

【研讨】

中风病的四种分型是根据病邪由浅入深而区分的，在临床上不能截然分开，有时可同时并见。因为脏腑之间是互相联系、互相影响的。划分证型的目的在于帮助了解病位的深浅，病势的轻重，以便测知预后。后世将中风分为中经络和中脏腑两大类，即源于此。《金匮》首先提出中风的病名，并对其病因病机脉症等进行专门讨论。本篇持"内虚邪中"之说并注重外邪的作用，对后世有较大的启发。

二、历节病

（一）病因病机

1. 肝肾不足、水湿内侵

【原文】

寸口脉沉而弱，沉即主骨，弱即主筋，沉即为肾，弱即为肝。汗出入水中，如水伤心[1]，历节黄汗[2]出，故曰历节。（4）

【校注】

［1］　如水伤心：心主血脉，如水伤心，犹言水湿伤及血脉。

［2］　黄汗：这里是指历节病的关节疼痛处汗出色黄，故曰"历节黄汗出"。此与黄汗病的汗出色黄，遍及全身者不同。

【提要】

本条论述肝肾不足、水湿内侵是历节病的成因之一。

【析义】

寸口脉沉而弱，沉脉主骨病，肾主骨，故沉脉亦主肾亏；弱脉主筋病，肝主筋，故弱脉亦主肝虚。肝肾精血亏虚，精血不能充养筋骨，就容易遭受外邪的侵袭，这是发生历节病的内在因素。本已肝肾不足，筋骨虚弱，如果又值汗出腠理开泄之时，沐浴或从事水中作业或冒雨涉水，使水湿寒冷之邪乘腠理开泄而侵入人体，流注筋骨、肌肉，伤及血脉，遂出现全身诸多关节疼痛，关节局部汗出色黄，此为历节病。

【研讨】

本条的主要精神在于说明历节病的形成有内外两方面的因素，乃肝肾先虚为病之本，寒湿外侵为病之标。其病虽流注筋骨，实由肝肾脏腑虚弱所致。

由于肝肾不足、筋骨虚弱是历节病发生的内在因素之一，故临床对风寒湿痹久治不愈，有骨病筋缩之变化者，常用熟地黄、牛膝、杜仲、续断、桑寄生等药补益肝肾，强壮筋骨。

2. 阴血不足、外受风邪

【原文】

少陰脈[1]浮而弱，弱則血不足，浮則為風，風血相搏，即疼痛如掣。(6)

【校注】

[1] 少阴脉：包括手少阴神门脉（在掌后锐骨端陷中）与足少阴太溪脉（在足内踝后五分陷中）。

【提要】

本条论述阴血不足、外受风邪是历节病的成因之一。

【析义】

少阴脉候心肾，少阴脉弱为心肾阴血不足，故言"弱则血不足"。脉浮提示外有风邪，所以说"浮则为风"。由于阴血先虚，风邪乘虚而入，由表侵及血脉。正邪相互搏结，以致经脉痹阻，气血瘀滞，不通则痛，故关节掣痛，不能屈伸。

【研讨】

临床见本证，据其病机，治法当以养血为主，兼以祛风，可于养血之中加祛风药物进行治疗，此即"治风先治血，血行风自灭"。

3. 气虚饮酒、汗出当风

【原文】

盛人[1]脈澀小，短氣，自汗出，歷節痛，不可屈伸，此皆飲酒汗出當風所致。(7)

【校注】

[1] 盛人：指外形肥胖的人。

【提要】

本条论述气虚饮酒、汗出当风是历节病的成因之一。

【析义】

外形肥胖的人，出现涩小的脉象，表明此为形盛气衰之体。其外虽看似有余，实则内已不足。由于气虚不足，腠理不固，所以短气、自汗。卫虚汗出，腠理开泄，易招致风邪内侵；且肥胖者湿本偏盛，嗜酒则更助其湿。加之酒后汗出当风，则风与湿内外相搏，留滞于筋骨关节之间，阻滞气血的运行，遂致历节疼痛，不能屈伸。

【研讨】

以上三条论及历节的成因，归纳起来，有内外两方面，里虚不足，肝肾气血亏虚为内因，风寒湿邪侵袭为外因，说明历节病是一种本虚标实的疾病。

（二）辨证论治

1. 风湿历节

【原文】

諸肢節疼痛，身體魁羸[1]，腳腫如脫[2]，頭眩短氣，溫溫[3]欲吐，桂枝芍藥知母湯主之。（8）

桂枝芍藥知母湯方

桂枝四兩，芍藥三兩，甘草二兩，麻黃二兩，生薑五兩，白术五兩，知母四兩，防風四兩，附子二枚（炮）。

上九味，以水七升，煮取二升，溫服七合，日三服。

【校注】

[1] 身体魁羸：形容关节肿大，身体瘦弱。

[2] 脚肿如脱：形容两脚肿胀，且又麻木不仁，似乎和身体要脱离一样。

[3] 温温：作"蕴蕴"解，指心中郁郁不舒。

【提要】

本条论述风湿历节的症治。

【析义】

本条为风湿痹阻于关节，渐次化热伤阴之证。关节疼痛，其痛游走，是因风湿流注于筋脉关节，气血运行不畅所致。关节肿大而身体逐渐消瘦，说明病久不解，正气日衰，邪气日盛，湿无出路，阻痹关节所致。湿性下注，流于下肢，气血不畅则两脚肿胀且麻木不仁。风与湿邪上犯，清阳不升则头眩。湿阻中焦，气机不利则短气，胃失和降则呕恶。本证乃由感受风寒湿引起，日久化热伤阴而成，故治以桂枝芍药知母汤祛风除湿，温经散寒，佐以滋阴清热。方中桂枝与附子通阳宣痹，温经散寒；桂枝配麻黄、防风，祛风而温散表湿；白术、附子助阳除湿；知母、芍药益阴清热；甘草和胃调中。诸药相伍，表里兼顾，且有温散而不伤阴，养阴而不碍阳之妙。

【研讨】

本方用治感受风湿之邪化热伤阴之痹证。其症可见发热恶寒，遍身关节疼痛、肿大并伴有灼热，或全身表现虚寒而局部有热者。若身体关节重着肿胀，遇阴雨加剧者，倍加白术；湿已化热，关节红肿热痛者，倍加芍药、甘草、知母。

2. 寒湿历节

【原文】

病歷節不可屈伸，疼痛，烏頭湯主之。（10）

烏頭湯方

治腳氣疼痛，不可屈伸。

麻黃、芍藥、黃芪各三兩，甘草三兩（炙），川烏五枚（㕮咀，以蜜二升，煮取一升，即出烏頭）。

上五味，㕮咀四味，以水三升，煮取一升，去滓，内蜜煎中，更煎之，服七合。不知，盡服之。

【提要】

本条论述寒湿历节的症治。

【析义】

寒主收引凝滞，寒主痛，故寒湿之邪痹阻关节，可致气血运行阻滞而关节疼痛剧烈，屈伸活动不利。治当温经散寒，除湿宣痹，方用乌头汤。方中乌头辛温，温经散寒、除湿止痛；麻黄宣散透表，以祛寒湿。乌头、麻黄相伍，可温经散寒化湿，既除肌表经络之寒湿，又散肌肉筋骨之寒湿；芍药宣痹行血，并配甘草以缓急止痛；黄芪益气助阳，助麻黄、乌头温经止痛，亦制麻黄过散之性；白蜜甘缓，以解乌头之毒。诸药相伍，使寒湿散而阳气宣通，关节疼痛解除而屈伸自如。

【研讨】

本条与上条同为历节病，但两者在病机、症状和治法上均有所不同。桂枝芍药知母汤治风湿历节，日久化热伤阴，症以关节肿痛、发热为主，痛处游走，故治宜祛风除湿、温经散寒，佐以滋阴清热；乌头汤治寒湿历节，症以关节疼痛不可屈伸、遇冷加剧为主，故治宜温经祛寒、除湿解痛。

临证见关节疼痛较剧，筋脉拘急，痛有定处，关节不可屈伸，畏寒喜热，局部皮色不红，触之不热，舌淡，苔白，脉弦紧者，可用本方治疗。若痛在上肢者加桂枝、桑枝、秦艽；痛在下肢者，加续断、桑寄生、牛膝；寒甚痛剧者加附子、草乌、川椒；病久夹有瘀血者，加乳香、没药、延胡索、红花、全蝎、蜈蚣、乌梢蛇；兼气血两亏者，加人参、黄芪、当归、芍药；寒阻痰凝，兼有麻木者，酌加半夏、桂枝、天南星、防风；病久肝肾阴虚，关节畸形，酌加当归、牛膝、枸杞子、熟地黄等。

第五章

血痹虚劳病脉证并治第六

　　本篇论述血痹和虚劳两病，二者发病与阴阳气血亏虚为主有关，故合为一篇讨论，但重点是论述虚劳病。

　　血痹病以肢体局部麻木为主症，是由气血不足，感受外邪所引起。血痹与痹证有所不同，后者以肢体筋骨疼痛为主症，是风寒湿三气杂感所致。

　　虚劳病范围相当广泛，是因多种原因引起脏腑阴阳气血虚弱的一种慢性虚弱性疾病，与后世所说的肺痨有别。

一、血痹病

【原文】

　　問曰：血痹病從何得之？師曰：夫尊榮人，骨弱肌膚盛，重困[1]疲勞汗出，臥不時動搖，加被[2]微風，遂得之。但以脈自微濇，在寸口、關上[3]小緊，宜針引陽氣，令脈和緊去則愈。（1）

【校注】

　　[1] 重困：《医统》本作"重因"，据文义宜从。

　　[2] 被：蒙受、遭受之意。

　　[3] 关上：指脉的部位，关脉近寸口处。

【提要】

论血痹的病因、脉象及血痹轻证的治法。

【析义】

　　凡好逸恶劳、养尊处优，或饱食少动之人，肌肉虽然丰盛，实则其精气往往不足，故筋骨脆弱、腠理不固。这种有余于外、不足于内的人多气虚而易感外邪，又加上疲劳而气耗、多思难眠阳气浮越，在阳气一虚再虚的情况下，感受微风，使阳气痹阻，血行不畅，肌肤失养而麻木不仁，遂得血痹病。

　　"脉自微涩"、"寸口关上小紧"是借脉喻理。脉微为阳虚，涩为血滞，紧为外受风寒；"自"为"本来"之意，指素体；说明血痹病人素体气虚阳微，又新感风寒，导致血脉滞涩而血行不畅的病理。"小"为稍稍之意，紧脉在寸口、关上而未及尺部，"但"为仅、只之意，以上均提示受邪较浅。

　　本证病机为气虚风入，血行滞涩，肌肤不荣，证属血痹轻证。治用针刺引阳气外达，驱邪外出，邪去则紧去，恢复脉之和缓之象。

【原文】

血痹陰陽俱微，寸口關上微，尺中小緊，外證身體不仁，如風痹狀，黃芪桂枝五物湯主之。（2）

黃芪桂枝五物湯方

黃芪三兩，芍藥三兩，桂枝三兩，生薑六兩，大棗十二枚。

上五味，以水六升，煮取二升，溫服七合，日三服（一方有人參）。

【提要】

论述血痹重证的症治。

【析义】

脉阴阳俱微提示营卫气血俱不足，条文（2）讲"寸口关上小紧"是受邪较浅，本条寸口关上微、尺中小紧，说明阳气不足较重、邪入较深。寸口关上微，即卫阳不足。尺脉稍见紧涩，为风邪深入，阴血凝滞。

血痹的症状，主要是以局部肌肉麻木为特征，如受邪较重的亦可有酸痛感，所以说"如风痹状"。但血痹以麻木为主，风痹以疼痛为主。

本证病机为阳气不足，外风侵入，阴血凝滞。治以温阳行痹，即《灵枢·邪气脏腑病形》中"阴阳形气俱不足，勿取以针，而调以甘药"之意，用黄芪桂枝五物汤。

本方为桂枝汤去甘草倍生姜、加黄芪而成，方中用黄芪补气畅达血行，桂枝通阳，芍药养营，重用生姜增强温煦之功，生姜、大枣调和营卫。甘草性缓，缓则血不行，与本病不利，故去之。

【研讨】

黄芪桂枝五物汤为治疗血痹之常用方剂，以四肢麻木或身体不仁、微恶风寒、舌淡、脉无力为辨证要点。临床常用治诸虚身痛属血痹者，若血虚重者加当归、鸡血藤；血瘀者加川芎、桃仁、红花；久病入络者加虫类药活血通络。

二、虚劳病

（一）病机与辨证

【原文】

夫男子平人[1]，脈大為勞，極虛亦為勞。（3）

【校注】

[1] 平人：此指外形看来好像无病，其实内脏气血已经虚损之人。即《难经》之"脉病形不病"者。

【提要】

本条论述虚劳病脉象总纲。

【析义】

脉大，是大而无力，为有余于外、不足于内的征象，阴虚阳浮或气虚阳浮者多见此脉；极虚，是轻按则软、重按极无力，是精气内损的脉象；脉大为虚亢之象，极虚为虚衰之象，虽形态不同，但都以虚为病理基础，都是虚劳病的脉象，所以说："脉大为劳，极虚亦为劳"。

【原文】

男子面色薄[1]者，主渴及亡血，卒喘悸[2]，脉浮者，里虚也。（4）

【校注】

[1] 面色薄：指面色淡白而无华。

[2] 卒喘悸：卒，同"猝"。卒喘悸，谓病人稍一动作，即突然气喘、心悸。

【提要】

本条论述阴血不足的虚劳脉症。

【析义】

血虚，不能荣于面则面色白而无华；不能养心则心悸；阴津不足则口渴；阴血不足，多因失血所致，故主亡血；血为气之母，血虚则气亦不足，故气喘。虚者不耐邪扰，"阳气者，烦劳则张"，气浮于外则脉浮，当浮而无力。

【研讨】

本条文的口渴、喘悸、脉浮，不仅可以在虚劳病中见到，也可见于实证中，应当注意鉴别：①渴：虚证者，由阴虚内热，津亏所致，当渴而不贪饮；实证者，多由邪热炽盛所致，当烦渴引饮。②喘：虚证者，多由气虚及肾不纳气所致，当静卧则安，稍动则突发；实证者，多由痰浊水饮及外邪等所致，当喘息抬肩，动静均不间断。③悸：虚证者，多为血虚或亡血，当坐卧或情志安定时则安，动或情志刺激时则发；实证者，多为瘀血内阻、水饮凌心、痰火上扰等，当动静均悸，多无间断。④脉浮：虚证者当浮而无力，实证者当浮而有力。临证时须脉症合参，方能明辨。

【原文】

男子脉虚沉弦，无寒热，短气里急，小便不利，面色白，时目瞑[1]，兼衄，少腹满，此为劳使之然。（5）

【校注】

[1] 目瞑：一者通"眠"，二者指闭目，上两义形容闭目懒睁之状，主阳气虚。三者指视物昏花，主精血亏虚，不能上注所致。

【提要】

本条论述气血两虚的虚劳脉症。

【析义】

脉虚软无力为气血不足，沉弦为阳虚有寒，在无外感寒热的情况下，出现短气、面白、时目瞑、衄是气血虚所致；小便不利是气不化水；里急是阳气虚失于温煦；少腹满是"脏寒生满病"。凡此脉症都属于虚劳范畴。

【原文】

劳之为病，其脉浮大，手足烦，春夏剧，秋冬瘥，阴寒[1]精自出，酸削[2]

不能行。（6）

【校注】

[1] 阴寒：即前阴寒冷。

[2] 酸削：指两腿酸痛不适而肌肉消瘦。

【提要】

本条论述阴虚虚劳与季节的关系。

【析义】

阴虚不能敛阳，则阳浮于外，故脉浮大；阴虚生内热，故手足心烦热。本证为阴虚阳亢，而春夏木火正盛，阳气外浮，天人相应，阳得阳助，虚阳愈亢，则阴愈虚，故病加重；秋冬金水相生，又秋冬阳气潜藏，故一方面虚阳之亢衰减，另一方面阴得阴助而阴虚症减，故病减轻。若阴虚及阳，精关不固，可致阴寒精自出；又精失则肾虚，肾虚则骨弱，故两腿酸痛瘦削，行动不利。

【原文】

男子脉浮[1]弱而濇，为無子，精氣清冷（一作泠）。（7）

【校注】

[1] 浮：《脉经》、《巢源》俱作"微"，据文义宜从。

【提要】

本条从脉象论虚劳无子症。

【析义】

真阳不足，则脉微而弱；精少清冷，则脉涩。真阳不足且肾精亏损，则精气清冷，不能受胎，故无子。

【原文】

男子平人，脈虚弱細微者，喜盜汗也。（9）

【提要】

本条论述虚劳盗汗症。

【析义】

病者阴阳气血皆虚，故脉见虚弱细微，阳虚不固，阴虚不守，则容易发生盗汗。本条盗汗症属阴阳俱虚，可参考用条文（8）桂枝加龙骨牡蛎汤治疗。

【原文】

人年五六十，其病脈大者，痺俠背行[1]，若腸鳴，馬刀俠癭[2]者，皆為勞得之。（10）

【校注】

[1] 痺俠背行：指脊柱两旁有麻木感。

［2］马刀侠瘿：结核生于腋下名马刀，生于颈旁名侠瘿，二者均属瘰疬。

【提要】

本条论述脉大有虚寒、虚热的区别。

【析义】

人年五六十，其病脉大按之无力，为精气内衰，筋脉失养，所以脊背有麻木感觉；假如腹中肠鸣，则为脾气虚寒，运化失职所致；如患马刀侠瘿，则为阴虚阳浮，虚火上炎与痰相搏而致病。以上三种病证，虽有虚寒、虚热、夹痰的不同，但皆为虚劳而得。

【原文】

脉沉小遲，名脫氣[1]，其人疾行則喘喝[2]，手足逆寒，腹滿，甚則溏泄，食不消化也。（11）

【校注】

［1］脱气：在这里是指病机，即指阳气虚衰而言。

［2］喘喝：即气喘有声。

【提要】

本条论述脾肾阳气虚衰的脉证。

【析义】

脉沉小迟是阳气虚衰的反映。元气极虚，疾行则耗气，故喘促气短；阳虚失温，则手足逆冷；腐熟无权，则腹满、便溏、饮食不化。

【原文】

脈弦而大，弦則為減，大則為芤，減則為寒，芤則為虛，虛寒相搏，此名為革。婦人則半產漏下，男子則亡血失精。（12）

【提要】

本条论述精血亏损的虚劳脉象。

【析义】

革脉包括弦大两象，但弦脉是按之不移，而革脉之弦为重按则减；大脉是洪大有力，但革脉之大是大而中空，类似芤脉。重按减弱主寒，大而中空主虚，两脉相合为革，则为虚寒相搏之脉。故妇人见革脉是漏下或半产，男子见革脉为亡血或失精之患。

（二）辨证论治

【原文】

夫失精家[1]，少腹弦急，陰頭寒，目眩（一作目眶痛），髮落，脈極虛芤遲，為清穀、亡血、失精。脈得諸芤動微緊，男子失精，女子夢交[2]，桂枝加龍骨牡蠣湯主之。（8）

桂枝加龍骨牡蠣湯方

《小品》雲：虛弱浮熱汗出者，除桂，加白薇、附子各三分，故曰二加龍骨湯。

桂枝、芍藥、生薑各三兩，甘草二兩，大棗十二枚，龍骨、牡蠣各三兩。

上七味，以水七升，煮取三升，分溫三服。

【校注】

[1] 失精家：指经常梦遗、滑精之人。

[2] 梦交：夜梦性交。

【提要】

本条论述阴阳两虚虚劳失精梦交的症治。

【析义】

遗精的病人，由于精液损耗太甚，阴虚及阳，阳虚失温，故少腹弦急、外阴部寒冷；精血衰少不能上荣，则目眩发落；"脉极虚芤迟，为清谷、亡血、失精"是插笔，是说极虚芤迟的脉象，可主失精，或亡血，或下利清谷。极虚是脉势软弱无力，芤是脉大而中空，迟是脉来至数不足，三者均为虚脉，即阴精亏损，阴虚及阳，阴阳两虚。病虽不同，但可见到相同的脉象。

"脉得诸芤动微紧"一句，是重申失精家的脉象既可见脉极虚芤迟，又可见脉芤动，或者脉微紧，芤为阴血虚，动为虚阳外浮，微为阴精不足，紧为阳虚有寒，合之即为或阴虚生热，或阳虚生寒，即同一病可见不同脉象。

失精家不仅因阴液久泄而阴虚，阳亦因之而亏损，此时阴阳失去维系，阴阳两虚，心肾不交，形成失精或梦交。本病病机为阴虚及阳，阴阳两虚。治以调和阴阳，潜阳固摄，方用桂枝加龙骨牡蛎汤。

方由桂枝汤加龙骨牡蛎而成。《金匮要略心典》认为："桂枝汤外证得之能解肌去邪气，内证得之能补虚调阴阳。"故用桂枝汤和营卫、调阴阳，龙骨、牡蛎涩敛固精、潜阳入阴，这样使阴阳相互维系，阳气固密，阴气内守，则精不外泄。

【研讨】

桂枝加龙骨牡蛎汤以桂枝汤调和阴阳，加龙骨、牡蛎不仅固敛走失之阴精，而且潜纳浮越之阳气，与桂枝汤相配伍，可谓刚柔相济，标本兼治。

【原文】

虚勞裏急，悸，衄，腹中痛，夢失精，四肢酸疼，手足煩熱，咽乾口燥，小建中湯主之。(13)

小建中湯方

桂枝三兩（去皮），甘草三兩（炙），大棗十二枚，芍藥六兩，生薑三兩，膠飴一升。

上六味，以水七升，煮取三升，去滓，內膠飴，更上微火消解，溫服一升，日三服。嘔家不可用建中湯，以甜故也。

【提要】

本条论述虚劳属阴阳两虚、寒热错杂的症治。

【析义】

虚劳病的病理，不但阴虚、阳虚，还往往阴虚及阳，或阳虚及阴，从而导致阴阳两虚、寒热错杂之变。阴虚生内热，则衄血、手足烦热、咽干口燥；阳虚生寒，则里急、腹中痛；阴阳气血俱不足，则心悸、梦遗失精、四肢酸疼。

本证病机特点为阴阳两虚、寒热错杂，治疗不能单纯补阳或补阴，因为单纯治寒则碍阴，单纯治热则伤阳。《灵枢》曰："阴阳俱不足，补阳则阴竭，泻阴则阳脱，如是者可将以甘药，不可饮以至剂。"故欲求阴阳之和者，必求于中气。正如尤在泾在《金匮要略心典》中说："和阴阳调营卫，而必以建中者，何也？中者，脾胃也，营卫生于水谷，而水谷转输出于脾胃，故中气立，则营卫流行，而不知其和。又中者，四运之轴，而阴阳之机也，故中气立，则阴阳相循，如环无端，而不极于偏。"所以建中气，一方面补虚损，另一方面使中气得以四运，从阴引阳，从阳引阴，使阴阳得以协调，则寒热错杂之证得解。

小建中汤功能建中气，调阴阳。方由桂枝汤倍芍药加饴糖而成。药用胶饴、大枣、甘草之甘补虚损以建中；生姜、桂枝和甘草辛甘以化阳、温通阳气；芍药配甘草化阴和营、缓急。于此建中气，使中气得以四运，从阴引阳，从阳引阴，则阴阳气血自和，寒热自除。

【研讨】

本条阴阳两虚调以中气，这是《金匮》治虚劳的一大特色。

小建中汤除本篇治虚劳外，在仲景书中还治疗：①虚人感邪之腹痛。如《伤寒论》条文（100）"伤寒，阳脉涩，阴脉弦，法当腹中急痛者，先与小建中汤；不差者，与小柴胡汤主之"。②虚人感邪心悸。如《伤寒论》条文（102）"伤寒二三日，心中悸而烦者，小建中汤主之"。③虚寒性腹痛。如《金匮·妇人杂病脉证并治第二十二》条文（18）"妇人腹中痛，小建中汤主之"。④萎黄。如《金匮·黄疸病脉证并治第十五》条文（22）"男子黄，小便自利，当与虚劳小建中汤"。其理正如尤在泾所言："桂枝汤外证得之能解肌去邪气，内证得之能补虚调阴阳。"

【原文】

虚劳裏急，諸不足，黃芪建中湯主之（於小建中湯內加黃芪一兩半，餘依上法。氣短胸滿者加生薑；腹滿者去棗，加茯苓一兩半；及療肺虛損不足，補氣加半夏三兩）。（14）

【提要】

本条承上条继续论述阴阳两虚虚劳的症治。

【析义】

本条着重指出"里急"二字，意在突出本证里气虚寒偏重，一般认为本节条文紧承上条，文中虚劳里急是包括上节小建中汤的症状，也属阴阳两虚的虚劳，但较上条病情更重，特别是气虚的症状更重，如自汗或盗汗、身重、倦怠乏力或不仁等症。诸不足，指阴阳气血俱不足。故基本病机未变，则治疗仍以小建中汤建立中气、调和阴阳为主，加黄芪益气补虚，即黄芪建中汤。

【原文】

虚劳腰痛，少腹拘急，小便不利者，八味肾气丸主之。（15）

肾气丸方

乾地黄八两，山药、山茱萸各四两，泽泻、牡丹皮、茯苓各三两，桂枝、附子（炮）各一两。

上八味末之，炼蜜和丸梧子大，酒下十五丸，加至二十五丸，日再服。

【提要】

本条论述肾气虚虚劳腰痛的症治。

【析义】

腰为肾之外府，肾虚则腰痛；气主煦之，失于温煦则小腹拘急不舒；肾气不足，不能化气利水，故小便不利。"不利"，或淋漓不畅，或癃闭，或失于约束。故病机为肾气虚，用八味肾气丸助阳之弱以化水，滋阴之虚以生气，渗利水湿以通阳化气，使肾气振奋，则诸症自愈。

方中生地黄、山药、山茱萸滋肾精、补肝血、健脾气；茯苓、泽泻健脾利水燥湿；牡丹皮疏肝和血，且可活血以利水；在大量滋阴药当中，配以少量附子、桂枝，其意不在补火，而在微微生气，即生肾气，故名肾气丸。

【研讨】

本方功能填精益髓、补益肾气。临床常用治由肾气虚所致的各个系统的疾患，而尤以出现水液代谢失调者尤佳。《金匮要略》有关肾气丸证治条文有5条，其病理均有水液代谢失调，其中3条有小便异常，除本条外，尚有"男子消渴，小便反多，以饮一斗，小便一斗"、"妇人转胞，不得溺"等。所治三症分别为尿少、尿多和癃闭，因均属肾气虚弱所致，故可用肾气丸异病同治，正如《金匮要略心典》所云："凡病涉水液由肾气虚者，用肾气丸，闭者能通，多者能约，积者能利，燥者能润。"

金匮肾气丸为仲景补肾之祖方，凡病机属肾虚，如阴虚、阳虚、阴阳两虚，证候除水液代谢失调之水肿、小便不利外，或有肾虚累及他脏证候，皆应以肾气丸为主方变通治之。后世医家师本方治法，创诸多据此方化裁之补肾良方，如六味地黄丸、杞菊地黄丸、知柏地黄丸、济生肾气丸、桂附八味丸、右归饮、右归丸、左归丸、左归饮等皆是。

【原文】

虚劳诸不足，风气百疾[1]，薯蓣丸主之。（16）

薯蓣丸方

薯蓣三十分，当归、桂枝、曲、乾地黄、豆黄卷各十分，甘草二十八分，人参七分，芎藭、芍药、白术、麦门冬、杏仁各六分，柴胡、桔梗、茯苓各五分，阿胶七分，乾薑三分，白敛二分，防风六分，大枣百枚为膏。

上二十一味，末之，炼蜜和丸，如弹子大，空腹酒服一丸，一百丸为剂。

【校注】

[1] 风气百疾：风气是泛指病邪，因风为百病之长，风邪侵入人体，能引起多种疾病，

故曰风气百疾。

【提要】

本条论述虚劳兼感外邪的治法。

【析义】

虚劳诸不足，是指气血阴阳诸不足。风气百疾，是由于抗病力弱，感受外邪而成虚劳兼夹外邪之证。其治疗正如《金匮要略心典》所谓："正不可独补其虚，亦不可着意去风气。"当寓祛邪于扶正之中，攻补兼施，使邪去而正不伤，正复而不留邪。而本证病机属虚多邪少，故以补益气血扶正为主，祛风散邪兼去外邪为辅，方用薯蓣丸。

方中主药薯蓣专理脾胃，辅以人参、白术、茯苓、干姜、豆黄卷、大枣、甘草、神曲益气调中，又以当归、川芎、芍药、干地黄、麦冬、阿胶养血益阴，佐以柴胡、桂枝、防风祛风散邪，杏仁、桔梗、白蔹理气开郁。诸药合用，共奏扶正祛邪之功。

【研讨】

本条之"风气百疾"，言症状无定，说明薯蓣丸既可治疗虚劳夹风的头眩体痛，又能益卫实表预防虚劳病人风气百疾的发生，故能治能防、攻补兼施是本方的特点。

【原文】

虚劳虚烦不得眠，酸枣仁汤主之。（17）

酸枣仁汤方

酸枣仁二升，甘草一两，知母二两，茯苓二两，芎藭二两（深师有生薑二两）。

上五味，以水八升，煮酸枣仁，得六升，内诸药，煮取三升，分温三服。

【提要】

阴血虚虚劳失眠的症治。

【析义】

阳入于阴而眠，本条虚劳由于心肝阴血亏虚，阳不得入阴，故不得眠；阴虚生内热，上扰心神，故心中郁郁而烦，内烦而身不热为虚烦。故治以养阴和血，宁心安神，清热除烦，方用酸枣仁汤。

方中酸枣仁补肝、养心、安神为主药；茯苓、甘草补脾和中，宁心安神；川芎疏达肝气，畅达肝用；知母养阴清虚热除烦。全方共奏养阴清热、安神宁心之效。

【研讨】

本条虚烦，与《伤寒论》栀子豉汤证之无形邪热所致之"虚烦"不同，因其属实热，而本证是由阴血亏虚所致之虚热。

仲景之酸枣仁汤，不仅为治疗肝血不足引起的失眠提供了有效的方剂，而且开创了"养血调肝安神"的治疗大法，对后世影响深远。不少治疗失眠的方剂都是在此基础上产生的，如唐代孙思邈《千金方》中的酸枣汤、王焘《外台秘要》中小酸枣汤、宋代《太平圣惠方》中的酸枣散、《类证活人书》中酸枣汤等都是治疗失眠的有效方剂。

临床应用酸枣仁汤，以虚烦不眠、咽干口燥、舌红、脉弦细为辨证要点。关于酸枣仁的用法，古人有炒用治胆虚不眠、生用治胆热多眠的说法，也有的认为酸枣仁治失眠、酸枣肉治多眠。可供参考。

【原文】

五劳虚极羸瘦，腹满不能饮食，食伤、忧伤、饮伤、房室伤、饥伤、劳伤、经络营卫气伤，内有乾血[1]，肌肤甲错，两目黯黑。缓中补虚，大黄蟅虫丸主之。（18）

大黄蟅虫丸方

大黄十分（蒸），黄芩二两，甘草三两，桃仁一升，杏仁一升，芍药四两，乾地黄十两，乾漆一两，虻虫一升，水蛭百枚，蛴螬一升，蟅虫半升。

上十二味，末之，炼蜜和丸小豆大，酒饮服五丸，日三服。

【校注】

[1] 干血：指积久难解之瘀血。

【提要】

本条论述虚劳内有干血的症治。

【析义】

五劳泛指一切虚劳，虽然各种虚劳的病机不同，但无论何种虚损疾患，病情迁延不愈，至其虚极，必然损及脾胃。脾胃虚弱，运化力弱，则腹中满闷，饮食大减，久则病人骨瘦如柴。加之饮食不节而饥饱无常、忧愁思虑过度而气机郁结、酒色过度、营养不足、过度疲劳、外邪反复侵袭等外感内伤，使脏腑功能失调，经脉气血运行不畅，内生瘀血，经久不去，变为"干血"，俗称干血劳，由于瘀血内停，新血不生，血失濡润，故肌肤甲错、两目黯黑。

从病机而言，虚劳兼瘀血，治疗应补虚兼祛瘀，但瘀血久结体内，不能骤去；而正气极虚，难于骤生，两难之中，攻瘀为先，因瘀血不去新血难生，即寓补益于消瘀之中，此其一。其二，干血当攻，但正虚不耐峻攻，故必缓缓图之。故仲景之"缓中补虚"，即以缓消瘀血之剂，收祛瘀生新以补虚之效。

方中大黄、蟅虫为君，是听令以将军，率蟅虫破坚通络行瘀，确有神功，故方名标而出之；大量活血药桃仁、干漆、蛴螬、水蛭、虻虫为臣，效专力宏，助主药推荡逐瘀，尤其诸多虫类药起到"虫以动其瘀"的目的；干地黄、白芍、杏仁为臣，滋阴养血，濡润血燥，助主药行血；黄芩、甘草、酒、白蜜为佐使，清郁热、活血行其药势、解诸药之毒、和药性。《金匮要略心典》概括了该方的特点，"润以濡其干，虫以动其瘀，通以去其闭"。

【研讨】

该方的组方及剂型特点为：①大量应用虫类药。因其性善走，搜剔经络瘀血之力最强，对于瘀积日久之干血，非用蠕动啖血之物不可，仲景其他瘀血重证久病多用虫类药，如下瘀血汤证、抵当汤证。②蜜丸为剂。蜜缓峻药之性，缓缓图之，使峻药收缓缓消磨之功而不伤正。本方破血祛瘀的药物虽多，但用量较小，诸药虽有破瘀的作用，但制成丸剂服用，其量小，故不致伤正，而达缓中补虚之效。

使用虫类药要点为应辨证明确，选药精当，注意配伍、剂量、疗程，使用应掌握"邪去而不伤正，效捷而不猛悍"的原则。

第六章

肺痿肺痈咳嗽上气病脉证治第七

　　本篇论述肺痿、肺痈和咳嗽上气三病。由于这三种疾病的病位均在肺，临床都有咳嗽症状，在某些阶段具有相似的病理机制，一定条件下存在转化关系，故合为一篇讨论。

　　肺痿是肺气痿弱不振所致之病，临床以多唾涎沫，短气为主症。一般多因汗、吐、下等严重损伤津液，虚热扰及上焦，肺气失宣，久咳耗伤肺气引起。但也有素体阳虚、津伤及气而成虚寒肺痿者。

　　肺痈是肺生痈脓的病变，由重感风热病邪所引起。以咳嗽、胸痛、吐脓痰腥臭为主症。临床进展分三个时期，及时治疗最为关键。由于《中医内科学》论载颇详，故有关肺痈的条文不再选录。

　　咳嗽上气，即是咳嗽气逆。本篇所论，有外邪束表者、饮邪内郁者、痰浊内壅者，亦有饮热迫肺而肺气胀满者，病机复杂。其病因多为素有停饮并外感风寒、风热。

一、肺痿

（一）成因、脉症与鉴别

【原文】

　　問曰：熱在上焦者，因欬為肺痿。肺痿之病，從何得之？師曰：或從汗出，或從嘔吐，或從消渴，小便利數，或從便難，又被快藥[1]下利，重亡津液，故得之。

　　曰：寸口脈數，其人欬，口中反有濁唾涎沫[2]者何？師曰：為肺痿之病。若口中辟辟燥，欬即胸中隱隱痛，脈反滑數，此為肺癰，咳唾膿血。

　　脈數虛者為肺痿，數實者為肺癰。（1）

【校注】

　　[1] 快药：指作用峻猛的攻下药。

　　[2] 浊唾涎沫：指口中唾液与涎水黏稠有泡沫。

【提要】

　　本条论述虚热肺痿的成因、脉症及与肺痈的鉴别。

【析义】

　　本条应分作三段来理解。从开始至“故得之”为第一段，叙述肺痿的成因。肺痿之病，由于热在上焦，肺受熏灼，气逆而咳，咳久则肺气痿弱不振，因而形成肺痿。上焦邪热产生的原因很多，或因发汗过多，或因呕吐频作，或因消渴、小便利数，或因便难，又被峻药攻下等等，这些情况均可导致“重亡津液”，津液重伤则燥热内生；或因病者素体肺阴不足，因上焦肺热而形成。

从"寸口脉数"至"咳唾脓血"为第二段，指出肺痿、肺痈的脉症。"寸口脉数"，是热在上焦的脉象，邪热扰肺，因而作咳。阴虚肺热，理应干咳无痰，而反咳吐浊唾涎沫，这是因为肺气痿弱，不能敷布脾气上散之津液，又为热邪熏灼，致使唾液与涎水稠浊，随肺气上逆咳吐而出，此为肺痿的特征性表现。如果口中感觉辟辟干燥，咳即胸中隐隐作痛，这是热邪痰浊蕴结于肺，结聚成痈之候。若痈溃脓出，则咳吐脓血。这是肺痿与肺痈临床表现上的差别。

最后一段谈肺痿与肺痈脉象上的区别。脉数虚者为肺痿，数实者为肺痈。其实质是在病机上对二者进行鉴别诊断。肺痿、肺痈虽都由热所致，但肺痿是阴虚有热，肺痈是实热壅聚，病情一虚一实，迥然不同，故脉象是前者脉数而无力，后者脉数而有力。

（二）证治

【原文】

肺痿吐涎沫而不欬者，其人不渴，必遗尿，小便數，所以然者，以上虚不能制下故也。此為肺中冷，必眩，多涎唾，甘草乾薑湯以溫之。若服湯已渴者，屬消渴[1]。（5）

甘草乾薑湯方

甘草四兩（炙），乾薑二兩（炮）。

上㕮咀，以水三升，煮取一升五合，去滓，分溫再服。

【校注】

[1] 若服汤已渴者，属消渴：《脉经》无此九字。《千金》作"若渴者，属消渴法"，且七字为小注。

【提要】

本条论述虚寒肺痿的症治。

【析义】

条文（1）所述肺痿之病因病机是虚热肺痿，本条则为上焦阳虚、肺中虚冷之虚寒肺痿。由于阳虚不能化气，气虚不能布津，所以频吐涎沫。因病属虚寒，所以不渴；肺气虚冷，无力上逆，所以不咳；又因上焦虚冷，不能制约下焦，故遗尿或小便频数；肺气虚寒，清阳不能上升，故头眩。这些虚寒之象，与虚热而致的肺痿不同。治当温肺复气，主以甘草干姜汤。方中甘草炙用，补气力较强；干姜炮制，温中而不过于辛散，且甘草倍于干姜，所以有温复阳气的作用。

【研讨】

肺痿病的形成，前条有"重亡津液，故得之"的说法，何以本条又说"此为肺中冷"？这是因为虚热肺痿病久或因误治，阴损及阳，可转化为虚寒肺痿，此其一也；临床上亦有始得之即为肺中冷者，则是素体阳虚所致，此其二也。由此可知，肺痿之证的核心在于肺气痿弱，兼阴虚内热者，则为虚热肺痿；兼阳虚有寒者，则为虚寒肺痿。虚热证是言其常，虚寒证系言其变。对肺痿一病我们应有这样的认识。

前条有"因咳为肺痿"之说，本条又谓"不咳"，令人较难理解。其实，咳嗽不仅是疾病的见症，亦是正气奋起抗邪的反应。此处"不咳"正是肺气痿弱、抗邪能力减弱的表现，即肺冷气阻的缘故。《巢氏病源》对本证有"其人欲咳不能"之议，似更切近，可资参考。

二、咳嗽上气

（一）辨证及预后

【原文】

上气[1]面浮肿，肩息[2]，其脉浮大，不治，又加利尤甚。（3）

上气喘而躁者，属肺胀，欲作风水[3]，发汗则愈。（4）

【校注】

[1] 上气：指气逆而上。

[2] 肩息：谓气喘时抬肩呼吸，是呼吸极度困难的表现。

[3] 风水：病名。详见本书《水气病》篇。

【提要】

以上两条论述上气证的虚实两种证候。

【析义】

上气谓气逆于上，这里指喘而言。前条之证属虚，由于肾失摄纳，元气无根，升而不降，浮而不敛，则现虚喘之极度见肩息；阳虚气浮，水气上溢，故面浮肿；其脉浮大，必是浮大无力，按之无根，是正气欲脱、孤阳外越之象，所以说不治。如再见下利，则又为阴竭于下。气脱于上，阴竭于下，阴阳有离决之势，故尤为险恶。这种证候，多见于久病而病情危笃者，应采取综合措施，及时抢救。

后条之证属实，由于风邪袭表，肺气不宣于外；痰饮内阻，肺失肃降，或兼郁热内扰，外内合邪，遂令肺气胀满，奔迫上逆。所谓"肺胀"二字，正是这一病机的概括。气失宣降，故喘；水气夹热上冲，故躁。今肺气壅闭，不能通调水道，且风激水泛，有成为风水之势，故当发汗，汗出则风从外泄，水从下降，而喘躁自愈。本条未言脉，据证以测，其脉亦应浮大，不过前条浮大为重按无根，本条浮大为重按有力，故一属"不治"，一属"发汗则愈"。由于脉症似同而迥异，故应详予鉴别，免犯虚虚实实之戒。

（二）证治

1. 寒饮郁肺

【原文】

欬而上气，喉中水鸡声[1]，射干麻黄汤主之。（6）

射干麻黄汤方

射干十三枚（一法三两），麻黄四两，生姜四两，细辛、紫菀、款冬花各三两，五味子半升，大枣七枚，半夏八枚（大者，洗），一法半升。

上九味，以水一斗二升，先煮麻黄两沸，去上沫，内诸药，煮取三升，分温三服。

【校注】

[1] 水鸡声：水鸡，即田鸡，俗称青蛙。水鸡声，是形容喉间痰声不绝，有如蛙鸣。

【提要】

本条论述寒饮郁肺的症治。

【析义】

咳而上气，喉中有水鸡声，即临证所见的哮喘病。由于寒饮郁肺，肺气不宣，故上逆喘咳；痰阻气道，痰随气升，气受痰阻，故喉中痰鸣如水鸡声。这是寒饮咳喘的常见症状，治当散寒宣肺，降逆化痰，方用射干麻黄汤。方中射干消痰开结，麻黄宣肺平喘，生姜、细辛散寒除饮，款冬花、紫菀、半夏降气化痰，五味子收敛肺气，大枣安中。诸药同用，宣中有降，散中有收，痰消气顺，又不耗散正气，是治疗寒饮咳喘常用有效的方剂。

【研讨】

临床以射干麻黄汤治疗寒饮郁肺之哮喘、久咳、百日咳等病，每能取效。关键在于掌握以下辨证要点：①痰多清稀、咳重、胸闷、不渴；②脉或弦或滑或濡，舌苔白腻或滑；喉中有水鸡声，不得卧，卧则喘甚。若寒邪郁而化热，宜去生姜、大枣、细辛，加石膏、桑白皮、鱼腥草；咳喘甚者加葶苈子；食积纳差者去大枣，加山楂、神曲、麦芽。

射干麻黄汤与小青龙汤均用麻黄、细辛、半夏、五味子，都有温肺散寒，止咳平喘之功，同治寒饮咳喘。但前者偏于宣肺化饮，适于饮重于寒者；后者偏于解表散寒，适于寒重于饮者。

2. 痰浊壅肺

【原文】

欬逆上氣，時時吐濁[1]，但坐不得眠，皂莢丸主之。（7）

皂莢丸方

皂莢八兩（刮去皮，用酥[2]炙）。

上一味，末之，蜜丸梧子大，以棗膏和湯服三丸，日三夜一服。

【校注】

[1] 浊：指稠痰。

[2] 酥：奶酪也。

【提要】

本条论述痰浊壅肺的症治。

【析义】

痰浊壅塞，肺失宣肃，肺气上逆，故见咳嗽气喘；肺中稠痰，随上气而出，故频频吐浊；由于痰浊壅盛，随吐随生，虽时时吐浊而咳逆喘满不减；饮为阴邪，立则下行，卧则上涌，壅肺尤甚，所以但坐不能眠。若不速为扫除，很可能有痰塞气闭的危险，故用除痰最猛的皂莢丸主治，痰去则喘咳自去。皂莢辛咸，宣壅导滞，利窍涤痰。由于药力峻猛，故用酥炙、蜜丸，枣膏调服，以缓和其峻烈之性，并兼顾脾胃，使痰除而正不伤。

【研讨】

上条"咳而上气，喉中水鸡声，射干麻黄汤主之"。本条皂莢丸《外台秘要》亦云疗喉中水鸡声，但病情各异。射干麻黄汤以温化宣降为主，其痰清稀，较易咳出，苔多白滑或腻；本条之痰稠浊黏滞，不易咳出，故曰"时时吐浊"，意谓胶黏不断，苔多垢腻，故用涤痰除垢的皂荚为丸。上条无但坐不得眠症，可见胸肺壅迫不甚；本条有"但坐不得眠"，说明壅迫闭室之势已急，有气闭而亡之危，非峻猛之剂宣涤不可。由此可知，射干麻黄汤是治疗寒饮郁肺，喉中水鸡声的常法；而皂荚丸一般只宜于哮喘痰壅气闭的应急治疗。此外，皂荚亦可用于中风口噤、喉闭、肺痈等，总以形气俱实者为宜，若气虚体弱，虽痰浊壅肺，不宜轻试。

3. 饮热迫肺

【原文】

欬而上氣，此為肺脹[1]，其人喘，目如脫狀[2]，脈浮大者，越婢加半夏湯主之。（13）

越婢加半夏湯方

麻黃六兩，石膏半斤，生薑三兩，大棗十五枚，甘草二兩，半夏半升。

上六味，以水六升，先煮麻黃，去上沫，內諸藥，煮取三升，分溫三服。

【校注】

[1] 肺脹：肺失宣肅，壅滯脹滿之謂。

[2] 目如脫狀：是形容兩目脹突，有如脫出之狀。

【提要】

本条论述饮热迫肺的肺胀症治。

【析义】

素有伏饮，外感风热，饮热交结，肺失宣肃，则肺气胀满，故见咳嗽上气、喘促气急；水饮为风热所激，泛滥四溢而上注于目，饮阻气壅则目睛胀突，有如脱出之状。何以知其为饮热合邪？从其脉象浮大可见。浮脉主表，亦主邪气在上；大脉主热，且主大热，惟热重饮逆，病势急迫者，方可见如此浮大有力之脉。当急予越婢加半夏汤宣肺泻热，化饮降逆。方中麻黄开宣肺气以解肺胀之急，石膏辛寒以清内郁之热，二者皆重用，一为应病情之重，二示麻黄石膏之伍乃此方之核心；麻黄宣肺，但有助热之弊，石膏清热，但有凝肺之虞，二者同用，互助互制，相得益彰；生姜、半夏化饮降逆；大枣、甘草，崇土制水，且能调和诸药。

【研讨】

本方临床可用于支气管哮喘、支气管炎、肺气肿、肺心病等病急性发作而属饮热迫肺证型者，效验颇着。若兼痰鸣喘急，不得平卧者，可加射干、葶苈消痰泻肺；饮热内盛，咯吐不利，加鱼腥草、瓜蒌皮、海蛤粉清热祛痰；饮热伤津，口舌干燥，加天花粉、知母、芦根生津止渴。

4. 寒饮夹热

【原文】

欬而脈浮者，厚樸麻黃湯主之。（8）

厚樸麻黃湯方

厚樸五兩，麻黃四兩，石膏如雞子大，杏仁半升，半夏半升，乾薑二兩，細辛二兩，小麥一升，五味子半升。

上九味，以水一斗二升，先煮小麥熟，去滓，內諸藥，煮取三升，溫服一升，日三服。

脈沉者，澤漆湯主之。（9）

澤漆湯方

半夏半升，紫參五兩（一作紫菀），澤漆三斤（以東流水五斗，煮取一斗五升），生薑五兩，白前五兩，甘草、黃芩、人參、桂枝各三兩。

上九味，㕮咀，內澤漆汁中，煮取五升，溫服五合，至夜盡。

【提要】

以上两条论述寒饮夹热的咳喘症治。

【析义】

条文（8）"咳而脉浮"的"脉浮"二字，既指脉象，也是对病机的概括。脉浮主病位在表，而病邪在上者脉亦常浮。《金匮要略论注》云："咳而脉浮，则表邪居多，但此非在经之表，乃邪在肺家气分之表也。"所谓"肺家气分之表"，即病邪上迫于肺，可知本条病机是邪盛于上而近于表。除"咳而脉浮"之外，应有喘而胸满、烦躁、口渴等症。《千金要方·卷十八》云："咳而火逆上气，胸满，喉中不利，为水鸡声，其脉浮者，厚朴麻黄汤方。"可补本条脉症之未备。厚朴麻黄汤方中，厚朴、麻黄、杏仁宣肺降逆，细辛、干姜、半夏温化痰饮，石膏清热除烦，小麦安中养正，五味子收敛肺气。诸药合用，共奏宣肺清热、化饮降逆之功。以方测证，当是寒饮夹热、上迫肺系之证。

条文（9）"脉沉者"，是承上条"咳而脉浮者"来，当为"咳而脉沉"之略。沉脉主里，故"脉沉"二字，亦概括寒饮内停、聚结不化的病机。据《脉经·卷二》"寸口脉沉，胸中引胁痛，胸中有水气，宜服泽漆汤"可知，本证除咳而脉沉，还有胸胁引痛，甚或兼有身肿、小便不利等。泽漆汤中，泽漆乃大戟科植物泽漆的全草，重用三斤，为全书之最，意在逐水利下；紫参宜作紫菀，合白前、生姜、半夏等化痰止咳平喘；人参、桂枝、甘草补气通阳；黄芩清泄郁热。共奏逐饮通阳、化痰止咳兼清热之效，是一首标本兼顾的方剂。

【研讨】

以上两条叙证过于简略，仅以脉浮脉沉而辨咳，比较难于理解。然而，这也正是仲景辨证特色的体现，仲景在辨证中历来是脉证并重且脉优于证，此点在《伤寒论》与《金匮要略》的篇名"××病脉证并治××"中，"脉"总在"证"前得以充分体现。另外，这种以脉定诊的情形，在本篇条文（1）中也曾出现，如"脉数虚者为肺痿，数实者为肺痈"，而且在以后的内容中还将出现。两条原文都以咳为主症，不过脉有浮沉之别，浮者主病偏于上而近于表，亦可主热；沉者主病偏于里而又有趋下之势，亦可主水。前者主以厚朴麻黄宣降之药，后者主以独重于方的逐水之品泽漆。脉方相参，则咳病之偏上偏下、偏表偏里、饮热轻重之病机大概也就基本确定了。这也是我们分析类似原文应有的思路。

【原文】

肺脹，欬而上氣，煩躁而喘，脈浮者，心下有水，小青龍加石膏湯主之。

（14）

小青龍加石膏湯方

《千金》證治同，外更加脅下痛引缺盆。

麻黃、芍藥、桂枝、細辛、甘草、乾薑各三兩，五味子、半夏各半升，石膏二兩。

上九味，以水一斗，先煮麻黃，去上沫，內諸藥，煮取三升。強人服一升，羸者減之，日三服，小兒服四合。

【提要】

本条论述外寒内饮夹热的肺胀症治。

【析义】

本条以"肺胀"起句，"咳而上气"为主证，突显肺失宣降、肺气壅滞之势。接下来的"烦躁而喘，脉浮者，心下有水"三句，明示本条病机为外感风寒，饮热内郁。外邪束表，故脉浮；水饮渍肺，故咳而喘逆；饮邪郁久化热，故烦躁。治宜解表化饮，清热除烦，主以小青龙加石膏汤。方中麻黄、桂枝解表散寒，宣肺平喘；芍药与桂枝相伍，调和营卫；干姜、细辛、半夏温化水饮，散寒降逆；配以五味子之收敛，是散中有收，可防肺气耗散太过；加石膏以清热除烦，与麻黄相协，可发越水气，又清郁热。

【研讨】

本证与厚朴麻黄汤证同中有异。相同之处为两证皆有水饮内停，并兼郁热，故以干姜、细辛、半夏合用以化饮，佐石膏以清热。不同之处，在于前者病机为邪迫于上，喘满为重；后者为外寒束表，表证明显。故迫于上者用厚朴配麻黄以泄降，其意不在解表；束于外者用麻黄配桂枝以散之，务求发汗祛邪。

本证与越婢加半夏汤证同为内外合邪、饮热互结的肺胀咳喘证。但越婢加半夏汤是外感风热、热重于饮；而小青龙加石膏汤是外寒内饮、饮重于热。

本证与泽漆汤证皆有饮热内郁之病机，但前者外寒明显，饮热并存，故以咳喘、脉浮、烦躁为主症；后者仅言脉沉，独重泽漆，说明水饮是其病变的核心，咳喘当与水肿、小便不利相伴见。

5. 阴虚火炎

【原文】

火逆上氣，咽喉不利，止逆下氣者，麥門冬湯主之。（10）

麥門冬湯方

麥門冬七升，半夏一升，人參三兩，甘草二兩，粳米三合，大棗十二枚。

上六味，以水一斗二升，煮取六升，溫服一升，日三夜一服。

【提要】

本条论述阴虚火炎之咳喘症治。

【析义】

本条之"火逆上气"是言本证病机。"火逆"乃肺胃津伤、虚火上炎之谓。"上气"乃肺气上逆之意。因此当见咳喘、咳痰不爽、口干欲得凉润、舌红少苔、脉象虚数等症，原文则特别强调"咽喉不利"为临床之特征。此外，本病虽见于肺，而实源于胃，胃阴不足，则肺津不继。故治以麦冬汤，清养肺胃，止逆下气。方中重用麦冬润养肺胃，并清虚火；半夏下气化痰。二者比例是本方配伍之特点，半夏用量只有麦冬的七分之一，惟此，方能降逆而不增其燥热；人参、甘草、大枣、粳米养胃益气，以资化源，使津液得继，则虚火自敛，诸症自消。

【研讨】

本条方证有认为是肺痿之属于虚热者。如《肘后方》即云："治肺痿咳唾涎沫不止，咽喉燥而渴。"从本条原文本身看，既无"肺痿"之名，亦无咳吐"浊唾涎沫"之实，故尚难认定是虚热肺痿。但从麦门冬汤方组成看，养阴益气为主的功用，确与虚热肺痿的病机相吻合，故临床上可以作为虚热肺痿的治疗选择。

此外，麦门冬汤本为肺胃阴虚而设，除治肺病外，亦可治胃病，其临床特点是：①胃痛暮甚、痛而喜按；②口干、口渴、便秘、心烦；③舌红有裂纹、薄苔或无苔；④脉多弦细。

第七章
奔豚气病脉证治第八

本篇论述奔豚气病的病因病机、症状和治法。奔豚气病是一种自觉气从少腹上冲胸咽的发作性疾病，其气攻冲，如豚之奔状，发作后即如常人，故名。其他吐脓、惊怖、火邪三种病，篇中虽有涉及，但均散见在有关篇章中，故不在这里讨论。

一、成因与主症

【原文】

師曰：病有奔豚，有吐膿，有驚怖，有火邪，此四部病，皆從驚發得之。師曰：奔豚病，從少腹起，上沖咽喉，發作欲死，復還止，皆從驚恐得之。（1）

【提要】

本条论述奔豚气病的病因和主症。

【析义】

本条提出奔豚、吐脓、惊怖、火邪等四种病都因惊恐而发生。其中奔豚、惊怖发病与惊恐有关。但《伤寒论·太阳病》记载的火邪病，多因火邪而发生惊，非因惊而得火邪。至于吐脓，起于惊恐，对于古人的这一认识较难理解。此借宾定主的写法，说明奔豚气病的病因由惊恐等精神刺激引起。

奔豚气病的主要症状是其病发作时，患者自觉有气从少腹上冲咽喉，痛苦异常，难以忍受，随后冲气渐渐平复，一如常人，所以说"发作欲死，复还止"。

【研讨】

本条主要精神说明奔豚气病的病因由惊恐等精神刺激引起。主症是发作性气从少腹上冲咽喉，痛苦异常，随后冲气渐渐平复，一如常人。

二、肝气奔豚症治

【原文】

奔豚氣上沖胸，腹痛，往來寒熱，奔豚湯主之。（2）

奔豚湯方

甘草、芎藭、當歸各二兩，半夏四兩，黃芩二兩，生葛五兩，芍藥二兩，生薑四兩，甘李根白皮一升。

上九味，以水二斗，煮取五升，溫服一升，日三夜一服。

【提要】

本条论述肝郁化热奔豚的症治。

【析义】

由于惊恐恼怒，肝气郁结化热，随冲气上逆而发奔豚，故气上冲胸。肝郁气滞，血行不畅，则少腹胀痛。肝胆互为表里，少阳之气不和，故往来寒热。治疗当养血平肝，和胃降逆，方用奔豚汤。方中李根白皮（即李子树根的白皮），味苦性寒，平冲降逆，专治奔豚气，为方中主药；当归、川芎、白芍养血柔肝，行血止痛；半夏、生姜和胃降逆；黄芩、葛根清肝泻火；甘草调和诸药。肝脾调和，则气冲腹痛、往来寒热等症自除。

【研讨】

本方清肝泻热，降逆下气，主治肝郁化热证的奔豚气病。本方亦可治疗肝胃不和，气逆上攻之胁痛、胸膈胀闷、噫逆呕呃，或往来寒热，或口苦咽干、舌苔白微黄、脉弦者。若胁肋脘腹痛甚者，可加川楝子、柴胡、香附、延胡索；呕吐较重者，加代赭石、竹茹。

第八章
胸痹心痛短气病脉证治第九

　　本篇论述胸痹、心痛、短气病的脉证和治疗。胸痹以病位和病机命名，胸指胸膺部，痹者闭也，闭塞不通则痛，故胸痹以胸膺部满闷窒塞，甚则疼痛为主症。心痛以病位和症状命名，病情比较复杂，本篇所论述之心痛，主要是正当心窝部的疼痛证。短气指呼吸气短，在本篇仅为胸痹心痛病的一个伴随症状。

　　胸痹、心痛为心胸病的主要病证，均有疼痛症状，发病部位相近，病因病机基本相同，且可相互影响，合并发生，故合为一篇讨论。

一、胸痹

（一）病因病机

【原文】

　　师曰：夫脉当取太过不及[1]，阳微阴弦[2]，即胸痹而痛[3]，所以然者，责其极虚[4]也。今阳虚知在上焦，所以胸痹、心痛者，以其阴弦故也。（1）

【校注】

　　[1] 太过不及：脉象盛于正常者为太过，不足于正常者为不及。太过主邪盛，不及主正虚。

　　[2] 阳微阴弦：关前为阳，关后为阴，阳微指寸脉微，阴弦指尺脉弦。"阳微"表示胸中阳气不足，"阴弦"表示下焦阴邪有余。

　　[3] 胸痹而痛："而"字应作"心"字。

　　[4] 极虚：杨雄《方言》云："极，疲也。"因此，"极"即疲乏虚耗之意。极、虚，复词同义，意皆为虚。

【提要】

　　论述胸痹心痛的病机。

【析义】

　　诊脉当注意脉象的太过与不及，此为诊脉之大要，张景岳说："无太过，无不及"，即是言此。欲知太过与不及，必先了解正常脉象，即虚实和调，阴阳互济，至数分明，从容和缓。反之，脉的"太过"与"不及"皆示身体有病。因脉"太过"为邪气盛，邪气有余；脉"不及"为正气虚，正气不足。正邪是发病的两大方面，诊脉者首当谨记。

　　"阳微阴弦"，就是胸痹、心痛在脉象上太过不及的反映，它揭示出胸痹、心痛的病机。"阳微"是两手寸脉微弱，主上焦阳气不足，胸阳不振；"阴弦"是两手关尺部弦紧，主中下焦阴邪有余，寒邪水饮内停。"阳微"与"阴弦"并见，是指在胸中阳虚的情况下，阴邪上乘，痹阻胸中阳气，不通则痛，而发生胸痹、心痛之证。阳虚为病之本，所以说："所以然者，责其极虚也。"

原文"今阳虚知在上焦，所以胸痹、心痛者，以其阴弦故也"，进一步强调了"阳微"、"阴弦"是胸痹心痛不可缺少的两个方面。

因仅有胸中阳虚而无阴邪，也不能发生胸痹、心痛。所以，在胸痹、心痛的发病机制上，在肯定上焦阳虚为关键的同时，也强调阴邪盛在发病中的重要作用，突出了仲景正邪两方面的发病观。

【研讨】

阳微阴弦，注家有不同看法：①关前为阳，关后为阴。阳微即寸脉微，阴弦即尺脉弦。"阳微"表示胸中阳气不足，"阴弦"表示下焦阴邪有余。②阳为浮取，脉微主阳气不足，主要为胸阳不足；阴为沉取，脉弦主阴邪有余，主要为水饮痰涎之邪有余。③阳指左手脉，阴指右手脉。因左为阳，右为阴，代表阳气不足，阴邪有余。当以第一种看法为是。

【原文】

平人^[1]無寒熱^[2]，短氣不足以息者，實也。（2）

【校注】

［1］平人：是指平素看似无病的人。

［2］无寒热：指无恶寒发热的表证。

【提要】

续论邪实致胸痹短气的病机。

【析义】

某些胸痹心痛的病人，当其未发作时如同正常人一样，但可以在不感受外邪，没有恶寒发热的情况下，突然出现短气、胸中窒塞，甚至呼吸困难的表现，这是由于阴邪阻滞胸中之故，所以说"实也"。

与上条联系，"责其极虚"重点是本虚；本条之实，重点是标实。故胸痹、心痛是以本虚标实、虚实夹杂为病机特点，因而其临床表现有偏虚与偏实的不同。

【研讨】

以上两条论述了胸痹、心痛的病机是"阳微阴弦"、本虚标实。联系治疗，当此病未作时，应注意温通心阳，缓以治本；病发作时，应注意祛除阴邪，通达阳气，急则治标。

（二）胸痹证治

1. 典型症治

【原文】

胸痹之病，喘息^[1]欬唾，胸背痛，短氣，寸口脈沉而遲，關上小緊數^[2]，栝蔞薤白白酒^[3]湯主之。（3）

栝蔞薤白白酒湯方

栝蔞實一枚（搗），薤白半斤，白酒七升。

上三味，同煮，取二升，分温再服。

【校注】

[1] 喘息：呼吸迫促、气不相接续的意思。

[2] 数：《金匮要略直解》谓："数字误。"

[3] 白酒：即米酒之初熟者，没有煮过，亦称醪糟。

【提要】

论胸痹的典型症治。

【析义】

"胸痹之病"，意在指出此是论述胸痹病典型的主要脉症及治疗。其主症为喘息咳唾、胸背痛、短气。以下言胸痹者，当包括这些症状。胸中阳气不足，浊阴之邪上犯，阻滞胸中气机，肺气受阻，则喘息咳唾；诸阳受气于胸中，心之俞在背，痰浊阻滞，胸阳不宣，心脉痹阻，则胸背痛；气机受阻，气不接续，则短气。寸口脉以候上焦，脉沉而迟为胸阳不振，与本篇条文（1）"阳微"同义；关脉候中焦，关上小紧为中焦有寒邪痰饮，此为胸痹的主脉，实与"阳微阴弦"一理。其病机为胸阳痹阻，痰浊阻滞，治疗应通阳散结，豁痰下气，方用瓜蒌薤白白酒汤。方中瓜蒌苦寒，开胸利气，豁痰散结；薤白辛温，通阳散结；白酒辛散轻扬，通阳宣痹，以行药势。三药合用，有通阳散结，豁痰下气之功，对于胸痹正合其病机治疗之需。

【研讨】

本条是胸痹的主要脉症，瓜蒌薤白白酒汤是治胸痹的主要方剂。以下所言治疗胸痹的方剂，多在本方的基础上随症加减而成。

2. 痰盛重证

【原文】

胸痹不得卧，心痛彻背者[1]，栝蒌薤白半夏汤主之。（4）

栝蒌薤白半夏汤方

栝蒌实一枚（捣），薤白三两，半夏半升，白酒一斗。

上四味，同煮，取四升，温服一升，日三服。

【校注】

[1] 心痛彻背：彻，透彻、通彻的意思，此作"牵引"解。心痛彻背，是指心胸部疼痛牵引背部亦痛。

【提要】

论述胸痹痰盛重证的症治。

【析义】

胸痹的主症是喘息咳唾、胸背痛、短气。今言胸痹，指上述主症悉具。今由喘息咳唾而至不得平卧，由胸背痛而至于心痛彻背，可知较瓜蒌薤白白酒汤证为重。以方测证，由瓜蒌薤白白酒汤再加半夏为治，说明本证阴浊上乘，痰浊壅盛较甚。其病机为痰浊壅塞胸中，阻滞气机，胸阳不振。治当通阳散结，化痰降逆。方用瓜蒌薤白半夏汤，即在瓜蒌薤白白酒汤的基础上加半夏，以化痰降浊，和胃逐饮。

【研讨】

上条胸背痛尚能卧，是痛微而气不逆；本条心痛彻背不得卧，是痛甚而气上逆，故在前方中加半夏以降逆除痰。

瓜蒌薤白半夏汤是治疗痰饮壅盛、闭塞心脉、胸阳痹阻的一首有效方剂。临证时本方可和苓桂术甘汤合用，如再加入干姜、陈皮、豆蔻等通阳豁痰、温中理气之品，则取效更捷。又痰饮阻塞气机，往往会引起气滞血瘀的病变。如兼有瘀血者，应于本方中加入行气活血化瘀之品，例如香附、丹参、赤芍、川芎、红花、降香之属，可取得较好效果。

3. 虚实异治

【原文】

胸痹，心中痞[1]，留氣結在胸，胸滿，脅下逆搶心[2]，枳實薤白桂枝湯主之；人參湯亦主之。（5）

枳實薤白桂枝湯方

枳實四枚，厚樸四兩，薤白半斤，桂枝一兩，栝蔞一枚（搗）。

上五味，以水五升，先煮枳實、厚樸，取二升，去滓，內諸藥，煮數沸，分溫三服。

人參湯方

人參、甘草、乾薑、白术各三兩。

上四味，以水八升，煮取三升，溫服一升，日三服。

【校注】

[1] 心中痞：《医宗金鉴·订正金匮要略注》谓心中即心下也。心中痞，即胃脘部有痞塞不通之感。

[2] 胁下逆抢心：抢，同"戗"（qiāng 呛）；逆，反方向。指胁下气逆上冲心胸。

【提要】

论述胸痹虚实不同症治。

【析义】

胸痹之病，为上焦阳虚，阴邪上乘，本虚标实的虚实夹杂证，故临床应分辨偏虚偏实的不同进行辨证治疗。本条言"胸痹"，应包括条文（3）所言喘息咳唾、胸背痛、短气等症。"心中痞，留气结在胸，胸满，胁下逆抢心"，有三个特点值得说明，一为气机阻滞、气机上逆比较突出，一为涉及胃气的痞塞，一为涉及肝气的上逆。病变范围较广，由胸膺部扩展到胃脘、两胁，病势由下逆上。心中即胃，胃阳不振，气机壅滞，故心中痞；胃中痰浊上乘，气机阻滞于胸，则气结在胸，胸满；肝之经络布于两胁，胃气逆肝气也逆，则胁下胀满，气逆抢心。如证偏于实者，胸阳痹阻，痰浊壅盛，气机阻滞，尚见腹胀、大便不畅、舌苔厚腻、脉弦紧等症。当治其标实，法宜通阳宣痹、泄满降逆，方用枳实薤白桂枝汤。该方为瓜蒌薤白白酒汤去白酒，加枳实、厚朴、桂枝组成。方中瓜蒌、薤白通阳宣痹，豁痰散结；一般消滞除痞用枳实，泄胸满除腹满用厚朴，枳朴同用，行气散结，消痞泄满；桂枝温通心阳，平降冲逆。白酒虽可行气通阳，但酒性升散，不利于气逆，故去之。诸药合用，共奏通阳散结、泄满降逆之功。如证偏于虚者，因中焦虚寒，气机不运，属无形之气痞，病情较缓，更见四肢不温、倦怠少气、语声低微、大便溏泄、舌淡苔白、脉弱而迟者，为胸中大气虚，中气虚寒。当救其本虚，治宜补胸中大气，温补中阳，方用人参汤。方中人参大补元气，干姜温补中阳以散寒邪，白术、甘草健脾益气。此亦为"塞因塞用"之典型治法。

【研讨】

心中痞、胸满、胁下逆抢心等症，说明胸痹在发展变化。枳实薤白桂枝汤重在枳实、厚朴之开泄以去其实；人参汤重在人参补气治虚。同一胸痹证，因其偏虚偏实不同而有通、补两法，可见审病程之久暂，视正气之盛衰，观证情之虚实，故其用药则大相径庭。

人参汤与《伤寒论·霍乱病》之"理中丸及汤"药物相同，但主治目的不同，人参汤主用人参大补胸中元气，也健脾温中，使痰饮不生，为胸痹治本之法；理中丸及汤主用干姜温中散寒，为治脾阳虚、寒湿之霍乱而设。

本条一证两方，虚实异治而病皆愈，此即《金匮要略心典》所言："去邪之实，即以安正"；"养阳之虚，即以逐阴"。此为同病异症的典型例证。

4. 轻证异治

【原文】

胸痹，胸中氣塞，短氣，茯苓杏仁甘草湯主之；橘枳薑湯亦主之。（6）

茯苓杏仁甘草湯方

茯苓三兩，杏仁五十個，甘草一兩。

上三味，以水一斗，煮取五升，溫服一升，日三服。不差，更服。

橘枳薑湯方

橘皮一斤，枳實三兩，生薑半斤。

上三味，以水五升，煮取二升，分溫再服（《肘後》、《千金》雲："治胸痹，胸中愊愊如滿，噎塞習習如癢，喉中濇燥，唾沫。"）。

【提要】

论述胸痹轻证的症治。

【析义】

胸痹原有胸痛、短气症，本条虽冠以"胸痹"，但仅提出"气塞、短气"，可知本条所述的胸痹证较轻，没有胸痛，而以胸中气塞、短气的症状为主。气塞或短气虽同由饮阻气滞所致，但从所出方药上看，有偏于饮邪和偏于气滞在肺在胃之不同。证偏于饮邪者，为水饮内阻，上乘迫肺，致肺气不利所致，故还当有咳嗽、吐涎沫、小便不利等症，治宜宣肺化饮，方用茯苓杏仁甘草汤。方中茯苓淡渗利水，杏仁宣降肺气，甘草健脾和中，使饮去肺利而气塞短气可除。证偏气滞者，为痰饮停积，气滞痞结于胃，胃失和降，致胸中气机不得宣畅，故还当见心下痞满、呕吐气逆等症，治宜和胃降逆，行气消痞，方用橘枳姜汤。方中橘皮理气和胃，宣通气机；枳实下气消痰，去滞散结；生姜化饮和胃，温中降逆，如此则气行饮去，气塞、短气等症自愈。

【研讨】

本条证候虽有偏于饮邪、偏于气滞之别，但由于饮阻与气滞二者在病机上存在互为因果关系，故临床上难以截然分开。因此，在运用这两首方剂时，可分可合。同时，亦可根据病情与瓜蒌、薤白、半夏等配伍运用。此条为"同病异治"的典型例证。

5. 急证症治

【原文】

胸痹缓急[1]者，薏苡附子散主之。（7）

薏苡附子散方

薏苡仁十五两，大附子十枚（炮）。

上二味，杵为散，服方寸匕，日三服。

【校注】

[1] 缓急：偏义复词，义偏在急。指病发急迫，情势危急。

【提要】

论胸痹急证的治疗。

【析义】

本条详于方，而略于症。既云"胸痹"，则"喘息咳唾，胸背痛，短气"为必具之症。"缓急"二字是说明胸痹疼痛剧烈，病势危急。此由阳气衰微，阴寒太盛而弥漫于胸中，使胸中阳气痹塞不通所致。阴邪壅盛，阳气痹阻，故痛剧，病势危急。以药测证，当有四肢发冷、舌淡、苔白、脉沉而迟或弦紧等。病机为寒湿阻滞，胸阳痹阻。治宜除湿散寒，温经止痛，方用薏苡附子散。方中附子温经散寒，通阳止痛；薏苡仁除湿宣痹，缓筋脉挛急。二药合用，使阳气通，寒湿去，疼痛自解。为散内服，意在使药速效以缓急痛。

【研讨】

本条所述"缓急"，历来注家有不同见解：①有认为"缓急"二字是言症状。"缓"即筋脉缓纵不收，"急"即筋脉拘急不伸。如《本经·卷一》载芎䓖治"寒痹筋脉拘急"，《千金翼方》、《外台》亦有类似记载。故进一步认为本条是论胸痹病而伴有筋脉缓急之证。②有认为论痛势的缓急，即胸痹痛势剧烈，有时缓急，而有时又突然加剧。③有认为是指口眼引纵的。④有认为"缓"字为"缓解"，是指治法。⑤有认为义偏在急，如丹波元坚云："此缓急，主在急字，非或缓或急之谓。"可供参考。

仲景对附子的用法是：凡属亡阳急证宜温经回阳者，多用生附子，如《呕吐哕下利病》篇条文（11）、《伤寒论》条文（387）皆用四逆汤回阳救逆；风寒湿着于肌表筋骨须温经助阳者，多用炮附子，如《痉湿暍病》篇之桂枝附子汤、白术附子汤和甘草附子汤，用之使湿去、风除、痛解；痛剧而又有肢冷汗出，证属沉寒痼冷者，则用乌头，以其止痛作用比附子强。本条虽为胸痹急证，但尚未达到肢冷汗出的程度，故不用乌头而用炮附子。据《本经》记载，薏苡仁有缓筋脉拘挛的作用，与附子合用，则有缓解疼痛之效。

二、心痛

（一）寒饮气逆

【原文】

心中痞，诸逆[1]心悬痛[2]，桂枝生姜枳实汤主之。（8）

桂枝生姜枳实汤方

桂枝、生薑各三兩，枳實五枚。

上三味，以水六升，煮取三升，分溫三服。

【校注】

［1］诸逆：泛指停留于心下的水饮、寒邪向上冲逆。

［2］心悬痛：指心窝部向上牵引作痛。

【提要】

论述寒饮气逆的心痛症治。

【析义】

痰饮寒邪停聚于胃，阻滞气机，故胃脘痞塞不舒。胃失和降，胃气上逆，痰饮、寒邪也随之上逆，故曰"诸逆"。气逆抢心，阴邪上乘，致心阳痹阻，故心痛呈窒塞、悬空感及牵扯样痛。由于由胃而上及于心，故心痛可牵引至心窝（胃）部。以药测证，当有胸满、呕吐等症状。其病机为胃失和降，痰饮气逆，致心阳痹结。治宜通阳散结，化饮和胃，平冲降逆，方用桂枝生姜枳实汤主之。方中桂枝通阳散结，平冲降逆；生姜温胃化饮，和降胃气；枳实开结下气，以消痞满。全方合用，则阳通寒除，胃和饮化，痞开气降，而悬痛自止。

【研讨】

本条与条文（5）皆有"心中痞"之症，前者以"胸痹"冠首，以"喘息咳唾，胸背痛……"为主症，兼见心下痞闷；本条以心下痞闷和心悬痛为主，属心痛之轻证。在治法上，消痞下气虽相同，但前者通阳宣痹，后者温化水饮。

桂枝生姜枳实汤与条文（6）橘枳姜汤仅一味之差，前者陈皮配生姜、枳实，专于理气散结；本方以桂枝易陈皮，是为通阳降逆。前者之证是以胸中气塞较甚；本条之证是以气逆心痛为着，因桂枝配生姜、枳实辛开苦降，故平冲止痛之力尤佳。

（二）阴寒痼结

【原文】

心痛彻背，背痛彻心，乌头赤石脂丸主之。（9）

乌头赤石脂丸方

蜀椒一兩（一法二分），乌头一分（炮），附子半兩（炮，一法一分），乾薑一兩（一法一分），赤石脂一兩（一法二分）。

上五味，末之，蜜丸如桐子大，先食服一丸，日三服。不知，稍加服。

【提要】

论述阴寒痼结心痛的症治。

【析义】

"心痛彻背，背痛彻心"，是指心前区与背部相互牵引作痛，痛势剧烈。此乃阳气衰微，阴寒盛极，寒气痼结心阳，不能通达于背部腧穴。以药测证，应有四肢厥冷、脉象沉紧等。病机为阴寒痼结，阳失温通。治宜温阳散寒，逐阴止痛，方用乌头赤石脂丸。方中乌头、附子、蜀椒、干姜一派大辛大热，温阳散寒，逐阴止痛；赤石脂温涩调中，收敛阳气；蜜丸取其甘润以缓和诸药辛燥之性。如此，阳气得以振奋，阴寒得以驱散，而心痛得以缓解。

【研讨】

上条"心中痞"、"心悬痛",属寒饮气逆,为心痛之轻证;本证"心痛彻背,背痛彻心",缘阴寒痼结,为心痛之重证,尤在泾认为此是阴寒之气逼满阳位所致。

本证与条文(4)均有"心痛彻背"之症,以痛势而言,本条较严重,而且痛无休止;以病理而论,后者为痰涎壅滞,本证属阴寒痼结;以病位来说,彼则病变在胸中,属于胸痹,此则病变在心下,谓之心痛。由于二者实质有别,故一以瓜蒌薤白半夏汤之平剂,通阳散结降逆;一以乌头赤石脂丸之峻剂,温阳逐寒止痛。

第九章

腹满寒疝宿食病脉证治第十

本篇论述了腹满、寒疝、宿食三种疾病的证治。

腹满是以腹部胀满为主症，常伴腹痛、呕吐、便闭等症状，在本篇既作为一种疾病论述，又作为一个症状出现。其病机较为复杂，有虚实寒热之别，根据"阳道实，阴道虚"的理论，可概括为实热与虚寒两种类型，其中病位属实热证者多责之于肠胃，属虚寒证者多责之于脾肾。

寒疝，是一种阴寒性腹痛病证，多由于寒气攻冲或寒积日久所致。在病性方面有虚实之别，在病位方面亦有表里之异。

宿食，又称伤食、食积，是由于饮食不节，食滞胃肠所致，临床主要表现为嗳腐吞酸、脘腹痞满或疼痛、呕恶泻利等症。

腹满、寒疝、宿食三者病位均在脘腹部，病变脏腑均以脾胃为主，症状多有腹满或腹痛，在病机上也有相同之处，有些方剂亦可相互借用，故合为一篇加以论述。

一、腹满

（一）辨证与治则

1. 虚寒腹满

【原文】

跌阳脉微弦，法当腹满，不满者必便难，两胠[1]疼痛，此虚寒从下上也，当以温药服之。（1）

【校注】

[1] 胠（qū区）：指腋下之胁肋处。

【提要】

本条论述虚寒性腹满的脉症和治疗原则。

【析义】

跌阳脉以候中焦脾胃病变，脉微属中阳不足；弦为肝脉，主寒主痛，与《痰饮病》篇之"脉双弦者，寒也"同义。病机为脾胃虚寒兼夹肝寒上逆。"脏寒生满病"，故可见到腹满症状。若不满则可见到大便秘结或两胠疼痛，其机理与腹满相同，均为中阳不足，肝寒上逆。脾胃虚寒，阴寒凝聚，大肠传导失职，则生"便难"；肝失疏泄，其气上逆，则见两胠疼痛。肝属下焦，寒为阴邪，从下而上，上逆中焦，故云"此虚寒从下上也"。病属虚寒，故治疗当以温补为法。

【研讨】

对本条病机的虚实属性，历代医家认识不一，多数医家认为本条病机属"木盛土虚"，亦即脾胃虚寒，肝气上逆，而丹波元坚则认为是寒实为患，故云："虚犹虚烦之虚，非虚寒之虚。"但从"趺阳脉微弦"观之，明示中阳不足；弦为肝脉，微弦同见，主脾胃虚寒、肝气上逆为妥。

【原文】

腹滿時減，復如故，此爲寒，當與溫藥。（3）

【提要】

本条论述虚寒腹满的辨证和治则。

【析义】

"腹满时减，复如故"，系指腹部胀满有时减轻，有时胀满如初。"此为寒"是指腹满系由脾胃虚寒所致。由于脾胃虚寒，寒气凝聚，气失宣通，则腹部胀满。因寒邪得阳则散，得阴则聚，故虚寒腹满若施以揉按或热敷则可减轻，过后则阴寒复聚而胀满如初，因此"腹满时减，复如故，此为寒"，病属阳虚内寒，治应以温药温阳散寒，则胀满可除。

【研讨】

本条可与条文（13）"腹满不减，减不足言，当须下之"结合学习，辨明寒热虚实，此条"此为寒"明示阳虚则生里寒，治疗以温中补虚散寒，可考虑理中汤或附子理中汤之类。

2. 实热腹满

【原文】

病者腹滿，按之不痛爲虛，痛者爲實，可下之。舌黃未下者，下之黃自去。（2）

【提要】

本条论述腹满虚实的辨证和实证腹满的治法。

【析义】

本条论述运用触诊对腹满虚实证的辨别方法，提示了"按之不痛为虚，痛者为实"的诊断原则，并指出实证腹满宜用下法治疗。虚证腹满，多因脾胃虚寒，气虚不运所致，即所谓"脏寒生满病"之义，因无宿食、燥屎等有形之邪停留，所以腹虽满而按之不痛；而实证腹满，因胃肠有宿食，燥屎积滞未去，腑气不通，为有形之邪内阻，故按之则痛，治疗时可用下法以去其实。"可"字有斟酌之义。因此，可从喜按与拒按辨别腹满之虚实。对于腹满的寒热之辨，可借助于望舌苔。若苔黄焦燥，为实热积滞肠道，未下之时，可径用下法，使邪去热清，则苔黄自去；若苔黄已用下法而黄苔未去者，则当细辨病情，辨证论治，不可妄用下法贻误病情。

【研讨】

本条揭示了黄苔在腹满辨证中的重要性及治法。腹满舌黄属阳明腑实热证者，皆宜用苦寒攻下法通腑泻热，则实去热清而黄苔自去；但若苔黄已下者，则须进一步详审病情，其属阳明腑实热证，而病重药轻者，则须加大剂量，继用下法治之；凡属舌苔黄腻，湿热内蕴脾胃者，则当改用清热化湿法为宜，不可妄用苦寒攻下，变生他证。

（二）辨证论治

1. 实证热证

（1）里实兼太阳表证

【原文】

病腹满，發熱十日，脈浮而數，飲食如故，厚樸七物湯主之。（9）

厚樸七物湯方

厚樸半斤，甘草三兩，大黃三兩，大棗十枚，枳實五枚，桂枝二兩，生薑五兩。

上七味，以水一斗，煮取四升，溫服八合，日三服。嘔者加半夏五合，下利去大黃，寒多者加生薑至半斤。

【提要】

本条论述腹满兼有表证的治法。

【析义】

发热、脉浮为风寒在表，发热十日而仍见脉浮，此属表邪不解，邪入阳明，从阳化热，故见脉数；热壅气滞，腑实不通，则见腹满。本证病变位置重点在肠，与胃无碍，故饮食如故。由此可见，本证病属太阳表邪未罢，阳明腑实已成，表里同病。然虽属表里同病，但里证重于表证，故当通腑泻热，兼散表邪，方选厚朴七物汤双解表里。本方由厚朴三物汤合桂枝汤去芍药而成，方中以厚朴、枳实、大黄行气除满，通腑泻热；桂枝汤去芍药调和营卫，解表散邪。因本证病本腹满，而芍药属酸敛之品，故去而不用。

【研讨】

本证虽有表证，但其表现唯有脉浮、发热二症，而无恶寒、无汗、身痛诸症，故本证虽属表里同病，但以里证为重。临床常用于治疗急性肠炎、痢疾初期、肠梗阻等，辨证属于表里同病，且里证重于表证者，均可使用。

本方也可用于外无表证，内有寒热夹杂的湿滞腹满、排便不畅等，此时，方中的桂枝、生姜意不在解表，而在协厚朴温通芳化、泄浊除满。

（2）里实兼少阳证

【原文】

按之心下滿痛者，此為實也，當下之，宜大柴胡湯。（12）

大柴胡湯方

柴胡半斤，黃芩三兩，芍藥三兩，半夏半升（洗），枳實四枚（炙），大黃二兩，大棗十二枚，生薑五兩。

上八味，以水一斗二升，煮取六升，去滓，再煎，溫服一升，日三服。

【提要】

本条论述少阳阳明合病所致的腹满痛症治。

【析义】

"按之下满痛"为本条辨证的关键，结合第二条"病者腹满，按之不痛为虚，痛者为实"分析，今"按之心下满痛"属实邪内结为患。本条"心下满痛"，即脘腹胀满疼痛，并牵及两胁，证属少阳失和，阳明里实。"此为实也"为自注句，强调其病邪属性，参考《伤寒论》大柴胡汤证有关论述，可知本证除见上述症状外，尚可见有往来寒热、胸胁苦满、微微郁烦、舌红苔黄、脉弦有力等症。治宜和解少阳，通腑泻热，方用大柴胡汤。方中柴胡、黄芩、半夏、生姜和解少阳邪热，大黄、枳实清泄阳明热结，芍药、大枣缓急止痛。诸药合用，则可外解少阳邪热，内泄阳明腑实，内外兼顾，则少阳阳明之邪可解，"心下满痛"诸症可除。

（3）里实胀重于积

【原文】

痛而闭者[1]，厚樸三物湯主之。（11）

厚樸三物湯方

厚樸八兩，大黃四兩，枳實五枚。

上三味，以水一斗二升，先煮二味，取五升，內大黃，煮取三升，溫服一升。以利为度。

【校注】

[1] 闭：此处指大便秘结不通。

【提要】

本条论述里实气滞所致的腹满症治。

【析义】

痛而闭，即腹部胀满疼痛且大便不通，其病机为胃肠实热积滞，闭阻不通，且气滞重于积滞，故以厚朴三物汤除胀消痞，通腑泻热。方中重用厚朴为君行气除满，枳实为臣破气消痞，复以大黄泻热导滞。三药同用，使实热积滞消除，腑气通畅，则腹满疼痛自愈。

【研讨】

厚朴三物汤与小承气汤用药相同，但药量不同，故主治证候各异。厚朴三物汤重用厚朴、枳实，意在行气除满，故其证气滞重于积滞；小承气汤重用大黄，旨在通导积滞，故该证积滞甚于气滞。此即尤在泾所谓："承气意在荡实，故君大黄；三物意在行气，故君厚朴。"

厚朴三物汤与大柴胡汤证均有阳明腑实，症状表现方面均有腹痛、便秘，但大柴胡汤证属少阳阳明合病，病位偏重在胃，且连及少阳，治宜和解少阳，通下里实，双解表里；厚朴三物汤证属阳明腑实，气滞重于积滞，病位在肠，腹痛部位在大腹，故治用厚朴、枳实、大黄行气除满，通腑泻热。临证应予鉴别。

（4）里实积胀俱重

【原文】

腹滿不減，減不足言，當須下之，宜大承氣湯。（13）

大承氣湯方

大黃四兩（酒洗），厚樸半斤（炙，去皮），枳實五枚（炙），芒硝三合。

上四味，以水一斗，先煮二物，取五升，去滓，內大黃，煮取二升，去滓，內芒硝，更上火微一二沸，分溫再服，得下止服。

【提要】

本条论述胀积俱重的腹满症治。

【析义】

"腹满不减，减不足言"是形容腹部胀满没有减轻之时，为实热腹满的辨证关键。本证由胃肠燥结，气滞不通所致，与"腹满时减，复如故"之虚寒胀满不同。此则因肠中燥热内结，里实壅滞，气机不通，故腹满不减。本证气滞与积滞并重，属腹满重证，故当急下，选用大承气汤峻下通便，行气泄满。方中大黄苦寒泻热，荡涤肠胃实热积滞；芒硝咸寒软坚润燥，泻热通便；枳实、厚朴行气除满。四药同用，共奏通腑泻热、行气除满之功。

【研讨】

本证与厚朴三物汤证均属阳明腑实热证，均有腹满症状，但后者胀重于积，病情较轻；前者胀积俱重，病情较重。故前者选用硝、黄、枳、朴合方，旨在胀积并治；后者重用厚朴为君，意在行气除满。

大承气汤为峻下剂，在应用时应当注意：一是辨证准确，症见腹胀不减，位置固定，呈现持续性腹痛、拒按、多绕脐痛、潮热、谵语、大便秘结、舌苔黄厚、脉沉滑有力等形证俱实者；二是根据病人的体质状况和季节调整药物的用量；三是在治疗过程中，应"衰其大半而止"，不可尽剂。

2. 虚证寒证

（1）寒饮逆满证

【原文】

腹中寒氣，雷鳴切痛[1]，胸脅逆滿，嘔吐，附子粳米湯主之。（10）

附子粳米湯方

附子一枚（炮），半夏半升，甘草一兩，大棗十枚，粳米半升。

上五味，以水八升，煮米熟，湯成，去滓，溫服一升，日三服。

【校注】

[1] 雷鳴切痛：雷鳴，形容肠鸣的声音很响；切痛，形容腹痛犹如刀割一般。

【提要】

本条论述脾胃阳虚，寒饮上逆的腹满痛症治。

【析义】

本病的部位在腹中，主要症状为腹痛、肠鸣；阳虚则生里寒，寒性凝滞，阳气不通，必见腹满、疼痛；阳虚不运，虚寒内生，水饮停留，寒饮上逆，则胸胁逆满；胃失和降则生呕吐。治当温中散寒，降逆止呕，方用附子粳米汤。方中炮附子温中散寒止痛，半夏降逆止呕，粳米、大枣、甘草补益脾胃，且能缓急止痛。全方共奏温中散寒，降逆止呕之效。此外，从方药推测，本证除上述症状外，尚可兼见四肢不温、舌淡苔白、脉象沉迟等症。

【研讨】

理中汤与附子粳米汤均治脾胃虚寒证，症状上均有腹痛、肠鸣，但理中汤证以下利为主，其病机在于阳虚不运、水湿下趋，治疗重在温阳散寒，补脾止泻，药选人参、干姜、白术、炙甘草，治以温中益气，重在扶本；而附子粳米汤所治脾胃虚寒证，以雷鸣切痛、呕吐为主，病机为脾胃阳虚、寒饮上逆，治以温中散寒，降逆止痛，偏重治标，药选附子、半夏、粳米、大枣、甘草。故临证当依其病情辨证选方。

方中附子与半夏相配属用药"十八反"之一，汉代尚无"十八反"之说，"十八反"始于唐代之后。虽有十八反之禁忌，但古代医家犯禁忌的并不少，现代也有不少学者对十八反提出质疑，有的亲尝十八反之药，有的对十八反进行实验研究。总之，对十八反不可一概而论，反与不反，与剂型、剂量、配伍、服法等诸多方面有关系。使用得当，有相反相成的功效；用之不当，轻则于病不利，重则害命。本方附子与半夏配伍，即取相激相荡之功，使散寒止痛、逐饮降逆之力更强，但临床使用时，应当慎重。本篇赤丸中半夏与乌头配伍亦属同理。

（2）寒饮腹痛证

【原文】

寒氣厥逆[1]，赤丸主之。（16）

赤丸方

茯苓四兩，烏頭二兩（炮），半夏四兩（洗，一方用桂），細辛一兩（《千金》作人參）。

上四味，末之，內真朱[2]為色，煉蜜丸如麻子大，先食酒飲下三丸，日再夜一服；不知，稍增之，以知為度。

【校注】

[1] 厥逆：有两种含义，一是指寒饮上逆的病机；一是指手足逆冷的症状。

[2] 真朱：即朱砂。

【提要】

本条论述寒饮上逆所致腹痛症治。

【析义】

本条叙症简略，学习时当以方测症。赤丸方中乌头、细辛散寒止痛；茯苓、半夏化饮止呕，配用朱砂镇逆安神，主要功用为温阳散寒、化饮降逆，因此本证病属脾肾阳虚、停饮上逆。由于阳虚饮停，寒气兼夹水饮上逆，故当见有腹痛、腹满、呕吐、心下动悸、眩晕等症；水阻阳气不能达于四末，则手足逆冷。"寒气厥逆"中"寒气"二字，从病机上强调了阴寒内盛，水饮内停。厥逆，既可从病机上理解为上逆，也可从症状上理解为手足逆冷。治疗用赤丸散寒止痛，化饮降逆，外以朱砂为衣，旨在重镇降逆。

【研讨】

本方历代医家各持己见，如吴谦的《医宗金鉴》认为："必有脱简，难以为后世法。"有的医家认为，当存疑待考。但本条方证齐全，以方测证，也可大体把握精神。方中乌头反半夏，不宜同用，此处仲景两药并用，旨在相反相成，以取速效，且配成丸剂用量亦小，又以蜜制其悍，故药后可获良效而无毒性。但临证使用尚须谨慎。

本方常用于治疗寒疝腹痛、疝痛、睾丸抽痛等属于阳虚寒饮逆满者，根据阳虚、寒气之轻重进行加减。如阳虚气虚甚者，加黄芪、党参、小茴香、干姜；若寒气盛者，加附子、肉桂；若气滞明显者，加陈皮、荔枝核、橘核、川楝子等。

（3）寒实积滞证

【原文】

胁下偏痛，發熱，其脈緊弦，此寒也，以溫藥下之，宜大黄附子湯。（15）

大黄附子湯方

大黄三兩，附子三枚（炮），细辛二兩。

上三味，以水五升，煮取二升，分溫三服；若強人，煮取二升半，分溫三服。服後如人行四五裏，進一服。

【提要】

本条论述寒实内结所致腹痛症治。

【析义】

病由脾阳虚弱，寒自内生，与食滞相合而致。所谓"胁下"当指胁下及腹部而言。"偏痛"系指腹痛偏于一侧，或左或右出现疼痛。"发热"，乃是阳气被郁所致。脉象弦紧，主寒主痛。"此寒也"，说明证属寒实内结。此外尚见腹痛拒按、大便秘结、形寒肢冷、舌苔白腻，治当温下寒实，方用大黄附子汤温阳通便止痛。方中附子大辛大热，温散脏腑之陈寒痼冷，与细辛相合，散寒止痛。大黄泻实通便，与附子、细辛配伍，则其寒凉之性减而走泄通下之性存，如此则辛温之品已其寒，攻下之药去其结，即"温药下之"，诸药相合，共奏祛寒开结，通便止痛之功。

【研讨】

本方主治寒实内结所致之胁腹疼痛，主症为大便不通、胁腹疼痛，病属脾阳虚寒，寒实内结，系阳虚寒盛，本虚标实，治疗当标本同治，温阳与泻下并施，方可取效。本法当与寒下法进行区别。寒下法适用于里热积滞实证，症见大便秘结、腹部或满或胀或痛，甚或谵语、苔黄、脉实等形证俱实者；温下法适用于寒实积滞证，症见腹痛、便秘、胁下偏痛、手足厥逆、苔滑润、脉紧弦等。临床应用时，当根据病人实际情况，判断预后，尤其是温下之后，因为寒实积滞，阳气已伤，是邪实正虚之象，与寒下之纯实不同，若大便通利后则可转危为安；若药后大便不通，反增呕吐、肢冷等，则预后不良。

本方与麻黄细辛附子汤，仅以一味药物之差，作用却完全不同。同样是附子、细辛相配，加麻黄则温经散寒，以解太阳少阴之两感；加大黄则温下通便，以解阳虚阴盛之寒结，辨证用药可谓仔细。本方属温下之剂，后世温脾汤即源于此。如《千金》温脾汤由大黄、附子、干姜、人参、甘草组成。《本事方》温脾汤由厚朴、干姜、附子、大黄、桂心、甘草组成，在药物组成方面更加周到，对阴寒内盛，阳虚不运而积滞内停者，更为合适。

（4）阳虚寒盛证

【原文】

心胸中大寒痛，嘔不能飲食，腹中寒，上衝皮起，出見有頭足[1]，上下痛而不可觸近，大建中湯主之。（14）

大建中湯方

蜀椒二合（去汗），乾薑四兩，人參二兩。

上三味，以水四升，煮取二升，去滓，内膠飴一升，微火煎取一升半，分溫再服；如一炊顷，可飲粥二升，後更服，當一日食糜，溫覆之。

【校注】

[1] 上冲皮起，出见有头足：形容腹中寒气攻冲，腹皮突起如头足样块状物。

【提要】

本条论述脾胃阳衰、阴寒内盛所致的腹痛症治。

【析义】

腹中寒，点明病机为脾胃阳衰，阴寒内盛，寒气上下攻冲而致腹痛剧烈。心胸中大寒痛，是言其痛势剧烈，疼痛部位广泛。从上下而言，疼痛范围由腹部上至心胸；就内外而言，疼痛范围里至脏腑，外涉经络，均为寒气所充斥。寒邪凝聚则疼痛剧烈；寒气攻冲于内，则见腹皮高起，出现头足状包块，且上下攻冲作痛，不可以手触摸。阴寒之气上逆，则呕不能食。总属脾胃阳衰，中焦寒盛，故用大建中汤温中散寒，缓急止痛。方中蜀椒、干姜大辛大热，温中散寒使中焦阳气恢复，寒气消散；人参、饴糖温补脾胃，甘缓止痛。诸药相合，俾中阳得复，阴寒消散，而腹痛可除。

【研讨】

本篇第二条"病者腹满，按之不痛为虚，痛者为实"；本条是"痛而不可触近"，从表面看，似是实证，但究其病因，实属虚寒无疑，是虚甚寒盛的表现。"上下痛"言其痛处上下走动，其满痛时增时减，这些与实证痛而不移，满而不减不同，临证须辨别。另本方从建中着手，所谓病在上下，治其中也。使中气建立，益阳消阴。

附子粳米汤与大建中汤同治脾胃虚寒，二者均具散寒止痛之功，但二者在病机、症状及用药方面却不尽相同。前者证属脾胃虚寒，寒饮上逆，病情较轻；后者病属脾胃阳衰，阴寒内盛，病情较重；在症状方面，二者除均有腹痛、呕吐症状外，前者可见腹中雷鸣、下利、胸胁逆满等症，病变范围较小；后者则见心胸中大寒痛、上下痛不可触近、呕不能食等症，病变范围广泛；在用药方面，大建中汤中用蜀椒、干姜温阳散寒，人参、饴糖补虚扶正，远较附子粳米汤中附子、粳米、大枣、甘草药力峻猛，可见大建中汤证较附子粳米汤证具有虚甚、寒重的证候特点。

二、寒疝

（一）阴寒痼结证

【原文】

腹痛，脈弦而緊，弦則衛氣不行，即惡寒，緊則不欲食，邪正相搏，即為寒疝。

寒疝繞臍痛，若發則白汗[1]出，手足厥冷，其脈沉緊者，大烏頭煎主之。（17）

烏頭煎方

烏頭大者五枚（熬，去皮，不㕮咀）。

上以水三升，煮取一升，去滓，內蜜二升，煎令水氣盡，取二升，強人服七合，弱人服五合。不差，明日更服，不可一日再服。

【校注】

[1] 白汗：因疼痛剧烈所出的冷汗。

【提要】

本条论述寒疝的病机和症治。

【析义】

本条可分两段分析，上段论述寒疝的病机。是通过脉象来指出寒疝腹痛的主要病机。腹痛而见弦紧脉象，为阴寒偏盛。弦脉之寒主里寒，阳虚所致，阳虚而寒盛于内，则阳气不能通达于外，肌表失于温煦而恶寒，所谓"弦则卫气不行，即恶寒"。紧脉之寒常自外袭，寒邪入里，影响脾胃运化功能，则见不欲饮食，故"紧则不欲食"。阳虚与外寒相互搏结，两寒相合，寒凝气结则发为寒疝腹痛。病属阳虚感寒，寒凝气结所致。

下段论述陈寒痼冷的寒疝发作时的症治。寒疝病属阳虚阴盛，具有遇寒而发的特点。发作之时，症以腹痛绕脐为特点。常由外寒引动内寒，内外交作，寒气攻冲所致。腹痛剧烈，令人冷汗淋漓；寒阻阳闭，阳气不达四肢，则手足厥逆。脉象弦紧转为沉紧，言其寒邪厥冷之甚。外寒当散，里寒当温，故用大乌头煎温阳散寒，以救阳气。方中乌头大辛大热，温散陈寒痼冷而止疼痛，佐用白蜜以制乌头之毒，且可缓急止痛。

【研讨】

寒疝在本篇中是作为一个病名出现，其症状、病机古已有论，如《素问·长刺节论》云："病在少腹，腹痛不得大小便，病名曰疝，得之寒。"《诸病源候论》亦云："疝者，痛也，此由阴气积于内。"可见寒疝的主要症状是腹痛，其病性为寒，病机为阳虚里寒，聚而不散。二者对寒疝的病位、病机、症状都做了较为详尽的论述。寒疝属于阴寒性腹痛范畴，且常感寒而发，与疝气不同。

（二）寒疝兼表证

【原文】

寒疝腹中痛，逆冷，手足不仁，若身疼痛，灸刺诸药不能治，抵当乌头桂枝汤主之。（19）

乌头桂枝汤方

乌头。

上一味，以蜜二斤，煎减半，去滓，以桂枝汤五合解之，得一升后，初服二合；不知，即服三合；又不知，复加至五合。其知者，如醉状，得吐者，为中病。

桂枝汤方

桂枝三两（去皮），芍药三两，甘草二两（炙），生姜三两，大枣十二枚。

上五味，剉，以水七升，微火煮取三升，去滓。

【提要】

本条论述寒疝兼有表证的症治。

【析义】

寒疝之病由阳气亏虚，寒气内结所致，主症为腹痛。阳气亏虚，四肢失煦则手足逆冷；气血不足，手足失养则麻木不仁；寒邪客表，则身体疼痛，证属内外皆寒，表里同病，且以里病为主。治疗时若单纯使用灸法、针法解散表邪，或予温散里寒之品难以双解表里之寒邪，只可以乌头桂枝汤表里同治、内外兼治方能奏效。

本方即乌头煎合桂枝汤而成，乌头煎中重用乌头旨在温里散寒以治腹痛；桂枝汤外解表邪，意在调和营卫而止身痛，两方合用则诸症可望痊愈。方中乌头内含乌头碱，毒性剧烈，故宜久煎，且与蜜同煎以减轻毒性。另一方面，乌头用量宜由小渐增。"其知者，如醉状，得吐者，为中病"，是药已中病，邪正相搏的"瞑眩"现象，但应与乌头中毒之症相区别。若见呼吸急促、心跳加快、心律不齐、四肢抽搐，甚至神昏等现象，则为中毒表现，应立即停药，急当救治。

（三）血虚寒疝证

【原文】

寒疝腹中痛，及胁痛里急者，当歸生薑羊肉湯主之。（18）

當歸生薑羊肉湯方

當歸三兩，生薑五兩，羊肉一斤。

上三味，以水八升，煮取三升，溫服七合，日三服。若寒多者，加生薑成一斤；痛多而嘔者，加橘皮二兩、白术一兩。加生薑者，亦加水五升，煮取三升二合，服之。

【提要】

本条论述血虚内寒的寒疝症治。

【析义】

寒疝发病多因寒盛而起，本条偏重于血虚里寒引起。症以胁腹疼痛为主。两胁属肝，肝主藏血，肝血不足则肝气亦虚，阳虚则寒自内生。胁腹失去阳气的温煦和阴血的濡养则拘急疼痛，由于证属虚寒，所以其痛隐隐，喜温喜按，脉多弦而无力。此外尚可兼见面色苍白、气短乏力、舌淡苔白等症。治用当归生姜羊肉汤养血散寒止痛，方中以味厚之羊肉养血补虚，配以当归补血养肝，重用生姜散寒止痛，并佐使羊肉补而不腻。若寒多者，加重生姜以温散寒邪，若肝气犯胃呕吐者，加陈皮、白术健脾和胃。

【研讨】

在《金匮》中，当归生姜羊肉汤还用于妇人产后腹痛及虚劳不足。当归生姜羊肉汤温养气血，散寒止痛，集药疗和食疗于一体，临床可用于多种慢性衰弱性疾患之腹中痛。此方是一首行之有效的食疗方，适用于多种慢性虚寒性疾患。

第十章

五脏风寒积聚病脉证并治第十一

　　本篇论述五脏中风（热）、中寒（湿）、真脏脉象（五脏死脉）、三焦各部病证及脏腑积聚病脉症。所述原文中，五脏风寒脱简较多；三焦各部病证亦略而不详；脏腑积聚病仅指出积、聚、䐜气三者的鉴别。但对肝着、脾约、肾着病的证治论述较详。因脾约与《伤寒论》重复，故本篇未选，只选肝着与肾着的原文。肝着是肝经气血郁滞，着而不行所引起的以胸胁痞闷不舒为主症的疾病；肾着即寒湿留着于腰部致腰部冷痛沉重为主症的疾病。

　　因本篇所述病证均与脏腑相关，故合为一篇讨论。

一、肝着症治

【原文】

　　肝著[1]，其人常欲蹈其胸上[2]，先未苦時，但欲飲熱，旋覆花湯[3]主之（臣億等校諸本旋覆花湯方，皆同）。（7）

　　旋覆花湯方

　　旋覆花三兩，葱十四莖，新絳少許。

　　上三味，以水三升，煮取一升，頓服之。

【校注】

　　[1]着（zhuó 啄）：留滞附着之义。

　　[2]蹈其胸上：蹈，原为足踏之意，蹈其胸上，可理解为用手推揉按压或捶打胸部。

　　[3]旋覆花汤：其药物及服法，系据赵刻本《妇人杂病》篇所载增补。

【提要】

本条论肝着病的症治。

【析义】

　　肝着是肝经气血郁滞、留着而不畅行的病证。肝之经脉布胁肋而贯于胸，寒邪侵犯肝经，致肝经气血郁滞，阳气痹结，加之金不制木，肝邪反注于肺，故患者感到胸胁部痞闷不舒，甚或胀痛、刺痛，欲以手按揉或捶打胸部，使气血暂得畅通，以减轻痛苦。气血得寒则凝，得热则行。本病初起，气血郁滞尚不明显，病情较轻，故只欲饮热，以助阳散寒，通畅气血。肝着既成，经脉凝滞，阳气不通，气血不畅，虽热饮亦不足以愈病，故治以旋覆花汤，行气活血，通阳散结。方中旋覆花苦辛咸温，善通肝络而散结降气；葱白辛温入肺胃，通阳散寒，既防肺寒传肝，又防肝寒乘胃；新绛少许，活血化瘀。三药合用，使气行血畅，阳通寒散，则肝着自愈。方后谓"顿服之"，目的在于使药力集中，以获速效。

【研讨】

　　旋覆花汤之新绛究系何物，《本经》未载，医家认识不一。有认为是用具有活血化瘀作用的茜草汁或藏红花汁、苏木汁等药汁初染的大红色丝织品；而陶弘景则称绛为茜草，新绛为新采收的茜草。茜草治肝着及妇人半产漏下属于瘀血者，确有疗效。临床可以茜草、红花、苏木等代新绛用。

旋覆花汤为治络瘀肝着要方。王清任《医林改错》用血府逐瘀汤治愈"女夜卧令仆妇坐于胸，方睡，已经二年"案；陶葆荪用通窍活血汤治愈"常欲人足蹈其胸"案；叶天士治胁痛擅用辛温通络、温柔（润）通补、辛泄通瘀等法取效，都是在本方用法基础上的进一步发展。

二、肾着症治

【原文】

肾著[1]之病，其人身體重，腰中冷，如坐水中，形如水狀，反不渴，小便自利，飲食如故，病屬下焦，身勞汗出，衣（一作表）裏冷濕，久久得之，腰以下冷痛，腹重[2]如帶五千錢，甘薑苓术湯[3]主之。（16）

甘草乾薑茯苓白术湯方

甘草、白术各二兩，乾薑、茯苓各四兩。

上四味，以水五升，煮取三升，分溫三服，腰中即溫。

【校注】

[1] 着：音义同"肝着"之"着"。

[2] 腹重：《脉经》、《千金》为"腰重"。

[3] 甘姜苓术汤：《千金》作"肾着汤"。

【提要】

本条论肾着的成因和症治。

【析义】

肾着，即寒湿痹着于腰部的病证，因腰为肾之外府，故名肾着。"身劳汗出，衣里冷湿，久久得之"论肾着的成因。过劳伤阳，卫外不固，反复汗出，冷汗变为寒湿，久渍腰部，或寒湿之邪乘虚而入，浸淫腰部经脉，痹着阳气，日久形成肾着病。

"身体重，腰中冷"、"腰以下冷痛"论肾着的主症。"浊邪居下"，"湿伤于下"，湿性重浊，侵犯腰腿部肌肉经脉，故觉身体沉重；寒湿为阴邪，易伤阳气，寒湿痹阻，阳气不通，故腰及腰以下冷痛。"如坐水中"，"形如水状"，"腰重如带五千钱"，为喻笔法，意在形容腰中寒湿之盛。

"反不渴，小便自利，饮食如故，病属下焦"，是鉴别诊断。虽然腰（腿）部外形好像患水气病一样可见浮肿，但病不在肾之本脏自虚，如果肾气亏虚，膀胱气化失常，既不能蒸腾津液于上，又不能化气行水于下，则必有口渴、小便不利。今"反不渴，小便自利"，说明下焦内脏尚无病变。"饮食如故"，说明中焦胃气尚和。"病属下焦"，是说本病与脾胃无直接关系，不属水气病，病位在躯体下部，肾之外府腰部肌肉经脉。

在治法上不必温肾，但可通过治脾，以温化肌腠经络间之寒湿，则肾着可愈。脾主四肢、肌肉，运化水湿，脾土制肾水，今以甘姜苓术汤主治，旨在加强脾阳之温运功能，以除寒湿之邪。方中干姜配甘草，辛甘化阳，温中散寒，培土制水，且据《珍珠囊药性赋》载干姜既能"去脏腑沉寒固冷"，又可"发诸经之寒气"；茯苓配白术，甘淡渗水，健脾利湿，使寒去湿除，阳气温行。"腰中即温"，肾着遂愈。

第十一章
痰饮咳嗽病脉证并治第十二

本篇专论痰饮病的成因、分类、脉症、治疗和预后。咳嗽是痰饮病的一个症状，因比较常见，故列于篇名之中。

"痰饮"有广义、狭义之分，篇名所称为广义痰饮。条文中"四饮"（痰饮、悬饮、溢饮、支饮）分类中的痰饮为饮停胃肠的狭义痰饮，广义痰饮是四饮的总称。四饮之外，尚有留饮、伏饮与微饮之名。留饮指水饮留而不去，病程较久；伏饮指水饮潜伏不出，病位较深；微饮指痰饮之轻微者，这三种均属广义痰饮范畴，不属于分类。

本篇痰饮病实则为饮病，且偏于寒饮，与后世所谓稠黏浓浊的水津为痰有别。

本篇全面系统地论述了痰饮病的辨证论治，为后世痰饮学说奠定了坚实的理论基础，有重要临床价值。

一、成因与脉症

【原文】

夫病人飲水多，必暴喘滿。凡食少飲多，水停心下，甚者則悸，微者短氣。脈雙弦[1]者寒也，皆大下後善虛。脈偏弦[2]者飲也。（12）

【校注】

[1] 双弦：两手俱见弦脉。

[2] 偏弦：仅左手或右手脉弦。

【提要】

本条论述痰饮病的主要成因与脉症。

【析义】

一般病人如果饮水过多，致脾运不及，水津暂停于胃，上逆胸膈，肺失肃降，必然突发气喘胸满。当水津渐被脾脏转输于全身各处，喘满遂消，此属暂时性停水。"食少"代指脾胃素虚之人，由于脾胃素虚，加之饮水过多，使脾运更加无力，乃致饮停胃脘。饮邪较重者，上凌于心则心悸；饮邪轻微者，仅妨碍气机之升降而短气。

虚寒与痰饮均可见弦脉，但前者因于大下后里阳虚微，全身虚寒，故两手脉俱弦且无力；后者为饮邪偏注于身体某一局部，或左或右，故左手或右手脉弦而有力。

【研讨】

痰饮的形成为体内水液代谢失常所致。《素问·经脉别论》云："饮入于胃，游溢精气，上输于脾，脾气散精，上归于肺，通调水道，下输膀胱，水精四布，五经并行。"人身的水液代谢与肺、脾、肾、膀胱、三焦等脏腑密切相关，若肺失通调，或脾失运化，或肾失蒸化，膀胱气化失常，三焦水道不通，则水液代谢失常，停而为饮。然从本条"食少饮多，水停心下"来看，痰饮病的形成主要与脾的关系最为密切，脾虚不能输布胃中之水津，则水津随处留聚而形成痰饮病。

本条论痰饮病的脉象为偏弦，这是一般规律，偏弦并非痰饮病唯一的脉象。

二、分类

（一）四饮及其主症

【原文】

问曰：夫饮有四，何谓也？师曰：有痰饮，有悬饮，有溢饮，有支饮。（1）

问曰：四饮何以为异？师曰：其人素盛今瘦[1]，水走肠间，沥沥有声[2]，谓之痰饮；饮后水流在胁下，咳唾引痛，谓之悬饮；饮水流行，归于四肢，当汗出而不汗出，身体疼重，谓之溢饮；欬逆倚息[3]，短气不得卧，其形如肿，谓之支饮。（2）

【校注】

[1] 素盛今瘦：谓痰饮病人在未病之前身体丰盛，既病之后身体消瘦。

[2] 沥沥有声：水饮在肠间流动时所发出的声音。

[3] 咳逆倚息：谓咳嗽气逆较重，不能平卧，须靠着床呼吸。

【提要】

以上两条论痰饮病的分类及其主症。

【析义】

首条明确指出，痰饮病分四种类型，即痰饮、悬饮、溢饮、支饮。条文（2）则根据水饮停留的不同部位和出现的不同主症，对四饮分别进行论述。

水饮停留在胃肠，为痰饮（狭义）。脾主肌肉，未患痰饮病前，脾运正常，饮食入胃以后化为精微，充养肌肉，则形体丰盛；患痰饮病以后，脾运失常，饮食不能化为精微以充养肌肉，反聚而为饮，则形体消瘦。饮流肠间，与气相击，故沥沥有声。

水饮流注在胁下，为悬饮。两胁为肝肺气机升降之处，饮留胁下，致肝气不畅，肺气不降，故咳唾并牵引胁下疼痛。

水饮停留在四肢肌肤，为溢饮。肺主宣发，外合皮毛，司汗孔之开阖，今风寒束表，肺气失宣，卫阳被阻，毛孔闭塞，使流行于四肢、肌表之水饮，不得从汗解而停留，故身体疼痛而沉重。

水饮停留在胸膈，为支饮。饮聚胸中，凌心射肺，致肺失宣降，心阳不展，故咳逆倚息，短气不得平卧；肺合皮毛，水饮犯肺，肺气上逆，水随气逆，外走皮肤，故外形浮肿。

【研讨】

"痰饮"病名为张仲景首创。《内经》中无"痰"字，《脉经》、《千金翼》俱作"淡饮"，"淡（tán）"与"澹（dàn）"相通，《说文解字》曰："澹澹，水摇貌也……"可见本篇所论广义痰饮应是淡饮，亦即水饮。

条文（2）虽分别论述了四饮的主症，但比较简略，学习时应与其后或《伤寒论》的有关条文合参，才能全面掌握，如狭义痰饮尚应有心下痞、呕吐、目眩、腹满等症；悬饮有胁痛牵引缺盆；溢饮有恶寒、发热、无汗之表实症状；支饮有咳吐涎沫、胸满或风寒表实症状。

溢饮与支饮均可见四肢外形浮肿，应与水气病相鉴别。前者浮肿轻微，为次症；后者浮肿较明显，为主症。

（二）留饮与伏饮

【原文】

夫心下有留飲，其人背寒冷如手大。（8）

【提要】

本条论述水饮停留于心下的症状。

【析义】

通观《伤寒杂病论》，"心下"多指胃脘。"心下有留饮"，即胃中有停留而不去的饮邪。饮留之处，阳气即被阻遏不能展布。今留饮于胃，或上犯心胸，致胃阳或心肺阳气被阻，不能通达于背部相应的俞穴，故背部感觉如手（《金匮要略心典》、《金匮要略浅注》等注本作"掌"）大一块寒冷。

【研讨】

本条所论，当属狭义痰饮。"背"指何处？证之临床，胃脘停饮者，往往伴有背部胃俞穴处如手掌大范围寒冷，也有出现心肺俞穴处如手掌大范围寒冷的。

对本条"心下"的理解，历代注家意见不一，有认为指心，有认为指胸中，有认为指胸膈，也有认为指胃的，各有一定道理，可供参考。

【原文】

留飲者，脅下痛引缺盆，欬嗽則輒已（一作轉甚）。（9）

【提要】

本条论述水饮停留于胁下的症状。

【析义】

肝胆位居胁下，肝经络胆布胁肋，其支脉又上注于肺，缺盆穴为胆经之所过。饮停胁下而不去，不仅影响肝肺气机之升降，而且导致肝胆经脉不利，故除咳唾以外，且有胁下疼痛而牵引缺盆穴处亦痛。咳嗽时振动病所，故痛势加剧。

【研讨】

对"咳嗽则辄已"，注家主要有两种不同看法：一是咳嗽则痛暂止，盖"辄"，立即也，"已"，停止也；二是痛因咳嗽而加剧。可供参考。

本条所论，当属悬饮。

【原文】

胸中有留飲，其人短氣而渴；四肢歷節痛。脉沉者，有留飲。（10）

【提要】

本条论述水饮停留在胸中、四肢的症状及留饮的主脉。

【析义】

饮留胸中，阻遏肺气，致肺气不降，呼吸不利则短气；肺气不能敷布津液则口渴，因津液未伤，虽渴而不多饮。水饮流注四肢关节，阳气不通，则四肢历节痛。

留饮虽有上述（8）、（9）、（10）条部位之别，然均与阳气郁闭有关，与外邪关系不大，病位在里，故均见沉脉。

【研讨】

本条所论"短气而渴"可归属支饮；"四肢历节痛"，可归属溢饮。

"四肢历节痛"与历节病、痹证有相似之处，应加以区别。历节病、痹证均有四肢关节痛，其病因都有风寒湿邪侵袭，发病与气候变化有关；留饮所致四肢关节痛未涉及外邪，发病与气候变化关系不大。

【原文】

膈上病痰，满喘欬吐，發則寒熱，背痛腰疼，目泣自出，其人振振身瞤劇[1]，必有伏飲。（11）

【校注】

[1] 振振身瞤（shùn 顺）剧：谓全身震颤动摇很厉害。

【提要】

本条论述膈上伏饮及其发作时的证候。

【析义】

伏饮，是指水饮潜藏体内深久，难于根除，发作有时的病证。饮伏膈上，抑遏心阳，阻碍肺气，则常见胸满气喘、咳吐痰涎等症。若遇气候变化，感受风寒外邪，便可引动内饮，导致伏饮发作。风寒束表，太阳经脉不利，邪正相争，则恶寒发热、背痛腰疼。外感风寒，内伏水饮，内外合邪，逼迫肺气，肺气不得宣降，故满喘咳吐加剧，并见眼泪不能自控而出。外邪内饮，阻碍阳气不得宣通，邪正相争，故其人全身振颤动摇不能自主。

【研讨】

本条所论，有注家谓属哮喘病，按四饮分类，当属支饮。未发作时可用射干麻黄汤降逆化痰，宣肺平喘；急性发作时，可用小青龙汤解表散寒，温肺化饮。

上述留饮、伏饮揭示了痰饮病病程缠绵、病位深藏、病情复杂的特点，其不同病位的临床表现可作为四饮辨证的补充。

三、治则

【原文】

病痰飲者，當以溫藥和之。（15）

【提要】

本条论述痰饮病的治则。

【析义】

痰饮之成，责之阳虚不运，痰饮既成，更伤阳气。饮为阴邪，遇寒则凝，得温则行。温药具有振奋阳气、开发腠理、通行水道之功，若阳能温运，腠理开阖有度，三焦水道通畅，则痰饮自消，故痰饮病当用温药治疗。然温补不可太过，以免过温伤阴，过补碍邪，当以调和为原则，此乃痰饮治本之法。若痰饮积结，非攻不去，则当先用攻下逐水法；若饮邪郁久化热，或饮热互见，又当饮热同治，寒温并用，此乃治痰饮病之变法，不可拘泥温补，临证当以辨证论治为基本原则，灵活运用。

【研讨】

下文所论温补脾阳的苓桂术甘汤、发表温肺的小青龙汤及温补肾气的肾气丸等为"温药和之"治本之代表方。它如治心下留饮的甘遂半夏汤、治悬饮的十枣汤、治肠间饮结化热的己椒苈黄丸等，则为治标之方。

四、证治

（一）痰饮

1. 脾虚饮停

【原文】

心下有痰飲，胸脅支滿[1]，目眩，苓桂术甘湯主之。（16）

苓桂术甘湯方

茯苓四兩，桂枝三兩，白术三兩，甘草二兩。

上四味，以水六升，煮取三升，分溫三服，小便則利。

心下有支飲[2]，其人苦冒眩[3]，澤瀉湯主之。（25）

澤瀉湯方

澤瀉五兩，白术二兩。

上二味，以水二升，煮取一升，分溫再服。

【校注】

[1] 支满：支撑胀满之意。

[2] 支饮：此处非指四饮分类中的支饮，而是指支撑的饮邪。

[3] 冒眩：头目眩晕。

【提要】

条文（16）、（25）论述脾虚饮停心下的狭义痰饮症治。

【析义】

条文（16）论脾阳虚饮停心下的症治。心下指胃脘，脾胃阳虚，饮停于胃，上逆胸胁，致肝肺气机不利，故胸胁支满；浊阴上泛，清阳不升，故头目眩晕。治以苓桂术甘汤温阳蠲饮，健脾利水。方中茯苓淡渗利水，桂枝辛温通阳，二者相合，温阳化饮；白术健脾燥湿，甘草和中益气，两药相配，补土制水。

条文（25）论脾气虚饮停心下的症治。脾气虚弱，运化失常，饮停于胃，上蒙清窍，故见"冒眩"之症。治以泽泻汤健脾利水，方中重用泽泻利水除饮，导浊阴下行；配白术健脾益气，燥湿利水，以制水饮上泛。

【研讨】

条文（25）有将其归类于支饮者，在此将其归属狭义痰饮，主要理由为：①仲景论"心下"多指胃脘；②支饮主症为咳喘、短气不得卧，而本条主症为"冒眩"，与条文（16）"目眩"相同，且均从脾治；③"支饮"既为痰饮分类名称，又可作支撑的饮邪理解，在本条根据文理当属后者。

条文（16）所论心下停饮较重，以方测症，尚应有心下痞满，或心悸、短气、背寒冷如手大、小便不利、大便稀溏、舌质淡嫩或淡胖，或边有齿痕、舌苔白滑、脉弦滑等症。

2. 微饮短气

【原文】

夫短氣有微飲，當從小便去之，苓桂朮甘湯主之（方見上）；腎氣丸亦主之（方見腳氣中）。（17）

【提要】

本条论述微饮的症治。

【析义】

"微饮"，指水饮之轻微者。"短气"，乃轻微饮邪之主症，亦即条文（12）"水停心下……微者短气"之意。饮停心下，虽较轻微，但必然妨碍气机之升降，故"短气"。阳虚饮停，气化失常，则可见小便不利，从下文"当从小便去之"可知原文未言"小便不利"，是为省文。本证治法当化气利小便，使气化水行，饮有出路，则"短气"自除。然因脾阳不足，失于输化，饮停心下者，可伴胸胁支满、目眩、四肢不温、便溏等症，治当温阳化饮，健脾利水，方用苓桂术甘汤；因肾气亏虚，不能化气行水，饮泛心下者，症兼腰膝酸软、畏寒足冷、少腹拘急等，治当温补肾气，化气行水，方用肾气丸。

【研讨】

苓桂术甘汤方中桂枝、白术与甘草相配，肾气丸方中桂枝、附子与干地黄、山茱萸、山药相配，使温而不燥，以防伤阴；前方白术、甘草与茯苓合用，后方干地黄、山茱萸、山药与茯苓、泽泻、牡丹皮同用，使补而不滞，以防碍邪，这些配伍特点，正是"温药和之"治则的具体体现。

微饮短气，小便不利，根据其病因病机有在脾在肾的不同而出两方施治，体现了同病异治的辨治思想。

3. 下焦饮逆

【原文】

假令瘦人臍下有悸，吐涎沫而癲眩[1]，此水也，五苓散主之。（31）

五苓散方

澤瀉一兩一分，豬苓三分（去皮），茯苓三分，白朮三分，桂枝二分（去皮）。

上五味，為末，白飲[2]服方寸匕，日三服，多飲暖水，汗出愈。

【校注】

［1］癫眩：癫，同颠。颠，顶也。癫眩，即头目眩晕。

［2］白饮：即米汤。

【提要】

本条论述下焦饮逆的症治。

【析义】

一般而言，瘦人阳常有余，少有水饮内停，胖人多阳气不足，痰湿内停。谓"假令"者，意在示人常中有变，即在一定条件下，瘦人同样可出现痰饮内停。脾失健运，饮食不化精微，反变生水饮，肌肤失养，故形体消瘦，义同条文（2）"今瘦"；饮积下焦，膀胱气化不利，水无出路而内扰，故脐下有悸动之感；饮邪上泛中焦，胃气上逆，则吐涎沫；饮盛上逆，清阳不升，则头目眩晕。治以五苓散温阳化气，健脾利饮。方中重用泽泻配猪苓利水祛饮；茯苓、白术健脾利饮，培土制水；桂枝温阳化气。诸药配伍，使阳复脾旺，水饮得除，则诸症自愈。

方后云"白饮服"，意在借米汤之谷气，充养胃气以加强培土之力；"多饮暖水，汗出愈"，旨在取暖水之热气，助桂枝以鼓舞卫气，使阳气宣通，汗出饮去。由此可见，五苓散重在温阳化气，健脾利水，并具发汗之功，故能使饮邪内外分消、表里双解。

【研讨】

五苓散与苓桂术甘汤，二方均用茯苓、桂枝、白术通阳健脾利水，同治狭义痰饮，症见头目眩晕。但二方的运用各有侧重，后方桂枝量较大，三味药配甘草，主治中焦阳虚，饮停胃脘，波及胸胁的狭义痰饮，部位偏于中、上二焦，伴胸胁支满、短气等症，其治重在温阳健脾蠲饮；前方桂枝量小，三味药配猪苓、泽泻，主治膀胱气化失常，饮停下焦，上泛胃脘的狭义痰饮，部位偏于中、下二焦，伴脐下悸、吐涎沫等症，其治重在化气行水。

4. 饮逆呕吐

【原文】

呕家本渴，渴者為欲解，今反不渴，心下有支飲故也，小半夏湯主之（《千金》雲小半夏加茯苓湯）。（28）

小半夏湯方

半夏一升，生薑半斤。

上二味，以水七升，煮取一升半，分溫再服。

【提要】

本条论述痰饮呕吐的预后及治疗。

【析义】

饮停胃脘，正邪相争，正气抗邪于外，饮随呕去，阳复津伤，本应口渴，此为饮去病解之征；如果呕后反而不渴，则知是胃脘仍有支撑的饮邪，呕吐只是排出了部分水饮，但水饮并未尽除。治以小半夏汤化饮降逆，和胃止呕。方中半夏辛温性燥，散结蠲饮，和胃降逆；生姜辛温，既可温胃散饮止呕，又可制半夏之悍，二药相配，化饮止呕作用甚强，故此方誉为止吐方之祖。方后云"以水七升，煮取一升半"，意在强调久煎浓取，以减轻半夏的毒性。

【原文】

卒嘔吐，心下痞，膈間有水，眩悸者，小半夏加茯苓湯主之。（30）

小半夏加茯苓湯方

半夏一升，生薑半斤，茯苓三兩（一法四兩）。

上三味，以水七升，煮取一升五合，分溫再服。

【提要】

本条论述痰饮呕吐兼眩悸的症治。

【析义】

饮停胃脘，波及膈间，胃气上逆，则突发呕吐；饮阻气滞，则胃脘痞满；水饮上泛，清阳不升，则头晕目眩；水饮凌心则心悸。治当散饮降逆，健脾利水，方用小半夏汤为主蠲饮止呕，加茯苓健脾利水，以加强除饮之力，并能宁心安神。

【原文】

先渴後嘔，為水停心下，此屬飲家，小半夏茯苓湯主之（方见上）。（41）

【提要】

本条论述痰饮作呕的症治。

【析义】

"先渴"，为心下素有停饮，脾不散津，津不上承所致。旧饮未去，加之渴而饮水，成为新饮，停于心下，胃失和降则呕。由于胃中停饮较盛而致呕，故曰"为水停心下，此属饮家"，治以小半夏汤蠲饮降逆，加茯苓健脾利水，以加强除饮之力。

【研讨】

以上三条均论饮停胃脘致呕，故均以小半夏汤为主方散饮降逆，饮停较盛或出现眩晕、心悸者，则加茯苓健脾利水，以加强除饮之功。

条文（41）与条文（28）均为饮停心下，为何有"渴"与"不渴"之别？条文（41）所谓"渴"，是饮停津不上承所致，故虽渴而不欲多饮；条文（28）所云"不渴"，是针对呕后饮去津伤口渴而言的，其实二者并无本质上的区别。

饮停致渴与饮停呕后津伤致渴有本质区别：前者口渴而喜热饮，由于津液未伤，故虽渴而不多饮，常伴心下痞、舌质淡、苔白滑等症；后者口渴津液已伤，故渴而饮水较多，无心下痞、舌质偏红、少苔乏津。

小半夏汤为止呕之祖方，多用于痰饮呕吐，若为其他原因所致呕吐，亦可与其他方药合用。

5. 饮结成实

【原文】

病者脈伏，其人欲自利，利反快，雖利，心下續堅滿，此為留飲欲去故也，

甘遂半夏湯主之。（18）

　　甘遂半夏湯方

　　甘遂大者三枚，半夏十二枚（以水一升，煮取半升，去滓），芍藥五枚，甘草如指大一枚（炙）。

　　上四味，以水二升，煮取半升，去滓，以蜜半升，和藥汁煎取八合，頓服之。

【提要】

本条论述饮邪留结胃肠欲去未尽的症治。

【析义】

　　饮邪久留，郁遏阳气，营卫被阻，故脉伏。从下文"心下续坚满"的"续"字可知，"脉伏"之后当省去了"心下坚满"一症，此症为饮邪留结胃肠所致。病人既无外感或伤食，亦非误治，却欲自利，且利后反觉爽快，这是正气未虚，有逐饮下出之势，邪有出路，留饮欲去故也。虽然下利排出了部分饮邪，但饮留既久，终难尽去，加之新饮复积，所以不久脘腹部又觉痞坚胀满。证属饮结成实，正气未虚，邪欲下趋。治当因势利导，逐饮散结，方用甘遂半夏汤。方中甘遂逐饮从大便而去，配半夏散结化饮，降浊下行；芍药、甘草酸甘化阴，以防攻下伤阴；白蜜缓急解毒。诸药同用，共奏攻逐饮邪而不伤正之功。

【研讨】

　　根据文义，"虽利，心下续坚满"句，应在"此为留饮欲去故也"之后，而置于其前，意在强调自利并不能使饮邪尽去。甘遂与甘草属后世十八反之一，本方二者同用，是借其相反之性以加强攻逐留饮之力。

　　本方煎煮法，当从《千金要方》记载，即甘遂与半夏同煮，芍药与甘草同煮，然后将二药汁加蜜合煮，顿服，比较安全。本方不可过服，当中病即止。甘遂可用散剂冲服，或装胶囊服，或将药末入余药药汁加蜜再煎服。

【原文】

　　腹滿，口舌乾燥，此腸間有水氣，己椒藶黃丸主之。（29）

　　己椒藶黃丸方

　　防己、椒目、葶藶（熬）、大黃各一兩。

　　上四味，末之，蜜丸如梧子大，先食飲服一丸，日三服，稍增，口中有津液。渴者加芒硝半兩。

【提要】

本条论肠腑饮结化热成实的症治。

【析义】

　　水饮结聚肠间，阻遏气机，故腹满，同时必有条文（2）所论狭义痰饮"水走肠间，沥沥有声"之症；肺与大肠相表里，饮结于肠，肺气郁结，气不布津，津不上承，故口舌干燥。结合方药功能可知，病属肠腑饮结化热、气机壅滞之实证。治宜涤饮泻热，前后分消，方用己椒苈黄丸。方中防己、椒目味苦性寒，泻热利水，导饮于前；大黄泻热通腑，推饮热于后；葶苈子苦辛大寒，泻肺利水，既助己、椒利小便，又协大黄通大便。诸药合用，前后分消，使饮去热除，气机通畅，津液上达，则腹满可消，且"口中有津液"。若服药后口舌干燥不除而更口渴，则为饮热互结较重，药不胜病，故以原方加芒硝软坚破结，以助药力。以蜜为丸，意在缓和药性，使攻邪而不伤正。进食前空腹服药，以利药力直达肠间。"稍增"，指服药剂量应逐渐增加，以免过量反伤阳气。

【研讨】

以方测证，本条尚应见大便秘结、小便短黄、浮肿、舌苔黄腻、脉沉弦有力等症。

本方与甘遂半夏汤均治饮结成实证，但后者适应证是饮结胃肠并有下趋之势，以自利、心下坚满为主症，治以因势利导，攻逐水饮；本方证为饮热互结于肠，气机不利，以腹满、口舌干燥、二便不利为主症，治以涤饮泻热，前后分消。

（二）悬饮

【原文】

脈沉而弦者，懸飲內痛[1]。（21）

病懸飲者，十棗湯主之。（22）

十棗湯方

芫花（熬[2]）、甘遂、大戟各等分。

上三味，搗篩，以水一升五合，先煮肥大棗十枚，取九合，去滓，內藥末，強人服一錢匕，羸人服半錢[3]，平旦[4]溫服之；不下者，明日更加半錢。得快下後，糜粥自養。

【校注】

［1］内痛：指咳唾时牵引胸胁内作痛。

［2］熬：《说文》"干煎也"，即指文火干炒。

［3］半钱：指半钱匕，即以五铢钱的半边抄取药末至不落为度，约合今之 0.75～1.0 克。

［4］平旦：清晨。

【提要】

条文（21）、（22）论悬饮邪实重证的脉症与治疗。

【析义】

脉沉主病在里，脉弦主饮、主痛。水饮内结，悬积胸胁，阻碍肝肺气机升降，故咳唾并牵引胸胁作痛，脉沉而弦。病属邪盛体实的悬饮重证，治当破积逐饮，方用十枣汤。方中芫花辛苦而温，消胸中痰水；甘遂苦甘而寒，泄经隧水湿；大戟苦辛而寒，泻脏腑水湿。三药同用，"逐水泄湿，能直达水饮窠囊隐僻之处"（《本草纲目》）。三味药性峻猛，恐伤正气，故佐肥大枣 10 枚补气安中，使下不伤正，并寓培土制水之意。

本方用法，是以大枣煮汤，调服三味药末。使用时应注意以下几点：①体质强弱有别，剂量不同，以防伤正；②清晨服药，以利攻邪；③药后未泻，次日酌加药量，不可一日再服，以免伤正；④中病即止，以糜粥调养胃气。

【研讨】

本方现代用法，可将药末装胶囊服。药后胸闷烦躁、脘腹鸣响、泻下稀水者，为药已中病的反应。水饮消减后，应及时予以健脾益气之剂调养。

悬饮轻证，或不宜峻猛攻下者，可参用《温病条辨》香附旋覆花汤。若胸胁疼痛剧烈、咳唾涎沫、舌苔白滑、脉弦滑者，也可用控涎丹治疗。

（三）溢饮

【原文】

病溢飲者，當發其汗，大青龍湯主之；小青龍湯亦主之。（23）

大青龍湯方

麻黃六兩（去節），桂枝二兩（去皮），甘草二兩（炙），杏仁四十個（去皮尖），生薑三兩（切），大棗十二枚，石膏如雞子大（碎）。

上七味，以水九升，先煮麻黃，減二升，去上沫，內諸藥，煮取三升，去滓，溫服一升，取微似汗，汗多者，溫粉粉之。

小青龍湯方

麻黃三兩（去節），芍藥三兩，五味子半升，乾薑三兩，甘草三兩（炙），細辛三兩，桂枝三兩（去皮），半夏半升（洗）。

上八味，以水一斗，先煮麻黃，減二升，去上沫，內諸藥，煮取三升，去滓，溫服一升。

【提要】

本条论述溢饮的治法与主方。

【析义】

溢饮是水饮溢于四肢，多由外感风寒、肺卫郁闭，当汗出而不汗出所致，以身体疼重、无汗为主症。饮溢四肢肌肤，为病位近于表，治宜因势利导，当发其汗，使饮邪随汗而解。然溢饮虽由外感风寒所致，但在里之病情却有不同，故必须同病异治。若外感风寒而内兼郁热者，常见发热恶寒、身体疼重、不汗出而烦躁、脉浮紧等脉症，宜大青龙汤发汗散饮，兼清郁热；若外感风寒而里有寒饮者，常见恶寒发热、无汗、身体疼重、咳嗽喘逆、痰稀白多泡沫、脉弦紧等脉症，宜小青龙汤发汗宣肺，温化寒饮。

【研讨】

大青龙汤方后云"汗多者温粉粉之"。温粉，《千金》为煅龙骨、煅牡蛎、生黄芪各三钱，粳米粉一两，共研细末，和匀。用法为以稀疏绢包，缓缓扑于肌肤。此法意在益气固表敛汗，以免汗多伤阳。

溢饮和外湿病均与外感风寒有关，都有恶寒发热、身疼重的症状，但其病因病机及主症各有侧重，应加以区别。溢饮始于外感风寒，致肺卫郁闭，饮溢四肢肌肤，以四肢疼重为主症，与气候无密切关系；外湿病系外感湿邪为主，兼夹风寒，浸淫肌肉关节，致阳气痹阻，以骨节疼烦为主症，每与阴雨气候相关。

（四）支饮

1. 饮热壅肺

【原文】

支飲不得息，葶藶大棗瀉肺湯之主。（27）

葶藶大棗瀉肺湯方

葶藶（熬令黃色，搗丸如彈子大），大棗十二枚。

上先以水三升，煮棗取二升，去棗，內葶藶，煮取一升，頓服。

【提要】

本条论述饮郁化热壅肺的症治。

【析义】

饮停胸膈，郁而化热，饮热壅闭肺气，肺失肃降，故喘咳、呼吸迫促困难、短气不得卧。以方测症，应有胸满、痰多而稠或色黄、口苦咽干、脉滑数等脉症。治当泻肺逐饮，方用葶苈大枣泻肺汤。方中葶苈子苦、辛、大寒为主药，泻肺逐饮，消痰清热；佐大枣护脾和中，缓和药性，以防葶苈子苦寒伤脾。

【研讨】

葶苈大枣泻肺汤既用于"肺痈喘不得卧"，又用于"支饮不得息"，病虽不同，而病机相同，故异病可以同治。

本方与十枣汤均以大枣为佐药，皂荚丸以枣膏和汤服，均体现了治痰饮病攻邪不可伤正，应顾护脾胃的精神。

2. 饮盛邪实

【原文】

欬家其脈弦，為有水，十棗湯主之（方見上）。（32）

夫有支飲家，欬煩胸中痛者，不卒死。至一百日或一歲，宜十棗湯（方見上）。（33）

【提要】

条文（32）、（33）论述支饮饮盛邪实的症治。

【析义】

条文（32）论饮盛咳嗽的症治。"咳家"指久咳之人。脉弦主饮病，饮盛射肺，气逆上冲，故久咳不愈。饮盛邪实，正气未衰，当速去其邪，以十枣汤逐饮止咳。

条文（33）论支饮日久邪实，咳烦胸痛的治疗。饮停胸膈，肺失清肃则咳；饮遏阳郁则烦；饮阻气滞，阳气不通则胸中痛，此为阴寒水饮盘踞胸膈之重证。若未在短期内死亡，能延至百日或一年左右，表明正气尚能与邪气对峙，此时急驱其邪，犹可护其正气，故仍可酌用十枣汤攻逐水饮。

【研讨】

以上两条论支饮咳嗽均用十枣汤，但条文（32）云"主之"，表明支饮邪实，攻不嫌峻；条文（33）曰"宜"，表明病情虽重，而病程较长，攻邪须防伤正，应酌情用之。二者寓意有别。

十枣汤为攻逐水饮之峻剂，但条文（33）却以之治疗久咳支饮，说明久病未必皆虚，仍当辨证论治。

十枣汤既为治悬饮之主方，又可用于治疗支饮，体现了异病同治原则。

3. 气虚饮结

【原文】

膈间支饮，其人喘滿，心下痞堅[1]，面色黧黑[2]，其脈沉緊，得之數十日，醫吐下之不愈，木防己湯主之。虛者[3]即愈，實者[4]三日復發，復與不愈者，宜木防己湯去石膏加茯苓芒硝湯主之。（24）

木防己湯方

木防己三兩，石膏十二枚（雞子大）[5]，桂枝二兩，人參四兩。

上四味，以水六升，煮取二升，分溫再服。

木防己去石膏加茯苓芒硝湯方

木防己二兩，桂枝二兩，人參四兩，芒硝三合，茯苓四兩。

上五味，以水六升，煮取二升，去滓，内芒硝，再微煎，分溫再服，微利則愈。

【校注】

[1] 心下痞坚：胃脘部有痞塞坚实感。

[2] 黧黑：谓黑黄而晦暗。

[3] 虚者：指心下痞坚变虚软。

[4] 实者：指心下痞坚未减。

[5] 十二枚（鸡子大）：《外台秘要·卷八》作"石膏鸡子大三枚"。

【提要】

本条论述支饮气虚饮热互结的症治。

【析义】

胸膈停饮，肺失肃降，心阳不展，故其人喘满；水饮停聚，久郁化热，饮热互结，波及心下，阻滞气机，故心下痞坚；饮停胸膈，营卫运行不利，则面色黧黑；寒饮内结，则其脉沉紧。上述病证得之数十日，正气渐虚，又经误吐或误下，病仍不愈，这是饮热互结与气虚并见之证。治当通阳利水，清热补虚，方用木防己汤。方中木防己利水除饮，桂枝通阳化气，石膏清解郁热，人参益气补虚。诸药合用，寒热并治，标本兼顾。

服用木防己汤之后，心下痞坚变为虚软，说明饮消热清，气机畅行，病即可愈；若心下痞坚如故，表明饮结气滞较重，药不胜病，其病数日内又会复发，如再用此方治疗，病仍不愈。此为饮盛痞结难解，治当通阳利水，软坚补虚。因热邪已清，故于原方去辛寒之石膏；加淡渗之茯苓，健脾利饮，以助防己利水消饮；加咸寒之芒硝，软坚破结，逐饮从大便而去，故方后注云"微利则愈"。

4. 支饮兼腑实

【原文】

支飲胸滿[1]者，厚樸大黄湯主之。（26）

厚樸大黃湯方

厚樸一尺，大黃六兩，枳實四枚。

上三味，以水五升，煮取二升，分溫再服。

【校注】

［1］胸满：《金匮要略心典》、《医宗金鉴·订正金匮要略注》均作"腹满"。

【提要】

本条论述支饮兼腑实的症治。

【析义】

本条省略了条文（2）所论支饮的主症，而突出了其所兼的腑实证，除腹满痛拒按外，尚具大便闭结不通等症，此乃支饮兼实热内积胃肠，腑气不通所致。治当先治腑实，故用厚朴大黄汤行气除满，荡热通腑。

【研讨】

厚朴大黄汤主治胃肠腑实，使肠腑得通，肺气得降，亦有助于减缓支饮的病情。本条先以厚朴大黄汤治疗腑实兼证，然后当再辨治支饮。新病势急当先治，旧病势缓当后治，体现了首篇"痼疾加以卒病，当先治其卒病，后乃治其痼疾"的先后缓急治则。

本方与厚朴三物汤均由小承气汤变通而成，三方药物同用厚朴、枳实、大黄，均有行气通腑之功效，主治腹满痛、便秘之实热证，病机为热结气滞，腑气不通。但由于药物剂量不同，而运用各有一定区别。小承气汤重用大黄四两，配厚朴二两，枳实大者三枚，主治下利谵语，有燥屎之实热下利，热结旁流，病机特点为积重于胀，功能以泻热通腑为主；厚朴三物汤重用厚朴八两，配大黄四两，枳实五枚，主治腹满痛，大便不通之阳明腑实证，病机特点为胀重于积，功能以行气除满为主；厚朴大黄汤重用厚朴一尺，大黄六两，配枳实四枚，主治支饮兼腑实证，病机特点为胀积俱重，功能行气除满，泻热通腑并重。

5. 支饮兼外寒

【原文】

咳逆倚息不得臥，小青龍湯主之（方見上）。（35）

【提要】

本条论述支饮兼外寒的症治。

【析义】

咳逆倚息不得卧为支饮的主症，由饮停胸膈，复感风寒，内外合邪，郁遏肺气，肺失宣降所致。临床表现应有恶寒、发热、无汗等症。治当发汗解表，温肺化饮，表里同治，方用小青龙汤。

【研讨】

小青龙汤既治溢饮，又治支饮，因病机均为外寒内饮，故异病可以同治。

本条与条文（27）均以喘咳不得卧为主症，然病机各有不同，故主方亦异，体现同病异治原则。

6. 支饮病案举例

【原文】

青龍湯下已[1]，多唾口燥，寸脈沉，尺脈微，手足厥逆，氣從小腹上冲胸咽，手足痹，其面翕熱[2]如醉狀，因復下流陰股[3]，小便難，時復冒者，與茯苓桂枝五味甘草湯，治其氣冲。（36）

桂苓五味甘草湯方

茯苓四兩，桂枝四兩（去皮），甘草三兩（炙），五味子半升。

上四味，以水八升，煮取三升，去滓，分溫三服。

【校注】

[1] 下已：谓小青龙汤服下完毕。

[2] 翕热：面部微微发热。

[3] 阴股：大腿内侧。

【提要】

自此以下5条以案例的形式论述阳虚支饮患者服小青龙汤后的变证及其治疗。本条论述阳虚支饮者服小青龙汤后发生冲气上逆的症治。

【析义】

条文（35）所论，小青龙汤适宜于内饮兼外寒支饮之实证，非阳虚支饮患者所宜。阳虚支饮用之，虽表邪已退，然因发散太过，更伤阳气。上焦阳虚，寒饮内停，津不上承，故多唾口燥，寸脉沉；下焦肾阳不足，四肢失于温煦，故尺脉微，手足厥逆；阳虚过汗，阴血亦伤，手足筋脉失于温煦濡养，则麻木不仁；阳虚饮盛，误用辛散，虚阳上越，引动冲气，故患者自觉气从小腹上冲胸咽，伴面部微热如醉状；冲气为病是时发时平的，冲气上逆，旋又下降，当冲气还于下焦时，则病情暂得缓解；肾阳虚不能化气行水，则小便难；寒饮内阻，清阳不升，则时觉头昏目眩。

上述脉症，为阳虚支饮治疗不当，支饮未愈，而引动冲气上逆。阳虚饮停为本而势缓，冲气上逆为标而势急，治其冲气乃当务之急，故用桂苓五味甘草汤敛气平冲，通阳蠲饮，降逆缓急。方中重用桂枝辛温通阳、平冲降逆，茯苓淡渗利水、导饮下行，桂苓相配，又能通阳化气行水；炙甘草甘温益气，合桂枝则辛甘化阳以振奋上焦之阳，协茯苓可补土制水，以增强化饮之功；五味子酸温，收敛浮越之阳气以归元。诸药合用，共奏平冲缓急、通阳化饮之效。

【研讨】

本方重用桂枝四两平冲降逆，奔豚气病篇桂枝加桂汤重用桂枝五两平冲降逆，可见桂枝是治疗阳虚阴盛而冲气上逆之要药。

本方与苓桂甘枣汤药物组成均有桂枝、茯苓、甘草，均可通阳化饮，主治汗后伤阳，饮逆气冲之证。但剂量与配伍不同，功效与主治亦有一定区别。本方重用桂枝四两，配五味子，平冲降逆为主，兼通阳敛气，主治下焦阳虚，上焦停饮之支饮，兼冲气上逆、虚阳上浮证；苓桂甘枣汤重用茯苓半斤，伍大枣十五枚，利水消饮，培土制水，主治上焦阳虚，下焦停饮，水饮内动，欲作奔豚之证。

【原文】

冲气即低，而反更欬、胸满者，用桂苓五味甘草汤去桂加乾薑、细辛，以治其欬满。（37）

苓甘五味薑辛湯方

茯苓四兩，甘草、乾薑、细辛各三兩，五味子半升。

上五味，以水八升，煮取三升，去滓，溫服半升，日三服。

【提要】

本条承上论述冲气已平而支饮复动的症治。

【析义】

服桂苓五味甘草汤后，冲气即下行而不上逆，但反而更加咳嗽、胸满，这是冲气虽平，而停聚于胸膈的寒饮复动，阻遏胸阳，肺气上逆所致，治当温肺散寒，蠲饮止咳，方用苓甘五味姜辛汤。

本方是由桂苓五味甘草汤变化而成。因冲气已平，故去桂枝；寒饮在肺，故加干姜、细辛温肺散寒，化饮止咳；仍用茯苓健脾利水消饮，合甘草培土制水以治其本；五味子酸收以敛肺止咳，合甘草酸甘化阴，又可防姜、辛温热太过而耗伤肺阴。诸药配伍，使寒饮得蠲，胸阳舒展，肺气肃降，则咳、满自除。

【研讨】

本方的配伍颇具特色，化饮而无麻、桂之辛散，温肺却无伤阴之弊，标本兼顾，散收结合，实乃治疗阳虚支饮之基础方。

本方与小青龙汤都有干姜、细辛、五味子、甘草，用量也相同，皆能温肺化饮，但其配伍不同，主治亦有别。本方配茯苓健脾利饮，培土制水，适宜于外无表邪、寒饮蕴肺之体虚支饮；小青龙汤配麻黄、桂枝、半夏、白芍，发表散寒，降逆化痰，适宜于内有寒饮、外感风寒之体实支饮。

【原文】

欬满即止，而更復渴，冲氣復發者，以细辛、乾薑為熱藥也。服之當遂渴，而渴反止者，為支飲也。支飲者法當冒，冒者必嘔，嘔者復內半夏以去其水。（38）

桂苓五味甘草去桂加姜辛夏湯方

茯苓四兩，甘草、细辛、乾薑各二兩，五味子、半夏各半升。

上六味，以水八升，煮取三升，去滓，溫服半升，日三服。

【提要】

本条承上论述服用苓甘五味姜辛汤后的两种转归及其治疗。

【析义】

服苓甘五味姜辛汤后，咳嗽、胸满等症消除，为肺中寒饮渐化之征。但又见口渴及冲气上逆症，是因姜、辛温热，用量过大，化燥伤津，辛散伤阳，引动冲气所致，此时宜再用桂苓五味甘草汤敛气平冲。服用苓甘五味姜辛汤后，饮化阳复津伤，理应口渴，若口不渴，表明支饮水饮内盛，药不胜病。饮邪上逆，清阳不升，则昏冒；胸膈水饮扰胃，胃气上逆，则呕吐。治当温肺化饮，降逆止呕。于苓甘五味姜辛汤中加半夏，既能加强温化痰饮之力，又可降逆和胃止呕。

【研讨】

本方与苓甘五味姜辛汤比较，干姜、细辛、甘草的用量均由三两减为二两，主要是防止姜、辛量大而温燥伤正，引发冲气上逆；其次是避免甘草量大对痰饮、呕吐不利。为了防止饮盛而药力不及，故加性味较姜、辛缓和的半夏以加强化饮之力，同时又可降逆止呕。

【原文】

水去嘔去，其人形腫者，加杏仁主之。其證應內麻黃，以其人遂痹，故不內之。若逆而內之者，必厥，所以然者，以其人血虛，麻黃發其陽故也。（39）

苓甘五味加薑辛半夏杏仁湯方

茯苓四兩，甘草三兩，五味半升，乾薑三兩，細辛三兩，半夏半升，杏仁半升（去皮尖）。

上七味，以水一斗，煮取三升，去滓，溫服半升，日三。

【提要】

本条承上论述体虚支饮兼形肿的治疗。

【析义】

服苓甘五味姜辛半夏汤后，胃中寒饮得化，则呕吐停止。但胸膈水饮未除，支饮未愈。若胸膈停饮，影响肺气宣降，通调失职，饮泛肌肤，就会身形浮肿。这时治疗可于前方中加杏仁，辛开苦泄，宣利肺气，使水道通调，形肿自消。一般而言，肺卫郁滞，饮泛肌表，本应用麻黄发汗宣肺以散饮消肿，但由于患者已有气血虚、手足痹的现象，故不能用。若不顾体虚而用之，必定会引起厥逆之变，因本已血虚气少，又用麻黄发散开泄，更伤其阳。

【研讨】

本条论体虚饮泛而形肿者，不用麻黄而用杏仁治疗，可见对气血不足之人，即使有可汗之证，亦不能妄用峻药发汗，否则将耗气伤阴，导致变证。

从本方的药物剂量看，干姜、细辛的用量又增至三两，意在加强温肺化饮之力。

【原文】

若面熱如醉，此為胃熱上沖熏其面，加大黃以利之。（40）

苓甘五味加薑辛半杏大黃湯方

茯苓四兩，甘草三兩，五味半升，乾薑三兩，細辛三兩，半夏半升，杏仁半升，大黃三兩。

上八味，以水一斗，煮取三升，去滓，溫服半升，日三服。

【提要】

本条承上论述支饮兼胃热上冲的症治。

【析义】

"若"字是承上文而言，意即上述咳嗽、胸满、冒眩、呕吐、形肿诸症未除，又见面热如醉，这是水饮未去，兼胃热上冲所致。故于温肺化饮，利气降逆的苓甘五味加姜辛半夏杏仁汤中加一味大黄，以清泄胃热。

【研讨】

本条的"面热如醉"与条文（36）的"面翕热如醉状"形似而实异，应予鉴别。彼由虚阳上浮引起，近乎戴阳证，并有冲气上逆，其性属虚寒，症见两颧微红微热、时有时无，及气从小腹上冲胸咽、手足厥逆而痹等；此由胃热上冲所致，其性属实热，故面红赤呈持续性，并见大便秘结、舌苔黄腻等症。

本方的配伍体现了新旧病同治、寒热药并用的思想。支饮为旧病为主病，胃热腑实为新病为兼病。若先治胃热，又恐苦寒伤阳不利支饮，故新旧同治，主次兼顾。本方虽辛苦寒热并用，但各自为功，并行不悖，且可互相反佐，以防伤正。

条文（36）至（40）可看作一份详细记载阳虚支饮用小青龙汤治疗后，症治变化的医案。诸条紧扣阳虚支饮之本，逐一列举了冲气上逆、支饮咳满、支饮冒呕、支饮形肿及胃热上冲等病情变化及相应治疗方法，充分体现了本书法随症变，药（药味与药量）随症转的辨证论治精神，昭示了仲景辨证的精细和全面施治的周到和灵活，值得后学细心领会。

7. 支饮的预后

【原文】

久欬數歲，其脈弱者可治；實大數者死；其脈虛者必苦冒。其人本有支飲在胸中故也，治屬飲家。（34）

【提要】

本条论支饮久咳的脉症及预后。

【析义】

"久咳"由后文"其人本有支饮在胸中故也"可知，是饮聚胸中，肺气上逆引起的支饮咳嗽。久咳数年，正气已伤，诊得脉弱，为正虚邪不盛，预后较好，故曰"可治"；若脉见实大而数，为正虚邪盛，攻补两难，预后不良，故曰"死"。久咳脉虚者，因正气已虚，清阳不升，水饮浊阴上扰清空，必见头昏冒如物所蒙蔽。病由饮停胸中所致，故仍当以饮病论治。

第十二章

消渴小便不利淋病脉证并治第十三

本篇论述消渴、小便不利和淋病的脉证与治疗。由于这三种病大多涉及口渴与小便的变化，病变部位多与肾和膀胱有关，在治疗上所出方剂有时可以互用，故合为一篇讨论。

消渴病，是以口渴多饮、多食易饥、小便频多和形体消瘦为主要临床特征的疾病。后世将其分为上、中、下三消。本篇指出，消渴病属虚劳病，口渴多饮与肺胃热盛有关，多食易饥与胃热有关，小便频多与肾虚有关，为后世分三消治疗消渴病奠定了基础。本篇也论述了口渴的消渴症，有利于鉴别和辨证治疗。

小便不利，是指小便排泄不畅或短少的病证，可见于多种疾病中，本篇所论是伤寒和杂病过程中出现以小便不利为主的病证。

淋病，是以小便淋涩疼痛为主的病证。后世根据病因和证候分为气、血、石、膏、劳淋五种。而本篇仅涉及石淋、血淋和淋证的治疗及禁忌。

一、消渴病

（一）消渴属虚劳

【原文】

寸口脉浮而迟，浮即为虚，迟即为劳；虚则卫气不足，劳则营气竭。（2上段）

【提要】

本条从脉论消渴病属虚劳。

【析义】

消渴病虽有表现为热证实证的一面，但就其根本，由积渐而成，病属虚劳。

寸口脉以候心肺，心主血属营，肺主气属卫，今浮迟并见，浮为阳虚气浮，卫气不足之象；迟为血脉不充，营气虚少之征。营卫两虚、气血不足，是发病的主要原因。"浮即为虚，迟即为劳"，为互文备义之文，"浮迟"脉相连，意在说明消渴病属虚劳之疾。这对认识消渴病的本质，按慢性病对待，进行长期治疗有积极意义。

【研讨】

此段原文，《诸病源候论》引于虚劳候中，《医宗金鉴》亦谓当在虚劳候篇中，但有注家认为本段是通过脉象阐述营卫虚竭、心热移肺、日久形成虚劳内热的上消病。当进一步研究。

（二）辨证论治

1. 肺胃热盛，津气两伤（上消）

【原文】

渴欲飮水，口乾舌燥者，白虎加人參湯主之（方見中暍中）。（12）

【提要】

本条论述肺胃热盛津伤的消渴症治。

【析义】

消渴患者，必渴欲饮水，若饮水后仍然口干舌燥，是肺胃热盛，津气两伤之候。盖胃热盛，胃阴耗伤，肺气热，不能布津，故渴欲饮水；热能伤津，亦能伤气，气虚不能化津，津亏无以上承，形成肺燥，虽饮水也不能润其燥，故口干舌燥。其病机为肺胃热盛，气津两伤。治宜清热生津，益气润燥，方用白虎加人参汤。方中石膏、知母清肺胃之热，粳米、甘草益胃和中，人参益气生津。共奏清热生津、益气润燥之功。

【研讨】

本方见于《伤寒论·阳明病》篇，并见于"痉湿暍病"篇，说明该方不仅适用于外感热病，也适用于中暑，上消高消之证。

本条后世多谓之属上消证。上消以口渴多饮为主症，病变在肺，与胃也有关系，故程钟龄说："治上消者，宜润其肺，兼清其胃。"其精神源出本条。

2. 胃热消谷，津液偏渗（中消）

【原文】

跌陽脈浮而數，浮即為氣，數即消穀而大堅（一作緊）；氣盛則溲數，溲數即堅，堅數相搏，即為消渴。（2下段）

跌陽脈數，胃中有熱，即消穀引食，大便必堅，小便即數。（8）

【提要】

论述胃热盛消渴的病机与脉症。

【析义】

跌阳脉以候脾胃，脉当沉伏。今现"浮而数"，浮为胃气有余，数为胃热气盛，则胃之腐熟太过，故消谷善饥。胃热气盛，则耗伤津液，肠道失于濡润，则大便干结。气有余便是火，热气盛则气机有余，水为热迫，津液偏走小便，故小便频数。小便频数，加重了津液受损，大肠更失其润，故言"溲数即坚"。胃热便坚，气盛溲数，反映出胃热气盛（中消）消渴病的特点。

条文（8）为复论胃热盛消渴这一病机及临床特点，提出"消谷引食"，别具意义。

【研讨】

后世多把这两条视为中消证。中消之证，因于胃热，以消谷善饥、小便数、大便坚为主症。此着重论其机理，未提治法，后世有认为当以调胃承气汤为主方者，有认为用白虎加人参汤送下脾约丸者。程钟龄提出"治中消者，宜清其胃，兼滋其肾"之法，也有一定见解，可供参考。

3. 肾阳虚，肾气亏损（下消）

【原文】

男子消渴，小便反多，以飲一斗，小便一斗，腎氣丸主之（方見腳氣中）。（3）

【提要】

本条论述肾阳虚消渴的症治。

【析义】

上消证和中消证大多属热，惟下消寒热皆有。因肾为水火之脏，内寓真阴真阳，所以肾阳虚和肾阴虚或肾的阴阳两虚均可导致本病。

本条言"男子"，意在说明下消为房劳伤肾、精气亏损所致。非但男子，女子亦然。肾藏精，主下焦，与膀胱相表里，肾精与肾阳所化生的活动能力即为肾气。肾为水脏，在水液代谢中具有重要作用，突出表现在对膀胱的开阖，通过肾气的作用来实现。肾化气行水，则小便排出体外；肾气固摄尿液，则使小便排出有制。肾对水液代谢的另一作用，就是蒸腾下焦的水液上承，以维持水液的平衡。肾阳虚，肾气不能蒸腾津液上承，又小便偏多而阴伤则口渴；肾气虚，不能化气摄水及司膀胱之开阖，故小便反多；上不能蒸津以润，下不能固摄行水，故越渴越尿，出现"饮一溲一"之症。总由肾精亏损，肾阳虚，肾气不化所致。治用肾气丸滋阴补阳，温化肾气，以恢复蒸腾津液、化气行水与固摄尿液、司主开阖的功能。

【研讨】

以方测症，本条可见腰痛等症。

本条用肾气丸治小便过多，《虚劳病》篇和《痰饮病》篇用肾气丸治小便不利，所治不同，其本质则一，只不过是一取其化气固摄、一取其化气行水，皆从肾气虚损着眼。

二、小便不利

（一）膀胱气化不利

【原文】

脈浮，小便不利，微熱消渴者，宜利小便發汗，五苓散主之（方見上）。（4）

渴欲飲水，水入則吐者，名曰水逆[1]，五苓散主之（方見上）。（5）

【校注】

[1] 水逆：此指饮水即吐。

【提要】

论述小便不利及水逆的症治。

【析义】

以上两条均为气不化津小便不利的症治。小便不利是其主症，条文（5）不言"小便不利"是其省文。条文（4）是发汗后表邪未解，热不得泄，膀胱气化失职。脉浮、微热为有表证；水停于下，津液不得输布，故致口渴饮水；膀胱气化失职，故小便不利。条文

（5）为先因膀胱气化失职，水蓄下焦，不得小便，进而逆犯中焦水停者。水蓄中下焦，气不布津，故渴欲饮水；水停于胃，胃失和降，拒不入内，故水入则吐。但此吐水为吐后仍然渴饮。其证虽有不同，下焦蓄水、小便不利则一。其治皆当化气行水、通利小便，使水去气行，津液得布。方用五苓散，方中泽泻、茯苓、猪苓淡渗利水，白术健脾利水，桂枝通阳化气，兼能解表。

【研讨】

以上两条，已见于《伤寒论·太阳病》篇条文（71、74），说明外感病邪由表入里，进而化热影响膀胱气化可致小便不利、消渴，也可致水逆呕吐。

（二）上燥下寒水停

【原文】

小便不利者，有水氣，其人苦渴[1]，栝蔞瞿麥丸主之。（10）

栝蔞瞿麥丸方

栝蔞根二兩，茯苓三兩，薯蕷三兩，附子一枚（炮），瞿麥一兩。

上五味，末之，煉蜜丸梧子大，飲服三丸，日三服；不知，增至七八丸，以小便利，腹中溫為知。

【校注】

[1]"苦渴"：原作"若渴"，今依徐镕本改。

【提要】

本条论上燥下寒小便不利的症治。

【析义】

肾阳虚，下焦虚寒，不能化气行水，故出现以小便不利为主的病证。寒滞下焦，气不化水，津不上承，则上焦燥热，其人苦渴。上则口渴多饮，下则小便不利，必致水液潴留而发生水肿，故云"有水气"。方后注"腹中温为知"，说明肾阳虚、下焦虚寒是本病的关键。其病机为肾阳不足，水气内停，下寒上燥。上焦之焰非滋不熄，下积之阴非暖不消，故治当温阳化气、利水润燥。方药用瓜蒌瞿麦丸，方中瓜蒌根亦即天花粉，生津润燥以治其渴；瞿麦、茯苓淡渗行水，以利小便；薯蕷养脾阴，使利而不伤脾之阴液；附子温肾阳化气，使津液上承，则肺之肃降功能恢复，上焦之燥热自解。肾阳得温，小便通利，则下寒自除。

【研讨】

从方后注"腹中温为知"可以看出，本条应有腹中不温、腹中冷等症。服药后腹中温，小便利，则为肾阳恢复之征。从而也可知炮附子一味当为方中主药。

小便不利和小便过多皆可使用肾气丸，尽管瓜蒌瞿麦丸也具温补肾阳之功，但小便过多则不宜使用，因方中瞿麦、茯苓本身即可利尿。

（三）湿热夹瘀，脾肾亏虚

【原文】

小便不利，蒲灰散主之；滑石白魚散、茯苓戎鹽湯並主之。（11）

蒲灰散方

蒲灰七分，滑石三分。

上二味，杵为散，饮服方寸匕，日三服。

滑石白鱼散方

滑石二分，乱发二分（烧），白鱼三分。

上三味，杵为散，饮服方寸匕，日三服。

茯苓戎盐汤方

茯苓半斤，白术二两，戎盐弹丸大一枚。

上三味，先将茯苓、白术煎成，入戎盐再煎，分温三服[1]。

【校注】

[1] 先将茯苓、白术煎成，入戎盐再煎，分温三服：原本无此十七字，今据《四部备要》本补。

【提要】

本条论小便不利的三种治法。

【析义】

本条仅提出小便不利一症，而出三方，说明三方都可以治小便不利。小便不利，可见于多种疾病之中，其发生的原因甚多，本条详方略症，除小便不利这个共同症状之外，其余尚须以药测知。

蒲灰散由蒲灰、滑石二味组成。蒲灰即蒲黄粉。方中蒲黄生用，凉血消瘀，滑石清利湿热，合用有化瘀利窍泻热之功。适用于内有湿热，兼有瘀血的小便不利。其症当有小便不利、尿色黄赤、尿道疼痛、小腹拘急等。后世用其治热淋，可加栀子、车前子；治血淋，可加生地、白茅根。

滑石白鱼散由滑石、乱发、白鱼三味药组成。白鱼，又名衣鱼、蠹鱼，乃衣帛、书纸中的蠹虫，具有消瘀行血疗淋通便的作用。方中滑石通利小便，清利湿热，乱发（烧炭）止血消瘀，白鱼消瘀行血，合之具有通利小便，止血散瘀之功。适用于内有湿热，兼有尿血的小便不利。其症当有小便不利、尿血、小腹拘急、痛引脐中等。后世多称之为"血淋"。

茯苓戎盐汤由茯苓、白术、戎盐组成。戎盐即青盐，性味咸寒，能疗尿血，助水脏，益精气；茯苓、白术健脾利湿。合之具有益肾清热、健脾利湿之功。以方测症，应有腹部胀痛、尿后余沥等症。曹颖甫认为此方"为膏淋、血淋、阻塞水道，通治之方"。

【研讨】

本条一症三方，皆治小便不利，但侧重有所不同。蒲灰散和滑石白鱼散，因方中皆用滑石，皆具有泻热利窍、通利小便的作用。蒲灰散中主用蒲黄，蒲黄凉血、化瘀、止血；滑石白鱼散中白鱼化瘀，乱发（烧炭）止血，两者虽都可化瘀，但前者凉血作用强，可治尿热、茎中刺痛，后者因乱发烧炭止血作用明显，可治尿血。两方治在膀胱与尿道，均无补的作用。茯苓戎盐汤，健脾益肾渗湿，治在脾肾，是通中兼补之剂。三方虽未详症，但其辨证用药精神仍具有重要指导意义。

对于蒲灰散中之蒲灰，注家有认为是菖蒲烧灰（见《中国医药大辞典》曹颖甫）；香蒲（见《金匮要略心典》）；蒲蒻（陆渊雷，从尤氏"蒻灰散"来认识）；蒲席烧灰（见《金匮要略论注》，从《本草纲目》认为）；蒲黄粉（见《医学纲目》、《千金要方》有记载）。邹润安说："蒲黄之质，固有似于灰也。"今从之。

（四）水热互结伤阴

【原文】

脉浮發熱，渴欲飲水，小便不利者，豬苓湯主之。（13）

豬苓湯方

豬苓（去皮）、茯苓、阿膠、滑石、澤瀉各一兩。

上五味，以水四升，先煮四味，取二升，去滓内膠烊消，溫服七合，日三服。

【提要】

本条论水热互结，郁热伤阴的小便不利症治。

【析义】

本条为水气内停，又热邪留滞伤阴的病证。水气内停是病证的主要方面。"脉浮发热"，非为表证，乃内热郁发所为。热邪伤阴则口渴；更主要的是水气内停，不能蒸化上承所致，口愈渴则愈饮水，水愈停则气愈阻，水愈阻则与内热相结而难化，互为因果，故见渴欲饮水，饮水仍渴。水热互结，气化不行，则小便不利，此又成为病证不去的关键之因。本证复杂，病机为水气内停，水热互结，郁热伤阴。治宜利水滋阴，兼以清热。方用猪苓汤，方中猪苓、茯苓、泽泻淡渗利水，滑石利水清热，阿胶滋阴润燥。合而用之，使水去则热无所附，津复则口渴自止。

【研讨】

本方证与五苓散证均有小便不利、渴欲饮水、脉浮发热等，其病机不同，正如《医宗金鉴》所说："文同而义异。"五苓散证为在表之邪热入里，膀胱气化不行，以致小便不利，水停而津不升，且阴不伤者。猪苓汤证为邪热在里，所剩邪热虽不甚，但因与水互结，久而不散，且阴伤者。因此，在治法上，前者通阳化气行水为主，方中用桂枝，除在于化膀胱之气外，且兼解表；后者以滋阴清热利水为主，所以用阿胶、滑石。尤在泾说："五苓散行阳之化，热初入者宜之；猪苓汤行阴之化，热入久则阴伤者宜之也。"

三、淋病

（一）石淋主症

【原文】

淋之为病，小便如粟狀[1]，小腹弦急[2]，痛引臍中。（7）

【校注】

[1] 小便如粟狀：小便排出粟状之物。

[2] 弦急：即拘急。

【提要】

本条论淋病的症状。

【析义】

淋病为小便淋漓疼痛为主症的病证。膀胱热盛，尿液为热所灼，煎熬尿液，结成固体物质，故小便中有结石如粟米之状；粟状物阻滞膀胱或尿道，小便涩而难出，结阻气滞，故小腹拘急疼痛；膀胱居于小腹，因砂石停积，阻滞气机，故有时小腹胀痛或小腹拘急痛可牵引脐部。

【研讨】

"小便如粟状"，是本条所论"淋"之特征，后世称之为"石淋"。《五脏风寒积聚病》篇云："热在下焦者，则尿血，亦令淋秘不通。"其意与本条基本一致。

本条虽有论无方，但本篇治小便不利诸方，亦可用治淋病。至于石淋的治疗，后世有八正散、石苇散加金钱草、鸡内金等药清利湿热、利尿排石，可供参考。不过，淋病有寒热之殊，温通一法，有时也可辨证运用。

（二）淋家治禁

【原文】

淋家不可發汗，發汗則必便血[1]。（9）

【校注】

[1] 便血：这里是指尿血。

【提要】

本条论淋家禁用汗法。

【析义】

素患淋病的人，谓之淋家。淋病多因膀胱蓄积有热、损伤阴液所致。虽感外邪，亦不可轻易发汗。若误发其汗，则会更伤阴液。同时，阴伤之后，也会使邪热炽盛，伤及营血，迫血妄行，引起尿血之候。

【研讨】

本条指出淋病误汗后的变证，与《伤寒论》条文（86）相同。此处重申，意在强调淋家阴伤，当慎用汗法，不可大发其汗。

本篇论淋病仅有两条，既叙症简略，又未出其方治，可能有脱漏，必须互参小便不利诸条及后世对淋病的论述，方能获得较为全面的认识。

第十三章
水气病脉证并治第十四

水气病的形成主要由于脏腑气血阴阳功能失调，气机失畅，又与风、热、水、湿等病邪密切相关，以致津液运行障碍，水液代谢紊乱，停聚、泛溢于人体各部而形成以肿胀为特征的疾病，即通常所说的水肿病。本篇专论水气病的病因、病机、分类、辨证及治疗，属专论性质。在分类方面，有四水与黄汗、五脏水及水在气分、水分、血分的称谓。对于水气病的治疗，明确提出了腰以上肿当发汗、腰以下肿当利小便，以及可下之的三大法则，为后世治疗水肿病奠定了基础。

一、分类与主要脉症

（一）四水与黄汗

【原文】

師曰：病有風水、有皮水、有正水、有石水、有黃汗。風水其脈自浮，外證骨節疼痛，惡風；皮水其脈亦浮，外證胕腫[1]，按之沒指，不惡風，其腹如鼓[2]，不渴，當發其汗。正水其脈沉遲，外證自喘；石水其脈自沉，外證腹滿不喘。黃汗，其脈沉遲，身發熱，胸滿，四肢頭面腫，久不愈，必致癰膿。（1）

【校注】

［1］胕（fū肤）肿：胕，与"肤"通。胕肿，即肌肤浮肿。如《素问·水热穴论》云："胕肿者，聚水而生病也。"

［2］其腹如鼓：《诸病源候论》作"腹如故而不满"。

【提要】

本条论述风水、皮水、正水、石水、黄汗的脉症及风水与皮水的治法。

【析义】

风水乃因外邪袭表，肺气不宣，通调失职，水湿泛溢于肌表，故病初有明显的表证，如脉浮、恶风；水湿流注关节，痹阻阳气，经俞不利，故骨节疼痛。

皮水与肺脾二脏相关，肺主皮毛而脾主四肢，若肺失通调，脾失健运，则水停肌肤，症见肢体浮肿，按之没指；水邪壅遏中焦，故腹满如鼓；外无表证，故不恶风，以此可与风水相鉴别。风水、皮水病位在表，治以汗法因势利导，使水邪从肌表而出。

正水与肾关系密切。肾阳虚，不能化气行水，水停于里，故腹满、脉沉迟；水气外溢则见浮肿；水气上逆射肺则喘。

石水症见脉沉、浮肿、少腹硬满如石。由于肾阳衰微，不能蒸化水液，水寒凝结于少腹，则见少腹硬满如石；水气外溢则浮肿。水停于里聚于下，未及于肺，故不作喘，这也是正水与石水的鉴别要点之一。

黄汗病以汗出色黄为主症，病由外受水湿、营卫失调、湿热交蒸所致。由于水湿外袭，郁于肌肤，故见四肢头面肿、脉沉迟。湿郁化热，蕴蒸肌肤，则身热、汗出色黄；湿热内蒸，气机不畅，故胸中满闷；若病久不愈，湿热之邪内入营血，血腐成脓，则又可致痈脓。

【研讨】

本条通过对四水脉症特点的阐述，达到鉴别的目的。风水、皮水病位近表在上，以身肿为主症，类似后世所谓阳水，二者以恶风与否相鉴别，皆可发汗。正水、石水病位在里偏下，以腹满为主症，病程较长，类似后世的阴水，以喘与不喘相鉴别。

【原文】

寸口脈沉滑者，中有水氣，面目腫大，有熱，名曰風水；視人之目窠上微擁[1]，如蠶新臥起狀，其頸脈[2]動，時時欬，按其手足上，陷而不起者，風水。（3）

【校注】

[1] 目窠上微拥：指两眼泡微肿。

[2] 颈脉：指足阳明人迎脉，在颈部两侧。

【提要】

本条论述风水水气偏盛的脉症。

【析义】

风水的一般脉症如脉浮、恶风、发热、骨节疼痛已如前述。风为阳邪，头面属阳，水为风激，聚于头面，故面目肿大，以眼胞肿最为明显；若邪渐入里，水邪壅盛，郁而化热，热动水沸，故脉见沉滑；肺胃两经为水气遏阻，其颈脉动、时时咳；肿势波及全身又可见四肢肿按之没指，为病势增剧之象。

【研讨】

本条通过对风水深入发展脉症的论述，表明风水在不同的阶段有不同的脉症特点，病初以脉浮、头面目肿为主，随着水邪渐盛，脉象可变成沉滑，甚或洪大，水肿亦可波及全身，但由于仍见恶风，故仍属风水。

（二）五脏水

【原文】

心水者，其身重而少氣，不得臥，煩而躁，其人陰腫。（13）

肝水者，其腹大，不能自轉側，脅下腹痛，時時津液微生[1]，小便續通[2]。（14）

肺水者，其身腫，小便難，時時鴨溏。（15）

脾水者，其腹大，四肢苦重，津液不生，但苦少氣，小便難。（16）

腎水者，其腹大，臍腫腰痛，不得溺，陰下濕如牛鼻上汗，其足逆冷，面反瘦。（17）

【校注】

[1] 时时津液微生：指津液化生不足。

[2] 小便续通：指小便时通时不通。

【提要】

条文（13～17）论述五脏水的症状。

【析义】

条文（13）论述心水的症状。心水由心阳不足，水气凌心所致，以身肿重为主症。阳虚则少气；水气凌心，心阳被遏，则烦躁、心悸、不得卧；心阳虚不能下暖肾水，则肾不主水而前阴肿。

条文（4）论述肝水的症状。肝水乃肝失疏泄，气机不畅，不能运行水液，代谢失常，以致腹大胀满，难以转侧，口中乏津，小便不利；肝络阻滞，则胁下腹痛，疼痛不适。

条文（15）论述肺水的症状。肺水由肺失通调，水液不能下输膀胱，则小便难而身肿；肺与大肠相表里，肺失宣降，不能布散津液，水津直趋大肠，可见大便溏泄。

条文（16）论述脾水的症状。脾水乃脾失健运，水液内停外溢，故见腹大胀满，四肢肿重；脾失运化，气血津液化生不足，故见少气、津液不生；脾不运化水湿则小便难。

条文（17）论述肾水的症状。肾水由肾阳虚衰，不能化气行水，水湿内聚，见腹大胀满、脐肿腰痛、小便不通；水气趋于下，则见阴下湿如牛鼻上汗；肾阳虚失于温养，则见两足逆冷；久病气血不荣于上则面反瘦。

【研讨】

所谓五脏水，乃病及五脏出现水气内停的各种证候，病情相对较严重，属里水的范畴。有观点认为，五脏水相当于正水、石水，是对四水的补充。其证候特征为：①心、肺属阳，位居于上，心肺病水以身肿、身重为主症。肝、脾、肾属阴，位居于下，肝脾肾病水以腹大为特征。②兼症。五脏水除身肿腹大外，其兼症与五脏的所合所主有关，又与经络循行道路相联系，如脾主四肢，运化水湿，脾水可见四肢苦重；肝脉布胁肋，肝水可见胁下疼痛；腰为肾府，肾水可见腰痛等。

二、病因病机

【原文】

寸口脈弦而緊，弦則衛氣不行，即惡寒，水不沾流[1]，走於腸間。

少陰脈緊而沉，緊則為痛，沉則為水，小便即難。（9）

【校注】

[1] 沾流：沾，濡也，有濡润之意。沾流，即流通输布。

【提要】

本条以脉象论述水气病的形成与肺肾的关系。

【析义】

寸脉主肺，其脉弦而紧，为寒邪束表，卫气被遏，故见恶寒。肺失宣降，通调失职，水液不循常道下输膀胱，泛溢于周身形成水气病。

少阴脉主肾，其脉紧而沉，为肾阳不足，阴寒内生，故见疼痛诸症；肾阳不足，蒸腾气化失常，则小便不利而水停体内，浸渍肌肤而形成水气病。

【研讨】

本条主要精神在于说明，肺失宣降，通调失职则为肿；肾失温化，蒸腾气化失常，小便不利而身肿。因此，脏腑受损，是水气病发生的重要内在因素。

【原文】

問曰：病下利後，渴飲水，小便不利，腹滿因腫者[1]，何也？答曰：此法當病水，若小便自利及汗出者，自當愈。（12）

【校注】

[1] 因肿：《脉经》作"阴肿"。

【提要】

本条论述下利后形成水肿的机理。

【析义】

下利日久损伤脾肾，脾虚不能运化水湿，肾虚不能化气行水，则小便不利，小便不利又渴饮水，故当病水而腹满阴肿。水病形成后，若小便通利，或能蒸蒸汗出，说明阳气未衰，或衰而未甚，或阳气已复，气化尚存，营卫尚和，水液既可从小便排出，又可从汗孔外泄，故曰"自当愈"。

【研讨】

本条的主要精神在于说明，脾肾虚衰是形成水气病的重要机理，小便是否通畅或是否蒸蒸汗出可作为水气病预后转归的关键因素。由此也可反证发汗法、利尿法为水气病基本治法。

三、治法

【原文】

師曰：諸有水者，腰以下腫，當利小便；腰以上腫，當發汗乃愈。（18）

【提要】

本条论述水气病的常用治法。

【析义】

条文"诸有水者"是指各种水气病，在选择具体治法时要根据水肿的部位来分析应用。若水肿在腰以上者，当用汗法。因腰以上为阳，属表，水湿之邪在表在上，发汗可使水气从汗而解，此为《内经》"其在表者，汗而发之"；若水肿在腰以下者，多用利小便法。因腰以下为阴，属里，水湿之邪在里在下，利尿法可使水湿通过小便而排出，此即《内经》"其在下者，引而竭之"之旨。二者属《内经》"开鬼门，洁净府"治法的具体运用，也是因势利导的治疗思想体现。

【研讨】

本条其义有二：①发汗、利小便为水气病的基本治法，应用时首辨病位。②利小便与发汗，皆有祛除水湿、宣通气机的作用，但临床应用时，不可将二者截然割裂。因发汗法通过宣通肺气，可使水道通调，小便畅利；而利小便可通阳疏里，有助于蒸津汗出。故对腰以上肿用汗法时，可适当配合利小便之品；或对腰以下肿利小便时，适当配以发散之品，这也是整体调节的具体应用。

【原文】

夫水病人，目下有卧蚕[1]，面目鲜泽，脉伏，其人消渴。病水腹大，小便不利，其脉沉绝者，有水，可下之。（11）

【校注】

[1] 目下有卧蚕：形容下眼皮水肿如蚕卧之证。

【提要】

本条论述水气病用攻下逐水法治疗的适应证。

【析义】

水气病人，出现面部、眼泡浮肿，鲜泽光亮，脉沉伏，说明水邪壅盛，正气不虚。水气内盛，气不化津，津不上承故口渴，此时可根据"腰以上肿当发汗，腰以下肿当利小便"法治之。若口渴饮水过多而又气化不行、小便不利，则水积愈多，停蓄腹内，则腹部胀大；水邪壅盛，阻遏阳气，脉气不达，则脉由沉伏变为沉伏欲绝，此乃水气壅盛，气机壅滞的实证、重证，可以攻下逐水法治之。

【研讨】

本条主要精神在于掌握水气病用攻下法的脉症特征及具体应用：①脉症特征。全身肿剧，小便不利；面目鲜泽，正气不虚；脉象沉伏，水邪深留。②攻下法具体应用时应注意的情况。水气病出现腹大、小便不利固然可下，但多先用发汗、利尿法乏效者方可考虑运用攻下逐水法；水气病多与阳气不运、气化功能障碍有关，用之不当易伤阳气，故运用攻下法宜注意掌握分寸，免伤正气，"可下之"即寓有慎重之义，如对于本虚标实者，宜在祛邪的同时，兼用健脾补肺益肾等法，标本兼治。

本条对水气病用攻下仅提出辨治方法，无相应方药，临证时可参照《痰饮咳嗽病》篇中的相关方剂，如十枣汤、己椒苈黄丸等，也可参考后世温阳利水、健脾行水的实脾饮或仲景真武汤。

四、辨证论治

（一）风水

【原文】

风水，脉浮身重，汗出恶风者，防己黄芪汤主之。腹痛者加芍药（方见湿病中）。（22）

【提要】

本条论述风水表虚的症治。

【析义】

风水乃因风邪袭表，肺失宣肃通调，水为风激，溢于肌肤而成，故见脉浮身重、汗出恶风。以方测症，本条病机为表气已虚，复感风邪，风水相搏。治宜益气固表，疏风利水，方用防己黄芪汤。方中黄芪益气固表，白术健脾化湿利水，防己疏风利水，生姜、大枣调和营卫，甘草和中。诸药合用，可达疏风利水、表卫固密之效。

【研讨】

本条与《痉湿暍病》篇条文（22）原文仅一字之差，彼为风湿，此为风水，其证虽不同，然汗出、恶风的表虚病机则一；且水与湿异名同源，故治法相似。但风湿在表，以全身关节疼痛肿重为主症；风水犯表，以一身面目浮肿，按之没指为特征。

【原文】

風水惡風，一身悉腫，脈浮不渴[1]，續自汗出，無大熱，越婢湯主之。（23）

越婢湯方

麻黃六兩，石膏半斤，生薑三兩，大棗十五枚，甘草二兩。

上五味，以水六升，先煮麻黃，去上沫，內諸藥，煮取三升，分溫三服[2]。惡風者加附子一枚（炮）。風水加術四兩（《古今錄驗》）。

【校注】

[1] 脉浮不渴：《金匮要略心典》作"脉浮而渴"，宜从。

[2] 分温三服：《千金要方》此后有"覆取汗"三字。

【提要】

本条论述风水夹热的症治。

【析义】

风水相搏于肌表，水为风激，故见脉浮恶风、一身悉肿；风水化热故口渴；内有郁热迫津外泄故汗出；汗出热泄，故肌表无大热，但仍热郁于里。以方测症，本条病机为风邪水气相搏肌表，内兼郁热。故治用越婢汤清解郁热，发越水气。方中重用麻黄，配生姜宣肺祛邪；麻黄、石膏辛寒相配，清里透外；生姜、大枣调和营卫；甘草和中以助药力，使邪气去而正不伤。若肿势较甚者，可加白术健脾除湿，麻黄、白术相配，并行表里之湿，以增强利水退肿之效。恶风者酌加附子，以汗多伤阳，用附子温经回阳。

【研讨】

防己黄芪汤与越婢汤皆用于治风水，症见脉浮、汗出、恶风、身肿等，但二者在病机、治法及用药上有很大不同。防己黄芪汤证之恶风、汗出乃卫表气虚不固所致，治用防己黄芪汤益气固表，疏风利水，不用麻黄而用生姜、防己疏散，黄芪、白术固表除湿。越婢汤证之恶风乃外感风邪，肌腠疏松；汗出源于内有郁热迫津外泄，治用越婢汤清解郁热，发越水气；方中以麻黄配生姜辛温散邪，麻黄、石膏辛寒相配清里透外。

越婢汤证以脉浮、恶风、身肿、身痛、口渴、汗出为辨证要点，临床上尚可见咳喘胸闷、咽痛口渴、尿少色黄等症。本方临床上多用于急性肾炎所引起的水肿，可酌加连翘、益母草、茯苓等以增强清热利水消肿之功。

（二）风水与正水辨治

【原文】

水之为病，其脉沉小，属少阴；浮者为风。无水虚胀者，为气。水，发其汗即已。脉沉者宜麻黄附子汤；浮者宜杏子汤。（26）

麻黄附子汤方

麻黄三两，甘草二两，附子一枚（炮）。

上三味，以水七升，先煮麻黄，去上沫，内诸药，煮取二升半，温服八分，日三服。

杏子汤方

未见，恐是麻黄杏仁甘草石膏汤。

【提要】

本条论述了风水与正水的辨治方法。

【析义】

身肿是水气病的主症特点。身肿脉沉小，多与少阴肾有关，常见于正水。身肿脉浮，多与肺有关，常见于风水。风水、正水虽脏腑病位不同，但皆可发汗以祛除水湿，故曰："水，发其汗即已。"可见，汗法确为水气病的基本治法。然由于脏腑病位不同，故可有虚实之异，汗法的应用也应根据病情选方用药。由于正水以肾虚为本，故宜选择麻黄附子汤类方药，以温经助阳发汗；而风水乃风邪水气相搏，病证多属实，宜用宣肺散邪之品，如杏子汤。

本条"无水虚胀者，为气"一句属插入语，意在强调水肿与气胀的鉴别。气胀者，多因气滞不行，气郁而胀，腹部、四肢可见虚浮胀满之象，但无按之没指、小便不利等症，与水湿无关，故不用汗法治疗。

【研讨】

本条风水与正水采用不同的发汗法，说明了汗法虽为水气病的常用方法，但在具体应用时，还须注意分析病证的病机、病位、虚实，方可取效。

杏子汤方已散佚，后世医家有四种看法：①《医宗金鉴》认为是甘草麻黄汤加杏子；②尤在泾认为是麻杏石甘汤；③曹颖甫认为是麻杏薏甘汤；④魏念庭认为以辨证方法来选择应用麻杏石甘汤或甘草麻黄汤加杏子，前者适用于内有郁热之证，后者用于内无郁热之证。可供参考。

（三）皮水

【原文】

裹水者[1]，一身面目黄肿[2]，其脉沉，小便不利，故令病水。假如小便自利，此亡津液，故令渴也，越婢加术汤主之（方见下）。（5）

【校注】

[1] 里水：即皮水。《脉经》注"一云皮水"，可知里水即为皮水。

[2] 黄肿：《脉经》作"洪肿"，即肿势壅盛之意。

【提要】

本条论述皮水郁热的症治。

【析义】

皮水与肺脾二脏相关，肺主表卫，脾主四肢，若肺失通调，脾失健运，则水停肌肤，故见一身面目肿，按之没指；肿势壅盛，压迫脉道，脉气不能鼓动于外，故脉沉；肺失通调，脾失健运，则小便不利；内有郁热，可见口渴，证属水气内盛兼有郁热。治宜宣肺散水，除湿清热，方用越婢加术汤。方中越婢汤宣肺散水，清透郁热，加白术健脾益气，运化水湿，且麻黄得术可并行表里之水湿，则诸症悉除。

"假如小便自利，此亡津液，故令渴也"为插笔，目的在于说明津伤口渴不可用汗法，越婢加术汤非亡津液所宜。

【原文】

皮水為病，四肢腫，水氣在皮膚中，四肢聶聶動者[1]，防己茯苓湯主之。（24）

防己茯苓湯方

防己三兩，黃芪三兩，桂枝三兩，茯苓六兩，甘草二兩。

上五味，以水六升，煮取二升，分溫三服。

【校注】

[1] 聶聶动：形容轻微跳动。

【提要】

本条论述皮水气虚阳郁的症治。

【析义】

皮水为病，以水液留滞于皮肤中为主，故见四肢肿甚，按之没指；水气阻遏，阳气郁滞则见四肢肌肤轻微颤动。以方测症，本条当有小便不利。治用防己茯苓汤，通阳化气，利水消肿。方中防己、黄芪益气利水；桂枝、茯苓通阳利水，且重用茯苓以增强利水消肿之功；黄芪、桂枝相配，又能振奋卫气；甘草健脾和中。全方通阳化气，表里分消，标本兼治。

【研讨】

防己茯苓汤证与防己黄芪汤证均用防己、黄芪益气利水，但又有不同。前者证属水气壅遏，阳气被郁，后者证属风水相搏，水气外溢，卫表不固；前者以黄芪配茯苓、防己，益气行水；黄芪配桂枝，振奋卫气；重用茯苓配桂枝通阳利水，配防己利水消肿；同时，方中桂枝、黄芪等量的配伍，意在黄芪助卫气、实腠理，桂枝通阳化气，补而不滞，助卫化气，使皮肤之阳气得以振奋、皮肤之水湿自去。防己黄芪汤以黄芪配白术益气固表，配防己益气疏风利水，配生姜益气散表。

【原文】

裏水，越婢加术湯主之，甘草麻黃湯亦主之。（25）

越婢加术汤方

见上。于内加白术四两，又见脚气中。

甘草麻黄汤方

甘草二两，麻黄四两。

上二味，以水五升，先煮麻黄，去上沫，内甘草，煮取三升，温服一升，重复汗出，不汗，再服。慎风寒。

【提要】

本条论述皮水夹热及皮水郁表症治。

【析义】

本条叙症简略，仅以"里水"总括皮水诸症，属省文法。可见，本条当有肌肤浮肿、按之没指等皮水见症。以越婢加术汤、甘草麻黄汤方测机，前者属皮水兼有郁热，可与条文（5）互参；后者属皮水郁表，症见身肿、按之没指、小便短少、无汗、咳喘，故治以甘草麻黄汤宣肺发汗，散水祛湿。方中麻黄既可发汗散水，又可通调水道，祛除水湿，一药多能；佐用甘草，可缓和药性，使水气去而正不伤。

本条两方同治皮水，体现了同病异治。

【原文】

厥[1]而皮水者，蒲灰散主之（方见消渴中）。（27）

【校注】

[1] 厥：指手足逆冷。

【提要】

本条论述皮水湿盛阳郁的症治。

【析义】

本条突出皮水见手足逆冷，而手足逆冷可因阳虚内寒或阳气被郁。方测病机，证属水气外盛，湿热内壅，阳气阻遏，不达于四末。由于水气外盛，湿热内壅，故外症身体浮肿，内见小便短黄不利。治用蒲灰散清利湿热、通利小便，方中滑石利水渗湿，蒲灰（蒲黄粉）活血利湿，使水气下渗而阳气通达，则浮肿、厥冷等症可除。

（四）黄汗

【原文】

问曰：黄汗之为病，身体肿（一作重），发热汗出而渴，状如风水，汗沾衣，色正黄如柏汁，脉自沉，何从得之？师曰：以汗出入水中浴，水从汗孔入得之，宜芪芍桂酒汤主之。（28）

黄芪芍桂苦酒汤方

黄芪五两，芍药三两，桂枝三两。

上三味，以苦酒一升，水七升，相和，煮取三升，温服一升，当心烦，服至六七日乃解。若心烦不止者，以苦酒阻故也（一方用美酒醯代苦酒）。

【提要】

本条论述黄汗病的症治。

【析义】

条文开门见山提出了黄汗病具有"汗出色黄、身肿发热"等症状，其发病原因乃"汗出入水中浴，水从汗孔入得之"。由于汗出腠理开泄，水寒之邪内侵，郁于肌腠，营卫失调，湿遏热伏，湿热交蒸，故发热汗出，色正黄如柏汁；水湿留滞肌表，故全身水肿；气不化津，故口渴；脉沉为有水之征。治宜益气和营卫，祛湿泻热，用芪芍桂酒汤。方中黄芪益气祛湿，桂枝、芍药调和营卫，苦酒即米醋，泄营中郁热。诸药合用，使营卫和调，则水湿除、营热泄，诸症自愈。

【研讨】

黄汗病由于症见身肿发热与风水相似，故列于水气病中。但二者在病因病机、症状特点、治法方药上皆有很大不同。前者为汗出入水，水寒之邪内侵，郁于肌腠，营卫失调，湿热交蒸所致，故汗出色黄；后者乃风水相搏肌表，水为风击，故见恶风、头面肿、汗出色正。前者治用芪芍桂酒汤益气和营卫，祛湿泻热；后者治用越婢汤宣肺发汗散水。

【原文】

黃汗之病，兩脛自冷；假令發熱，此屬歷節。食已汗出，又身常暮盜汗出者，此勞氣也。若汗出已反發熱者，久久其身必甲錯；發熱不止者，必生惡瘡。

若身重，汗出已輒輕者，久久必身瞤，瞤即胸中痛，又從腰以上必汗出，下無汗，腰髖弛痛，如有物在皮中狀，劇者不能食，身疼重，煩躁，小便不利，此為黃汗，桂枝加黃芪湯主之。（29）

桂枝加黃芪湯方

桂枝三兩，芍藥三兩，甘草二兩，生薑三兩，大棗十二枚，黃芪二兩。

上六味，以水八升，煮取三升，溫服一升，須臾飲熱稀粥一升餘，以助藥力，溫服[1]取微汗，若不汗，更服。

【校注】

[1] 温服：《医统正脉》本作"温覆"。

【提要】

本条继续论述黄汗病的症治及与历节、劳气的鉴别。

【析义】

条文首先论述了黄汗病与历节、劳气的区别。黄汗病与历节病均有关节疼痛和黄汗出症状，但前者病在肌腠为主，以全身汗出色黄为特点，身热但两胫自冷，由内侵之水湿下注膝胫，营卫郁遏，湿遏热伏；后者病在筋骨为主，以关节疼痛肿大、活动受限为特点，可见关节局部黄汗出，为肝肾气血不足，风寒湿邪流注关节；若食后容易汗出，常出现盗汗，此为劳气，属虚劳病证。黄汗病与劳气虽然均常见出汗，但前者出汗色黄，为营卫郁滞所致；后者汗出色正，多见于食后或夜间，属胃气不足或阴虚有热。黄汗病若汗出热不退，日久必耗损营血，肌肤失于濡养，则见肌肤粗糙甲错；湿热郁蒸肌肉，腐溃肌肤而成恶疮。

湿热郁蒸肌腠，则身重；汗出之后，湿随汗泄，身重减轻；但汗出日久，可损伤阳气，四肢肌肉失养则瘛疭；胸阳不足，痹阻不通则胸痛；湿热郁阻阳气，营卫失调，汗出不透，故腰以上汗出，腰以下无汗，腰髋部疼痛，皮中如有物作痒之状；湿浊内阻，阳气被郁则烦躁；膀胱气化不行则小便不利；脾胃运化失司则饮食受限。综上分析，本条的病机为营卫失调，阳郁湿滞，故用桂枝加黄芪汤调和营卫，益气除湿。方中桂枝汤调和阴阳营卫，解肌祛邪，黄芪协桂枝走表，通达阳气，祛除水湿，且表气不伤。药后嘱饮热稀粥以助药力，达到全身微微汗出的效果，则营卫调和，阳气畅达，其病可愈。

【研讨】

桂枝加黄芪汤与芪芍桂酒汤均治黄汗病，方中皆有桂枝、芍药、黄芪，均具有宣达阳气、散水除湿之效。但二证不同之处在于桂枝加黄芪汤证属水湿郁表，汗出不透，腰以上有汗，腰以下无汗，腰髋疼重，治宜发汗祛湿，用桂枝加黄芪汤解肌散湿，调和营卫，以桂枝汤为君；而芪芍桂酒汤证属湿郁化热，湿遏热伏，表气不固，以周身汗出、发热口渴为主症，故用芪芍桂酒汤益气和营卫，祛湿泻热，君黄芪以固表。

（五）气分

【原文】

氣分，心下堅，大如盤，邊如旋杯，水飲所作，桂枝去芍藥加麻辛附子湯主之。（31）

桂枝去芍藥加麻黃細辛附子湯方

桂枝三兩，生薑三兩，甘草二兩，大棗十二枚，麻黃、細辛各二兩，附子一枚（炮）。

上七味，以水七升，煮麻黃，去上沫，內諸藥，煮取二升，分溫三服，當汗出，如蟲行皮中，即愈。

【提要】

本条论述阳衰阴凝的气分病症治。

【析义】

条文突出了心下坚，大如盘、边如旋杯的症状。方测病机，本条证属阳气虚衰，阴寒凝聚，水气留滞。方中附子、桂枝、生姜、甘草、大枣辛甘助阳，补火培土以化水饮；麻黄、细辛"辛以散之"，发汗宣肺，以行水湿，体现了"阴阳相得，其气乃行，大气一转，其气乃散"的精神，使阴阳和调，阳气温运，人体阳气的气化功能恢复，则气行津布，水气消散。

【研讨】

本条叙症简略，以方测症，除了心下坚外，还当有手足逆冷、骨节疼痛、恶寒身冷、四肢麻木不仁等症。桂枝去芍药加麻黄细辛附子汤温经散寒之力强，临床上凡脏腑机能衰退而见水肿，如风心病、肺心病、肝硬化腹水等属阳虚阴凝者皆可加减运用。

【原文】

心下坚，大如盤，邊如旋盤，水飲所作，枳术湯主之。（32）

枳术湯方

枳實七枚，白二兩。

上二味，以水五升，煮取三升，分溫三服，腹中軟即當散也。

【提要】

本条论述脾虚气滞的气分病症治。

【析义】

本条与上条相比仅边如旋"杯"与"盘"之不同，上条论气分，故本条亦论气分症治，原文虽无"气分"二字，此为省文。以枳术汤方测证，本条病机属脾虚气滞，运化失司，水饮痞结于心下，其症还当有上腹部胀满、肠鸣、疼痛等。方中白术健脾运湿，枳实消痞行水，使脾气旺盛，则水气消散。

【研讨】

桂枝去芍药加麻黄细辛附子汤与枳术汤皆治气分病，但前者为阳虚阴寒凝结所致，后者为脾虚气滞饮停而致。虽均有"心下坚，大如盘"的主症，但前者边如旋杯，说明痞结较厚，症状较重；后者边如旋盘，说明痞结较薄，症状相对较轻。此外，前者还当有手足冷、骨节痛、恶寒肢麻等症；后者兼腹满、肠鸣、疼痛等症。

五、预后

【原文】

脈得諸沉，當責有水，身體腫重。水病脈出[1]者，死。（10）

【校注】

[1] 脉出：指脉象浮而散大无根。

【提要】

本条是从脉象上来诊断水气病并判断其预后。

【析义】

水气病由于水停肌肤，脉道被压，脉气不能鼓动于外，故沉为其主脉。水湿重浊，泛溢肌肤则身体浮肿、沉重。"脉得诸沉，当责有水"，为以脉诊断水病的提示，但临床仍须脉症合参才不至误诊。水气病若出现脉象暴出而无根，浮取有脉而重按则无，此为阴盛于内，阳越于外，阴阳离决，元气涣散，病情危笃，预后极差，故曰"死"。

【研讨】

平脉辨证是仲景脉学的一大特点，然临床上也应四诊合参，才能作出准确的诊断。如本条"脉得诸沉"必有"身体肿重"，才能"当责有水"，因为同脉可见多病。平脉辨证还必须对脉象能正确地辨识，条文中的"脉出"当注意与"脉浮"相鉴别。前者为浮大无根，轻举则有，重按则无，为阴盛格阳，真气涣散于外的脉象，病情危重，难以救治；后者轻举有余，重按稍减而不空，为病在表、在上，且正气不虚的表现。

第十四章
黄疸病脉证并治第十五

本篇是黄疸病的专篇，论述了黄疸病的病因病机、脉证治疗及预后转归。

《说文》云："疸，黄病也。"本篇篇名所论为广义黄疸病证。黄疸病是以目黄、身黄、小便黄为主症的一类病证。从病因上有谷疸、酒疸、女劳疸之分，并有五疸之说，即谷疸、酒疸、女劳疸、黄疸和黑疸。其中五疸之一的"黄疸"为狭义黄疸。发病原因各不相同，其脉症表现和证治规律也有所不同。黄疸病的常见类型有湿热发黄、寒湿发黄、火劫发黄、燥结发黄、女劳发黄及虚黄等，但以湿热发黄最为多见。黄疸病的治疗，有清利湿热、通腑泻热、解表发汗、消瘀化浊、润下逐瘀、调补脾胃等，汗、吐、下、和、温、清、补、消八法均贯穿其中，但以清利湿热为主。本篇关于黄疸病的理论及治法方剂，在临床上有较大的实用价值和指导意义。

一、分类与主症

【原文】

跌陽脈緊而數，數則為熱，熱則消穀，緊則為寒，食即為滿。尺脈浮為傷腎，跌陽脈緊為傷脾。風寒相搏，食穀即眩，穀氣不消，胃中苦濁[1]，濁氣下流，小便不通，陰被其寒[2]，熱流膀胱，身體盡黃，名曰穀疸。

額上黑，微汗出，手足中熱，薄暮即發，膀胱急，小便自利，名曰女勞疸；腹如水狀不治。

心中懊憹而熱，不能食，時欲吐，名曰酒疸。（2）

夫病酒黃疸，必小便不利，其候心中熱，足下熱，是其證也。（4）

【校注】

[1] 苦濁：苦，此处作"病"解；濁，此指"湿热"，下文"濁气"亦为湿热。

[2] 陰被其寒：谓太阴脾经受寒生湿。

【提要】

本条论述黄疸病的分类、病机和主症。

【析义】

跌阳脉候脾胃，脉数主胃热，胃中热盛则消谷，故"热则消谷"；跌阳脉紧主脾寒，脾失健运，食后运化不及则胀满，故"食即为满"。湿浊内生，困阻伤脾，胃热脾湿，蕴结郁蒸，则发为黄疸。

文中"尺脉浮为伤肾，跌阳脉紧为伤脾"为插笔，指出谷疸与女劳疸的不同脉象。浮脉主虚，尺以候肾，女劳疸为肾虚有热，故尺脉浮；紧脉主寒，谷疸为湿阻于脾，故跌阳脉紧。

"风寒相搏"，风寒是泛指病邪，为产生脾胃湿热的根源。脾胃湿热蕴结，则消化功能减退，故"谷气不消"；若勉强进食，反而助湿增热，湿热上冲则头眩；湿热下注，流于膀胱，下焦气化不利，则小便不利；因发病与饮食有关，故称谷疸。"阴被其寒，热流膀胱，身体尽黄"，"阴"指脾，谓脾虚生湿，与胃热相搏，流注膀胱，则小便不利。小便不利，湿热无从排泄，于是郁蒸而成黄疸。

女劳疸的症状是额上黑、小便自利。色黑属肾，病由房劳伤肾，肾虚色见，故其人额上黑；肾虚内热，故见微汗出、手足中热、薄暮即发等症；病非膀胱湿热，故"小便自利"。如病至后期，出现腹如水状，是脾肾两败的症状，较为难治，故称"不治"。

酒疸由嗜酒伤中、湿热内蕴所致，故名"酒疸"。湿热上扰于心，则心中郁闷、烦闷不安；湿热中阻，胃失和降，则不能食、时欲吐；湿热下注则足下热，膀胱气化不行则小便不利。

【研讨】

本条仲景把黄疸病按病因分类，分为谷疸、酒疸、女劳疸，除均见发黄外，谷疸以食谷即眩为特征，酒疸以心中懊恼为主症，女劳疸以额上黑为特点；谷疸、酒疸皆小便不利，《伤寒论》187条、278条指出"若小便自利者，不能发黄"；女劳疸则小便自利。

谷疸的认识，除根据黄疸食谷即眩的脾胃失和症状外，其发病与饮食不节及饮食不洁等饮食失调因素有关。

女劳疸的形成，女劳所伤是主要原因之一，但"五脏之伤，穷必及肾"，黄疸病凡劳倦所伤，致虚损不足，或日久不愈，或失治、误治，均可转伤于肾，故不可拘泥。

二、病因病机与辨证

（一）湿热发黄

【原文】

寸口脉浮而缓，浮则为風，缓则为痹。痹非中風，四肢苦烦[1]，脾色必黄，瘀热以行。（1）

【校注】

[1] 四肢苦烦：四肢重滞不舒的意思。

【提要】

本条借脉论述黄疸病湿热发黄的病因病机。

【析义】

寸口脉浮而缓，在伤寒为外感表虚之脉；此处为内伤杂病，一是"风"作"热"解，风为阳邪，易从热化，阳热外蒸则见脉浮，一是本病和外因有关，故曰"浮则为风"；"缓"脉主湿，湿性黏滞，湿邪痹阻，脉道不利则见脉缓，故曰"缓则为痹"。仲景恐人误认脉浮为伤寒太阳中风之证，故云"痹非中风"，以资强调和鉴别，说明黄疸病的形成是因于湿热内蕴。脾主四肢、肌肉，湿热困脾，则四肢困烦，重滞不舒，故云"四肢苦烦"。脾脏蕴积湿热之邪，入于血分，又转输流布，行于肌表，必然发生黄疸，故云"脾色必黄，瘀热以行"。

【研讨】

本条"寸口脉浮而缓"，说明黄疸的发生是内外相因为患，而从病邪来说，又主要强调湿浊之邪，故本篇条文（8）云："黄家所得，从湿得之。"

"脾色必黄，瘀热以行"一句，是言黄疸病发病的基本机理，对黄疸病的治疗有重要指导价值。它一是强调仲景对黄疸病重视脾胃的思想，一是认为其发病与血分有关。《说文》载："瘀，积血也。"《金匮要略浅注补正》云："瘀热以行，一个'瘀'字，便见黄皆发于血分，凡气分之热不得称瘀。"黄疸是脾脏湿热蕴结血分，转输流布，行于体表所致。近代医家治疗黄疸病证，以清热利湿为常法，酌加凉血活血之品，常可提高疗效，所谓"治黄必治血，血行黄易却"。此与后世黄疸因于肝胆湿热、胆汁外溢之说，如《临证指南医案》中的"瘀热在里，胆热液泄"可互为补充完善。

【原文】

師曰：病黃疸，發熱煩喘，胸滿口燥者，以病發時火劫其汗[1]，兩熱所得[2]。然黃家所得，從濕得之。一身盡發熱而黃，肚熱[3]，熱在裏，當下之。（8）

【校注】

[1] 火劫其汗：指用艾灸、温针或熏法等强迫出汗。

[2] 两热所得：谓火与热相互搏结。

[3] 肚热：指腹中热。

【提要】

本条论述误用火劫而发黄的证候与治则，以及湿邪在黄疸发病中的作用。

【析义】

黄疸病伴发热烦喘、胸满口燥，是黄疸热盛之征，缘于误用火劫，强迫发汗，以致在里之热不仅不得外解，反与火邪相互搏结，使其热愈盛，故云"两热所得"、"一身尽发热而黄、肚热"，便是因于火劫而致里热炽盛之证，当用攻下之法，通腑泻热，故云"热在里，当下之"。

"然黄家所得，从湿得之"为插笔，强调湿邪在黄疸病发病中的作用。在泻热之时，勿忘其湿邪。

【研讨】

本条"然黄家所得，从湿得之"一句，强调黄疸的形成与脾湿有关，为后世"无湿不作疸"之说奠定了基础。因此，治疗上应该重视利湿，本篇条文（16）明确提出了"诸病黄家，但利其小便"的治则。上条言"脾色必黄，瘀热以行"，重点在"瘀热"，本条云"黄家所得，从湿得之"，突出其湿，两条互参，临床治疗黄疸既要强调利湿，又要重视化瘀。

本条叙症颇详，但未出方药，根据后世医家经验，其里热盛而未成实者，可用栀子大黄汤治疗；若已成实者，可用大黄硝石汤治疗。可资临床参考。

（二）寒湿发黄

【原文】

陽明病，脈遲者，食難用飽，飽則發煩頭眩，小便必難，此欲作穀疸[1]。雖下之，腹滿如故，所以然者，脈遲故也。（3）

【校注】

[1] 欲作谷疸：欲，将要。是谷疸将作而未作之势。

【提要】

本条论述太阴寒湿欲作谷疸的表现。

【析义】

阳明病腹满，如证属阳明实热者，下之必满除病解。今腹满脉迟者，是太阴寒湿之证；脾虚不能运化水谷，故食难用饱；脾胃虚寒，寒湿困阻，饱食之后，气滞不化，则发生烦闷症状，故饱则发烦头眩；湿浊内停，阻遏清阳，则见头眩；湿浊下流，膀胱气化失职，故小便难。上述诸症，治疗方法当用温运寒湿，不应攻下。若误用攻下，脾阳更伤，必腹满不愈，故云"虽下之，腹满如故"。正确治法，应温化寒湿，使寒去湿化；若迁延失治，寒湿郁久，则有可能形成寒湿发黄之谷疸病证，故云"此欲作谷疸"。

【研讨】

本条的辨证要点在于"脉迟"，强调太阴寒湿，若发黄疸，属寒湿发黄，其症色黄晦暗，因此伴有腹满、纳差、头眩、小便不利、大便溏薄、舌淡、苔白腻、脉迟等，属后世阴黄范围，方药如茵陈术附汤、茵陈理中汤等，可资选用。

后世医家将黄疸病分为阳黄和阴黄两大类，阳黄由湿热所致，起病急，病程短，黄色鲜明如橘子色，伴腹满、口渴、大便干结、小便黄赤、舌苔黄腻、脉象滑数，一般预后良好；阴黄则为寒湿所致，起病缓，病程长，黄色晦暗如熏，伴脘闷腹胀、神疲乏力、口淡不渴、舌淡、苔白腻、脉沉迟，病情缠绵，难以速愈。

三、辨证论治

（一）谷疸

【原文】

穀疸之為病，寒熱不食，食即頭眩，心胸不安，久久發黃為穀疸，茵陳蒿湯主之。（13）

茵陳蒿湯方

茵陳蒿六兩，梔子十四枚，大黃二兩。

上三味，以水一斗，先煮茵陳，減六升，內二味，煮取三升，去滓，分溫三服。小便當利，尿如皂角汁狀，色正赤，一宿腹減，黃從小便去也。

【提要】

本条论述湿热俱盛谷疸之症治。

【析义】

谷疸的形成，多因饮食所伤，系胃热脾湿为患。病情初起，湿热交蒸，营卫失和，故发热恶寒；但此时之恶寒发热为非外感表证，当加以鉴别。因其病在脾胃，湿热内蕴，升降失常，故食欲减退而不欲饮食，勉强进食，必食入不化，反能助湿生热，湿热不能下行，反而上冲，所以见食即头眩、心胸不安。脾胃湿热蕴结，内瘀血分，外溢肌表，形成黄疸。这种病情，往往有一个郁蒸过程，所以说"久久发黄为谷疸"。谷疸为湿热蕴结所致，是湿热俱盛，除上述症状外，尚有腹满、小便不利等症，故治疗用茵陈蒿汤清热利湿退黄。本方中茵陈蒿为退黄专药，清热利湿；栀子长于清三焦之火，又善于清利湿热；大黄泻热逐瘀，使瘀热之邪从大便而去。三药合用，可令湿热从小便而出，故方后云："小便当利，尿如皂角汁状，色正赤，……黄从小便去也。"

【研讨】

本条对谷疸发病过程论述详细，黄疸出现前有恶寒、发热，尤以食欲不振、呕恶、乏力等症状较为突出，可与一般外感鉴别。外感寒热者，恶寒而发热，饮食如故；本病之寒热，必有饮食异常等表现，且起病大多较急。而后数日，尿色加深，巩膜和皮肤先后出现黄疸症状，进入黄疸期，即所谓"久久发黄为谷疸"，符合临床实际。若能早期清利湿热，可避免黄疸病的发生。

茵陈蒿为清热利湿退黄的专药，故重用为君；本方重用茵陈蒿，且先煎，取其药专力厚，有利于提高疗效。

茵陈蒿汤证属阳黄，其适应证除寒热不食，食即头眩，心胸不安外，还见黄色鲜明如橘子色、腹满、大便不爽、小便黄赤、苔黄腻、脉弦滑数等。本方虽然退黄效果显著，但终属苦寒之品，易于伤胃，故运用本方要适可而止，不可过剂，否则反使病情迁延难愈。

（二）酒疸

【原文】

酒黄疸者，或無熱，靖言了了[1]，腹滿欲吐，鼻燥。其脈浮者，先吐之；沉弦者，先下之。（5）

酒疸，心中熱，欲嘔者，吐之愈。（6）

【校注】

[1] 靖言了了：原作"靖言了"，今据《脉经》改。指神情安静，语言不乱。

【提要】

此二条论酒疸可吐可下之法。

【析义】

酒疸虽由于湿热内蕴所致，但其病势却有在上、在中、在下的不同。如湿热偏于上部，则欲吐、鼻燥；偏于下部，则腹部胀满；湿热不甚，邪气在中，故心中无热、神情安静、语言清晰。治疗上，当因势利导，如鼻燥脉浮而欲吐者，使病势趋向于上，当用吐法；如腹满脉沉弦者，是病势趋向于下，当用下法。

酒疸湿热蕴结于胃，欲呕是病势向上，通过呕吐，是病邪从上排出，故曰："欲呕者，吐之愈。"是顺应机体抗邪之趋势，因势利导、驱邪外出的治疗方法。

【原文】

酒黃疸，心中懊憹，或熱痛，栀子大黃湯主之。(15)

栀子大黃湯方

栀子十四枚，大黃一兩，枳實五枚，豉一升。

上四味，以水六升，煮取二升，分溫三服。

【提要】

本条论述酒疸热重于湿的症治。

【析义】

酒疸是湿热内蕴于胃所致。湿热积于中焦，上蒸于心，故心中懊憹烦乱；热势较重，则心中懊恼进一步加重而热痛。治法当清热除烦，方用栀子大黄汤，栀子、豆豉清心中之郁热以除烦，大黄、枳实除胃肠之积滞以泻热。

【研讨】

酒疸除本条所述症状外，尚有小便不利、腹满、不欲食、食欲吐，以及身黄、目黄、小便黄等。心中懊恼或热痛、心烦，病位偏上，兼小便短赤、大便偏干、苔黄等，是酒热内结，湿从热化，邪热较重，腑气壅滞。

本方与茵陈蒿汤比较同中有异。本方利湿通便的作用不如前方，泻热除烦的作用优于前方。本方证心中懊恼显著，病的重点偏于上；前方腹满显著，病的重点以中焦为主。

(三) 黄疸

【原文】

黃疸病，茵陳五苓散主之（一本雲茵陳湯及五苓散並主之）。(18)

茵陳五苓散方

茵陳蒿末十分，五苓散五分（方見痰飲中）。

上二物和，先食飲方寸匕，日三服。

【提要】

本条论述黄疸病湿重于热的治法。

【析义】

本条原文叙症简略，只言"黄疸病"，未指出症状，是详于方而略于症的写作方法，故可以方测症。本条用方为茵陈五苓散，可知本条是指湿重而内热不甚的黄疸。病因为湿遏热伏，郁结发黄，其症当表现身目发黄、黄色鲜明，伴恶寒发热、身热不扬、身体困重、倦怠食少、恶心脘闷、口中黏腻不渴、腹胀便溏、小便不利、苔腻微黄、脉缓等湿邪困阻症状。故治以利湿清热退黄法，用五苓散利水渗湿，茵陈蒿清利湿热退黄。

【原文】

黃疸腹满，小便不利而赤，自汗出，此為表和裏實，當下之，宜大黃硝石

湯。（19）

大黃硝石湯方

大黃、黃柏、硝石各四兩，梔子十五枚。

上四味[1]，以水六升，煮取二升，去滓，内硝，更煮取一升，頓服。

【校注】

[1] 四味：《外台》作"三物"。

【提要】

本条论述黄疸热盛里实的症治。

【析义】

黄疸病出现腹满，为邪热传里，里热成实；小便不利而赤，是湿郁化热，膀胱气化不利；自汗出乃里热熏蒸所致，所以说"此为表和里实"。此处表和里实指病机病位而言，因表和，病不在表，乃里热成实，病位在里，病性为实。故治疗用攻下之法，以大黄硝石汤通腑泻热，利湿除黄。方中大黄、硝石通腑泻热，攻下瘀热；梔子、黄柏清利湿热。共奏通腑泻热，清利湿热退黄之功。

【研讨】

本条所论黄疸证型为里热炽盛，兼阳明腑实之证，是湿热疫毒蕴结于里之实。临床还当见黄疸迅速加深、潮热便秘、汗出、小便不利而赤、色深黄、胸腹胀满、口燥、神昏谵语、烦躁不安、舌质红绛、苔黄燥、脉弦滑数有力等，属急黄范畴。若毒热炽盛者可与神犀丹加减应用；黄疸鲜明者，常合用茵陈蒿汤，以加强其清热利湿退黄之功；如症见胁痛胀满者，加郁金、川楝子、青皮等；小便短赤而少者，加滑石、冬葵子等；恶心呕吐重者，加陈皮、竹茹以降逆止呕。

"表和里实"说明无表证，也非表虚汗出，证属里热成实，故云"当下之"。反之，里热未成实者，则不宜使用本方。

茵陈蒿汤、茵陈五苓散、梔子大黄汤、大黄硝石汤均治湿热黄疸。但茵陈蒿汤证是湿热俱盛，病在中焦为主；茵陈五苓散证是湿重于热。梔子大黄汤证与大黄硝石汤证都是热重于湿，但梔子大黄汤证病位偏上，故以清为主；大黄硝石汤证病情急重，病位偏于中下，为里热成实，该方重用大黄，且硝石后下，属攻下之法。四方的临床使用，主要在辨证应用，不必拘泥于谷疸、酒疸、黄疸。

（四）女劳疸

【原文】

黄家日晡所發熱，而反惡寒，此為女勞得之。膀胱急，少腹滿，身盡黃，額上黑，足下熱，因作黑疸。其腹脹如水狀，大便必黑，時溏，此女勞之病，非水也。腹滿者難治。硝石礬石散主之。（14）

硝石礬石散方

硝石、礬石（燒）等分。

上二味，為散，以大麥粥汁和服方寸匕，日三服。病隨大小便去，小便正黃，大便正黑，是候也。

【提要】

本条论述女劳疸转变为黑疸兼有瘀血湿浊的症治。

【析义】

黄疸病一般来说是由于湿热蕴蒸、郁于阳明为病，故日晡所发热而不恶寒，本条黄疸病日晡所不发热而反恶寒，则非阳明热证，而是湿浊之邪郁结于肾，阳气不能外达所致。若同时又有"膀胱急，少腹满，身尽黄，额上黑，足下热"等症，可知是由肾虚湿热所导致的女劳疸。"膀胱急、少腹满"是虚热干及膀胱；"额上黑"是肾虚其色外露；"足下热"是肾阴亏虚的表现。上述诸症，乃肾阴虚，瘀血热结湿浊相兼为患。病势继续发展，日久则成黑疸。

此处黑疸为女劳疸日久不愈，发展到后期而致，故言"因作黑疸"。表现为其腹胀如水状，大便色黑而溏，是脾肾两败，瘀血湿浊内阻之危重病证，预后不良，故曰"腹满者难治"。

"此女劳之病，非水也"为插笔，意在说明本条所述"腹胀如水状"非水肿病所致，而是由于肾虚瘀血湿浊内阻而腹部胀满，与本篇条文（2）所谓"腹如水状，不治"相类似。女劳疸发展到黑疸，病情复杂，治疗困难，所以说"难治"。治疗可用硝石矾石散消瘀化湿。

硝石即火硝，味苦性咸寒，能入血分消瘀活血软坚；矾石入气分化湿利水；大麦粥汁和服，以保养胃气，使攻邪而不伤正。

【研讨】

酒疸、女劳疸，发黄表现多不典型，均可发展成黑疸，但二者同中有异。从病因上看，酒疸转成黑疸为酒疸误下正虚，久久而变为黑疸；女劳疸本自肾虚，因作黑疸者，或因于失治误治，或因强力劳作，调摄不当，而致肾虚湿浊瘀血内阻，变为黑疸。在症状上，二者均可见大便正黑、皮肤抓之不仁、目青面黑、虽黑微黄等瘀血阻滞症状，但酒疸误治所致黑疸，多见"心中如啖蒜齑状"等胃中灼热不舒之症；而女劳疸变黑疸者，必以手足心热、额上黑、畏寒等肾虚症状较为突出。在治疗上，除活血化瘀外，酒疸多侧重清泄湿热，而女劳疸则应酌加益肾之品。

本条之"少腹满"为女劳疸兼有瘀血之征；而后面之"腹满"为大腹满，由少腹满发展而来。大腹属脾，女劳疸本属肾，病及大腹，为脾肾两病，故难治。

（五）黄疸兼证及变证

1. 兼表虚证

【原文】

諸病黃家，但利其小便；假令脈浮，當以汗解之，宜桂枝加黃芪湯主之（方見水氣中）。（16）

【提要】

本条论黄疸病的正治法，并论黄疸兼表虚的症治。

【析义】

前文云"黄家所得，从湿得之"，故本条云"诸病黄家，但利其小便"，这是黄疸病的正治法。因为黄疸为湿热之邪郁蒸所致，如果小便通利，不但能排泄湿邪，也能祛除热邪，因此通利小便是黄疸病的通治之法。

黄疸病初期兼恶寒发热、脉浮自汗的表虚证，非为内热影响者，仍当汗解，宜用桂枝加黄芪汤，益气除湿，调和营卫。桂枝汤调和营卫解表，加黄芪扶正且能祛湿邪。

【研讨】

黄疸多为湿热蕴蒸所致，故"诸病黄家，但利其小便"为黄疸病治疗常法，《金匮要略心典》云："小便利，则湿热除而黄自已，故利小便为黄家通法。"临床又要知常达变，《金匮要略浅注补正》云："汗下温补诸方，皆是变法。"寒湿发黄的表虚证，用本方既调和营卫，又助正气托邪于外；湿热发黄表虚证，则当用麻黄连翘赤小豆汤。

2. 兼少阳证

【原文】

诸黄，腹痛而呕者，宜柴胡汤（必小柴胡汤，方见呕吐中）。（21）

【提要】

本条论述黄疸兼少阳证的症治。

【析义】

在黄疸病的发病过程中，如见往来寒热、胸胁苦满、腹满而呕等症，属邪在少阳，治宜和解少阳，和胃止呕，方用小柴胡汤。

【研讨】

黄疸病与脾胃关系最为密切，常是脾胃有邪肝胆受累，所以在黄疸病的诸多兼证中，少阳兼证最为多见。腹痛而呕，是土壅木郁，少阳失和之征，故治以小柴胡汤。

黄疸病初期可以出现少阳证，故可用小柴胡汤治疗。但是方中人参甘温，能助湿生热，湿热重者当去人参，加茵陈或栀子等。入里热渐盛，大便秘结，则为少阳与阳明合并，又可用大柴胡汤和解少阳，通腑泻热。

3. 误治成哕证

【原文】

黄疸病，小便色不变，欲自利，腹满而喘，不可除热，热除必哕。哕者，小半夏汤主之（方见痰饮中）。（20）

【提要】

本条论述寒湿发黄误治变哕的症治。

【析义】

黄疸病小便色不变，欲自利，非为湿热发黄，而为太阴虚寒；其腹满必喜按时减，其喘多兼少气不足以息，与湿热内结之腹满而喘不同。病机为寒湿内蕴，脾失健运，治当温运脾阳，散寒除湿，故云"不可除热"。若误用苦寒之剂，伤及中阳，致胃失和降，则发为哕逆，此时治用小半夏汤以温胃化饮，降逆止哕。

【研讨】

黄疸寒湿发黄应用茵陈术附汤之类温化寒湿，误用苦寒泻热，必伤胃阳，致胃失和降，出现呃逆。小半夏汤属治标之法，待哕逆止，再辨证论治以求其本。黄疸不因误治而见哕逆者，病证相符，亦可用本方治疗。

（六）虚黄

【原文】

男子黄，小便自利，当与虚劳小建中汤（方见虚劳中）。（22）

【提要】

本条论述虚黄的症治。

【析义】

黄疸病若由湿热内蕴而引起，其症多见小便不利，今小便自利而发黄，知此黄与湿无关，非湿热黄疸。病由脾胃虚弱，气血不足，肌肤失荣所致，故用小建中汤，补脾建中，以资化源，使中气旺盛，气血充盈，外荣肌肤，则虚黄自愈。

【研讨】

本条虚黄证候特点为面色及身色萎黄，小便自利，伴有腹痛、里急、心悸、手足烦热等。不仅见于男子，凡气血虚弱，血不外荣，均可致之。

通过本条并结合篇中内容，说明治黄应分虚实，黄疸有湿者，"但利其小便"，以祛湿邪；而虚黄无湿，则当以调补之法治之。

四、转归

【原文】

酒疸下之，久久为黑疸，目青面黑，心中如噉蒜齑状[1]，大便正黑，皮肤爪之不仁[2]，其脉浮弱，虽黑微黄，故知之。（7）

【校注】

[1] 心中如噉（dàn 淡）蒜齑（jī 基）状：噉，即吃的意思；齑，指捣碎的姜、蒜、韭菜等末。意谓病人如吃了蒜末一样，胃中有辛辣灼热的不适感。

[2] 爪之不仁：指肌肤麻木，搔之不知痒痛。爪之，《外台》作"抓之"。

【提要】

本条论述酒疸误下变为黑疸的证候。

【析义】

酒疸虽有可下之证，但须下之得当，下之不当必伤正气，导致湿热内陷，邪入血分，久则血脉瘀滞，变为黑疸。血瘀于内，不荣于外，即见目青面黑、皮肤抓之不仁；瘀热内积，留滞于肠腑，则大便正黑；瘀热内蕴，上蒸于心，则"心中如噉蒜齑状"。"其脉浮弱"，说明湿热仍有上攻之势，但正气已经受伤；面目虽黑而犹带黄色，可知由酒疸误下转变而来。"久久为黑疸"，说明酒疸变为黑疸是一个较长的过程。

【研讨】

本条论酒疸误下转为黑疸，误下之因在于不明酒疸的病机特点，酒疸虽为热盛，但总属湿热发黄，虽可下，但不可太过，若寒凉攻下太过，必损正气，导致病情加重，病程迁延。

第十五章

惊悸吐衄下血胸满瘀血病脉证治第十六

本章论述惊、悸、吐、衄、下血和瘀血病，而胸满仅是瘀血的伴见症状，不是独立的疾病。由于上述病证均与心和血脉有密切联系，故合为一篇讨论。

惊与悸有别，惊指惊恐，精神不定，卧起不安；悸是自觉心中跳动不安。惊之证发于外，多自外来；悸之证在于内，多自内生。但惊与悸又互有联系，突然受惊必然导致心悸；心悸又易并见惊恐，故常惊悸并称。惊悸内容本章未选读。吐、衄、下血和瘀血，皆为血脉之病，均属血证范围，但其发病机理和病变部位不同，故证有寒热虚实之分，治有温凉补泻之异。

一、吐衄下血

（一）虚寒吐血

【原文】

吐血不止者，柏葉湯主之。（14）

柏葉湯方

柏葉、乾薑各三兩，艾三把。

上三味，以水五升，取馬通汁一升，合煮取一升，分溫再服。

【提要】

本条论述吐血属于虚寒的治法。

【析义】

吐血日久不止，如证属中气虚寒，血不归经，当见血色暗红、面色萎黄或苍白、血色淡红或暗红、神疲体倦、舌淡苔白、脉虚无力。治以温中止血，方用柏叶汤。取柏叶之清降，折其逆上之势而又能收敛以止血；干姜、艾叶温阳守中，使阳气振奋而能摄血；马通汁即马粪加水过滤取其汁而成，性微温，引血下行以止血。四味合用，共奏温中止血之效。

马通汁古人常用于止血，目前临床上常用童便代之，其效亦佳。为了加强本方的止血效果，也可将柏叶、干姜、艾叶三药炒炭应用。

（二）热盛吐衄

【原文】

心氣不足[1]，吐血、衄血，瀉心湯主之。（17）

瀉心湯方（亦治霍亂）

大黃二兩，黃連、黃芩各一兩。

上三味，以水三升，煮取一升，頓服之。

【校注】

[1] 心气不足：《千金要方》作"心气不定"。

【提要】

本条论述热盛吐衄的症治。

【析义】

心藏神，主血脉，若心火亢盛，扰乱心神于内；邪热迫血妄行于上，故见心烦不安、吐血、衄血。其吐血衄血色多鲜红，来势急，多伴见面红口渴、神烦便秘、舌红苔黄、脉洪数。治以清热泻火而止血，方用泻心汤。方中黄连长于泻心火，黄芩泻上焦火，大黄苦寒降泄。三药合用，直折其热，使火降则血亦自止。

【研讨】

泻心汤与柏叶汤虽均治吐血，但有寒温之别，是治疗血证的两大方法。泻心汤主治心火亢盛、迫血妄行之吐衄血证，其症面赤舌红、烦渴便秘、脉数有力，治宜清热泻火而止血；柏叶汤主治中气虚寒不能摄血之吐衄血证，其症面白无华或萎黄、形倦神疲、舌淡苔白、脉微弱或虚数无力，治宜温中散寒而止血。

（三）虚寒便血

【原文】

下血，先便後血，此遠血也，黃土湯主之。（15）

黃土湯方（亦主吐血、衄血。）

甘草、乾地黃、白术、附子（炮）、阿膠、黃芩各三兩，竈中黃土半斤。

上七味，以水八升，煮取三升，分溫二服。

【提要】

本条论述虚寒便血的症治。

【析义】

下血，指大便出血。所谓先便后血，是指先见大便，后见便血，出血部位离肛门较远，故称为远血。病由中焦脾气虚寒、统摄无权而血渗于下所致。治宜黄土汤温脾摄血。方中灶心土又名伏龙肝，温中涩肠止血；白术、甘草健脾补中；制附子温阳散寒，虽无止血作用，却有助于中阳恢复而达到止血作用；干地黄、阿胶滋阴养血以止血；黄芩苦寒作为反佐，以防温燥动血。药味相协，共奏温中止血之功。

黄土汤用治虚寒便血，据方测症，其出血可见血色紫暗，并伴腹痛、喜温喜按、面色无华、神疲懒言、四肢不温、舌淡脉细虚无力等症。

【研讨】

本方常用于脾气虚寒、不能统血所致的各种出血证。出血多者酌加三七、阿胶、白及、艾叶；气虚甚者加党参、黄芪；虚寒甚者加炮姜、肉桂、补骨脂，去黄芩或改用黄芩炭。本方还可加赤石脂，以增强温补涩血之效。

（四）湿热便血

【原文】

下血，先血後便，此近血也，赤小豆當歸散主之（方見狐蜜中）。（16）

【提要】

本条论述湿热便血的症治。

【析义】

便血在先，大便在后，出血的部位离肛门较近，故称为近血。其病机是湿热蕴于大肠，灼伤阴络，迫血外溢所致。治以赤小豆当归散清热利湿，活血止血。方中赤小豆清热解毒利湿，当归引血归经。

【研讨】

黄土汤与赤小豆当归散均治下血证，但有虚实寒热之分，其病机、主症、治法各有不同。黄土汤证属脾气虚寒、气不摄血之下血，症见下血暗紫稀薄、便溏腹痛、面色无华、神疲懒言、手足不温、舌淡脉微细，治以温脾摄血；赤小豆当归散证属于大肠湿热、迫血下行之下血，症见下血鲜红或有黏液、大便不畅、苔黄腻、脉数，治以清热利湿、活血止血。

赤小豆当归散使用时可酌加槐花、金银花、紫花地丁；若便血日久不止者，可酌加炒椿根白皮、侧柏炭；若湿热偏重者，可酌加槐花、地榆、黄柏、苦参等。

二、瘀血

【原文】

病人胸满，唇痿舌青，口燥，但欲漱[1]水不欲咽，无寒热，脉微大来迟，腹不满，其人言我满，为有瘀血。（10）

【校注】

[1] 漱：原本作"嗽"，据赵开美本改。

【提要】

本条论述瘀血的脉症。

【析义】

瘀血阻滞，气机痞塞，故胸满闷；瘀血内阻，新血不生，血不外荣，故唇痿舌青；瘀血内停，阴津不布，津液不能上承，故口燥，但病由瘀血，并非津亏，故虽口燥却只欲漱水而不欲咽。此非外感为患，故无寒热之表证。其脉虽大，但脉势不足，往来涩滞迟缓，为瘀血阻滞之象。由于瘀血停留于血脉，以致气机运行不畅，非饮食、水饮停留肠胃，所以病人自觉腹部胀满，而察外形并无胀满之症。

【原文】

病者如热状，烦满，口乾燥而渴，其脉反无热，此为阴伏[1]，是瘀血也，当下之。（11）

【校注】

[1] 阴伏：原本作"阴状"，据赵开美本改。

【提要】

本条论述瘀血化热的脉症及其治法。

【析义】

病人自觉有热、心烦胸满、口干燥而渴，但诊其脉并无热象，这说明热不在气分，而伏于血分，为瘀血阻滞日久、郁而化热伏于阴分所致。治疗当以攻下瘀血为主，使瘀血去，郁热解，则诸症自除。

【研讨】

本条瘀血化热证，除如热状、烦满、口干燥而渴外，当有脉涩或舌有瘀斑等瘀血症状。

"当下之"的治法，通过攻下瘀血，使瘀血去而热无所附，则诸症自解，体现了第一篇"夫诸病在脏，欲攻之，当随其所得而攻之"的审因论治思想。

第十六章

呕吐哕下利病脉证治第十七

本篇论述呕吐、哕、下利病的病因病机和症治。呕吐指饮食、痰涎等物自胃中上涌、从口而出的病证。呕吐包括胃反，胃反特指食入于胃，朝食暮吐，暮食朝吐，宿谷不化的证候，是由脾胃虚寒、不能腐熟水谷所致；导致呕吐的原因较多，有寒、热、虚、实及寒热错杂等不同。哕即呃逆，是胃膈气逆之证，表现为喉间"呃呃"有声而不能自制，亦有寒热虚实之别。下利包括泄泻和痢疾，二者可相互转化，病位在肠。本篇所述病证，在病机上主要是脾胃升降失常所致，在治则上根据"实则阳明，虚则太阴"、"阳病属腑，阴病属脏"等理论，实证、热证治宜和胃降逆，通腑祛邪；虚证、寒证治宜健脾温肾。因呕吐、哕、下利病均属胃肠疾患，多相互影响，常合并发生，故合为一篇论述。

一、呕吐

（一）病机与脉症

【原文】

問曰：病人脈數，數為熱，當消穀引食[1]，而反吐者，何也？師曰：以發其汗，令陽微，膈氣虛，脈乃數。數為客熱[2]，不能消穀，胃中虛冷故也。

脈弦者，虛也。胃氣無餘，朝食暮吐，變為胃反[3]。寒在於上，醫反下之，今脈反弦，故名曰虛。（3）

【校注】

[1] 引食：进食。

[2] 客热：即虚热或假热，是相对于真热而言。

[3] 胃反：在本篇中有两层含义：一是指胃反病，即本条所言；一是指反复呕吐的症状，见条文（18）。

【提要】

本条论述虚寒胃反的病机。

【析义】

本条分两段讨论。第一段讨论由误汗导致胃阳不足形成胃反的机理。一般来说数脉主热，若胃热炽盛，当消谷引食，今不但不能消谷，反而出现呕吐，这说明此"脉数"非实热，而是因误汗损伤阳气，使胃气虚寒，虚阳浮越所致，是暂时性的假热，故称"客热"，其脉数必虚数无力。由于宗气积于膈上胸中，来源于水谷之气，谷气又必禀受后天胃气而成。今误汗致胃中虚冷，不能腐熟水谷，必使膈上胸中宗气不足，故曰"令阳微，膈气虚"。

第二段讨论由误下导致胃阳不足形成胃反的机理。由于病者脉数，医者误认为是实热，反用苦寒药攻下，结果使中阳更伤，以致土虚木贼，脉象变弦，此弦脉，必弦而无力。因胃阳衰微，不能正常腐化水谷，食物随胃气上逆，以致发生"朝食暮吐"的胃反病。

【研讨】

本条主要通过脉象论述胃反的病机，强调胃反属虚寒之证。至于误汗、误下仅是举例而言，临床上胃反未必皆由误治引起。同时示人不可单纯依据脉象诊病，应脉证相参。

【原文】

趺阳脉浮而濇，浮则为虚，濇则伤脾，脾伤则不磨，朝食暮吐，暮食朝吐，宿穀不化，名曰胃反。脉紧而濇，其病难治。（5）

【提要】

本条再论胃反而脾胃两虚的病机、脉症及预后。

【析义】

趺阳脉用以候脾胃之气，浮为胃虚阳浮，涩为脾阴不足，浮涩并见，说明脾胃两虚。由于腐熟运化能力低下，食物不得消化，势必上逆而出，形成以朝食暮吐、暮食朝吐、宿谷不化为特征的胃反证。

胃反证发展至后期，阳虚而寒更盛，脾虚而津益亏，脉象由浮涩变为紧涩，症状除朝食暮吐、暮食朝吐、宿谷不化外，更见大便干燥如羊屎，此时温阳则伤阴、滋阴则伤阳，治疗颇为困难，所以说"难治"。

（二）治则与禁忌

【原文】

夫呕家有痈膿，不可治呕，膿尽自愈。（1）

【提要】

本条论述痈脓呕吐的治疗禁忌。

【析义】

呕家，指经常呕吐、久呕不愈之人。呕吐既是疾病过程中的一个症状，也是正气驱邪外出的一种反映。呕吐之因比较复杂，临证当仔细辨认，不能见呕止呕。比如胃家有痈脓所致呕吐，这种呕吐是正气驱邪外出的一种表现，不仅不可止呕，相反还应积极采取措施，服用消痈排脓之品，促使痈脓尽去。否则，脓毒不去，不但呕吐不止，还会引起其他变证。

【研讨】

本条以痈脓呕吐为例，示人不可见呕止呕，临床上凡有害物质停滞体内，如宿食、毒物等引起的呕吐，均不可止呕。学习本条的意义在于掌握治病当审证求因以治其本。

【原文】

病人欲吐者，不可下之。（6）

【提要】

本条论述欲吐的治疗禁忌。

【析义】

"欲吐"为病邪在上，说明正气有驱邪外出之势，治疗当因势利导，采用吐法，使病邪从口而出。如果使用下法治疗，是逆其病势，非但邪气不除，反致正虚邪陷，加重病情，故曰"不可下之"。

【研讨】

此法源出《素问·阴阳应象大论》中的"其高者，因而越之"，是欲吐禁下之忌。与本书《黄疸病》篇中的"欲吐者，吐之愈"精神一致。但行吐法要掌握其原则：一是病邪在上脘，有泛泛欲吐之症；二是在邪盛而正不虚的情况下使用，以防因吐而损伤中气，加重病情。

（三）辨证论治

1. 虚寒呕吐

（1）胃虚肝寒证

【原文】

呕而胸满者，茱萸汤主之。（8）

茱萸汤方

吴茱萸一升，人参三两，生薑六两，大棗十二枚。

上四味，以水五升，煮取三升，温服七合，日三服。

【提要】

本条论述胃虚寒凝症治。

【析义】

呕而胸满的原因较多，以方测症，该呕吐是因脾胃虚寒，寒饮内停，胃气上逆所致；胸满为阴邪上乘、胸阳不展所致，治以吴茱萸汤。方中吴茱萸温胃散寒，降逆止呕；生姜温中止呕。两药合用，则温胃降逆止呕作用较强；人参、大枣补中益气。合而用之，共奏散寒降逆，温中补虚之效。

【原文】

乾嘔，吐涎沫，頭痛者，茱萸湯主之（方見上）。（9）

【提要】

本条论述胃虚停饮兼夹肝气上逆的干呕症治。

【析义】

干呕，有声无物，是由于脾胃虚寒、停饮上逆所致。胃虚停饮兼夹肝气上逆，则见吐涎沫、巅顶头痛。此外也可兼有胸胁满闷、心下痞、舌苔白腻、脉弦滑等症。治以吴茱萸汤温中散寒定痛，降逆止呕。

【研讨】

本条与上条均为吴茱萸汤证，虽症状不同，但寒饮上犯、中阳不足则一也。方中主药吴茱萸既可温散胃中寒邪，又能泄除厥阴逆气，全方具有上温脾胃、下暖肝肾、降逆止呕的作用，因此无论是胃虚寒凝之呕吐、胸满，还是肝胃虚寒、浊阴上逆之干呕、吐涎沫、头痛，均可用该方治疗。

吴茱萸汤证的辨证要点为呕而胸满，或干呕、吐涎沫、头痛、喜温喜按，甚则手足厥冷、苔白而腻、脉弦而迟。但必须抓住中焦有寒，肝胃之气上逆这一病机。若阳虚恶寒甚者，加附子、肉桂；血虚加当归；呕吐甚者加半夏、丁香；腹胀加白豆蔻；泛酸加瓦楞子、牡蛎；胃寒痛甚加高良姜、制香附；头晕头痛较甚者，加钩藤、半夏、川芎。

（2）阴盛格阳证

【原文】

呕而脉弱，小便復利，身有微热，見厥者，難治，四逆湯主之。（14）

四逆湯方

附子一枚（生用），乾薑一兩半，甘草二兩（炙）。

上三味，以水三升，煮取一升二合，去滓，分溫再服。強人可大附子一枚，乾薑三兩。

【提要】

本条论述虚寒呕吐而阴盛格阳的症治。

【析义】

呕吐而见脉弱无力、小便清长自利、四肢厥冷，显系脾肾阳气衰微，阴寒内盛所致。阳衰阴盛，阴寒上逆则呕吐；肾阳虚不能固摄于下则小便清长；阳气衰微，不能达于四末则四肢厥冷；"身有微热"为阴盛格阳之征。病属阳气欲脱，故曰"难治"，可用四逆汤回阳救逆。方中附子温肾助阳，干姜温中散寒，甘草益气安中，并制姜、附燥烈之性。三药合用，使阳回阴散，诸症可愈。

【研讨】

本方主要见有脉微细弱、但欲寐、四肢厥冷、小便色白自利等阳虚阴盛证，呕吐为兼有症状。而身热、颧赤、烦躁等症则为假象，乃阴盛格阳于外所致，临证当注意辨别。

（3）虚寒胃反证

【原文】

胃反嘔吐者，大半夏湯主之（《千金》雲：治胃反不受食，食入即吐《外臺》雲：治嘔，心下痞鞕者）。（16）

大半夏湯方

半夏二升（洗完用），人參三兩，白蜜一升。

上三味，以水一斗二升，和蜜揚之二百四十遍，煮取二升半，溫服一升，餘分再服。

【提要】

本条是为条文（3、4、5）虚寒胃反补出治法。

【析义】

胃反呕吐与一般呕吐不同，其特征是朝食暮吐、暮食朝吐、宿谷不化，病机属中焦虚寒、腐熟运化失常。重者因呕吐剧烈，使脾津亏虚，肠道失润，更见心下痞硬、大便燥结如羊屎等症状。治用大半夏汤，方中重用半夏和胃降逆，人参益气补虚，白蜜和中润燥。三药合用，共奏和胃降逆，补虚润燥之功。

2. 实热呕吐

（1）热郁少阳证

【原文】

嘔而發熱者，小柴胡湯主之。（15）

小柴胡湯方

柴胡半斤，黄芩三兩，人參三兩，甘草三兩，半夏半斤，生薑三兩，大棗十二枚。

上七味，以水一斗二升，煮取六升，去滓，再煎取三升，溫服一升，日三服。

【提要】

本条论述少阳邪热迫胃致呕的治法。

【析义】

本条叙症简略，学习时当以方测症。呕吐和发热的原因很多，既然用小柴胡汤治疗，可知该呕吐是因少阳邪热犯胃、胃气上逆所致。发热当为往来寒热。此外，尚伴有口苦、咽干、胸胁苦满等症。治宜小柴胡汤和解少阳、降逆止呕，方中柴胡、黄芩疏解少阳邪热，半夏、生姜和胃降逆止呕，人参、甘草、大枣补虚安中扶正。少阳邪热一去，则呕吐自止。

【研讨】

呕吐虽由胃气上逆所致，但因五脏之邪皆通脾胃，呕吐有因脾胃自病者，亦有因它脏病邪及胃而致者。对于后者，但治它脏之疾，则呕吐可止。临证肝胃失和之呕吐最为常见，故仲景以此为例。

应用本方应结合《伤寒论》条文，以便深入理解和全面掌握。由于小柴胡汤有和解少阳、疏利三焦、调达气机、宣通内外、运转枢机的功效，应用时应有寒热往来、胸胁苦满、心烦喜呕、默默不欲饮食、口苦、咽干、目眩、脉弦细等症。

（2）胃肠实热证

【原文】

食已即吐者，大黄甘草湯主之（《外臺》方：又治吐水）。（17）

大黄甘草湯方

大黄四兩，甘草一兩。

上二味，以水三升，煮取一升，分溫再服。

【提要】

本条论述胃肠实热呕吐的症治。

【析义】

"食已即吐"，是食入于胃，旋即呕吐之意，这一症状体现了火性急迫的特点。结合所用方剂大黄甘草汤来看，本条呕吐是因实热壅阻胃肠、腑气不通、胃气不降所致，其症状为在上呕吐、在下便秘。因病的根源在腑气不通，故治疗以通腑泻热为主，方中大黄通腑泻热，甘草和中，并防大黄苦寒伤胃。实热一去，腑气畅通，胃气和降，则呕吐自止。

【研讨】

大黄甘草汤中未用一味止呕药，目的在于通过病因治疗达到止呕之效，这充分体现了审因论治的重要性。

本条与条文（5）皆论呕吐，但一属实热，一属虚寒，寒热虚实不同，呕吐的特点也不一样。实热呕吐由于火性急迫的缘故，食物在胃内停留的时间很短，旋即吐出，即本条所说"食已即吐"，除此以外，尚有吐出物酸腐难闻的特点。虚寒胃反呕吐，由于脾胃腐熟运化功能低下，尽管食物在胃内停留时间较长，但吐出物仍为不消化食物，即条文所说"朝食暮吐，暮食朝吐，宿谷不化"，除此以外，吐出物也无酸腐气味。

本条与条文（6）提出"病人欲吐者，不可下之"的治疗方法并不矛盾，病人欲吐者，是因邪有外出上越之机，故当因势利导使用吐法，即《内经》所谓"其高者，因而越之"；本条是因实热阻于肠胃，腑气不通，胃气上逆而呕吐，故当用攻下。可见仲景治呕，是随机立法，变化灵活，学者自当融会贯通，不可执一而论。

（3）热客胃肠证

【原文】

乾嘔而利者，黃芩加半夏生薑湯主之。（11）

黃芩加半夏生薑湯方

黃芩三兩，甘草二兩（炙），芍藥二兩，半夏半升，生薑三兩，大棗十二枚。

上六味，以水一斗，煮取三升，去滓，溫服一升，日再夜一服。

【提要】

本条论述干呕与下利并见的症治。

【析义】

干呕与下利并见，是胃肠俱病，由邪热内犯胃肠所致。热迫于肠，传导失职则下利；热扰于胃，胃气上逆则干呕。因其病变重点在肠，故症状以下利为主，并见腹痛、利下热臭或垢积等症。治用黄芩加半夏生姜汤，方中以黄芩汤清热止利为主，辅以半夏、生姜和胃降逆止呕。肠热清，胃气降，则呕、利自愈。

【研讨】

《伤寒论》条文（172）云："太阳与少阳合病，自利者，与黄芩汤；若呕者，黄芩加半夏生姜汤主之。"可与本条互参。

3. 寒热错杂

【原文】

嘔而腸鳴，心下痞者，半夏瀉心湯主之。（10）

半夏瀉心湯方

半夏半升（洗），黃芩三兩，乾薑三兩，人參三兩，黃連一兩，大棗十二枚，甘草三兩（炙）。

上七味，以水一斗，煮取六升，去滓，再煮取三升，溫服一升，日三服。

【提要】

本条论述寒热错杂呕吐的症治。

【析义】

从叙症来看，本条是上有呕吐，下有肠鸣，中有心下痞，上中下俱病，但病之症结在中焦，病机为邪气乘虚内陷，寒热互结中焦，脾胃升降失常。因寒热互结中焦，气机受阻，故心下痞；胃气上逆则呕；脾失健运则肠鸣、泄泻。诸症中以心下痞为主，所以尤在泾在《金匮要略心典》中云："不必治其上下，而但治其中。"方用半夏泻心汤。方中干姜、半夏散寒降逆，黄芩、黄连苦降清热，人参、甘草、大枣益气和中。该方寒热并用，辛开苦降，具有调理寒热、开结除痞、调和肠胃之功。

4. 寒饮呕吐

（1）胃寒停饮证

【原文】

諸嘔吐，穀不得下者，小半夏湯主之（方見痰飲中）。（12）

【提要】

本条论述一般呕吐的治法。

【析义】

呕吐之因比较复杂，寒、热、虚、实及痰饮内停均可引起。就杂病而言，胃寒停饮所致者最为常见，治用小半夏汤散寒蠲饮，降逆和胃。方中半夏化饮降逆，生姜温散寒饮，和胃止呕，共奏化饮止呕之效。若适当配伍，可治疗各种呕吐，故以"诸呕吐"称。

（2）饮结胸胃证

【原文】

病人胸中似喘不喘，似嘔不嘔，似噦不噦，徹心中憒憒然無奈[1]者，生薑半夏湯主之。（21）

生薑半夏湯方

半夏半升，生薑汁一升。

上二味，以水三升，煮半夏，取二升，內生薑汁，煮取一升半，小冷，分四服，日三夜一服。止，停後服。

【校注】

[1] 彻心中愦愦然无奈：彻，通彻之意。指病人自觉心胸中郁闷烦乱，有无可奈何之感。

【提要】

本条论述寒饮搏结胸胃的症治。

【析义】

似喘不喘为病在肺；似呕不呕、似哕不哕为病在胃；彻心中愦愦然无奈，是指病人心胸极度烦闷不适，有无可奈何之感。以上症状均属病人的自觉症状，究其产生的原因，主要是寒饮搏结胸胃，郁遏阳气，使肺气失宣，胃气失和，凌心迫肺所致。治宜辛散寒饮，以舒展胸胃气机，方用生姜半夏汤。方中重用生姜汁辛散寒饮，佐以半夏开结降逆。饮邪祛除，阳气宣通，胸胃气机得以舒展，则病可痊愈。方后注"小冷"，是宗《内经》"治寒以热，凉而行之"的反佐治法，即防止热药格拒不纳而吐。"分四服"，意在少量频服，以发挥药力的持续作用，并预防药量过大而致呕吐。

【研讨】

本方与小半夏汤均由半夏、生姜组成，虽药味相同，但用量不同。小半夏汤重用半夏降逆止呕，故用治疗"诸呕吐，谷不得下"者；本方重用生姜汁服用，意在散饮去结。故用治寒饮搏结所致"似喘不喘，似呕不呕，似哕不哕，彻心中愦愦然无奈者"。

（3）虚寒饮停证

【原文】

乾嘔，吐逆，吐涎沫，半夏乾薑散主之。（20）

半夏乾薑散方

半夏、乾薑等分。

上二味，杵為散，取方寸匕，漿水一升半，煎取七合，頓服之。

【提要】

本条论述中阳不足、寒饮内盛呕逆的症治。

【析义】

干呕、吐逆、吐涎沫既可同时发生，也可单独出现。如中阳不足，胃寒气逆，则干呕、吐逆；如中阳不足，寒饮内停，随胃气上逆而出，则吐涎沫。因三者在病机上均属中阳不足、寒饮内盛、胃气上逆所致，故可用半夏干姜散治疗。方中半夏化饮降逆止呕，干姜温中散寒止呕。合而用之，具有温中散寒、降逆止呕之效。以浆水煎药，取其甘酸调中止呕；"顿服"目的在于使药力集中，取效捷速。

【研讨】

小半夏汤、半夏干姜散、生姜半夏汤均由姜、夏组成，三方都有化饮降逆的作用，均用于治疗痰饮呕吐。但由于用药有生姜、干姜之别，姜、夏用量之比各不相同，故功效、主治有所不同。小半夏汤由半夏、生姜组成，两药之比为半夏倍于生姜，该方功擅降逆止呕，除用于治疗寒饮内停、胃失和降之呕吐、谷不得入外，经适当配伍，还可用于各种原因所致的呕吐。半夏干姜散由半夏、干姜组成，两药用量相等，因干姜温阳守中，该方功擅温阳散寒，主要用于治疗中阳不足、寒饮上逆之干呕、吐逆、吐涎沫。生姜半夏汤由半夏、生姜汁组成，两药之比为生姜汁倍于半夏，因生姜汁辛散寒饮，该方功擅开结散饮，主要用于治疗寒饮搏结胸胃，阻遏阳气所致之似喘不喘、似呕不呕、似哕不哕、彻心中愦愦然无奈之证。

（4）饮阻气逆证

【原文】

胃反，吐而渴欲飲水者，茯苓澤瀉湯主之。（18）

茯苓澤瀉湯方（《外臺》雲：治消渴脈絕，胃反吐食之，有小麥一升）

茯苓半斤，澤瀉四兩，甘草二兩，桂枝二兩，白术三兩，生薑四兩。

上六味，以水一斗，煮取三升，內澤瀉，再煮取二升半，溫服八合，日三服。

【提要】

本条论述饮阻气逆而呕渴并见的症治。

【析义】

原文首冠"胃反"二字，乃反复呕吐之谓，与虚寒胃反呕吐是名同而实异。本证呕吐的产生是因饮停于胃、胃气上逆所致；由于水饮内停，阻碍气化，津不上乘则口渴，渴则多饮，更助饮邪，饮邪上逆则再次呕吐，如此愈吐愈渴，愈饮愈吐，呕渴交替，反复无端，形成了反复呕吐的胃反症，治疗可用茯苓泽泻汤。方中茯苓、泽泻为君淡渗利水；桂枝、生姜通阳化饮，降逆止呕；白术、甘草健脾补中，培土制水。合而用之，共奏通阳化饮，健脾和胃之功。以方测症，本证当兼有头眩、心下悸之症。

【研讨】

本方证之"吐而渴欲饮水"与五苓散证之消渴水逆，在病机证治上颇为相似，不同之处在于五苓散证病机重点为膀胱气化不行，症状以小便不利为主；茯苓泽泻汤证病机重点为胃有停饮，中阳不运，症状以呕渴不已为主。在方剂配伍方面，五苓散偏于通利小便，泽泻用量独重，配以二苓、桂枝；茯苓泽泻汤偏于温胃化饮止呕，故重用茯苓，去猪苓，配以甘草、生姜。

5. 呕后调治

【原文】

嘔吐而病在膈上，後思水者，解，急與之。思水者，豬苓散主之。（13）

豬苓散方

豬苓、茯苓、白术各等分。

上三味，杵為散，飲服方寸匕，日三服。

【提要】

本条论述停饮致呕的调治方法。

【析义】

呕吐而病在膈上，并非指呕吐致膈上有病，而是指胃中停饮上逆胸膈而引起呕吐。吐后思水，这是饮邪去除，阳气来复的表现，与条文（2）"先呕却渴者，此为欲解"同一道理。病人口渴思水，应按《伤寒论·太阳病》条文（71）所说"少少与饮之，令胃气和则愈"。若饮水过多过急，恐胃弱不能消水，使旧饮尚未尽去，而新饮又复停留，此时可用猪苓散进行调治。方中猪苓、茯苓淡渗利水，白术健脾运湿。三药合用，共奏健脾利水之效。制成散剂，是取"散者，散也"之意，使水饮得以速散，防止新饮停聚。

【研讨】

"呕吐而病在膈上，后思水者解"，与条文（2）"先呕却渴，此为欲解"同义，旨在说明饮去阳复的机理。猪苓散对饮去阳复、口渴思饮的痰饮病人具有预防和调治作用。

二、哕

（一）治则

【原文】

噦而腹滿，視其前後[1]，知何部不利，利之即愈。（7）

【校注】

[1] 前后：这里指大小便。

【提要】

本条论述实证呃逆的治疗原则。

【析义】

哕即呃逆，其病有虚有实，本条呃逆与腹满并见，且用通利之法治之，显然属于实证。病由实邪内阻，气机壅逆所致。实邪内阻，气机不畅则腹满，气逆于上则呃逆。此外，还应观察大小便情况。若腹满与小便不利并见，是水湿阻滞，气机不利，治宜利小便，小便通利则呃逆、腹满自止；若腹满与大便不通并见，是胃肠积滞，下闭上逆，治宜通大便，大便通利则呃逆、腹满亦止。

【研讨】

从以上论述可以看出，实邪内阻，二便不利为病之本，呃逆为病之标，故治疗无须降逆止呃，但通利二便即可，这也是审证求因、审因论治的具体体现。

本条未出治方，后世朱奉议《活人书》提出："前部不利者，猪苓汤；后部不利者，调胃承气汤。"可供临床参考。

（二）辨证论治

1. 胃寒气逆证

【原文】

乾嘔、噦，若手足厥者，橘皮湯主之。（22）

橘皮湯方

橘皮四兩，生薑半斤。

上二味，以水七升，煮取三升，溫服一升，下咽即愈。

【提要】

本条论述胃寒气逆干呕、呃逆的症治。

【析义】

干呕与呃逆均由胃气上逆所致，二者可合并发生，也可单独出现。手足厥冷是由寒邪犯胃，阻遏胃阳，阳气不能达于四末所致，与阴盛阳微的四逆汤证截然不同，症状表现也有明显差别，仅表现为轻度的寒冷感，故治疗不用桂、附之类回阳救逆，而用橘皮汤通阳和胃。方中橘皮理气和胃，生姜散寒止呕（哕）。合而用之，具有理气和胃，散寒止呕（哕）之效。阳通寒去，胃气和降，则干呕、呃逆、厥冷自愈。因病证轻浅，药到病除，故方后云"下咽即愈"。

【研讨】

本证属胃寒气逆，症状以呃声沉缓、或干呕、或嗳气、或呕吐、或恶心、脘腹疼痛、遇寒则剧、得热则减为特征。或手足厥逆、舌淡、苔白腻、脉弦滑或沉缓有力。

若里寒甚，四肢厥冷明显者，加吴茱萸、肉桂温阳散寒以降逆；若气机阻滞，胃脘闷胀，呃逆频作者，加旋覆花、代赭石、苏梗、木香以增其理气降逆，和胃止呃之力；兼痰饮者，加半夏、茯苓；哕逆久作不愈，夹瘀血者，酌加桃仁、红花、当归、川芎、丹参。

2. 胃虚有热证

【原文】

噦逆者，橘皮竹茹湯主之。（23）

橘皮竹茹湯方

橘皮二升，竹茹二升，大棗三十枚，人參一兩，生薑半斤，甘草五兩。

上六味，以水一斗，煮取三升，溫服一升，日三服。

【提要】

本条论述胃虚有热呃逆的症治。

【析义】

原文叙症简略，以药测症可知，该呃逆是因胃虚有热、气逆上冲所致，其症当伴有虚烦不安、少气、口干、手足心热、脉虚数等，治用橘皮竹茹汤益气清热，和胃降逆。方中橘皮、生姜理气和胃降逆，竹茹清热安中，人参、甘草、大枣益气补虚。合而用之，具有补虚清热，和胃降逆之效，热除胃降，则哕逆自愈。

【研讨】

临床上，若呃逆呕吐属虚寒或实热者不宜使用。若兼胃阴不足者，可加麦冬、石斛等以养胃阴；胃热呕逆气阴两伤者，症见食少、口渴、舌苔花剥，可加麦冬、茯苓、半夏、枇杷叶以养阴和胃，名济生橘皮竹茹汤；胃热呃逆，气不虚者，可去人参、甘草、大枣，加柿蒂降逆止呃；胃热重证见口渴、溲赤、便干、舌红苔黄者，宜加知母、栀子、大黄等清胃泻热；兼痰热者，可酌加胆南星、天竺黄、全瓜蒌等化痰清热；兼瘀阻者，加桃仁、红花、代赭石以祛瘀降逆。

三、下利

（一）治法与禁忌

1. 治法

【原文】

下利氣[1]者，當利其小便。（31）

【校注】

[1] 下利气：指泄泻与矢气并下，亦称"气利"。

【提要】

本条论述气利的治法。

【析义】

由于脾虚湿困，水湿下走，则见大便溏泄；湿阻气机，故腹胀窜痛、矢气则舒，且气滞乘下利之机而外泄，发为下利气。治以利小便法分利水湿，使小便利，湿邪去，气机通畅，气化恢复正常，则下利止而矢气除。

【研讨】

后世医家受本条之启发，提出了"治湿不利小便，非其治也"，以及在治疗泄泻时采用"急开支河"之法，究其理论应源于此。

2. 治禁

【原文】

下利清谷，不可攻其表，汗出必胀满。（33）

【提要】

本条论述虚寒下利的治禁。

【析义】

下利清谷多由脾肾阳虚所致，不可径用汗法攻表。若误攻其表，必致汗出而阳气益虚，阴寒更盛，以致阳虚不运，则发生腹部胀满的变证，即"脏寒生满病"之义。因此，虚寒下利，即使有表邪，也必须先救其里后攻其表。

（二）辨证论治

1. 寒证

（1）虚寒下利

【原文】

下利腹胀满，身體疼痛者，先溫其裏，乃攻其表。溫裏宜四逆湯，攻表宜桂枝湯。（36）

四逆湯方

附子一枚（生用），乾薑一兩半，甘草二兩（炙）。

上三味，以水三升，煮取一升二合，去滓，分溫再服。強人可大附子一枚，乾薑三兩。

桂枝湯方

桂枝三兩（去皮），芍藥三兩，甘草二兩（炙），生薑三兩，大棗十二枚。

上五味，㕮咀，以水七升，微火煮取三升，去滓，適寒溫服一升，服已須臾，啜稀粥一升，以助藥力，溫覆令一時許，遍身漐漐微似有汗者，益佳，不可令如水淋漓。若一服汗出病差，停後服。

【提要】

本条论述虚寒下利兼有表证的症治。

【析义】

下利腹胀满为里有虚寒，身体疼痛为外有表邪，二者同时出现，形成表里同病。一般情况下，表里同病的治疗应先表后里，而本证虽表里同病，但里证为急，在此情况下，必须先治里而后攻表，故先用四逆汤温里，待里气充实，而表证仍在时，再用桂枝汤以解表。

（2）寒厥下利

【原文】

下利清穀，裏寒外熱，汗出而厥者，通脈四逆湯主之。（45）

通脈四逆湯方

附子大者一枚（生用），乾薑三兩（强人可四兩），甘草二兩（炙）。

上三味，以水三升，煮取一升二合，去滓，分溫再服。

【提要】

本条论述寒厥下利、阴盛格阳的症治。

【析义】

下利清谷，由脾肾阳虚、阴寒内盛所致；里寒外热即真寒假热，为阴盛格阳所致，当有身微热、面赤如妆等假热之症。虚阳外脱则汗出；阳气虚衰，不能达于四肢，则四肢厥冷。病变发展至此，阴从利而下竭，阳从汗而外脱，阴阳大有离绝之势，病情相当危重，治宜急用通脉四逆汤回阳救逆。该方由四逆汤倍干姜、重用附子而成，如此辛温大热之品，能通阳消阴，以收复欲亡之阳气，则厥回汗止，热除利愈。

（3）虚寒肠滑气利

【原文】

氣利[1]，訶梨勒散主之。（47）

訶梨勒散方

訶梨勒十枚（煨）。

上一味，为散，粥飲和[2]，頓服（疑非仲景方）。

【校注】

[1] 气利：指下利滑脱，大便随矢气而排出。

[2] 粥饮和：饮用米粥之汤调和。

【提要】

本条论述虚寒性肠滑气利的症治。

【析义】

条文叙症简略，从其所用方药分析，诃梨勒散由诃梨勒（即诃子）一味组成，该药具有敛肺涩肠、固脱止利的作用，煨用则收涩止利之力更强；以粥饮和服，意在借谷气之力而益肠胃、健中气。由此可知，本条气利当属虚寒滑脱之证，病机属泻利日久，中气下陷，气虚不固，症见下利泄泻、滑脱不禁、大便随矢气而出。因诃梨勒散为涩肠固脱之剂，若有实邪则不得使用，以防固涩而敛邪。

【研讨】

本条与条文（31）结合来看，气利是指下利而矢气频多之证，但有虚实之分。条文（31）所述为实证，病由湿邪阻滞、蕴于肠道所致，治宜利小便为法；本条所述为虚证，病由中气虚寒、气虚不固所致，治宜涩肠固脱为法。另外，本方也可用于虚脱不禁之久咳、久泻、久痢等症。

（4）虚寒下利脓血

【原文】

下利便膿血者，桃花湯主之。（42）

桃花湯方

赤石脂一斤（一半剉，一半篩末），乾薑一兩，粳米一升。

上三味，以水七升，煮米令熟，去滓，溫服七合，內赤石脂末方寸匕，日三服；若一服愈，餘勿服。

【提要】

本条论述虚寒下利便脓血的症治。

【析义】

下利便脓血有虚寒与湿热之分，一般初利多属湿热，久利多属虚寒，本证即属后者。病由久利不止，中阳被伤，脏气虚寒，气血不固，滑脱不禁下利无度，伤及阴络，以致便脓血，其血必色质紫暗，并伴有神疲乏力、四肢不温、腹痛隐隐、喜温喜按、口不渴、舌质淡苔白、脉微细而弱等症，治用桃花汤温中涩肠固脱。方中重用赤石脂涩肠固脱，干姜温阳散寒，粳米补虚安中，方后强调"内赤石脂末"冲服，是为增强涩肠固脱的功效。方名桃花汤，是因方中主药赤石脂色似桃花，又名桃花石，故名之。

【研讨】

桃花汤证的辨证要点为下利不止、滑脱不禁、大便稀薄、脓血杂下、血色晦暗、气味腥冷不臭，伴见腹痛、喜暖喜按、口不渴、脉缓弱而细等。病因病机为久利不止，脏气虚寒，气血不固，滑脱不禁。

若脾肾阳虚甚者，可加附子、肉桂、肉豆蔻等以温肾补脾；阳虚阴寒甚者，加人参、附子、炙甘草以补虚散寒；腹痛甚者加肉桂、白芍、当归以养血柔肝止痛；久泻气虚滑脱者，宜加人参、黄芪、白术等；菌痢后期兼有热象者，可酌加黄芩、黄连、白头翁等。

2. 热证

（1）实热下利

【原文】

下利三部脈皆平[1]，按之心下堅者，急下之，宜大承氣湯。（37）

下利脈遲而滑者，實也，利未欲止，急下之，宜大承氣湯。（38）

下利脈反滑者，當有所去，下乃愈，宜大承氣湯。（39）

下利已差，至其年月日時復發者，以病不盡故也，當下之，宜大承氣湯。（40）

大承氣湯方

見痙病中。

下利譫語者，有燥屎也，小承氣湯主之。（41）

小承氣湯方

大黃四兩，厚樸二兩（炙），枳實大者三枚（炙）。

上三味，以水四升，煮取一升二合，去滓，分溫二服，得利則止。

【校注】

[1] 三部脉皆平：指寸、关、尺三部皆出现平人脉象。

【提要】

以上五条论述实热下利的脉症和治法。

【析义】

下利有虚寒与实热之分，虚寒下利多由脾肾阳虚所致，实热下利多因食滞糟粕内结、大肠传导失常所致。

条文（37）下利而见脘腹胀满、按之坚硬，其病显然是因实滞内结所致；三部脉皆平，是食滞初停，尚未化热，正气也未受到损伤。此时应抓紧时机早期治疗，故云"急下之"，用大承气汤治疗。

条文（38）下利而见脉迟滑，脉迟由食阻气滞，气机运行不畅所致，其特点是迟而有力，与阳虚寒盛之迟而无力之脉截然不同；脉滑为食滞内结、谷气壅实之征。本证是因邪实致利，邪实不去，则下利不止，故治应急下，宜用大承气汤通腑去实，实去则利止。

条文（39）云"下利脉反滑"，意思是说，下利若属虚寒，脉必细弱，今见滑脉，是内有宿食之故，故曰"反"。治疗当攻下食积，可用大承气汤，邪实一去，利即自愈，故"下乃愈"。

条文（40）云下利愈后，经过一定时间又复发，多半是由于医者治疗不当，过早使用收涩止利之品，使"闭门留寇"，或病重药轻，治不彻底，使余邪留滞于胃肠所致。患者每因气候变化、饮食失调或劳倦内伤等因素而使下利反复发作，此证多见于痢疾，后世方书谓之"休息痢"。治疗当从本论治，用大承汤攻下实邪。若正气已虚，邪气虽实，也不可滥用攻下。

下利谵语，有虚有实。条文（41）所述为胃肠实热之热结旁流证。下利是因胃肠实热，燥屎内结，热邪逼迫津液从旁下渗所致。其特点是下利而腹满疼痛拒按、大便臭秽不畅。因邪热炽盛，扰及神明，尚伴有谵语、潮热、汗出、舌苔黄燥，脉滑等症。治宜小承气汤通腑泻热，使实热去、燥屎除，则下利谵语自止。

【研讨】

以上条文（37～41）论述实热下利的脉症和治法，可以看出，实热下利由于病程长短，病机变化不同，其脉象表现可有"平"、"滑"、"迟"之别，但均与食滞内停有关。大、小承气汤均属攻下之剂，仲景用其治疗下利，这是"通因通用"法则的具体运用。

（2）热利下重

【原文】

熱利下重者，白頭翁湯主之。（43）

白頭翁湯方

白頭翁二兩，黃連、黃柏、秦皮各三兩。

上四味，以水七升，煮取二升，去滓，溫服一升；不愈，更服。

【提要】

本条论述热利症治。

【析义】

"热利"，实指湿热下痢，"下重"，即里急后重，滞下不爽。该证是由于湿热胶结于肠，腐灼肠络，阻滞气机，使大肠传导功能失职所致，因恶秽之物欲出不得，故里急后重、滞下不爽、下利恶秽脓血腥臭症状较明显。此外，尚有发热、口渴、尿赤、舌红、苔黄、脉数等症。证属湿热下迫，大肠传导失职。治宜白头翁汤清热燥湿，凉血止痢。方中白头翁清热凉血为主，辅以秦皮泻热涩肠止痢，黄连、黄柏清热燥湿，坚阴厚肠。药虽四味，确为临床治疗湿热痢之要方。

【研讨】

本方与桃花汤，均治下利便脓血，但二者有寒热虚实的不同。本方多用于湿热蕴结，气机阻滞之初痢，其症以里急后重、滞不下爽、所下脓血色泽鲜明为特征，治以清热燥湿，凉血止痢；桃花汤用于虚寒滑脱、气血下陷之久痢，其症以下利不止、滑脱不禁、所下脓血色泽紫暗不鲜为特征，治以温中涩肠，固脱止痢。

本方药味苦寒，易伤脾胃，故"宁可再剂，不可重剂"。若初痢症见恶寒发热者，可加葛根、金银花、连翘等清热解表；里急后重者可加当归、芍药、木香、槟榔以行气调血；若腹胀苔腻，食滞明显者，可加枳实、山楂、莱菔子等消滞泻满；热利伤及营血，症见壮热口渴、烦躁舌绛，可加金银花、生地黄、丹皮、赤芍解毒凉血；血虚者加阿胶、甘草以滋阴和中。

第十七章
疮痈肠痈浸淫病脉证
并治第十八

本篇论述了疮痈、肠痈、金疮、浸淫疮四种外科病证的辨证和治疗，是外科病专篇。

疮，古作创，《说文解字》云："创，伤也；疡也。"一为外伤，即"金疮"，与刀斧所伤等因素有关；一为痈，是热毒壅滞局部所致，痈分内外，发于体表者为外痈，生于体内脏腑者为内痈。疮痈属外痈，以皮肤局部红肿热痛为主症，久则成脓；肠痈属内痈，为热毒蕴结于肠所致，以少腹肿痞、按之痛等局部症状为主症，初起可见发热、恶寒、自汗出、脉迟紧等全身症状；若热毒壅盛，肉腐血败则可成脓。本篇肠痈的辨证，分为脓未成及脓已成者，并提出了有效治疗方剂，对后世肠痈的辨治有深远影响。

一、肠痈

【原文】

肠癰之为病，其身甲错，腹皮急，按之濡，如肿状，腹无积聚，身无热，脉数，此为肠内有癰脓，薏苡附子败酱散主之。（3）

薏苡附子败酱散方

薏苡仁十分，附子二分，败酱五分。

上三味，杵为散，取方寸匕，以水二升，煎减半，顿服。小便当下。

【提要】

本条论述肠痈脓已成的辨证和治疗。

【析义】

肠痈病人，营血久郁于里，全身肌肤缺乏气血的濡养，故其身如鳞甲交错之粗糙。痈脓内结于肠，气血郁滞于腹，故腹皮拘紧，但不属于腹内积聚，故如肿状，但按之濡软。由于邪毒化脓，病在局部，故全身无热。热毒久结，耗伤气血，但正不胜邪，故脉数无力。此时肠内痈脓已成，余热未尽，营血瘀滞，正气受伤，故治以薏苡附子败酱散，排脓消肿，助阳行滞。方中重用薏苡仁排脓消肿，开壅利肠；轻用附子振奋阳气，辛以散结；败酱草清热解毒，消痈排脓。

【研讨】

本条用于肠痈脓已成者，属慢性肠痈，病势较缓。此症当与积聚鉴别，肠内痈脓，按之如肿状，濡软不坚；积聚则按之肿块较硬。

【原文】

肠癰者，少腹腫痞，按之即痛如淋，小便自調，時時發熱，自汗出，復惡寒，其脈遲緊者，膿未成，可下之，當有血。脈洪數者，膿已成，不可下也，大黄牡丹湯主之。（4）

大黄牡丹湯方

大黄四兩，牡丹一兩，桃仁五十個，瓜子半斤，芒硝三合。

上五味，以水六升，煮取一升，去滓，内芒硝，再煎沸，頓服之，有膿當下，如無膿，當下血。

【提要】

本篇论述急性肠痈的辨证及未成脓的治疗。

【析义】

肠痈多发于右下腹阑门，为热毒壅聚于肠，营血瘀滞，肠腑气机失调，经脉不通所致。不通则痛，故见少腹肿痞、拒按、按之痛的症状；按之其痛如淋之痛状，但因其病位在肠而不在膀胱，故小便自调，可资与淋证鉴别。病变初起，热毒内聚，正邪相争，故见时时发热、恶寒、自汗出。脉迟紧者，李时珍在《濒湖脉诀》中论肠痈实热之脉时云："微涩而紧，未脓当下。"说明此脉乃气血郁滞，热积血瘀，经脉不畅。此时虽热毒结聚，气血郁滞，但脓未形成，应予攻下通腑，荡热逐瘀，消痈排脓，故云"可下之"，方用大黄牡丹汤治之。药后大便有血，为瘀热毒邪外泄，血行气畅之征。若脉见洪数，乃热毒愈盛，瘀积壅滞，以至肉腐血败，化而为脓，此时气血已伤，当慎用攻下之法，以防脓毒溃散。

大黄牡丹汤方用大黄、芒硝通腑泻热，逐瘀破结；丹皮、桃仁凉血化瘀；瓜子（冬瓜仁）排脓消痈。诸药合用，有泻热解毒、逐瘀消痈、排脓散结的作用。

原文"大黄牡丹汤主之"一句为倒装文法，应在"脓未成，当下之"之后，前后倒置，意在正反并举，强调鉴别有脓无脓的重要性及治疗之不同。

方中"瓜子"，有认为系"瓜蒌子"者。瓜蒌子性味甘寒，入肺、胃、大肠经，可润肺化痰，开结滑肠，用于实热肠痈亦较合适，可供参考。

【研讨】

本条典型表现见于急性肠痈，发于右下腹阑门，临床表现以右下腹疼痛，有肿满痞塞之感，拒按，按之痛及反跳痛为主症，伴时发热恶寒、自汗出、小便自调、大便秘结或稀而不爽、舌质红、苔黄、脉迟紧有力等，为热毒蕴结于肠，热积血瘀所致。与淋证病位相近，应加以鉴别，肠痈与淋证的鉴别关键在于小便是否通利，小便自调则病非淋证。

大黄牡丹汤方属下法，应接在"脓未成，可下之"之后；若"脉洪数者，脓已成，不可下也"，是热盛已极，脓已形成，则不可妄用下法。提示急性肠痈发病急，变化快，病情重，治疗应把握时机，未成脓可下之，脓已成则慎用攻下。

大黄牡丹汤方与薏苡附子败酱散方，在临床运用时各有侧重，前者治里热实证的急性肠痈，以未成脓者用之最宜；后者治里虚而热不盛，体弱脉虚的慢性肠痈，已成脓而未溃，病势缓者为宜。丹波元坚在《金匮玉函要略述义》中指出："大黄牡丹皮汤，肠痈逐毒之治，薏苡附子败酱散，肠痈排脓之治，盖疡医之方，皆莫不自此变化二端，亦即仲景之法则也。"

二、浸淫疮

【原文】

浸淫疮，黄连粉主之（方未见）。（8）

【提要】

本条论述浸淫疮的治法。

【析义】

《素问·至真要大论》云："诸痛痒疮，皆属于心。"浸淫疮多由湿热火毒引起，治当清心泻火，燥湿解毒。用黄连粉外敷或内服治之均可。黄连粉方未见。但从黄连一味主药来看，其性味苦寒，能泻心火，具有清热燥湿解毒之功。

【研讨】

黄连粉，有认为此仅为方名者，有认为仅黄连一味为粉者，亦有以"粉"为糊粉者，因药物及制法未见，故有待考证。后世医家有单用黄连一味治黄水疮以及一切疮疖痈肿，并可治赤眼、牙痛、舌肿等属湿热火毒者。

第十八章

妇人妊娠病脉证并治第二十

本篇主要讨论妇女妊娠期间常见疾病的辨证论治，其内容有妊娠的诊断、妊娠与癥病的鉴别、妊娠呕吐、妊娠腹痛、妊娠下血、妊娠小便难、妊娠水气及妊娠养胎等八个方面。但重点是论述妊娠腹痛和下血，因为腹痛和下血是流产的先兆征象，直接关系到胎儿的孕育，故本篇对此论述较为详细具体。

一、恶阻

【原文】

師曰：婦人得平脈[1]，陰脈[2]小弱，其人渴，不能食，無寒熱，名妊娠，桂枝湯主之（方見下利中）。於法六十日當有此證，設有醫治逆者，卻[3]一月加吐下者，則絕之。（1）

【校注】

[1] 平脉：平和无病之脉。

[2] 阴脉：指尺脉。

[3] 却："退后"之意，如《金匮要略·趺蹶手指臂肿转筋阴狐疝蛔虫病脉证治第十九》云："病趺蹶，其人但能前，不能却。""却一月"是在上文六十日基础上推后一个月。

【提要】

本条论述妊娠恶阻的诊治。

【析义】

育龄妇女，停经以后，出现平和之脉，而尺脉较关脉稍见小弱，同时并有呕吐，不能食等症，身无外感寒热之象的，当为妊娠反应，通常称作妊娠恶阻。妇女在妊娠两个月左右，尺脉多见滑象，即《素问·阴阳别论》所谓"阴搏阳别，谓之有子。"今阴脉小弱，乃胎元初结，经血归胞养胎，胎气未盛，以致阴血显得相对不足，故阴脉比阳脉稍弱。妇人初妊，脉无病而身有病，且无寒热邪气，故宜桂枝汤化气调阴阳，以使脾胃调和，则恶阻可愈。但如胃虚有热，而烦渴喜饮，则不适宜。

妇人妊娠恶阻，多为胎气上逆所致，一般可发生在怀孕后两个月左右，所以说"于法六十日当有此证"。此证基本上可自行缓解，逐渐消失，纵有少数较重的，经过用药调治，恶阻也就很快解除。假如经过一段时间治疗，胎气上逆的恶阻不但未愈，并增加了吐、泻的症状，势必损伤胎气，而导致流产，所以说"却一月加吐下者，则绝之"。

【研讨】

本条"则绝之"三字，历来注家意见分歧，有作绝药与断绝病根解，亦有作绝其胎解。

考"绝"字在古汉文里是一字多义，既可作"断绝"解，也可作"极"字解，如《后汉书》吴良传云："臣苍荣宠绝矣。"据此可知，原文里"却一月加吐下者"，是旨在阐明妊娠已三个月，其恶阻不但未除，并增加吐泻，这属妊娠恶阻极重之证，势必导致流产。

此外，尺脉多滑是对一般妊娠而言，早期妊娠并非尺脉都滑，也有如原文所说的"阴脉小弱"。如果育龄妇女，月经正常，今经停一月多不行，并出现呕吐、不能食等症的，即使脉象如平，尺脉不见滑象，也应考虑早孕。

桂枝汤，《金匮要略心典》认为："桂枝汤外证得之能解肌去邪气，内证得之能补虚调阴阳"。本条特示人"无寒热"，则本方治不在表，而在补里之虚损、调脾胃之阴阳。方中桂枝、甘草辛甘助阳，芍药、甘草酸甘化阴，生姜、大枣补益调和脾胃。如此则气血自生，阴阳自调，诸症悉愈。

【原文】

妊娠嘔吐不止，乾薑人參半夏丸主之。（6）

乾薑人參半夏丸方

乾薑、人參各一兩，半夏二兩。

上三味，末之，以生薑汁糊為丸，如梧桐子大，飲服十丸，日三服。

【提要】

本条论述胃虚寒饮恶阻的症治。

【析义】

妊娠呕吐不止，结合所用方药可知本证呕吐为胃气虚弱、寒饮内停、胃失和降所致，其呕吐物当为清水黏液，或口内清涎上泛、唾液津津、口不渴、喜热饮，并可见头眩心悸、舌质淡白苔白滑、脉弦等症。治以温中散寒化饮、益气止呕，方用干姜人参半夏丸。方中人参益气补虚，干姜温中，半夏、生姜汁化饮降逆止呕。

【研讨】

干姜人参半夏丸方中半夏、干姜均为妊娠禁忌之药，但胃虚寒非此不除。方中人参既可益气补中，又可监制半夏、干姜，所以陈修园云："半夏得人参，不惟不碍胎，且能固胎。"但对于体质素弱，并有习惯性流产病史的患者，本方仍当慎用。

二、下血及腹痛

【原文】

婦人宿有癥病[1]，經斷未及三月，而得漏下不止，胎動在臍上者，為癥痼害。妊娠六月動者，前三月經水利時，胎也。下血者，後斷三月衃[2]也。所以血不止者，其癥不去故也，當下其癥，桂枝茯苓丸主之。（2）

桂枝茯苓丸方

桂枝、茯苓、牡丹（去心）、芍藥、桃仁（去皮尖，熬）各等分。

上五味，末之，煉蜜和丸，如兔屎大，每日食前服一丸。不知，加至三丸。

【校注】

［1］ 宿有癥病：指旧有癥积之病。

［2］ 衃（pēi 胚）：一般指色紫而暗的瘀血，又作癥瘕的互辞。

【提要】

本条论述癥病和妊娠的鉴别，以及癥病的治法。

【析义】

癥病，指妇人胞宫或下腹部积块而言。相当于《内经》中所说的瘕聚、肠覃、石瘕等。《灵枢·水胀》云："石瘕生于胞中，寒气客于子门，子门闭塞，气不得通，恶血当泻不泻，衃以留止，日以益大，状如怀子。"

妇人本有癥病，复受孕成胎，经停不到三个月，出现漏下不止，同时自觉脐上好像"胎动"，因妊娠不到三个月不会出现胎动，更不会动在脐上，故原文"经断未及三月"和"胎动在脐上"具有重要诊断意义，它画龙点睛般指出诊断要点，说明患者这种"漏下"和"胎动"是原有的癥病所致，所以说"为癥痼害"。

"妊娠六月动者，前三月经水利时，胎也"为插笔，讨论妊娠与癥病的鉴别。如果停经六个月左右出现胎动，而且在受孕前三个月月经正常，此时的胎动方属正常妊娠的胎动。

假如前三个月就有漏下，而后停经三个月，又出现漏下不止，胞宫也非按月增大，按之疼痛，此乃属"衃"，为癥积所致。

既然漏下因癥积所致，那么只有去其宿癥才能使漏下停止，新血才能得以养胎。用桂枝茯苓丸，祛瘀消癥。方中桂枝温通血脉，桃仁、丹皮活血化瘀消癥，芍药调和血脉，茯苓利水以和血脉，蜂蜜扶正、调和药性。本方作用以活血消癥为主，兼养血和血以安胎。因本方属孕妇禁忌，但又不得不用，仲景采用小剂量用药和改用丸剂的方法，以减轻其副作用，达到祛邪以安胎作用。

【研讨】

桂枝茯苓丸是活血化瘀消癥的名方。功能活血化瘀，缓消癥积。此条本意是治疗素有癥积复又受孕者，但验之临床，凡妇人经、胎、产之疾属瘀血阻滞胞宫者，皆可用之。应用本方的要点是妇人小腹宿有包块、腹痛拒按，或下血色晦暗而有瘀块、舌质紫暗、脉沉涩。

【原文】

婦人懷娠[1]六七月，脈弦發熱，其胎愈脹，腹痛惡寒者，少腹如扇[2]，所以然者，子藏[3]開故也，當以附子湯溫其藏（方未見）。（3）

【校注】

［1］ 娠：《说文》曰："娠，女妊身动也。"段玉裁注："妊而身动曰娠，别词也。浑言之则妊娠不别。"可见，单言娠，指妊娠后有胎动者，即后期妊娠。

［2］ 少腹如扇（shān 山）：形容少腹有冷如风吹的感觉。

［3］ 子脏：即子宫。

【提要】

本条论述了妊娠阳虚寒盛腹痛的症治。

【析义】

妊娠六七月，忽然出现脉弦发热、腹痛恶寒、胎胀、少腹作冷有如被扇之状，其病机是阳虚生内寒。其症发热非为外感，是虚阳外浮之假热。腹痛、自觉胎愈胀大，是阳气虚而气机不畅，即《内经》所言之"脏寒生满病"；"腹痛恶寒"，当是腹部恶寒，不是表证的全身性恶寒，相当于畏寒，其状犹如自觉少腹冷如风吹之状，尤其"如扇"二字提示出阵发性的特点，这是因为阳虚失温，不耐虚邪贼风之扰。脉弦，必是弦而无力之脉，为阳虚而寒之象。"所以然者，子脏开故也"，是胞宫虚寒病机的概括。治当温阳散寒，暖宫安胎，宜用附子汤。

【研讨】

附子汤有方名而无药，后世有人主张用《伤寒论》附子汤，方由炮附子二枚，茯苓、芍药各三两，白术四两，人参二两组成。

附子汤中的主药附子有"堕胎百药之长"之称（张石顽），若非确属阳虚寒盛者，不可轻用。另外，有人认为，附子大辛大热，有动胎之弊，凡胎元初结者，应当慎用；但据条文中指"妇人怀娠六七月"，当胎儿脏器、骨骼已成，若阳虚寒甚，子脏开而不固，流产之兆已现，仲景之用附子汤，是本《素问》"有故无殒"之意，假如瞻前顾后，不敢用辛热之药以温阳散寒固胎，只能坐以待毙。

妊娠期使用附子应注意：①使用的时机。如仲景特提出"怀娠六七月"，如属妊娠早期，一般可用胶艾汤或当归生姜羊肉汤。②注意用量、配伍、煎服法。另外有人提出对妊娠阳虚寒盛腹痛者，可以附子汤煎汤后敷于局部，既温经散寒止痛而无堕胎之弊端，可供参考。

【原文】

師曰：婦人有漏下者，有半產後因續下血都不絕者，有妊娠下血者，假令妊娠腹中痛，為胞阻，膠艾湯主之。(4)

芎歸膠艾湯方（一方加乾薑一兩。胡氏治婦人胞動，無乾薑。）

芎藭、阿膠、甘草各二兩，艾葉、當歸各三兩，芍藥四兩，乾地黃[1]。

上七味，以水五升，清酒三升，合煮取三升，去滓，內膠，令消盡，溫服一升，日三服。不差，更作。

【校注】

[1] 干地黄：《金匮玉函经二注》作"干地黄六两"。

【提要】

本条论述妇人三种下血的症治。

【析义】

妇人下血之证，常见以下三种情况：一为经水淋漓不断的漏下；二为半产后的下血不止；三为妊娠胞阻下血（又称胞漏）。"假令"以下，乃承上文所言，意即若妊娠下血而又腹中痛者，乃冲任失调，阴血下漏，以致不能入胞养胎，故称为胞阻或胞漏。三者虽其原因各异，但其病机相同，总由冲任脉虚、阴血不能内守所致。故均用胶艾汤以温补冲任，养血止血。

胶艾汤主要以四物汤养血和血，阿胶养阴止血，艾叶温经暖宫，甘草调和诸药，清酒以行药力。诸药合用，既暖宫养血，又和血止血。

【原文】

妇人怀妊，腹中疠[1]痛，当归芍药散主之。（5）

当归芍药散方

当归三两，芍药一斤，芎䓖半斤（一作三两），茯苓四两，白术四两，泽泻半斤。

上六味，杵为散，取方寸匕，酒和，日三服。

【校注】

[1] 疠痛：据《康熙字典》有两种音义，一读"绞"（jiǎo）时，指腹中急痛；一读"朽"（xiǔ）时，指绵绵作痛，或作"病"解。

【提要】

本条论述妊娠肝脾不和腹痛的症治。

【析义】

妊娠血聚胞中以养胎，常常肝血不足，肝失条达，气血郁滞，则腹中疠痛；以药测症，本条除腹中拘急、绵绵作痛的主症外，当有肝病及脾、脾虚气弱、水湿不运的两足浮肿、小便不利等症。本证腹中疠痛，为肝脾失调、气血郁滞所致，故用当归芍药散以养血疏肝、健脾利湿。方中当归、芍药为主药，养血和血，缓急止痛；川芎助主药养血，并调肝畅达肝用；茯苓、白术、泽泻作用有三，一者健运气血生化之源，二者治疗"血不利则为水"，三者利水以畅达气机。该方补肝血与实肝用并用，健脾与利湿兼顾，使血不虚、肝不郁、湿不停、气不滞，则腹不痛。

【研讨】

此方为治疗妇女腹痛（肝脾不和）的良方，体现了肝脾两调，血水共治的治法。临床应用时应掌握两点：一是有面唇少华、眩晕耳鸣、爪甲不荣、肢体麻木、腹痛绵绵或拘急而痛，或月经量少、色淡，甚则闭经、脉象弦细等肝虚血少见症；二是有纳呆食少、带下清稀、面浮肢肿、泄泻或小便不利等脾虚湿停见症。

三、养胎

【原文】

妇人妊娠，宜常服当归散主之。（9）

当归散方

当归、黄芩、芍药、芎䓖各一斤，白术半斤。

上五味，杵为散，酒饮服方寸匕，日再服。妊娠常服即易产，胎无苦疾，产后百病悉主之。

妊娠养胎，白术散主之。（10）

白术散方（见《外台》）

白术、芎䓖、蜀椒三分去汗，牡蛎[1]。

上四味，杵为散，酒服一钱匕，日三服，夜一服。但苦痛，加芍药；心下毒痛，倍加芎䓖；心烦吐痛，不能食饮，加细辛一两，半夏大者二十枚。服之后，更以醋浆水服之。若呕，以醋浆水服之；复不解者，小麦汁服之。已后渴者，大麦粥服之。病虽愈，服之勿置。

【校注】

[1]　牡蛎：《外台秘要·卷三十三·胎数伤及不长方三首》引"古今录验疗妊娠养胎，白术散方"为"白术、川芎各四分，蜀椒三分汗，牡蛎二分……忌桃李雀肉等"，并附小注曰："裴伏张仲景方出第十一卷中。"可从。

【提要】

条文（9、10）论述血虚湿热及脾虚寒湿两种胎动不安的治法。

【析义】

养胎之法，重在防治疾病，无病则胎自安。若孕妇素体健康，则无须服药养胎；对于屡为半产、漏下、难产、或已见胎动不安而漏下者，需要积极治疗以养胎或安胎。妇人妊娠最需重视肝脾二脏，肝主藏血，血以养胎，脾主健运，乃气血生化之源。条文（9）即属肝血不足、脾失健运之证。肝血虚而生内热，脾不运而生湿，湿热内阻，影响胎儿而胎动不安，故用当归散养血健脾、清化湿热。方中当归、芍药补肝养血，合川芎则补而不滞，白术健脾除湿，黄芩坚阴清热。合用之，使血虚得补、湿热可除，而奏养胎、安胎之效。原文中"常服"二字宜活看，主要指妊娠而肝脾虚弱者宜常服之，并非指妊娠无病而常服药。方后"妊娠常服即易产，胎无苦疾，产后百病悉主之"，应当是从肝虚脾弱着眼，并不是产后百病都可以用当归散治疗。

若属脾虚寒湿者，除胎动不安外，每见呕吐清涎、不思饮食、下白带、舌淡苔白滑等。故治以白术散健脾温中，除寒湿以安胎。方中白术健脾燥湿，川芎和肝舒气，蜀椒温中散寒，牡蛎收敛固涩。原文"妊娠养胎"是一句泛指词，系指妊娠而见脾虚寒湿中阻者，可以白术散治疗以达到保胎安胎的目的。

【研讨】

当归散与白术散均为去病安胎之剂，治法都是调理肝脾，但二者的区别在于前者侧重于调补肝血，多用于血虚而湿热不化之证；后者重点在于温中健脾，多用于寒湿偏盛之证。

第十九章
妇人产后病脉证治第二十一

　　本篇讨论妇人产后的常见疾病，首先讨论产后病痉、郁冒和大便难三病，其次讨论产后腹痛、产后中风、产后下利以及产后烦乱呕逆等病症治。产后病的病因病机可归纳为三个方面：一是亡血伤津，二是易瘀血内阻，三是易外感六淫或饮食所伤。在治法上强调既要照顾到产后气血俱虚的病理特点，又不要拘泥于产后，应当汗则汗、当下则下，体现了后人所说"勿拘于产后，亦勿忘于产后"的原则。

一、产后三病

【原文】

　　问曰：新產婦人有三病，一者病痙，二者病鬱冒，三者大便難，何謂也？師曰：新產血虛，多汗出，喜中風，故令病痙；亡血復汗，寒多，故令鬱冒；亡津液，胃燥，故大便難。（1）

【提要】

　　本条论述产后病痉、郁冒、大便难的病机。

【析义】

　　产后失血过多，营卫俱虚，易受风邪。痉病因产后亡血伤津，阴津亏乏，体虚感风后，邪气入里，化热伤津，甚至化燥生风，以致筋脉挛急而病痉。

　　郁冒由产后失血又复发汗，血耗津伤，阳亦不足，易感邪而"寒多"，且邪不易解而郁闭于内，逆而上冲，阻闭清窍，故为头眩、目瞀、郁闷不舒的"郁冒"病。

　　大便难是由于产后失血、汗多，津液重伤，大肠乏津而致。

　　以上三证，都是新产妇人常见的病证，虽然病情各异，但均与亡血伤津有关。

【原文】

　　產婦鬱冒，其脈微弱，嘔不能食，大便反堅，但頭汗出。所以然者，血虛而厥，厥而必冒。冒家欲解，必大汗出。以血虛下厥，孤陽上出[1]，故頭汗出。所以產婦喜汗出者，亡陰血虛，陽氣獨盛，故當汗出，陰陽乃復。大便堅，嘔不能食，小柴胡湯主之（方見嘔吐中）。（2）

【校注】

　　[1] 孤阳上出：是阳气独盛之意。

【提要】

　　本条论述产妇郁冒兼大便难的病机及症治。

【析义】

产妇郁冒病，除头眩目瞀、郁闷不舒的主症外，还表现有脉微弱、呕不能食、大便坚、但头汗出等症。

"所以然者，……阴阳乃复"一段论述郁冒的形成及病解的机理。上条郁冒为正气亏虚，感受寒邪，郁闭于内，里气失和而成。今进一步发展为阴虚而阳亢，偏盛之阳上逆，故郁冒；欲解郁冒，必待全身汗出的"大汗出"，因汗出是阳加于阴而阴阳相合之象。而今"但头汗出"，提示亡血阴虚，阳气独盛，孤阳上出，夹不足之阴津外泄所致，故汗仅见于头部。只有汗源充足，阳气蒸腾，全身作汗，乃为阴阳得以相和之兆，故曰"故当汗出，阴阳乃复"。

"大便坚……小柴胡汤主之"一段论述郁冒、大便坚、呕不能食的治法。表闭里郁，气机上逆，则郁冒、但头汗出、呕；大便坚，既可枢机不利而为，也可血燥津枯所致；脉微弱，乃正气不支之象。故先用小柴胡汤扶正达邪，和解枢机。使外邪得去，里气畅通，阴阳调和，诸症悉去。此正如《金匮要略心典》所云："以邪气不可不散，而正虚不可不顾，惟此法能解散客邪而和利阴阳耳。"

【原文】

病解能食，七八日更發熱者，此為胃實，大承氣湯主之（方在痙病中）。（3）

【提要】

本条论述郁冒病解后转为胃实的症治。

【析义】

病，是指郁冒病。此句是紧承上条，论小柴胡汤证药后郁冒、呕吐已除，言外之意，独大便难未解。"七八日更发热者，此为胃实"，是说大便难与"更发热"并存，则为胃家实。本条证属里实热证，故其治当"勿拘于产后"，攻泄实热，荡涤实邪，方用大承气汤。

二、产后腹痛

【原文】

產後腹中疒痛，當歸生薑羊肉湯主之；並治腹中寒疝，虛勞不足。（4）

當歸生薑羊肉湯方

見寒疝中。

【提要】

本条论述产后血虚里寒腹痛症治。

【析义】

产后血虚，寒邪乘虚入里，以致腹中拘急作痛，或以腹痛绵绵、喜温喜按为特征。治用当归生姜羊肉汤补气养血以补虚，温阳散寒以止痛。方中当归养血补虚；生姜温中散寒；羊肉为血肉有情之品，功能补虚温中止痛。本方不仅可治产后血虚里寒的腹痛，也可治血虚而寒的寒疝和虚劳腹痛。

【原文】

產後腹痛，煩滿不得臥，枳實芍藥散主之。（5）

枳實芍藥散方

枳實（燒令黑，勿太過）、芍藥等分。

上二味，杵為散，服方寸匕，日三服，並主癰膿，以麥粥下之。

【提要】

本条论述产后气血郁滞成实的腹痛症治。

【析义】

产后腹痛亦有虚实之分，今腹痛烦满不得卧，属里实，但与阳明腑实不同，而是由产后气血郁滞成实，致气机痹阻不通所致。故治以破气散结、和血止痛，方用枳实芍药散。方中枳实破气散结，炒黑并能行血中之气；芍药和血止痛；大麦粥和胃安中。合而用之，使气血宣通，则腹痛烦闷诸症自除。

【原文】

師曰：產婦腹痛，法當以枳實芍藥散，假令不愈者，此為腹中有乾血著臍下，宜下瘀血湯主之；亦主經水不利。（6）

下瘀血湯方

大黃二兩，桃仁二十枚，䗪蟲二十枚（熬，去足）。

上三味，末之，煉蜜和為四丸，以酒一升，煎一丸，取八合頓服之，新血下如豚肝。

【提要】

本条论述产后瘀血内结腹痛的症治。

【析义】

产后腹痛，如属气血郁滞的，用枳实芍药散行气和血。今腹痛仍不愈，这是瘀血重症，其瘀为干结难解之血久积于脐下，病重药轻，前方自不胜任，当用下瘀血汤破血逐瘀。本方亦治瘀血内结而致经水不利病证。

方中大黄推荡攻逐瘀血为统领；对于瘀积日久之干血，非用蠕动唼血之物不可，故以䗪虫逐瘀破结；桃仁活血化瘀。三药相合，破血之力峻猛。用蜜为丸缓药性，酒煎是兼活血与引药入血分两用。服药后如见新血下如豚肝，即为瘀血下行之验。"新"血，指血日久不来，初来之血为新血。

下瘀血汤荡涤攻瘀，功专效着，但由于攻逐之力峻猛，故临床应用必须注意中病即止，不可攻伐太过。

【原文】

產後七八日，無太陽證，少腹堅痛，此惡露[1]不盡；不大便，煩躁發熱，切脈微實，再倍發熱，日晡時煩躁者，不食，食則譫語，至夜即愈，宜大承氣

湯主之。熱在裏，結在膀胱[2]也（方見痙病中）。（7）

【校注】

[1] 恶露：指分娩时应流出的瘀血。

[2] 膀胱：这里泛指下焦。

【提要】

本条论述产后胞宫血结与阳明腑实并见的症治。

【析义】

产后七八日，无太阳证，而少腹坚痛，这是由于恶露不尽致瘀血结于胞宫；不大便、烦躁发热、日晡时尤甚、切脉微实，为实热结于胃肠。因实热内结，故不能纳谷；食则助热，热扰乱神明则谵语；入夜阴气来复，阳明气衰，故谵语减轻或谵语止。

本证病情急重而又复杂，故仲景特在文末用"热在里，结在膀胱也"提示病机中既有阳明里实，又有血结胞宫。故用大承气汤通腑泻热为先。"宜"字提示证属阳明腑实与血瘀胞宫并存，故遣方用药当斟酌切证。药后腑实去则气机得畅，气畅则瘀血易解。如瘀血顽固难解，可用下瘀血汤攻下瘀血，而非单用大承气汤所能取效。

三、产后中风

【原文】

產後風，續之數十日不解，頭微痛，惡寒，時時有熱，心下悶，乾嘔，汗出，雖久，陽旦證續在耳，可與陽旦湯（即桂枝湯，方見下利中）。（8）

【提要】

本条论述产后太阳中风不解的症治。

【析义】

产后百节空虚，易受外邪，虽经数十日，表邪仍在，则恶寒、时时有热、头微痛。本条日数之义在于强调，对于产后外感证，不应拘泥于病程，而应辨证以论治。"心下闷，干呕"为邪在外，内迫胸膈，气机失宜。本条病机为风邪在表，治当解肌祛风、调和营卫，用桂枝汤。

【研讨】

本条承接上条，仍强调治疗产后病应重视辨证，既不能拘泥于产后多虚而一味温补，又不可拘泥于病程长短而固守成法。

【原文】

產後中風，發熱，面正赤，喘而頭痛，竹葉湯主之。（9）

竹葉湯方

竹葉一把，葛根三兩，防風、桔梗、桂枝、人參、甘草各一兩，附子一枚（炮），大棗十五枚，生薑五兩。

上十味，以水一斗，煮取二升半，分溫三服，溫覆使汗出。頸項強，用大附子一枚，破之如豆大，煎藥揚去沫。嘔者，加半夏半升洗。

【提要】

本条论述产后阳虚中风的症治。

【析义】

本证产后体虚中风，病邪在表，故有发热头痛；正虚不耐邪扰，虚阳亢越，则面正赤、气喘。以方测症，本条之虚当为阳虚、气虚。因此本条病机特点为正虚邪实。其治若单纯辛散发表，则虚阳易脱；若因正虚而一味补益，则表邪不解。故治宜标本兼顾、扶阳解表，方用竹叶汤。方中以竹叶甘淡轻清为君，配葛根、桂枝、防风、桔梗疏风解表；伍人参、附子、甘草以温阳益气；生姜、大枣调和营卫。本方邪正兼顾，共奏扶正祛邪之功。

四、产后烦呕

【原文】

婦人乳中虛，煩亂嘔逆，安中益氣，竹皮大丸主之。（10）

竹皮大丸方

生竹茹二分，石膏二分，桂枝一分，甘草七分，白薇一分。

上五味，末之，棗肉和丸彈子大，以飲服一丸，日三夜二服。有熱者倍白薇，煩喘者加柏實一分。

【提要】

本条论述产后虚热烦呕的症治。

【析义】

妇人产后本阴血不足，加之育儿哺乳，乳汁去多，气血更虚，内生虚热。虚热扰心，则心中烦乱；虚热犯胃，胃失和降，则呕逆。每当哺乳时，气血两虚益甚，虚热更着，故诸症加重。本证病机是气血两虚，虚热内扰。故宜安中益气以治本，清热除烦降逆以治标，方用竹皮大丸有补中益气、和胃安中之意。方中重用甘草，意在安中益气，配桂枝辛甘以化气；竹茹、石膏清热降逆止呕；白薇清虚热；枣肉补益中气，为丸缓调。如虚热重者，倍加白薇清虚热；如烦喘者，加柏实以宁心润肺。诸药合用，则中气建、虚热清，烦乱、呕逆自除。

五、产后下利

【原文】

產後下利虛極，白頭翁加甘草阿膠湯主之。（11）

白頭翁加甘草阿膠湯方

白頭翁、甘草、阿膠各二兩，秦皮、黃連、柏皮各三兩。

上六味，以水七升，煮取二升半，內膠令消盡，分溫三服。

【提要】

本条论述产后热利伤阴的治法。

【析义】

这里"下利",是指痢疾。产后气血已虚,更兼下利伤阴,故云"虚极"。以药测症,当有发热、腹满、里急后重、大便脓血等热利症状。病机为热利伤阴。热利当清,故治以白头翁汤清热止利;"虚极",则用阿胶、甘草养血补虚。体现了产后病治疗"勿拘于产后,勿忘于产后"的主旨。

第二十章
妇人杂病脉证并治第二十二

本篇讨论妇人杂病的病因、证候及治法。仲景总结妇人杂病的病因不外虚、积冷、结气三个方面。妇人杂病的治疗，首先注意调经，所以本篇对月经病论述较为详细。此外还论述了腹痛、热入血室、梅核气、脏躁、转胞、带下、阴疮、阴吹等十余种病证。妇人杂病除经带及前阴疾患外，其余均与男子相同，故辨治也适用于男子。本篇方剂剂型较为丰富，有汤剂、丸剂、散剂、酒剂、坐药和洗剂等。

一、妇人杂病总纲

【原文】

婦人之病，因虛、積冷、結氣，為諸經水斷絕，至有歷年，血寒積結，胞門[1]寒傷，經絡凝堅。

在上嘔吐涎唾，久成肺癰，形體損分[2]。在中盤結，繞臍寒疝；或兩脅疼痛，與藏相連；或結熱中，痛在關元，脈數無瘡，肌若魚鱗，時著男子，非止女身。在下未多，經候不勻，令陰掣痛，少腹惡寒；或引腰脊，下根氣街，氣衝急痛，膝脛疼煩。奄忽眩冒[3]，狀如厥癲[4]；或有憂慘，悲傷多嗔[5]，此皆帶下[6]，非有鬼神。

久則羸瘦，脈虛多寒；三十六病，千變萬端；審脈陰陽，虛實緊弦；行其針藥，治危得安；其雖同病，脈各異源；子當辨記，勿謂不然。（8）

【校注】

[1] 胞门：即子宫。

[2] 损分：指患病时形体消瘦，与未病前判若两人。

[3] 奄忽眩冒：奄忽，忽然之意。奄忽眩冒，即指忽然发生晕厥。

[4] 厥癫：指昏厥、癫狂一类疾病。

[5] 多嗔：时常发怒。

[6] 带下：这里泛指妇人经带诸病。

【提要】

本条总论妇人杂病的病因、证候与治则。

【析义】

第一段论妇人杂病的原因不外乎虚、积冷、结气三个方面。"虚"，是虚损。因女子以血为用，而经、带、胎、产皆耗气血，故虚。"积冷"，即寒冷久积。妇女素体阴盛，邪易从寒化，着于血分。"结气"，指妇女多因情志病因而气机郁结。正常生理条件下，月经的来潮及维持，有待肾气充足，脾气健运，肝血充盈，冲任脉盛。以上种种病因日久，使血寒、血凝、血结，而致月经不利，甚至闭经。

第二段进一步论述女子月经失调易致诸病丛生。在上焦，可为咳嗽上气、肺痈等疾，甚而成肺痿而吐涎沫、形体消瘦；若在中焦，以脾胃肝胆主之，若寒则脾胃阳虚感寒而绕脐寒疝；热则肝郁化热两胁拘急疼痛；热灼血干，则肌肤甲错。此病与疮痈都有脉数，应予鉴别。以上中焦之病男女皆有。若在下焦，则易生经带胎产诸病。"经候不匀，令阴掣痛，少腹恶寒"之症即月经病；"或引腰脊，下根气街，气冲急痛，膝胫疼烦"，乃肝肾虚寒，冲脉上逆而生奔豚、寒疝、冲疝之病。这是因为在经脉络属上冲脉之一支沿腹腔后壁上行于脊柱内，夹脐上行布散于胸中，故有腹痛引腰脊、气冲急痛；冲脉分支沿股内侧下行，故膝胫疼烦。"奄忽眩冒，状如厥癫"乃晕厥、癫狂一类疾病，这是情志失调而结气致气逆，或肝肾阴虚而厥阳独行所致；"或有忧惨，悲伤多嗔"，乃百合、脏躁、梅核气一类情志致病因素所致五脏失调的神志疾病，非为鬼神作祟。

最后一段论妇人杂病的治疗原则和方法。上述诸病失治迁延，久可成虚劳之病，其共同病机多见虚、寒。由于妇女疾病种类多而病机复杂，故医者当审脉辨证，审证求因，辨证论治。

【研讨】

妇人三十六病，古人有十二症、九痛、七害、五伤、三痼为三十六病之说；另有人认为妇人三十六病，即在金匮妇人病三篇之中，即妊娠病十病、产后九病、杂病十七。在此泛指各种妇人病变。

二、杂病证治

（一）情志病

1. 梅核气

【原文】

婦人咽中如有炙臠[1]，半夏厚樸湯主之。（5）

半夏厚樸湯方（《千金》作胸滿，心下堅，咽中帖帖，如有炙肉，吐之不出，吞之不下）

半夏一升，厚樸三兩，茯苓四兩，生薑五兩，乾蘇葉二兩。

上五味，以水七升，煮取四升，分溫四服，日三夜一服。

【校注】

[1] 炙臠（luán 脔）：肉切成块名脔，炙脔即烤肉块。

【提要】

本条论述咽中痰凝气滞的症治。

【析义】

本病多由七情郁结，气滞痰凝，上逆于咽喉所致。临床表现为病人自觉咽中如有异物梗阻，咯之不出，咽之不下，但无碍饮食，后世俗称"梅核气"。治用半夏厚朴汤开结化痰、顺气降逆。方中半夏、厚朴、生姜辛以散结，苦以降逆；佐以茯苓利饮化痰；苏叶芳香宣气解郁。使气顺痰消，则咽中自爽。

【研讨】

半夏厚朴汤是行气解郁的代表方剂，《三因方》中称之为"大七气汤"，《和剂局方》中加大枣称之为"四七汤"，主治与《金匮》相同。

因本病多由气滞所致，妇女得此病者多，故本篇名"妇人"，但临床不限于妇女，男子也用。一般在此方基础上加陈皮、青皮、香附、郁金疏肝理气，加瓜蒌、杏仁、桔梗、牛子咸寒化痰，则效果更好。

2. 脏躁

【原文】

　婦人藏躁，喜悲傷欲哭，象如神靈所作，數欠伸，甘麥大棗湯主之。（6）

甘麥大棗湯方

甘草三兩，小麥一升，大棗十枚。

上三味，以水六升，煮取三升，溫分三服。亦補脾氣。

【提要】

本条论述脏躁的症治。

【析义】

本病多因情志不遂或思虑过多，肝郁化火，伤阴耗液，心脾两虚，神明失用，发为脏躁，故临床常以精神恍惚不定、无故悲伤欲哭，甚至精神失常为主症，还常伴有神疲乏力、心烦易怒、失眠、便秘等郁火内扰，耗气阴伤的表现。情志失调，气机郁滞，欲伸而不能，故数欠伸借以舒展气机。

本病病机为心脾两伤，神明失用。治用甘麦大枣汤补益心脾，安神宁心。《内经》云："心病者宜食麦。"故方中小麦入心经，养心气、安心神为主药。甘草、大枣益脾，又《内经》言："肝苦急，急食甘以缓之。"故以之润燥缓急。原文言"亦补脾气"，可知本方心脾双补，兼缓肝急，标本兼顾，使其燥润、其急缓，则诸症悉愈。

（二）转胞

【原文】

　問曰：婦人病飲食如故，煩熱不得臥，而反倚息者，何也？師曰：此名轉胞[1]，不得溺也。以胞系了戾[2]，故致此病。但利小便則愈，宜腎氣丸主之。方見虛勞中。（19）

【校注】

[1]胞：同脬（pāo 抛），即膀胱。

[2]胞系了戾（lì 利）：了，通"缭"，缭绕之意；戾，逆也。胞系了戾，指膀胱之系缭绕不顺。

【提要】

本条论述妇人转胞的症治。

【析义】

转胞之病，以脐下急痛、小便不通、有似膀胱倒转故名。饮食如故，说明病不在胃；病在下焦，气化不行，故小便不通；浊邪上逆，故倚息不得卧；水气不化，阳浮于上，故烦热。转胞病因病机复杂，总由"胞系了戾"所致。本条为肾气虚弱，膀胱气化不行。故治以振奋肾气，肾气充则气化行，小便通利，则转胞自愈，故原文说"小便利则愈"。

【研讨】

转胞的病因病机比较复杂，主要有中气下陷（中焦脾虚）；上焦肺虚，通调失职；妊娠胎气压迫；忍尿入房；以及本条的肾气虚弱，膀胱气化不行，都能导致胞系了戾而小便不利，故应分证论治，不能一概而论。

（三）月经病

1. 下血

【原文】

問曰：婦人年五十所，病下利數十日不止，暮即發熱，少腹裏急，腹滿，手掌煩熱，唇口乾燥，何也？師曰：此病屬帶下。何以故？曾經半產，瘀血在少腹不去。何以知之？其證唇口乾燥，故知之。當以溫經湯主之。(9)

溫經湯方

吳茱萸三兩，當歸二兩，芎藭二兩，芍藥二兩，人參二兩，桂枝二兩，阿膠二兩，生薑二兩，牡丹皮（去心）二兩，甘草二兩，半夏半升，麥門冬一升（去心）。

上十二味，以水一斗，煮取三升，分溫三服。亦主婦人少腹寒，久不受胎；兼取崩中去血，或月水來過多，及至期不來。

【提要】

本条论述冲任虚寒兼有瘀血所致崩漏的症治。

【析义】

下利，多数注家认为当是"下血"。妇人年已五十许，冲任皆虚，月经应该停止，今反阴道下血几十天不止，此属妇科经带方面的疾病。下血不止是本条主症，其病因病机是曾经小产而素有瘀血内停少腹，又冲任虚寒，失于固摄所致；腹满里急，乃冲任虚寒失温、血结胞宫气机郁滞兼而有之；傍晚发热、手掌烦热，为冲任脉虚，加之崩漏失血过多，阴血虚生内热所致；唇口干燥，乃由"瘀血在少腹不去"，气机被阻，津不上承。本病病机为冲任虚寒，兼有瘀血、虚热。故治当温补冲任、养血行瘀，佐以滋阴清热。

温经汤用吴茱萸、生姜、桂枝温经散寒暖血，阿胶、当归、川芎、芍药、丹皮养血和营行瘀，麦冬滋阴而清虚热，人参、甘草补益气血生化之源，半夏散痰湿瘀血，有"血不利为水"之治。诸药合用，具有温补冲任、养血行瘀、扶正祛邪之用。

本方除治崩漏外，据方后注补充又治不孕、月经过多、月经延期不来等病机属冲任虚寒而兼有瘀血者。

【研讨】

本方是妇科调经之祖方，经少能通，经多能止，子宫虚寒者能受孕，故临床善治各种妇科经带胎产病证。除此之外，本方还用于男子精室虚寒之精少不育以及睾丸冷痛、疝气等，颇有效验。

【原文】

婦人陷經[1]，漏下黑不解，膠薑湯主之（臣億等校諸本無膠薑湯方，想是前妊娠中膠艾湯）。（12）

【校注】

[1] 陷经：即由经气下陷而致下血不止。

【提要】

本条论述冲任虚寒下血的症治。

【析义】

妇人陷经，漏下不止，其色黑者，乃因冲任虚寒，不能温血、摄血所致。治以温补冲任，养血止血，方用胶姜汤。

【研讨】

胶姜汤方药组成未见，对此后世医家有不同见解，如林亿认为即胶艾汤；《千金要方》、《金匮要略心典》、《金匮今释》认为当胶艾汤加干姜。可供参考。

2. 经水不利

【原文】

帶下經水不利，少腹滿痛，經一月再見者，土瓜根散主之。（10）

土瓜根散方（陰癲腫亦主之。）

土瓜根、芍藥、桂枝、䗪蟲各三兩。

上四味，杵為散，酒服方寸匕，日三服。

婦人經水不利下，抵當湯主之（亦治男子膀胱滿急有瘀血者）。（14）

抵當湯方

水蛭二十個（熬），虻蟲三十枚（熬，去翅足），桃仁二十個（去皮尖），大黃三兩（酒浸）。

上四味，為末，以水五升，煮取三升，去滓，溫服一升。

【提要】

论述瘀血所致经水不利两种情况的症治。

【析义】

条文（10），由于瘀血内阻，气机不畅，故经水行而不畅而月经量少、色紫有块、少腹满痛，甚至疼痛拒按，当见舌紫黯、脉涩，或经期紊乱、一月两潮。治当和血逐瘀，瘀祛则气行，方用土瓜根散。方中桂枝、芍药温血脉调营卫；土瓜根，即王瓜根，与䗪虫配伍祛瘀破血；加酒活血兼行药势。诸药合用，血和瘀去则经水自调。

条文（14）瘀血之症较上条为重，以致经闭不行，当伴有少腹硬满结痛、脉象沉涩等。故非峻逐瘀血不能使经水畅行，方用抵当汤。方中以大黄行将军之用领诸药下瘀血，水蛭、虻虫峻攻其瘀，桃仁去瘀血生新血。诸药共用，使瘀祛而经自行。本方不仅治妇人病，还治男子膀胱满急有瘀血者。

【原文】

　婦人少腹滿如敦[1]狀，小便微難而不渴，生後[2]者，此為水與血俱結在血室也，大黃甘遂湯主之。（13）

　　大黃甘遂湯方

　　大黃四兩，甘遂二兩，阿膠二兩。

　　上三味，以水三升，煮取一升，頓服之，其血當下。

【校注】

［1］敦（duì 对）：古代盛食物的器具，上下稍锐，中部肥大，下有三足。

［2］生后：即产后。

【提要】

本条论述妇人水血俱结血室的症治。

【析义】

妇人少腹满，有蓄水与蓄血之不同。若满而小便自利，为血室蓄血；满而小便不利，口渴，则为膀胱蓄水。今少腹胀满，其形高起如敦状，小便微难而不渴，而且发生在产后，故病不在膀胱而在血室，为水与血俱结在血室。治当水血兼攻，破血逐水，方用大黄甘遂汤。方中大黄攻瘀，甘遂逐水，以攻逐水血之结；因是“生后”所得，故配阿胶养血扶正，使邪去而不伤正。

（四）腹痛

【原文】

　婦人六十二種風，及腹中血氣刺痛，紅藍花酒主之。（16）

　　紅藍花酒方（疑非仲景方）

　　紅藍花一兩。

　　上一味，以酒一大升，煎減半，頓服一半，未止再服。

　婦人腹中諸疾痛，當歸芍藥散主之。（17）

　　當歸芍藥散方見前妊娠中。

　婦人腹中痛，小建中湯主之。（18）

　　小建中湯方見前虛勞中。

【提要】

以上三条论述妇人三种腹痛的症治。

【析义】

条文（16）论风血相搏血凝气滞腹痛辨治。妇人六十二种风，是泛指一切风邪病毒为患。妇人经产之后，风邪最易乘虚侵入腹中，与血相搏，以致血滞不行，故腹中刺痛。本条病机属血行不畅。治用红蓝花酒活血行瘀、利气止痛。方中红蓝花，辛温活血止痛，酒亦活血，血行风自灭，故方中未再用祛风药物。

条文（17）为气滞血凝兼有水湿之腹痛。本证除腹痛外，尚有小便不利、腹微胀满、四肢或头面微肿等，治以调肝脾，理气血，利水湿，方用当归芍药散，使肝脾和、气血调、水湿去，则疼痛可止。临床上治疗各种妇人腹痛，多按此方随症化裁，效果颇佳，可见"诸"字用意之深。

条文（18）论中焦脾胃虚寒之腹痛。症见腹痛喜按、心悸虚烦、面色无华、神疲纳少、大便溏薄、舌质淡红、脉细涩等，治以小建中汤，意在建中培土、补气生血，气血通畅，则腹痛自愈。

（五）带下病

【原文】

婦人經水閉不利，藏堅癖不止[1]，中有乾血，下白物[2]，礬石丸主之。（15）

礬石丸方

礬石三分（燒），杏仁一分。

上二味，末之，煉蜜和丸，棗核大，內藏中，劇者再內之。

蛇床子散方，溫陰中坐藥。（20）

蛇床子散方

蛇床子仁。

上一味，末之，以白粉少許，和令相得，如棗大，綿裹內之，自然溫。

【校注】

[1] 脏坚癖不止：指胞宫内有干血坚结不散。

[2] 白物：指白带。

【提要】

本条论述湿热及寒湿两种带下的外治法。

【析义】

条文（15）带下证，乃由经闭或经行不畅，干血内着，郁为湿热，久而腐化所致，故用矾石丸作为坐药，纳入阴中，除热以止白带。

条文（20）治疗由寒湿凝着下焦所致带下。从"温阴中"三字，可知病人自觉阴中寒冷甚至连及后阴、股部。从药测症，除带下外，还应有腰酸重、阴部瘙痒等症。故用蛇床子散作为坐药，直接温其受邪之处，以暖宫除湿、杀虫止痒。

【研讨】

以上两条为白带的外治法，亦为治标之法，一般还须同时内服消瘀通经或温阳散寒之剂，方可治本。

（六）前阴疾病

【原文】

胃氣下泄，陰吹[1]而正暄[2]，此穀氣之實也，膏發煎導之。（22）

膏發煎方

見黃疸中。

【校注】

[1] 阴吹：指前阴出气，有如后阴矢气一样。

[2] 正喧：意谓前阴出气较频繁，甚至声响连续不断。

【提要】

本条论述阴吹的病因症治。

【析义】

本病由于胃肠燥结，气不后行，逼走前阴，而致前阴中出气有声，甚至声连不断。本证还当伴有大便燥结、小便欠利之症，故治用猪膏发煎化瘀润肠通便，使浊气下泄归于肠道，则其病自愈。"导之"一句是指此药既可内服也可外用。

第四部分 温病学原著选读

绪 论

一、温病学形成概况

温病学是研究温病发生、发展规律及其诊断和防治方法的一门学科，因其卫气营血辨证和三焦辨证体系也是中医临床各科的基础之一，故又具有中医基础学科的性质。其原著《温热论》、《温病条辨》等被称为中医经典著作之一，新中国建立以来一直都将温病学作为高等中医药教育的必修课程，所以，温病学在中医学中占有重要的地位。

温病学的研究对象是外感疾病中具有温热性质的一类疾病，一般称为温病或温热病。又因其发病与春、夏、秋、冬四季的气候变化密切相关，故又称为四时温病。温病的发生和流行，直接威胁着人们的健康，已经成为当今临床医学一大棘手难题。温病学内蕴含着历代医家防治温病的丰富的学术理论和临床经验。实践证明，这些理论和经验对于防治包括多种传染病在内的急性感染性疾病有着重要的指导意义。

温病学是众多医家在防治温病方面的理论和经验的结晶，由大量的温病学专著汇集而成。因此，在学习和研究方法上，应当注意取各家之长，扬长避短，才能较全面和正确地掌握温病学。据此特点，本教材选取温病学专著中的经典之作进行阐释，以期把握主体，兼收并蓄，系统继承，在此基础上结合临床实践，学以致用。

温病学成为一门独立学科，经历了一个漫长的历史过程。任何一个事物的确立，都必须揭示其区别于其他事物的本质属性和特点。作为温病学来说，就必须阐明温病的本质属性及其病因、病机、临床表现、诊治方法等方面的特点，以区别于其他疾病，在此基础上总结出一套完整的理论体系和诊治方法，从而形成温病学。

温病学理论是在伤寒理论基础上发展起来的，从某种意义上说，一部温病学发展史，就是其在伤寒体系中孕育、发展变革以致分化区别，从而自成体系的历史。其发展过程，经历了以下几个阶段：

（一）晋唐及以前时期为温病学萌芽阶段

这一时期，《内经》、《难经》、《伤寒杂病论》等先后问世，中医学形成了初步的理论体系。《内经》在多篇论述温病相关的问题，如《素问》中的《热论》、《刺热篇》、《评热病论》，《灵枢》中的《热病篇》，这些都是历代研究温病的经典文献，为后世著名温病学家广为引用。《素问·六元正纪大论》首次提到了温病的病名，但在概念上归属于伤寒，将伤寒作为外感热病的统称，如《素问·热论》曰："今夫热病者，皆伤寒之类也。"《难经·五十八难》进一步明确"广义伤寒"和"狭义伤寒",将温病隶属于广义伤寒之中,"伤寒有五:有中风,有伤寒,有湿温,有热病,有温病"。后来的《伤寒论》在广义伤寒的范畴内对温病的特点进行了简明的描述,"太阳病,发热而渴,不恶寒者为温病"。

除提出温病的名称外,这一时期对温病的因、证、脉、治、防等方面也有记载和论述。病因方面,在《内经》、《肘后备急方》、《外台秘要》等著作中提出了寒邪、毒邪、疠气、时行之气等致病的学说。如,晋代王叔和引申《内经》伏寒化温之说,提出寒邪"中而即病为伤寒,不即病者,寒毒藏于肌肤,至春变为温病,至夏变为暑病"。《肘后备急方》说:"岁中有疠气,兼夹鬼毒相注,名曰温病。"《诸病源候论》说:"人感乖戾之气而生病。"在证候上,《内经》《伤寒论》等皆有描述,突出温热性质。在治疗方面,《素问·至真要大论》提出了"热者寒之"等热证的治疗纲领,《灵枢·热病》提出了被后世吴鞠通称为"实治温热之吃紧大纲"的"泻其热而出其汗,实其阴以补其不足"的治疗原则。尤其是《伤寒论》,奠定了外感热病治疗的基石。六经辨证纲领对后来温病卫气营血、三焦辨证纲领的创立具有重要的启迪作用,有些治疗方法,如清热、攻下、养阴等治法及其相应方药,对治疗温病十分有用,为温病治疗学的形成奠定了基础。在预防方面,重视正气抗御邪气的作用,如《素问遗篇·刺法论》说:"正气存内,邪不可干"。同时强调还应"避其毒气"。晋唐时期的一些医学著作,如《肘后备急方》《千金要方》《外台秘要》等记载了许多防治温病的方剂和方法,如黑膏方治疗温毒发斑,葳蕤汤治疗风温,犀角地黄汤治疗温病内有瘀血之吐血证,屠苏酒预防温病交相染易,用太乙流金散烧烟熏之以辟温气等。

归纳起来,晋唐以前对温病的认识尚处于初级阶段,在概念上将温病混于伤寒范畴,虽有论治温病的一般原则,但方法尚不具体、全面。因此,这一阶段可以说是温病学的萌芽阶段,也可称为隶属伤寒期。

(二)宋至金元时期为温病学成长阶段

这一时期的主要特点可归结为对温病的认识逐渐深化,逐渐脱离伤寒对温病的束缚,认识到用伤寒的治法方药治疗温病的一些弊端,在理、法、方、药等方面进行变革,提出了一些新的见解,促使温病逐渐从伤寒体系中分化出来。

在《伤寒论》"特重于世"的宋代,多用《伤寒论》的理论方药通治温病。宋代一些研究《伤寒论》的医家,如韩祗和、庞安时、朱肱、郭雍等人,在深入研究《伤寒论》和临床实践中,深刻体会到温病与伤寒的区别,提出应当变通《伤寒论》治法,反对墨守经方不变。

在此基础上,随着金元时期医学领域"百家争鸣"局面的出现,一些医家提出了变革外感热病的理论与治疗的主张,极大地促进了温病学理论的变革,其中重要的代表人物,便是金元四大家之一的刘河间。他在理论上根据《素问·热论》等精神,结合临床,提出伤寒六经传变俱是热证、非有阴寒之证,"六气皆从火化"等著名观点,从火热立论认识热病,主张寒凉清热,为温病治疗学的形成奠定了理论基础,开了先河。其将辛散解表、寒凉清里并用,创制了双解散、防风通圣散等表里双解的方剂。刘氏创新论、立新法、制新方,使温病在摆脱伤寒体系束缚的道路上向前推进了一大步。所以,后世有"伤寒宗仲景,热病崇河间"之说。

　　而后，元代末年的王安道在其《医经溯洄集》中，从概念、发病机理、治疗原则上将温病与伤寒进行明确区分，强调"温病不得混称伤寒"。并提出温病的发病机理是里热外达，因而主张温病的治疗应以清里热为主。至此，对温病的认识开始从伤寒体系中分化出来，故清代温病学家吴鞠通评价王安道"始能脱却伤寒，辨证温病"。

　　因此，宋至金元时期，温病学在理法方药诸方面都有重大的发展，并取得了重要突破，使温病逐渐从《伤寒论》体系中分化出来。因此，这一时期也是温病学的变革发展时期。

　　（三）明清时期为温病学形成阶段

　　明清医家在继承、总结前人理论和经验的基础上，结合自身的临床实践，对温病学理论加以发扬，认识更加深入，并在多个领域进行开拓性的研究，使温病学理论体系在病因、病机、诊断、辨证、治疗等方面趋于完善，形成了卫气营血和三焦两大辨证论治体系，从而使温病学形成一门独立的学科。此期也是温病学自成体系时期。

　　明代医家吴又可编著了我国第一部温病学专著《温疫论》，塑造了温病学理论的雏形。其明确提出温疫与伤寒有"霄壤之隔"，性质完全不同；并在温疫的病因、病机、治疗等方面提出了许多独到的见解，对推动温疫研究具有奠基作用。如，其突破六淫致病的认识，提出温疫是感受杂气所致，其中致病暴戾的称为疠气；杂气致病有种属的选择性，不同杂气可引起不同的疫病，杂气致病有病位的选择性等。在病机上，其提出杂气从口鼻而入，始客于膜原，邪溃则有九种传变，大凡不出表里之间。治疗上强调祛邪，创立疏利透达之法，致力于寻找针对温疫的特效治疗药物，等等。

　　在清代众多医家中，首推"温热大师"叶天士。其对温病学发展作出了重要贡献。由叶氏口授，其门人笔录整理而成的《温热论》为温病学理论的奠基之作。该篇系统阐述了温病的病因、病机、感邪途径、邪犯部位、传变规律和治疗大法等，创立了卫气营血学说，并确立了各阶段的治疗大法，丰富和发展了有关温病的诊断方法，如辨舌、验齿、辨斑疹、白㾦等。此外，由其门人所辑的《临证指南医案》保留了许多叶氏治疗温病的验案，其有关论述及其辨证、立法、处方，为后世论治温病提供了范例。

　　与叶天士同时代的医家薛生白，从湿热病立论研究温病，所著《湿热病篇》对湿热病的病因、病机、辨证、治疗作了较为全面、系统的阐发，对丰富温病湿热学说内容发挥了重要作用。此后，温病学家吴鞠通以《临证指南医案》有关验案为依据，历取诸贤精妙，考之《内经》，参以心得，著成《温病条辨》，倡导三焦辨证，使温病学形成了以卫气营血、三焦为核心的辨证论治体系。吴氏总结出的一整套温病治疗大法和有效方剂，使温病的辨证与治疗臻于规范、完善。

　　著名医家王孟英"以轩岐仲景之文为经，叶薛诸家之辨为纬"，旁考他书，参以经验，经纬交错，著成《温热经纬》，系统地构织出温病学体系，对19世纪60年代以前的温病学理论和证治作了较全面的整理，促进了温病学的进一步成熟和发展。至此，温病学成为一门独立学科而风行于大江南北。

　　在这一时期，一些医家受吴又可温疫学说影响，在《温疫论》基础上，发扬吴氏理论，形成温病学中重要的温疫学派，对温疫的病因、病机、诊法和辨证论治进行论述，并创制了许多行之有效的方剂，代表的有清代戴天章《广温疫论》、杨栗山《伤寒温疫条辨》、余师愚《疫疹一得》、刘松峰《松峰说疫》等。

（四）近现代研究与发展

从鸦片战争至现代，温病学不断得到发展。晚清民国时期，如绍兴名医何廉臣编著《重订广温热论》，将温疫学说与叶天士为代表的温热学说有关的内容相融合，推广用于一切温病，该书理论深透详明，各家精论兼备，古今验方案评述精当，影响甚大；何氏又征集当时全国各地名医四时六淫病案，以及温疫、喉痧、白喉、霍乱、疫痢等传染病医案，严加选择，精当评述，编著《全国名医验案类编》，该医案涵盖了温病的主要内容，至今仍有重要参考价值。河北盐山张锡纯编著《医学衷中参西录》，载有许多自拟的治温病的方剂及其医案，尤其对白虎汤和生石膏在温病中的运用，经验丰富，匠心独运。福建吴锡璜撰《中西温热串解》，力图以西医理论阐明中医温病有关病机和证治，书中《叶香岩温热论注解》一章有一定新意。江苏孟河丁甘仁著《喉痧证治概要》，对烂喉痧的治疗独具心得。

民国时期，随着中医私人办学的出现，例如江苏、浙江、上海、广东、湖南、四川、湖北、江西、山西等省市兴起了创办中医学校、国医学院，编写了温病学教材，如时逸人编著《温病全书》。

从温病学的发展历程和近年来大量的临床实践证明，温病学的理论和经验，对于防治包括多种传染病在内的急性感染性疾病有其独特的功效，发挥着重要作用。如20世纪50年代，我国石家庄、北京、广州等部分地区发生乙型脑炎流行，用温病的方法治疗，取得了满意疗效；近年来，一些新旧传染病的暴发和流行，温病学理论在防治这些急性感染性疾病方面发挥了积极作用，如SARS的中西结合治疗，得到了世界卫生组织的肯定，产生了广泛的社会影响。临床实践的进步，结合数十年来对传统文献的系统整理和现代科学技术的运用，极大地推动了温病学理论的发展，这些成果反映在教材和一些重要专著中，使温病学理论更加系统、规范、科学。目前将温病学理论与现代感染病学、急症医学等接轨，开展深入研究，也是提高温病学学术水平、发展诊治手段的重要途径。

二、温病的概念

（一）温病的涵义

温病是由温邪引起的以发热为主症，多具有热象偏重、易化燥伤阴等特点的一类急性外感热病。现代医学中包括急性传染病在内的急性感染性疾病大多属于温病范畴。历代医家对温病的认识不够规范和统一，此方面的内容大家在有关的原著学习中会有所了解。现代有关温病的概念是在充分分析温病特点的基础上，主要从病因病机、临床表现诸方面予以概括的。虽然各种温病的致病原因各不相同，发生有异，临床表现有别，但它们都具有温病的共同特性，故统称温病。

（二）温病的特点

1. 有特异的致病因素——温邪 温病的致病因素是温邪。"温邪"包括较广，凡是具有"温热"性质的病邪，均属于它的范围。除了四时六淫之邪从热而化的风热、暑热、湿热、燥热病邪外，还包括"疠气"和"温毒"之邪。温邪的特异性质，主要体现在两方面：一是从外感受而不同于内伤杂病的病因，二是性质属热而有别于风寒性质外感病邪。

2. 多具传染性、流行性、季节性、地域性

（1）传染性：现代医学所讲的多种急性传染病均属于温病范围，因此大多数温病具有程度不同的传染性，可以通过多种途径在人群中传播。

（2）流行性：流行是指疾病在人群中连续传播的情况。由于大多数温病具有传染性，所以在一定条件下，可以在人群中连续传播造成同一时期、同一疾病在一定范围内的扩散蔓延，这就是流行。温病之所以发生流行，且流行有大小不同，这主要与不同病种的病邪性质、致病强度以及病邪的传播条件有关。

（3）季节性：温病在特定季节气候条件下发生及流行，称为季节性，大多数温病具有这一特性，因此，又称温病为"四时温病"。一年四季的气候及变化不同，形成的温邪各具特性，如春季气候温暖多风，易形成风热病邪，故多风热为病。另一方面，不同季节不同的气候变化，还可对人体产生影响，造成人体对病邪反应性的差异。由此可见，温病的季节性特点，主要是由于季节气候变化对病邪产生、传播和人体功能影响的结果。

（4）地域性：温病的发生和流行还表现出地域性特点。即某种温病在某一地域较为多见，而在其他地域则少见或不见。不同地域的地理环境不同，气候条件差别很大，从而影响了温病病邪的产生和传播。如东南沿海夏季炎热潮湿，易形成湿热病邪，所以湿热类温病易于发生。另一方面，不同地域居住的人们在生活习惯、卫生条件等方面存在着差异，也会对温病致病之邪的感受、传播、流行产生影响。

3. 病程发展及病理演变有一定的规律性 温病大多发病较急，发展较快，病程一般不长。这是病程区别于内科杂病的一个重要方面。温病发展过程的规律性主要表现在两个方面：一是温病的发生发展，总的趋势是由表入里，由浅入深，由实致虚。二是温病发展过程的病理变化主要表现为人体卫气营血与三焦所属脏腑的功能失调和实质损害。一般来说，温病初起，大多邪在卫分，病变以上焦肺经为主；温邪由表入里，由卫分传入气分，病变则大多以中焦阳明胃（脾）肠为主；中焦阳明气分亢炽之邪如未形成腑实，则无形之热可内传入营，进而深入血分，引起广泛出血，病变常涉及全身多个脏器。若温邪久留不解，无论是气分之热还是营血之热，都可损伤肾阴，导致阴精耗竭，或引起肝风内动，其病变就为邪传下焦，多在温病后期阶段。一般来说，温病前期阶段邪在卫分、气分，病变部位在肺、胃（脾）肠，多以机体的功能失常为主；中后期阶段，病邪入营动血，深入下焦，耗损肝肾阴精，则病变多以脏腑、气血的实质损害为主。但温病病变过程中，功能失常与实质损害常同时存在，只是有时病变的侧重点有所不同。

4. 临床表现具有特殊性 温病之所以不同于其他疾病，就是因为它有特异的致病因素，反映在临床上，也就相应的具有独特的临床表现。这些表现既是区别于其他疾病的客观依据，也是各种温病的共同特征。概括起来主要有如下几方面：

（1）起病急骤，传变较快：所谓起病急骤，是指患者有较确切的近期发病时日。温病起病急骤是区别于内科杂病中的许多慢性疾病的主要依据之一。

（2）发热为主症：发热是温病必见之症，是温病最基本最主要的临床表现。但不同的温病在不同的病程阶段有其特殊的发热类型，辨别这些热型，对于疾病的诊断、证候的辨别都是十分重要的。温病患者除具有发热之外，还有热象偏重的症状伴随，如口渴、心烦、溲赤、舌红、脉数等。

（3）易出现险恶证候：由于温病传变迅速，所以病程中常因邪热炽盛，正不敌邪，致使邪热深陷于里，产生严重病变而出现一系列重险证候。如皮肤斑疹密布、腔道出血、神志昏迷、手足抽搐等。以上见症均是温病严重而危急的证候，如不及时有效地进行治疗，可进一步产生邪热内陷，正气溃败，"内陷外脱"的严重后果而危及生命。温病过程中这种急速产生的重险变化亦是区别于一般内科杂病的重要特点之一。

（4）易出现化燥伤阴征象：温邪为阳热之邪，易于灼伤阴液，尤其是热邪炽盛高热不退时，阴液损伤更为显著。一般来说，邪在上焦与中焦卫、气分阶段，伤阴以肺胃之阴为主，程度尚轻，表现为口鼻唇咽的干燥征象；邪入营血或深入下焦，则阴伤程度大多深重，常表现为全身性的津枯液涸，阴精耗竭。但须指出，温病中湿热病邪引起的病种，如湿温病，其初起阶段化燥伤阴变化并不明显。这是因为湿为阴邪，其性黏腻，致病虽与热相合，但发病初起多湿邪偏重，故较少出现阴液耗伤的干燥征象。不过，一旦湿热化燥化火，其病机变化和一般温病相同。

（三）温病的范围及分类

1. 温病的范围　温病是外感热病中性质属热的一大类型，它包括的范围非常广，外感热病中除了风寒性质以外的都属于它的范围，包括的病种主要有风温、春温、暑温、湿温、秋燥、伏暑、大头瘟、烂喉痧、疫疹、疟疾、霍乱等。温病范围可包括现代医学范围的多种急性传染病、具有温病特点的某些感染性疾病、少数非感染性的急性发热性疾病等。

2. 温病的分类　温病的分类是以不同温病所具有的某些共同点为依据的。常用分类方法包括：

（1）根据病因性质分类：各种温病致病原因和初起虽不相同，但通过"审证求因"分析，它们临床证候反映出的病因性质，不外温热（纯热无湿）和湿热（有热有湿）两类。

（2）根据发病初起的特点分类：根据温病发病初起的证候特点，将温病分为新感温病和伏邪温病两类。新感温病是感邪即时而发，发病初期以表热证为主的温病；伏邪温病是感邪后邪气伏藏，过时而发，发病初期以里热证为主的温病。区分温病的新感和伏邪，其意义主要在于识别温病的发病类型，提示病位的浅深和病情的轻重，掌握传变趋向，从而有助于临床辨证论治及判断预后和转归。

三、温病的病因与发病

温病的病因是温邪，而人体感受温邪后是否发病及流行，还取决于正气与邪气双方力量的对比，并与自然、社会等因素以及感邪途径密切相关。温病的致病因素与发病条件是发生温病的基本因素，二者缺一不可。掌握温病致病因素的致病特点，了解温病的发病条件和规律，对于指导温病的预防和进行临床辨证论治具有重要的意义。

（一）温病的病因

温病的致病因素是具有温热性质的外感的温邪。温邪是各种温病病因的总称，其中包括以六淫命名的风热病邪、暑热病邪、暑湿病邪、湿热病邪、燥热病邪以及传统称为"伏寒化温"的温热病邪等，此外，还包括了疫疠病邪、温毒病邪等。各种温病病因导致的温病病种也不同。

中医病因学说是建立在"审证求因"基础上的，对外感病病因的分析，还应结合疾病发生季节的气候特点。因此，对于各种温病病因的判断，一方面是基于对病邪侵犯人体后所出现的临床证候的分析；另一方面，由于温病的发生与四时气候变化有密切关系，所以在分析温病病因时也要联系发病时的季节气候特点。温病的病因主要就是根据四时不同的气候变化，联系每种温病的发病和临床特点，以六淫的性质来归纳其病因种类。此外，疫疠病邪和温毒病邪也具有外感及温热性质特点，所以也属温邪范围。

1. 温邪致病的共性　温邪致病具有共同的特性，主要表现在以下几个方面：①从外感受。温邪通过口鼻或皮毛从外而侵袭人体，引起发病。②性属温热。温邪致病后，会出现发热及相关的热象。③致病迅速。温病发病较急，在病变过程中发展较快，变化较多，一般来说，病程较短。④季节相关。各种温邪的发生及致病多与一定的季节有关，因此温病的发生多呈季节性特征，故温病又称四时温病。⑤病位有别。不同的温邪致病的主要病变部位各有不同，如风热病邪和燥热病邪侵犯的部位主要在手太阴肺，暑热病邪侵犯的主要病位在足阳明胃，湿热病邪则多犯足太阴脾等。

2. 各种温邪的致病特点　温邪中包括各种温病的不同致病因素，而了解这些病因的产生和致病特点对于掌握相应温病的发生发展规律并进行诊治具有重要意义。常见温邪的性质及其致病特点有：

（1）风热病邪：风热病邪是多发生于冬、春季节，具有风热性质的一种外感病邪。

1）形成条件：风热病邪多形成于冬春季节。春季阳气升发，气候温暖多风，易产生风热病邪，正如吴鞠通所说："风温者，初春阳气始开，厥阴行令，风夹温也。"而且在这种气候条件下，风热病邪也易侵袭人体为患，由风热病邪引起的温病称为风温。冬令气候异常，应寒而反暖，亦有风热病邪产生，人体也易感受其邪而发病。由冬季风热病邪导致的温病又称为冬温，也可以看做是冬季风温的别称，故王孟英说："冬月天暖，所感亦是风温。"

2）致病特点：风热病邪兼具风邪和热邪的特性，其致病特点主要有以下几方面：

①多先犯肺卫。风热病邪在侵袭人体时，多先犯上焦肺卫。因风为阳邪，性升散、疏泄，而人身肺位最高，通过呼吸与天气相通，故风热病邪可通过口鼻呼吸入侵，手太阴肺首当其冲，正如叶天士《三时伏气外感篇》说："肺位最高，邪必先伤。"所以在风温初起时，邪袭上焦肺卫，引起肺卫失宣，出现发热、微恶风寒、头痛、少汗、咳嗽、口微渴、苔薄白、舌边尖红、脉浮数等肺卫表证。如病情进一步发展，多表现为邪热壅肺，或痰热阻肺，临床可见咳喘、痰鸣、气急等症。

②易伤肺胃阴津。风与热都属阳邪，风热相搏，最易耗损阴津，即叶天士所说的"两阳相劫"。在风温病变过程中，由于其病变重心在肺，因此，风热致病初期即有肺津受伤，而见鼻咽干燥、口渴等症；若邪传于胃，则多见肺胃阴液受损，而见干咳、口渴、舌燥、便秘等症；后期则以肺胃阴伤为主要表现。

③病情变化迅速。因风邪具有"善行数变"的特点，温邪又具有"热变最速"的特性，

故风热病邪入侵人体，变化较快。如在初起时病邪侵袭肺卫，来势较急，传变较快，若正气未至大虚，抗邪有力，并处治得当，病邪未进一步传变内陷，则消退也较快，一般病程不长。但由于风热病邪具有上述特点，所以有部分患者当邪犯肺卫后，病邪未传阳明而直接传入心包，即"逆传心包"，出现神昏谵语、舌蹇肢厥等危重证候，正如叶天士《温热论》所说："温邪上受，首先犯肺，逆传心包。"

（2）暑热病邪：暑热病邪是在炎夏盛暑时形成的具有强烈火热性质的一种外感病邪。《说文》说："暑，热也，"所以暑热病邪的火热之性较为突出。

1）形成条件：暑热病邪的形成多在夏季，其形成与夏季气候酷热密切相关。暑为火之气，暑季人体毛窍开泄，亦是导致暑热病邪入侵的重要原因。《素问·热论》说："先夏至日者为病温，后夏至日者为病暑。"说明暑病有较明显的季节性。因夏暑之时天暑下迫，地湿上腾，暑热既盛，雨湿亦重，所以暑热易兼夹湿邪，故又称为暑湿病邪。感受暑热病邪或暑热夹湿之病邪即时而发的温病称暑温，伏而至秋冬才发者称伏暑，吴鞠通说："长夏受暑，过夏而发者，名曰伏暑。"对暑邪的认识，历代都强调其属火热之邪，暑邪又称"暍"，可知暑、热、暍三者的含义有相通之处。

2）致病特点：暑热病邪的致病特点主要有以下几方面：

①可径犯阳明。暑为火热之气，火性急迫，暑热病邪侵犯人体往往可以直犯阳明气分，甚至不分表里渐次。在暑温病之初起，可不见明显的卫分证，或邪留卫分阶段短暂，很快出现暑热内炽阳明的证候，如壮热、大汗出、面赤、口渴、脉洪大等。叶天士说："夏暑发自阳明。"即指出了暑热病邪的这一致病特点。

②易耗气伤津。暑热病邪属亢盛的火热之气，既易伤津，又易耗气，所以在病程中易见身热、汗出、口渴、齿燥、神倦、脉虚等症状。如津气耗伤过甚，可导致津气两脱，出现汗出不止、气短喘喝、面白肢厥、脉微细欲绝等虚脱症状。《素问·举痛论》说："炅则气泄"，"炅则腠理开，荣卫通，汗大泄，故气泄。"此处所说的"炅"，即热之意。暑性酷烈，能逼津液外泄，具有导致正气随津耗而伤，甚至气随津脱的致病特点。风热病邪虽亦易伤津液，但一般只伤及肺胃之阴。

③易闭窍动风。暑热属火，与心气相通，所以《素问·六节藏象论》说："心者，……通于夏气。"同时，暑邪具有伤人急速的特点，故暑热病邪不仅在病程中易发生邪闭心包或引动肝风而出现神昏、痉厥等症，而且暑邪可直中心包，闭塞机窍，或迅速传入肝经，所以在病变之初就可出现神志昏迷、肢体抽搐等危重病证。

④易兼夹湿邪。由于夏季炎热，湿气亦重，所以暑热病邪易兼夹湿邪，暑湿相搏，土润溽暑，易郁阻气分，又称为暑湿病邪，故叶天士说："长夏湿令，暑必兼湿。暑伤气分，湿亦伤气。"暑湿病邪虽然兼具热和湿双重性质，但仍以暑热性质显著为特点。由暑湿病邪引起的温病有暑湿和伏暑，感而即病的为暑温夹湿，又称暑湿，伏至秋冬发病的名伏暑。暑湿病邪的致病特点与暑热病邪有所不同，主要表现在易郁阻气分，困阻脾胃，甚至弥漫三焦，易影响体内水湿运行，易伤络动血及耗损元气。但当暑湿病邪化燥后，其致病特点与暑热病邪相似。

对于暑邪兼夹湿邪的问题，古代医家有"暑易夹湿"与"暑固有湿"两种不同见解。

前者以王孟英为代表，他认为"暑令湿盛，必多兼感，故曰挟……而治暑者，须知其挟湿为多焉。"即认为暑热并非必然要兼湿，提出暑性属热，是火热之气，"纯阳无阴"，"虽易兼感，实非暑中必定有湿也"。后者以吴鞠通为代表，他说："热与湿搏而为暑也。"即认为暑邪就是热与湿相合而成的。实际上，从临床上看，暑邪致病可以兼夹湿邪，也可以不兼夹湿邪，前者引起的温病有暑湿及伏暑，后者引起的温病主要是暑温。

此外，暑邪亦可兼夹寒湿为患，以暑湿内蕴，寒邪束表为多见。

（3）湿热病邪：湿热病邪是多发生于长夏季节，兼具湿与热两重特性的一种外感病邪。湿热病邪与暑热病邪夹湿者虽都兼具湿与热两重性质，但二者并不相同。前者致病初起以湿邪表现为主，以后再逐渐化热，而后者初起即有明显的暑热特征。由湿热病邪引起的温病是湿温。

1）形成条件：湿属阴邪，弥漫于天地之间，流布于四时之内，故湿热病邪四时均有，但长夏季节因气候炎热，湿易蒸动，雨水较多，湿气较重，故湿热病邪更易形成，加之此时人体脾胃功能较呆滞，故病邪较易侵犯人体而致病，所以湿热病邪致病以长夏为多见。

2）致病特点：湿热病邪的致病特点主要有以下几方面：

①病位以脾胃为主。湿热病邪从外感受，多直趋中道，易直犯脾胃。脾胃同属中土，湿土之气，同气相求，所以湿热病邪侵入人体后，易损伤脾胃，使脾失升运，胃失和降，出现脘痞、腹胀、呕恶、便溏、苔腻等症状。由于湿性黏滞，化热较慢，传变亦慢，病邪在中焦逗留的时间较长，故其病机重心在中焦脾胃。而平素脾胃功能呆滞，以致内湿盛者，更易感受湿热病邪而发病，这种发病特点，又称为里湿与外湿"内外合邪"。

②起病较缓，传变较慢，病势缠绵。湿热病邪是湿邪和热邪相合的一种外邪，起病既有湿象，又有热象。因湿属阴邪，黏腻淹滞，与阳热之邪相搏，则胶着难解，故汪廷珍称其为"半阴半阳"、"氤氲黏腻"。湿热病邪致病之初起，往往以湿邪特性的表现为主，所以其侵入人体，来势较慢，发病较缓。在发病后，湿热病邪不似寒邪之一汗即解、热邪之一清而愈，而其传变较慢，往往要经过一段时间后，湿邪才能逐渐化热，所以病程较长，缠绵难愈。同时，正由于湿热病邪具有上述特性，所以在瘥后往往还可因余邪滞留不尽而易于复发。

③易困遏清阳，阻滞气机。湿为重浊阴邪，具有困遏清阳、阻滞气机运行之性。当病邪初袭人体时，其邪多郁遏于卫、气分，既有身热不扬、恶寒、头身困重等卫阳受困的表现，又有胸闷、脘痞等湿郁气机的症状。此外，湿热病邪除了可化燥化火、深入营血并进而耗伤阴液外，还可因湿邪久困，损伤阳气，甚至发生湿胜阳微的病理变化，症见畏寒、肢冷、便溏、心悸、面浮、肢肿、小便清长、舌淡、苔白滑等。这与一般温病在后期以阴伤为主的特征有所不同。

（4）燥热病邪：燥热病邪是发生于秋季，既具有干燥之性，又具有温热之性的一种外感病邪。

1）形成条件：燥为秋令主气，每逢初秋季节久晴无雨、气候干燥之时，容易发生燥邪为患。燥邪有寒热两种不同属性，一般晚秋初凉，多为凉燥，其性质近于风寒；早秋季节，如秋阳以曝，则易形成燥热病邪，其性质近于风热。由燥热病邪引起的温病是温燥，也就是本教材所介绍的秋燥。

2）致病特点：燥热病邪的致病特点主要有以下几方面：

①病位以肺为主。燥热病邪亦从口鼻而入，所以先犯于肺。且燥为秋令主气，肺属燥金，同气相从，燥热病邪易先侵犯肺经。初起以肺卫见症为主，症见发热、微恶风寒、口鼻干燥、咳嗽少痰等。继则肺之热势渐盛，导致肺燥阴伤，症见热甚、咳嗽气急、胸满胁痛、咽干口燥等。病之后期则表现为肺胃阴伤之证，出现干咳少痰、口燥、舌光红等。可见其主要病位在肺。燥热病邪的这一致病特点与风热病邪有相似之处，但由于燥热病邪的燥性尤为突出，所以在发病之初即有明显的干燥见症，而在病变过程中的阴液耗伤征象也更为显著。

②易致津液干燥。燥热病邪具干燥之性，加上热盛则伤津，所以燥热病邪易伤人体阴津，由于其病位在肺，所以特别容易耗伤肺胃之阴液，症见口渴、口鼻、唇咽及皮肤干燥、咳嗽无痰或少痰、大便干结、舌苔少津等。少数严重者，亦可损及肝肾之阴，出现真阴耗伤的病理变化。

（5）温热病邪：温热病邪是一种能引起在春季发病，病初即以里热炽盛为主要特点的温病病邪，即传统所说的伏寒化温。

1）形成条件：《素问·生气通天论》说："冬伤于寒，春必病温。"即认为冬季感受寒邪，当时未发病，寒邪内郁日久化热，到春季再自里而外发为温病，称之为伏寒化温。现代有认为这是一种在春季阳热之气上升的气候条件下形成的病邪，其致病可以直接犯于气分甚至营分而引起里热证，称为温热病邪。由温热病邪引起的温病是春温。

2）致病特点：温热病邪的致病特点主要有以下几方面：

①病初即导致里热证。温热病邪不兼具风、暑、湿、燥等病邪特性，而以温热性质为著，其邪从里而发，初起就有明显的里热证，故历来视其为一种伏邪（伏气），其引起的春温就作为伏邪温病。内蕴里热激发，则急起发病，初病即见里热炽盛证候。或见灼热、烦渴、尿赤、舌红苔黄等气分证；或见斑疹、神昏、舌绛等营（血）分证。发病之初，如有新感引发则可兼见表证，呈表里同病；若无外邪引发则无表证。

②里热内迫而易闭窍、动风、动血。由于温热病邪的温热特性突出，里热内迫而易化火、化毒，多见闭窍、动风之变而发生神昏、痉厥。郁热内炽，易内迫血分损伤血络，迫血妄行，出现斑疹或腔道出血等症状。

③易耗伤阴液，后期多肝肾阴伤。由于温热病邪病位深而邪热重，故极易耗伤阴液。初起即可见到烦渴、尿短赤、便秘等症；病程中阴伤见症突出；病程后期，多耗伤肝肾之阴，出现低热、颧赤、口燥咽干、脉虚、神倦、手足蠕动、舌干绛而痿等症状。

（6）疠气：疠气致病是明代医家吴又可根据前人的论述，结合温疫大流行的特点而提出的一种致病学说。

1）疠气的概念：疠气又称戾气，是指致病暴戾，具有强烈传染性的致病因素。《说文》称："疠，恶疾也。"段玉裁注："训疠为疠疫，古多借厉为疠。"故又称疠气为厉气，或疫疠之气，因其致病暴戾，亦称戾气。吴又可认为温疫的发生非风、非寒、非暑、非湿所致，而是自然界别有一类物质感染为患，这类物质就是杂气，而疠气乃杂气之一，为病更严重。

2）疠气的致病特点：一是致病力强，常常无分老幼，众人触之即病；二是具有强烈的传染性，易引起蔓延流行；三是多从口鼻而入侵袭人体，既有"天受"（空气传播），也有"传染"（指接触传染）；四是不同的疠气对脏腑经络有特异的病变定位，即所谓专入某脏腑经络专发为某病；五是疠气致病有种属选择性，即所谓"牛病而羊不病，鸡病而鸭不病，人病而禽兽不病。"

3）对疠气致病学说的评价：一是在病因上突破了"百病皆生于六气"的传统观点，较准确地揭示了急性传染病的发病原因，是温病病因学的一大创见和发展；二是疠气致病学说在"辨证求因，审因论治"方面未形成独立的理论体系而有别于"六淫"的证治，在指导辨证论治上，仍不能脱离"六淫"范围，因此在临床应用上有一定的局限性。疠气致病学说的实际意义仅在于提示温病具有传染和流行特点。

（7）温毒：在古代文献中，关于温毒病因的记载，最早见于《素问遗篇·刺法论》，认为"避其毒气"可令五疫不相染易。清代医家邵步青还著有《温毒病论》一书。

1）温毒的概念：温毒是六淫邪气蕴蓄不解而形成的，属性为温热性质，致病后形成肿毒特征的致病因素。因其致病与时令季节相关，并能引起流行，故又称为温热时毒。温毒病邪包括风热时毒、暑热时毒、湿热时毒、温热时毒等。

2）温毒病邪的致病特点：邪气蕴结壅滞，形成肿毒特征，局部出现红肿疼痛，甚则破溃糜烂，或有皮肤斑疹等。

3）对温毒致病说的评价：一是古代所称温毒仍未脱离六淫范围，究其实质仍属温邪夹毒，而不是有别于温邪的其他致病因素；二是温毒致病的临床意义在于对具有肿毒特征的温病的治疗，除按温病的一般辨证论治外，还须注重清热解毒。

（二）发病

温病发病学的内容包括发病因素、感邪途径及发病类型等。

1. 发病因素 影响温病的发生及流行的因素是多方面的，诸如人体体质、自然因素及社会因素等。

（1）人体体质因素：包括体质类型、正气盛衰以及是否患有其他慢性疾病等。

（2）自然因素：包括环境、地域、气候因素等。

（3）社会因素：包括经济条件、营养调配、体育锻炼、卫生习惯、卫生设施、防疫制度等。

2. 感邪途径

（1）温邪从皮毛而入。

（2）温邪从口鼻而入。

3. 发病类型 根据温病发病后的临床表现，可将温病分为病发于表的新感温病与病发于里的伏邪温病。

（1）新感温病：①涵义。新感温病又简称"新感"，指感邪后立即发病的一类温病。②临床特点。一是初起病多在表，发病以发热、恶寒、无汗或少汗、头痛、咳嗽、苔薄白、脉浮数等卫表证候为主；二是新感温病较伏邪温病病情轻、病程短。③代表性病种。如风温、秋燥。④传变趋向。总的趋向是由表入里、由浅入深。由于体质因素不同，抗病力有差异，以及感邪轻重有区别，故温邪有不传变而自行消退者，有顺沿卫气营血层次呈渐进性深入者，有自肺卫内陷心营者，又各有不同。⑤初起治疗。以解表透邪为基本大法。

（2）伏邪温病：①涵义。伏邪温病又称伏气温病，简称"伏邪"。伏邪温病是指感邪后未即发病，邪气伏藏，逾时而发，病发于里的温病。阴精不足的体质易患伏邪温病，即所谓"藏于精者，春不病温"（《素问·金匮真言论》），故有"冬不藏精，春必病温"之说。②临床特点。一是病发即显现出一派里热证候，若无外感激发，一般无表证。初起以灼热、烦躁、口渴、尿赤、舌红等里热内郁证候为主要表现。伏邪温病亦有初起兼见表证而呈表里同病的，习称"新感引动伏邪"。二是伏邪温病病情较重，病发犹似抽蕉剥茧，层出不穷。③代表性病种。主要病种有春温、伏暑。④初起治疗。以清泄里热为主。

四、温病的辨证理论

温病辨证除了遵循中医学的八纲辨证、脏腑辨证、气血津液辨证等常用辨证理论外，主要还采用两种辨证理论，即卫气营血辨证和三焦辨证，并以此作为温病辨证的核心理论。在对温病诊断治疗过程中，正确运用温病的辨证理论有重要意义。在温邪侵袭人体后，会导致卫气营血及三焦所属脏腑功能失调和实质损伤，从而产生复杂多样的临床症状。以卫气营血辨证和三焦辨证理论为指导，对这些临床表现进行分析，可以了解温病各种症状产生的原因及相互之间的关系，判断出病变深浅部位及性质，归纳证候类型，了解邪正消长，掌握病变的发生、发展、传变等，从而为治疗提供依据。

（一）卫气营血辨证理论

卫气营血辨证理论源于《内经》。叶天士结合自己的医疗实践，集前贤有关卫气营血的论述，创造性地总结出了卫气营血辨证理论，其临床意义主要有如下几个方面：一是确定温邪侵袭层次的浅深；二是确定病变的轻重；三是确定发病类型；四是确定治疗原则。

1. 卫气营血的证候和病理　卫分证是指温邪初袭人体，引起以卫外功能失调为主的一种证候类型，属于外感病表证的范畴，以发热、微恶风寒、口微渴作为辨证要点，其病理为邪郁卫表，邪正相争。

气分证是温邪在里，引起脏腑或组织气机活动失常的一类证候类型，属于外感病里证的范畴，同时也包括了半表半里证在内。气分证的病变较广泛，凡温邪不在卫气，又未传营（血）分，都可属气分证范围，涉及的病变部位主要有肺、胃、脾、肠、胆、膜原、胸膈等。气分证因病变部位及证候类型不同，证候较为复杂多样，以但发热、不恶寒、口渴、苔黄为辨证要点。气分证的病理是邪入气分，热炽津伤。

营分证是温邪犯及营分，引起邪热盛于营分，灼伤营阴为主要病理变化的一种证候类型，也属于外感病里证的范畴。营分证以身热夜甚、心烦谵语、舌质红绛为辨证要点。病理特点表现为营热阴伤，扰神窜络。

血分证是邪热深入到血分，引起以血热亢盛，动血耗血为主要病理变化的一类证候类型，也属于外感病里证范畴。温邪深入血分，病情较为危重。血分证以斑疹密布、出血及舌质深绛为辨证要点。病理特点是动血耗血，瘀热内阻。

2. 卫气营血证候的传变　温病发生后，病情常常处于不断变化的状态，也就是传变。卫气营血理论可以用来分析这一变化的主要规律。温病总的趋势一般不外由表入里、由浅入深，即多数温病由卫分证开始，再气分、营分、血分传变。温病是否发生证候传变以及传变的方式，受多种因素的影响：一是感受病邪的性质不同，传变方式有异；二是感受温邪的强弱不等，对传变也有影响；三是不同类型的体质，亦影响传变；四是治疗对传变的影响。

（二）三焦辨证理论

三焦辨证理论是吴鞠通在《内经》三焦学说的基础上，参考后世运用三焦理论进行热性病辨证的论述，并结合其诊治热性病的经验而总结出来的一种辨证理论，主要用以阐述温病在发展过程中三焦所属脏腑的病变及其传变规律，并在此基础上提示温病不同阶段的治则。三焦辨证的重点在于阐明三焦所属脏腑的病机变化、病变部位、证候类型及性质等，所以实质上也是一种脏腑辨证，但是温病学中的三焦辨证还反映了温病的发生、发展及传变规律，也就是说上焦、中焦、下焦的病变基本分别反映了温病初期、中期、后期的病机特点及温病发展变化过程的一般规律，这与其他学科中所运用的脏腑辨证有所不同。三焦辨证的临床意义在于把辨证与识病相结合起来，确定病变部位，认识病变的性质，从而指导温病的治疗。表现在如下三个方面：一是对温病病位的概括。吴鞠通把五脏六腑都划入上中下三焦的部位，即上焦为心、肺，中焦为脾胃、大肠、胆等，下焦为肝、肾，并进而以此来说明温病过程中的病机演变，既体现了中医的整体观，又能正确地辨别病位；二是揭示了温邪传变的规律。三焦辨证理论具有脏腑辨证理论，还反映了温邪在体内的传变规律，即是吴鞠通所说的"始上焦，终下焦"。这与卫气营血理论所说的首先犯肺，先见卫分证，最后发展到营血分证的发展规律，既有相似之处，也可互为补充；三是指导温病的治疗。吴鞠通根据三焦部位的生理功能与病理特点的不同，制定了相应的治则，即"治上焦如羽，非轻不举；治中焦如衡，非平不安；治下焦如权，非重不沉"。在这一原则指导下，确定具体的治法。

（三）卫气营血辨证与三焦辨证的关系

卫气营血与三焦脏腑的病机变化，既有联系，又有区别，所以卫气营血辨证与三焦辨证虽有不同，但也相互关联。

以具体病变而言，上焦手太阴肺卫之病，相当于邪在卫分，但上焦病变中邪热壅肺而无表证者，则属于气分证范围。邪陷上焦厥阴心包的病变，可属于营分证范围，但其病机变化与营分证不完全相同。气分病变则不仅限于中焦阳明胃肠及足太阴脾，只要温邪不在卫表，又未深入营血，则都属于气分证范围。足少阴肾、足厥阴肝等下焦病变，则与动血耗血、瘀热互结的血分病变有明显的区别，前者为热伤肝肾真阴、精血，其证属虚；后者病变以热盛迫血为主，病变不限于下焦，其证属实，或属虚实相杂之候。

卫气营血辨证与三焦辨证是温病的重要辨证方法，在临床应用时应将两者有机结合起来，灵活运用。温病的病变部位，一般不超越卫气营血辨证所示的病变层次和范围，所以一般先以卫气营血辨证确定病变浅深层次及其发展趋势，再用三焦辨证确定病变的具体脏腑部位。卫气营血辨证和三焦辨证所归纳出的各种病证相互之间既有联系，又有区别，即卫气营血辨证主要反映卫气营血的功能失常及其损伤，往往与脏腑的功能失常及其损伤有一定关系；同样，作为重点揭示脏腑失常及其损伤的三焦辨证，也会在一定程度上反映出卫气营血的病机变化。但两种辨证方法所分析病机的侧重面不同，所起的作用也各异，故不能相互取代。

五、温病的常用诊法和治法

(一) 温病常用诊法

温病的常用诊法与一般的中医诊法有相似之处，但有特殊性，尤其是舌诊与辨斑疹、白痦，是临床上诊断温病的重要方法和一大特色，为著名温病学家叶天士所发展创新，在本书原著部分将会具体涉及。熟练而正确地运用温病常用诊法，可以为确定温病病因、病证性质、病变部位、邪正消长、病名和病证诊断等提供依据，是进行温病卫气营血辨证、三焦辨证的基础。

1. 辨舌 辨舌是温病诊断中的一种重要方法，主要通过观察其形态、色泽、润燥及动态的变化，结合"四诊"所得，对温病作出正确的诊断。由于舌象的变化较快、较敏感，所以在温病诊断中尤为重要，故有"杂病重脉，温病重舌"之说。舌象的变化主要分为舌苔和舌质两个方面。

（1）舌苔：温病的舌苔变化，主要包括白苔、黄苔、灰苔和黑苔。温病的白苔有厚薄润燥之分，总的来说，薄者主表，病属卫分，一般见于温病初起，病变尚轻浅；厚者主里，病属气分，多见于湿热为患，如湿温之湿重热轻证。润者主津伤不甚，燥者则揭示津液已伤。温病的黄苔主里，属实属热，但也要注意素体内热较盛者，特点是湿热素盛者，平时就有黄苔或黄腻苔的表现。温病的灰苔有润燥两大类，所主病证各异。其灰而燥者多由黄燥苔转化而来，主热盛阴伤；灰而润滑者多从白腻苔或黄腻苔转化而来，主痰湿或阳虚。温病过程中的黑苔大多数由黄苔或灰苔发展而来，往往是病情危重的标志。所主病证有寒热虚实之别。

（2）舌质：在温病过程中，当邪热深入营血、耗血动血时，舌质必有变化，常见有红舌、绛舌、紫舌等。温病过程中的红舌大多为邪热内盛之象，若无苔垢则属邪热深入营分之象，颜色红赤鲜明；若淡红而不荣，则为气阴不足之表现。绛舌多由红舌发展而来，所反映的病变与红舌基本相同，只是病变更为深重，标志邪热入于心营。紫舌多由绛舌发展而来，所反映的多属危重病证，但如为素有瘀血而见紫舌者，又当别论。

温病的舌诊除了要熟悉舌苔、舌质、舌态的表现和所主的病证外，还应注意在舌诊时必须把舌苔与舌质的变化结合起来分析。另外，要注意把握舌象的动态变化，在温病的发展过程中，舌苔、舌质往往有较快的变化，观察这些动态的变化有助于把握病情的发展和邪正的进退。如舌苔以薄白苔变黄而转为灰黑，表示病邪从表入里，邪热转甚；如舌苔、舌质由润转燥，揭示津液已伤，或湿邪已经化燥。如原有苔垢突然退净而舌面光剥，为胃液耗亡，预后多不良。

2. 验齿 验齿是温病诊断中的一个独特方法，对于判断热邪的轻重与津液的存亡有一定的参考价值，所以叶天士说："在温热之病，看舌之后亦须验齿。齿为肾之余，龈为胃之络，热邪不燥胃津，必耗肾液。"验齿主要是诊牙齿润燥、齿缝流血等。

3. 辨斑疹 斑疹是温病过程中常见的体征，观察其色泽、形态、分布等并结合全身表现，有助于了解感邪的轻重、病变的浅深、预后的顺逆等。斑疹的发生与邪热波及营血有关，但二者的成因不同。斑多为热郁阳明，胃热炽盛，内迫营血，营血热甚而迫血妄行，血从肌肉外溃所致；疹为邪热郁肺，内窜营分，血从肌肤血络而出所成。斑疹主要从观察色泽、辨别形态、疏密分布及结合脉症等方面分析，并要注意动态变化。

4. 温病的常见症状 温病发生发展过程中易出现一些常见症状，如温病发热、口渴、汗出异常、呕恶、神志异常等，认真辨识温病中常见的症状，有助于探求温病的病因病机，分析邪正消长势态，是准确辨证、确立治法的一个重要环节。如温病发热几乎贯穿于温病全过程，但因感受病邪性质不同，病证涉及的脏腑组织不同，病变的轻重深浅各异，所以其发热的病机也各不相同，伴见的症状亦各有区别，发热类型亦较多，如发热恶寒、寒热往来、壮热、日晡潮热、身热不扬、身热夜甚、夜热早凉、低热等，对这些不同热型的辨析有助于判断病邪之性质、病变之浅深、病情之轻重及其病机之进退。再如神志异常在温病过程中出现，多与邪热影响心包，导致心主神明功能失常有关，但亦与湿、痰、瘀等病理因素关系密切，表现为神志昏蒙、神昏谵语、昏愦不语、神志如狂等，对这些症状的辨析，有利于把握病机，为确立治疗提供依据。

（二）温病的常用治法

温病的治疗是在温病辨证论治的指导下，根据其病因病理，确立治则，制定相应的治疗大法，选用适当方药，扶正祛邪，从而促使患者恢复健康。温病治则的确立首先要遵循一些基本原则，除《内经》所谓"热者寒之"、"实者泻之"等外，结合温病卫气营血和三焦病理，还有如后面原著里将介绍的叶天士所提出的"在卫汗之可也，到气才可清气，入营犹可透热转气……入血就恐耗血动血，直须凉血散血"；吴鞠通提出的"治上焦如羽，非轻不举；治中焦如衡，非平不安；治下焦如权，非重不沉"等。在上述理论指导下，根据温病患者的具体证候病机分析，确立具体治法。温病临床常用的治法主要包括泄卫透表法、清解气热法、和解祛邪法、祛湿清热法、通下逐邪法、清营凉血法、开窍固脱法、息风止痉法、滋阴生津法、外治法等。

1. 泄卫透表法 该法是指疏泄卫表、透邪外出以解除温病表证的治法，适用于温病初起，邪在卫表者。由于引起温病卫表证的病邪种类有风热、暑热、湿热、燥热等不同，表证的性质各有差异，所以泄卫透表法又分为疏风泄热（代表方如银翘散）、透表清暑（代表方如新加香薷饮）、宣表化湿（代表方如藿朴夏苓汤）、疏表润燥（代表方如桑杏汤）等。

2. 清解气热法 该法是指以清解气分邪热之品解除气分无形邪热的治法，又称"清气法"，适用于温病气分里热虽已亢盛，但尚未与燥屎、食滞、痰湿、瘀血等有形实邪相互搏结的病证。由于气分无形热盛的所在部位、病势浅深、病邪性质各有不同，清解气热法又可分为轻清宣气（代表方如栀子豉汤）、辛寒清气（代表方如白虎汤）、清热泻火（代表方如黄芩汤、黄连解毒汤）等。清解气热法应用范围较广，所以具体治法也较多，上述三法仅是其中较具代表者。本法在具体运用时还可以灵活化裁或配合他法使用。如邪热初入气分，表邪尚未尽解，须加入透表之品于轻清之剂中，称为轻清透表；兼有腑实应配合攻下，称为清热攻下等。

3. 和解祛邪法 该法是通过和解、疏泄、分消以祛除半表半里病邪的治法，适用于温病邪不在卫表，又非完全入里，而是处在少阳、三焦、膜原等半表半里者。较为常用的和解祛邪法包括清泄少阳（代表方如蒿芩清胆汤）、分消走泄（代表方如温胆汤）、开达膜原（代表方如雷氏宣透膜原法）等。

4. 祛湿清热法 该法是通过祛除湿邪、清解邪热以清除湿热之邪的治法，主要用于各种湿热性质的温病。由于湿热之邪的病变部位、湿热之偏胜不同，该法大致可分为宣气化湿（代表方如三仁汤）、燥湿泻热（代表方如王氏连朴饮）、分利湿邪（代表方如茯苓皮汤）等。以上化湿三法作为祛湿清热法的代表，各有一定的适应范围。宣气化湿法主要作用于湿热之邪偏上而湿重于热者，燥湿泻热法主要用于湿热中阻而湿热俱盛者，分利湿邪法主要用于湿热偏于下者。

5. 通下逐邪法 该法是通过攻逐泻下、通导里实以使邪热外泄的治法，适用于温病有形实邪内结肠腑或下焦的病证，如热结肠腑，湿热积滞交结胃肠，热瘀互结下焦等。由于内结的实邪有燥屎、积滞、瘀血的区别，且病变部位也有不同，该法又可分为通腑泻热（代表方如调胃承气汤）、导滞通便（代表方如枳实导滞汤）、增液通下（代表方如增液承气汤）、通瘀破结（代表方如桃仁承气汤）等。以上几种治法在运用时，应根据病证的具体情况而选用。属邪热与燥屎互结者，攻下较为峻猛；湿热积滞阻于肠道者，下之较轻，但因湿邪具黏滞之性，往往不能一下而解，须多次用下，即所谓"轻法频下"；瘀热结于下焦，当攻下与化瘀并施。

6. 清营凉血法 该法是通过清营泻热、凉血解毒、滋养阴液、通络散血以清除营血分邪热的治法，适用于温病邪入营血分，营热或血热亢盛的病证。温病治疗中常用的清营凉血法大致有清营泻热（代表方如清营汤）、凉血散血（代表方如犀角地黄汤）、气营两清（代表方如加减玉女煎、化斑汤、清瘟败毒饮）等。清营法与凉血法虽有类似之处，但前者主在使营分的邪热能透出气分而解，而后者主在凉散，所以要配合活血散血之品。温病发展至营血分阶段，病势已较危重，病情亦较复杂，所以清营凉血法在运用时每要与其他治法相配合，除了上述与清气法合用外，如出现神昏痉厥者，还应配合开窍、息风之品。

7. 开窍固脱法 适用于厥脱之候，包括开窍法和固脱法。开窍法是通过开通心包机窍、促使神志苏醒的治法，适用于邪入心包或痰浊内蒙机窍而引起的神志异常证。根据开窍醒神法作用和适应证的不同，分为清心开窍（代表方如安宫牛黄丸、至宝丹、紫雪丹等）、豁痰开窍（代表方如菖蒲郁金汤）等。温病出现神志异常者，病变有在气、在营之别；清心开窍主治邪入营血，所以在临床上往往还要配合清营凉血之品；豁痰开窍法所治之证为邪在气分为主的湿热痰浊为患，故主以清化痰湿，如痰浊、秽浊甚者，还可配合苏合香丸等温开之品。但湿热酿痰蒙蔽心包者亦可化火，此时亦可用安宫牛黄丸等凉开之品。

固脱法是通过大补元气、护阴敛液以固敛气阴或阳气、救治脱证的治法，适用于患者正气素虚而邪气太盛，或汗下太过、阴液骤损、阴伤及阳，导致气阴外脱或阳气外脱的厥脱证候。根据温病虚脱的不同类型，固脱救逆法又分为益气敛阴（代表方如生脉散）、回阳固脱（代表方如参附汤）等。

8. 息风止痉法 该法是通过平息肝风而制止痉厥的治法，用于热甚动风或阴虚风动证。由于引起肝风内动的原因有热盛动风和阴虚风动之别，所以息风止痉法又分为凉肝息风（代表方如羚角钩藤汤）、滋阴息风（代表方如大定风珠）等。在使用息风止痉法时，除了要分虚实而论治外，还要根据具体的临床表现而配合其他治法，如在热盛动风时，每同时兼有热闭心包，即属于热入手足厥阴之证，其治疗应开窍息风并施。在虚风内动时，如兼见气液外脱，则应配合益气固脱之法。

9. 滋阴生津法　该法是通过滋养津液来补充人体阴液耗伤的治法，又称养阴法、滋阴法，适用于温病后期脏腑阴液大伤者。由于阴液耗伤的部位和程度不同，滋阴生津法又可分为滋养肺胃（代表方如沙参麦冬汤、益胃汤）、增液润肠（代表方如增液汤）、填补真阴（代表方如加减复脉汤）等。由于温病的病理变化以阴液易伤为主要特点之一，所以对温病的治疗非常注重顾护阴液。除了以上几种养阴法外，还常与其他治法配合运用，如前所述的增液通下、滋阴息风外，还有滋阴解表、养阴清热等。

10. 外治法　适用于温病各阶段的病证。温病由于传变迅速，许多传统的内服汤剂往往用之不及，此时及时运用外治法，可收立竿见影之效。温病中较为常见的外治法有针灸、洗浴法、灌肠法、敷药法、搐鼻法及熏蒸、吹耳、雾化吸入等。

温病过程中，多兼夹痰饮、食滞、气郁、瘀血等，故尚应注意兼夹症的治疗。

第一章
叶天士《温热论》选读

叶天士（1667～1746年），名桂，字天士，号香岩，晚号上津老人。原籍安徽歙县，先世自原籍迁至江苏吴县。叶氏一生忙于诊务，著述较少。被人公认的叶氏著作有《温热论》、《幼科要略》、《临证指南医案》、《叶氏医案存真》等。

《温热论》是叶天士的重要代表性著作。据传是叶氏游洞庭山时，由叶氏口授，门人顾景文记录而成，成书于1746年。其版本主要有华岫云收载于《临证指南医案》中的《叶天士温热论》，唐大烈收集在《吴医汇讲》里名为《温热论治》。以后不少医家大多依据上述两种对该书进行收录和注释，如章虚谷根据唐本收载于《医门棒喝》，名《叶天士温热论》，王孟英根据华本收载于《温热经纬》，名为《叶香岩外感温热篇》，等等。

该书主要阐明了温病的发生、发展规律及其与伤寒的区别，提出温病卫、气、营、血四个病变阶段和病变层次，补充温病辨证须辨舌、验齿、辨斑疹、白㾦等内容。该书言简意赅，意义深远，为温病学必读之著作。

本章选取重要原文进行阐释，条文后括号内数字为原文顺序。

一、温病大纲

【原文】

温邪上受，首先犯肺，逆传心包。肺主氣屬衛，心主血屬營。辨營衛氣血雖與傷寒同，若論治法則與傷寒大異也。（1）

【提要】

阐述温病的病因、病理以及治疗特点。

【析义】

温病的发生是温邪从口鼻而入，首先侵犯肺经，表现为卫分、气分的病。其传变方式，可以从肺卫内陷心包，出现神昏窍闭等症，成为营分、血分的病。这种传变方式称为逆传。卫气通于肺，肺主一身之气；营气通于心，心主一身之血。这些生理功能活动，在温病发展过程中，成为病理的反映，表现为病情浅深的不同、轻重的不同、预后的不同，层次分明，一目了然。温病根据卫气营血所属脏腑的病理变化进行辨证，与伤寒学说运用六经辨证的临床意义完全一致，但在具体的治疗方法上，温病与伤寒却不尽相同。

【研讨】

讨论温病的致病原因、邪入途径、病变部位、病理变化等问题，并且强调其治疗特点。

1. 温病的概念 温病是由四时不同温邪引起的，以发热为主症，具有热象偏重，易于化燥伤阴等特点的一类急性外感热病。这一类疾病虽然致病原因各异、发病季节不同、临床表现不尽一致，但是它们在发生发展过程中都具有不同程度发热的特点。温病虽然包括了许多病种，但根据它们内在的某些共同之处，可以进行一些归类。现在将温病分为温热类、湿热类、温毒类、温疫类四大类，其中温热类温病与湿热类温病是以病证性质是否兼湿而区分，温热性质的温病包括风温、春温、暑温、秋燥，湿热性质的温病包括湿温、暑湿、伏暑；温热类温病与温毒类温病是以是否兼有局部热毒症状来区分，温毒类温病往往具有局部的红、肿、热、痛症状，包括大头瘟、烂喉痧；温热类温病与温疫类温病是以具有强烈传染性而区别，温疫类温病具有发病急、病情重、传染性强的特点，又根据兼夹湿邪和季节之不同，分为湿热疫和暑燥疫。根据温病发病初起是否有里热见证，又可分为新感和伏邪两类。叶天士在《温热论》中，主要是谈了新感温病，有关伏邪温病在《三时伏气外感篇》中分析较详。

2. 温病病因　对于温病的病因，叶氏开首就说是"温邪"。从广义来说，是指具有致病后产生不同程度发热表现的一类外邪。这类外邪除了风热、暑热、湿热、燥热、温毒等病邪外，还包括"伏寒化温"的病邪。但从狭义来说，亦即以《温热论》的本意来说，是指新感温病的病邪。华岫云明确指出："邪从口鼻而入，故曰上受，但春温冬时伏寒，藏于少阴，遇春时温气而发，非必上受之邪也。则此所论温邪，乃是风热、湿温之发于春末夏初者也。"温邪的致病特点，常因其季节而异，风热之邪，多见于冬春两季，具有多从口鼻而入，首先犯肺，出现发热、微恶风寒、头痛少汗、咳嗽、口微渴、苔薄白、舌边尖红、脉浮数等肺卫表热证，易化燥耗伤肺胃之阴津而见干咳、痰少而黏、咽干、口渴、舌红少苔等症，其变证可逆传心包的特点；暑热之邪多见于夏季，具有初病即入阳明而见气分壮热大汗、头晕、面赤、心烦口渴、脉洪大，易耗气伤津而见汗出、口渴、齿燥神倦、脉虚，易入心包而见闭窍动风的神昏抽搐症，易夹湿邪的特点；湿热之邪，多见于长夏，具有以脾胃困阻清阳为主而见脘痞胸闷、腹胀恶心、便溏，阻滞气机而见头身重着，病势缠绵的特点；燥热之邪，多见于秋季，早期病变易伤肺，症见发热、恶寒、口干鼻燥、咳嗽少痰，燥热易伤肺胃阴津而见口渴、口鼻唇咽干燥、皮肤干燥、咳嗽少痰、大便干结等症，燥热亢盛可从火化出现耳鸣、目赤、龈肿、咽痛等。

3. 病机传变　对温病的传变，叶氏提出了"逆传心包"的理论，但叶氏在《幼科要略》中补充曰："盖足经顺传，如太阳传阳明，人皆知之；肺病失治，逆传心包络，人多不知者。"这说明了在温病的过程中，病机传变有顺传和逆传两种表现。这里强调了"逆传"。王孟英则较清楚地作了分析："由上焦气分，以及中、下二焦者为顺传。惟包络上居膻中，邪不外解，又不下行，易于袭人，是以内陷营分者为逆传也。然则温病之顺传，天士虽未点出，而细绎其议论，则以邪从气分下行为顺，邪入营分内陷为逆也。苟无其顺，何以为逆？"

4. 脏腑关系　叶氏根据藏象理论所说，即卫气通于肺，营气通于心，指出了肺主气属卫、心主血属营，着重包含以下三个方面的内容：

（1）分析了生理上心与肺、气与血、卫与营的密切关系。心主血脉，肺朝百脉；心主一身之血，肺主一身之气；卫行脉外，有卫外的作用；营行脉中，有营内的功能。

（2）从病理上说明温邪可以由肺及心，由气入血，肺病失治，逆传心包，气分热盛，内陷营血。

（3）从辨证上可以看出，肺与心的界限比较明显，卫气与营血的界限比较明显。邪在卫气，病情在外，病势较轻；邪入营血，病情在里，病势较重。

5. 治法大异　叶氏运用温病与伤寒对比的方法，说明温病学说是在《伤寒论》辨证论治基础上的新发展。温病以营卫气血的理论来指导，在临床上建立了卫气营血辨证，伤寒以六经来辨证，临床意义是完全一致的，同样是为了辨别病情的轻重、顺逆，病邪的深浅和正气的强弱。由于伤寒是伤于寒邪，温病则受于温邪，寒、温初感不一。伤寒伤了寒邪则留恋在表，温病受于温邪则热变最速，显然在初期治寒与治温是完全不同的。

必须指出，这里讲治法大异，仅指伤于寒邪，寒邪留恋在表，且易伤及人身阳气；而伤于温邪，温邪热变最速，则易伤及人身阴液。因此，这里叶氏之意在于强调发病初期感邪不同，注意所用治疗方药亦异，不能执一不变，而应随证治之。

【原文】

大凡看法，衛之後方言氣，營之後方言血。在衛汗之可也，到氣才可清氣，入營猶可透熱轉氣，如犀角、玄參、羚羊角等物，入血就恐耗血動血，直須涼血散血，如生地、丹皮、阿膠、赤芍等物。否則，前後不循緩急之法，慮其動手便錯，反致慌張矣。（8）

【提要】

明确提出温病的传变，概括总结温病的治疗大法。

【析义】

温邪由卫分到气分，由营分到血分，逐步深入，反映出温邪侵犯人体后的卫气营血四个病变阶段，亦反映出病变的浅深层次不同，卫分最浅，血分最深，这是温病传变的一般规律。但临床上，并非皆是始于卫分、终于血分，也可出现跳跃传变，不一定循卫气营血顺次传变，可由卫入营，始于气分，或邪气从外直入营分等，也可表现为热已入营，而卫分之邪未尽；或邪入于血，仍有气分或营分之候。一般来说，沿卫气营血向里传，是病情进展之象；经过治疗，由营血而转出卫气分，为病情轻减之势。

温病在卫气营血的病变过程中，治疗上离不开"热者寒之"的原则。邪在卫分，可以运用汗法；到了气分，才可以清气分之热；如果是刚进入营分时，还可以透营分之邪热转出气分而外解，如用犀角、玄参、羚羊角等药物；至于进入血分，就恐怕其要耗血动血，故必须及时采取凉血和散血的方法。治疗上如果不遵循这个程序，就是缓急不分，恐怕会动手便错，反而造成慌张的局面。

【研讨】

1. 关于卫之后方言气　由于温邪上受，首先犯肺，肺胃相系，热势极易入里而见肺胃热盛之象，急性热病的一般变化如此，病情亦较轻，治疗亦较易。但是，卫之后不一定出现气分，而可直陷营血，也有不一定是卫之后方言气，而是未见卫分即可表现为气分证的。

2. 为什么不讲气之后方言营　由于气分阶段是温病过程中的一个关键，一般经过治疗常在此阶段即可痊愈。如果表现为邪热极盛，正不胜邪，病势转为严重，这就是王孟英谓之

"邪从气分下行为顺，邪入营分内陷为逆也"。这是逆传的一种表现。叶氏此言意在表明卫气与营血界限明显，病情轻重易分。

3. 为什么营之后方言血要突出讲 由于营、血同行脉中，营血阶段的症状常常俱见。这里主要应该注意两点：一是入营初期和极盛时治疗完全不同，如邪气初入营分犹可透热转气；二是入血较之入营更深一层，病情进展到严重阶段。由于营气通于心，营热内炽则神志昏谵症状突出，而邪热进入血分，血由心主，故神志昏谵更趋严重，且见血热妄行，筋脉失养，而见出血、痉厥的表现，显然病情更为严重。

二、邪在肺卫

【原文】

盖傷寒之邪留戀在表，然後化熱入裏，溫邪則熱變最速，未傳心包，邪尚在肺。肺主氣，其合皮毛，故雲在表。在表初用辛涼輕劑，夾風，則加入薄荷、牛蒡之屬；夾濕，加蘆根、滑石之流。或透風於熱外，或滲濕於熱下，不與熱相搏，勢必孤矣。（2）

【提要】

指出伤寒与温病传变的区别，分析温邪在表及其夹风夹湿的治疗。

【析义】

温病的治法，在初起为什么与伤寒不同？这是由于伤寒是伤于寒，寒为阴邪，化热慢，所以留恋在表，温病是伤于温，温为阳邪，化热快，所以同样见到表证，治法却不相同。伤寒是寒邪束表，应辛温散寒，温病是温邪犯肺，肺合皮毛，所以虽也见表证，却不可用辛温之法而宜辛凉轻剂宣肺泄卫。如有兼夹之证，夹风可以加入薄荷、牛蒡一类药物来外透风邪，夹湿可以加入芦根、滑石一类药物来下渗湿邪，使其不致与热相结，热势孤立，施治就容易。

【研讨】

1. 温病与伤寒治法大异的理由

（1）感邪性质不同：伤寒感受寒邪，寒性阴凝、收引、清冷；温病则感受温邪，温为热之渐，又为火之气，温性属阳。

（2）病情传变不同：伤寒初起，多属表寒证，表寒证向里热证（即太阳传入阳明）转化，必须要有一个"寒邪郁而化热"的过程，否则就不可能成为里热证，而只能成为里寒证。而温病所感受的是温邪，温为热之渐，故并不需要有"化热入里"的过程，即可迅速向里热证转化，而且还可由肺卫表证直接内陷营血，故说"温邪则热变最速"。

（3）证候表现不同：伤寒初起见表寒证，恶寒较重、发热、口不渴、舌苔薄白、脉象浮紧；温病初起见表热证，发热多较重、恶寒却不很明显，多有渴饮、咽喉红肿疼痛、咳嗽、舌边尖红、苔薄白而干、脉象浮数。

由此可见，"辨营卫气血虽与伤寒同，若论治法则与伤寒大异也"。如章虚谷所说："伤寒邪在太阳，必恶寒甚，其身热者，阳郁不伸之故，而邪未化热也。传至阳明，其邪化热则不恶寒，始可用凉解之法。若有一分恶寒，仍当温散；盖以寒邪阴凝，故须麻桂猛剂，若温邪为阳，则宜轻散，倘重剂大汗而伤津液，反化燥火，则难治矣。"

2. 肺卫表证的治法　叶氏提出肺卫表证的治则是"初用辛凉轻剂"，因为肺合皮毛而主气，邪尚在肺卫，可以辛凉轻剂治疗。临床上温病肺卫表证，既可表现为病轻，也可表现为病重，但无论病轻和病重，其病机都是"邪尚在肺"，这从《临证指南医案》中可以看出，也可从吴瑭所立之桑菊饮、银翘散得以证实。

何谓辛凉轻剂？辛凉轻淡之谓，是轻可去实之义。药物质地轻是其一，如桑叶、菊花、金银花、连翘、麻黄、桂枝等，纵有辛温、辛凉之别，却皆谓轻可去实，具有发汗之义。发汗作用较轻是其二，麻黄、葛根之类辛温发汗作用较强，而桑叶、菊花之类辛凉发汗作用较轻。轻灵之剂，却能出奇制胜是其三，风温病变有轻症，也有重症，所谓轻剂也可治疗重病，如三仁汤、三香汤、宣痹汤等，虽属轻淡，用之亦能治疗重症。

3. 夹风夹湿的治疗　叶氏特别指出"邪尚在肺"时夹风和夹湿的治疗。夹风采用"透风于热外"的方法，因风性轻扬，故在一般辛凉解表剂中，着重用一些辛散疏风之剂，以泄卫透风，有利于驱邪外出而解；夹湿采取"渗湿于热下"的方法，因湿浊黏腻，故取淡渗利湿之剂，与辛凉解表相配伍，导湿下行，有利于"热达腠开，邪从汗出而解"。

章虚谷说："始初用辛不宜太凉，恐遏其邪反从内走也。或遇阴雨连绵，湿气感于皮毛，当先去表湿，使热外透可解。否则，湿闭其热而内侵，病必重矣。其夹内湿者，清热必兼渗利之法，不使湿热相搏，则易解也。"宋佑甫在《南病别鉴·卷上》中说："初当辛平解散，若过凉遏，邪反内走，用温发汗，劫津化火。"夹风，风热相合，疏之清之较易外透而解，夹湿，湿热互结，宣之清之则难渗下，故汪瑟庵在《温病条辨》中注解说："热证清之则愈，湿证宣之则愈，重者往往宣之未愈，待其化热而后清，清而后愈。一为阳病，一兼阴病，至鲁至道，难易较然。"可见夹湿一证，极易清化，热势得以孤立，则可外解。

4. 注意选药　叶氏关于"透风于热外"选薄荷、牛蒡，"渗湿于热下"选芦根、滑石，甚为恰当，薄荷、牛蒡均为辛凉轻清之品，且入肺经，一能疏散风热而利咽，二可轻清宣扬以透邪。芦根、滑石渗湿而不伤阴，选之甚为精当。因温病夹有湿邪，势必缠绵难解，不除湿邪则热势不会孤立，治湿之法，不利小便又非其治，然利小便药多易伤阴，惟芦根、滑石味甘性寒，既可渗湿清热，又无伤阴之弊。可见叶氏在用药上十分讲究。

【原文】

不爾，風夾溫熱而燥生，清竅必乾。謂水主之氣不能上榮，兩陽[1]相劫也。濕與溫合，蒸郁而蒙蔽於上，清竅為之壅塞，濁邪害清也。其病有類傷寒，其驗之之法，傷寒多有變證，溫熱雖久，在一經不移，以此為辨。（3）

【校注】

[1] 两阳：宋佑甫在《南病别鉴》中说："两阳，风与热也。"

【提要】

进一步指出温热夹风夹湿的证候特点，再次明确提出与伤寒之不同。

【析义】

温热兼夹风邪，风为阳邪，温亦阳邪，两阳相合，风火相煽，势必化燥伤津，津气无以上荣清窍，出现口鼻干燥；温热兼夹湿邪，湿为浊邪，与热结合，湿热熏蒸，上蒙清窍，而为鼻塞、耳聋等症，这是浊邪阻碍清窍。温病的症状，虽然类似伤寒，但伤寒留恋在表，逐渐传里，病变过程中多有变证；而温病化热迅速，变化较少，此为两者区别之处，因此，温病病程再长，总是表现为一经即阳经的症状。

【研讨】

1. 失治后果 如果不进行"透风于热外"，以治夹风之症，不进行"渗湿于热下"，以治夹湿之象，则风与温合而出现一系列症状，因为温为阳邪，风亦为阳邪，两阳相合，势必风火相煽，变证蜂起；湿与温合，也可出现一系列症状，因为湿为阴邪，与温相合，造成蕴蒸弥漫，病势缠绵不解。

对风与热相合而燥生的治疗，此处为"透风于热外"，应与其他情况所致津液干燥相鉴别，如宋佑甫在《南病别鉴》中说："有阳虚气不化液而燥，治以甘温；有积饮液不上升而燥，治宜甘辛；有阴液枯涸而干燥，治宜酸甘。此风热劫烁津液治宜甘寒。"

2. 风与热合的临床表现 风与热合，造成两阳相劫、风火相煽，临床可见口渴引饮；津液受劫，不能上承，而见口鼻耳目干燥之象；变化迅速，易陷营血，出现神昏谵妄、斑疹吐衄、动风抽搐等。

3. 湿与热合的临床表现 温病初期，兼夹湿邪，不予渗下，与温相合，造成湿热郁蒸，蒙蔽于上，因而损害清窍功能。在临床上除见身热不扬或低热缠绵不解、午后热甚外，还可见渴不欲饮或渴喜热饮、胸痞呕恶、耳聋、神识昏蒙、似清似昧等症状。

三、邪入气分

【原文】

若其邪始终在氣分流連者，可冀其戰汗透邪，法宜益胃，令邪與汗並，熱達腠開，邪從汗出。解後胃氣空虛，當膚冷一晝夜，待氣還自溫暖如常矣。蓋戰汗而解，邪退正虛，陽從汗泄，故漸膚冷，未必即成脫證。此時宜令病者安舒靜臥，以養陽氣來復。旁人切勿驚惶，頻頻呼喚，擾其元神，使其煩躁。但診其脈，若虛軟和緩，雖倦臥不語，汗出膚冷，卻非脫證；若脈急疾，躁擾不臥，膚冷汗出，便為氣脫之證矣。更有邪盛正虛，不能一戰而解，停一二日再戰汗而愈者，不可不知。(6)

【提要】

阐述温邪流连气分的治疗及战汗后转归的辨证。

【析义】

如果邪气始终在气分阶段停留，希望它得到一身战汗来透达，可以用益胃的方法，如清气生津，灌溉汤水，使能作汗，经过战汗现象，热达于外，腠理开泄，邪气可以从汗而出。

汗解之后，胃气空虚，体温不能充足，可能在一昼夜中皮肤较冷，不足为异，等到胃气恢复，即能温暖和正常人一样。这是因为战汗而解，邪退正虚，阳气得以从汗中发泄，所以皮肤较冷，不一定是脱证，此时应嘱病人安舒静卧，使阳气逐渐恢复，旁人切勿惊慌，频频呼唤病人，以免扰伤患者正气。诊到脉象虚软和缓，虽然倦卧不语、汗出身凉，却非脱证；如果脉象急疾、烦躁、失眠、肢冷、汗出不止，这才是气脱之证。还有一种情况，就是邪盛正虚，一次战汗病不能解，须停一二日再战汗而愈者，也不可不知。

【研讨】

1. 流连气分的涵义　温邪不从外解，也未入营，流连不去，称之流连气分。其形成系因温邪夹湿未经渗湿于热下，致使湿与热合而未入营，形成流连气分。

流连气分常见于湿热性质的一类温病。后世医家对其临床表现作了很好的补充，如章虚谷认为："不恶寒而发热，小便色黄，已入气分矣。"吴坤安认为："凡舌苔白中带黄，日数虽多，其邪尚在气分流连。"临床常以发热稽留不退而不恶寒、小便色黄、舌苔白中带黄等为邪在气分留连的主要征象。

2. 流连气分的病理表现　在流连气分过程中，突出的病理表现为战汗。战汗是指邪气在气分阶段流连已久，而正气尚未虚衰，犹能奋起驱邪外出的表现。临床大多是先全身战栗，甚或肢冷脉伏，继之不久，全身即可透出大汗。魏柳洲在描述战汗前的表现时说："脉象忽然双伏，或单伏，而四肢厥冷，或爪甲青紫，欲战汗也，宜熟记之。"战汗之后，若脉静身凉，为邪随汗出，病情向愈；战汗之后，身热不退，烦躁不安，脉象急疾，为邪盛正衰，病情危重。此外，还有全身战栗而无汗出者，多因正气亏虚，不能托邪外达所致，预后较差。

3. 流连气分的治疗　怎样才能达到战汗透邪的目的，叶氏提出"法宜益胃。"所谓"益胃"，王孟英认为："益胃者，在疏瀹其枢机，灌溉汤水，俾邪气松达，与汗偕行。"即以轻清之品，清气生津，宣展气机，并灌溉汤液，以使气机宣通，热达于外，腠开汗出，则邪亦随之外透。益胃是帮助战汗，以达到邪气随汗而解的目的。

王孟英举暑疫的治疗为例，他说："暑疫之邪在膜原者，治必使其邪热溃散，直待将战之时，始令多饮米汤或白汤，以助其作汗之资。"陈光淞也进一步予以解释，他指出："益胃之法，如《温病条辨》中之雪梨浆、五汁饮、桂枝白虎等方，均可采用；热盛者食西瓜，战时饮米汤白水，所谓令水与汗并，热达腠开，得通泄也。"

4. 战汗之后的表现　战汗之后，尤须注意气虚和气脱的表现。前者为疾病向愈征象，仅以适当的调理之品即可，而后者却为一种危象，所谓大汗亡阳，正气虚衰，五脏功能衰竭，脱证在即，是谓此象，此时急宜大补元气，奋力救正。

【原文】

再論氣病有不傳血分，而邪留三焦，亦如傷寒中少陽病也。彼則和解表裏之半，此則分消上下之勢，隨證變法，如近時杏、樸、苓等類，或如溫膽湯之走泄。因其仍在氣分，猶可望其戰汗之門戶，轉瘧之機括。（7）

【提要】

阐述邪留三焦的治疗。

【析义】

温邪夹湿久羁气分，既不外解，亦不内传陷入营血，往往留于三焦。三焦属少阳，主气机升降出入，并司通利水道，病邪羁留遂使三焦功能失司。其临床表现与伤寒少阳病相似，但伤寒少阳病邪在半表半里，所以用和解表里之法为主，而温邪夹湿流连三焦，用分消上中下三焦之法。此病应该随证变法，如近时常用的杏、朴、苓等类，或温胆汤一类流通走泄之品皆可。因为此时邪气仍在气分，只要气机一开，即可汗解或战汗而解，也可能转成疟状，因势利导，病情亦随之得到减轻而渐愈。

【研讨】

1. 邪留三焦的涵义 邪留三焦是指温邪夹痰湿既非在表又非在里、既非在卫又非入营血的阶段和部位。其表现为气机失调，痰湿内留，病位在半表半里，病变阶段为气分。

此处邪留三焦，主要是指三焦的两个功能失常，一是指水液代谢功能紊乱，二是指气机升降出入功能失常。《素问·灵兰秘典论》说："三焦者，决渎之官，水道出焉"。《灵枢·营卫生会》说："上焦如雾，中焦如沤，下焦如渎。"《难经》指出了三焦为"原气之别使，主持诸气"；"水谷之道路，气之所终始"。这说明三焦总的功能为主持诸气、疏通水道。所以，邪留三焦即指外邪入里逗留，使气机升降失司，水道不利，痰湿内阻。

2. 邪留三焦的证治 从证候表现看，邪留三焦可见寒热起伏、胸腹满闷、溲短苔腻等症状。其发热午后转重、入暮更剧、天明得汗而其他症状亦随之减轻。因湿为阴邪，与热相合，热势多旺于午后，湿遏热象，故有身热不扬、发热势高，且随汗出而减，但不能恢复到正常。湿热阻滞，气机升降失司，阻于上则胸闷，阻于中则腹满，阻于下则溲短，乃水道不通之故。

邪留三焦的治疗方法，主要是分消走泄，且可随证变法。一般情况下，多以杏、朴、苓来开泄上焦，宣通中焦，导渗下焦。或者用温胆汤以宣气化湿、分消走泄。临证还可用蒿芩清胆汤进行加减。所谓分消走泄，就是在邪留三焦的情况下，表现为气机阻滞、水道不通的证候，运用开上、宣中、导下的法则，分消上下之病邪，使气机畅通而解。

3. 邪留三焦的随证变法 此处叶氏以伤寒和温病对比而论，谓邪留三焦犹如伤寒之少阳病也。伤寒以和解表里为主，温病则以分消上下之势为法。为什么要提出"随证变法"？这是因为邪气之属性不同，有风热之邪和湿热之邪的区别。且人的体质也有差异，有阳旺之躯与阴盛之体的不同，故原文中用杏、朴、苓等类，或如温胆汤之走泄，多指湿热淹缠之证，投以芳香化湿之品；而于风温入气等证，王孟英则补充以栀、芩、蒌、苇轻清化气，宣通气分之邪。

根据其临床表现，随证变法有下列四种：

（1）寒热起伏、胸闷纳少、腹胀溲短、苔腻脉濡，证属湿邪留恋三焦，治当分消走泄，取杏、朴、苓或温胆汤。

（2）身热不退、咳嗽不爽、口干、溲赤、舌苔黄或黄白相兼、脉象弦细，证属风热之邪逗留不解，治当轻清化气，取栀、芩、蒌、苇等药。

（3）寒热如疟、胸脘满闷、苔白如积粉、舌边红绛，证属邪伏募原，治当开达募原，用达原饮。

（4）寒热往来、胸胁苦满、口苦、咽干、心烦、目眩、脉弦、苔白或黄，证属邪在半表半里，治当和解少阳，用小柴胡汤。

章虚谷分析说："凡表里之气，莫不由三焦升降出入，而水道由三焦而行，故邪初入三焦，或胸胁满闷，或小便不利，此当转其气机，虽温邪不可用凉药遏之，如杏、朴、苓、温胆之类，辛平甘苦以利升降而转气机，开战汗之门户，为化疟之丹头。……不明此理，一闻温病之名，即乱投寒凉，反使表邪内闭，其热更甚，于是愈治而病愈重，至死而不悟其所以然，良可慨也。"

王孟英也作了很好的分析，他说："章氏此释，于理颇通，然予病情尚有未协也。其所云分消上下之势者，以杏仁开上、厚朴宣中、茯苓导下，似指湿温，或其人素有痰饮者而言，故温胆汤亦可用也。试以《指南》湿温各案参之自见，若风温流连气分，下文已云到气才可清气，所谓清气者，但宣展气化以轻清，如栀、芩、蒌、苇等味是也。虽不可遽用寒滞之药，而厚朴、茯苓亦为禁剂。彼一闻温病即乱投寒凉，固属可慨，而不辨其有无湿滞，概用枳、朴，亦岂无遗憾乎？至转疟之机括一言，原指气机通达，病乃化疟，则为邪杀也。从此迎而夺之，病自渐愈。"

4. 邪留三焦仍可战汗　门户者，通路也，出门也；机括者，关键也。弩的发箭器谓之机，矢末的扣弦处谓之括。在湿热病流连气分时，致使三焦水道不通，气机升降失常，此时不能转入下焦，仍属湿邪留连气分，故有战汗或鼓邪外出之可能。

战汗之门户的意思是病邪流连气分，三焦水道不利，气机升降失常，即以宣通三焦气机，打开汗与邪出之通路，自可求得一战而汗解，如其不能，也可转如疟状，而见逐渐外达。

转疟之机括的意思是经过依法治疗以后，气机通达而转为寒热往来如疟疾的症状。从现在来看有两种可能：一是真正疟疾，由疟原虫侵入所致，开始疟状不明显，到后来症状表现则逐渐典型起来；二是类疟，即出现似寒热往来的症状，但是也不很重，可以清化透邪方法治疗而愈。应该说，后一种情况更符合叶氏之原意。

【原文】

再論三焦不得從外解，必致成裏結。裏結于何？在陽明胃與腸也。亦須用下法，不可以氣血之分，就不可下也。但傷寒邪熱在裏，劫爍津液，下之宜猛；此多濕邪內搏，下之宜輕。傷寒大便溏為邪已盡，不可再下；濕溫病大便溏為邪未盡，必大便鞕，慎不可再攻也，以糞燥為無濕矣。（10）

【提要】

论述三焦之邪里结阳明的治法及其与伤寒治法的不同。

【析义】

邪气在气分三焦，不能从外解，必致里结。结合其发展来看，多里结于阳明胃和肠。邪在阳明，可予攻下。不可认为此是气血分的病变，与伤寒入里不同，而不敢用下法。只是伤寒邪热入里，会劫伤津液，所以攻下必猛，以急下存阴；而此处为湿邪搏结肠腑，非伤寒中燥屎内结，故攻下之力须轻。伤寒出现大便溏象，说明邪热已去，不可再攻；湿温病出现大便溏，系胶粪痰涎之物，为湿浊未尽之征，须等到大便干燥时，表示湿邪已去，不可再攻。

【研讨】

1. 里结阳明形成的原因　湿邪留连气分，致使三焦水道不通，气机升降失常，运用分消上下，走泄痰湿，或者随证变法，却未能外解，则势必造成蕴结于里。这就是叶氏谓之"三焦不得从外解，必致成里结。"

从温病过程看，里结阳明属于王孟英所称之"邪从气分下行为顺"。承接前文，可以看出，温邪夹湿，未经渗湿于热下，以致湿热相合，蒸郁上蒙，留连气分，未经战汗而去，亦不能传至血分，则造成里结阳明。

2. 里结的部位　里结的部位在阳明胃和肠。章虚谷说："胃为脏腑之沟，各脏腑之邪皆能归胃。况三焦包罗脏腑，其邪之入胃尤易也。"湿邪入胃，气机升降失常，胃失和降，则易蕴藏内结。

湿热证若出现里结阳明，其转归有二：一是邪可能治之即解；二是邪可能陷入，出现湿胜阳微，或者湿热伤阴，随之证情变为严重。

3. 里结阳明的治疗　叶氏提出里结阳明的治疗可以用下法。为什么讲"不可以气血之分就不可下也"？温邪入气陷入营血，固然需要注意，但不能就此以为，在气分阶段出现里结阳明，就不能用下法。里结阳明予以下法，一是反映正气尚盛，二是说明腑实已成，非下则邪热无以外出。

4. 伤寒与温病下法之异　邪热入里，结于胃肠，伤寒固然可下，温病亦同样可下。伤寒阳明里实，急下之后，燥屎一去，津液即回，下后便溏为实热已去，不可再下，下则伤正；温病湿热积滞，下之宜轻，胶结之湿热一除，则热减腹舒而大便正常，谓之"粪燥为无湿矣"。

下之宜猛，是指《伤寒论》运用调胃承气汤、大小承气汤等攻逐邪热、荡涤燥屎者。下之宜轻，当以枳实导滞汤一类方剂消导通腑、清利湿热为主。用轻法逐邪，宜频频用药，因湿邪非一下所能去。这是叶氏在《伤寒论》的基础上，对下法运用的一大发展。

【原文】

　　且吾吳濕邪害人最廣，如面色白者，須要顧其陽氣，濕勝則陽微也，法應清涼，然到十分之六七，即不可過於寒涼，恐成功反棄。何以故耶？濕熱一去，陽亦衰微也。面色蒼者，須要顧其津液，清涼到十分之六七，往往熱減身寒者，不可就雲虛寒而投補劑，恐爐煙雖熄，灰中有火也，須細察精詳，方少少與之，慎不可直率而往也。又有酒客裏濕素盛，外邪入裏，裏濕為合，在陽旺之軀，胃濕恒多；在陰盛之體，脾濕亦不少，然其化熱則一。熱病救陰猶易，通陽最難。救陰不在血，而在津與汗；通陽不在溫，而在利小便。然較之雜證，則有不同也。（9）

【提要】

论述湿邪致病的机理、治疗大法及注意点。

【析义】

东南气候湿润，湿邪伤人比较多，往往随人身阴阳的强弱而生病。如面色白的人，本身阳气不足，被湿邪伤害以后，湿胜则阳气更少。故治疗上必须照顾阳气，若须用清凉药，用到十分之六七的程度就不可再用，否则就会寒凉太过，湿热虽去除而阳气亦衰微，邪去正亦伤；面色青苍的人，本身阴虚火旺，湿从热化，反伤津液，则治疗上须照顾津液，用清凉药到十分之六七的时候，倘使见到热减身凉，不可以认为是虚寒而用温补的方法，恐怕如炉烟虽熄，灰中有火，必须仔细诊察，精细端详，方才可以少量地用一些，切不可以盲目地滥用温补法。又有一种嗜酒的人，平素里湿较多，外邪入里往往与里湿相合在一起，而成湿热之证。所谓里湿，又有胃湿、脾湿之异，阳旺的体质，胃湿常常较多；阴盛的体质，脾湿亦见不少。但是胃湿、脾湿与外邪相聚之后，迟早都要化热，那是一样。湿温病用救阴的方法还是比较容易，用通阳的方法就最难。因为救阴的方法不是在于补血，而在于观察津液和汗出的多少，通阳的方法不在于用温药，而在于通利小便。这些治法与治疗杂证而用的滋阴通阳，其内容是完全不同的。

【研讨】

主要论述湿邪致病的地域性、不同体质感受湿邪后的从化、感受湿邪后的治疗大法及注意点。

1. 湿邪致病的地域性　叶氏认为，湿邪致病，特别是外感湿邪具有明显的地域特点。"且吾吴湿邪害人最广"说明在长江中下游及沿海地区，地域潮湿、空气中湿度偏高。

当然湿邪致病不仅是外感湿邪，还可包括内伤脾胃而致内湿蕴生。

2. 不同体质感受湿邪以后的从化

（1）素体阳虚者：文中提及以"面色白"为代表，其感受湿邪后，可致"湿胜则阳微"，治疗护理中须"顾其阳气"，以免致其产生虚寒之证，即湿热之证以湿偏重者。

（2）素体阴虚者：文中提及以"面色苍"为代表，其感受湿邪后，易从热化，化燥伤阴，加重阴虚火旺之证，治疗护理中须"顾其津液"。

（3）素体阳旺者：素体阳气旺而热盛体质，感受湿邪后湿多热化，病多归阳明胃，称为"胃湿"。

（4）素体湿热俱重者：即原文中所说的"酒客"。嗜酒者，湿热素盛，感受湿邪，往往见湿热俱盛。

由此可见，叶氏认为根据不同的体质，感受湿邪后，可有不同的从化。即感受湿邪后可有湿偏重、热偏重、湿热并重等不同证型。其次，根据不同的体质，感受湿邪可有不同的趋向。如阳虚则易致阳虚寒盛证，阴虚者易致阴虚火旺证。

3. 感受湿邪后的不同治法及注意点

（1）以湿偏重，治疗以化湿为主，叶氏提出用"利小便"的方法使湿随小便而利，达到通达阳气的目的。不可过用清热之品，否则可致"湿胜而阳微"。

（2）以热偏重，湿从热化，治疗须注意顾其津液。可用护津生津或防止汗泄过多的方法"顾其津液"。另可用清热之法清热顾津。但不可认为"热减身寒者"是"虚寒"而投以甘温补剂，温补可致死灰复燃。

（3）叶氏对湿邪致病运用清凉药物十分谨慎，特别注意以下几点：①针对面色白的人，由于本身阳气不足，运用寒凉药到十分之六七，待邪热渐退时，不可再用，否则容易造成阳气衰亡。②针对面色苍的人，由于本身阴虚火旺，运用清凉之品，到热减身凉时，不可即投温补之剂，否则容易出现死灰复燃。慎防炉烟虽熄，灰中有火，须细察精详，方少少与之，慎不可直率而往也。不仅对湿热病的后期是这样，而且对所有温病后期欲用温药都是如此。

章虚谷对此论治分析甚详，他指出："六气之邪，有阴阳不同，其伤人也，又随人身之阴阳强弱变化而为病。面白阳虚之人，其体丰者，本多痰湿，若受寒湿之邪，非姜附参苓不能去；若湿热亦必黏滞难解，须通阳气以化湿，若过凉则湿闭而阳更困矣。面苍阴虚之人，其形瘦者，内火易动，湿从热化，反伤津液，与阳虚治法正相反也。胃湿、脾湿虽化热则一，而治法有阴阳不同。如仲景云身黄如橘子色而鲜明者，此阳黄胃湿，用茵陈蒿汤；其云色如熏黄而沉晦者，此阴黄脾湿，用栀子柏皮汤，或后世之二妙散亦可。"

4. 救阴与通阳　叶氏指出："热病救阴犹易，通阳最难。救阴不在血，而在津与汗；通阳不在温，而在利小便。"这里的易与难是相对而言的。当然，温病救阴的目的并不在滋补阴血，而是在于生津养液与防其汗泄过多而损伤津液；温病通阳，目的并不在运用温热药物温补阳气，而是运用化气利湿法通利小便，因为气机宣通，水道通调，则湿邪可以从小便而去。纵观全文，包含了三个方面的内容：一是救阴较之通阳为易；二是病变到救阴阶段，病情严重，救阴亦不容易；三是通阳一法用于温病更难。

（1）救阴之易，易在药用清凉之品以治温热之证，实属正治；通阳最难，难于气机一时不能舒展，药取寒凉不宜，而投苦燥化湿亦不合，用"不远于温"之品，却又不同于温热类药，故曰最难。热病初起，汗泄不多，津伤不甚，治之尚易，即使"上焦气热烁津，急用凉膈散"，或者上焦热极，可用青布拭冷薄荷水揾之，均可治之而安；但是热病伤及阴液，尽管救阴的目的不在滋补阴血，而到"肾气竭也"的地步，也"为难治，欲救之，加人参、五味子勉希万一"。至于肾阴涸，"急以阿胶、鸡子黄、地黄、天冬等救之，缓则恐涸极而无救也"，正说明此时救阴之不易。此时此刻，汗源既告欲竭，生津养液用之也无济于事。

（2）从用药情况分析，也是如此。热病伤津，则取梨皮、蔗浆之类，或以芦根、麦冬、花粉为轻清之品，乃"上者上之"的意思，重则可用玉女煎加减，"清胃救肾。"这些方药均以甘寒濡润、生津养胃为主，治之容易，用之有效。若热邪深入，耗及真阴，多取咸寒增液之品，症情重险，治之亦不易，用之效亦差。此时取救阴之品，能挽回者稀矣。

（3）通阳是指疏通、宣通因湿热之邪而遏阻的阳气，阳气一通，湿邪无所依傍，否则湿与热合，蒸郁上蒙，留恋三焦，易致变证蜂起。

通阳一法更难，一难是辨证容易出入。如薛生白《湿热病篇》讲到卫外之阳暂亡而见手足冷、脉细如丝或绝、口渴、茎痛，但起坐自如、神清语亮，实为"湿热之邪，一时表里不通，"而非亡阳之候，故投以四逆罔效，取分利之品，气机一通，阳气自复。二难是选药难。"通阳不在温"，但也不能取苦寒，苦寒易遏湿邪内结。所谓不能远于温，非温无以化湿。须知甘淡以驱湿，甘淡之品用得过多亦伤阴，轻苦微辛以开泄，苦辛之品用之不当亦燥甚，微温以化阳，微温失度则助热，惟杏、朴、苓之药最宜，合辛开、苦泄、甘淡下渗于一方，俾三焦气化得行，阳气得通，湿邪自去矣。三难是利小便难。热病到一定的阶段时，阴液欲竭，利小便更难。因为淡渗通利之品易伤阴液，如吴鞠通谓下焦温病忌五苓、八正辈。而阴液亏损，损及阳气，或者阳气虚衰，均可导致气化失司，化源告竭。故说通阳最难，较之救阴则更难。

四、邪入营血

【原文】

前言辛凉散風，甘淡驅濕，若病仍不解，是漸欲入營也。營分受熱，則血液受劫，心神不安，夜甚無寐，或斑點隱隱，即撤去氣藥。如從風熱陷入者，用犀角、竹葉之屬；如從濕熱陷入者，犀角、花露之品，參入涼血清熱方中。若加煩躁，大便不通，金汁亦可加入。老年或平素有寒者，以人中黃代之，急急透斑為要。（4）

【提要】

邪陷营分的途径、症状及其治疗原则。

【析义】

前面说到运用辛凉散風或甘淡驱湿的方法之后，如果病仍不解，可能逐渐要进入营分了。营分受热的征象是血液受到损伤，症状可见心神不安，夜深不能入寐，出现隐隐的斑点。如从風热陷入营分，佐竹叶以清透；如从湿热陷入营分，佐花露以清泄，但治疗均以凉血清热为主，用犀角为主药。如果更见烦躁、大便不通等症，并可加入金汁以泻火解毒，但是老年或平素体质偏寒者，由于金汁太凉，可用人中黄代替，此时治疗的要点必须是急急透斑，以便病情趋于缓解。

【研讨】

1. 温邪陷入营分的原因　温邪陷营的主要原因可由温邪太盛，正气不足以御邪，一开始就显得发病突然，病情凶险、变化迅速。在卫分阶段病程不长，很快出现营血或心包症状。或因素体亏损，邪伏于内，或由伏邪内损，正气日虚。所以病情在气分阶段不解，往往容易陷入。

但叶氏《温热论》认为邪入营分的主要原因是失治。邪在卫分失治，風火相煽，热势鸱张，直陷营分，或见湿热郁蒸，热盛逼入营分。此处失治，一是因取辛温发汗药物；二是因过用寒凉之品，遏湿不解，于是湿郁化热，而见营分热盛之证。

2. 温邪陷营的证候　主要表现为心神不安、夜甚无寐，或斑点隐隐。为什么营分受热则血液受劫？从生理上来讲，营血同行脉中，营气与心相通，心主血脉；从病理上分析，营热炽盛，营阴耗损；营阴既损，必然累及阴血，所以营热炽盛，造成血液劫伤。从症状上分析，从营分受热到血液受劫，可以表现为几个小的阶段：初入营分可见心神不安、稍有烦躁、身热夜甚的表现，即使有斑点，也是隐而不显；营热炽盛时可见身热夜甚明显，神昏、斑点也较明显，此时随即容易出现血热症状即动血的表现，如出血等；最后为血液受劫即耗血的表现。营阴被耗阶段，一般归入下焦肝肾阴损。

3. 温邪陷营的辨证要点 温邪陷营，叶氏明确提出可以从风热陷入，也可以从湿热陷入。除上述证候外，察舌亦非常重要。叶氏谓之"其热传营，舌色必绛"。如"耗血动血"其"舌色必紫而黯"，章虚谷说："热入于营，舌色必绛，风热无湿者舌无苔，或有苔亦薄也；热兼湿者，必有浊苔而多痰也。然湿在表分者亦无苔（王士雄按亦有薄苔），其脉浮部必细涩也。"因此，温邪陷营的舌诊要点是舌无苔或苔薄，或苔浊而多痰，舌色必绛。

4. 温邪陷营的治疗 温邪陷营，主要治法是凉血清热。叶氏提出以犀角为主药，但从风热陷入者，应以清心解毒药物加入，如以竹叶为代表药物；从湿热陷入者，应以芳香化浊药物加入，如以花露为代表药物。这些内容实际上就是温病过程中对于"痰浊蒙蔽心包"和"热入心包"的辨治要点。

至于透斑，实系凉血解毒之意。汪曰桢说："急急透斑，不过凉血清热解毒。俗医必以胡荽、浮萍、樱桃核、西河柳为透法，大谬。"对于具体意义，陈光淞解释比较清楚，"按营分受热，至于斑点隐隐，急以透斑为要。透斑之法，不外凉血清热，甚者下之，所谓炀灶减薪，去其壅塞，则光焰自透。"叶氏强调急急透斑，目的是使陷入之热有清泄之机，而不能使之锢结难解，灼烁营阴，损伤阴血。此时之烦躁是由于热入于营，营血受灼，心神被扰；大便不通是因为热盛于内，腑气不畅，故急以"急下存阴"、"釜底抽薪"方法，使里热得泄、斑疹自透、营血自安。

5. 治疗用药注意 叶氏在温邪陷营的用药上十分注意。

（1）凉血清热以犀角为主药：清营汤、犀角地黄汤在营血分阶段治疗上确实起到了主要的作用。其中犀角一药确实有较好的疗效。不少名医挽回营血分重症的医案，大多数处方以犀角为主药。

（2）区分陷营之邪的性质，投以不同药物：从风热陷入者取竹叶一类药物，竹叶功能清心除烦，针对入营之后热扰心神十分贴切；从湿热陷入者取花露一类药物，花露功能芳香化浊，针对湿热上蒙而致神昏之症也很合拍。

（3）注意不同的体质：金汁是一味凉血解毒的好药，但不适应于老年人或平素有寒者，故取人中黄代之更为合适。叶氏于此加一味药或减一味药都是经过仔细斟酌的，对于温邪陷营的变化，在用药上也确须如此仔细。

【原文】

若斑出热不解者，胃津亡也，主以甘寒，重则如玉女煎，輕则如梨皮、蔗浆之类。或其人肾水素亏，虽未及下焦，先自彷徨矣，必验之於舌，如甘寒之中，加入鹹寒，务在先安未受邪之地，恐其陷入易易耳。（5）

【提要】

提出热在营分斑出热不解的成因、处理方法及生津增液的理论根据。

【析义】

温病发斑，说明邪有外透之机。一般斑出之后，理应热势下降，今斑既出而热势反不解除，则为邪热消烁胃津，水不济火之故，治疗宜予甘寒之剂以生津泻热，证情重的可用玉女煎加减以清气凉营、逐热生津；若证情较轻的则取梨皮、蔗浆之类即可胜任，但须注意，若肾水素禀不足，邪热最易深入下焦为急，造成医生处理上的疑虑不决。因此，临床上可于甘寒之中加入咸寒之品，以兼滋肾阴，肾阴充足，邪热无传入之机，则病不致恶化，故一定要先使未受邪之地得安，否则的话，恐怕容易陷入险境。

【研讨】

1. 热入营分，斑出热不解的成因

（1）胃津损伤：病变过程中，胃津亡失过多。由于温病发斑，多因阳明胃热陷入营血，斑能外发说明邪有透解之机，胃津尚盛；若热势炽盛，胃津亡失过多，则斑未能外发，邪热锢结于里，热势燎原，易生变证。

（2）肾阴不足：肾阴早亏，或者素禀不足，邪热最易深入下焦，劫烁肾阴，水不济火，以致热势更难外解，造成斑出即隐。

2. 热入营分，斑出热不解的治疗

（1）主以甘寒：重则如玉女煎，轻则如梨皮、蔗浆之类。王孟英解释道："本条主以甘寒，重则如玉女煎者，言如玉女煎之石膏、地黄同用，以清未尽之热，而救已亡之液。"显然，如玉女煎实质上就是白虎加地黄汤。

（2）甘寒之中加入咸寒：甘寒生胃津，咸寒增肾液。胃津亡失，邪热下及肾水，故宜两者俱用。如章虚谷说："肾水亏者，热尤难退。故必加咸寒如玄参、知母、阿胶、龟板之类，所谓壮水之主，以制阳光也。"也有的医家认为此时气营俱病（即气营两燔），邪热炽盛，理应气营（血）两清。如吴锡璜提出："按营气俱病，热盛者尚有犀角地黄合白虎法，不止白虎加地黄汤也。地黄合白虎为清热滋液起见，津枯甚者，必加入生梨汁、生蔗浆同服，尤为速效。"

3. 务在先安未受邪之地　"先安未受邪之地"包涵原意和引申意两层含义。温病发斑，为邪热有外出之路。斑出者，邪已透发也；其热仍不解者，故知胃津亡，而水不济火也。若平素肾水不足，此时病虽未及下焦，亦当防其陷入。如何辨其为肾水不足呢？此时辨舌尤为重要。若舌色绛而苔光为胃津亡，舌绛而不鲜则肾水亏也。故用药应于甘寒之中加入咸寒以滋养肾阴，此乃叶氏"务在先安未受邪之地"的原意。

其引申意是强调温病的每一阶段皆应以防为主，以防止疾病的深入，并且采取各种手段来阻止病情的发展，使疾病免入危境，转重为轻。这种学术思想，体现在叶氏治疗温病的全过程中。

温邪在卫，泄卫以保津，莫以辛温之法治之，且以辛凉轻剂，透风于热外，渗湿于热下，不使其化热入里，不使其纠缠日久而伤津液，正是"安未受邪之地"，所以特别提出"若论治法，则与伤寒大异也。"

温邪入气，清气以生津，如初入气，急以清热透表，驱邪外出；至于入腑，邪热内结，劫烁津液，急下以存津，勿使入其津枯液竭之境，故实为"安未受邪之地"。

温邪陷营，初入之，犹可透热转气，已经营热炽盛，则以清营救津，轻清之品配入透营热外解，驱邪于危重之际，也正是"安未受邪之地"。

温邪迫血，血热妄行，凉血散血，以救阴精，防其阴竭于危急之时，甘寒之中复入咸寒之品，安其已伤之阴，正是这种治疗思想的具体体现。

再如妇人温病，产后病温，如欲用"苦寒"，"则须稍从证用之，亦无妨也，不过勿犯下焦，且属虚体，当如虚怯人病邪而治。"这里的易犯下焦肝肾之旨，正是教人应该"安未受邪之地"。故吴鞠通在《温病条辨》杂论中说："手下所治是温病，心中想到是产后。"将防犯下焦之意具体化。

必须指出，叶氏这种思想是继承了《内经》《难经》及仲景思想，在急性热病角度上提出要时刻想到人体阴液会有不同程度的损伤，"务在先安未受邪之地"正是这种情况的体现。吴鞠通则从《内经》的"实其阴以补其不足"出发，强调了"始终以救阴精为主"。

4. 温病养阴用药原则　在温病过程中，阴津的存亡十分重要，故治疗上养阴是一大法。"留得一分津液，便有一分生机。"无论在卫气营血任何阶段，一旦出现津亏阴损的表现，均宜以生津养阴药物治疗。在卫气阶段，多以疏风透外，勿使伤津；清气泻热以生其津；急下逐其积热以存其津，这些方药都以祛邪为主，此时阴津未见涸竭；而到营血阶段，营阴已损，血液被劫，宜投养阴生津之品为主。

五、辨舌

（一）舌苔

1. 白苔

【原文】

再舌苔白厚而乾燥者，此胃燥氣傷也，滋潤藥中加甘草，令甘守津還之意。舌白而薄者，外感風寒也，當疏散之。若白乾薄者，肺津傷也，加麥冬、花露、蘆根汁等輕清之品，爲上者上之也。若白苔絳底者，濕遏熱伏也，當先泄濕透熱，防其就乾也。勿憂之，再從裏透於外，則變潤矣。初病舌就乾，神不昏者，急加養正透邪之藥；若神已昏，此內匱矣，不可救藥。（19）

【提要】

论述白苔中的干厚苔、薄白苔、薄白干苔、白苔绛舌等的病机治则以及初病舌干的辨治。

【析义】

本文首先对四种白苔的临床表现以及病机、治则加以讨论。

（1）苔白厚而干：舌苔白厚而干燥，此为胃津不足而肺气受伤。因为肺主气，在水液代谢方面主布津液，肺气伤则气不化液，津不得布散，故从苔上表现出苔白而厚，胃津受伤则苔干燥，治疗当针对胃津伤以滋润药物来生津润燥，同时可加入甘草，取其甘以守津，甘味补益肺胃之气，使气充液化。

舌苔白厚本为湿浊所致，但现却见干燥，说明胃之津液受伤，津不润于上，此类病证在素体盛而感温燥之邪者可见。这种舌象是津伤有热，但气分热势尚不盛，若热势转盛则可表现为苔黄厚而干燥。文中所说的"气伤"主要是指肺气受到损伤，肺气受伤，气不布津；"胃燥"是指胃津受损，津液不能正常运化濡润。"胃燥气伤"实指津气两伤。文中指出以滋润药加甘草，其意不在甘润养阴，而是以甘草之类润养肺胃之津气，补益肺胃，使肺之布津，胃之运化津液的功能得以恢复。

（2）苔白而薄：指舌苔薄白而润，舌质正常，为外感风寒初起之舌象，治疗则当以辛温疏散之品散寒解表。

（3）苔白干薄：指舌苔薄白而干燥少津，为肺津受伤所致。这种舌象多兼见舌质有所改变，表现出舌边尖红。其病位在上、在表，主病不外两端：一是新感温病初起，邪袭肺卫，肺津初伤，治当以辛凉宣透之法开宣肺气；二是燥热之邪，初袭于肺，肺燥津伤，治当以辛凉濡润之法，养肺生津，疏解表邪。总之，其病在上焦肺，故当选用麦冬、金银花露、芦根汁等轻清之品，取其走上而生肺津，滋而不腻，散而不燥。若选用厚味重浊之物，则直走下焦而不能达于肺。

（4）白苔绛底：指舌质红绛而苔白腻的舌象，此为湿遏热伏之证。舌上苔白腻是湿邪遏阻之象，绛舌为邪热深伏于内所致，其治疗当先泄湿邪，湿邪得泄，则郁热可外透，如不先泄其湿，则邪热无以透达，病则难解，可见湿是矛盾的主要方面，因为湿可阻气，湿可困脾，湿不去则郁不解，热不达。但在祛湿同时，还当防止从一个极端走向另一个极端，即泄湿之品多偏于香燥，过用则易伤津耗液，使舌苔转干。但一般情况下，湿开热透后，舌苔亦可能转干，不必为之担忧，因为热既得透，津液自能回复，只需用些凉解之物，透泄邪热。

在对四种白苔讨论基础上，进一步对初病舌干的辨治问题进行讨论。

若初患温病即见舌干燥无津，为素体津气亏损，易导致正不胜邪的局面，应引起重视。在辨证中尤其要注意神志的改变，若无神昏见症，又无其他危象，预后尚好，可急予养正透邪的药物，补益津气，透达外泄；若见神昏者，属正气大亏，邪热内陷，精气内溃，救治较难，可参考石苇南《医原》所说养正透邪之中加以开闭的方法挽救。

【研讨】

文中提到"上而上之"，即针对肺位在上的特点，治疗肺津伤时，当用轻清治上之品，滋养肺阴，轻清养肺，而不要用滋腻厚味之品。当然，"上而上之"的原则也适用于轻以清透肺热。从叶天士所列举的药物看，仅是举例而已，不可拘泥，如所说麦冬这味药，从药物质地性质看，不如选用沙参更为轻清，润而不腻。

应当指出的是，"初病舌就干"并非皆为津气亏虚者，如感受燥邪，初起亦可见舌干，与前者虚实各别，不可混为一谈，当在临证时加以识别。

【原文】

舌上白苔黏膩，吐出濁厚涎沫，口必甜味也，為脾癉病。乃濕熱氣聚與穀氣相搏，土有餘也，盈滿則上泛。當用省頭草芳香辛散以逐之則退。若舌上苔如鹼者，胃中宿滯夾濁穢鬱伏，當急急開泄，否則閉結中焦，不能從膜原達出矣。（22）

【提要】

论述苔白黏腻、苔白如碱的辨证及治则。

【析义】

（1）见苔白黏腻，口吐浊厚涎沫的脾瘅病的病机与治疗法则："脾瘅"之名，首见于《素问·奇病论》。其症状特点是口中有甘甜之味，但同时也兼有其他的症状，如叶天士所说的"舌苔白而黏腻，吐出浊厚涎沫"外，还可见有口中黏腻不爽、胸闷脘痞、不思饮食等症状。

脾瘅的产生是由湿热蕴阻于脾胃，脾失健运，水谷不得运化而更助湿浊、二者相搏，互相影响，浊气上泛。所谓谷气，是指脾胃失去正常运化的水谷不化之气；所谓土有余，是指脾胃为湿热所困，邪气有余，而非脾胃之正气充足。

本证虽然是脾胃均为湿邪所困，但"五味入口，藏于胃，脾为之行其精气"，故其重点仍在脾，湿热困脾为病机之关键。脾在五味为甘，湿热困脾，湿热与谷气相搏上蒸则口有甜味；脾主涎，开窍于口，湿浊困脾，津液不能化生输布而上泛于口，故口吐浊厚涎沫；舌苔见黏腻白苔，更为湿浊之明证。

脾瘅的治疗可选用省头草，这在《内经》中亦早有记载。省头草即佩兰，气味芳香，功可化湿泄浊，醒脾除湿，叶天士认为其作用是"芳香辛散以逐之"，即芳化湿浊，这是治疗本病的主药，临证运用时可视其湿热之偏盛，配以其他化湿清热之品。

（2）苔白如碱状的病机与治法：舌上苔白如碱，即其舌苔色白厚如石碱，质地较坚硬而不松浮，其病机为胃中宿滞夹浊秽郁伏，临床常伴有脘腹胀满疼痛、拒按、嗳腐呕恶等症状。本证与脾瘅病虽同为湿浊之邪所致，但脾瘅病为无形湿热在脾，而本证则是有形湿浊夹宿滞而致。

【研讨】

关于脾瘅病，章虚谷和王孟英提出有虚实之异。其实者，湿热困脾而以热为显著，故可见舌赤、尿黄、涎沫厚浊，方可选黄连温胆汤之类，清凉泄浊。其虚者，脾虚不能摄涎，故见舌淡不红、小溲清白、涎沫稀者，方可选理中汤之类，健脾温中。

本证治法为"急急开泄"，即开其秽浊，泄其胃中宿滞，以防闭结进一步加重。

文中提到的"开泄"，与第十一条原文所说的"开泄"不同。本段中"开泄"包括了宣化秽浊与通泄胃府两个方面，使初发于膜原之邪从膜原达出，开泄湿浊和胃府结滞，而第十一条原文所说"开泄"是用轻苦微辛而偏温之品，疏气化湿。

【原文】

若舌白如粉而滑，四邊色紫絳者，溫疫病初入膜原，未歸胃府，急急透解，莫待傳陷而入，為險惡之病，且見此舌者，病必見凶，須要小心。（26）

【提要】

论述湿热疫邪、深入膜原的舌苔特征、病机、治法及预后。

【析义】

（1）湿热疫邪初入膜原的舌苔特征及病机：叶天士所说的温疫病是指湿热秽毒所致的湿热疫，与吴又可《温疫论》中主要讨论的一类疫病是相同的。这类温疫病初，邪在膜原，其舌苔多见白滑如积粉而舌质呈紫绛色，但因为满舌覆盖着白苔，故仅见舌之四边为紫绛色。本证除此舌苔外，还可伴有憎寒壮热，或寒热如疟、胸腹满胀等症状。

本证的病机为秽湿内阻，遏伏热邪，其病位不在表，亦不全在里，而是在半表半里之间，即所谓"膜原"。

临床上见此舌象者，症情多凶险，尤当慎之。

（2）湿热疫邪初入膜原的治法和预后：叶天士提出此类病证的治疗原则为"急急透解"，使病邪有外达之机，以避免在膜原之邪深入传变内陷，成为恶证。

本证所见"舌苔白滑如积粉"，很易成为"险恶之病"，而且"病必见凶"。因为疫证其传变迅速，变化莫测，正如吴又可所说"疫之传有九"，其苔色可一日三变，早见舌上白苔如积粉，午前苔即变黄，午后又可见通舌变黑而生刺，可见本病变化之迅速多端。

【研讨】

对于本证的治疗，章虚谷指出"此五疫中之湿疫"，吴又可主以达原饮，但亦须"随证加减，不可偏执"。达原饮加减一般是随症而加引经药，如兼太阳者加羌活，兼阳明者加葛根，兼少阳者加柴胡；如舌转黄色而燥者加大黄。通过加减以后，称之为"三消饮"，即消内、消外、消不内外。

白苔一般主表，部分气分证亦可见到白苔，即前人概括的"白为肺卫仍兼气"。白苔有寒热之分，夹风、夹湿之别。

2. 黄苔

【原文】

再黄苔不甚厚而滑者，热未伤津，犹可清热透表；若雖薄而乾者，邪雖去而津受傷也，苦重之藥當禁，宜甘寒輕劑可也。（13）

【提要】

论述黄润苔、黄燥苔所主的病证及治法。

【析义】

（1）薄黄润苔所主的病证及治法：黄苔是邪热深入，病入气分阶段的主要标志。其气分邪热轻重程度，可以通过苔黄的深浅及厚薄得以反映。若苔黄而不厚，比较滑润，说明邪热虽已传里，津液耗损尚不显著，病邪亦属轻浅，这里所说"热未伤津"是指津液没有明显耗伤，并不是说津液没有损伤。

邪初入于气分，苔薄润而黄，其治疗可"清热透表"，使邪热从表而解。

此外，苔黄而滑者，亦可见于湿热之邪传入气分，其治疗自非清热解表所宜，而应采用清热化湿之法。

里热轻浅未伤津液的黄滑苔，其滑是指苔润而不燥，苔质细腻而非水滑；而湿热互结于气分的黄滑苔多为黄滑而腻，苔质略粗，水滑黏腻。临床上，两者当细加辨别，因为其诊断意义不同。

（2）薄黄干苔所主的病证及治法：舌苔虽薄而干燥乏津者，是为病邪虽解或邪热不甚，但肺胃津液已受伤，故章虚谷概括为"苔薄邪轻"。在原条文中虽然说黄薄干苔是邪去津伤，但临床上更多的是见于热入气分，损伤肺胃之津液，不能只局限于"邪去"，而当理解为"邪轻"。

邪热初入于气，或邪在气分未解净，肺胃津液损伤，其治疗可以甘寒轻剂，合以清气之品，甘寒养阴清热；禁用苦寒沉降之品，以防苦燥伤津败胃。

【研讨】

本条原文宜和第十二条原文"里结阳明"证见苔黄的证治相互参考。凡是表证不解渐传入里，舌苔则由白而逐步转黄，以致纯黄无白。见到纯黄苔，则说明是邪热在气分，邪已离表入里，即一般所说黄苔主里、主热、主气分，见到黄苔可治以清热，这是个原则，但要察看其有地无地、色之深浅、津液有无等。无地之黄刮之即去，热而未实，尚可开泄气分邪热，使邪从肺卫而外出；有地之黄、刮之不去、脘腹胀痛，可用苦泄之法，如小陷胸汤或泻心汤等。舌苔黄而无焦老裂纹起刺之类，无便秘腹痛等，尚属胃家热而未实，不宜攻下；舌苔老黄焦燥、中心裂纹或起刺、腹满痛，方可用承气下之。苔黄不甚厚而滑，津液未伤，治宜宣气透表；苔黄薄而干，津液受伤，苦重之药则当禁，邪轻者只宜甘寒轻剂，切不可以承气猛攻。

3. 黑苔

【原文】

若舌黑而滑者，水來克火，為陰證，當溫之。若見短縮，此腎氣竭也，為難治。欲救之，加人參、五味子勉希萬一。舌黑而乾者，津枯火熾，急急瀉南補北。若燥而中心厚者，土燥水竭，急以鹹苦下之。(24)

【提要】

论述黑苔的病机、辨证及治则。

【析义】

(1) 苔黑滑的病机及治则：舌苔黑滑而润者，舌质不红，属于阴寒之证，为阴寒内盛，真阳衰微所致，因此，常伴有肢冷、下利、脉微细等虚寒的征象，这种现象的出现，叶天士认为是"水来克火"所造成的，即阴盛阳衰，阳不制阴，故为"阴证"。治疗上当以温为要，给予温阳祛寒，回阳救逆。若舌苔黑滑而润，而舌体短缩，此肾气竭绝，病情就更为险恶，故称为"难治"，救疗之法当在所用方剂中加入人参、五味子之类，以敛其将绝之肾气，固脱救逆，竭尽全力，希图转机。

(2) 苔黑而干燥的病机及治法：舌苔黑而干燥者，属于阴亏火盛及"津枯火炽"，这里津枯是指下焦肾阴枯竭，火炽是指上焦心火亢盛。治疗上当滋肾救阴以补枯竭之"津"，清心泻火以平亢盛之"火"，故提出"急急泻南补北"。"南"系指心，心在五方中属南；"北"即指肾，肾主北方。临床上本证可选用黄连阿胶汤泻心火而补肾水。

(3) 苔黑干燥偏厚的病机及治法：舌苔色黑干燥而中心厚，说明了这样三方面的问题：①苔上干燥少津，是邪炽津伤，阴液亏损。②苔中心厚，舌中所候，乃中焦脾与胃也。苔厚为邪气实、病位深，多伴有阳明积滞宿食等。③苔色黑，结合苔厚干燥，说明邪热炽盛，耗伤肾水，肾之本色为黑，上现于舌。根据这些，叶天士概括其所主的病机是"土燥水竭"，即阳明腑实，燥热内盛而下竭肾水。

"土燥水竭"的治疗原则是急以咸苦之品，滋阴通下，临床运用时，常选用吴鞠通的增液攻下法，可用增液承气汤之类，通下阳明之实，滋补少阴之虚。

【研讨】

舌呈黑苔，多为危候。把握两端，以燥苔、滑苔分别论治。黑而有芒刺，或焦裂硬燥者，里热至极之象；黑而无芒刺，或湿润软滑者，里寒已甚，水来克火之苔。须再细审脉证，四诊合参，辨清寒热虚实。

（二）舌质

1. 红绛舌

【原文】

再論其熱傳營，舌色必絳，絳，深紅色也。初傳絳色中兼黃白色，此氣分之邪未盡也，泄衛透營，兩和可也。純絳鮮澤者，包絡受病也，宜犀角、鮮生地、連翹、郁金、石菖蒲等。延之數日，或平素心虛有痰，外熱一陷，裏絡就閉，非菖蒲、郁金等所能開，須用牛黃丸、至寶丹之類以開其閉，恐其昏厥為痙也。（14）

【提要】

论述邪热初传入营，气热未解和热陷心包的治法方药。

【析义】

（1）舌质红绛对营分证的诊断意义以及舌绛兼黄白苔的病机与治法：一般而言，舌苔所反映的是卫分、气分的病变，而舌质所反映的是营分和血分的病变。舌质红绛是邪热深入营分的一个重要标志，故在此强调"其热传营，舌色必绛"这样一个营分证的重要诊断指标。当然，营分证的确定，除了舌色绛外，还要结合其他的临床表现以及舌苔的变化情况。

若邪热从气分初传入营，虽然舌质色绛，但其舌苔表现出黄白相兼，此属气分之邪未尽的表现。这种情况需要和气营两燔证加以区别。气营两燔是气分邪热炽盛而营热复起，热邪炽盛于气营，不仅气分邪热亢炽，表现出口大渴、汗出、喘促、苔黄厚，而且营热亦炽，神昏躁扰等，病情较重而急；而本证则是气热将净，邪热渐欲入营，营热未甚而气热亦渐衰，病情表现较轻。此外，文中所说的黄白色苔不同于卫气同病，所谓"白色"是指黄色较浅者，故谓之"白"，当然还要结合病情考虑。

邪热初传入营证的治法为"泄卫透营"。泄卫并非指解卫表之邪，而是指使邪向外透达之意，"卫"在这里可以看做是外表之别称，而不是卫分。透营是指透达营分之热，使营热有外达转气之机，其意与透热转气相类似。

（2）邪陷心包之舌质纯绛鲜泽与痰闭心包的病机与治法：舌质纯绛鲜泽为邪入心包，较之一般营热阴伤之证，其病邪、病位更加深重。由于舌为心之苗，营气通于心，故营热犯及心包，则其舌质的红绛较之一般营分热更加显著。所以，叶天士强调了其色纯绛鲜泽的两层含义：一是其绛色较深，而色鲜明；二是具有光泽而不干燥的特征，舌上无苔。

邪陷心包的治疗可选用犀角、生地、连翘、郁金、菖蒲等药，清热凉营，育阴透邪，开窍化痰。

邪入心包以后若救治不及时，以致延之数日，或患者平素就心气不足，心阴亏虚，加之痰湿内伏，则外热陷于心包后，必与痰互结而闭阻于心包络，此属痰热闭阻心包，为邪热炽盛，炼液为痰，热与痰结。对这类痰热闭阻心窍的病证，菖蒲、郁金等的开窍力量就显得不足，应当投以安宫牛黄丸、至宝丹之类清心化痰、开窍醒神，急开其闭阻之心窍，苏醒神志。若治之不及时，易发展为痉厥、昏愦等痰热蒙蔽心包之证，其舌象当表现出舌质鲜红，舌上必有苔。

【研讨】

关于本证的治则，后世有诸多不同的看法，概括起来有三：一是章虚谷认为"泄卫透热，仍从表解"；二是吴坤安认为既要透营热，又要散卫分之热，但重在"泄营透热"；三是认为清营之中，佐以清气透泄之品。第三种看法似更为恰当。至于本文中所说"两和"当理解为使未尽之气热与初起之营热外达气分，气分与营分得以平和，而不是调和、和解的意思。

在本段中还讨论了"包络受邪"和"外热一陷，里络就闭"两种情况。前者主要是指邪热深入心包，耗伤营阴，"痰"的表现不甚明显，为无形征；而后者主要是指邪热与痰相结，蒙蔽心包，堵塞心窍，"痰"的表现较明显，为有形征。痰的表现可通过三点加以识别：①舌苔腻浊与否；②胸脘闷堵与否；③是否咳吐痰涎。

【原文】

舌色絳而上有黏膩似苔非苔者，中夾穢濁之氣，急加芳香逐之。舌絳欲伸出口，而抵齒難驟伸者，痰阻舌根，有內風也。舌絳而光亮，胃陰亡也，急用甘涼濡潤之品。若舌絳而乾燥者，火邪劫營，涼血清火爲要。舌絳而有碎點白黃者，當生疳也，大紅點者，熱毒乘心也，用黃連、金汁。其有雖絳而不鮮，乾枯而痿者，腎陰涸也，急以阿膠、雞子黃、地黃、天冬等救之，緩則恐涸極而無救也。（17）

【提要】

论述绛舌的七种临床表现、病机及治疗法则。

【析义】

（1）营热夹秽：其舌象是舌质色绛，舌面上有黏腻似苔非苔之物，这是邪在营分而中焦兼夹有秽浊之气。治疗上应当急予清营药，并加入芳香化浊之品，如藿香、佩兰、菖蒲等以辟秽浊之气，以免营热与秽浊之气相合而致蒙蔽心包等证。

（2）痰阻风动：其舌象是舌质色绛，但舌体伸展不利，以致欲伸舌出口而抵齿难以骤伸，这是营血之热甚，肝风内动并且兼有痰浊阻于舌根。其治疗不外凉血清营，息风化痰之类。

舌体伸展不利，除痰阻风动外，还可因脾胃之气衰败而致舌短不能外伸，但其舌色不必呈绛色，而且全身见枯萎憔悴之象，多为危笃之候。

（3）胃阴衰亡：其舌象是舌质绛而光亮无苔，即"镜面舌"，见此舌象不可当作热入营血而清营泄热，应急投重剂甘凉濡润之品以救养胃阴，苦寒之品更属大忌。

（4）营热烁阴：其舌象是舌质红绛而干燥无津，此为营热炽盛、劫耗营阴之证，其治宜清营凉血泻火，佐以养阴滋液。

（5）热毒炽盛生疳：其舌象是舌绛，舌面有黄白色小碎点，为热毒炽盛，舌将生疳疮之象。治疗当以清营凉血、泻火解毒为主。

（6）热毒乘心：其舌象是舌质红绛而舌面上有大红点，此属于热毒乘心、心火炽盛之象，治疗当以清心泻火、清热解毒为主，可选用黄连、金汁等。

（7）肾阴涸竭：其舌象是舌质色绛而不鲜泽，甚至干晦枯萎、毫无荣润之象，这种舌象多见于温病后期，病邪已衰而肝肾之阴涸竭，病情多属危笃，甚则表现为舌淡无色，如猪腰样，与热入营分舌绛而干但有神气是显然不同的，其治疗当急投阿胶、鸡子黄、地黄、天冬、龟板之类，即吴鞠通所创加减复脉汤、大小定风珠之类，急救欲竭之肝肾阴精。如治不及时，精气涸竭已尽，则可出现阴阳离绝之危局。

【研讨】

温病热入营血舌绛在治疗时，若营热夹秽浊当以清营汤为主加藿香、佩兰、菖蒲等辟秽之物；痰阻风动当以菖蒲郁金汤为主加钩藤、水牛角、天竺黄等药；胃阴衰亡当以炙甘草汤、益胃汤加息风化痰之品；热烁营阴当以清营汤、犀角地黄汤等加增液汤；热毒炽盛当以黄连解毒汤、三黄泻心汤为主，加清营凉血之药，如清营汤、犀角地黄汤等；肾阴涸竭当以复脉汤之类急救欲亡之阴。

【原文】

再色绛而舌中心乾者，乃心胃火燔，劫燥津液，即黄连、石膏亦可加入。若煩渴煩熱，舌心乾，四邊色紅，中心或黄或白者，此非血分也，乃上焦氣熱燥津，急用涼膈散，散其無形之熱，再看其後轉變可也。慎勿用血藥，以滋膩難散。至舌絳望之若乾，手捫之原有津液，此津虧濕熱熏蒸，將成濁痰蒙蔽心包也。（15）

【提要】

论述绛舌所主的病证及治法。

【析义】

（1）营热兼胃火烁津之舌苔及治法：舌质绛而舌中心干者，为营分热盛而兼心火胃热炽盛，津液受灼。由于火热炽盛的程度不同，故舌苔的表现亦有不同：胃火不甚，则舌苔不甚厚，色黄或白，舌中心干燥少津；胃火炽盛，则舌上可布黄燥之苔。实际上，本条所论为气营两燔之征，故治疗上可宗气营两清之法，即在犀角、生地、连翘等清营透热的基础上，加入黄连、石膏以清胃泻火。

（2）上焦气热灼津的舌苔及治法：文中指出，若烦渴、烦热、舌心干燥、仅四边色红，或舌中心有黄、白苔垢，这是上焦气分邪热炽盛，燔灼津液所致，提示并不是营血分有热，其治疗当用凉膈散，凉膈泻热以散其无形之热，此时切不可见舌四边色红就认为是邪热入营而误投营血分药，因为营血分药物的性质多较滋腻黏滞，而本证邪热尚在气分，过用滋腻必然会导致气机壅遏，邪恋不解，热不得透达。

在本段中所谓"血分"、"血药",实质上包括了营分与血分、营分药与血分药在内,只是以血赅营,营血并称,不能认为仅是指血而言。

（3）湿热熏蒸将成痰浊蒙蔽心包的舌苔：邪入营分,津液已伤,外加湿热熏蒸,上蒸于舌,故见到舌质绛红,望之似乎干燥,但以手扪之却有津液,此类舌象提示将发生痰浊蒙蔽心包,即所谓"外热一陷,里络就闭"。这时,治疗上单纯清营透热难以奏效,必须投以清化湿热、涤痰开泄之品。

【研讨】

从本条原文内容看,虽然分为三个层次,但每一个层次都从不同侧面强调了气分证与营分证的辨证论治,从强调舌质、舌苔的颜色、润燥、厚薄等的不同出发,对气热与营热的不同加以辨别,同时结合伴见症状对气热、营热、气营同病等进行治疗原则上的指导。一是指出舌红、舌绛的主病有气热、营热之别;二是指出热在气分不可用血分药,以防恋邪不解;三是说明营热与气热可同时发生,治疗上可兼顾之。

2. 紫舌

【原文】

再有熱傳營血,其人素有瘀傷宿血在胸膈中,夾熱而搏,其舌色必紫而暗,捫之濕,當加入散血之品,如琥珀、丹參、桃仁、丹皮等。不爾,瘀血與熱爲伍,阻遏正氣,遂變如狂發狂之證。若紫而腫大者,乃酒毒衝心。若紫而乾晦者,腎肝色泛也,難治。（16）

【提要】

论述紫舌的临床特征、形成机理及治疗。

【析义】

紫舌的形成多由红绛舌转变而来,标志着营血分热毒极盛,因此其主病亦更危险。本条原文主要讨论了三种紫舌的表现,根据其内容可分为两部分,一是侧重色泽讨论舌紫暗,二是侧重形态讨论舌肿大和干痿。

（1）舌质紫暗的病因病机、治疗法则及辨证：文中指出,当热传营血而素体又有瘀伤宿血在胸膈者,可致瘀热相搏,舌可呈紫色,其特点为紫而暗,以手扪之潮湿,此类舌与营血分热毒盛极而出现的紫绛干燥,甚至起芒刺者显然不相同。但是瘀热相搏也未必素有瘀伤宿血在胸膈中,如温热病中营血津液耗伤,可致血脉干涸而致瘀,或因血热动血而有离经之血成瘀者,或血蓄下焦成瘀者等等,其瘀均可与热相搏而出现上述紫舌。对这类病证的治疗,叶氏提出应加入活血散瘀之品,即加入清营凉血方中,由于瘀血较为突出,故在此格外强调散血之法,常用散血之品如琥珀、丹参、桃仁、丹皮等,如不用散血之法,其瘀血必然与营血分热邪互结,导致瘀热遏阻于心包,窍机闭塞,扰乱神明而出现如狂、发狂等险情。

（2）舌紫而肿大、舌紫而干晦的病因病机：若舌紫而肿大,为酒毒生湿,内阻脉络而致,在嗜酒之人可见,因而这类人患湿热病,不可一见其舌紫而误作营血热极。

若舌紫晦暗而干,或舌青紫干痿,无苔或剥苔,这是肝肾两脏败色上泛的表现,此为肾肝之气俱衰,胃气亦竭,故其难救治,预后极差。

【研讨】

在温病中可见于温邪深入下焦，肝肾真阴枯竭之证，可用《温病条辨》加减复脉汤、定风珠之类。文中所谓"肾肝色泛"即谓肾肝之败色上泛，《内经》中有"真脏色见于面"之说，而叶天士所论可谓是"真脏色现于舌"。

本条原文论紫舌较之绛舌热毒更重，故有绛主营而紫主血之分，"紫而干晦者，肾肝色泛也，难治"较第十七条"绛而不鲜，干枯而痿者，此肾阴涸也"更为危重。第十七条尚可急用阿胶、鸡子黄等救之，而此条则难治，预后极差。

六、验齿

【原文】

齒若光燥如石者，胃熱甚也。若無汗惡寒，衛偏勝也，辛涼泄衛，透汗爲要。若如枯骨色者，腎液枯也，爲難治。若上半截潤，水不上承，心火上炎也，急急清心救水，俟枯處轉潤爲妥。（32）

【提要】

讨论验齿的内容，并根据齿的色泽、润燥来判断温病的热势、津液的存亡及治疗法则。

【析义】

1. 齿光燥如石的症治 牙齿光燥如石，多属于胃热甚而胃津受伤，故其齿干燥欠津，但有光泽。结合全身情况看，兼见恶寒无汗，则为内有胃热，外有风寒束表，或表郁较轻，卫气不通，形成了表证不解，内热无从表散，卫气偏盛的局面，此时的治疗便不可纯投清胃之品，必须先宣通其卫气，辛凉泄卫透汗，使内热外达表散。由于卫表见证偏盛，卫气内郁，故不能滥施濡润胃津之品，以免壅遏。

2. 齿如枯骨的症治 牙齿干燥而无光泽，色如枯骨者，属肾液枯竭，其治疗比较困难，一般见于温病后期，肾液已败，病情危重的情况。这里叶天士没有提出治疗法则，但绝非不可救治，既属肾液枯竭之证，则当以大剂滋肾养阴填精之品投之，如加减复脉汤类，以救其将竭之肾阴。

3. 齿上半截润、下半截燥的症治 牙齿上半截润下半截燥，属于肾水不足，不能充养和上润，而心火又燔灼上炎之证。本证的治疗，当急予滋养肾水和清泻心火之剂，如黄连阿胶汤之类，使肾水复以上润，心火得降而不致灼阴。心火降，肾液升，则牙根得以濡润，干燥部分可以转润。

【研讨】

所谓"上半截"是指近牙齿咬合部的半截，"下半截"是指近牙根部的半截。章虚谷在注解中谓："上半截润，胃津养之；下半截燥，由肾水不能上滋其根。"在临床验齿中可作参考。

七、辨斑疹

【原文】

凡斑疹初見，須用紙撚拈照見胸背兩脅。點大而在皮膚之上者為斑，或雲頭隱隱，或瑣碎小粒者為疹，又宜見而不宜多見。按方書謂斑色紅者屬胃熱，紫者熱極，黑者胃爛，然亦必看外證所合，方可斷之。（27）

【提要】

论述斑疹的检查方法、斑与疹的鉴别诊断。

【析义】

1. 斑疹的检查方法及两者的区别 斑疹初见者，其检查的重点在胸胁，因为斑疹好发于胸背及两胁，但从临床实际情况看，许多急性传染病出现斑疹，以胸腹两胁较为早见，如流行性出血热，其斑疹初见于腋下、前胸，斑疹伤寒的斑疹初见于肩胸，后延及颈、胸、腹、背等。当然也有些急性传染病的斑疹并不先见于胸胁，如麻疹的皮疹最早见于发际、耳后；猩红热皮疹先见于头面、颈部；流行性脑脊髓膜炎的斑疹先见于身体裸露部位的较易被察觉，而不外裸的部位常易被忽视。因此，很有必要对病人进行全面详细的观察，这是叶氏所谓"用纸拈照胸背两胁"的实际意义所在，不能拘于其法，而当领会其意。

斑与疹在形态上的区别是，斑的点略大，平摊皮肤之上，不高出皮肤，临床上的紫癜便是斑的最好代表。疹的点略小，为"瑣碎小粒"或呈云头隐隐，稍高出于皮肤，抚之碍手，呈颗粒状。

2. 斑疹的诊断意义 斑疹是温病常见的症状表现，一般斑疹的出现，就标志着邪热已经深入了营血分，但是邪热有外达之机，温病往往由于斑疹的透发使邪气外达而出现转机，故说"宜见"，但是，斑疹如果透发过多过密，色泽过深，则说明营血分邪毒过剩，病情多严重，所以说"不宜多见"。这是根据斑疹的有无及数量上来判断病情的轻重。

此外，根据前人"方书"的记载，概括了根据斑的色泽来判断病情，指出斑的颜色有红、紫、黑的不同，如色红者为阳明热迫营血；色紫者为热势更深一层，故称之为"热极"，即热邪郁滞；色黑者为热毒已极，故为"胃烂"。温病发斑是阳明胃热内迫血分、外发肌肤所致，斑的颜色深浅反映了阳明邪热的轻重，同时也反映了邪热入于营血的深浅。当然，还应当结合全面的证情来综合分析、判断热势与病情，这样才能做出正确的判断，故曰"必看外证所合，方可断之"。

【原文】

若斑色紫，小點者，心包熱也；點大而紫，胃中熱也。黑斑而光亮者，熱勝毒盛，雖屬不治，若其人氣血充者，或依法治之，尚可救；若黑而晦者必死；若黑而隱隱，四旁赤色，火鬱內伏，大用清涼透發，間有轉紅成可救者。若夾斑帶疹，皆是邪之不一，各隨其部而泄。然斑屬血者恒多，疹屬氣者不少。斑疹皆是邪氣外露之象，發出宜神情清爽，為外解裏和之意；如斑疹出而昏者，

正不胜邪，内陷为患，或胃津内涸之故。（29）

【提要】

论述阳明发斑的辨证及斑与疹的病机、辨证。

【析义】

1. 阳热发斑的形态色泽及辨证　在前面论述基础上，进一步对斑色紫或黑的主病进行讨论。若斑色发紫，为热邪深重所致，故第二十七条指出"紫者热极"。斑色紫标志着热深，根据其形态的大小，可以分辨邪热所在的病位有所不同，如紫而点少者，属于心包热盛；紫而点大者，多为胃热炽盛。若斑色黑而色泽光亮，属于热毒很重，较之斑色紫又深重了一层，预后多较差。但是如果人体气血尚充实，正气具有奋起抗邪外出的可能，若能得到及时而正确的施治，亦有可能转危为安者。反之，如果斑色黑而色泽晦暗不明者，则属热毒极重，难以救治，预后不良。此外，若斑色黑而隐隐，四旁呈红色，是为邪毒郁伏而不能外达，其治之法可用大剂清热凉血之剂，使邪热透发，有部分病人经治疗以后斑色可以由黑转红而成可救之证。

2. 斑与疹的发生机理和预后判断　本段是继原文第二十七条对斑疹的形态进行区别后，扼要地对斑疹发生的机理加以概括。首先，叶天士认为斑和疹的不同，其根本在于"邪之不一"，这一看法可以说是继"疠气"说之后，对急性外感热病病因认识上的又一补充与发展，虽然叶天士没有提出造成发斑与出疹的病因是什么，但是从两者表现病情不同，可以推断其根本在于两者致病邪气不同，因此所感的邪气就"各随其部而泄"，各随其病邪的特性不同而表现于外（肌肤或皮肤）。但从斑和疹的病理特点看，斑多为邪热侵犯营血分，热毒外发于肌肉而为斑，即所谓血热发斑；而疹则多为邪热侵犯于肺经气营分，外发于血络，在气分的病变中也常见到发疹，如麻疹、猩红热、伤寒等，故谓之"疹属气者不少"。斑和疹可以同时外发，此属热毒炽盛于气营血分，但临床上常见的是疹转为斑，如麻疹、猩红热所见出血性皮疹。

斑和疹外发一方面给我们判断邪气轻重、邪热部位、病情虚实等提供了依据，另一方面，也告诉我们这是邪热入内而达于外的标志，即所谓"宜见"的理由所在。当然，斑疹外发后，应当伴随神情清爽，热势渐退，全身见症随之减轻等邪热外解，脏腑气血渐趋平和之象。如果斑疹外发，虽已透泄，但随之出现神识昏糊等危重现象，属于正虚不能抗邪，邪热乘虚而陷，或为胃津枯涸，水不制火，火毒炽盛，这是预后不良的征象。

【研讨】

在本段原文中，叶天士提到了斑点大小不同，其病位就有在胃与心包之异，如何理解？为什么斑点小而色紫者为邪在心包，属于心包热呢？

1. 斑色紫而点小，虽然是热毒极盛，但邪热尚未完全入于血分，而以在营分为主，营热炽盛最易导致心包热，心包热盛不能畅达于外。

2. 斑色紫而点大，亦为热毒炽盛，但邪气尚未完全进入营分，而以气营两燔为主，气热以阳明为甚也，阳明热炽，迫血外溢肌肤。这里仅是以斑点的大小提示病位与病变层次，绝非断言，不可一概而论。至于是属于心包热还是胃热，还当结合临床症状，若见神昏谵语、舌蹇肢厥者，为热在心包，若见烦躁不安、烦渴引饮，则为热在阳明。

八、辨白㾦

【原文】

　　再有一種白㾦，小粒如水晶色者，此濕熱傷肺，邪雖出而氣液枯也，必得甘藥補之。或未至久延，傷及氣液，乃濕鬱衛分，汗出不徹之故，當理氣分之邪，或白如枯骨者多凶，為氣液竭也。（30）

【提要】

论述白㾦的形态、病机、治法及预后判断。

【析义】

　　1. 白㾦的形态　白㾦是皮肤上出现的如粟米大小的白色颗粒，内含浆液，色泽晶莹明润，故谓小粒如"水晶色"。白㾦消退后可有脱屑，一般多先见于颈胸部，继则波及胸腹、四肢，较少见于头面，均随汗而泄，出一次汗即现一批白㾦。

　　2. 白㾦的病机　白㾦是湿热之邪郁阻气分，因汗出不彻，湿热郁蒸肌肤而成，白㾦外发亦为湿热有外达之势。白㾦的病位在气分，属于气分病变。

　　3. 白㾦的治则　这里叶天士针对白㾦的两种不同情况提出了不同治法。若白㾦色明晶莹，为湿郁卫分，汗出不彻，当理气分之邪，可采用清气化湿之法；若白㾦日久，人体气液耗伤，色枯不明，干瘪，浆液不足，为湿遏阻于气，而气液不足，证多危重，当用益气生津之品救阴液，不可过用苦燥，以免更伤气阴。

　　4. 白㾦的预后　主要是根据白㾦的色泽以及全身症状加以判断。若白㾦晶莹明润，浆液饱满，说明气液尚未大伤，邪有外达之机，证多为顺。若白㾦空瘪，色如枯骨而不润泽，属气液耗竭，正气衰败，症情多凶险。

【研讨】

　　白㾦是湿热病气分阶段出现的见症，是湿热外透之象，通常情况下气液的耗伤是不严重的，而且白㾦浆液饱满正说明气液充足，治疗以祛邪为主，理气分之邪，此"枯"字宜作"伤"字解，并非枯竭之意。

第二章
叶天士《三时伏气外感篇》选读

　　《三时伏气外感篇》是叶天士重要的温病学专著之一，由清代医家王孟英从《临证指南医案》所附《幼科要略》中有关温病内容选辑而成。王氏鉴于《幼科要略》颇多临床经验记载，对温病临床实践具有指导价值，因而把其中温病的内容以及与温热有关的病证加以编注，收载于《温热经纬》。该篇论述精辟，见解独到，多系春、夏、秋季常见伏气与新感温病，故名《三时伏气外感篇》。

　　本章选录《三时伏气外感篇》有代表性的病种，如风温、春温、暑病、秋燥等进行阐释，在原文顺序上稍作调整。

一、概论

【原文】

　　夫春溫、夏熱、秋涼、冬寒，四時之序也。春應溫而反大寒，夏應熱而反大涼，秋應涼而反大熱，冬應寒而反大溫，皆不正之乖氣也。病自外感，治從陽分，若因口鼻受氣，未必恰在足太陽經矣。大凡吸入之邪，首先犯肺，發熱咳喘。口鼻均入之邪，先上繼中，咳喘必兼嘔逆、膜脹，雖因外邪，亦是表中之裏。設宗世醫發散陽經，雖汗不解，幼稚質薄神怯，日期多延，病變錯綜，茲以四氣常法列左。

【提要】

　　论述四时外感热病的病因、感邪途径、发病部位及初起治疗宜忌。

【析义】

　　一年四季气候变化有一定的规律，春温、夏热、秋凉、冬寒是也；若四时气候寒热失序，非其时而有其气，如春应温而反大寒，夏应热而反大凉，秋应凉而反大热，冬应寒而反大温，则形成乖戾之气；同时反常的气候变化可影响人体正气的防御机能，导致腠理失密，邪气入侵而致病。

　　不同性质的邪气侵犯人体的途径不一，如风寒之邪可自皮毛而入，首犯足太阳；温热之邪多从口鼻而入，首先犯肺胃。鼻气通于肺，口气通于胃，由鼻吸入之邪气直达于肺，肺卫气机被郁，宣降失司，故发热咳喘；由口侵入之邪气直达于胃，中焦气机被郁，升降失职，故呕逆、膜胀等；由口鼻吸入之邪气，肺胃同时受邪，上中焦气机同时被郁，临床见咳喘必兼呕逆、膜胀等表里同病之证。由此可见，病邪入侵的途径、发病的部位与病邪的性质有着密切的关系。温邪致病从口鼻入，故初起病位并不限于卫表，多有脏腑气机被郁的病变存在，故叶氏称为"表中之里"。

外感热病的治疗宜因势利导，祛邪外出。"治从阳分"，即用辛散之品，祛邪从表而解，但应分清所感受外邪的性质，不可概投辛温发汗之剂。温病初起温邪从口鼻吸入，致"表中之里"证，在辛散表邪的同时须兼顾病变脏腑的调治，若只着眼于表解一法，单纯辛温发汗非但解决不了内郁的邪热，反有助热伤阴之弊，误用常致变证；而风寒表证以寒邪困束太阳之表为主要病变，不牵涉脏腑气机的变化，故其治疗可以通过辛温发汗来祛除表邪。在小儿稚阴稚阳之体，解表亦不可太过发汗，否则可致病程迁延，病情错综复杂。

【研讨】

1. 外感热病的病因　叶氏认为外感热病的病因是"非其时而有其气"的四时乖戾之气，即存在于自然界的、具有温热性质的致病因素"温邪"，其形成与四时气候、地理环境、污染等因素密切相关。从现代医学的角度来看，温邪包括了病原微生物和其他物理、化学等致病因素，其中以病原微生物为主。

病原微生物存在于自然界中，其生长繁殖受到自然环境、温度、湿度等影响。如春天气温回暖，雨量渐多，环境潮湿，这种自然气候条件很适宜病原微生物的生长繁殖和昆虫的孳生，有利于传染病的发生与传播，因此，春天是各种传染病的高发季节。夏秋季节气温炎热，人们喜食生冷，胃肠功能削弱，易致肠道病原微生物感染而致病，如伤寒与副伤寒、细菌性痢疾、急性胃肠炎等胃肠道传染病多发于夏秋季节；夏秋季节虫媒活动活跃，容易传播疾病，如流行性乙型脑炎、登革热等经蚊虫传播的传染病夏秋季节高发。冬季气候寒冷，削弱了呼吸道黏膜的防御能力，病原微生物易乘虚而入，导致呼吸道传染病的发生。因此，各种感染性疾病的发生往往有明显的季节性。

2. 感邪途径　温邪侵袭人体多从口鼻吸入，口气通于胃，鼻气通于肺，肺主气属卫，因此，温邪不但郁滞卫表，而且可直接影响肺胃的气机活动，故温病初起是表里同病，只是卫表症状尤其突出而已。由于温邪毒气有强、弱、厚、薄的不同，不同邪气与脏腑之间存在"同气相召"的特性，不同性质的温邪侵袭机体的病位不同，有邪郁肺卫、邪滞脾胃、邪袭少阳、邪陷厥阴等等，甚者还可以直入某一脏某一腑，导致某些危、急、重症的发生。

由此可见，"口鼻受气"的感邪途径决定了温病发病较急、病情较重、传变较多的病变特点。温邪从口鼻而入，这一观点打破了六淫邪气袭人多从皮毛而入、初起以足太阳经病为主的说法，完善了中医外感热病感邪途径的认识。

3. 治疗和禁忌　温病由温邪入侵机体所致，治疗应在分析病因、病位、病机、邪正消长、有无兼夹等情况的基础上，制订相应的治法和方药，以祛除病邪，调整机能，扶助正气，促使患者早日康复。因此，温病的治疗要注重祛除邪热，顾护阴液。祛邪务早、务快、务尽。

温病的治疗，除了遵循"热者寒之"、"实者泻之"、"虚者补之"等原则外，还应遵循温病特有的病机变化而确立的治疗原则，即卫气营血治则和三焦治则，"在卫汗之可也，到气才可清气，入营犹可透热转气……入血就恐耗血动血，直须凉血散血"，"治上焦如羽（非轻不举），治中焦如衡（非平不安），治下焦如权（非重不沉）"。针对各病程阶段的病理特点制订具体的治疗原则。

在温病的治疗中，一切不利于祛邪外出的治法与方药均在禁忌之列。如禁用辛温发汗，因辛温可助邪热耗伤津液；忌早用、过用寒凉，因早用、过用寒凉可冰伏邪气而久郁不解；忌滥用苦寒，因苦可化燥化火加重邪热而更伤阴液；忌早用、过用滋腻之品，因滋腻可恋滞邪热而致病程缠绵难愈，等等。

二、风温

【原文】

風溫者，春月受風，其氣已溫。經謂春氣病在頭，治在上焦，肺位最高，邪必先傷，此手太陰氣分先病，失治則入手厥陰心包絡，血分亦傷。蓋足經順傳，如太陽傳陽明，人皆知之；肺病失治，逆傳心包絡，幼科多不知者。俗醫見身熱咳喘，不知肺病在上之旨，妄投荊防柴葛，加入枳朴杏蘇菔子楂麥廣皮之屬，輒雲解肌消食。有見痰喘，便用大黃礞石滾痰丸，大便數行，上熱愈結，幼稚穀少胃薄，表裏苦辛化燥，胃汁已傷，復用大黃大苦沉降丸藥，致脾胃陽和傷極，陡變驚癇，莫救者多矣。

春季溫暖，風溫極多，溫變熱最速，若發散風寒消食，劫傷津液，變證尤速。初起咳嗽喘促，通行用薄荷（汗多不用）、連翹、象貝、牛蒡、花粉、桔梗、沙參、木通、枳殼、橘紅、桑皮、甘草、山梔（泄瀉不用）、蘇子（瀉不用）降氣。表解，熱不清，用黃芩、連翹、桑皮、花粉、地骨皮、川貝、知母、山梔。裏熱不清，早上涼，晚暮熱，即當清解血分，久則滋清養陰。若熱陷神昏，痰升喘促，急用牛黃丸、至寶丹之屬。

【提要】

论述风温病的病因、病位、病机特点、临床表现、治疗宜忌和具体方药。

【析义】

风温乃风热病邪为患，风热病邪形成于春季温暖多风或冬季应寒反暖的气候异常之时。风热病邪从口鼻吸入，鼻气通于肺，肺为华盖，位居于上，风为阳邪，其性升散，因而风热病邪侵袭人体多先犯于肺卫，以上焦肺为主要病位。在病变过程中，上焦肺之邪热不解，可顺传中焦阳明；若失治，上焦邪热炽盛可内陷心包，心主血脉，故血分亦受邪。此即叶天士所说的"温邪上受，首先犯肺，逆传心包"。

风温以肺为病变中心，病位偏于上，故其治疗以宣肺泄热、透邪外达为原则。病之初起邪袭肺卫，宜辛凉宣透，所用的药物以辛凉疏散之品为主，如薄荷、连翘、牛蒡子、橘皮、桑叶等；肺经邪热炽盛，宜清泄肺热，以清化痰热之品为主，如象贝、沙参、菱皮、花粉等；表解里热转盛时，宜清泄里热，用辛寒之品，如石膏、知母、竹叶等；若热势不解，郁而化火，则宜清热泻火，用苦寒直清里热之品，如黄芩、黄连、栀子等；若邪热逆传心包，急投清热化痰、清心开窍之剂，如紫雪丹、至宝丹、牛黄清心丸等，因热在营血，须配合清营凉血之品清解心营热毒；若余邪未尽，阴伤未复，治宜清养肺胃阴液，用甘凉濡润之品，如沙参、麦冬等。

风温热变最速，治疗应注意祛邪不伤正。如病之初起忌用辛温发汗药物，如羌、防、柴、葛之类，以免助热化燥、汗泄伤阴之弊。不能因是小儿患者而滥用消导攻下之品，如枳、朴、杏、苏、菔子、楂、麦、广皮之属，以免损伤脾胃。不能滥用苦寒沉降之品，如大黄、黄连等，以免伤及脾胃阳气，正气损伤，邪闭不解。也不可一见痰喘，便用大黄礞石滚痰丸攻伐之品，以免伤阴耗气，导致一些变证的发生；尤其在小儿，为稚阴稚阳之体，更应注意治疗上的禁忌，否则陡然变证，而致不救。

【研讨】

1. 历代医家对风温的认识　风温病名首见于《伤寒论》，"太阳病，发热而渴，不恶寒者，为温病，若发汗已，身灼热者，名曰风温。"但张仲景所指的风温是热病误汗后的坏证；其后世医家有不少有关风温的论述，但多把伏气温病认为风温；直至清代，叶氏在本篇明确指出风温为新感温病，并阐明了风温的病因病机和传变趋势；尔后，陈平伯的《外感温病篇》对风温作了专篇论述，对风温的发生季节、初起临床证候特点等提出自己的见解。吴鞠通、吴坤安、王孟英等也都对风温的因、证、脉、治作了阐述和补充，进一步丰富了风温病的辨证论治内容。

2. 风温的病理特点　风温为风热病邪从口鼻吸入，以肺为病变中心，初起邪犯肺卫，若肺卫邪热不解，病邪深入，其发展趋势大致有两种情况：一是顺传气分，二是逆传心包。凡邪热传入气分，肺热炽盛者，证见邪热壅肺；若肺热波及营络，证见肺热发疹；若邪热炼液为痰，证见痰热阻肺；若痰热互结于胸脘，证见痰热结胸；若肺热顺传阳明，既可致腑气不通，燥热内结而便秘，亦可致肠腑传导失司而肠热泄泻。逆传心包者，则见痰热闭窍而致神昏谵语等危重证候。病之后期，多见邪热耗伤肺胃阴液。临床上邪热壅肺、肺热发疹、肺胃阴伤等病证是其不同阶段具有特征性的病理变化。

3. 风温的治疗和禁忌　风温以宣肺泄热、透邪外出为治疗原则，在不同病程阶段有不同的治疗方法。初起邪在肺卫，治宜辛凉解表、疏风泄热；邪热渐入气分，如见肺热壅盛者，治宜清热宣肺，化痰平喘；邪热炼液为痰，结于胸脘者，治宜辛开苦降，使痰热分解而易于清化；邪热传于胃肠，热在阳明经者，治宜辛寒透泄，达邪出表；热迫大肠，下利热臭者，治宜苦寒清热，坚阴止利；热结肠腑，大便不通者，治宜苦寒攻下，导热下行；热陷心包，机窍闭阻者，治宜清心开窍；后期肺胃阴伤者，治宜甘寒滋养肺胃。强调祛邪药物的选用，应针对病情，有的放矢，"中病即止"。

治疗禁忌：初起忌用辛温峻汗之品，因辛温可助热发汗，致大量汗泄，劫夺心液、耗散心阳而致昏谵等变证；不可过用寒凉，以免凉遏卫气、阻碍气机、冰伏邪气，使邪热难于外达，反致内陷而生变证。病程中不能滥用苦寒沉降、消导攻下之品攻泄里热，过量的苦寒和消导药物可伤及脾胃阳气，正气亏虚，无力祛邪而邪滞生变。

三、春温

【原文】

春温一證，由冬令收藏未固，昔人以冬寒内伏，藏于少陰，入春發于少陽，以春木内應肝膽也。寒邪深伏，已經化熱，昔賢以黃芩湯為主方，苦寒直清裏熱。熱伏于陰，苦味堅陰乃正治也。知溫邪忌散，不與暴感門同法。若因外邪先受，引動在裏伏熱，必先辛涼以解新邪，繼進苦寒以清裏熱。況熱乃無形之氣，幼醫多用消滯，攻治有形，胃汁先涸，陰液劫盡者多矣。

【提要】

论述春温的发病机理、治疗原则与禁忌。

【析义】

春温乃患者阴精素亏而冬季调摄不慎，外感时令寒邪，伏气藏于少阴，到春季阳气浮越，发于少阳而成。这是根据五脏与四时相应的理论，结合发病时的证候特点而推断出来的结论。因为，冬令寒水主气，内应少阴，春季风木当令，内应肝胆。春温病热炽阴伤的现象比较突出，病变后期又常见肝肾真阴耗竭的临床表现，故认为本病的发生与体内肾水素亏有关，而发病时以少阳胆经症状为主，即所谓"冬寒内藏于少阴，入春发于少阳"。

春温由于寒邪深伏，郁而化热，里热炽盛，火热内扰，阴液耗损，发病时多见身热、口苦、烦渴等胆热症状，故治宜清泄里热法为主，苦寒直折火势，火热退则阴液得保，以黄芩汤为代表方。方中黄芩苦寒清热坚阴为君药，白芍合甘草酸甘化阴，既能清热又可敛阴护液为臣药；许多医家把苦寒清热坚阴法视为治疗温邪自里而发的正治。

"知温邪忌散，不与暴感门同法"，此"暴感门"指新感。伏邪温病由新感引发时，临床兼见发热恶寒、头痛无汗等，此时表里同治，若单纯运用苦寒之剂，反有凉遏邪热不解之弊，治宜辛凉疏泄表邪，表解后再继用苦寒清泄里热，此即叶氏说的"必先辛凉以解新邪，继进苦寒以清里热"之意。

小儿患温病，不可拘泥于小儿多有食滞之说，慎用消导攻伐之品。因为，温邪为患伤津耗液较重，若再投消导之品，必然加重阴液损伤，早先致胃阴枯涸，继则可致肾阴耗竭而发生变证。

【研讨】

1. 历代医家对春温的认识　历代医家根据《素问·阴阳应象大论》"冬伤于寒，春必病温"，《素问·金匮真言论》"夫精者，身之本也，故藏于精者，春不病温"，《素问·热论》"凡病伤寒而成温者，先夏至日者为病温，后夏至日者为病暑"之说，认为春温系精气不足、邪气郁伏所致。吴鞠通在《温病条辨》中说："不藏精三字须活看，不专主房劳说，一切人事之能摇动其精者皆是。"张锡纯在《医学衷中参西录·医论》中亦指出："是以寒气之中人也，其重者即时成病，即冬令之伤寒也；其轻者微受寒侵，不能即病，由皮肤内侵，潜伏于三焦脂膜之中，阻塞气化之升降流通，即能暗生内热，迨至内热积而益深，又兼春回阳生触发其热，或更受外感以激发其热，是以其热自内暴发而成温病，即后世方书所谓伏气成温也"。伏邪温病的发生都与机体先有亏虚，再感邪气，邪伏于虚处有关。能够郁伏体内的外邪多为寒邪、湿邪等阴寒性质的外邪。

伏邪温病的理论实际上是中医温病学中认识疾病的一种方法，能够指导临床区分发病类型、判断病情轻重、预测传变趋势，提示治疗大法，是温病发病理论中不可或缺的一部分。

2. 春温的病理特点　春温是由于患者正气不足、阴精亏虚，冬天感受寒邪，潜伏于体内，郁久化热形成温热病邪，在春季阳气回升的特殊气候条件下，引动郁热外发而成，初起以高热、烦渴，甚则神昏、痉厥等里热证候为主要表现，起病急骤，病情较重，变化较多。

春温虽是以邪郁内发，里热炽盛为病理特点，但由于人体感邪有轻重，正虚程度有不同，因而病之初起有热郁气分和热郁营分之分。邪热郁发于气分者，邪虽盛，正亦强，其病情相对较轻；若治疗及时，邪气多可外透而解；若病情进一步发展，可向营分、血分深入。邪热郁发于营分者，病情较重，以营热炽盛，灼伤营阴为主要病变，经治疗后，如兼见气分证，说明邪有外达之机，则转归较好；若深伏营分，或耗伤下焦肝肾之阴，说明阴竭正虚，预后较差。春温里热炽盛，极易侵犯心包而致神昏；引动肝风而致痉厥；热迫血妄行而致出血；病变后期，每见真阴亏虚、虚风内动等邪少虚多之候，是温热类温病中病情较为严重的疾病。临床上，春温初起可因"新感引动伏邪"而发病者，可有短暂的卫表见症，表现为卫气同病或卫营同病。病程中，每因阴液耗损严重而呈虚实错杂之候。总之，春温具有郁热内伏，热势亢盛，易伤阴耗液，易动风、动血、闭窍等病理特点。

3. 春温治疗和禁忌 春温以清泄里热为治疗原则，注意透邪外出，处处顾护阴液。由于本病病变部位广泛，病情虚实错杂，临证时应根据不同的病变部位、病程阶段和虚实的多寡等因素，随证灵活用药。春温初起，发于气分者，应辨明邪郁的部位而分别施治；若热郁胆腑，治宜苦寒清热、宣郁透邪；若热郁胸膈，治宜清宣郁热、祛邪除烦；胸膈灼热如焚者，宜清泄膈热。发于营分者，热灼营阴，治宜清营泄热。临床上春温的发病由新感引发时，里热证候与表证同时并见，此时治疗在清泄里热的同时佐以解表；若表邪较重者，还应用表里双解之法才能收到更佳的疗效，体现"有是证用是药"的治疗观。

在治疗过程中，重视使用清、养、透三法。清热法有辛寒、苦寒、甘寒、咸寒的区别；养阴法有凉润生津、滋阴养液、填补真阴等不同；透邪法有轻清宣郁透表、辛寒宣泄直达邪热于外，或泄卫透络，或透热转气引导邪热外解等的不同。临床上还应根据病情灵活掌握和运用攻下、消导、化痰、活血等法。

治疗禁忌：不能滥用苦寒清热，因苦可化燥化火加重邪热，并重伤阴液而致变证；同时，苦寒药物可伤及脾胃阳气，加重气阴的虚损，导致邪滞生变。忌早用、过用滋腻之品，因滋腻可恋滞邪热，而致病程缠绵难愈。

四、暑病

【原文】

夏為熱病，然夏至以前，時令未為大熱，《經》以先夏至病溫，後夏至病暑。溫邪前已申明，暑熱一證，幼醫易眩。夏暑發自陽明，古人以白虎湯為主方。後賢劉河間創議迴出諸家，謂溫熱時邪，當分三焦投藥，以苦辛寒為主，若拘六經分證，仍是傷寒治法，致誤多矣。蓋傷寒外受之寒，必先從汗解，辛溫散邪是矣。口鼻吸入之寒，即為中寒陰病，治當溫裏，分三陰見證施治。若夫暑病，專方甚少，皆因前人略於暑詳於寒耳。考古如《金匱》暑暍痙之因，而潔古以動靜分中暑中熱，各具至理，茲不概述。論幼科病暑熱夾雜別病有諸，而時下不外發散消導，加入香薷一味，或六一散一服。考本草香薷辛溫發汗，能洩宿水。夏熱氣閉無汗，渴飲停水，香薷必佐杏仁，以杏仁苦降洩氣，大順散取義若此。長夏濕令，暑必兼濕。暑傷氣分，濕亦傷氣，汗則耗氣傷陽，胃汁大受劫爍，變病由此甚多。發洩司令，裏真自虛。張鳳逵雲："暑病首用辛涼，繼用甘寒，再用酸洩酸斂，不必用下。"可稱要言不煩矣。然幼科因暑熱蔓延，變生他病，茲摘其概。

暑邪必夾濕，狀如外感風寒。忌用柴、葛、羌、防，如肌表熱無汗，辛涼輕劑無誤。香薷辛溫氣升，熱伏易吐，佐苦降，如杏仁、川連、黃芩則不吐。宣通上焦，如杏仁、連翹、薄荷、竹葉。暑熱深入，伏熱煩渴，白虎湯、六一散。暑病頭脹如蒙，皆濕盛生熱，白虎、竹葉。酒濕食滯者加辛溫通裏。

暑熱邪傷，初在氣分，日多不解，漸入血分，反渴不多飲，唇舌絳赤，芩、連、膏、知不應，必用血藥，諒佐清氣熱一味足矣。輕則用青蒿、丹皮（汗多忌）、犀角、竹葉心、玄參、鮮生地、細生地、木通（亦能發汗）、淡竹葉。若熱久痞結，瀉心湯選用。又夏月熱久入血，最多蓄血一證，譫語昏狂，看法以小便清長者，大便必黑為是，桃核承氣湯為要藥。

【提要】

论述暑热病邪致病特点、病机特点、治疗原则、治疗方药以及禁忌。

【析义】

夏季发生的外感热病为暑病，《素问·热论》说："先夏至日者为病温，后夏至日者为病暑。"暑邪的形成有很严格的季节性，其致病有两个特点：一是"夏暑发自阳明"，即暑病发病之初即见阳明气分热盛的证候，这是暑热病邪由口鼻径犯阳明所致；二是暑易夹湿，由于暑热当令，天暑下逼，地湿上蒸，暑邪与湿邪混杂相合而成暑湿病邪，具有湿蕴热蒸、胶着难化的特点。暑邪为病初起即伤人气分，湿邪犯人亦多伤于气分，故不论暑热为病还是暑湿为患，起病之初均可见气分症状。但暑热致病，邪入阳明，以无形里热蒸迫见症为主；暑湿致病，可兼及足太阴气分，以暑湿困滞中焦脾胃气机的见症为主。

暑热病邪致病伤津耗气尤其突出，轻则暑伤津气，重则津气欲竭；其治疗原则正如张凤逵提出的"首用辛凉，继用甘寒，再用酸泄酸敛"为治疗大法，即在病的初起，阳明气分热炽时，用白虎汤为主方，辛寒大清气热；若暑热伤津耗气，用王氏清暑益气汤，甘寒清热生津益气治之；若因暑热太甚而致津气欲脱，用生脉散，酸敛之剂以敛护津气；暑温病之后期，余邪劫灼阴液时，用连梅汤酸甘化阴，清热敛阴。临床具体运用时，还必须权衡暑热与津气两方面的盛衰情况，灵活掌握方药的运用和配伍。当暑热伤于气分而偏于上焦时，治疗宜宣通上焦，用药多取清轻宣化之品，如杏仁、连翘、薄荷、竹叶等；若暑热盛于中焦而见阳明经证时，则投以辛寒清气的白虎汤配合利湿泄热的六一散；若暑热上蒸于头部而见头胀如蒙者，则用白虎汤加竹叶等以清泄邪热；若兼有酒湿者，可加用辛温芳化燥湿之品；若兼夹食滞者，可配合消食导滞之品。

暑热病邪袭气分，里热炽盛当以清气泄热为主；如邪已深入营血分，见渴不多饮、唇舌绛赤，则当投以清营凉血，可稍佐清气之品，即所谓"透热转气"的治法。至于所用清气药则不必拘泥与"一味"之说，应根据病情适当选用，若病情较轻者，可选用诸如青蒿、丹皮、犀角、竹叶心、玄参、鲜生地、细生地、木通、淡竹叶等药；若热久成瘀结者，可选用泻心汤等。暑热病程中，若出现谵语、昏狂等邪闭心包者，则应予以清心开窍之剂，但若因蓄血而致谵语、昏狂者，伴见小便通利、大便发黑等症，治疗宜用桃核承气汤。

　　暑夹湿邪为患，初起可见发热恶寒、无汗、头身疼痛等证候，易与外感风寒证相混淆。治疗上忌用辛温解表之柴、葛、羌、防，以防助热耗阴。若卫阳郁闭较甚，而见肌表热甚无汗者，可配合辛凉轻剂解表，但不可滥用发汗解表。此外，尚有感受暑湿而兼寒邪束表，临床见发热恶寒、无汗、渴饮、心烦者，则须用辛温发散之法。但具体用药应注意选择，较为合适的是香薷，香薷有发汗、解暑、行水、调中之功，李时珍称其为"乃夏月解表之药，如冬月之用麻黄"。临床应用时，香薷常配合杏仁，取杏仁苦降泄气、宣通肺气之功。因肺为水之上源，肺气宣通，不仅卫阳之郁闭可除，水湿也得以下行，大顺散中用杏仁亦是此意。香薷配合杏仁还可以防止呕吐，因暑热内伏每易呕吐，配合一些苦降之品，如杏仁、川连、黄芩等就可以减轻呕吐症状。对于暑热不兼湿亦无寒邪束表者，辛温之香薷仍在忌用之例。

【研讨】

　　1. 历代医家对暑病的认识　在《内经》中就有对暑病的病因、发病季节、临床症状的描述，如《素问·热论》曰："凡病伤寒而成温者，先夏至日者为病温，后夏至日者为病暑"；《素问·生气通天论》曰："因于暑，汗。烦则喘喝，静则多言。"《金匮要略·痉湿暍病脉证治》曰："太阳中热者，暍是也，汗出恶寒，身热而渴，白虎加人参汤主之。"尤在泾在《金匮要略心典》中解释说："中暍即中暑"，"中热亦即中暑，暍即暑之气也"。宋元时期对暑病有了进一步的认识，《太平惠民和剂局方》有"中暑"、"伤暑"、"冒暑"、"伏暑"之分；朱丹溪在《丹溪心法·中暑三》中指出："暑乃夏月炎暑也，盛热之气者，火也。有冒、有伤、有中，三者有轻重之分，虚实之辨。"张元素则认为暑病有阴暑、阳暑之别，"静而得之为中暑，动而得之为中热；中暑者阴证，中热者阳证。"此期提出以辛甘寒凉之剂治暑，并重视补气生津的治疗方法，如朱肱用白虎汤、橘皮汤、竹叶汤、五苓散治夏月中暑及其兼夹证；刘河间用双解散、凉膈散、天水散等寒凉清暑之剂，治夏季暑热当令之表里郁热证；李东垣用生脉散救治暑热耗伤津气之证，并创制了清暑益气汤以清暑燥湿、补气生津。明代张景岳认为："阴暑者，因暑而受寒者也"；"阳暑者，乃因暑而受热者也"。并指出"暑有八证：脉虚，自汗，身热，背寒，面垢，烦渴，手足微冷，体重是也。"王肯堂在《证治准绳》中指出暑病有"伏寒化热"与"暴感暑热"之分，"若冬伤于寒，至夏而变为热病者，此则过时而发，自内达表之病，俗谓晚发是也，又非暴中暑热新病之可比。"王纶针对暑邪的性质和暑气通于心等病理特点提出了治暑之要法，"治暑之法，清心利小便最好。暑伤气，宜补真气为要。"具有较强的临床指导意义。

　　直至清代对暑病的认识才日臻完善，喻嘉言指出："盖暑病乃夏月新受之病，岂有冬月伏寒，春时不发，至夏始发之理乎？"明确了暑病属新感，非伏寒化温所致。叶天士在本篇中说"夏暑发自阳明"、"暑必兼湿"，明确了暑病的病理特点。吴鞠通在《温病条辨》中将暑病之偏热者命名为暑温，曰："暑温者，正夏之时，暑病之偏于热者也。""形似伤寒，但右脉洪大而数，左脉反小于右，口渴甚，面赤，汗大出者，名曰暑温。"明确了暑温病的性质及证候特点。至此暑温病与暑湿病才有了明确的区别。

2. 暑温　暑温是暑热病邪所致，但人体正气不足是导致外邪侵袭的重要因素。夏月蠚暑为火热之气，其性酷烈，伤人最速，致病无表里渐次，一病即入阳明气分，初起即见高热、烦渴、汗多、脉洪大等气分热盛证候；即叶氏所说的"夏暑发自阳明"；病程中，暑热内外蒸迫，易伤津耗气而致津气欲脱；暑热极易化火，火热之邪可炼液为痰，痰热闭窍；火热之极可引动肝风，风火相煽而加重病情；火热之邪可迫血妄行，血行脉外而出血；火热煎熬阴液，血行呆滞而成瘀；痰与瘀是病变过程中的病理产物，但又可作为病因而加重病情。如暑热病程中常见痰热互结、闭阻心窍而见神昏谵语、痰鸣等；热瘀交结、扰神窜络而见神志如狂、出血等症；此外，暑气通于心，暑热病邪还极易直入心包、肝经，而发生暑厥、暑痫等病。在病程后期，痰热瘀互结可留滞心包、阻滞脉络而致痴呆、失聪、失语、偏瘫等后遗症。总之，暑温起病急骤，传变迅速，最易伤津耗气，且多闭窍动风之变为其特点。

暑温以清暑泄热为基本治则，根据病程阶段不同，病理变化特点采用不同的治疗方法，初起暑伤气分，阳明热盛者，治宜辛寒清气，涤暑泄热；进而暑伤津气者，治宜甘寒之剂，清热涤暑，益气生津；后期暑热已退，而津气大伤者，治宜甘酸之品，益气敛津，生脉固脱；正如张凤逵所说："暑病首用辛凉，继用甘寒，再用酸泄酸敛。"若暑热化火，生痰生风，内传心营，引起闭窍、动风等病变时，则须根据具体病情而采用清心凉营、化痰开窍、凉肝息风等法。后期余邪未清，气阴未复，治疗常用益气养阴、清泄余热等法；痰热瘀留滞络脉，常用化痰祛瘀搜络等法。

3. 暑湿　暑湿是暑湿病邪所致，但人体脾胃虚弱，元气不足是导致外邪入侵的重要因素。时值盛夏，湿气盛行，人之脾胃运化呆滞，加之饮食不节，更伤中气，则脾胃虚弱，运化失职，湿自内生，暑湿病邪同气相召，乘虚而入。正如曹炳章所说："人在此气交之中，受其炎蒸，元气强者，三焦精气足，或可抗邪。元气虚者，三焦精气不足，无隙可避，可见正气亏虚是本病损其脾胃，乘暑天而作病也。"喻嘉言亦认为："体内多湿之人，最易中暑，两相感之故也。外暑蒸动内湿，两气交通而中暑。"

暑湿之邪乃暑热夹湿，故其病理表现为热重湿轻、湿热交蒸。病之初起以身热、微恶风寒、头胀、胸闷、身重肢酸、苔腻等暑湿阻遏卫气证候为主要表现，病程中常见暑湿困阻中焦，以暑热盛于阳明为主，兼有湿阻太阴，症见壮热、烦渴、汗多、尿短、脘痞身重、脉洪等症；若暑湿交蒸不解，可弥漫三焦气分；暑热漫及上焦，侵袭于肺，肺气不利，肺络受损，则胸闷、咳痰带血；暑湿困滞中焦，脾胃气机郁滞，则脘腹痞闷、呕恶、便溏；湿热蕴结下焦，分清泌浊失司，则小便短赤、下利稀水等。

暑湿以清热利湿为基本治则。临床上，根据暑湿郁滞三焦部位的不同而选择药物。若暑湿交蒸，以弥漫上焦为主，则用杏仁宣开上焦肺气，气化则暑湿易化；若暑湿蕴蒸于中焦，则用厚朴理中焦脾胃之气，脾气健运则湿邪易除；若湿热蕴阻于下焦，则用茯苓淡渗利湿，清泄膀胱湿热。

【原文】

夏令受熱，昏迷若驚，此為暑厥。即熱氣閉塞孔竅所致，其邪入絡，與中絡同法。牛黃丸、至寶丹芳香利竅可效。神蘇以後，用清涼血分，如連翹心、竹葉心、玄參、細生地、鮮生地、二冬之屬。此證初起，大忌風藥。初病暑熱傷氣，竹葉石膏湯或清肺輕劑。大凡熱深厥深，四肢逆冷，但看面垢齒燥、二便不通或瀉不爽為是，大忌誤認傷寒也。

【提要】

论述暑厥的发病机理、临床表现和治疗宜忌。

【析义】

暑厥是暑温的一种特殊发病类型，乃暑热病邪猝中心营，而闭阻心包导致神明逆乱。临床特点为初发病即突然昏倒、不省人事、手足抽搐、身热气粗、四肢厥冷，较之一般的暑温病发病更加急骤，病情尤其危重。

暑为热之极，其性火热，心为火脏，同气相召，火热之邪极易内陷心包，扰乱心神而神昏谵语；火热引动肝风而惊厥；火热内闭心营，阳气不得外达而四肢厥冷。邪热闭阻愈甚，四肢厥冷愈重，此即所谓"热深厥深"；此外，暑热熏蒸于里，中焦脾胃受劫，升清降浊失司，湿浊之气上熏，多有面垢齿燥；暑热蕴结阳明，脾胃失职，传导失司，多有二便不通或泻而不爽。临床上切不可误认为是寒邪为患，更不可误认为是虚寒证，以免误治失治。

暑厥的治疗首先针对其昏厥而急予牛黄丸、至宝丹等芳香利窍之剂，一旦神志苏醒即清营泄热，用连翘心、竹叶心、玄参、生地、二冬等，清营汤亦可加减使用。因本病系暑热直犯心包络所致，而非病邪在表，故忌用祛风升散药物；若用辛散药物，徒伤津气，则变证蜂起。

暑热病邪致病亦可先伤气分或犯肺，初起见发热、汗出、咳嗽等，此时，当用清热生津益气法，如竹叶石膏汤或清肺透邪之轻剂治疗，不可盲目投用清营凉血及滋腻之品，导致邪恋不解。

【研讨】

1. 暑厥的临床特点 暑厥乃暑热病邪猝中心营而内闭心包，一病即发昏厥的急重病证，属于热厥，病情危重。

2. 暑厥的治疗原则 本病的治疗应急予清心开窍，除了以清宫汤送服安宫牛黄丸、紫雪丹外，亦可选用行军散开窍醒神；并可配合针刺人中、十宣、曲泽、合谷等穴以加强清泄邪热、苏醒神志之力。如神清厥回之后，暑热仍未清者，可按病机之在气在营，分别予以相应的治疗。暑热内闭之时，切不可早用寒凉，以免遏滞暑邪不能外解。

3. 暑厥与中风的鉴别 本病因猝中暑热之邪，故发病急骤，与中风病很相似。中风发于任何季节，发病突然，昏仆不省人事、口眼歪斜、半身不遂、多无发热。本病多发于炎夏季节，除突然昏倒、手足抽搐外，可有身热气粗、四肢厥冷见症，但无口眼歪斜、半身不遂等脉络瘀滞见症。

五、秋燥

【原文】

秋深初涼，稚年發熱咳嗽，證似春月風溫證。但溫乃漸熱之稱，涼即漸冷之意，春月為病，猶冬藏固密之余，秋令感傷，恰值夏熱發洩之後，其體質虛實不同。但溫自上受，燥自上傷，理亦相等，均是肺氣受病。世人誤認暴感風寒，混投三陽發散，津劫燥甚，喘急告危。若果屬暴涼外束，身熱痰嗽，只宜蔥豉湯，或蘇梗、前胡、杏仁、枳、桔之屬，僅一二劑亦可。更有粗工，亦知熱病，與瀉白散加芩、連之屬，不知愈苦助燥，必增他變，當以辛涼甘潤之方，氣燥自平而愈，慎勿用苦燥，劫爍胃汁。

秋燥一證，氣分先受，治肺為急。若延綿數十日之久，病必入血分，又非輕浮肺藥可醫，須審體質證端。古謂治病當活潑潑地，如盤走珠耳。

【提要】

论述秋燥的病因病机、临床证候、治疗宜忌；秋燥与风温、风寒的区别。

【析义】

秋燥发于早秋，燥与热邪相合为患。邪自口鼻入，肺卫受邪、肺气被郁，初起症状与风温病类似，有发热、咳嗽等见症。病发于深秋者，因气候已经转凉，燥邪与凉气相合，故所感者多为凉燥之邪；燥热与凉燥均属燥邪，但性质有寒温不同。

秋燥与风温初起均见发热、微恶风寒、口微渴、舌边尖红、苔薄白、脉浮数等肺卫表热症，是由于风热病邪与燥热病邪均自上而受，先伤肺卫之故。但秋燥较风温初起伤津液更重，秋燥初起即有口鼻咽津液干燥的见证，这些固然与燥邪的特性有关，同时也与不同时令气候患者的体质特点有关。因为，秋季正是人体经过了夏月发泄之后，体内津气多较不足，再感燥热病邪，故伤津耗液的情况较为严重；而春季机体处于“固密之余”的状态，体内津液相对较为充足，故初起无明显的津液受损见症。

秋燥初起燥热在肺，伤及气分；如久延不愈，病邪亦可深入血分，伤及肺络或致气血两燔；亦可出现肺胃阴伤、肝肾阴亏等见症。秋燥的治疗以宣肺润燥为原则，初起治疗应区别秋燥与凉燥，分别采用辛凉甘润或辛开温润之法，不可用辛温发汗法，否则更加耗伤津液而加重燥象；但也不可一见热象就滥用苦寒之药，如泻白散加黄芩、黄连之类，因苦燥之品易耗伤阴液而发生其他变证。病程中不可拘泥于治肺之法，而应根据患者的体质和邪气的消长，随证变换治法用药。

凉燥发于晚秋，燥与凉气相合为患。凉燥与风寒初起临床症状较为相似，均见恶寒发热、无汗头痛、肢节酸痛、舌苔薄白而润、脉浮紧等风寒表证。但凉燥病邪致病初起必有口鼻咽津液干燥见症，病程中凉燥病邪较风寒病邪更易化燥入里而伤津耗液。凉燥为患，虽取温散之法，但也不可与一般的风寒外感同法，因辛温发汗易耗劫津液，导致肺气欲闭而产生喘急之变；如确系有外寒束表者，应选择温而不燥之剂，如葱豉汤之类，或用苏梗、前胡、杏仁、枳壳、桔梗等，但也只宜一二剂，不可发散过度。

【研讨】

1. 历代医家对燥邪为患的认识 燥邪致病早在《内经》就有记载，"岁金太过，燥气流行"，"岁木不及，燥乃大行"，明确指出燥邪的形成与岁运时令密切相关，指出燥邪的致病特点为"燥胜则干"，确立了"燥者润之"，"燥者濡之"，"燥化于天，热反胜之，治以辛寒，佐以苦甘"等治疗大法。金元时期刘河间指出"诸涩枯涸，干劲皲揭，皆属于燥"，补充了《内经》病机十九条中燥气为病的缺如，同时也对燥邪的性质作了论述，概括了外感和内生燥热的致病特点。当时大多数医家均从内燥来认识燥热为患，朱丹溪的四物汤加减、李东垣的润肠丸等均为内燥而设。明代李梴指出燥有内外之分，外感燥邪致病引起医家们的重视。清代喻嘉言《医门法律》立"秋燥论"专篇论述，不仅首创了秋燥病名，并对内燥、外燥作了较系统的论述，认为燥属火热，易伤肺之阴液，治疗"大约以胃气为主，胃土为肺金之母也"，可通过甘寒清润，顾护肺胃之阴液而达到治疗肺燥之目的，创制了清燥救肺汤治疗因肺胃之燥而致的诸气膹郁，诸痿喘呕者，为后世治疗温燥作出了典范。清代沈目南、吴鞠通、俞根初、王孟英、费晋卿等医家亦都对秋燥有较深刻的认识，明确了燥有内、外之分。内燥为内伤津血，阴液干枯之证；外燥为秋季外感时令之邪所致，又有温燥、凉燥之别。

2. 秋燥的病理特点 肺属燥金，秋日燥金主令，同气相召，故燥热病邪易犯肺脏，正如喻嘉言所说："燥气先伤于上焦华盖"；张景岳亦认为"若秋令太过，金气胜而风从之，则肺先受病"；叶氏在本篇中指出："温自上受，燥自上伤，理亦相当，均是肺气受病。"因燥干津液，热亦伤津液，"两阳相劫"，故伤津液最速；秋燥初起在肺卫表热证时即有津液干燥征象；肺卫燥热不解，热必内传于里，且易化火，故津液干燥之象更为明显。若燥热内郁肺经可致肺燥阴伤、燥热灼伤肺络可致咳血或衄血，燥热郁而化火随经上扰而燥干清窍，等等。此外，肺之燥热极易随经下移胃肠，导致肺胃肠津液亏损，故在秋燥病的病程中以肺胃肠的病理变化最为突出，很少见邪入营血的证候。但在素体阴虚或邪热太盛时，亦可内陷营血，甚至伤及肝肾。

秋燥大多在卫分、气分阶段即可告愈，危重病例较为少见；与其他温病比较，秋燥是一种比较轻浅的病证。

3. 秋燥的治疗 秋燥以宣肺润燥为治疗原则，在不同的病程阶段有其不同的治疗方法。俞根初在《通俗伤寒论》中说："秋燥一证，先伤肺津，次伤胃液，终伤肝血肾阴。"历代医家在长期临床实践中总结出治疗秋燥病初、中、末三期的治疗大法为"上燥治气，中燥增液，下燥治血"。上燥治气，是针对秋燥初起，燥热郁闭肺气，燥伤肺之津液的病变提出的治疗方法，即辛凉润肺、轻宣肺气的治疗方法，可见上燥"治气"，即上燥"治肺"。中燥增液，针对肺之燥热化火，移热于胃肠，导致肺胃肠津液耗损的病变提出的治疗方法，即在清泄里热的同时，用甘寒濡润之品滋养肺、胃、肠阴液的治疗方法，中燥增液强调中燥应注重养阴增液，肺胃阴液充足，燥热易于清除。下燥治血，针对病之后期少数正虚邪盛的病例，燥热化火传入下焦，耗伤肝肾阴液的病变提出的治疗方法，即以咸寒滋阴补血之品滋养肝肾，填补真阴而奉养精血，下燥治血之意实指补益肝肾阴液，因为肝藏血、肾藏精，精血同源，从补阴血达到补肝肾阴液的目的，此时当重用血肉有情之品。

4. 秋燥的治禁　秋燥治疗忌苦燥。燥性虽近于火，但又不同于火，治燥不同于治火。一般温病在邪热化燥化火之后，常用苦寒清热泻火之法；但燥证最忌苦燥，因苦燥之品易耗伤阴液而加重病情。因此，治火可用苦寒，治燥必用甘寒；火郁可以发，燥胜必用润；火可以直折，燥必用濡养。对于秋燥的治法，汪瑟庵在《温病条辨》按语中说："燥证路径无多，故方法甚简。始用辛凉，继用甘凉，与温热相似。但温热传至中焦，间有当用寒苦者；燥证则唯喜柔润，最忌苦燥，断无用之之理矣。"对燥证的治疗颇有临床指导意义。

第三章

薛生白《湿热病篇》选读

薛雪（1681～1770年），字生白，江苏吴县人。薛氏少时醉心科举，举鸿博未遇，乃致力于医，以博学多才闻于世，工画兰，善拳勇，精于医学，尤其擅长湿热病的治疗，医著有《医经原旨》、《膏丸档子》、《扫叶庄医案》等，以《湿热病篇》名传于世。

《湿热病篇》为论述湿热病的专著，约成书于1770年以前，初刊于1831年，版本有多种不同，条文多少互有出入。本书的问世，为后世将温病明确分为温热、湿热两大类奠定了理论基础，起到了承上启下的作用。从内容来看，不失为一篇较系统、完整而有临床价值的医学文献，故广为后世所崇，被列为医家必读之本。

本教材以王孟英著《温热经纬》四十六条为依据，归类叙述，选讲中重点介绍湿热病提纲（原文第1条）、邪在卫表（原文第2、3条）、邪在气分（原文第8、12、10、13、37、11条）、善后调理（原文第9条）。原文后括号内数字，为《湿热病篇》原文条文顺序。

一、湿热病提纲

【原文】

濕熱證，始惡寒，後但熱不寒，汗出胸痞，舌白，口渴不引飲。（1）

自注：此條乃濕熱證之提綱也。濕熱病屬陽明太陰經者居多，中氣實則病在陽明，中氣虛則病在太陰。病在二經之表者，多兼少陽三焦，病在二經之裏者，每兼厥陰風木，以少陽厥陰同司相火，陽明太陰濕熱內郁，鬱甚則少火皆成壯火，而表裏上下充斥肆逆，故是證最易耳聾、乾嘔、發痙、發厥，而提綱中不言及者，因以上諸證，皆濕熱證兼見之變局，而非濕熱證之必見正局也。始惡寒者，陽為濕遏而惡寒，終非若寒傷於表之惡寒，後但熱不寒，則郁而成熱，反惡熱矣。熱盛陽明則汗出，濕蔽清陽則胸痞，濕邪內盛則舌白，濕熱交蒸則舌黃，熱則液不升而口渴，濕則飲內留而不引飲。然所雲表者，乃太陰陽明之表，太陰之表四肢也。陽明之表肌肉也，胸中也。故胸痞為濕熱必有之證，四肢倦怠，肌肉煩疼，亦必並見。其所以不乾太陽者，以太陽為寒水之腑，主一身之表，風寒必自表入，故屬太陽。濕熱之邪，從表傷者，十之一二，由口鼻入者，十之八九。陽明為水穀之海，太陰為濕土之臟，故多陽明太陰受病。膜原者，外通肌肉，內近胃腑，即三焦之門戶，實一身之半表半裏也，邪由上受，直趨中道，故病多歸膜原。要之濕熱之病，不獨與傷寒不同，且與溫病大異。溫病乃少陰太陽同病，濕熱乃陽明太陰同病也。而提綱中不言及脈者，以濕熱之證，脈無定體，或洪或緩，或伏或細，各隨證見，不拘一格，故難以一定之脈，拘定後人之眼目也。

濕熱之證，陽明必兼太陰者，徒知臟腑相連。濕土同氣，而不知當與溫病之必兼少陰比例。少陰不藏，木火內燔，風邪外襲，表裏相應，故為溫病。太陰內傷，濕飲停聚，客邪再至，內外相引，故病濕熱。此皆先有內傷，再感客邪，非由腑及臟之謂。若濕熱之證，不夾内傷，中氣實者，其病必微，或有先因於濕，再因饑勞而病者，亦屬內傷夾濕，標本同病。然勞倦傷脾為不足，濕飲停聚為有餘，所以內傷外感孰多孰少，孰實孰虛，又在臨證時權衡矣。

【提要】

本条乃湿热病提纲。概括湿热病的成因、发病、邪入途径、病变部位、临床表现、传变规律、湿热病正局、变局以及湿热病与伤寒的鉴别诊断。

【析义】

原文列举了湿热病初起的六大主症，并以自注的形式从以下几个方面分析了湿热病的发生发展规律和病变特点。

1. 湿热病初起的典型症状 湿热病初起时可有一些不同于其他温病的表现。如因湿邪阻遏脾胃之表的四肢、肌肉，因阳气不宣，故可出现"恶寒"，并可伴见身热不扬、头重痛、脉濡缓、苔薄白腻等症。另外，由于湿犯脾胃致中焦气机不畅，故可出现"胸痞"，津不上承则"口渴不引饮"，亦有口渴而喜热饮者。又因体表被湿邪遏郁，湿热合邪，热蒸于表，故可出现"汗出"。初起时热势不甚，但卫表症状渐除而里热转盛，故见"但热不寒"。归纳湿热病的主症有始恶寒、后但热不寒、汗出胸痞、口渴不引饮、四肢倦怠、肌肉烦痛、舌苔白腻。

2. 病邪入侵途径与病变中心 薛氏认为，湿热病邪由口鼻入者十之八九，由肌表入者十之一二，且具有"邪由上受，直趋中道，病多归膜原"的特点。对于病变中心，薛氏认为"湿热病属阳明太阴者居多"，因阳明为水谷之海，太阴为湿土之脏，同气相求，故湿热病的病变中心在中焦脾胃，因体质差异，又有"中气实则病在阳明，中气虚则病在太阴"的转归。意即如中阳较旺，感受湿热后较易从阳化热，病变以阳明胃为主，多表现为热重于湿；如中阳较虚，湿热从阴化寒，病变以太阴脾为主，表现为湿重热轻之象。

3. 湿热病的发病与病理特点 薛氏提出湿热病发病具有"内外合邪"的特点，即湿热病多有脾胃内伤，再感客邪，内外之邪相合而发病。此合乎叶天士"里湿素盛，外邪入里，里湿为合"之意。自注中之"劳倦伤脾为不足，湿邪停聚为有余"，当理解为劳倦伤脾，脾气不足而失健运，过饱或太逸伤脾，脾气因实邪阻滞而失健运。不可一律视脾胃内伤为虚证，尚有虚实相间，标本同病者。薛氏强调中气强弱对于湿热病发展及病理演变的作用，认为"中气实者，其病必微。"此中气实与"中气实则病在阳明"的涵义不同，这里是指脾胃运化功能尚健，里湿不盛的人，即使患湿温，也多轻而易愈。

4. 湿热病正局与变局 湿热病的正局是指因湿热病邪蕴蒸于太阴阳明所致的表里俱病的临床表现，即条文所列六症，如始恶寒、后但热不寒、汗出胸痞、口渴不引饮、四肢倦怠、肌肉烦痛、舌苔白腻。自注并补充了湿热病兼见之变局。变局指蕴藏于阳明太阴之湿热内郁化火，表里上下充斥肆虐，可窜及少阳或厥阴，因胆经循耳，胆火上冲而见耳聋、干呕，火郁心包而发厥，引动肝风则发痉。此乃湿热病中的或然证，而非湿热病必见之证候。正局变局的区别在于，病变在脾胃气分者为正局，若病变涉及心肝肾，或出现营血分病变，则多归于变局。

5. 湿热病与春温病、伤寒太阳证的区别 薛氏云："温病乃少阴太阳同病，湿热乃阳明太阴同病也。少阴不藏，木火内燔，风邪外袭，表里相应，故为温病。"此处温病是指新感引发之伏气温病，实为春温。薛氏以伏气温病的春温为例，论述其与湿热病的区别。春温为少阴太阳同病，湿热为太阴阳明同病，临床表现上虽都有发热、恶寒，但春温病初起里热亢盛，湿热病初起则表湿症状明显，临床必见头重痛、身热不扬，不难区别。

薛氏又指出湿热病与伤寒的区别在于湿热病表证乃太阴阳明之表，即四肢肌肉胸中，所以湿热证初起必见四肢倦怠、肌肉烦疼、胸闷脘痞等脾胃湿热郁滞中焦气机之证候。而伤寒为寒邪束表，表现为太阳表寒证，如恶寒发热、头痛、无汗、脉浮紧等。

【研讨】

1. 本章及下属条文中提出的湿热病（证），属广义而非狭义，应包括湿温、伏暑、暑湿、痢疾、霍乱等多种湿热性质的外感热病，并非仅指感受湿热之邪单一的湿温证。条文列举的六大症中，胸痞、舌白是决定性的；苔是判断湿邪存在与否的关键，痞满存在于湿热病的全过程。而寒热并见、纯热无寒可区分邪在表在里，汗、渴则为湿热偏轻偏重之辨。

2. 湿热病证病变部位，以脾胃为中心，可涉及肝胆三焦。自注中明确提出"属阳明太阴经者居多"、"中气实则病在阳明，中气虚则病在太阴"。而病之初，未深入脾胃，往往兼见少阳三焦胆证，即所谓"病在二经之表者，多兼少阳三焦"，出现耳聋、干呕等症。病如传变入里化燥化火则往往兼见厥阴心包、肝之证候。

3. 湿热证临床表现除正局变局外，还应包括其他兼症，如四肢倦怠、肌肉烦疼。如湿热证初起舌苔以白厚腻为主，而渐见化热，则舌苔亦可变化，可有舌黄等症出现。

二、邪在卫表

【原文】

濕熱證，惡寒無汗，身重頭痛，濕在表分，宜藿香、香薷、羌活、蒼术皮、薄荷、牛蒡子等味。頭不痛者，去羌活。（2）

自注：身重惡寒，濕遏衛陽之表證，頭痛必夾風邪，故加羌活，不獨勝濕，且以祛風。此條乃陰濕傷表之候。

【提要】

论述湿邪伤表尚未化热（阴湿）的症治。

【析义】

薛氏所谓的"阴湿"，是指湿未化热，以湿为主的病邪，与寒湿近似；所致病证见于湿温初起，湿重于热的阶段。

湿热之邪初犯人体时，其性质以湿为主，故热象不显著。湿郁卫阳，故见恶寒无汗。湿遏气机，故见身重头痛。其病位重在肺卫（皮毛），薛氏称之为"阴湿伤表"。因湿未化热，病位在表，里湿不著，故用藿香、苍术皮、香薷等芳香辛散之品，佐以羌活祛风胜湿，薄荷、牛蒡宣透卫表。"因于湿，首如裹"，湿热病头重头胀者为多，而头痛乃风邪所致，故头不痛者去羌活。

【研讨】

本条所提出阴湿伤表是指湿郁卫表未见化热，特征是无热、无汗。发热是因湿邪郁久而成，而湿郁卫表初起，未成郁热故无发热。近代医家亦有认为湿热证初起必有发热，唯热势不甚，不如恶寒之明显而已。

阴湿伤表之治则，应针对湿困肺脾的病机，初起治疗宜用辛温香燥之品为主，祛除卫表之湿，药物可选用藿香、香薷、羌活、苍术皮、薄荷、牛蒡子等。临床还须辨析湿之所在，一般说来，湿在表，偏于上者，芳化辛散为主；湿在里，偏于中焦者，辛苦通降为主；湿在里，偏于下者，以淡渗分利湿邪为要。

【原文】

濕熱證，惡寒發熱，身重關節疼痛，濕在肌肉，不為汗解，宜滑石、大豆黃卷、茯苓皮、蒼术皮、藿香葉、鮮荷葉、白通草、桔梗等味。不惡寒者，去蒼术皮。（3）

自注：此條外候與上條同，惟汗出獨異，更加關節疼痛，乃濕邪初犯陽明之表。而即清胃脘之熱者，不欲濕邪之鬱熱上蒸，而欲濕邪之淡滲下走耳。此乃陽濕傷表之候。

【提要】

论述湿邪伤表，湿已化热（阳湿）的症治。

【析义】

阳湿是指湿在卫表已有化热之势，特征是有热、有汗。湿为阴邪，本不能再分阴阳，薛氏于此乃是根据湿、热之侧重而划分，上条论"阴湿"，此条论湿已化热，见症以热象明显则为"阳湿"。二者的辨证关键为汗之有无，热郁湿中，湿而化热，郁蒸外达故汗出，然湿邪重浊腻滞，与热交混，故不能随汗出而解。又因湿邪初犯阳明之表见关节疼痛，为湿郁化热"初犯阳明之表"的明证。自注认为"太阴之表，四肢也；阳明之表，肌肉也"。湿热邪在卫表，治疗仍取藿香、苍术皮芳化辛散，配合滑石、大豆黄卷、茯苓皮、通草、荷叶等淡渗凉泄之品以渗湿泄热。蕴热已成，故去辛温燥烈的香薷、羌活等。卫表郁闭不甚而不恶寒者则去苍术皮。

【研讨】

以恶寒与发热的多少区分"阳湿"与"阴湿"，非绝对依据。因"阴湿"虽湿未化热，亦非绝对不发热；而"阳湿"表证，恶寒较甚者亦非罕见。结合原文与自注内容，阳湿伤表的主症为恶寒发热、身重关节疼痛、汗出、苔黄腻。

阳湿伤表证因湿中蕴热，治宜清热祛湿并进，不可偏废。选用芳香疏散透泄的药物为主，佐以淡渗利湿之品，此时不可误用辛温发汗，误汗可致湿邪蒸腾、上蒙清窍。

三、邪在气分

【原文】

濕熱證，寒熱如瘧，濕熱阻遏膜原，宜柴胡、厚樸、檳榔、草果、藿香、蒼术、半夏、乾菖蒲、六一散等味。（8）

自注：瘧由暑熱內伏，秋涼外束而成。若夏月腠理大開，毛竅疏通，安得成瘧。而寒熱有定期，如瘧證發作者，以膜原為陽明之半表半裏，熱濕阻遏，則營衛氣爭，證雖如瘧，不得與瘧同治，故仿又可達原飲之例，蓋一由外涼束，一由內濕阻也。

【提要】

论述湿热阻遏膜原的症治。

【析义】

薛氏于首条自注中曾谈到"膜原者，外通肌肉，内近胃腑，即三焦之门户，实一身之半表半里也"，今又言"膜原为阳明之半表半里"，语虽不同，意实一致。均在明确膜原证既非阳明里证，又与少阳之半表半里证不同，是湿热遏伏证。膜原既作为病位概念，亦是归纳证候类型的特定概念。本证乃属邪伏半表半里而兼阻脾胃，还应见脘痞、恶心、腹胀等湿阻脾胃的症状。临床表现为寒热如疟，但不像疟之寒热发有定时，而是寒热交替或寒热起伏，尚见舌苔白腻甚或满布垢浊、苔如积粉、脘腹满闷等湿浊内盛的症状。治当因势利导，苦辛化湿，疏通阳明。药如厚朴、槟榔、草果苦温燥湿，疏利中焦；加用藿香、苍术外宣肌表之湿，内燥脾胃之湿；半夏、干菖蒲化湿辟秽；柴胡疏通半表半里；六一散利湿泄热。诸药共奏宣透膜原、辟秽化浊之功效。对蕴热较重者可酌加黄芩、竹叶。

【研讨】

本证与疟疾相类而有别，但以"一由外凉束，一由内湿阻"来概括二者的区别似觉绝对，因疟疾亦有兼内湿者，故当从病因、病机、治法全面分析区别之。膜原证属中焦湿热证范畴，因其处于半表半里，故湿热之邪既可化燥内入胃腑，又有外出达表之势。故选方以吴又可达原饮，宣透膜原，辟秽化浊。

【原文】

濕熱證，舌遍體白，口渴，濕滯陽明，宜用辛開，如厚樸、草果、半夏、乾菖蒲等味。（12）

自注：此濕邪極盛之候。口渴乃液不上升，非有熱也。辛泄太過即可變而為熱，而此時濕邪尚未蘊熱，故重用辛開，使上焦得通津液得下也。

【提要】

论述湿邪极盛，尚未化热的症治。

【析义】

舌苔遍体白腻是湿浊极盛的重要标志。口渴乃由湿遏气机，津不上承所致，故口渴而不欲饮。薛氏所谓"湿滞阳明"，当理解为湿浊阻于中焦脾胃，还应见脘痞、恶心、腹胀等湿阻脾胃的症状。由于湿邪尚未化热，治宜重用辛开之剂理气化湿，使上焦通达，气机宣畅，津液得以上输下布，湿浊随之而解。然所用厚朴、草果、半夏、干菖蒲均为温燥之品，有助热之弊，只适用于湿邪极盛之候。

【研讨】

中焦湿重治宜辛开，此辛开指选用辛燥之品。燥能祛湿，湿化则气机得开。辛开理气，气机得畅，又可以助湿邪之化。此辛开与叶天士《温热论》中"开泄宣通气滞"有区别。薛氏之"辛开"，用药以厚朴、草果、干菖蒲之类辛散燥湿为主；叶氏之"辛开"，用药以杏、蔻、橘、桔理气化痰为主。另外，口渴是湿热病证常见症状之一，然而并非均属热伤津液，本条口渴一症，为湿阻而津液不能上承所致。有医家认为一旦湿开热显之时即应转手清热，否则易出现"辛泄太过即可变而为热"。单凭苔白一症不足以断定为湿盛之候，若苔白不渴且便尿不热者为太阳寒湿证，宜用温阳法。

【原文】

濕熱證，初起發熱，汗出胸痞，口渴舌白，濕伏中焦，宜藿梗、蔻仁、杏仁、枳殼、桔梗、郁金、蒼术、厚樸、草果、半夏、乾菖蒲、佩蘭葉、六一散等味。（10）

自注：濁邪上乾則胸悶，胃液不升則口渴。病在中焦氣分，故多開中焦氣分之藥。此條多有夾食者，其舌根見黃色，宜加瓜蔞、楂肉、萊菔子。

【提要】

论述湿伏中焦，始见化热，湿重于热者的症治。

【析义】

本条证候基本等同于提纲证的初起典型证候，但无恶寒说明湿邪已不在表，而是内阻中焦。湿遏气机则胸痞，湿阻津液不得上升则口渴不欲饮，湿重则见白滑白腻苔，湿热交结蕴蒸则汗出而热不减。本证系湿邪偏重，始有化热之象，故以化湿为主，所用杏仁、桔梗、枳壳轻苦微辛，宜利肺气，取其气化则湿化；藿香、佩兰、菖蒲、蔻仁、郁金芳香运脾化湿；苍术、厚朴、草果、半夏辛苦温理气燥湿；因湿已化热，用六一散淡渗清热利湿。

【研讨】

本条论述湿热病湿重于热的主要证候，以身热不扬、胸脘痞满、汗出热不解、口渴不欲饮、苔白、脉缓为主症。治以宣湿、化湿、燥湿、渗湿四法，体现了薛氏治湿的基本大法，总体以化湿为主，清热为辅，佐以宣畅气机为原则，对临床颇具指导意义。自注中提出若夹食滞而舌根黄者加瓜蒌、山楂、莱菔子，可作临证参考。

【原文】

濕熱證，舌根白，舌尖紅，濕漸化熱，餘濕猶滯，宜辛泄佐清熱，如蔻仁、半夏、乾菖蒲、大豆黃卷、連翹、綠豆衣、六一散等味。（13）

自注：此濕熱參半之證。而燥濕之中，即佐清熱者，亦所以存陽明之液也。上二條憑驗舌以投劑，為臨證時要訣，蓋舌為心之外候，濁邪上熏心肺，舌苔因而轉移。

【提要】

论述中焦湿渐化热的症治。

【析义】

本证虽舌根仍白腻，但舌尖红，表明湿渐化热，虽薛氏称为"湿热参半"，但仍侧重于湿。除舌苔表现外，还常见胸痞、口渴、口苦，或发热汗出不解，其或小便短赤、脉濡数等症。治疗上在用蔻仁、半夏、菖蒲辛散开泄的同时，用大豆黄卷、连翘清热，六一散、绿豆衣清热利湿，较上条增加了清热药，实为湿热两解之法。湿已化热，易耗津液，但余湿尚在，若妄投滋润又有助湿之弊，佐以清热可达到保津存液的目的。

【研讨】

本条以舌象的变化来描述湿热病湿渐化热、湿热并重的证候动态性变化。湿热并重，治疗以清热、祛湿、宣通气机为原则。薛氏在自注中说"燥湿之中，即佐清热"，用蔻仁、半夏、菖蒲辛散大泄；大豆黄卷、连翘、绿豆衣、六一散清热利湿。从薛氏所列药物可知，本条湿渐化热而热势不盛。薛氏主张"凭验舌以投剂，为临证时要诀"。以上三条均为湿热在中焦而侧重于湿，主要以舌诊来辨别，一般而言湿热为患，必见腻苔，湿盛则白腻，热盛则黄腻。即初起多为舌遍体白（薄白）；中焦湿热交蒸，即见苔厚腻，舌白及舌根腻、舌尖红；湿热并重或热重于湿则苔黄腻、舌质红。虽然验舌对于湿热病非常重要，但是仍应四诊合参，全面分析。

【原文】

濕熱證，壯熱口渴，自汗，身重，胸痞，脈洪大而長者，此太陰之濕與陽明之熱相合，宜白虎加蒼术湯。（37）

自注：熱渴自汗，陽明之熱也，胸痞身重，太陰之濕兼見矣，脈洪大而長，知濕熱滯於陽明之經，故用蒼术白虎湯以清熱散濕，然乃熱多濕少之候。白虎湯仲景用以清陽明無形之燥熱也，胃汁枯涸者，加人參以生津，名曰白虎加人參湯；身中素有痹氣者，加桂枝以通絡，名曰桂枝白虎湯，而其實意在清胃熱也。是以後人治暑熱傷氣身熱而渴者，亦用白虎入人參湯；熱渴汗泄肢節煩疼者，亦用白虎湯加桂枝湯；胸痞身重兼見，則於白虎湯加入蒼术以理太陰之濕；寒熱往來兼集，則於白虎湯中加入柴胡，以散半表半裏之邪。凡此皆熱盛陽明，他證兼見，故用白虎清熱，而復各隨證以加減。苟非熱渴汗泄，脈洪大者，白虎便不可投。辨證察脈，最宜詳審也。

【提要】

论述热重湿轻的症治。

【析义】

壮热口渴、自汗、脉洪大而长为阳明热盛的典型表现；胸痞身重为湿阻太阴的征象。对此薛氏用白虎汤清阳明实热，其中石膏辛寒，能解肌热，而清胃火，知母苦润，泻火而润燥，甘草、粳米益气养胃，佐以苍术专化太阴之湿。本方对气分实热夹湿者有良好疗效。

【研讨】

白虎加苍术汤出自朱肱《类证活人书》，历代医家多用于治疗湿温，近年也有用于治疗风湿热、暑热夹湿、疟疾等病证的报道。薛氏自注中详细列举了白虎汤加味诸法，可供临证参考。至于薛氏自注中云："苟非热渴汗泄，脉洪大者，白虎便不可投。"临床上不必完全拘泥，只要证属阳明热盛者便可灵活运用。

【原文】

濕熱證，數日後自利，溺赤，口渴，濕流下焦，宜滑石、豬苓、茯苓、澤

瀉、萆薢、通草等味。（11）

自注：下焦屬陰，太陰所司。陰道虛故自利，化源滯則溺赤，脾不轉津則口渴。總由太陰濕盛故也。濕滯下焦，故獨以分利為治，然兼證口渴胸痞，須佐入桔梗、杏仁、大豆黄卷開泄中上，源清則流自潔，不可不知。

濕熱之邪不自表而入，故無表裏可分，而未嘗無三焦可辨，猶之河間治消渴亦分三焦者是也。夫熱為天之氣，濕為地之氣，熱得濕而愈熾，濕得熱而愈横。濕熱兩分，其病輕而緩，濕熱兩合，其病重而速。濕多熱少則蒙上流下，當三焦分治，濕熱俱多則下閉上壅而三焦俱困矣。猶之傷寒門二陽合病、三陽合病也。蓋太陰濕化，三焦火化，有濕無熱只能蒙蔽清陽，或阻於上，或阻於中，或阻於下。若濕熱一合，則身中少火悉化為壯火，而三焦相火有不起而為虐者哉？所以上下充斥，内外煎熬，最為酷烈。兼之木火同氣，表裏分司，再引肝風，痙厥立至。胃中津液幾何，其能供此交征乎？至其所以必屬陽明者，以陽明為水穀之海，鼻食氣，口食味，悉歸陽明。邪從口鼻而入，則陽明為必由之路。其始也，邪入陽明，燥已先傷其胃液，其繼邪盛三焦，更欲資取于胃液，司命者可不為陽明顧慮哉？

【提要】

论述湿流下焦，泌别失职的症治，并较深入地分析了湿热为患的特点。

【析义】

湿热之邪流注下焦，导致湿阻气机，小肠泌别失职，膀胱气化及大肠传导失司，而见小便短涩、大便自利。其口渴乃湿邪内阻，津不上承所致。病位主要在下焦，当用渗湿之品主以分利为治，如滑石、猪苓、茯苓、泽泻、萆薢、通草等味。小便通利则便泄自止，湿邪一去则口渴自愈，所谓"治湿不利小便非其治也"。然本证病机变化不局限于下焦，故薛氏还指出兼症可见口渴、胸痞，须佐以桔梗、杏仁、大豆黄卷开泄中上。肺为水之上源，宜其上则有助于下焦水道的通利，此即"源清则流自洁"之意。自注中"下焦属阴，太阴所司"，乃指位于下焦的大小肠、膀胱与太阴脾在生理病理上密切相关。"阴道虚故自利"，非指虚证，当理解为肠道功能失司，湿胜则濡泄。

【研讨】

本条所论湿热致病的特点是对首条提纲内容的补充，提纲中已论及湿热之邪多由口鼻而入，故云"湿热之邪不自表而入，故无表里之分"。即病初起便见里证，甚少单纯的表证。而对湿热证则可从三焦辨治，湿多热少可蒙上流下，分阻于上、中、下三焦，湿热俱盛则下闭上壅而三焦俱困，故薛氏指出，湿热病未尝无三焦可辨。

湿热下注，泌别失职，治宜分利湿邪为原则，取淡渗利湿之品，促使湿热从小便而解。正如薛氏自注中说："湿滞下焦，故独以分利为治。"若湿多热少阻滞三焦，"湿多热少，则蒙上流下，当三焦分治"，治疗时应考虑宣化燥湿与渗利合用，尤其淡渗利湿的方法针对湿热证的治疗可贯穿始终。

四、善后调理

【原文】

濕熱證，數日後脘中微悶，知饑不食，濕邪蒙繞三焦，宜藿香葉、薄荷葉、

鮮荷葉、枇杷葉、佩蘭葉、蘆尖、冬瓜仁等味。（9）

　　自注：此濕熱已解，餘邪蒙蔽清陽，胃氣不舒。宜用極輕清之品，以宣上焦陽氣，若投味重之劑，是與病情不相涉矣。

【提要】

论述余湿蒙绕中上焦的症治。

【析义】

　　原文湿热证数日后，当理解为经过一段时间后，患者已知饥，说明湿热之势已衰，然仍不欲食，且脘中微闷，是余湿蒙绕中上焦肺胃，导致三焦气机不畅、胃气未醒的表现。自注中"湿热已解"乃指湿热程度轻微而言，故还当见有身热不甚或身热已退、苔薄腻，治以轻清之品清宣上焦肺气。薛氏用五叶轻清芬芳宣上焦阳气，上焦气机得畅则清阳四布，诸症均可得解。再配芦尖、冬瓜仁甘淡泄上焦之湿，不涉一味重浊之药。因味厚重浊之剂多入肝肾阴分，不仅与本证病在上中焦不符，且味重之剂可恋邪碍胃，胃气未醒者当忌用，故自注云："若投味重之剂，是与病情不相涉矣。"

【研讨】

　　湿热证后期湿热蒙绕中上二焦，治以五叶芦根汤，薛氏言其乃"极轻清之品，以宣三焦阳气"。方中诸药合用，是湿热上下分清。无论湿热在上、在下，以及缠绕三焦之证，均可酌情使用，该方可使上焦阳气宣发，气机得畅，胃气得舒，是一首清涤湿热余邪不可多得的良方。王孟英认为芦尖即芦根，有宣畅气机作用，用尖取其宣畅之性。本证病位偏于中上二焦，味重之剂当忌用，此说可参考。由于热病后期胃阴不足，可见饥不欲食、呕逆之症，与本症相似，但胃阴不足者多有舌红少苔或无苔，胃气有上逆之势，如干呕等症，应加以区分。

第四章
吴鞠通《温病条辨》选读

一、风温、温热、温疫、温毒、冬温

(一) 邪在肺卫

【原文】

太陰風溫、溫熱、溫疫、冬溫，初起惡風寒者，桂枝湯主之；但熱不惡寒而渴者，辛涼平劑銀翹散主之。溫毒、暑溫、濕溫、溫瘧，不在此例。（上焦篇第4條）

按仲景《傷寒論》原文，太陽病但惡熱不惡寒而渴者，名曰溫病，桂枝湯主之。蓋溫病忌汗，最喜解肌，桂枝本為解肌，且桂枝芳香化濁，芍藥收陰斂液，甘草敗毒和中，姜、棗調和榮衛，溫病初起，原可用之。此處即變易前法，惡風寒者，主以桂枝，不惡風寒，主以辛涼者，非敢擅違古訓也。仲景所雲不惡風寒者，非全不惡風寒也，其先亦惡風寒，迨既熱之後，乃不惡風寒耳，古文簡、質，且對太陽中風熱時亦惡風寒言之，故不暇詳耳。蓋寒水之病[1]，冬氣也，非辛溫春夏之氣，不足以解之。雖曰溫病，既惡風寒，明是溫自內發，風寒從外搏，成內熱外寒之證，故仍舊用桂枝辛溫解肌法，俾得微汗，而寒熱之邪皆解矣。溫熱之邪，春夏氣也，不惡風寒，則不兼寒風可知，此非辛涼秋金之氣，不足以解之。桂枝辛溫，以之治溫，是以火濟火也，故改從《內經》"風淫於內，治以辛涼，佐以苦甘"法。

桂枝湯方

桂枝六錢，芍藥三錢（炒），炙甘草二錢，生薑三片，大棗二枚（去核）。

煎法服法，必如《傷寒論》原文而後可，不然，不惟失桂枝湯之妙，反生他變，病必不除。

辛涼平劑銀翹散方

連翹一兩，銀花一兩，苦桔梗六錢，薄荷六錢，竹葉四錢，生甘草五錢，芥穗四錢，淡豆豉五錢，牛蒡子六錢。

上杵為散，每服六錢，鮮葦根湯煎，香氣大出，即取服，勿過煎。肺藥取輕清，過煎則味厚而入中焦矣。病重者，約二時一服，日三服，夜一服；輕者三時一服，日二服，夜一服；病不解者，作再服。蓋肺位最高，藥過重，則過病所，少用又有病重藥輕之患，故從普濟消毒飲時時清揚法。今人亦間有用辛涼法者，多不見效，蓋病大藥輕之故，一不見效，遂改弦易轍，轉去轉遠[2]，即不更張[3]，緩緩延至數日後，必成中下焦證矣。胸膈悶者，加藿香三錢、郁金三錢，護膻中；渴甚者，加花粉；項腫咽痛者，加馬勃、元參；衄者，去芥穗、豆豉，加白茅根三錢，側柏炭三錢，梔子炭三錢；咳者，加杏仁利肺氣；二三日病猶在肺，熱漸入裏，加細生地、麥冬保津液；再不解，或小便短者，加知母、黃芩、梔子之苦寒，與麥、地之甘寒，合化陰氣，而治熱淫所勝。

方論：按溫病忌汗，汗之不惟不解，反生他患。蓋病在手經，徒傷足太陽無益；病自口鼻吸受而生，徒發其表亦無益也。且汗為心液，心陽受傷，必有神明內亂、譫語顛狂、內閉外脫之變。再，誤汗雖曰傷陽，汗乃五液[4]之一，未始不傷陰也。《傷寒論》曰："尺脈微者為裏虛，禁汗"，其義可見。其曰傷陽者，特舉其傷之重者而言之耳。溫病最善傷陰，用藥又復傷陰，豈非為賊立幟乎？此古來用傷寒法治溫病之大錯也。至若吳又可開首立一達原飲，其意以為直透膜原，使邪速潰，其方施於藜藿[5]壯實人之溫疫病，容有愈者，芳香辟穢之功也；若施于膏粱紈綺[6]，及不甚壯實人，未有不敗者。蓋其方中首用檳榔、草果、厚樸為君：夫檳榔，子之堅者也，諸子皆降，檳榔苦辛而溫，體重而堅，由中走下，直達肛門，中下焦藥也；草果亦子也，其氣臭烈大熱，其味苦，太陰脾經之劫藥也；厚樸苦溫，亦中焦藥也。豈有上焦溫病，首用中下焦苦溫雄烈劫奪之品，先劫少陰津液之理！知母、黃芩，亦皆中焦苦燥裏藥，豈可用乎？況又有溫邪游溢三陽之說，而有三陽經之羌活、葛根、柴胡加法，是仍以傷寒之法雜之，全不知溫病治法，後人止謂其不分三焦，猶淺說也。其三消飲加入大黃、芒硝，惟邪入陽明，氣體稍壯者，幸得以下而解，或戰汗而解，然往往成弱證，虛甚者則死矣。況邪有在衛者，在胸中者，在營者，入血者，妄用下法，其害可勝言耶？豈視人與鐵石一般，並非氣血生成者哉？究其始意，原以矯世醫以傷寒法治溫病之弊，頗能正陶氏[7]之失，奈學未精純，未足為法。至喻氏、張氏多以傷寒三陰經法治溫病，其說亦非，以世醫從之者少，而宗又可者多，故不深辯耳。本方謹遵《內經》"風淫於內，治以辛涼，佐以苦甘；熱淫於內，治以鹹寒，佐以甘苦"之訓（王安道《溯洄集》[8]亦有溫暑當用辛涼不當用辛溫之論，謂仲景之書，為即病之傷寒而設，並未嘗為不即病之溫暑而設。張鳳逵[9]集治暑方，亦有暑病首用辛涼，繼用甘寒，再用酸泄酸斂，不必用下之論。皆先得我心者）。又宗喻嘉言之芳香逐穢之說，用東垣清心涼膈散，辛涼苦甘。病初起，且去入裏之黃芩，勿犯中焦；加銀花辛涼，芥穗芳香，散熱解毒；牛蒡子辛平潤肺，解熱散結，除風利咽；皆手太陰藥也。合而論之，《經》謂："冬不藏精，春必病溫"；又謂"藏於精者，春不病溫"；又謂"病溫虛甚死"。可見病溫者精氣先虛。此方之妙，預護其虛，純然清肅上焦，不犯中下，無開門揖盜之弊，有輕以去實之能，用之得法，自然奏效，此葉氏立法，所以迥出諸家也。

【校注】

[1] 寒水之病：指风寒之邪侵袭足太阳膀胱经。

[2] 转去转远：即指改变了治疗方法，更与病机不符。

[3] 即不更张：张，本义为弓上弦，与"弛"相对，这里指主张或办法。即不更张，意为即使不改变治疗的办法。

[4] 五液：即《素问·宣明五气》之"五脏化液，心为汗，肺为涕，肝为泪，脾为涎，肾为唾，是谓五液。"

[5] 藜藿：藜，莴草。藿，豆叶。这里用以指粗劣的饭菜。

[6] 膏粱纨绮：膏粱，肥腻浓厚的食物。纨绮，古代富贵子弟的代称。

[7] 陶氏：陶节庵。

[8]《溯洄集》：为王安道所著，原书名《医经溯洄集》，对《内经》、《伤寒论》等古典医籍的医理有所阐发。在伤寒和温热病的区分上有独到见解，对后世伤寒学和温病学的发展有一定影响。

[9] 张凤逵：明代官吏。名鹤腾，字凤逵。颖州（今安徽阜阳）人，进士出身。曾任户部陕西司郎中等官职。因为曾患暑证，后来发愿搜集古代名医治疗暑证的著述。先后经过十余年，编成《伤暑全书》二卷，是现存最早的暑证专书。

【提要】

温病初起邪犯肺卫的症治及其与温毒、暑温、湿温、温疟初起治疗的不同；温病忌用辛温发汗之理和银翘散的组方原则。

【析义】

风温、温热、温疫、冬温等温病初起邪在肺卫，若恶风寒明显者，系表郁偏重，可用桂枝汤表散风寒，调和营卫，以暂解其表；若恶寒轻发热重且口渴者，则宜辛凉平剂银翘散辛凉解表，宣肺泄热。其他温病初起大多邪不在肺卫，故不宜银翘散治疗，如温毒属热毒为患，治必清热解毒为要；暑温为径入阳明，首宜辛凉重剂；湿温为湿热阻滞，治当化湿清热；温疟以伏热为病，又感暑邪，故以清里热为主。

【研讨】

吴氏以"恶风寒"与"不恶寒"作为临床使用辛温、辛凉治疗的依据，有欠妥之处。由于温病初起恶风寒的原因一是郁热在里而外有表寒，即自注中所说的"外寒内热"；二是温邪在表，表气郁闭，阳热不能外达肌表，而致恶风寒。因此仅以是否有"恶风寒"作为是否有表寒存在的依据，并以此作为使用桂枝汤的标准是不恰当的。另外"但热不恶寒而渴者，辛凉平剂银翘散主之"一句，也有不妥之处。盖"但热不恶寒而渴者"，乃《伤寒论》"太阳病，发热而渴，不恶寒者，为温病"之缩写。从温病角度认识，但热不恶寒、口渴应属里热证，治宜清泄里热，银翘散不能胜任。然从临床而言，银翘散证虽有微恶风寒症状，但时间短暂，很快就但热不寒。因此吴氏为了与伤寒区别，强调温病热重的特点，而作上述表述也有一定的道理。

【原文】

太阴风温，但咳[1]，身不甚热，微渴者，辛凉轻剂桑菊饮主之。（上焦篇第6条）

辛凉轻剂桑菊饮方

杏仁二钱，连翘一钱五分，薄荷八分，桑叶二钱五分，菊花一钱，苦梗二钱，甘草八分，苇根二钱。

水二杯，煮取一杯，日二服。二三日不解，气粗似喘，燥在气分者，加石膏、知母；舌绛，暮热，甚燥，邪初入营，加元参二钱、犀角一钱；在血分者，去薄荷、苇根，加麦冬、细生地、玉竹、丹皮各二钱；肺热甚加黄芩；渴者加花粉。

【校注】

[1] 但咳：是以干咳为主的咳嗽。

【提要】

风温病初起，邪侵肺卫而偏于在肺的症治。

【析义】

风温初起，邪袭肺卫，病位有偏肺与偏卫之别，病情有轻重之异。故吴鞠通将以咳为主、身不甚热、口微渴者，用辛凉轻剂桑菊饮治疗，以轻宣肺经风热。因风热袭肺，肺气失宣则咳；感邪较轻，故发热不甚、口渴轻微，即"身不甚热"系感邪不重。因此对于风温初起里热不重，病势轻浅者，再用银翘散有病轻药重之弊，故另立轻剂。

【研讨】

据"有声无痰为咳，有痰无声为嗽，有声有痰为咳嗽"来看，吴鞠通所云"但咳"应属刺激性干咳（即咳而无痰）。风温初期因风热袭肺，肺卫不宣时多见这种刺激性干咳。若过数日多见咳嗽咯黄痰，此又非桑菊饮所能胜任。桑菊饮中以桑叶、菊花、薄荷、连翘轻清宣透，疏散肺卫风热；桔梗宣肺，杏仁降气，一升一降以调肺气，使其宣发肃降功能恢复正常而咳止。生甘草泄热，且调和诸药；芦根清热生津止渴。本方的主要作用特点一是桑叶和菊花配伍，桑叶气味芳香，上有不少细毛，又有许多横纹络脉，所以它的作用能行走到肺络而宣通肺气；菊花开于秋季，味甘而芳香，能补肺金肾水之不足，二者相伍具有疏散风热，祛除外邪，预护其虚的作用。二是辛凉与微苦之药相配，为轻而和平之剂，故吴鞠通称之为"辛凉轻剂"。临床应用以咳为主，伴有发热微恶风寒等卫气郁闭之证，且证候轻微为辨证要点。

银翘散与桑菊饮均为辛凉之剂，均适于风温初期邪袭肺卫证。但临床应注意二者的区别：银翘散用荆芥、豆豉配银花、连翘，重在清解表热，故用于病变中心在卫，临床以热重为主；桑菊饮用桑叶、菊花配桔梗、杏仁，力求轻清宣透，宣降肺中风热，故用于病变中心在肺，以咳重为要。

（二）邪入气分

【原文】

面目俱赤，語聲重濁，呼吸俱粗，大便閉，小便濇，舌苔老黄，甚則黑有芒刺[1]，但惡熱，不惡寒，日晡[2]益甚者，傳至中焦，陽明溫病也。脈浮洪躁甚者，白虎湯主之；脈沉數有力，甚則脈體反小而實者，大承氣湯主之。暑溫、濕溫、溫瘧，不在此例。（中焦篇第1條）

陽明之脈榮於面，《傷寒論》謂陽明病面緣緣正赤[3]，火盛必克金，故目白睛亦赤也。語聲重濁，金受火刑而音不清也。呼吸俱粗，謂鼻息來去俱粗，其粗也平等，方是實證；若來粗去不粗，去粗來不粗，或竟不粗，則非陽明實證，當細辨之，粗則喘之漸也。大便閉，陽明實也。小便濇，火腑不通，而陰氣不化也。口燥渴，火爍津也。舌苔老黄，肺受胃濁，氣不化津也（按《靈樞》論諸臟溫病，獨肺溫病有舌苔之明文，餘則無有。可見舌苔乃胃中濁氣，熏蒸肺臟，肺氣不化而然），甚則黑者，黑，水色也，火極而似水也，又水勝火，大凡五行之極盛，必兼勝己之形。芒刺，苔久不化，熱極而起堅硬之刺也；倘刺軟者，非實證也。不惡寒，但惡熱者，傳至中焦，已無肺證，陽明者，兩陽合明也，溫邪之熱，與陽明之热相搏，故但恶热也。或用白虎，或用承气者，证同而脉异也。浮洪躁甚，邪气近表，脉浮者不可下，凡逐邪者，随其所在，就近而逐之，脉浮则出表为顺，故以白虎之金飚[4]以退烦热。若沉小有力，病纯在里，则非下夺不可矣，故主以大承气。按吴又可《温疫论》中云："舌苔边白，但见中微黄者，即加大黄"，甚不可从。虽云伤寒重在误下，温病重在误汗，即误下不似伤寒之逆之甚，究竟承气非可轻尝之品，故云舌苔老黄，甚则黑有芒刺，脉体沉实，的系燥结痞满，方可用之。

　　大承气汤方

　　大黄六钱，芒硝三钱，厚朴三钱，枳实三钱。

　　水八杯，先煮枳、朴，后纳大黄、芒硝，煮取三杯，先服一杯。约二时许，得利止后服，不知，再服一杯，再不知，再服。

　　【校注】

　　[1] 芒刺：原意为草木、果壳上的小刺。舌起芒刺，是舌面丝状乳头转化为蕈状乳头，因充血肿胀而发，是里热炽盛的表现。

　　[2] 日晡：即申时，为下午三时至五时时段。

　　[3] 面缘缘正赤：整个面部俱为红色。

　　[4] 金飚（biāo 标）：秋风谓之金气，白虎如清凉的西风；飚，自下而上的扶摇风。白虎汤辛凉重剂，能清热透邪。

　　【提要】

　　论述阳明温病的主要症状、发病机理及阳明经腑证的治疗方剂。

　　【析义】

　　温邪传至中焦气分，表现为足阳明胃（阳明热盛）与手阳明大肠（阳明热结）的病变时，均可称为阳明温病。均可见阳明温病气分热盛的表现，如"面目俱赤，语声重浊，呼吸俱粗，大便闭，小便涩，舌苔老黄，甚则黑有芒刺，但恶热，不恶寒，日晡益甚"。然二者又有区别：足阳明胃之病变属无形热盛，其邪热蒸腾于外，逼迫气血外涌，故脉象浮洪而躁动明显，其证虽有大便闭，但尚未炼结成实，故必无腹满疼痛拒按等症；而手阳明大肠之病变属有形热结，为大肠邪热与燥屎相结，阻滞气机，气血内闭，故脉象沉数有力，若燥结甚，气血内闭益甚，则可见脉体反小而实，其证不仅大便闭，同时必有腹满疼痛拒按等症。吴鞠通从脉象上将此二证进行区别的目的是以脉象论病机，病机不同治法亦异。足阳明胃属无形热盛，蒸腾于外，当因势利导，用白虎汤辛寒清气，达热出表；手阳明大肠为有形热结盘踞于里，当用大承气汤猛攻急下，以祛其邪而保其津。暑温、湿温、温疟，邪传中焦，有偏属太阴的，故治法不在这个范围。

　　【研讨】

　　温热之邪传至中焦阳明气分，其主要临床特征是呈现一派阳明里热亢盛的症状。例如颜面和眼球发红，此系火热上炎所致，由于阳明经脉循行于面颊，故阳明热盛，上涌头面，则面目俱赤。《伤寒论》中也说："阳明病，面缘缘正赤。"由于热势壮盛上壅于肺，金实不鸣，则语声重浊；肺热上逆，壅阻气机，则呼吸俱粗；吴氏于此特别提出，阳明病证的呼与吸均粗大，若仅见呼气粗而吸气不粗，或吸气粗而呼气不粗，均非阳明里热实证之表现。邪热内结于肠道，传导失司，则大便秘结。邪热阻于膀胱，膀胱气化失职，加之邪热灼伤阴津，小便必短赤不畅。肺胃之邪热上蒸于舌，舌苔多呈老黄色，甚则苔黑燥而有芒刺。吴氏提出其芒刺是由于热极而致黄黑之苔久不化，产生坚硬之刺，若芒刺柔软，则非阳明实热之证。由于里热炽盛，蒸腾于外，故恶热而不恶寒。日晡乃申时，阳明经气旺于申时，邪在阳明本经主令之时，正气奋起抗邪，故日晡益甚。以上均属邪传中焦而出现的阳明温病的临床表现。但阳明温病又有经证和腑证的不同，阳明经证为无形邪热亢炽，盛于内外，充斥表里，因而其脉浮洪躁甚，治疗当用白虎汤清热为主，不可攻下；阳明腑证为邪热与燥屎相结，病位以肠为主，因而其脉沉数有力，甚则反而见小实，此为热结于里，治疗当用攻下以祛其有形之邪，主以大承气汤。

　　吴氏在本节中提出了"凡逐邪者，随其所在，就近而逐之"，是治疗中的一个重要原则，应引起重视。但吴氏所说："承气非可轻尝之品，故云舌苔老黄，甚则黑有芒刺，脉体沉实的系燥结痞满，方可用之"，并不可视为绝对之辞。如临床上见到热结肠腑者，非一定要等到舌苔老黄、黑有芒刺、痞满燥实俱全才用下法，否则邪热劫伤正气，贻误治疗时机，故有温病下不厌早之说。当然也不可滥用、过用承气之法。总之，须根据脉证作全面分析，确属热结肠腑者，应不失时机地投用攻下之法。因此温病临证应以大便秘结为前提，在此基础上或有典型热象（日晡潮热），或有腹征（脘腹胀满甚或疼痛拒按），或有典型舌象（舌苔老黄焦燥起刺、中有裂纹），或有典型的脉象（脉沉迟有力）时均可视为使用通下之法的指征，但要中病即止。

【原文】

　　太陰溫病，脈浮洪，舌黃，渴甚，大汗，面赤，惡熱者，辛涼重劑[1]白虎湯主之。（上焦篇第7条）

　　脈浮洪，邪在肺經氣分也。舌黃，熱已深。渴甚，津已傷也。大汗，熱逼津液也。面赤，火炎上也。惡熱，邪欲出而未遂也。辛涼平劑焉能勝任，非虎嘯風生[2]，金飇退熱[3]，而又能保津液不可，前賢多用之。

　　辛涼重劑白虎湯方

　　生石膏一兩（研），知母五錢，生甘草三錢，白粳米一合。

　　水八杯，煎取三杯，分溫三服，病退，減後服，不知，再作服。

【校注】

　　[1] 辛涼重劑：讲白虎汤之功用，白虎汤以石膏为君，石膏味辛而性寒，味辛能散，性寒能清，有清热解肌，达热出表之功，配以知母、甘草、粳米则清热之力尤强，且更具生津之功，使祛邪而不伤正。本方药重力猛，清气分之大热，故称"辛涼重劑"。

　　[2] 虎啸风生：西方庚辛，五行属金，其兽为虎。风从虎，虎啸则风生。

　　[3] 金飇退热：飇，同飙，秋属金，方位在西，西风为金风，西风起则暑热消。

【提要】

论述太阴气分热盛，初入阳明的症治。

【析义】

温病，邪入阳明，见脉浮洪、苔黄、面赤、恶热不寒，为邪在气分，肺胃同病，里热蒸腾，气血涌外的表现；其渴甚、大汗，则是热盛逼津外泄而饮水自救之象。故吴鞠通用辛凉重剂白虎汤，以大清气热，清热保津。

【研讨】

白虎汤与银翘散、桑菊饮均为辛凉之剂，但银翘散、桑菊饮多为轻清宣透之品，以清透肺卫之邪，病位浅而药平和，故称"辛凉平剂"、"辛凉轻剂"；本方药重力猛，清气分之大热，故称"辛凉重剂"。白虎汤是《伤寒论》阳明病篇治疗邪从火化，阳明热盛的主方，吴氏将其列为辛凉重剂，主治温邪入里，肺胃热盛之证。其病机一是因肺胃经脉相通，故温邪上受，首先犯肺，顺传于胃，可致肺胃同病，正如《灵枢·经脉》所说之"肺手太阴脉，起于中焦，下络大肠，还循胃口，上膈属肺"；二是肺开窍于鼻，胃开窍于口，温邪由口鼻而入，既可犯肺也可犯胃，而致肺胃同病；三是肺朝百脉、主气、主宣发，胃为水谷之海，十二经气血皆禀受于胃而宣发于肺，故肺胃热盛皆可导致身热蒸腾；四是肺主皮毛，胃主肌肉，肺与胃经脉相通，皮毛与肌肉密切相连，故肺胃热盛，均可致皮毛肌肉皆热，而呈现高热恶热。邪在肺胃气分，热已炽盛，则舌苔黄；津液灼伤则渴甚；热甚逼津外出则大汗；火热上炎则面赤。此乃温邪化火，欲出未出之候，吴氏认为此非辛凉平剂所能胜任，必西方虎啸风生，辛凉重剂白虎汤治疗，方能退热保津。白虎汤中石膏、知母，皆入肺经而清肺热，也皆入胃经而清胃热。故既为清手太阴气分大热之剂，也为清足阳明气分大热之方。由此可见，《伤寒论》以白虎汤治阳明经热盛，为后世清热剂的楷模。吴鞠通在继承《伤寒论》的基础上，在《温病条辨》中不仅用白虎汤清阳明气分之热，而且又治手太阴气分之热，是对《伤寒论》理论和实践的发展。

临床上白虎汤用于气分热盛已成，不可用于气分证之前，否则有凉遏冰伏之患，应以大热、大汗、大渴、脉洪大（即四大症）为辨证要点。治当清热保津。白虎汤以石膏辛寒，入肺胃二经，清热解肌，达热出表，除气分之实热；知母苦寒而性润，入肺胃二经，清热养阴；知母配石膏，可增强清热止渴除烦之力；生甘草泻火解毒，配粳米可保养胃气，配石膏可甘寒生津。诸药合用，共奏清热生津之效。

【原文】

白虎本为達熱出表，若其人脈浮弦而細者，不可與也；脈沉者，不可與也；不渴者，不可與也；汗不出者，不可與也。常須識此，勿令誤也。（上焦篇第9条）

此白虎之禁也。按白虎慓悍，邪重非其力不舉，用之得當，原有立竿見影之妙，若用之不當，禍不旋踵。懦者多不敢用，未免坐誤事機；孟浪者，不問其脈證之若何，一概用之，甚至石膏用至斤餘之多，應手而效者固多，應手而斃者亦復不少。皆未真知確見其所以然之故，故手下無准的也。

【提要】

使用白虎汤之禁忌。

【析义】

白虎汤为辛寒清气、达热出表之名方，是气分热盛的代表方，但用时要详察脉症，以免用之不当，祸不旋踵。故吴氏结合自己的临床体会专论白虎汤四禁，以警示后人。"脉浮弦而细者，不可与也"，脉浮为外感邪气，脉弦为病在半表半里，气机郁滞，脉浮弦为病邪仍偏于肌表，脉细主阴亏血少，故脉浮弦细并见，为阴虚外感之体，非白虎汤所适用的里热证，用之有伤阴耗血之弊，故虽有热象，也不可用白虎汤。"脉沉者不可与也"，脉沉可见沉实有力或沉而无力，脉沉实有力，多见于阳明腑实证，治当攻下，非白虎汤力所能及，故不用白虎汤治疗；脉沉而无力，多见于肾阳衰微之证，肾阳衰微，火不归原，浮阳外越，假热真寒，也可见身热、面赤、口渴之假象，然其身热却欲覆相火，面赤却为浮红娇嫩、口渴而不欲饮或喜热饮，与白虎汤证之壮热、口渴饮冷、满面红赤截然不同，更不能用白虎汤再伤其阳。又有中气素虚脉沉之患者，亦每见身热、自汗，状似白虎汤证，然其病机气虚阳浮，故身热多发于劳累耗气之后，汗出乃因气虚不能固表，且又兼见气短、神疲、脉沉弱无力等，与白虎汤证不同。"不渴者，不可与也"，虽发热而口不渴，为湿热之证，因湿热未化燥伤津，故口不渴，治疗不能用白虎汤，以防冰伏湿邪。也有温病进入营血，而反口不渴者，但舌必绛、脉必细、身灼热，与白虎汤证也显然有别。"汗不出者，不可与也"，温病身热而汗不出者，或为表有寒邪，或为津液大亏。如暑温病中的寒湿困表暑热内蕴之证，是外感寒湿，困束肌表，闭塞腠理，暑热内蕴不得外发，其人虽有身热、口渴、面赤等暑热里证，但又有恶寒无汗、头身重痛等寒湿表证，治当解表与清暑并施，方用新加香薷饮，而不能用白虎汤单纯清其里热，以防寒凉郁遏，反致表闭病深。因此凡有寒邪困束而汗不出者，虽有高热，亦不可用白虎汤。而温病津液大亏，无作汗之源，亦可见身热、口渴而汗不出，当以养阴生津之法，治用甘寒之品清热生津，不能单纯用白虎汤大寒清热之剂。

【研讨】

本条系以两种脉象和两种症状为例，论述白虎之禁忌证，临证须详求细参。白虎汤是治疗肺胃无形邪热亢盛的代表方，具有清热透表、生津保阴作用，临床上以大渴、大热、大汗、脉大为辨证要点。对白虎的禁忌方面也要严格掌握，否则使用不当，必有变端，祸起莫测。临证时必须四诊合参，体现"有是证便用是药"的辨证思想。属气分无形热盛者，即可使用白虎汤治疗。总之，辛凉重剂白虎汤是治疗肺胃气分热盛之良方，用得其当，热退于顷刻，浪用之，则为患亦深，临床必须切记勿误。

【原文】

陽明溫病，無上焦證，數日不大便，當下之，若其人陰素虛，不可行承氣者，增液湯主之。服增液湯已，周十二時[1]觀之，若大便不下者，合調胃承氣湯微和之。（中焦篇第 11 条）

此方所以代吳又可承氣養榮湯法也。妙在寓瀉於補，以補藥之體，作瀉藥之用，既可攻實，又可防虛。余治體虛之溫病，與前醫誤傷津液、不大便、半虛半實之證，專以此法救之，無不應手而效。

增液湯方（醎寒苦甘法）

元參一兩，麥冬（連心）八錢，細生地八錢。

水八杯，煮取三杯，口乾則與飲，令盡，不便，再作服。

【校注】

[1] 周十二时：一时为二小时，周十二时为一昼夜。

【提要】

论述热结阴亏大便不通的治疗。

【析义】

温病过程中若患者平素阴虚体质，热结于肠胃，或热入阳明，病程较长，损伤阴液，均可致热结阴亏，而见大便不通。此与大热大实之阳明热结不同，故不可用承气汤峻下猛攻，以防更伤阴液、胃气，而应予增液汤滋阴生津，润肠通便。方中元参、麦冬、生地均属养阴生津、润肠通便之品，虽为补阴药，但用来通下大便，是"寓泻于补，以补药之体作泻药之用，既可攻实，又可防虚"。

若热结甚，大便不下者，再加调胃承气汤，以护阴攻下，祛邪而不伤正，方中玄参味咸微寒，滋阴降火；麦冬、生地甘寒，滋阴润燥；合大黄、芒硝软坚泄热，攻下燥结。

通下之时不要耗伤津液，应以直接或间接护液为前提，此治法体现吴鞠通处处不忘顾护正气之意，为热性病通下法的运用增添了新的内容。

【研讨】

临床上对于热结液干之证，可用增液汤，亦可用增液承气汤，应取决于病情。如邪热已微，仅为肠液不足而便秘者，当用增液汤以润肠通便；如阳明腑实证仍在，而兼有津液干涸，大便不通者，则用增液承气汤为宜。所以本条既已提出属阳明温病之证，又为阴液素虚之体，故用增液承气汤为宜。不必先用增液汤，不效后再用增液承气汤。本条与中焦篇第17条所述："津液不足，无水舟停者，间服增液，再不下者，增液承气汤主之"的症治大同小异，但后者叙证较详，论治较细，可前后互参。

【原文】

陽明溫病，下之不通，其證有五：應下失下，正虛不能運藥，不運藥者死，新加黃龍湯主之。喘促不寧，痰涎壅滯，右寸實大[1]，肺氣不降者，宣白承氣湯主之。左尺牢堅[2]，小便赤痛，時煩渴甚，導赤承氣湯主之。邪閉心包，神昏舌短，內竅不通，飲不解渴者，牛黃承氣湯主之。津液不足，無水舟停[3]者，間服增液，再不下者，增液承氣湯主之。（中焦篇第17條）

《經》謂"下不通者死"，蓋下而至於不通，其為危險可知，不忍因其危險難治而遂棄之。茲按溫病中下之不通者共有五因：其因正虛不運藥者，正氣既虛，邪氣復實，勉擬黃龍法[4]，以人參補正，以大黃逐邪，以冬、地增液，邪退正存一線，即可以大隊補陰而生，此邪正合治法也。其因肺氣不降，而裏證又實者，必喘促寸實，則以杏仁、石膏宣肺氣之痹，以大黃逐腸胃之結，此臟腑合治法也。其因火腑不通，左尺必現牢堅之脈，小腸熱盛，下注膀胱，小便必涓滴赤且痛也，則以導赤去淡通之陽藥，加連、柏之苦通火腑，大黃、芒硝承胃氣而通大腸，此二腸同治法也。其因邪閉心包，內竅不通者，前第 5 條已有先與牛黃丸，再與承氣之法，此條系已下而不通，舌短神昏，閉已甚矣，飲不解渴，消亦甚矣，較前條僅僅譫語，則更急而又急，立刻有閉脫之虞，陽明大實不通，有消亡腎液之虞，其勢不可稍緩須臾[5]，則以牛黃丸開手少陰之閉，以承氣急瀉陽明，救足少陰之消，此兩少陰合治法也。再此條亦系三焦俱急，當與前第 9 條用承氣、陷胸合法者參看。其因陽明太熱，津液枯燥，水不足以行舟，而結糞不下者，非增液不可。服增液兩劑，法當自下，其或臟燥太甚之人，竟有不下者，則以增液合調胃承氣湯，緩緩與服，約二時服半杯沃之，此一腑中氣血合治法也。

新加黃龍湯方（苦甘鹹法）

細生地五錢，生甘草二錢，人參一錢五分（另煎），生大黃三錢，芒硝一錢，元參五錢，麥冬五錢（連心），當歸一錢五分，海參二條（洗），薑汁六匙。

水八杯，煮取三杯。先用一杯，沖參汁五分、薑汁二匙，頓服之，如腹中有響聲，或轉矢氣者，為欲便也；候一二時不便，再如前法服一杯；候二十四刻，不便，再服第三杯；如服一杯，即得便，止後服，酌服益胃湯一劑，餘參或可加入。

宣白承氣湯方（苦辛淡法）

生石膏五錢，生大黃三錢，杏仁粉二錢，栝蔞皮一錢五分。

水五杯，煮取二杯，先服一杯，不知再服。

導赤承氣湯方

赤芍三錢，細生地五錢，生大黃三錢，黃連二錢，黃柏二錢，芒硝一錢。

水五杯，煮取二杯，先服一杯，不下再服。

牛黃承氣湯方

即用前安宮牛黃丸二丸，化開，調生大黃末三錢，先服一半，不知再服。

增液承氣湯方

即于增液湯內，加大黃三錢，芒硝一錢五分。

水八杯，煮取三杯，先服一杯，不知再服。

【校注】

[1] 右寸實大：右脉寸部主肺，實大脉為肺熱熾盛。

[2] 左尺牢堅：牢，脉似沉似伏，重按實而弦長。堅，堅硬。左尺候下焦，左尺牢堅為熱結在里，小腸熱盛，下注膀胱。

[3] 无水舟停：河中无水，船舶不能行驶。喻肠燥便秘。

[4] 勉拟黄龙法：慎重考虑，极力模仿《伤寒六书》黄龙汤扶正祛邪的方法。

[5] 须臾：少时，一会，片刻。

【提要】

论述阳明温病五种腑实兼证的病机、主症和治法、方剂。

【析义】

阳明温病肠道热结，下后大便不通者，应注意从如下五个方面考虑其原因，并采取变通治法：

1. 阳明腑实证，应下失下，以致邪热久留于里，劫烁阴液，消耗正气，正气虚衰不能运药，使药效无力发挥。而腑实不去复劫肾水，出现正愈虚则邪愈实的危重局面。此时祛邪则伤正，扶正又恋邪，治疗甚感棘手。惟有采取扶正祛邪的方法，邪正合治，用新加黄龙汤。该方系从陶节庵黄龙汤变化而来，原方用大承气汤合人参、当归以扶正攻下；但本证阴液已大伤，大承气汤中枳实、厚朴之类有耗伤气阴之弊，故吴氏以调胃承气汤合人参、海参、生地、玄参、麦冬以补气阴而攻下腑实，并佐姜汁以宣通气机，以代枳、朴之用。全方攻补兼施，气阴双补。吴氏称之为"邪正合治法"，并指出用本法后"邪退正存一线"，继用补阴之品以善其后。

2. 阳明腑实兼有肺气不降，痰涎壅滞，症见腹满痛、便秘、喘促不宁、脉右寸实大等症状，此时当宣肺化痰，攻逐肠腑。因肺与大肠相表里，腑实得去，则肺气易宣；肺气得宣，则腑实亦易通。其治可用宣白承气汤，方中以杏仁、蒌皮宣肺，石膏清肺经，并用大黄攻逐腑实。吴氏称之为"脏腑合治法"。

3. 阳明腑实兼小肠火腑热盛，热注膀胱，症见便秘、小便涓滴短赤而疼痛、脉左尺牢坚。此时治当通大肠之秘、泄小肠之热，方用导赤承气汤。该方以大黄、芒硝攻逐大肠之实结，用生地、黄连、黄柏、赤芍泻小肠之火，小肠火热得去，则膀胱气化功能自复。同时，攻逐大肠之热结也有助于泄小肠之火。吴氏称之为"二肠同治法"。

4. 阳明腑实兼有邪闭心包者，此时除了有腑实见症外，还有神昏、舌短语謇、饮不解渴等症状。对此类病证，吴氏指出是"邪在心包、阳明两处，不先开心包，徒攻阳明，下后仍然昏惑谵语"，对此可先予牛黄丸开心包，再予承气攻下。本节亦属阳明、心包同病，但病情更为危急，不仅有阳明大实不通，耗竭肾阴之变，而且有神昏舌短，内闭外脱之虞，因而其治亦不可稍缓，必须同时开其窍闭，攻其腑实，用牛黄承气汤。方中以牛黄丸开少阴之窍闭，用大黄泻阳明之热结，以救少阴之肾水。因治在手少阴，并救足少阴之水，故吴氏称之为"两少阴合治法"，实际上是属阳明心包合治法。

5. 阳明热盛伤津，肠道阴液不足而致便秘不通者，此多因应下失下，贻误病情；或属素体阴亏，感邪后即成虚实相间之证，因水不足以行舟，故治当增液润下。不可滥用承气汤攻下，以免耗伤阴液，损伤胃气。方用增液承气汤，该方即增液汤加大黄、芒硝，亦为攻补兼施之方，适用于阴虚腑实之证。用本法既滋养阴液，又峻通腑气，故吴氏称之为"一腑中气血合治法"。

【研讨】

吴氏提出的"阳明温病，下之不通"五证，包括了使用下法而大便仍不通的病证，也包括了阳明腑实证不能单纯使用下法而奏效的病证，即各种阳明腑实证的兼证。正因为不是单纯的阳明腑实证，所以只用下法疗效不佳，甚至病情还会恶化。对于这些病证，应通过全面分析其临床表现及其病机，采用上述各种变通的治法。同时，温病使用下法时，必须把握病机，如见可下之证，应当机立断，予以攻下，否则应下失下，则邪气留连，水为热烁，不啻养痈为患。但不应下而妄下，则初期易引邪入里，后期或重伤其阴，或致厥脱变端，后果更为严重。所以温病临床应用下法既须适时，又须得其法。

《温病条辨》中不少方剂是在《伤寒论》基础上加减化裁而成的。本条所载五个承气汤即是其中一部分，此类方剂较伤寒之方更为完善，更具灵活性。后世称其为"五加减承气汤"。五加减承气汤比《伤寒论》三承气汤更适应临床，尤其是温病发展过程中，病情复杂，变化多端，必须根据病机变化采取灵活的方法治疗。本条攻下结合扶正的新加黄龙汤（邪正合治）、增液承气汤（一腑中气血合治）、攻下兼清小肠之热的导赤承气汤（二肠同治）、宣肺泄热并通腑的宣白承气汤（脏腑同治）、清心开窍兼泄阳明的牛黄承气汤（两少阴合治）等治法方药，补充了《伤寒论》攻下法的不足，丰富了临床下法的内容。

【原文】

温毒咽痛喉肿，耳前耳后肿，颊肿，面正赤，或喉不痛，但外肿，甚则耳聋，俗名大头温[1]、虾蟆温[2]者，普济消毒饮去柴胡、升麻主之，初起一二日，再去芩、连，三四日加之佳。（上焦篇第 18 条）

普济消毒饮去升麻柴胡黄芩黄连方

连翘一两，薄荷三钱，马勃四钱，牛蒡子六钱，芥穗三钱，僵蚕五钱，元参一两，银花一两，板蓝根五钱，苦梗一两，甘草五钱。

上共为粗末，每服六钱，重者八钱。鲜苇根汤煎，去渣服，约二时一服，重者一时许一服。

【校注】

[1] 大头瘟：病名。见《医方考》。又名大头风、大头伤寒。多因时行邪毒侵及三阴经络所致。《温疫论》说："大头瘟者，其湿热气蒸伤高颠。必多汗，初憎寒壮热，头面肿甚，目不能开，上喘，咽喉不利，舌干口渴。"

[2] 虾蟆瘟：病名。是感受温热之邪而致腮项赤肿的病证。

【提要】

论述温毒的症治。

【析义】

温毒是感受温毒病邪而成，多发生于春夏阳气开泄之季，或秋冬地气不藏，气候反常之时；凡人肾阴不足，不能上济少阳，相火升腾莫制，或小儿纯阳多火，阴气未充，皆易发此病证。温毒的主要临床表现如吴氏所述，症见咽喉肿痛、耳前后、颔、颊、颈部都肿，并侵及头面；也有咽喉不痛，但头面颈项肿，可兼有恶寒发热、口干，甚则耳聋。此乃温毒病邪郁阻少阴少阳，上攻头面所致。俗名大头瘟、虾蟆瘟，也叫抱头火丹。

方用普济消毒饮去升麻、柴胡以清热解毒。方中黄芩、黄连、板蓝根、连翘，苦寒直清气分之热；升麻、柴胡、连翘、薄荷、僵蚕，轻清宣透，疏散风邪，透热达表；生甘草调和诸药；马勃、桔梗、牛蒡子，清热泻火解毒，清利咽喉而止痛；元参咸寒，滋阴降火，又能制约诸药之燥弊；陈皮疏通气机，俾气机流利，热邪得透。但吴氏认为："以升腾飞越太过之病，不当再用升麻；病初起未至中焦，不得先用里药，故犯中焦。"因此对于头面红肿热痛，热毒炽盛者，可去柴胡、升麻，防其升散燥烈之弊。若头面肿痛明显而不红肿者，可用柴胡、升麻，取其引经及解毒之功。如初起一二天可减黄芩、黄连之苦寒，防止引邪入里，三四天后邪热炽盛时，再加芩连清热。

【研讨】

对于温毒的概念，古人说法不一，如发斑疹、咽喉疼痛糜烂等也都称之为温毒，故吴氏所说的温毒仅是其中一部分。由于少阴、少阳的经脉均经过咽喉部，循行于耳前后及面颊部，温毒病邪随经脉上扰，故见耳前耳后肿、颊肿面赤，甚则闭塞清窍而见耳聋。

吴氏所述大头瘟与虾蟆瘟，二者虽然均以头面部红肿为主要表现，但大头瘟以眼睑以下的两颊部红肿为主，与正常皮肤界限明显，多见于成年人；虾蟆瘟（痄腮）以耳垂前下方红肿为主，与正常皮肤界限不明显，多见于儿童。但两者病机类同，故皆以普济消毒饮为治。

（三）邪入营血

【原文】

太陰溫病，寸脈大，舌絳而乾，法當渴，今反不渴者，熱在營中也，清營湯去黃連主之。（上焦篇第 15 条）

【提要】

热入营分的症治。

【析义】

太阴温病，两寸脉大、舌绛而干、口反不渴，是邪热入营的表现，可用清营汤去黄连治疗。因心主血属营，居上焦，寸脉以候上焦，故心营热盛则两寸脉大；营热炽盛，营阴受损，则舌绛而干；邪热蒸腾营阴上潮于口，则口反不甚渴。治疗不可用苦寒清气法，要用咸寒清营法。清营汤乃咸寒苦甘法，具有清营透热、养阴生津的作用。因黄连具有苦燥伤阴之弊，故对于热入营分者，宜去之。

【研讨】

温病热入营分，除见两寸脉大、舌绛而干、口反不渴外，尚有身热夜甚、心烦躁扰，甚或时有谵语、斑疹隐隐、脉细数等表现。临床应用以舌绛、斑疹隐隐、时有谵语为辨证要点。治以清营热、养营阴、透热转气为扼要。清营汤方中以犀角咸寒，主清心营之热（现多用水牛角代替）；黄连苦寒，配犀角增强清心之功；生地、玄参、麦冬、丹参相配，甘寒与咸寒并用，滋阴清营热，扶正而不留邪；银花、连翘、竹叶性凉质轻，宣通气机，透泄邪热，使营分邪热有外达之机，以达透热转气之目的。

【原文】

陽明溫病，舌黃燥，肉色絳，不渴者，邪在血分，清營湯主之。若滑者，不可與也，當于濕溫中求之。（中焦篇第 20 条）

溫病傳裏，理當渴甚，今反不渴者，以邪氣深入血分，格陰於外，上潮於口，故反不渴也。曾過氣分，故苔黃而燥。邪居血分，故舌之肉色絳也。若舌苔白滑、灰滑、淡黃而滑，不渴者，乃濕氣蒸騰之象，不得用清營柔以濟柔[1]也。

【校注】

[1] 柔以济柔：滋阴之品多具柔润之性，而湿为阴柔腻滞之邪，舌苔滑腻者用之必有

碍湿恋邪之弊。

【提要】

温病邪入营分的症治及其与湿温证的鉴别。

【析义】

阳明温病进一步发展，出现舌质深红、口不渴时，为邪入营分。吴氏提出"邪在血分"是因营为血中之气，营血相通，临床每以血赅营之故。但根据其舌色绛，说明病变侧重于营分。苔黄燥说明本证是由气分发展而来，为气分之邪未尽的表现。此时应用清热凉营养阴的清营汤治疗，以透热转气，扭转病机。如果舌质深红、口不渴，而舌面滑润者，此属湿遏热伏，不能用滋养营阴的清营汤，否则有助湿恋邪之弊，应按湿温病辨证论治。

【研讨】

吴氏对于营分证的辨证提出了口不渴与舌质绛两个要点。邪在气分时，邪热灼伤阴液，多见明显口渴，甚至口渴引饮。现病情进一步发展，邪入营分，阴液耗伤更甚，为何反而口不渴？吴氏认为是由于"邪气深入血分，格阴于外，上潮于口"之故。结合吴氏《温病条辨》上焦篇第15条所说之"邪热入营蒸腾，营气上升故不渴"，则知邪入营血口反不渴是由于营阴之气在邪热蒸腾下上潮于口所致，并不意味着阴伤不甚。所谓"格阴于外"，就是指营阴上升而言。此外，邪入营分的另一特征是舌为绛色，此为营分的标志，正如叶天士云："其热传营，舌色必绛。"当然，对于邪入营分的诊断除舌质绛、口不渴二症外，还应有身灼热、神志昏迷、斑疹隐隐等表现。然舌苔黄燥不仅说明本证是由气分发展而来，还说明气分之邪未尽，属气营两燔证，故在清热凉营的同时，还应清泄气分邪热，叶霖与汪瑟庵都明确地认识到"恐气分之邪未尽"，"是邪仍在气分"，"当气血两清"，方符合病机。

【原文】

邪入心包[1]，舌蹇[2]肢厥[3]，牛黄丸主之，紫雪丹亦主之。（上焦篇第17条）

厥者，盡也。陰陽極造其偏，皆能致厥。傷寒之厥，足厥陰病也。溫熱之厥，手厥陰病也。舌卷囊縮，雖同系厥陰現證，要之舌屬手，囊屬足也。蓋舌為心竅，包絡代心用事，腎囊前後，皆肝經所過，斷不可以陰陽二厥混而為一，若陶節庵所雲："冷過肘膝，便為陰寒。"恣用大熱。再熱厥之中，亦有三等：有邪在絡居多，而陽明證少者，則從芳香，本條所雲是也；有邪搏陽明，陽明太實，上沖心包，神迷肢厥，甚至通體皆厥，當從下法，本論載入中焦篇；有日久邪殺陰虧而厥者，則從育陰潛陽法，本論載入下焦篇。

【校注】

[1] 心包：心包络的简称。即心外围的组织器官。心包是心的外膜，附有络脉，是通行气血的道路，合称心包络，一般简称"心包"。它是心的外卫，有保护心脏的作用，能代心受邪。

[2] 舌蹇：病证名。多因脾胃积热，津液灼伤所致。症见舌体卷缩，转动不灵。蹇，通謇。

[3] 肢厥：指四肢寒冷。有寒厥、热厥之分，本条所指系热厥。因邪热过盛，阳郁于

里不能外达所致。

【提要】

本条论述了邪入心包的症治以及厥证的种类、机理、治法。

【析义】

温病邪入心包，可见身灼热、神昏谵语或昏愦不语、舌謇肢厥、舌绛脉细数等症。其病机一是痰热内陷，阻闭心包。由于邪热灼液为痰，形成痰热交结，或素体有痰，邪热内陷，邪热与痰相结，而致痰热阻闭心包，即叶天士所云之"平素心虚有痰，外热一陷，里络就闭"，故临床可见严重的神志异常，如神昏谵语或昏愦不语、舌謇等。二是热厥。由于痰热内闭，邪热闭遏于内，阳气不能达于外，故见四肢厥冷，且热闭愈深则肢厥愈甚，即"热深厥亦深"。三是热灼营阴。由于心包属于营分，邪热内陷心包必见营热炽盛，灼伤营阴的表现，如舌绛、脉细数等。此为危重之候，急当清热解毒、芳香开窍，用牛黄丸或紫雪丹治疗。

【研讨】

本文论述邪入心包的主要表现舌謇、肢厥外，当包括神昏谵语、舌鲜绛在内。由于心包属营分，故在临床上还可见身热夜甚、舌绛、脉细数等营热炽盛、热灼营阴的表现。但又与营分证有别：热入心包证为痰热内闭，不仅神志异常严重且有热厥的表现；而营热炽盛，热灼营阴，故神志异常较轻并无热厥的表现。

本文所述之证临床以身灼热、肢厥、神昏谵语或昏愦不语、舌色鲜绛为辨证要点。治当清心开窍，方用安宫牛黄丸、至宝丹、紫雪丹凉开之剂。但应注意三种凉开之剂的区别：安宫牛黄丸凉开程度最大，紫雪丹次之，至宝丹再次之；安宫牛黄丸长于清热解毒；紫雪丹长于息风泻下；至宝丹长于芳香辟秽。

邪入心包可见四肢厥冷，然临床上导致四肢厥逆的原因有多种，虽均可称之为厥证，但具体而论，有寒厥与热厥之别，故病变性质有寒、热之分。吴氏认为，伤寒之厥证属足厥阴肝经之病，故每伴见囊缩，因阴囊为肝经循行之处，其厥系由阴寒盛于肝经所致；温热病之厥证属手厥阴心包经之病，故每伴见舌卷，以舌为心之苗，而包络代心行事。寒厥与热厥的发病机理也迥然有别：寒厥由阴寒太盛，阳气不足而致四肢厥冷；热厥由阳热内盛，闭郁于里，阳气不能外达于四末而致四肢厥冷。热厥与寒厥在临床表现上的区别是：寒厥之四肢厥冷较甚；而热厥之四肢厥冷较轻，多表现为手冷不过肘、足冷不过膝。另外，还应参照全身症状表现进行综合分析。如伴见胸腹不温、口淡不渴、舌淡苔白、大便稀溏、小便清长等阴寒内盛，阳气不足表现者，则为寒厥；如伴见胸腹灼热、口苦干渴、舌红苔黄、便秘或大便溏而不爽、肛热、小便短赤等阳热内盛表现者，则为热厥。

【原文】

太陰溫病，血從上溢者，犀角地黃湯合銀翹散主之。其中焦病者，以中焦法治之。若吐粉紅血水者，死不治；血從上溢，脈七八至以上，面反黑者，死不治；可用清絡育陰法。（上焦篇第 11 条）

犀角地黃湯方（見下焦篇第 20 条）

銀翹散（方見前）

已用過表藥者，去豆豉、芥穗、薄荷。

【提要】

太阴温病血从上溢的病机、症治及温病危重证的判断。

【析义】

太阴温病，肺热炽盛，内窜血分，迫血妄行，血溢于上，致血从口鼻溢出。治当犀角地黄汤凉血清热。但因热邪在上焦，故应配银翘散外散风热、内败温毒，二方同用，内解血分，外解太阴，使上焦温邪有去路，则热清血止。若属中焦热甚，迫血妄行者，则应配用白虎汤清气，或承气汤泄热。若出现咳吐粉红血水，为温邪煎迫，血与阴液外亡，病属燎原莫制、化源欲绝的死证。如吐血、衄血，脉一息七八至以上，为阴气欲竭；面色不赤而反黑，是肾色外露，火极似水，真阴将竭，故亦属死证。用甘寒救阴之清络育阴法治之，或可挽救于十一。

【研讨】

温病邪在肺经而见吐血、衄血，是温病热入血分，迫血妄行，血循清窍而出的表现。若兼有发热恶寒、口渴等卫气分证者，可用银翘散合犀角地黄汤治疗，以清热解毒、凉血滋阴。银翘散可泄肺中热毒，犀角地黄汤可除血分伏热，通过清热达到保阴救肺的目的，即所谓"救水即所以救金"。本文提出使用注意是：已用过解表药者，应去掉淡豆豉、荆芥穗、薄荷等解表之药。但临床上不可拘于是否用过表药，而应视其有无表证存在作为是否用表药的依据。

（四）真阴耗伤

【原文】

風溫、溫熱、溫疫、溫毒、冬溫，邪在陽明久羈[1]，或已下，或未下，身熱面赤，口乾舌燥，甚則齒黑唇裂，脈沉實者，仍可下之；脈虛大，手足心熱甚於手足背者，加減復脈湯主之。（下焦篇第 1 条）

溫邪久羈中焦，陽明陽土，未有不克少陰癸水[2]者，或已下而陰傷，或未下而陰竭。若實證居多，正氣未至潰敗，脈來沉實有力，尚可假手於一下，即《傷寒論》中急下以存津液之謂。若中無結糞，邪熱少而虛熱多，其人脈必虛，手足心主裏，其熱必甚於手足背之主表也。若再下其熱，是竭其津而速之死也。故以復脈湯復其津液，陰復則陽留，庶可不至於死也。去參、桂、薑、棗之補陽，加白芍收三陰之陰，故雲加減復脈湯。在仲景當日，治傷於寒者之結代，自有取于參、桂、薑、棗，復脈中之陽；今治傷于溫者之陽亢陰竭，不得再補其陽也。用古法而不拘用古方，醫者之化裁也。

加減復脈湯方（甘潤存津法）

炙甘草六錢，乾地黃六錢，生白芍六錢，麥冬五錢（不去心），阿膠三錢，麻仁三錢。

水八杯，煮取八分三杯，分三次服。劇者加甘草至一兩，地黃、白芍八錢，麥冬七錢，日三，夜一服。

【校注】

[1] 久羁：邪气留恋日久不解。

[2] 癸水：足少阴为癸水。

【提要】

风温、温热、温疫、温毒、冬温热邪久留阳明，肾阴耗伤的症治，以及与阳明土燥水竭证的鉴别。

【析义】

风温、温热、温疫、温毒、冬温等温病，邪热亢盛于阳明，必会耗伤阴液。如久羁不解，则可耗竭少阴肾液，从而形成土燥水竭之证。该证形成或因误用攻下而致阴伤，或因未经攻下而邪热灼伤阴液所致。因阳明实热未去，故见身热面赤；阴液大伤，故见口干舌燥，甚则齿黑唇裂。此属虚实相夹之证，若脉仍沉实，说明正气尚未溃败，此时仍可假手于攻，使热结得下，阴津得保，从而达到急下存阴的目的。如果脉象虚大无力，手足心热甚于手足背，虽然有口干舌燥、齿黑唇裂等症，此乃邪热已深入下焦，耗伤真阴所致，故应以复脉汤复其阴，而不可再用攻下之剂以更伤其阴。

【研讨】

本条为下焦篇之首条，以脉症互参来鉴别温热病之属实属虚，有承上启下之意。

吴氏在本节中将真阴耗伤与土燥水竭二证作了对比，指出二者虽都可出现身热面赤、口干舌燥，甚则齿黑唇裂等症，但脉象不同，且真阴耗伤之发热为手足心热甚于手足背，即为虚热；土燥水竭之发热为里热炽盛，胸腹之热尤盛，故属实热。另外，真阴耗伤之面赤多为颧红、舌多干绛或紫晦，或伴神倦、耳聋、手指蠕动等症状；土燥水竭之面赤多呈通面发红、舌苔黄燥干裂，并伴腹胀满疼痛、大便秘或热结旁流等症状。二者一虚一实，前者脉虚大，后者脉沉实，为临床辨证要点。治疗亦有攻与补之别，不可混淆。临床上若阳明温病邪热亢盛，久羁不解，耗伤肾液，形成土燥水竭者，治疗宜攻补兼施，如阴伤热结者，予增液承气汤，如气阴两伤而热结者，予新加黄龙汤之类，通过速下热结，以达到保阴再复其阴的目的。若阳明病日久未形成腑实，而属无形邪热耗竭肾阴，或阳明腑实证经攻下后，结粪已去而阴液大耗者，证属邪少虚多，就不可妄用攻下之剂，否则必竭其阴而速其死。治宜加减复脉汤。该方系从《伤寒论》炙甘草汤化裁而来，即炙甘草汤去人参、桂枝、生姜、大枣，加芍药而成。方中炙甘草、芍药酸甘化阴；干地黄、麦冬、阿胶滋阴养血；麻仁养血润燥。诸药合之具有滋养真阴，使真阴得复则虚阳不致外亡。然炙甘草汤是治疗伤寒气血衰微而致的"心动悸，脉结代"，因而方中用参、桂、姜、枣等补阳益气之品以滋阴生血补气，重在复脉中之阳。而温病真阴耗竭，虚热内生，自不可再用温补之品，故去参、桂、姜、枣，加白芍而与生地、麦冬等甘寒之品酸甘化阴，通过滋阴，达到酸收敛阳之效，故加减复脉汤重在复脉中之阴。

【原文】

少阴温病，真阴欲竭，壮火复炽，心中烦，不得卧者，黄连阿胶汤主之。（下焦篇第11条）

按前復脈法為邪少虛多之治。其有陰既虧而實邪正盛，甘草即不合拍。心中煩，陽邪夾心陽獨亢於上，心體之陰，無容留之地，故煩雜無奈；不得臥，陽亢不入于陰，陰虛不受陽納，雖欲臥得乎！此證陰陽各自為道，不相交互，去死不遠，故以黃芩從黃連，外瀉壯火而內堅真陰；以芍藥從阿膠，內護真陰而外捍亢陽。名黃連阿膠湯者，取一剛以禦外侮，一柔以護內主之義也。其交關變化神明不測之妙，全在一雞子黃，前人訓雞子黃，僉謂雞為巽木[1]，得心之母氣，色赤入心，虛則補母而已，理雖至當，殆未盡其妙。蓋雞子黃有地球之象，為血肉有情，生生不已，乃奠安中焦之聖品，有甘草之功能，而靈於甘草；其正中有孔，故能上通心氣，下達腎氣，居中以達兩頭，有蓮子之妙用；其性和平，能使亢者不爭，弱者得振；其氣焦臭，故上補心；其味甘鹹，故下補腎；再釋家[2]有地水風火之喻，此證大風一起，蕩然無餘，雞子黃鎮定中焦，通徹上下，合阿膠能預熄內風之震動也。然不知人身陰陽相抱之義，必未能識仲景用雞子黃之妙，謹將人身陰陽生死寤寐圖形，開列於後，以便學者入道有階也。

黃連阿膠湯方（苦甘鹹寒法）

黃連四錢，黃芩一錢，阿膠三錢，白芍一錢，雞子黃二枚。

水八杯，先煮三物，取三杯，去滓，納膠烊盡，再納雞子黃，攪令相得，日三服。

【校注】

[1] 巽（xùn 训）木：巽，八卦巽为风；巽木，即风木。

[2] 释家：即专门信佛之人。

【提要】

少阴温病阴虚火炽的症治。

【析义】

温病邪入下焦，热灼真阴，不能上济于心，心火亢于上，不能下交于肾，形成上下不交，水火不济，故见心烦躁扰、坐卧不安。治宜黄连阿胶汤，滋阴降火，交通心肾。寥寥数字，病因、病机、病位、见症、治疗皆详，是属点睛之笔。

【研讨】

本条少阴温病，真阴欲竭，壮火复炽，是温病后期真阴既亏而邪火仍炽之证。温邪深入少阴肾经，使肾水受到蒸灼，真阴有涸竭之势，阴虚不能制阳，则邪火更炽。而心受亢阳干扰，使心火亢于上，而不能下交于肾，肾水亏于下，而不能上济于心。火愈亢而阴愈伤，阴愈亏而火愈炽，于是形成心肾不交、水火不济、阳不入阴、阴不纳阳的阴虚火炽证。治宜滋阴降火，交通心肾，方用黄连阿胶汤。方中黄芩、黄连泄热坚阴，以制心火；阿胶、芍药育阴滋肾，以救真阴而抑亢阳；鸡子黄奠安中焦，交通上下。诸药合之，上泻手少阴心火，下滋足少阴肾水，使心肾交，邪火清，阳得入阴，诸症消除。故为清热育阴、交通心肾之良方。

【原文】

夜熱早涼[1]，熱退無汗，熱自陰來者，青蒿鱉甲湯主之。（下焦篇第 12 条）

青蒿鱉甲湯方（辛涼合甘寒法）

青蒿二钱，鳖甲五钱，细生地四钱，知母二钱，丹皮三钱。

水五杯，煮取二杯，日再服。

【校注】

[1] 夜热早凉：夜间发热，天明热退身凉，但热退无汗。属温病后期邪伏阴分。

【提要】

温病后期邪伏阴分的症治。

【析义】

温病后期，见夜热早凉，热退无汗，是邪伏阴分，肝肾阴虚的表现，治宜青蒿鳖甲汤滋阴透热。

【研讨】

温病后期温邪深入下焦阴分致夜热早凉者，属阴虚发热。其特点为热退无汗。因邪入于阴，伏而不动，但人身之阳昼行于阳而夜行于阴，故至夜当阳入于阴时，即可触动阴分伏邪则发热，故夜热。天明阳气外行于阳，邪又内伏于阴，故至天明热退。但因热退无汗，故邪未能外解，日日如是，致阴分愈虚。此时邪热深伏阴分，混处气血之中，既不能纯用滋阴，更不能单用苦寒直折。因单养阴不仅不能除邪，反有恋邪之弊；而温病后期，又非壮火，单用苦寒，有苦燥伤阴之虞，皆与病情不符。故宜用既能养阴清热，又能达邪外出的青蒿鳖甲汤治之。方中鳖甲滋阴退热，入络搜邪；青蒿芳香清热透络，引邪外出；知母、生地养阴清热，生津润燥；丹皮凉血泄热。合而用之，共奏养阴透邪之效。

【原文】

下焦温病，热深厥甚，脉细促，心中憺憺大动[1]，甚则心中痛者，三甲复脉汤主之。（下焦篇第14条）

三甲复脉汤方（同二甲汤法）

即於二甲复脉汤内，加生龟板一两。

【校注】

[1] 心中憺憺大动：在安静情况下（即没有任何外界刺激的情况下）突然感到心中悸动不安。

【提要】

温病后期，邪入下焦，热胜厥甚，心动心痛的症治。

【析义】

温邪深入下焦，郁遏肾阳，不能达于四肢，故见四肢厥逆，此乃阴虚内热所致之热厥；温邪深入下焦，灼伤肾阴，脉道不充，则见脉细促；肾阴亏虚，不能上济于心，心失所养，则见心中悸动不安，甚至心胸疼痛等，治疗宜用三甲复脉汤以补肾阴潜肝阳。

【研讨】

本条的辨证关键在于"心中憺憺大动，甚则心中痛，"此乃心之气阴两亏，故于二甲复脉汤中加龟板以养心安神。吴鞠通将二甲复脉汤加龟板称之为三甲复脉汤，用于治疗肝肾阴虚而以心中憺憺大动、脉细促为辨证要点者。方中以加减复脉汤滋养肝血肾精，用生牡蛎、鳖甲、龟板潜阳息风。

另外温病后期肾阴大伤，不能濡养筋脉，致肢体痉挛、抽搐者，即为水不涵木所致的虚风内动。应与温病极期之邪热内盛引起的肝风内动进行区别。本证的诊断要点，除原文所述心中憺憺大动之外，还有温病后期虚风内动的表现，如手足蠕动、肢体拘急，伴有低热、神情倦怠无力、舌质绛干、脉细数而虚等；与肝风内动见手足剧烈抽搐，伴有高热、神昏者迥然有别。

【原文】

　热邪久羁，吸烁真阴，或因误表，或因妄攻，神倦瘛瘲[1]，脉气虚弱，舌绛苔少，时时欲脱者，大定风珠主之。（下焦篇第 16 条）

　此邪气已去八九，真阴仅存一二之治也。观脉虚苔少可知，故以大队浓浊填阴塞隙，介属[2]潜阳镇定。以鸡子黄一味，从足太阴，下安足三阴，上济手三阴，使上下交合，阴得安其位，斯阳可立根基，俾阴阳有眷属一家之义，庶可不致绝脱欤。

　大定风珠方（酸甘咸法）

　生白芍六钱，阿胶三钱，生龟板四钱，乾地黄六钱，麻仁二钱，五味子二钱，生牡蛎四钱，麦冬六钱（连心），炙甘草四钱，鸡子黄二枚（生），鳖甲四钱（生）。

　水八杯，煮取三杯，去滓，再入鸡子黄，搅令相得，分三次服。喘加人参，自汗者加龙骨、人参、小麦，悸者加茯神、人参、小麦。

【校注】

[1] 瘛瘲：病证名。又称抽搐、搐搦、抽风。瘛，筋脉拘急而缩。瘲，筋脉缓疭而伸。手足伸缩交替，抽动不已，称为瘛瘲。

[2] 介属：某些可入药的动物甲壳，如蚌、龟、鳖等。

【提要】

温病后期热灼真阴，虚风内动证的治疗。

【析义】

温病后期或因热邪久留下焦，真阴被灼，或因治疗过程中，误用表散和攻下法，致使真阴亏损，形成"邪去八九，而真阴仅存一二"的邪少虚多之候。肾精亏虚不能濡养肝脉，故见手足瘛瘲；不能充养周身，故见神疲倦怠、脉象虚弱、舌绛少苔，甚则时时虚脱。治用大定风珠，以滋阴潜阳息风。本方由加减复脉汤化裁而成，方用加减复脉汤甘润存阴；加龟板、鳖甲、牡蛎育阴潜阳；五味子与甘草同用，取其酸甘化阴；鸡子黄为血肉有情之品，奠安中焦，以滋阴液、息风阳。诸药合之可奏酸甘化阴、滋液息风之效。并通过恢复真阴，收敛阳气，以挽救虚脱的危险局面。

【研讨】

此条与三甲复脉汤证相似，所用大定风珠是三甲复脉汤加五味子、鸡子黄而成，方中增添了血肉有情之品，对于肾精亏损较甚，伴有时时欲脱者更为合适。辨证的关键在于"神倦瘛瘲，时时欲脱"，此乃亡阴失液、虚风内动之重证，且将成阴阳俱脱之危势，故于三甲复脉汤中加鸡子黄、五味子，既增滋阴息风之力，又增留阴敛阳固脱之效。

温病后期虚风内动证多见手足蠕动或瘈疭、口角颤动、两目上视或斜视、筋惕肉瞤，甚则时时欲脱、形消神倦、齿黑唇裂、舌绛干或光绛无苔、脉虚等。临床上，若虚风内动以手足但觉蠕动、脉沉数为主要表现者，可用二甲复脉汤（加减复脉汤加生牡蛎、生鳖甲）治疗；若以神倦、时时瘈疭、脉虚舌绛，甚则时时欲脱为主要表现者，则用大定风珠治疗；若兼见喘、悸、自汗，属兼气虚之证，可用大定风珠加人参以补气，龙骨、浮小麦以止汗，茯神以治悸。

二、暑温

【原文】

形似傷寒，但右脈洪大而數，左脈反小於右，口渴甚，面赤，汗大出者，名曰暑溫，在手太陰，白虎湯主之。脈芤甚者，白虎加人參湯主之。（上焦篇第22条）

此標暑溫之大綱也。按溫者，熱之漸。熱者，溫之極也。溫盛為熱，木生火也。熱極濕動，火生土也。上熱下濕，人居其中，而暑成矣。若純熱不兼濕者，仍歸前條溫熱例，不得混入暑也。形似傷寒者，謂頭痛身痛，發熱惡寒也。水火極不同性，各造其偏之極，反相同也。故經謂水極而似火也，火極而似水也。傷寒傷於水氣之寒，故先惡寒而後發熱，寒郁人身，衛陽之氣，而為熱也。故仲景《傷寒論》中，有已發熱或未發之文。若傷暑則先發熱，熱極而後惡寒，蓋火盛必克金，肺性本寒，而復惡寒也。然則傷暑之發熱惡寒，雖與傷寒相似，其所以然之故，實不同也。學者誠能究心於此，思過半矣。脈洪大而數，甚則芤，對傷寒之脈浮緊而言也；獨見於右手者，對傷寒之左脈大而言也。右手主上焦氣分，且火克金也。暑從上而下，不比傷寒從下而上，左手主下焦血分也，故傷暑之左脈，反小於右。口渴甚面赤者，對傷寒太陽證面不赤口不渴而言也。火爍津液，故口渴，火甚未有不煩者，面赤者，煩也。煩字從火后頁，謂火現於面也。汗大出者，對傷寒汗不出而言也。首白虎例者，蓋白虎乃秋金之氣，所以退煩暑，白虎乃暑溫之正例也，其源出自《金匱》，守先聖之成法也。

【提要】

论述暑温初起的症治。

【析义】

1. 暑温初起的主要临床表现　暑温初起，暑性酷烈，传变快，可直入肺胃，暑热炽盛，出现发热、心烦、口渴、面赤、汗出、脉洪数等，为暑温初起的主要临床表现，吴氏称为暑温之大纲。与伤寒感受寒邪，营卫失调自是不同，伤寒寒郁卫阳，故恶寒重，而暑温虽有恶寒，形似伤寒，但其机制在于火盛克金；口渴乃暑热伤津所致，与伤寒口不渴不同；而面赤为暑邪炎蒸，循经上扰所致；暑为热邪，"炅则腠理开，荣卫通，汗大泄"（《素问·举痛论》），故汗大出，不同于因寒邪收引而致腠理闭塞之无汗；暑为火邪，心为火脏，暑邪易扰动心神，出现烦躁等神志异常之候。此外，患者还可出现因暑热上熏出现头晕、面垢等症。张景岳描述暑病的表现，即"暑有八证：脉虚，自汗，身先热，背后寒，面垢，烦渴，手足厥冷，体重是也"。吴氏强调脉左小于右，在于突出与伤寒左脉大的不同。

2. 暑温的治疗　暑热炽盛于阳明经，以白虎汤清热涤暑。热邪充斥阳明经，壮热、面赤、汗出、面垢，故取石膏为主辛寒以透泄邪热，知母辅佐石膏清泄，并与粳米、甘草制约石膏过寒。暑性酷烈，易于耗气伤津，可伴有背微恶寒、脉洪大而芤之候，此时，可在白虎汤基础上加入人参，益元气、生津液。

【研讨】

1. 关于暑温的形成　此条自注曰："上热下湿，人居其中，而暑成矣。"并强调"若纯热不兼湿者，仍归前条温热例，不得混入暑也。"吴氏认为："热与湿搏而为暑也"（《温病条辨·原病篇》），"暑兼湿热，偏于暑之热者为暑温"（《温病条辨·上焦篇》第35条）。说明吴氏把暑温看成必兼湿之温病，此说与叶天士"暑邪必夹湿"（《温热经纬·叶香岩三时伏气外感篇》）之说相承。结合临床实际分析，暑温虽可夹湿，但非必然，不少暑温患者表现为一派纯热无湿之候，正如王士雄所说："盖在天为热，在地为火，其性为暑，是暑即热也，并非二气，虽易兼感，实非暑中必定有湿也"（《温热经纬·叶香岩三时伏气外感篇》雄按）。因此，对吴鞠通所谓暑必兼湿之说应辨证看待。

2. 关于原文中"形似伤寒"的认识　原文说形似伤寒而有头痛身痛、发热恶寒之表现，吴氏自注解释为火盛克金。结合临床来看，暑病初起邪在卫表，可有恶寒头身痛之象。同时，若邪入气分，因暑性酷烈，火邪郁闭气机，亦可有恶寒之症，极似吴氏之"火盛克金"之说，因肺主气，外合皮毛，气机郁闭，可有寒象，且热盛寒亦盛。但若因暑邪炽盛，伤津耗气，亦可有背微恶寒，则可予白虎加人参汤。

3. 关于脉象　原文提到暑温右脉洪大而数，左脉反小于右，应辨证分析。原文自注强调言此，是与伤寒之脉不同，以示区别，一是洪大而数与伤寒浮紧不同，二是右脉与左脉之不同。今天结合临床，不应局限于此，暑温脉象洪大既可见于右手，亦可见于左手。同时，临床暑热炽盛亦可表现为其他脉象，如数、沉数、滑数等，非仅为洪大。其辨证关键在于把握阳明热炽这一病机，而非单从某症就确立治法。

【原文】

小兒暑溫，身熱，卒然痙厥，名曰暑癇，清營湯主之，亦可少與紫雪丹。（上焦篇第33条）

小兒之陰，更虛於大人，況暑月乎？一得暑溫，不移時有過衛入營者。蓋小兒之臟腑薄也，血絡受火邪逼迫，火極而內風生，俗名急驚，混與發散消導，死不旋踵。惟以清營湯清營分之熱，而保津液，使液充陽和，自然汗出而解。斷斷不可發汗也。可少與紫雪者，清包絡之熱，而開內竅也。

【提要】

论述暑癇的症治。

【析义】

1. 暑癇的临床表现　暑性炎热，易于内陷厥阴，引动肝风，出现高热、抽搐之候，称为暑癇，又称为暑风。如吴坤安所说："暑月病久，忽然手足挛搐者，暑风也"（《伤寒指掌》卷四）。雷丰说："暑风之病，……卒然昏倒，四肢搐搦，内扰神舍，志意不清，脉多弦劲，或洪大，或滑数"（《时病论·夏伤于暑大意》）。邪热内入厥阴，可伴手厥阴心包机窍闭塞，而现神昏之症。抽搐、神昏合称为痉厥。

小儿体质薄弱未壮，暑热之邪传变迅速，易于深入，引动肝风，正如朱武曹所言："脏腑薄则传变速也"。除小儿外，成年暑温，暑热炽盛，也易发生暑痫，正如吴氏所说："大人暑痫，亦同上法。热初入营，肝风内动，手足瘈疭，可于清营汤中，加钩藤、丹皮、羚羊角"（《温病条辨·上焦篇》第 34 条）。

2. 暑痫的治疗 暑热炽盛，引动肝风，热为风动之本；且暑邪动风，多入营血，故以清营汤清营泄热为本，吴氏提出，可加入钩藤、丹皮、羚羊角等，以凉肝息风。伴有神昏，出现痉厥者，可合以紫雪丹息风开窍。此处是以息风为先，故不同于上焦篇第 31 条暑热闭窍而首选安宫牛黄丸之证。

【研讨】

暑痫之证，并非皆属营分，对吴氏以清营汤为主，应辨证看待。由于暑性酷烈，邪在气分亦可引动肝风，而现高热、烦渴、抽搐、舌红苔黄之症，此宜清热涤暑，息风止痉，可以雷氏清离定巽法（连翘、竹叶、细生地、元参、菊花、桑叶、钩藤、木瓜）。

【原文】

手太陰暑溫，或已經發汗，或未發汗，而汗不止，煩渴而喘，脈洪大而有力者，白虎湯主之。脈洪大而芤者，白虎加人參湯主之。身重者，濕也，白虎加蒼术湯主之。汗多脈散大，喘喝[1]欲脫者，生脈散主之。（上焦篇第 26 条）

此條與上文[2]少異者，只已經發汗一句。

白虎加蒼术湯方

即於白虎湯內加蒼术三錢。

汗多而脈散大，其為陽氣發洩太甚，內虛不相留戀，可知生脈散酸甘化陰，守陰所以留陽，陽留汗自止也。以人參為君，所以補肺中元氣也。

生脈散方（酸甘化陰法）

人參三錢，麥冬二錢（不去心），五味子一錢。

水三杯，煎取八分二杯，分二次服，渣再煎服，脈不斂，再作服，以脈斂為度。

【校注】

[1] 喘喝：指呼吸困难。

[2] 上文：指上焦篇第 22 条"形似伤寒，但右脉洪大而数，左脉反小于右，口渴甚，面赤，汗大出者，名曰暑温，在手太阴，白虎汤主之；脉芤甚者，白虎加人参汤主之。"

【提要】

论述暑温汗出的治疗。

【析义】

暑温暑邪炎烈开泄，迫津外泄，故多汗，白虎汤和白虎加人参汤用于治疗暑温在上焦篇第 22 条已有论述。多汗就须防止津液耗伤，加重病情，暑热炽盛，以白虎汤涤暑泄热以保津；伴气津损伤，以白虎加人参汤清暑益气以生津。

暑天热盛，易于贪凉饮冷，部分患者在高热、汗多、烦渴基础上，伴身重、脘痞、苔腻等，乃暑邪夹湿，于白虎汤中加入苍术以清暑化湿。

暑性炎烈，易于耗气伤津。若病情得不到控制，气伤加重津伤，津伤加重气伤，津气损伤形成恶性循环，可进一步发展为津气两脱的危险证候。此时，可表现为身热骤降、大汗淋漓不止、呼吸困难、脉散乱欲绝，宜用生脉散益气敛津固脱。方中以人参为君，补益元气，以控制阳气发泄太过；麦冬、五味子酸甘化阴，生津敛阴，以改善内虚之候，使津气阴阳双补而固脱。

临床运用中，以脉象作为判断病情的关键指征，由散乱不收变为收敛成形可辨，乃病情好转之象；若脉不敛，可继续服用生脉散。

【研讨】

关于津气欲脱的临床表现和治疗，薛生白描述其证候及治疗为"暑月热伤元气，气短倦怠，口渴多汗，肺虚而咳者，宜人参、麦冬、五味子等味"（《湿热病篇》第39条）。其在自注中强调气短当与气粗之实证区别，必有脉虚欲绝之证。吴鞠通承袭薛氏之说，强调呼吸困难、脉散大的辨证意义。因此，从病机上剖析，元气大伤欲绝为津气两脱的关键，而津液耗伤乃此证之始动诱因。不能仅从吴氏"守阴所以留阳，阳留汗自止也"字句片面理解该证。故治疗上，吴氏以补益元气之人参为君，深有道理，符合临床实际。

由于生脉散为补益之剂，具有敛邪之性，因此，临床运用应加以注意，正如徐洄溪所说："每用此方收住邪气，杀人无算。用此方者，须详审其邪之有无，不可徇俗而视为治暑之剂也。"但邪气尚在，并非禁用此方，如津气大伤伴邪气实者，可用生脉散合祛邪之剂。

【原文】

手太陰暑溫，如上條證[1]，但汗不出者，新加香薷飲主之。（上焦篇第24条）

證如上條，指形似傷寒，右脈洪大，左手反小，面赤口渴而言。但以汗不能自出，表實為異，故用香薷飲發暑邪之表也。按香薷辛溫芳香，能由肺之經而達其絡。鮮扁豆花，凡花皆散，取其芳香而散，且保肺液，以花易豆者，惡其呆滯也。夏日所生之物，多能解暑，惟扁豆花為最，如無花時，用鮮扁豆皮，若再無此，用生扁豆皮。厚樸苦溫，能泄食滿，厚樸皮也，雖走中焦，究竟肺主皮毛，以皮從皮，不為治上犯中。若黃連、甘草，純然裏藥，暑病初起，且不必用，恐引邪深入，故易以連翹、銀花，取其辛涼達肺經之表，純從外走，不必走中也。

溫病最忌辛溫，暑病不忌者，以暑必兼濕，濕為陰邪，非溫不解，故此方香薷、厚樸用辛溫，而餘則佐以辛涼雲。下文濕溫論中，不惟不忌辛溫，且用辛熱也。

新加香薷飲方（辛溫復辛涼法）

香薷二錢、銀花三錢、鮮扁豆花三錢、厚樸二錢、連翹二錢。

水五杯，煮取二杯，先服一杯，得汗止後服，不汗再服，服盡不汗，再作服。

【校注】

[1] 上条证：指上焦篇第22条。

【提要】

暑温初起汗不出的症治。

【析义】

1. 证候 夏月，尤其是夏末秋初，气候炎热，雨水较多，天暑下迫，地湿上腾，人处于此环境中，暑邪易夹湿为患，如王孟英所说："暑令湿盛，必多兼感。"同时，因贪凉饮冷而易受寒，从而形成夏季常见之暑湿兼表寒之候。暑湿郁阻，故有发热、烦渴、脘痞、身重、苔腻；寒郁于表，卫阳被遏，寒性收引，腠理闭塞，故形似伤寒而恶寒、无汗、身形拘急等。汗不出为此证重要辨证指征，有别于前 22 条所述之证。

2. 治疗 此证因暑、湿、寒三气杂至而为病，纯用白虎汤之类清泄无效，兼外寒里湿须辅以辛散温通。薛生白说："暑月乘凉饮冷，阳气为阴寒所遏，皮肤蒸热，凛凛畏寒，头痛头重，自汗烦渴，或腹痛吐泻者，宜香薷、厚朴、扁豆等味"（《湿热病篇》第 40 条）。

吴氏承薛生白之说，在香薷饮基础上加减，考虑此证乃以暑热为主，加银花、连翘增强清暑之力而形成新加香薷饮。方中香薷最为关键，能外散表寒，内清暑湿，厚朴具温通化湿之功，两药苦温辛散，乃此方之特色；其余药味均具清暑泄热之能。若热渴甚，可于香薷饮基础上加入黄连以清暑热。

【研讨】

新加香薷饮的运用，体现了暑温不忌辛温，虽为暑热，仍可根据兼夹而伍以温通之品，本证暑夹湿兼寒，故虽以清热为主，对寒、湿仍可辅以辛温透散寒邪，温阳开泄湿邪，正如吴氏所言："温病最忌辛温，暑证不忌者，以暑必兼湿，湿为阴邪，非温不解。"然虽可以温散，但非温补之人参、附子所能宜，否则会加重热邪。同时，暑邪本易伤津耗气，故一旦得汗出，则不能再服香薷饮，以防汗出太过而加重津伤，正如吴氏在此条后第 25 条所说："手太阴暑温，服香薷饮，微得汗，不可再服香薷饮重伤其表。暑必伤气，最令表虚。"尤其是方中香薷，具发散之性，当为慎重，如汪曰桢所说："香薷惟暑月受凉无汗者宜之，有汗者宜慎用"（《湿热病篇》第 40 条汪按）。

【原文】

暑溫蔓延三焦，舌滑微黃，邪在氣分者，三石湯主之；邪氣久留，舌絳苔少，熱搏血分者，加味清宮湯主之；神識不清，熱閉內竅者，先與紫雪丹，再與清宮湯。（中焦篇第 41 條）

蔓延三焦，則邪不在一經一臟矣，故以急清三焦為主。然雖雲三焦，以手太陰一經為要領。蓋肺主一身之氣，氣化則暑濕俱化，且肺臟受生於陽明，肺之臟象屬金色白，陽明之氣運，亦屬金色白，故肺經之藥多兼走陽明，陽明之藥多兼走肺也。再肺經通調水道，下達膀胱，肺痹開則膀胱亦開，是雖以肺為要領，而胃與膀胱皆在治中，則三焦俱備矣。是邪在氣分而主以三石湯之奧義也。若邪氣久羈，必歸血絡，心主血脈，故以加味清宮湯主之。內竅欲閉，則熱邪盛矣，紫雪丹開內竅而清熱最速者也。

三石湯方

飛滑石三錢，生石膏五錢，寒水石三錢，杏仁三錢，竹茹二錢（炒），銀花三錢（花露更妙），金汁[1]一酒杯（冲），白通草二錢。

水五杯，煮取二杯，分二次溫服。

方論：此微苦辛寒兼芳香法也。蓋肺病治法微苦則降，過苦反過病所，辛涼所以清熱，芳香所以敗毒而化濁也。按三石，紫雪丹中之君藥，取其得庚金之氣，清熱退暑利竅，兼走肺胃者也。杏仁、通草，為宣氣分之用，且通草直達膀胱，杏仁直達大腸。竹茹以竹之脈絡，而通人之脈絡。金汁、銀花，敗暑中之熱毒。

加味清宮湯方

即於前清宮湯內加知母三錢，銀花二錢，竹瀝五茶匙沖入。

方論：此苦辛寒法也。清宮湯前已論之矣，加此三味者，知母瀉陽明獨勝之熱，而保肺清金。銀花敗毒而清絡。竹瀝除胸中大熱，止煩悶消渴。合清宮湯，為暑延三焦血分之治也。

【校注】

[1] 金汁：即糞汁。

【提要】

暑邪蔓延三焦邪在气分和邪搏血分的症治。

【析义】

1. 暑邪蔓延三焦，邪在气分　暑为热邪，炎热流窜，传变快，具有弥漫之性，能充斥人体上下内外，故能导致三焦同病，犯于气与营血，如吴氏所说之"蔓延三焦，则邪不在一经一脏矣。"同时，暑性炎上，故其侵犯人体虽可损及三焦，但更易犯于上焦，故"然虽云三焦，以手太阴一经为要领"。

暑邪在气分，弥漫三焦，多夹湿邪，湿气弥漫，本无形质，故暑夹湿更易表现出三焦同病之候。临床可出现身热、头昏、耳聋、脘痞、大便溏臭、小便短赤、舌红苔微黄、脉滑数等。暑热炽盛，故以清暑为主；兼夹湿邪，辅以化湿，以三石汤清暑化湿，宣通三焦。方中杏仁、银花宣肺清暑，肺主一身之气，气化则暑湿化，且肺痹得宣，有利于膀胱通利，邪得以下；石膏、寒水石、金汁、竹茹清化中焦；滑石、通草利湿泄热。

2. 邪搏血分　暑邪伤人，其在气分不解，可深入营血分，如叶天士所说："暑热邪伤，初在气分，日多不解，渐入血分"（《三时伏气外感篇》）。热入营血，热与血搏，出现身热、反不甚渴饮、舌绛少苔之候，叶氏说"芩、连、膏、知不应，必用血药"（《三时伏气外感篇》）；吴氏以加味清宫汤清营凉血。该方取清宫汤清心凉营，银花清热败毒，知母清泄肺胃之热，竹沥清心除烦。此制方思路与叶氏相承，叶氏提出可用青蒿、丹皮、犀角、竹叶心、玄参、生地、木通、淡竹叶等，制方相近，皆以凉营血之品佐以气分轻透之味，清透营血热邪，与暑在气分之治法不同。

心主血属营，暑为火邪，心为火脏，夏月热久而入营血，热气闭塞孔窍，包络机窍闭塞，即叶天士所说之"外热一陷，里络就闭"（《外感温热篇》），可出现神昏、谵狂之候。此时宜清心开窍为急务，可先与紫雪丹开闭，再与清宫汤清热。若瘀热互结甚，还应增强化瘀通络之力，可与桃仁承气汤之类。

【研讨】

三石汤受刘河间桂苓甘露饮启示，源自叶天士《临证指南医案·暑》中杨案。暑热夹湿之邪从上吸受，先伤于上，布于三焦，气机郁阻，出现面赤足冷、脘痞、下利。此案叶氏倡河间治法，三焦分治，在河间桂苓甘露饮基础上，拟定飞滑石、生石膏、寒水石、杏仁、炒竹茹、通草、金汁、金银花露之味，即后吴鞠通名之三石汤，清暑化湿，分消三焦。

此条言暑邪久留，热搏血分，从吴氏描述的症治分析，邪虽入营血，仍多在营分，阴伤不甚，病及心包，故主以清宫汤加味清泄包络之热。若营阴损伤甚，患者舌质绛而不鲜，当凉营养阴为要；若邪入血分，病情深重，则更非清宫汤所宜，应以凉血为首要，可与犀角地黄汤或神犀丹之类。

【原文】

暑邪深入少陰，消渴[1]者，連梅湯主之；入厥陰，麻痺[2]者，連梅湯主之；心熱煩躁，神迷甚者，先與紫雪丹，再與連梅湯。（下焦篇第36條）

腎主五液而惡燥，暑先入心，助心火獨亢於上，腎液不供，故消渴也。再心與腎均為少陰主火，暑為火邪，以火從火，二火相搏，水難為濟，不消渴得乎！以黃連瀉壯火，使不爍津，以烏梅之酸以生津，合黃連酸苦為陰，以色黑沉降之阿膠救腎水，麥冬、生地合烏梅酸甘化陰，庶消渴可止也。肝主筋而受液於腎，熱邪傷陰，筋經無所秉受，故麻痺也。再包絡與肝，均為厥陰，主風木，暑先入心，包絡代受，風火相搏，不麻痺得乎！以黃連瀉克水之火，以烏梅得木氣之先，補肝之正，阿膠增液而熄肝風，冬、地補水以柔木，庶麻痺可止也。心熱煩躁，神迷甚，先與紫雪丹者，開暑邪之出路，俾梅、連有入路也。

連梅湯方（酸甘化陰酸苦泄熱法）

雲連二錢，烏梅三錢（去核），麥冬三錢（連心），生地三錢，阿膠二錢。

水五杯，煮去二杯，分二次服。脈虛大而芤者，加人參。

【校注】

[1] 消渴：口渴不已，此指渴而多飲，飲不解渴。

[2] 麻痺：肢體麻木。

【提要】

暑温后期，暑入下焦，火炽阴伤的症治。

【析义】

1. 暑入下焦，火炽阴伤的机理和主要临床表现 暑邪久羁不解，深入下焦，耗伤肾阴，肾水亏耗，故患者口渴不已。暑为火邪，易入于心，邪火上助心火，使心火亢盛，故表现为心热烦躁。而正常情况下，机体心肾相交，心火向下温煦肾水，肾水向上滋润心火，水火既济。现暑邪下耗肾水，上助心火，使阴阳背离，不能相互制约，心肾不交之病理不断加重，若得不到及时控制，就会导致阴竭阳脱而亡。在此证中，由于肾液亏耗，波及于肝，肝所主筋脉失于濡养，出现肢体麻痺之候。因此，本证病机为暑伤心肾，肝失濡养，心烦、口渴、麻痺为三大主症。

2. 暑入下焦的治疗 由前病机分析可知，由于暑邪未尽，心火亢炽，故当清泄心火，清除邪气；肾水亏耗为病变后期之主要病理，既可导致肝脉失于濡养，又可因病情加重而致阴液耗竭，阳气外脱而亡，故须培本滋阴。以连梅汤治疗，方中黄连入心以泻心火，乌梅酸甘以化阴，麦冬、生地滋阴补水，阿胶滋养阴血。尤其是方中黄连与乌梅相配，苦寒而不化燥，酸苦泄热；阿胶、麦冬、生地与乌梅相配，入于肝肾，酸甘化阴，滋肾柔肝，配伍最为精妙，对改善因暑邪而致的阴阳两不交之病理十分贴切，体现了张凤逵所说暑病治用"酸敛"之法。

若神志昏迷较甚，可先与紫雪丹开窍清暑；若伴脉虚大而芤者，为耗伤元气，加人参以益气。

【研讨】

此证吴氏虽曰暑入少阴，实乃少阴、厥阴同病，涉及心肾，波及于肝，乃虚实夹杂之候，临床辨析应当分清。

连梅汤源于叶天士《临证指南医案·暑》中顾案，叶氏原案尚有"右脉空大，左脉小芤"之记载，说明原案存在气虚，故其案中用人参益气。

三、湿温

【原文】

頭痛惡寒，身重疼痛，舌白不渴，脈弦細而濡，面色淡黃，胸悶不饑，午後身熱，狀若陰虛，病難速已，名曰濕溫。汗之則神昏耳聾，甚則目瞑[1]不欲言。下之則洞泄[2]。潤之[3]則病深不解。長夏深秋冬日同法，三仁湯主之。（上焦篇第43條）

頭痛惡寒，身重疼痛，有似傷寒，脈弦濡，則非傷寒矣。舌白不渴，面色淡黃，則非傷暑之偏於火者矣。胸悶不饑，濕閉清陽道路也。午後身熱，狀若陰虛者，濕為陰邪，陰邪自旺於陰分，故與陰虛同一午後身熱也。濕為陰邪，自長夏而來，其來有漸，且其性氤氲黏膩[4]，非若寒邪之一汗即解，濕熱之一涼則退，故難速已。世醫不知其為濕溫，見其頭痛惡寒身重疼痛也，以為傷寒而汗之，汗傷心陽，濕隨辛溫發表之藥，蒸騰上逆，內蒙心竅則神昏，上蒙清竅則耳聾，目瞑不言。見其中滿不饑，以為停滯，而大下之，誤下傷陰，而重抑脾陽之升，脾氣轉陷，濕邪乘勢內潰，故洞泄。見其午後身熱，以為陰虛，而用柔藥潤之，濕為膠滯陰邪，再加柔潤陰藥，二陰相合，同氣相求，遂有錮結而不可解之勢。惟以三仁湯輕開上焦肺氣，蓋肺主一身之氣，氣化則濕亦化也。濕氣彌漫，本無形質，以重濁滋味之藥治之，愈治愈壞。伏暑濕溫，吾鄉俗名秋呆子，悉以陶氏《六書》[5]法治之，不知從何處學來，醫者呆，反名病呆，不亦誣乎！再按：濕溫較諸溫，病勢雖緩而實重，上焦最少，病勢不甚顯張，中焦病最多，詳見中焦篇，以濕為陰邪故也，當於中焦求之。

三仁湯方

杏仁五錢，飛滑石六錢，白通草二錢，白蔻仁二錢，竹葉二錢，厚樸二錢，生薏仁六錢，半夏五錢。

甘瀾水八碗，煮取三碗，每服一碗，日三服。

【校注】

[1] 目瞑：闭目不睁。

[2] 洞泄：指泻下不止，完谷不化。

[3] 润之：指滋阴之法。

[4] 氤氲黏腻：形容湿浊弥漫，黏滞不去。

[5] 陶氏《六书》：指明代医家陶节庵的《伤寒六书》。

【提要】

论述湿温初起的证候、治疗及禁忌。

【析义】

1. 湿温初起的证候　湿温易发生于夏末秋初既热又多湿的季节。湿温初起，当以湿邪为主，如吴鞠通所说："湿温者，长夏初秋，湿中生热，即暑病之偏于湿者也"（《温病条辨·上焦篇》第1条自注）。湿热之邪主从口鼻而入，犯于手太阴肺，中于足太阴脾，可出现恶寒、头身重痛、面色淡黄、胸闷不饥、不渴或渴不引饮、身热不扬、午后身热、舌苔白腻、脉濡等症。肺主卫，脾主肌肉，因此，湿温初起卫表证候突出，湿困四肢，故头身重痛；湿遏卫阳，故恶寒；湿邪偏盛，郁遏热邪，故身热不扬；湿为阴邪，午后略盛，故其热可午后偏盛；湿中于脾，纳运失司，气机郁滞，故胸闷、纳差不饥、口不渴或渴不引饮；湿浊熏蒸于面，故面色淡黄；舌苔白腻、脉濡等为湿盛之征。湿浊具黏腻重浊之性，故起病缓、病程长。

2. 湿温初起的治疗　湿温病初起，邪在卫气，肺卫受遏，湿滞太阴，病在上中二焦，肺脾同病，故以芳香宣气化湿为治疗大法，以三仁汤为治，方中杏仁、白蔻仁轻开上焦肺气以化湿，兼具解除表郁之功；厚朴、半夏燥湿理气，运中展脾；滑石、通草、竹叶、薏苡仁渗利湿邪，使上中焦之湿从下而解。以开宣上焦为先，宣肺、畅中、渗下并举，使湿浊得化。如徐灵胎所说："治湿不用燥热之品，皆以芳香淡渗之药，疏肺气而和膀胱，此为良法"（《临证指南医案·湿》徐评）。

3. 治疗禁忌　湿温初起，湿遏肌表，症见头痛、恶寒、身重疼痛，临床易误辨为伤寒而以辛温之剂发汗解表，会使湿浊随辛温发表之药蒸腾上逆，内蒙心窍则神昏；上蒙清窍则耳聋、目瞑不言；湿滞太阴，气机不畅，见胸脘痞闷、纳差。临床若误为积滞内停，而予攻下，则可重伤脾阳，脾气下陷而洞泄不止。同时，患者因湿遏热伏，身热不甚、午后发热，若误为阴虚而予补益，则会邪气锢结炽张，病深不解。

【研讨】

吴氏以上三条禁忌，实质上是提示医家辨证须准确，此三条禁忌非绝对禁忌，应结合临床实际辨证分析。如吴氏提到禁辛温发汗，并非绝对禁用辛温之品，若湿温初起，湿性黏滞，腠理闭塞，卫阳被遏，恶寒、无汗等症表现突出，仍可于芳化药中伍以辛温之品，以增强表散开郁之力。若病变过程中，湿热确与积滞相搏，则当予以化湿导滞。湿温后期，因苦燥药物伤阴，或患者平素阴虚，也可适当养阴。

此外，此证初起，湿浊偏盛，湿气弥漫，本无形质，故如前所述以芳香辛散、开宣为首要，则用药质地宜轻，重浊滋味之药入于中下，此非所宜，颇具临床实用价值。

【原文】

三焦濕鬱，升降失司，脘連腹脹，大便不爽，一加減正氣散主之。（中焦篇第 58 条）

再按此条與上第 56 条同為三焦受邪，彼以分消開竅為急務，此以升降中焦為定法，各因見證之不同也。

一加減正氣散方（苦辛微寒法）

藿香梗二錢，厚樸二錢，杏仁二錢，茯苓皮二錢，廣皮一錢，神曲一錢五分，麥芽一錢五分，綿茵陳二錢，大腹皮一錢。

水五杯，煮取二杯，再服。

方論：正氣散本苦辛溫兼甘法，今加減之，乃苦辛微寒法也。去原方之紫蘇、白芷，無須發表也。去甘桔，此證以中焦為扼要，不必提上焦也。只以藿香化濁，厚樸、廣皮、茯苓、大腹瀉濕滿，加杏仁利肺與大腸之氣，神曲、麥芽升降脾胃之氣，茵陳宣濕郁而動生髮之氣。藿香但用梗，取其走中不走外也。茯苓但用皮，以諸皮皆涼，瀉濕熱獨勝也。

【提要】

湿郁三焦，脾胃升降失司的症治。

【析义】

此证吴氏虽言三焦湿郁，但其主要病变部位在中焦脾胃，为本证的病机关键，正如曹炳章所说："升降失司治中焦之确论，能由此而会通之妙谛环生矣。"因脾胃为人体气机升降之枢纽，脾不能升，胃不能降，气机郁滞中焦，故脘腹胀满；湿邪困脾不运，故大便溏垢不爽，此为本证的两大主症。同时，由于湿浊中阻，临床上还当有舌苔白腻、脉濡缓、纳差、呕恶等症。

对此证的治疗，吴氏提出以升降中焦为定法，故当运脾化湿，调畅气机。其受叶天士启示，并以藿香正气散加减，而成五个加减正气散，此处选择一加减正气散。叶氏在《临证指南医案·湿》一案中曰："秽湿邪吸受，由募原分布三焦，升降失司，腹胀闷，大便不爽，当用正气散法。"叶氏处方藿香梗、厚朴、杏仁、陈皮、茯苓皮、神曲、麦芽、茵陈。吴氏正是基于此，以藿香正气散加减，主要去掉解表之紫苏、白芷、桔梗和温燥之半夏、白术，增入宣肺利湿之杏仁、茵陈形成本方。此方与叶氏方比较，增大腹皮一味，既能理气，又能利湿，颇具深意。至于吴氏所言藿香取梗走中，在于突出此证以中焦为要，当运化中焦。取皮凉泄，可供临床参考。

【研讨】

一加减正气散临床运用广泛，如消化系统疾病，表现为湿热湿偏盛，出现胃脘痞闷、腹胀不适、大便不爽、苔腻者，皆可用此方加减；也多用于湿热发热表现为湿郁热久不退者。而吴氏除有一加减正气散外，其后第 59、60、61、62 条分别还论述了二加减正气散、三加减正气散、四加减正气散、五加减正气散，皆如一加减正气散，均受叶氏医案启发，由藿香正气散改制而来。五个加减正气散病变部位皆在中焦脾胃，湿浊郁结，皆有脘闷之候。然湿热变化复杂，虽皆以中焦为主，湿热为患，但由于湿热的偏重、患者的体质、病变的程度等不同，五个加减正气散在病机和适应证上又各有其特点：二加减正气散适用于湿盛兼有阻滞经络之身痛者；三加减正气散用于湿浊久而蕴热之舌苔见黄腻者；而四加减、五加减均是针对寒湿，舌苔白滑、脉缓者予四加减正气散，脘闷便泄者用五加减正气散。

【原文】

脉缓身痛，舌淡黄而滑，渴不多飲，或竟不渴，汗出熱解，繼而復熱，內不能運水穀之濕，外復感時令之濕，發表攻裏，兩不可施，誤認傷寒，必轉壞證，徒清熱則濕不退，徒祛濕則熱愈熾，黃芩滑石湯主之。（中焦篇第 63 条）

脉緩身痛，有似中風[1]，但不浮，舌滑不渴飲，則非中風矣。若系中風，汗出則身痛解，而熱不作矣。今繼而復熱者，乃濕熱相蒸之汗，濕屬陰邪，其氣留連，不能因汗而退，故繼而復熱。內不能運水穀之濕，脾胃困於濕也；外復受時令之濕，經絡亦困於濕矣。倘以傷寒發表攻裏之法施之，發表則誅伐無過之表，陽傷而成痙；攻裏則脾胃之陽傷，而成洞泄寒中，故必轉壞證也。濕熱兩傷，不可偏治，故以黃芩、滑石、茯苓皮清濕中之熱，蔻仁、豬苓宣濕邪之正，再加腹皮、通草，共成宣氣利小便之功。氣化則濕化，小便利則火腑[2]通而熱自清矣。

黃芩滑石湯方（苦辛寒法）

黃芩三錢，滑石三錢，茯苓皮三錢，大腹皮二錢，白蔻仁一錢，通草一錢，豬苓三錢。水六杯，煮取二杯，渣再煮一杯，分溫三服。

【校注】

[1] 中风：即《伤寒论》中太阳中风证。

[2] 火腑：指小肠。

【提要】

阐述湿热蕴结的证候和治疗。

【析义】

1. 湿热蕴结的形成及其主要临床表现　夏季时令之湿入里，加之太阴内伤、湿饮停聚，外邪入里，与里湿相合，湿热蕴结不解，形成本证。临床表现有身热、汗出不解，继而复热、身痛、口不渴或渴不多饮、舌淡黄而滑、脉缓，多为湿热蕴结，湿热并重之证。因湿遏热伏，故发热虽汗出而热不解，为本证的着眼点。湿滞经络而身痛；湿阻于内，浊邪上犯，故口不渴或渴不多饮，舌苔腻；舌黄滑为湿热并重或热重湿轻之征。此证还可见胸闷等湿热必有之候。此证脉缓身痛，类似伤寒中风，但主症不同，易于区别。

2. 湿热蕴结的治疗　本证乃湿热之候，断不可因有身痛脉缓而误为伤寒太阳证而予解表发汗，亦不可因有湿热在脾胃而予攻下，故"发表攻里，两不可施"。而湿热蕴结，如油合面，徒清热则湿不退，徒祛湿则热愈炽，如章虚谷说："热为湿遏，不能宣达；湿因热蒸，蕴酿胶黏，故最淹缠难愈。"治当湿热两清，不可偏治。吴鞠通遵循叶氏医案，以黄芩滑石汤治疗，方中以黄芩、滑石、茯苓皮清湿中之热，蔻仁、猪苓、大腹皮、通草淡渗利湿，兼以泄热，使热从小便而去。

【研讨】

"内不能运水谷之湿，外复感时令之湿"不仅是本证形成的机理，也是湿温形成的基本机理。由于太阴内伤，不能运化水湿，湿饮停聚，同时，又外感湿热之邪，外湿与里湿相合，而形成湿温病，正如薛生白所说："太阴内伤，湿饮停聚，客邪再至，内外相引，故病湿热"（《湿热病篇》）。

此证湿热为患，舌苔黄滑乃湿热并重或热重湿轻之候。结合其有发热、汗出热解后继而复热、身痛、口渴不多饮或不渴、脉缓等症分析，其湿邪亦不少，因此，当为湿热并重之证。正因如此，黄芩滑石汤组方即体现了清热化湿并举。清热化湿不能偏执，否则会加重病情，如吴氏所言："徒清热则湿不退，徒祛湿则热愈炽"。

【原文】

吸受穢濕[1]，三焦分佈，熱蒸頭脹，身痛嘔逆，小便不通，神識昏迷，舌白，渴不多飲，先宜芳香通神利竅，安宮牛黃丸。繼用淡滲，分消濁濕，茯苓皮湯。（中焦篇第 56 条）

按此證表裏經絡臟腑三焦，俱為濕熱所困，最慮內閉外脫，故急以牛黃丸宣竅清熱而護神明。但牛黃丸不能利濕分消，故繼以茯苓皮湯。

安宮牛黃丸（方法見前）。

茯苓皮湯（淡滲兼微辛微涼法）

茯苓皮五錢，生薏仁五錢，豬苓三錢，大腹皮三錢，白通草三錢，淡竹葉二錢。

水八杯，煮取三杯，分三次服。

【校注】

[1]　穢濕：此指穢濁之濕邪。

【提要】

秽浊湿邪分布三焦的症治。

【析义】

此证多见于夏秋之季，天暑下逼，地湿上腾，暑湿交蒸，并夹秽浊之气，从口鼻吸受而入，蒙上流下，分布三焦。湿浊上攻头部，故头胀；蒙蔽心包，故神识昏迷；困阻中焦，故呕逆；湿浊流注于下，气机阻滞，故小便不通；热蒸、苔白腻、口渴不多饮为湿浊偏盛之征。叶天士称此为"上中下三焦交病"（《临证指南医案·湿》）。此证秽湿浊邪为患，湿多热少，蒙上流下，病及三焦，三焦气机郁阻为关键，叶天士说"全是湿郁气结"，薛生白说"仍是气分窒塞"（《清代名医医案精华·薛生白医案》）；气机郁阻，"下闭上壅，而三焦俱困矣"（《湿热病篇》第 11 条）。从薛氏之论可看出，上下二焦为此证病变重点，上壅不解可致内闭外脱而危及生命；下闭可加重上中二焦之病变，同样危及生命。

对此证的治疗，薛生白主张"当三焦分治"（《湿热病篇》第 11 条自注），很有道理。由于下闭上壅为病变重点，故治疗当以开闭通下为先。叶天士提出"当芳香通神，淡渗宣窍，俾秽湿浊气由此可以分消"（《临证指南医案·湿》），提示临床治疗药宜芳香淡渗，治在开窍通利。吴鞠通以叶氏医案处方为基础，形成茯苓皮汤，淡渗通利，并提出先开窍，继淡渗。但由于此证病情危急，上下病重等同，且下闭不解，加重上壅，故结合临床实际，可淡渗开窍并举，如叶氏原案中不仅淡渗通利，还有牛黄丸开窍。

【研讨】

此证由于湿阻于里，气机不畅，可影响肠道，出现大便不通、腹胀，如叶天士所说："小腹硬满，大便不下"（《临证指南医案·湿》）。因此，若见苔腻、腹满、大便不通，可疏通肠道气机，清化湿浊，可与宣清导浊汤，如吴鞠通所说："湿温久羁，三焦弥漫，神昏窍阻，少腹硬满，大便不下，宣清导浊汤主之"（《温病条辨·下焦篇》第55条）。由于湿久郁结于下焦气分，闭塞不通，该方以晚蚕砂、猪苓、茯苓、寒水石化湿清热，皂荚子疏通肠道气机。

四、伏暑

【原文】

長夏受暑，過夏而發者，名曰伏暑。霜未降而發者少[1]輕，霜既降而發者則重，冬日發者尤重，子、午、醜、未之年[2]為多也。（上焦篇第36條）

長夏盛暑，氣壯者不受也；稍弱者但頭暈片刻，或半日而已；次則即病；其不即病而內舍於骨髓，外舍於分肉之間者，氣虛者也。蓋氣虛不能傳送暑邪外出，必待秋涼金氣相搏而後出也，金氣本所以退煩暑，金欲退之，而暑無所藏，故伏暑病發也。其有氣虛甚者，雖金風亦不能擊之使出，必待深秋大涼初冬微寒相逼而出，故尤為重也。子、午、醜、未之年為獨多者，子、午君火司天，暑本於火也；醜、未濕土司天，暑得濕則留也。

【校注】

[1] 少：通稍，稍微。

[2] 子、午、丑、未之年：十二地支纪年，子午为少阴君火司天，气候炎热；丑未为太阴湿土司天，气候多雨潮湿。伏暑为暑热兼湿浊为患，故吴氏认为这些年易多发伏暑。

【提要】

阐述伏暑的概念和发病原理。

【析义】

夏月暑性炎热，人易感受暑湿之邪，若体质薄弱，受邪而不即发，过夏于秋、冬季发病，称为伏暑。

伏暑属伏气温病，暑邪伏里，过季而发，其发病有轻重之分，与正气虚弱程度、邪伏深浅等有关。发病愈迟，正气愈虚，病情愈重。因此，吴氏认为于霜降以前发病，病情较轻；若霜降以后深秋冬季发病，邪伏于里，体质更虚，病情较重。

同时，伏暑的发病多由秋冬时令之邪引发，故初起多为表里同病之候，如下条吴氏所述："头痛微恶寒，面赤烦渴，舌白，脉濡而数者，虽在冬月犹为太阴伏暑也。"此病病势缠绵，病情较重。

【原文】

太陰伏暑[1]，舌白，口渴，無汗者，銀翹散去牛蒡、元參加杏仁、滑石主

之。（上焦篇第 38 条）

此邪在氣分而表實之證也。

【校注】

［1］太阴伏暑：指前第 37 条："头痛微恶寒，面赤烦渴，舌白，脉濡而数者，虽在冬月犹为太阴伏暑也。"

【提要】

论述伏暑邪在气分兼表实的症治。

【析义】

伏暑发于秋冬季，由前第 37 条所述，起病兼恶寒等之表证，因此，吴氏称为太阴伏暑。此证既有恶寒、头身痛、无汗等表证，且无汗为表实之征；同时有暑邪夹湿发于气分之候，如身热、面赤、心烦、口渴、舌白腻、脉濡数等。其病机乃外邪诱发暑湿，卫气同病。故治疗在于清暑化湿，疏散表邪。吴氏以银翘散去牛蒡、玄参加杏仁、滑石治之，方中银翘散主要在于疏散表邪，杏仁、滑石宣肺利湿泄热，牛蒡等与本证不相涉，故去之。

【研讨】

此处曰银翘散去玄参，吴氏多处亦提及银翘散中有玄参，但从原书来看，方中未见玄参。

此证若暑湿较甚，临床还可加通草、竹叶之属增强清利暑湿之功。伏暑初起，若发病为寒邪诱发，而表现为外有表寒，里有暑湿之候，则不能用银翘散加减，可予黄连香薷饮加减，以香薷外散表寒、兼以化湿，厚朴、扁豆化暑湿，黄连清暑热。

【原文】

太陰伏暑，舌赤[1]口渴，無汗者，銀翹散加生地、丹皮、赤芍、麥冬主之。（上焦篇第 39 条）

此邪在血分而表實之證也。

【校注】

［1］舌赤：舌红赤。

【提要】

论述伏暑邪在血分兼表实的症治。

【析义】

此条曰太阴伏暑，与前条之意同，同样具有发热、恶寒、无汗等表证。同时，此证有舌红赤少苔、口渴不甚渴饮、心烦不寐等邪在营分的表现，为此证与前条不同之处。本证在于夏月感受暑邪，伏于营分，于秋冬为时令之邪引发，时邪郁表，暑伏营分，故有前述卫营同病之候。治疗当表里双解，解表凉营。以银翘散辛凉解表，生地、丹皮、赤芍、麦冬凉营养阴。

【研讨】

此条与前条区别的关键在于舌象不同，一白一赤，反映出病变阶段不同，正如曹炳章所说："在气分，在血分，温病最宜分别清楚。治法一乱，本在气分者，则引入血分矣；本在血分者，则深锢莫出矣"（《暑病证治要略》）。

本证若暑热甚，可增入黄连、栀子等；若伤阴甚，可增入花粉、芦根等。

【原文】

伏暑、暑溫、濕溫，證本一源[1]，前後互參，不可偏執。（上焦篇第42条）

【校注】

[1] 一源：同源。

【提要】

阐述伏暑、暑温、湿温的关系。

【析义】

伏暑、暑温、湿温虽为不同疾病，但由吴氏湿热相搏为暑、暑必兼湿可知，三病皆属湿热。故而，在发病上，皆有因热和湿相蒸的因素；在病理上，由于湿热为患，故有部分相似证候表现，如蒙上流下、困阻中焦等，只是由于病种不同，湿热偏重不同，而在具体证候上有不同而已。由于在部分证候表现上的相似性，治疗可相互参考。

【研讨】

结合临床实际分析，暑邪非必兼湿，因此，若非暑温不夹湿之暑热，则与伏暑、湿温证候必然不同，当予区分。

五、秋燥

【原文】

秋感燥氣，右脈數大，傷手太陰氣分者，桑杏湯主之。（上焦篇第54条）

前人有雲：六氣之中，惟燥不為病[1]，似不盡然，蓋以《內經》少秋感於燥一條，故有此議耳。如陽明司天之年[2]，豈無燥金之病乎？大抵春秋二令，氣候較夏冬之偏寒偏熱為平和，其由於冬夏之伏氣為病者多，其由於本氣自病者少，其由於伏氣而病者重，本氣自病者輕耳。其由於本氣自病之燥證，初起必在肺衛，故以桑杏湯清氣分之燥也。

桑杏湯方（辛涼法）

桑葉一錢，杏仁一錢五分，沙參二錢，象貝一錢，香豉一錢，栀皮一錢，梨皮一錢。

水二杯，煮取一杯，頓服之，重者再作服（輕藥不得重用，重用必過病所，再一次煮成三杯，其二三次之氣味必變，藥之氣味俱輕故也）。

【校注】

[1] 六气之中，惟燥不为病：源于《素问》病机十九条中，只有"秋伤于湿"之说，无燥为病之说。

[2] 阳明司天之年：即卯酉之年，为阳明燥金之气所主。

【提要】

论述秋燥初起的脉症与治疗。

【析义】

秋天，由于感受燥金之气，而发生秋燥。其初起病在肺卫，可表现为身热、微恶寒、口渴、鼻干咽燥、舌红少苔。其右脉数大，反映肺经为燥邪所犯。此证治疗，吴氏强调辛凉，用药宜轻，以轻透上焦燥热，治以桑杏汤。方中桑叶、豆豉、栀子轻透燥邪，杏仁、贝母宣降肺气，沙参、梨皮润肺生津。共奏辛凉透邪、润肺生津之功。

【研讨】

吴氏桑杏汤是以叶天士《临证指南医案·燥》中医案为基础，增入梨皮而成，并在叶氏治疗思路上有所扩展。叶氏原案为"议清气分中燥热"，而吴氏结合此方质轻辛润特点，用于肺卫初起之燥热证，可谓师古而不泥古。

【原文】

燥伤肺胃陰分，或熱或咳者，沙參麥冬湯主之。（上焦篇第 56 条）

此条较上二条[1]，则病深一層矣，故以甘寒救其津液。

沙參麥冬湯方（甘寒法）

沙參三錢，玉竹二錢，生甘草一錢，冬桑葉一錢五分，麥冬三錢，生扁豆一錢五分，花粉一錢五分。

水五杯，煮取二杯，日再服，久熱久咳者，加地骨皮三錢。

【校注】

［1］上二条：指前第 54 条和 55 条。第 55 条为"感燥而咳者，桑菊饮主之"。

【提要】

论述秋燥后期，燥伤肺胃的治疗。

【析义】

燥易伤津，秋燥后期，更易导致肺胃津伤的病理，此较初起津伤者为甚，故吴氏说"病深一层"。条文对此证临床表现的论述较为简单，结合临床，由于后期肺胃津伤，患者可有口鼻干燥、干咳、痰少而黏稠、口渴、纳差、舌红少苔、脉细数等。干咳、痰少而黏稠为肺津损伤、肺失宣降的表现；口渴、纳差、舌红少苔为胃阴损伤之候。患者若伴有低热，乃后期余邪未尽之征。

此证阴伤为主要病理，正如叶天士所言"都因阴分不足"（《临证指南医案·燥》下案），故治以甘润为主，方用沙参麦冬汤。方中沙参、玉竹、麦冬、花粉甘润生津；扁豆、甘草培中益气生津；桑叶质轻走上，能载药上行，润肺生津，且具轻透余邪之功。此方源自叶氏《临证指南医案·燥》下案，叶氏方中有地骨皮，吴氏言久热久咳者加地骨皮，意在于清热，亦仿叶氏之意。

【研讨】

临床上肺胃阴伤常有侧重，若以干咳、咽燥为主，则多偏于肺阴虚，除沙参麦冬汤外，还可用麦门冬汤加减以润肺宣肺；若患者后期以口干渴、纳差、舌红少苔为主，则多偏于胃阴虚，可与沙参麦冬汤或益胃汤加减。

此外，陆子贤在《六因条辨》中述秋燥汗出，不恶寒，而但发热，咳痰不爽，鼻衄口干，舌白转黄。认为此邪热伤肺，提出宜用沙参、花粉、地骨皮、知母、甜杏、玉竹、玄参、甘草、连翘、枇杷叶、西瓜翠衣等清肺泄热。其治疗思路与吴氏相似，更增宣肺之力，临床用于治疗肺阴亏虚之咳嗽，效果亦佳，可供参考。

【原文】

燥氣化火，清竅[1]不利者，翹荷湯主之。（上焦篇第57條）

清竅不利，如耳鳴目赤，齦脹咽痛之類。翹荷湯者，亦清上焦氣分之燥熱也。

翹荷湯（辛涼法）

薄荷一錢五分，連翹一錢五分，生甘草一錢，黑梔皮一錢五分，桔梗二錢，綠豆皮二錢。

水二杯，煮取一杯，頓服之，日服二劑，甚者日三。

加減法：耳鳴者，加羚羊角、苦丁茶；目赤者，加鮮菊葉、苦丁茶、夏枯草；咽痛者，加牛蒡子、黃芩。

【校注】

[1] 清窍：头面诸窍。

【提要】

论述燥邪化火上干清窍的症治。

【析义】

燥热之邪犯人，肺卫不解，可深入气分，化火而上干清窍，出现头热头晕、面目红赤、牙龈红肿、咽喉疼痛等上焦清窍不利的症状。由于邪在上焦，故吴氏说"清上焦气分之燥"，以叶氏医案原方形成翹荷汤清宣上焦，方中薄荷、连翘、梔皮、桔梗、绿豆皮皆能轻清走上，从而轻透燥邪。因此，此证的治疗在于治上，药味宜轻，正如叶氏所说"当辛凉清上"（《临证指南医案·燥》），慎用苦重之剂，以免药过病所，加重阴伤。

【研讨】

曹炳章在《增补评注温病条辨》中说："燥气上干清窍，见头目之病，此时虽用养液之药，尚觉膈膜一层，故用药则先轻宣凉散兼导之下降。"此说言之有理，并从叶氏、吴氏之方可以看出，此证虽有阴伤，然邪为作祟之根，只有祛除邪气，才能保存阴液，故以轻透为先。至于曹氏所言兼以导下，似有引邪下入中下焦之嫌，仅供参考。

六、治疗大法及禁忌

（一）治疗大法

【原文】

治外感如将（兵貴神速，機圓法活，去邪務盡，善後務細，蓋早平一日，則人少受一日之害）；治內傷如相（坐鎮從容，神機默運，無功可言，無德可見，而人登壽域）。治上焦如羽（非輕不舉）；治中焦如衡（非平不安）；治下焦如權（非重不沉）。（《杂说·治病法論》）

【提要】

外感、内伤与三焦分证的治疗法则。

【析义】

外感病由外邪侵袭所致，治疗必须祛邪外出，应祛邪务早、祛邪务尽，犹如将军指挥用兵作战，掌握战机，灵活机动，快速反应。善后调理用药要考虑周全，即在调整脏腑机能、补益虚损的同时要注意清除余邪。总之，入侵的邪气早一日祛除，人体就少受一日之苦。

治内伤杂病与外感病有所不同，因内伤杂病多由饮食、劳倦、情志所伤，起病缓慢，恢复亦慢，治疗不可急于求成，应该像宰相日理万机，从容镇定，针对病情，化解病因，调理脏腑气血，逐渐地使疾病痊愈。内伤杂病的治疗虽然不像外感病能彻底治愈，但经过调理脏腑气血阴阳，同样可以达到长寿的目的。

三焦分证治疗法则是：邪在上焦，法取轻清，如桑菊、银翘、栀豉之类，轻者能升达，药到病所；若操之过急，过早使用苦寒之剂，药过病所，起不到治疗的作用，所以说"治上焦如羽（非轻不举）"。邪在中焦，热势较盛，必须以清热祛邪为主，以削平其邪热；同时，中焦多有湿热为患，湿热交蒸，必须以清热化湿并举，以使弥漫之邪气归于平稳，所以说"治中焦如衡（非平不安）"。邪在下焦，热伤肝肾真阴，必须厚味滋填或介石重镇之品，才能药达病所，以填补肝肾之阴或镇肝息风，所以说"治下焦如权（非重不沉）"。

【研讨】

外感病由外邪引起，以邪气内郁影响脏腑气血津液的正常生理功能为主要病理变化，故其治疗立足于祛邪，邪祛正自安。因此，祛邪务早、祛邪务尽是外感热病的治疗观；在治疗中，还应注意祛邪不伤正，处处顾护患者阴液。

内伤杂病由饮食、劳倦、情志所致，以脏腑气血阴阳失调为基本病机，即内伤正虚为主要病理变化，故其治疗立足于补虚，正复则病愈。因此，内伤杂病的治疗注重补益虚损、调整脏腑机能；在治疗中，注意阴阳、虚实的协调，以免矫枉过正。

（二）治疗禁忌

1. 温病忌汗

【原文】

按溫病忌汗，汗之不惟不解，反生他患。蓋病在手經，徒傷足太陽無益；病自口鼻吸受而生，徒發其表亦無益也。且汗為心液，心陽受傷，必有神明內亂、譫語癲狂、內閉外脫之變。再，誤汗雖曰傷陽，汗乃五液之一，未始不傷陰也。《傷寒論》曰："尺脈微者為裏虛，禁汗，"其義可見。其曰傷陽者，特舉其傷之重者而言之耳。溫病最善傷陰，用藥又復傷陰，豈非為賊立幟乎？此古來用傷寒法治溫病之大錯也。（上焦篇第4條方論）

【提要】

讨论温病初起忌辛温发汗的道理。

【析义】

伤寒初起足太阳经受邪，以寒邪束表、卫阳被遏、营阴郁滞为病机特点，寒者热之，故治疗用辛温发汗，宣通郁闭，祛邪外达。温病初起温邪从口鼻吸入，手太阴受邪，温邪极易化热劫灼阴液，热者寒之，故治疗辛凉疏泄、透达邪热，用药喜凉润；倘以治伤寒之法治温病，而投以辛温发汗之麻黄、桂枝之剂，不啻以热治热，温药可助邪热愈发炽盛而劫灼阴液，所以吴氏说："温病最善伤阴，用药又复伤阴，岂非为贼立帜乎？"

从病位来看，温邪从口鼻吸入，鼻气通于肺，肺居膈上与心相依，二者同居上焦，若用辛温发表来治疗温病，将使邪热更加炽张，上焦火热极盛易内陷心包，而神明内乱，出现谵语、如狂诸症；若邪热闭阻、伤阴耗气较重，可致邪热内闭、阳气不能外达四末之内闭外脱等变证，病势更加危重。

"汗为心液"，汗血同源，气血互根，大量汗泄必伤及气血阴阳，导致各种危重变证。在《伤寒论》中"尺中脉微"的阴血亏虚病人要禁汗，已经考虑到汗泄太过更伤阴液的问题。温邪致病尤其容易伤津耗液，再用辛温药物重伤阴液，岂不是助邪热为患吗？温病一开始就要注意保护阴液，留得一分阴液便有一分生机，故辛温发汗之法当忌。

【研讨】

吴鞠通在方论之首就提出"温病忌汗，汗之不惟不解，反生他患"。可见温病忌汗的重要性。这里的"忌汗"是指忌用麻、桂等辛温峻汗之剂大发其汗，为什么温病最忌辛温发汗？一因温为阳邪，性质属热，易伤阴液，故温病用药喜凉润而恶辛温，所以吴氏云："温病最善伤阴，用药又复伤阴，岂非为贼立帜乎？"二因温病多是邪自口鼻而入，首犯上焦肺经，病机关键在肺而不在卫，治当辛凉宣肺为主，而不能辛温解表。否则以治伤寒之法治温热，而投以麻桂等辛温之品，虽即得汗，但必张其焰，而劫其液，促其变，速其死。正如吴氏云："病在手经，徒伤足太阳无益"，"病自口鼻吸受而生，徒发其表，亦无益也"，故又云："汗之不惟不解，反生他患。"三因汗为人身五液之一，误用辛温，逼津外泄，在劫伤其阳的同时必耗其阴，在《伤寒论》中就已提出了"尺脉微者，为里虚，禁汗"，即尺脉微的阴虚血亏之人要忌汗，更何况温病尤易伤阴耗液，故辛温发汗之法应当禁用。

【原文】

太陰溫病，不可發汗。發汗而汗不出，必發斑疹；汗出過多者，必神昏譫語。發斑者，化斑湯主之；發疹者，銀翹散去豆豉，加細生地、丹皮、大青葉，倍元參主之。禁升麻、柴胡、當歸、防風、羌活、白芷、葛根、三春柳。神昏譫語者，清宮湯主之，牛黃丸、紫雪丹、局方至寶丹亦主之。（上焦篇第 16 條）

溫病忌汗者，病由口鼻而入，邪不在足太陽之表，故不得傷太陽經也。時醫不知而誤發之，若其人熱甚血燥，不能蒸汗，溫邪郁於肌表血分，故必發斑疹也。若其表疏，一發而汗出不止，汗為心液，誤汗亡陽，心陽傷而神明亂，中無所主，故神昏。心液傷而心血虛，心以陰為體，心陰不能濟陽，則心陽獨亢，心主言，故譫語不休也。且手經逆傳，世罕知之，手太陰病不解，本有必傳手厥陰心包之理，況又傷其氣血乎！

【提要】

讨论温病初起误汗后的变证及治疗。

【析义】

温病初起邪袭肺卫，不可辛温发汗；误汗，则辛温可助热，邪热愈加炽盛，若其人素体热甚血燥，不能蒸汗祛邪，邪热可郁滞肌表、伤及血络而外发为斑疹。发斑者，里热炽盛，血自肌肉外溃，用化斑汤治疗；发疹者，邪热自肌肤血络外窜，用银翘散去豆豉，加细生地、丹皮、大青叶，倍元参主之；禁用辛温升散之品，如升麻、柴胡、当归、防风、羌活、白芷、葛根、三春柳等。若其人表气较虚，腠理疏泄，误用辛温峻汗而汗出不止，汗为心液，气随汗泄则心阳伤，神明无主而神昏；心液伤而心血虚，心以阴为体，心阴不能济阳，则心阳独亢，心主语，心无所主则谵语不休，用清宫汤送服牛黄丸、紫雪丹、局方至宝丹。

温病太阴肺热炽盛可逆传手厥阴心包，而致神昏谵语，世人知晓的不多。手太阴肺与手厥阴心包同居上焦，紧密相连，肺脏邪热炽盛必定会影响心包，更何况误汗伤及心气心阴，邪热极易内陷而致热闭心包。

【研讨】

（1）温病与伤寒初起治疗辨析：吴氏认为："伤寒由毛窍而入，自下而上，始足太阳。足太阳膀胱属水，寒即水之气，同类相从，故病始于此。……温病由口鼻而入，自上而下，鼻通于肺，始手太阴。太阴金也，温者火之气，风者火之母，火未有不克金者，故病始于此。"吴氏强调外邪入侵人体有同类相从、同气相召的特点。伤寒由风寒邪气所致，温病由温邪所致，由于二者感受邪气之性质截然不同，故其病性不同、病位不同、治疗的方法当然不同；遵循寒者热之、热者寒之的治疗原则，伤寒宜辛温发汗解表寒；温病宜辛凉疏泄透邪热。

（2）温病初起误汗而致的变证辨析

1）误汗而汗不出者，必发斑疹：温病初起误汗而汗不出者有两种可能，一是素体阴液亏虚，无作汗之源；一是所感之邪强盛，肺气郁闭，腠理壅塞，汗泄无路；此时再有辛温之药助热伤津，邪热必愈发炽盛，伤及营血，迫血外出则发为斑疹。斑疹乃邪热深入营血的标志，亦说明邪热有外达之机，正如叶天士所说斑疹"宜见不宜见多"。

斑发于皮内，斑斑如锦纹，乃皮下出血的表现，说明热毒炽盛，病位较深，治宜清热解毒，凉血化斑，用化斑汤加减。疹发于皮面，色红可伴见瘙痒，说明风热郁肺波及营络，病位相对较浅，治宜疏风泄热，凉营透疹，用银翘散去豆豉，加细生地、丹皮、大青叶，倍元参主之。斑与疹在临床上多单独出现，但在热毒炽盛时，亦可夹斑带疹同时出现，此时治疗宜清热解毒，凉血化斑为主，兼以透疹；在病程中，切不可应用辛温发散之品，误用则邪热可随辛散之药上扰清窍，而致神识异常；若无阳明腑实的证候，不可应用攻下法，以免引邪入里。

2）误汗而汗出不止者，必神昏谵语：温病初起误汗而汗出不止者有两种可能，一是所感之邪气较甚，邪热逼津外泄；一是素体卫气亏虚，表气不固而腠理疏泄；此时再用辛温之药助热，邪热蒸迫津液大量外泄，伤及心气心阴，心无所主，则邪热可乘虚内陷心包，扰乱神明，而见神昏谵语。邪热内闭心营，可炼液为痰，痰热互结闭阻心包，加重病情；故治疗急予清心开窍，用清宫汤送服三宝。安宫牛黄丸、紫雪丹、至宝丹临床上称为三宝，三者均为清热解毒，清心开窍的要药，但其临床作用又各有所侧重：三宝均能清心开窍，安宫牛黄丸优于清热解毒、紫雪丹优于息风止痉、至宝丹优于芳香辟秽。

2. 斑疹禁忌

【原文】

斑疹，用升提，則衄、或厥、或嗆咳、或昏痙，用壅補則瞀亂。（中焦篇第23条）

此治斑疹之禁也。斑疹之邪在血絡，只喜輕宣涼解。若用柴胡、升麻辛溫之品，直升少陽，使熱血上循清道則衄；過升則下竭，下竭者必上厥；肺為華蓋，受熱毒之熏蒸則嗆咳；心位正陽，受升提之摧迫則昏痙。至若壅補，使邪無出路，絡道比經道最細，諸瘡痛癢，皆屬於心，既不得外出，其勢必返而歸之於心，不瞀亂得乎？

【提要】

讨论斑疹治疗禁忌及其道理。

【析义】

温病外发斑疹乃营血分热毒有外达之机，此时治疗宜因势利导，轻宣凉解，透邪外出，禁用辛温升提和壅补之品。

温病外发斑疹，误用辛温升提（如柴胡、升麻之属）可助热，并且邪热可借药物升散之性而升腾扰乱心神，出现各种变证。若邪热炽盛、迫血妄行，血随升散之药性而上出清窍则鼻衄；若热毒随升散之药性而壅滞上焦，肺失宣降则呛咳；闭阻心包则见神昏痉厥、四肢厥冷。

温病外发斑疹，误用壅补滋腻之品，黏腻之性可滞邪，使邪热无以外达，郁而化火，内外蒸迫，外窜于脉络而发疮痛痒等病证；内闭于心包而致瞀乱、昏不知人等病证，临床上应知晓此道理。

【研讨】

（1）斑疹形成的机理：温病过程中出现斑疹系热邪深入营血的征象，如章虚谷说："热闭营中，故多成斑疹。"阳明热炽，内迫营血，血从肌肉外渍，则形成斑；邪热郁肺，内窜营分，血从肌肤血络而出，则形成疹；正如陆子贤所说："斑为阳明热毒，疹为太阴风热。"斑与疹的形成，在病位上有肺胃之异，在病变上有浅深之别。

（2）斑疹的临床意义：斑疹的透发，标志邪气外露，观察其色泽、形态、分布疏密以及脉症等，可以判断病情轻重、预后好坏，从而确定治疗原则。一般说来，斑疹以色泽红活荣润、颗粒松浮洋溢、分布稀疏均匀，且透发后患者神清气爽、脉象和缓为顺，乃血行流畅，热毒较轻浅，邪热外透的佳象；若斑疹色泽紫黑、颗粒紧束有根从皮里钻出、分布稠密成片甚至溃烂，且透发后患者身热不退，或甫出即隐、神志昏迷、肢厥脉伏为逆，乃热毒极盛，血行呆滞，邪热深伏的危象。正如雷丰说斑疹"红轻，紫重，黑危"；叶天士说斑疹"宜见不宜见多"；余师愚说："苟能细心审量，神明于松浮、紧束之间，决生死于临症之顷。"故斑疹的治疗原则是清营凉血、透邪外达。

（3）斑疹治疗并非忌柴胡、升麻：吴氏认为"柴胡、升麻为辛温之品，直升少阳"，不宜用于治疗斑疹。实际上，柴胡、升麻是辛苦微寒之药，并非辛温之品。柴胡辛苦微寒，入肝胆经，能解表退热、疏肝解郁、升举阳气；升麻辛、微甘、微寒，入肺脾经，能解表透疹、清热解毒、升举阳气。柴胡、升麻之升阳之性可助透发邪热，而不是直升少阳。柴胡、升麻只有与人参、黄芪等补气药配合应用时，才有升提作用。可见，吴氏对柴胡、升麻有偏见。

（4）斑疹治疗并非绝对忌用壅补：温病外发斑疹，固然要忌壅补，但不是绝对不能用补药。如果因正气不足、阴液亏虚使斑疹透而复陷者，治宜扶正托邪，补足气阴，促使营血分邪随斑疹而透达于外。此时滋阴之药只要配伍得当，如滋补之药可与升发药同用，还是可以选用的。

3. 淡渗禁忌

【原文】

温病小便不利者，淡渗不可與也，忌五苓、八正輩。（中焦篇第30条）

此用淡渗之禁也。热病有馀于火，不足于水，惟以滋水瀉火為急務，豈可再以淡渗動陽而燥津乎？奈何吴又可於小便條下，特立豬苓湯，乃去仲景原方之阿膠，反加木通、車前，渗而又渗乎！其治小便血分之桃仁湯中，仍用滑石，不識何解！

【提要】

讨论温病小便不利者忌用淡渗法。

【析义】

温病系温邪为患，在病程中，里热炽盛、阴液亏虚是基本病变，故其出现小便不利系邪热耗伤阴液，无作尿之源所致，其治疗当滋阴以益其水源，泻火以除其邪热。若反投以淡渗，强利其尿，势必更耗竭其阴。五苓散、八正散之类皆系淡渗利尿之剂，故不可投与。

【研讨】

（1）温病小便不利原因探讨：温病过程中出现小便不利有两种原因：一是邪热炽盛、耗伤阴液，无作尿之源而小便不利；二是湿热蕴蒸、弥漫三焦、下注膀胱、泌别失司而致小便不利。可见，温病出现小便不利有虚证和实证之别，临床上要辨证分明。

（2）温病小便不利，并非绝对禁用淡渗：温病过程中出现小便不利，应认真辨明原因。若系湿热下注膀胱所致，治当清热祛湿，淡渗通利，促使湿热从小便而解，茯苓皮汤或三石汤主之。若系邪热耗伤阴液所致，当忌淡渗以防重伤阴液，应予以甘苦合化法，冬地三黄汤主之。正如叶子雨所说："此言阴竭之小便不利，故不可淡渗。若属热结，自当清利，非凡温病小便不利，皆不可淡渗也。"

4. 苦寒治禁

【原文】

温病燥热，欲解燥者，先滋其乾，不可純用苦寒也，服之反燥甚。（中焦篇第31条）

此用苦寒之禁也。温病有馀於火，不用淡渗猶易明，並苦寒亦設禁條，則未易明也。舉世皆以苦能降火，寒能泄熱，坦然用之而無疑，不知苦先入心，其化以燥，服之不應，愈化愈燥。宋人以目為火戶，設立三黄湯，久服竟至於瞎，非化燥之明征乎？吾見温病而恣用苦寒，津液乾涸不救者甚多，蓋化氣比本氣更烈。故前條冬地三黄湯，甘寒十之八九，苦寒僅十之一二耳。

【提要】

讨论温病不能纯用苦寒之理。

【析义】

温病过程中，邪热炽盛、伤阴耗液、阴虚内燥的现象始终存在，病程中邪热与虚热常常并存，故治疗应滋阴清热并举，不可纯用苦寒清热。因苦能降火，苦亦能化燥，临床上应用时要权衡利弊合理使用。

温病阳热亢盛，苦寒之品清热泻火本是常用，但是由于苦寒有化燥之弊，在热炽伤阴的情况下，若一味滥用苦寒，反易化燥伤阴而加重病情。此时应投以甘苦合化之法，以甘寒滋润为主，配合苦寒泻火，庶可避免纯用苦寒伤阴之弊，方如冬地三黄汤，生地、元参、麦冬、芦根汁等甘寒养阴之品与黄芩、黄连、黄柏相伍，而苦寒之品剂量甚轻，体现了"先滋其干，不可纯用苦寒"的指导思想。

【研讨】

（1）温病多燥热，治宜清热润燥：《内经》云"燥胜则干"，"燥者濡之"。温病燥热不论是燥热病邪为患，还是病程中邪热耗伤阴血而致的干燥见症，均有燥和热共存，因此，治疗必须清热与润燥同时进行。燥邪袭表，宜辛凉濡润；燥热伤津液，宜甘寒滋润；燥热伤阴血，宜咸寒养阴；即吴氏所云："温病燥热，欲解燥者，先滋其干。"

（2）苦寒与甘寒配合使用，可减少化燥的副作用：苦寒清热泻火，是温邪郁而化火常用的治疗方法，因苦能化燥化火，更伤阴液而加重病情，故临床上应辨清虚实，恰当使用。当正盛邪实时，应用苦寒清热泻火，应中病即止，不可过用、滥用，以防伤及阴液。当热炽阴伤时，苦寒清热必须与养阴药物合用，以免更伤阴液而加重病情。如吴鞠通应用苦寒的黄芩、黄连等较为慎重，一般不用；若需要应用苦寒之品时，多配合甘寒养阴之物，苦寒与甘寒配合使用，可减少化燥的副作用。

第五章

其他温病文献辑要

此部分补充前面原著未涉及而又是临床重要的温病方证，并结合方剂原文出处进行阐释，共计 16 项相关原文和方剂。

一、连朴饮（《霍乱论》）

【原文】

连樸飲治濕熱蘊伏而成霍亂，兼能行食滌痰。

制厚樸二錢，川連（薑汁炒）、石菖蒲、制半夏各一錢，香豉（炒）、焦梔各三錢，蘆根二兩。

水煎溫服（《随息居重订霍乱论·方药篇第四》）。

连樸飲，祛暑穢而行食滯（《随息居重订霍乱论·病情篇第一》）。

【提要】

论述连朴饮的运用。

【析义】

霍乱是感受时行秽浊疫疠之邪，随饮食侵入胃肠而引起的一种急性病，以起病急骤、卒然发作、上吐下泻、发热、腹痛或不痛为临床特征。本病四季均有发生，但以夏秋湿邪较盛之季节尤易发病。因发病急骤、病势凶险，病变常在顷刻之间挥霍撩乱，故名霍乱，民间亦称"绞肠痧"、"瘪螺痧"、"吊脚痧"等。霍乱的病因主要责之于感受外来秽浊疫疠时邪，并与饮食不慎有关。饮食不慎，损伤脾胃，运化失司，则易感受秽浊疫疠之气而发病；而秽浊疫疠之邪侵犯中焦脾胃，则又可进一步损伤脾胃，造成运化失常。本病的病位在脾胃、大小肠。发病急骤，来势凶猛，津液暴泻，极易损伤人体阴津和阳气。通常发病初起阶段以邪实为主，到中后期则常常呈现出邪气未去，而津液亡失、阳气虚脱的虚实夹杂的病理特点。

连朴饮具有清热化湿、理气和中之功。主治湿热霍乱、上吐下泻、胸脘痞闷、心烦躁扰、小便短赤、舌苔黄腻、脉滑等。方中芦根清热止呕除烦；黄连清热燥湿，厚朴理气祛湿，菖蒲芳香化湿，半夏和胃燥湿，四者合用，可使湿去热清，气机调和；佐以栀子、豆豉清宣胸脘郁热，而除烦闷。诸药配伍，具有辛开苦泄、升清降浊之特点。

【研讨】

本方为湿热蕴伏的霍乱吐泻证而设立。主治证的病机要点是湿遏热伏中焦，清浊相混，升降悖逆。由于湿热合邪，当清热与祛湿合法；又因湿遏热伏，升降失调，又当宣化气机，升清降浊。本方配伍用药要点为：①主用苦降辛开，宣畅气机，消胀除满。②辅佐辛宣芳化，散郁热与化湿浊并行，相得益彰。③巧用芦根，方中芦根用至二两，其一药而有三用，即清热和胃、醒脾化湿、生津护阴。本方证以上吐下泻为特征，津液受损明显，而开郁化湿的苦辛药法又易损伤津液，故重用芦根清热生津、醒脾和胃而无滋腻之弊。本方主治的霍乱以呕吐为主，若腹泻较著者，宜加扁豆、薏苡仁以利湿止泻。

二、清暑益气汤（《温热经纬》）

【原文】

濕熱證：濕熱傷氣，四肢困倦，精神減少，身熱氣高，心煩溺黃，口渴自汗，脈虛者。東垣用清暑益氣湯主治。

同一熱渴自汗，而脈虛、神倦，便是中氣受傷，而非陽明鬱熱，清暑益氣湯乃東垣所制，方中藥味頗多，學人當于臨證時斟酌去取可也。

雄按：此脈此證，自宜清暑益氣以為治，但東垣之方，雖有清暑之名，而無清暑之實。觀江南仲治孫子華之案、程杏軒治汪木工之案可知，故臨證時須斟酌去取也。餘每治此等證，輒用西洋參、石斛、麥冬、黃連、竹葉、荷稈、知母、甘草、粳米、西瓜翠衣等，以清暑熱而益元氣，無不應手取效也。

汪按：清暑益氣湯，泂溪譏其用藥雜亂固當，此雲無清暑之實尤確。此方較東垣之方為妥，然黃連尚宜酌用（《溫热经纬·薛生白湿热病篇》）。

清暑益氣湯

人參、黃芪、白术、廣皮、神曲、澤瀉各五分，蒼术、升麻各一錢，麥冬、炙草、葛根、當歸、黃柏各二分，青皮二分半，五味子九粒。

水二盞，煎一盞，去滓，溫服。

雄按：《治法匯》止用參、芪、术、草、歸身、橘皮、五味、麥冬、黃檗九味，加薑、棗。

汪按：東垣此方泂溪已譏其用藥雜亂。此去蒼术、升麻、葛根是矣。然猶不免近雜。用此方者，加減尚宜斟酌。

王晉三曰：此治膏粱之體，因避暑而襲涼飲冷，內傷脾胃，抑遏真陽之劑，故方中以清解與補益兼施。

尤拙吾曰：元氣本虛，而又傷於暑濕，以致四肢倦怠，精神短少，懶於動作，胸氣短促，不思飲食，脈浮緩而遲者。雄按：其脈如是，乃氣虛濕盛，兼吸微暑也，可用此方。若體實脈盛，或雖虛而不甚，及津涸煩渴多火者，則不可混投也。（《溫热经纬·卷五·方论》）

【提要】

论述清暑益气汤的运用。

【析义】

李东垣《脾胃论》的清暑益气汤由黄芪一钱（汗少，减去五分）、苍术（去皮，淘米水浸泡）一钱、升麻一钱、人参（去芦）五分、泽泻五分、炒神曲五分、橘皮五分、白术五分、麦门冬（去心）三分、当归身三分、炙甘草三分、青皮二分半（去白）、黄柏（酒洗，去皮）二分或三分、葛根二分、五味子九枚组成。方中人参、黄芪益气而固表；苍术、白术燥湿而强脾；麦冬、五味子保肺而生津；黄柏泄热而滋水；青皮平肝而破滞；当归养血而和阴；神曲化食而消积；升麻、葛根解肌热而升清；泽泻泄湿热而降浊；陈皮理气；甘草和中。合之以益气强脾、除湿清热。李东垣曰："脾虚肺气先绝，故用黄芪闭腠理，止汗益气；脾胃既虚，阴火伤其生发之气，营卫大亏，血虚以人参补之，阳旺自能生阴血也；更加当归和血，又加黄柏以救肾水，盖甘寒泻火，火灭则心气得平而安也；心火乘脾，故用炙草泻火而补脾，少用恐滋满也，中满者去之，若腹中急痛急缩者，却宜多用；咳者去人参，为清浊相干，故以陈皮理之；长夏湿胜，故加二术、泽泻，上下分消其湿热也；湿胜则食不化，炒曲辛甘、青皮辛温，消食快气；五味、麦冬、人参酸甘微寒，泻火热而益肺气，救庚金也。"

清代著名医家王孟英在《温热经纬》中创制的清暑益气汤由西洋参、石斛、麦冬、黄连、竹叶、荷梗、知母、甘草、粳米、西瓜翠衣组成。方中西洋参益气生津，养阴清热，合西瓜翠衣清热解暑，共为君药。荷梗助西瓜翠衣以解暑清热；石斛、麦冬助西洋参养阴生津，共为臣药。黄连苦寒，其功专于泻火，以助清热祛暑之力；知母苦寒质润，滋阴泻火；竹叶甘淡，清热除烦，均为佐药。甘草、粳米益胃和中，为使药。诸药合用，具有清热益气、养阴生津之功。全方药物可分成两部分，一部分清热解暑，如西瓜翠衣、荷梗、黄连、知母、淡竹叶；另一部分益气生津，如西洋参、石斛、麦冬、甘草、粳米。两部分有机配合，使暑热得清，气津得复，诸症自除。

【研讨】

同为清暑益气之名，张凤逵言"东垣意见精密，立方中和"，用之有效，且后世医家效仿东垣之方者甚矣；而王孟英言"东垣之方，虽有清暑之名，而无清暑之实"，自立清暑益气汤，被后人广泛接受。二方均可治疗暑温证，东垣之清暑益气汤主要治疗暑湿证且脾胃元气虚损，表现为肢倦身重、胸闷气促、精神萎靡、身热心烦、口渴恶食、小便赤涩、大便溏泻、苔腻、脉虚等，可益气、除湿、健脾；王氏清暑益气汤善治阳盛之体，暑热伤津耗气而中焦尚健，又不夹湿者，凡热病见热邪未退，而正气已伤，身热而兼气津两伤证者。表现为身热多汗、体倦气短、口渴心烦、精神不振、小便短赤、脉虚细数等症，可清热解暑，益气生津。

三、甘露消毒丹（《温热经纬》）

【原文】

雄按：此治濕溫時疫之主方也。《六元正紀》五運分步，每年春分後十三日交二運，徵火旺，天乃漸溫。芒種後十日交三運，宮土旺，地乃漸濕。溫濕蒸騰，更加烈日之暑，爍石流金，人在氣交之中，口鼻吸受其氣，留而不去，乃成濕溫疫癘之病，而為發熱倦怠、胸悶腹脹、肢酸咽腫、斑疹身黃、頤腫口渴、溺赤便閉、吐瀉瘧痢、淋濁瘡瘍等證。但看病人舌苔淡白，或厚膩，或乾黃者，是暑濕熱疫之邪尚在氣分。悉以此丹治之立效。並主水土不服諸病。

飛滑石十五兩，綿茵陳十一兩，淡黃芩十兩，石菖蒲六兩，川貝母、木通各五兩，藿香、射干、连翘、薄荷、白豆蔻各四两。

各药曬燥，生研細末見火則藥性變熱。每服三錢，開水調服，日二次。或以神曲糊丸，如彈子大，開水化服，亦可。（《温热经纬·卷五·方论》）

【提要】

论述甘露消毒丹的运用。

【析义】

湿温的主要病因是外感湿热病邪，多发于夏秋之交。夏秋季节暑热较盛，雨湿亦重，由于暑热下逼，地湿上腾，湿热交蒸，因而较易形成湿热病邪。湿热病邪由口鼻侵袭人体，则易导致湿温病的发生。临床常见身热不扬、身体困倦、胸闷腹胀、肢酸咽肿、斑疹身黄、颐肿口渴、尿赤便闭、吐泻疟痢、淋浊疮、舌苔白腻或黄腻等。

甘露消毒丹，又名普济消毒丹，为湿温时疫邪在气分证而设。以身热困倦、胸闷腹胀、身黄口渴、咽痛颐肿、小便短赤、舌红苔白厚腻或干黄等为主要表现。本证病机为湿热相合，湿热并重，邪客三焦，湿热蕴酿成毒，其中以湿热毒邪郁遏为病机关键。治疗当分解湿热，畅利三焦，清解热毒。方中重用滑石、茵陈、黄芩三药为君，其中滑石清热利湿而解暑；茵陈清热利湿而退黄；黄芩清热燥湿，泻火解毒，三者配伍，清热利湿，两擅其长。以石菖蒲、藿香、白豆蔻、木通为臣，石菖蒲、藿香辟秽和中，宣湿浊之壅滞；白豆蔻芳香悦脾，令气畅而湿行；木通清利湿热，导湿热从小便而去。热毒上壅，咽颐肿痛，故佐以连翘、射干、贝母、薄荷，解毒利咽，散结消肿。诸药相合，重在清热利湿，兼芳化行气，解毒利咽。使湿邪得去，毒热得清，气机调畅，诸证自除。

【研讨】

本方集清解、渗利、芳化三法于一方，主以清热，辅以利湿，佐以芳化，全方主次分明。其功用特点为清热祛湿中而长于解毒散结消肿，为治疗湿温时疫之要方。临床适用于湿温、暑温、时疫而见湿热并重，邪在气分者，以身重发热、口渴尿赤、舌红苔厚腻或干黄为辨证要点。

四、达原饮 （《温疫论》）

【原文】

温疫初起，先憎寒而後發熱，日後但熱而無憎寒也。初得之二三日，其脈不浮不沉而數，晝夜發熱，日晡益甚，頭疼身痛。其時邪在伏脊之前，腸胃之後，雖有頭疼身痛，此邪熱浮越於經，不可認為傷寒表證，輒用麻黃桂枝之類強發其汗。此邪不在經，汗之徒傷表氣，熱亦不減。又不可下，此邪不在裏，下之徒傷胃氣，其渴愈甚。宜達原飲。

檳榔二錢，濃樸一錢，草果仁五分，知母一錢，芍藥一錢，黃芩一錢，甘草五分。

上用水二鐘，煎八分，午後溫服。

按：檳榔能消能磨，除伏邪，為疏利之藥，又除嶺南瘴氣；濃樸破戾氣所結；草果辛烈氣雄，除伏邪盤踞。三味協力，直達其巢穴，使邪氣潰敗，速離膜原，是以為達原也。熱傷津液，加知母以滋陰；熱傷營血，加白芍以和血；黃芩清燥熱之餘；甘草為和中之用。以後四味，不過調和之劑，如渴與飲，非拔病之藥也。凡疫邪游溢諸經，當隨經引用，以助升泄，如脅痛、耳聾、寒熱、嘔而口苦，此邪熱溢于少陽經也，本方加柴胡一錢；如腰背項痛，此邪熱溢於太陽經也，本方加羌活一錢；如目痛、眉棱骨痛、眼眶痛、鼻乾不眠，此邪熱溢于陽明經也，本方加乾葛一錢。(《溫疫論·溫疫初起》)

【提要】

论述达原饮的运用。

【析义】

膜原外通肌肉，内近胃腑，为三焦之门户，实一身之半表半里。温疫病初起由于疫邪郁伏膜原，即吴氏所说"邪在伏脊之前，肠胃之后"，以致表里不通，阳气郁阻，故多先憎寒，继而兼见发热，日后则但发热而不恶寒。初起二三日内，脉不浮不沉而数，发热日晡益甚，伴头疼身痛。病轻者苔现薄白，病重者白苔厚如积粉，满布舌面。郁伏膜原之邪还可影响三阳之经，而出现相应证候。伴见胁痛、口苦、寒热、呕吐、耳聋者，为疫邪侵及少阳经；伴见腰背颈项疼痛者，为疫邪侵及太阳经；伴见目痛、眉棱骨痛、眼眶痛、鼻干不眠者，为疫邪侵及阳明经。

对于温疫病初起的治疗，吴又可拟定了直达病邪巢穴，使邪气溃败，速离膜原的疏利透达膜原法，并创制了治疫代表方达原饮。以槟榔、草果、厚朴为主药，直达膜原，破戾气所结聚，除伏邪之盘踞，故达原饮由此命名。三味药性偏温燥而长于祛湿、逐秽、行气、消积，对于湿热秽浊之疫邪有较好的祛除作用。方中知母滋阴清热，白芍敛阴和血，黄芩清燥热，甘草调和中气，吴又可认为此四味并非拔邪除病之品，乃因槟榔、厚朴、草果药性燥烈，故用其调和之。如兼见少阳经表证，原方加柴胡；兼见太阳经表证，原方加羌活；兼见阳明经表证，原方加葛根。如邪热不解而内传，舌苔从根至中央渐黄者，为邪渐入胃，原方加大黄，此即三消饮。

温疫初起邪在膜原，既不属表证，又不属里证，因而其治疗既忌用辛温发汗解表，误汗则徒伤表气；又不可攻下，误下则徒伤胃气。

【研讨】

达原饮为治疗湿热疫邪为病的第一方，对后世影响颇大，雷丰《时病论》中治疗湿热疫的宣透膜原法，即本方去知母、芍药之滋腻，加入藿香、半夏芳化理气和胃之品而成。达原饮中白芍、知母有滋腻敛邪之弊，后世医家多对其化裁，变化为针对性更强、方剂结构更合理的新方，如雷丰的宣透膜原法、俞根初的柴胡达原饮（柴胡、枳壳、川朴、青皮、炙甘草、黄芩、桔梗、草果、槟榔、荷梗）、薛生白的湿热阻遏膜原方（柴胡、厚朴、槟榔、草果、藿香、苍术、半夏、干菖蒲、六一散）等。

五、枳实导滞汤 (《通俗伤寒论》)

【原文】

枳實導滯湯，下滯通便法，俞氏經驗方。

小枳實二錢，生錦紋錢半（酒洗），淨楂肉三錢，尖檳榔錢半，薄川樸錢半，小川連六分，六和曲三錢，青連翹錢半，老紫草三錢，細木通八分，生甘草五分。

秀按：凡治溫病熱證，往往急於清火，而忽於裏滯，不知胃主肌肉，胃不宣化，肌肉無自而松，即極力涼解，反成冰伏。此方用小承氣合連、檳為君，苦降辛通，善導裏滯；臣以楂、曲疏中，翹、紫宣上，木通導下；佐以甘草和藥。開者開，降者降，不透發而自透發。每見大便下後，而疹㾦發者以此。此為消積下滯、三焦並治之良方。（《通俗伤寒论·六经方药·攻下剂》）

【提要】

论述枳实导滞汤的运用。

【析义】

枳实导滞汤具有清化湿热积滞、导滞通下之功，主治暑湿病邪郁蒸气分，与积滞互结阻滞肠道之证。暑湿积滞郁蒸，则身热稽留；湿热积滞结于肠道，传导失司，则大便溏而不爽，色黄如酱。暑湿积滞蕴结于里，则胸腹灼热；暑湿阻遏气机而碍于胃，浊气上逆，则恶心呕吐；暑湿积滞内结，可见舌苔黄而垢腻、脉滑数等。其辨证要点为身热、胸腹灼热、便溏不爽、色黄如酱、苔黄垢腻。暑湿积滞胶结于肠道，非通导不能祛其滞，暑湿内郁胃肠，又非清化不能尽除。暑湿积滞互结胶着，故用大黄、枳实、厚朴、槟榔推荡积滞，清热理气化湿；用山楂、六曲消导化滞和中；黄连、连翘、紫草清热解毒；木通利湿清热；甘草调和诸药。

【研讨】

枳实导滞汤主治的病证为暑湿夹滞，非阳明腑实，故不宜用三承气汤苦寒下夺或咸寒软坚，而只宜用通导湿滞郁热之剂。若误投承气大剂攻下，不仅暑湿难以清化，且有徒伤正气之弊。又因本证为暑湿夹滞胶黏滞着肠腑，非一次攻下即能使病邪尽除，往往需要连续攻下，但制剂宜轻，因势利导，才能使内伏之邪清除殆尽，临床上亦常见有下后不久，邪热复聚，下证又现，仍可再行轻剂消导，泻热下行，即所谓"轻法频下"。本法之用，应以胃肠邪尽为度，邪尽的标准应以湿热夹滞之证消失为依据，其中大便转硬为邪尽的标志之一。正如叶天士《温热论》所说："伤寒邪热在里，劫烁津液，下之宜猛；此多湿热内搏，下之宜轻。伤寒大便溏为邪已尽，不可再下；湿温病大便溏为邪未尽，必大便硬，慎不可再攻也，以粪燥为无湿矣。"

枳实导滞汤证中见大便溏而黏滞不爽、色黄如酱，是湿热胶结大肠，与脾胃虚寒之大便溏的治则治法截然不同，切不可认为是腹泻，错误地用止泻的方法去治疗，而应该"通因通用"，用理气化湿、泄热通腑法治疗，直至大便不溏而且成形为止。本证大便溏与脾胃虚寒之大便溏的鉴别点主要是：本证之大便溏必兼黏滞不爽，即大便虽溏但难以排出排净，且多兼有肛门灼热感、口苦口干、舌质红、舌苔黄腻、脉滑数等热象。脾胃虚寒之大便溏则毫无黏滞不爽之感，且多兼有口淡不渴、面色苍白、形寒肢冷、完谷不化、舌质淡、苔薄白、脉细弱而迟等中阳虚衰表现。

六、凉膈散（《太平惠民和剂局方》）

【原文】

凉膈散……治大人、小兒臟腑積熱，煩躁多渴，面熱頭昏，唇焦咽燥，舌腫喉閉，目赤鼻衄，頷頰結硬，口舌生瘡，痰實不利，涕唾稠粘，睡臥不寧，譫語狂妄，腸胃燥澀，便溺秘結，一切風壅，並宜服之。

川大黃、樸硝、甘草（火監）各二十兩，山梔子仁、薄荷葉（去梗）、黃芩各十兩，連翹二斤半。

上粗末。每服二錢，水一盞，入竹葉七片，蜜少許，煎至七分，去滓，食後溫服。小兒可服半錢。更隨歲數加減服之，得利下住服。（《太平惠民和剂局方·卷之六·治積熱》）

【提要】

论述凉膈散的运用。

【析义】

凉膈散具有泻火通便、清上泄下之功，主治邪热炽盛于上中二焦。症见烦躁口渴、面赤唇焦、胸膈烦热、口舌生疮、睡卧不宁、谵语狂妄，或咽痛吐衄，便秘溲赤，或大便不畅，舌红苔黄，脉滑数等。热伤津液，则口渴、咽燥、唇焦；邪热燔炽胸膈，则胸膈烦热；火性上炎，则面红目赤、口舌生疮、咽痛吐衄；火热内扰心神，则见睡卧不宁，甚则谵语狂妄；邪热内结，故有便秘溲赤；舌红苔黄、脉滑数均为里热炽盛之象。治宜清热泻火通便，方中连翘轻清透散，长于清热解毒，透散上焦之热，故重用以为君。配黄芩以清胸膈郁热；山栀通泻三焦，引火下行；大黄、芒硝泻火通便，以荡涤中焦燥热内结，共为臣药。薄荷清头目，利咽喉；竹叶清上焦之热，均为佐药。使以甘草、白蜜，既能缓和硝、黄峻泻之力，又能生津润燥、调和诸药。

【研讨】

本方为治疗上中二焦火热炽盛的常用方。临床应用以胸膈烦热、面赤唇焦、烦躁口渴、舌红苔黄、脉数为辨证要点。本方的配伍特点是清上与泻下并行，但泻下是为清泄胸膈郁热而设，所谓"以泻代清"之意。本方虽用硝、黄通腑，但药量有限，加之甘草、蜂蜜缓制其中，不在荡涤肠胃有形之邪，与大实、大燥用大承气有别，治疗目的在于胸膈烦热，而不在于热结便秘。因此，对于上中二焦邪郁生热而无便秘者亦可使用。若热毒壅阻上焦，症见壮热、口渴、烦躁、咽喉红肿、大便不燥者，可去朴、硝，加石膏、桔梗以增强清热凉膈之功。本方为清热解毒、泻火通便之剂，凡邪热在表，或无实热，无积滞者不用；老年津液枯竭或素体虚弱之大便艰难者，大黄用量宜小，或不用；妊娠者慎用。

七、清瘟败毒饮（《疫疹一得》）

【原文】

清瘟敗毒飲：治一切火熱，表裏俱盛，狂躁煩心、口乾咽痛，大熱乾嘔，錯語不眠，吐血衄血，熱盛發斑。不論始終，以此為主。後附加減。

生石膏（大劑六兩至八兩，中劑二兩至四兩，小劑八錢至一兩二錢），小生地（大劑六錢至一兩，中劑三錢至五錢，小劑二錢至四錢），烏犀角（大劑六錢至八錢，中劑三錢至四錢，小劑二錢至四錢），真川連（大劑四錢至六錢，中劑二錢至四錢，小劑一錢至一錢半），生梔子、桔梗、黃芩、知母、赤芍、玄參、連翹、竹葉、甘草、丹皮。

疫證初起，惡寒發熱、頭痛如劈、煩躁譫妄、身熱肢冷、舌刺唇焦、上嘔下泄、六脈沉細而數，即用大劑；沉而數者，用中劑；浮大而數者，用小劑。如斑一出，即用大青葉，加升麻四五分引毒外透。此內化外解、濁降清升之法，治一得一，治十得十。以視升提發表而愈劇者，何不俯取芻蕘之一得也。

此十二經泄火之藥也。斑疹雖出於胃，亦諸經之火有以助之。重用石膏直入胃經，使其敷布於十二經，退其淫熱；佐以黃連、犀角、黃芩泄心肺火于上焦，丹皮、梔子、赤芍泄肝經之火，連翹、玄參解散浮游之火，生地、知母抑陽扶陰，泄其亢甚之火，而救欲絕之水，桔梗、竹葉載藥上行；使以甘草和胃也。此皆大寒解毒之劑，故重用石膏，先平甚者，而諸經之火自無不安矣。

疫疹之證：

頭痛傾側，本方加石膏、玄參、甘菊花。骨節煩痛，腰如被杖，本方加石膏、玄參、黃柏。遍體炎炎，本方加石膏、生地、川連、黃芩、丹皮。靜躁不常，本方加石膏、川連、犀角、丹皮、黃芩。火擾不寐，本方加石膏、犀角、琥珀、川連。周身如冰，本方加石膏、川連、犀角、黃柏、丹皮。四肢逆冷，本方加石膏。筋抽脈惕，本方加石膏、丹皮、膽草。大渴不已，本方加石膏、花粉。胃熱不食，本方加石膏、枳殼。胸膈遏郁，本方加川連、枳殼、桔梗、栝蔞霜。昏悶無聲，本方加石膏、川連、犀角、黃芩、羚羊角、桑皮。筋肉瞤動，本方加生地、石膏、黃柏、玄參。熱氣上升，本方加石膏、生地、丹皮、川連、犀角、膽草。口穢噴人，本方加石膏、川連、犀角。滿口如霜，本方加石膏、川連、連翹、犀角、黃柏、生地。咽喉腫痛，本方加石膏、桔梗、玄參、牛子、射幹、山豆根。嘴唇焮腫，本方加石膏、川連、連翹、天花粉。臉上燎泡，本方加石膏、生地、銀花、板藍根、紫花地丁、馬勃、歸尾、丹皮、玄參。大頭天行，本方加石膏、歸尾、板藍根、馬勃、紫花地丁、銀花、玄參、僵蠶、生大黃（脈實者量加）。痄腮，本方加石膏、歸尾、銀花、玄參、紫花地丁、丹皮、馬勃、連翹、板藍根。頸頜腫痛，本方加石膏、桔梗、牛蒡子、夏枯草、紫花地丁、玄參、連翹、銀花、山豆根。耳後痛硬，本方加石膏、連翹、生地、天花粉、紫花地丁、丹皮、銀花、板藍根、玄參。耳聾口苦，本方加生地、玄參、柴胡、黃柏。嗒舌弄舌，本方加石膏、川連、犀角、黃柏、玄參。紅絲繞目，本方加菊花、紅花、蟬衣、穀精草、歸尾。頭汗如湧，本方加石膏、玄參。咬牙，本方加石膏、生地、丹皮、龍膽草、梔子。鼻血泉湧，本方加石膏、生地、黃連、羚羊角、桑皮（生用）、玄參、棕灰、黃芩。舌上珍珠，本方加石膏、川連、犀角、連翹、淨銀花、玄參、花粉。舌如鐵甲，本方加石膏、犀角、川連、知母、天花粉、連翹、玄參、黃柏。舌疔，本方加石膏、川連、犀角、連翹、銀花。舌長，以片腦為末塗舌上，應手而縮，甚者必須五錢而愈。舌衄，本方加石膏、丹皮、生地、川連、犀角、梔子、敗棕灰。齒衄，本方加石膏、黃柏、生地、丹皮、梔子、犀角、川連、玄參、黃芩。譫語，本方加石膏、川連、犀角、丹皮、梔子、黃柏、龍膽草。呃逆，本方加石膏、柿蒂、銀杏、竹茹、羚羊角、枇杷葉（不止，用四磨飲一錢，調服本方即止。四磨飲：沉香、檳榔、烏藥、枳殼）。嘔吐，本方加石膏、川連、滑石、甘草、伏龍肝。似痢非痢，本方加石膏、川連、滑石、豬苓、澤瀉、木通。熱注大腸（加同上）。大便不通（蜜煎導法），本方加生軍。大便下血，本方加生地、槐花、棕炭、側柏葉。小便短縮如油，本方加滑石、澤瀉、豬苓、木通、通草、萹蓄。小便溺血，本方加生地、桃仁、滑石、茅根、川牛膝、琥珀、棕炭。發狂，本方加石膏、犀角、川連、栀子、丹皮、川黃柏。痰中帶血，本方加石膏、黃芩、棕炭、生桑皮、羚羊角、生地、栝蔞霜。遺尿，本方加石膏、川連、犀角、滑石。喘嗽，本方加桑皮、黃芩、石膏、羚羊角。發黃，本方加石膏、滑石、栀子、茵陳、豬苓、澤瀉、木通。循衣摸床，本方加石膏、川連、犀角、丹皮、栀子、膽草。狐惑，本方加石膏、犀角、苦參、烏梅、槐子。戰汗，戰後汗出、脈靜、身涼，不用藥；有餘熱即服本方小劑，一藥而安。瘟毒發瘡，本方加石膏、生地、川連、紫花地丁、金銀花，上加升麻，下加川牛膝、胸加枳殼、蒲公英，背加威靈仙，出頭加皂刺。

　　以上五十二熱按症加減。以下瘥後二十熱，另載各熱諸方於本熱。（《疫疹一得·卷下·疫疹诸方》）

【提要】

论述清瘟败毒饮的运用。

【析义】

"瘟"即瘟疫，是感受自然界疫疠之气而引发的多种急性传染病的总称，清瘟败毒饮是治疗瘟疫的重要方剂，所主治的证候，是因疫毒邪气内侵脏腑，外窜肌表，气血两燔，表里俱盛的火热实证。临床表现为高热汗出、大渴饮冷、口干咽痛、头痛如劈、干呕狂躁、神昏谵语、或吐衄、或发斑、或抽搐、或厥逆、脉沉细数、或沉数、或浮大而数、舌绛唇焦等。所谓"气血两燔"的"燔"，是焚烧之意，形容火热之盛。在热性疾病中，气分的热邪未解，而血分的热邪又盛，便称为气血两燔。在上述的种种症状中，高热、汗出、大渴、脉浮大而数等是热毒在气分，气分邪热亢炽的表现；吐血、衄血、发斑等，则是热毒盛于血分，迫血妄行的结果。其他如咽痛唇焦、头痛如劈等，是毒热上攻，清窍不利；干呕狂躁、神昏谵语等，是毒热扰动心、胃之故；四肢抽搐，是热毒灼肝，筋脉挛急；四肢厥逆，是热毒内闭，阳逆不能外达四肢所致。本方系白虎汤、黄连解毒汤及犀角地黄汤三方组合而成，具有诸方的综合协同作用。方中石膏、知母（白虎汤法），大清阳明气分热毒；犀角、生地、玄参、丹皮、赤芍（犀角地黄汤法），清营解毒，凉血散血，养阴化斑；黄连、黄芩、栀子、连翘（黄连解毒汤法），泻火解毒；竹茹清心除烦；甘草解毒利咽。共成一首寒凉直折、气营（血）两清的清热解毒重剂。其中石膏、生地、犀角、川黄连四味主药，分为大、中、小三个剂量，并根据证的极重、重、轻而相应选用。其所列五十二证均用本方加味治疗，且只增不减，其中增重方中用量的有 12 味，加重石膏用量的有 43 证、川黄连 24 证、犀角 18 证、生地 12 证、玄参 16 证，显示了余氏重在清解气血热毒的立方意图。方中石膏质重味淡应先煎数十沸；犀角可减量磨汁兑入和服，或改用水牛角二两，刨丝与石膏同煎。在辨证原则下，根据证的差异，余氏加用药物共 44 味，另有蜜煎导法和四磨饮各一。其中用黄柏 10 证，银花、滑石各 7 证，龙胆草、羚羊角、地丁草、天花粉各 5 证，板蓝根、桑皮、大黄、归尾、猪苓、泽泻、木通各 4 证，其他各味有 1～3 证。

【研讨】

清瘟败毒饮是余氏治疗热疫及热疫发斑的主方，具有大清气血、泻火解毒的作用。由于该方是寒凉重剂，如邪在卫表、里热不盛者，不能妄用，妄用则有寒凉冰伏之患。

八、清燥救肺汤（《医门法律》）

【原文】

自製清燥救肺湯……治諸氣膹郁，諸痿喘嘔。

桑葉三錢（經霜者，得金氣而柔潤不凋，取之為君，去枝梗，淨葉），石膏二錢五分（煆，稟清肅之氣，極清肺熱），甘草一錢（和胃生金），人參七分（生胃之津，養肺之氣），胡麻仁一錢（炒，研），真阿膠八分，麥門冬一錢二分（去心），杏仁七分（泡，去皮尖，炒黃），枇杷葉一片（刷去毛，蜜塗炙黃）。

水一碗，煎六分，頻頻二三次滾熱服。痰多加貝母、栝蔞，血枯加生地黃，熱甚加犀角、羚羊角，或加牛黃。

昌按：今擬此方，命名清燥救肺湯，大約以胃氣為主，胃土為肺金之母也。其天門冬，雖能保肺，然味苦而氣滯，恐反傷胃阻痰，故不用也。其知母能滋腎水、清肺金，亦以苦而不用。至如苦寒降火，正治之藥，尤在所忌。蓋肺金自至於燥，所存陰氣，不過一綫耳。倘更以苦寒下其氣，傷其胃，其人尚有生理乎？誠仿此增損以救肺燥變生諸證，如沃焦救焚，不厭其頻，庶克有濟耳。（《医门法律·卷八·秋燥门诸方》）

【提要】

论述清燥救肺汤的运用。

【析义】

清燥救肺汤具有清泄肺热、养阴润燥之效，主治燥热伤肺之证，症见发热、口渴、心烦、干咳气促、胸满胁痛、咽干、鼻燥、舌边尖红赤、苔薄白而燥或薄黄而燥、脉数等。邪在气分，燥热炽盛于里，可见发热、口渴、心烦、脉数等；燥热壅阻肺气，清肃失司，可见干咳气促；气滞络脉不通，则胸满胁痛；燥热灼伤肺津，肺金失润，津液不布，则干咳无痰；燥热伤津，可见咽干鼻燥、舌边尖红赤、苔薄白或薄黄而干燥无津等。本方重用桑叶质轻性寒，清透肺中燥热之邪，为君药。石膏清泄肺热；麦冬甘寒，养阴润肺，共为臣药。甘草培土生金，人参益胃津，养肺气；麻仁、阿胶养阴润肺，肺得滋润，则治节有权；杏仁、枇杷叶降泄肺气，以上共为佐药。甘草兼能调和诸药，以为使。如此，肺金之燥热得以清宣，肺气之上逆得以肃降，则燥热伤肺诸证自除。本证为燥热化火，肺之气阴两伤，治疗应以清肺润燥为主。既不可因胸满胁痛而用辛香之品，以防耗气，亦不可因火盛而用苦寒泻火之品，以防伤津。如肌表尚有郁热，可酌加连翘、牛蒡子等以透邪外出，并去阿胶以防恋邪；肺经燥热甚者，可加沙参、知母增强清润之力；若痰多者，可加瓜蒌皮、贝母清肺化痰；咳痰带血者，可加侧柏叶、墨旱莲、白茅根等以凉血止血；胸满胁痛较重者，可加丝瓜络、橘络、郁金疏利肺络以止痛。

【研讨】

由于燥热性质有其特殊性，虽近于火，而又不同于火，故治疗时尤须掌握其用药分寸，不可混淆。具体而言，一般温病在化热化火之后，常用苦寒清热泻火之法，而燥证之治却独喜柔润，最忌苦寒伤阴。因此，治火之法可以用苦寒，治燥则必用甘寒。火郁发之，燥胜润之，火邪炎上可以直折，燥伤津液则必用濡养。对于燥热病证的治法，汪瑟庵在《温病条辨》按语中说："燥证路径无多，故方法甚简，始用辛凉，继用甘凉，与温热相似。但温热传至中焦，间有当用苦寒者，燥证则唯喜柔润，最忌苦燥，断无用之之理矣。"这对于燥证的治疗颇有临床指导意义。

九、藿朴夏苓汤（《医原》）

【原文】

藿朴夏苓湯：濕之化氣，為陰中之陽，氤氳濁膩，故兼證最多，變遷最幻，愈期最緩。其見證也，面色混濁如油膩，口氣濁膩不知味，或生甜水，舌苔白膩，膜原邪重則舌苔滿布，厚如積粉，板貼不松，脈息模糊不清，或沉細似伏，斷續不勻，神多沉困嗜睡。……治法總以輕開肺氣為主，肺主一身之氣，氣化則濕自化，即有兼邪，亦與之俱化。濕氣彌漫，本無形質，宜用體輕而味辛淡者治之，辛如杏仁、蔻仁、半夏、厚樸、藿梗，淡如苡仁、通草、茯苓、豬苓、澤瀉之類。啟上閘，開支河，導濕下行以為出路，濕去氣通，布津於外，自然汗解。（《醫原》）

【提要】

论述藿朴夏苓汤的运用。

【析义】

1. 湿热湿偏盛的证候　湿邪具有黏腻重浊特性，由于湿浊偏盛，导致病情缠绵难愈，变化复杂。石寿棠所描述的"面色混浊如油腻，口气浊腻不知味，或生甜水，舌苔白腻，膜原邪重则舌苔满布，厚如积粉，板贴不松，脉息模糊不清，或沉细似伏，断续不匀，神多沉困嗜睡"，皆为湿盛之征。由于湿邪偏盛，故面垢如油、口腻或甜、神情困顿、苔白腻等。

2. 治疗在于辛淡并用　石氏提出治疗当轻开肺气，强调重在开宣化湿，说明此方针对病机湿邪主要在上焦，临床多见于湿热初起，湿重热轻，且多兼卫表之候。石氏提出的用药宜用体轻而味辛淡，非常切中病机要领。湿在上焦，病变多初起而表现为湿盛之候，故治疗重在轻开上焦肺气，用药宜体轻味辛，才能芳化解表；同时，湿盛不能忘记淡渗之法的运用，为邪从下而解以为出路，如其所言"导湿下行以为出路"。因此，石氏曰辛淡中"淡"正是指此。故其所处药物主要由宣化和淡渗两类药物组成。

石氏处方没有方名，后《退思庐·感证辑要》中予以命名。

3. 临床运用　临床该方主治证候多为恶寒少汗、身热不扬、午后热甚、头痛如裹、身重肢倦、胸闷不饥、面色淡黄、口不渴、苔白腻、脉濡缓。

　　本证为卫气同病，内外合邪，湿重热轻之候，既有湿郁卫表的表证，又有湿郁气分，脾湿不运的里证。湿遏卫阳，腠理开合失常，故恶寒少汗；正邪相争，卫气不得宣泄而发热，但热处湿中，热为湿遏，故身热不扬。午后气温较高，体内邪热得天时之助，故午后热甚。湿性重着，清阳被阻，故头痛如裹。湿邪客于肌腠，故身重肢倦。湿阻中焦，气机升降不畅，即吴鞠通所说"湿闭清阳道路"，故胸闷不饥。面色淡黄、口不渴、苔白腻、脉濡缓等，均为湿邪偏盛的征象。

　　本证发热恶寒、头痛少汗，类似风寒表证，但脉不浮紧而濡缓，且胸闷不饥、苔白腻，湿郁见症明显，可资鉴别。其胸膈痞满、不饥，有似食滞，但无嗳腐食臭，当可鉴别；其午后热甚，状似阴虚，但无五心烦热、舌红少苔之阴虚内热见症，故也不难鉴别。

十、普济消毒饮（《东垣试效方》）

【原文】

　　时毒治验：泰和二年，先师以进纳监济源税，时四月，民多疫疠，初觉憎寒体重，次传头面肿盛，目不能开，上喘，咽喉不利，舌乾口燥，俗云大头天行，亲戚不相访问，如染之，多不救。……先师曰：夫身半以上，天之气也，身半以下，地之气也。此邪热客於心肺之间，上攻头目而为肿盛，以承气下之，泻胃中之实热，是诛罚无过，殊不知适其所至为故。遂处方，用黄芩、黄连苦寒，泻心肺间热以为君；橘红苦平，玄参苦寒，生甘草甘寒，泻火补气以为臣；连翘、黍黏子、薄荷叶苦辛平，板蓝根味苦寒，马勃、白僵蚕味苦平，散肿消毒、定喘以为佐；新升麻、柴胡苦平，行少阳、阳明二经不得伸；桔梗味辛温为舟楫，不令下行。共为细末，半用汤调，时时服之；半蜜为丸，嚼化之，服尽良愈。（《东垣试效方》）

【提要】

　　论述普济消毒饮的运用。

【析义】

　　由《东垣试效方》原文可知，大头瘟（即大头天行），其症初觉憎寒体重，次传头面肿盛、目不能开、上喘、咽喉不利、舌干口燥。究其病理，乃感受风热时毒，上攻头面所致。风热传变迅速，病情发展快，故虽初起憎寒，邪在卫表，但很快传入气分，出现热毒上攻头面之候，头面红肿焮赤、咽喉肿痛；热邪伤津，故口渴舌干；热毒壅盛，当还可见舌红苔黄、脉浮数等。本病多发生于冬春两季。

　　原文曰此证"邪热客于心肺之间"，从方剂分析，当为肺胃热毒，正如原文所说："泻胃中之实热。"因此，方以黄芩、黄连为君，苦寒清泄肺胃热毒；僵蚕、连翘、牛蒡子、薄荷味苦辛平能疏散风热；板蓝根、马勃、玄参味苦寒，能清热解毒，利咽消肿；升麻、柴胡、橘红消除壅滞之气，且升麻、柴胡、桔梗能载药上行；甘草调和诸药。共为细末，用汤调服，或以蜜为丸嚼化。

　　该方原名普济消毒饮子，后世诸家主治大头瘟引用此方药物，多称为普济消毒饮。

【研讨】

吴鞠通在《温病条辨》中对此方予以高度评价，并提出了治疗加减。如其说："温毒咽痛喉肿、耳前耳后肿、颊肿、面正赤，或喉不痛，但外肿，甚则耳聋，俗名大头瘟、虾蟆温者，普济消毒饮去柴胡、升麻主之，初起一二日，再去芩、连，三四日加之佳"；并认为："其方之妙，妙在以凉膈散为主，而加化清气之马勃、僵蚕、银花，得轻可去实之妙；再加玄参、牛蒡子、板蓝根，败毒而利肺气，补肾水以上济邪火；去柴胡、升麻者，以升腾飞越太过之病，不当再用升也，去黄芩、黄连者，病初邪未至中焦，不得先用里药。"吴氏的这些见解，可供临证参考。

十一、蒿芩清胆汤（《通俗伤寒论》）

【原文】

和解胆经法：邪傳少陽腑證，寒輕熱重，口苦膈悶，吐酸苦水，或嘔黃涎而黏，甚則乾嘔呃逆，胸脅脹疼，舌紅苔白，間現雜色，或尖白中紅，或邊白中紅，或尖紅中白，或尖白根灰，或根黃中帶黑，脈右弦滑，左弦數。此相火上逆，少陽腑病偏於半裏證也。法當和解兼清，蒿芩清膽湯主之。（《通俗伤寒论》）

青蒿腦錢半至二錢，淡竹茹三錢，仙半夏錢半，赤茯苓三錢，青子芩錢半至三錢，生枳殼錢半，陳廣皮錢半，碧玉散三錢（包）。

水煎服。

【提要】

论述蒿芩清胆汤的运用。

【析义】

1. 关于本证的病机 原文说此证形成为邪传少阳，相火上逆，邪偏于里。结合其临床表现来分析，实际上该证病机当为热郁少阳，痰浊犯胃。少阳为半表半里，热郁少阳，故见寒热往来，且多热重寒轻；少阳枢机不利，气机郁滞，故见胸膈痞闷、胸胁胀痛；《灵枢·四时气》曰："邪在胆，逆在胃，胆液泄则口苦，胃气逆则呕苦。"因此可见口苦、吐苦水；液郁为痰犯胃，胃气上逆，还可见呕痰涎；热邪郁滞少阳，则脉多弦数；痰浊犯胃，故脉弦滑。原文强调胆火上逆，实乃突出在少阳之邪为热邪，所谓邪偏于里，可理解为胆热犯于里之胃腑，导致气机不利而生痰浊犯胃，胃气上逆，如后来何秀山分析此证病机所言："胆火炽，必犯胃而液郁为痰"（《重订通俗伤寒论》）。故而，胆胃不和是本证病机的着眼点。

2. 关于本证的治疗 本证治疗法当和解兼清，俞根初之言其为精辟，因邪在半表半里之少阳，故必以和解为根本。因此，蒿芩清胆汤中青蒿、黄芩均具和解之功。和解之法甚广，"兼清"二字点出了关键，少阳之邪为热邪、相火，必须清解，故蒿芩清胆汤以青蒿、黄芩、竹茹清泄胆热，如何秀山所言："胆中之相火乃炽，故以蒿、芩、竹茹为君，以清泻胆火。"同时，胆病及胃，痰浊犯胃，故以陈皮、半夏、竹茹、枳壳理气和胃，化痰降逆，亦如何秀山所说："故臣以枳壳、二陈，和胃化痰。"而方中茯苓、碧玉散能引邪下行，如何秀山说："故又佐以碧玉，引相火下泄，使以赤苓，俾湿热下出，均从膀胱而去"（《重订通俗伤寒论》）。

何秀山说："凡胸痞作呕，寒热如疟者，投无不效"（《重订通俗伤寒论》）。蒿芩清胆汤现多用于湿热郁阻少阳，枢机不利，胃失和降，而出现寒热往来、口苦、脘闷呕恶、苔腻、脉弦之候，效果显著。

【研讨】

1. 关于该方用于暑疟治疗　《重订通俗伤寒论》曰："暑湿疟……当辨其暑重于湿者为暑疟，……暑疟，先与蒿芩清胆汤清其暑。"此处言暑疟，实为暑湿犯于少阳，出现寒热往来之候，形似疟状，故以该方治疗。疟疾若见暑湿郁阻，寒热往来之候，亦可以蒿芩清胆汤加减。

2. 关于青蒿与柴胡　蒿芩清胆汤为和解之方，与小柴胡汤一个显著不同就是没用柴胡。方中不用具有和解之功的柴胡，应主要受柴胡劫肝阴之说的影响，因此，以青蒿替代柴胡，何廉臣还在《重订通俗伤寒论》中比较了两药功效的侧重，其说："青蒿脑清芬透络，从少阳胆经领邪外出。虽较疏达腠理之柴胡力缓，而辟秽宣络之功比柴胡为尤胜。故近世喜用青蒿而畏柴胡也。"结合临床，若患者寒热往来显著，仍可增入柴胡，以增强和解之力；但柴胡不宜久用，以防伤阴之弊。

3. 本方加减灵活，应用广泛　本方治疗少阳湿热证，以寒热如疟、脘闷口苦、苔腻脉弦为辨证要点。临床加减变化多样，如呕恶甚，加黄连、苏叶清热止呕；湿重，加藿香、薏苡仁、白蔻仁、豆卷以芳香化湿；小便不利，可加车前子、泽泻、通草清热利湿。

十二、黄芩汤加豆豉玄参方（《温热逢源》）

【原文】

寒邪潜伏少阴，寒必伤阳，肾阳既弱，则不能蒸化而鼓动之。每见有温邪初发，而肾阳先馁，因之邪机冰伏，欲达不达，辗转之间，邪即内陷，不可挽救，此最难著手之危证。其或已化热，则邪热燎原，最易灼伤阴液，阴液一伤，变证蜂起；故治伏温病，当步步顾其阴液。当初起时，其外达之路，或出三阳，或由肺胃，尚未有定程，其邪仍在少阴界内。……愚意不若用黄芩加豆豉元参，为至当不易之法，盖黄芩汤为清泄里热之专利，加以豆豉为黑豆所造，本入肾经，又蒸罨而成，与伏邪之蒸郁而发相同，且性味和平，无逼汗耗阴之弊，故豆豉为宣发少阴伏邪的对之药，再加元参以补肾阴，一面泄热，一面透邪。凡温邪初起，邪热未离少阴者，其治法不外是矣。（《温热逢源·伏温从少阴初发证治》）

黄芩三钱，芍药三钱，甘草一钱（炙），大枣三枚，淡豆豉四钱，玄参三钱。

水五杯，煮取八分，三杯。温服一杯，日再服，夜一服。

【提要】

论述黄芩汤加豆豉玄参方的运用。

【析义】

肾精素虚者，邪气伏藏于下焦，病起于足少阴。柳宝诒述其病机为"寒邪潜伏少阴，寒必伤阳，肾阳既弱，则不能蒸化而鼓动之。每见有温邪初发，而肾阳先馁，因之邪机冰伏，欲达不达，辗转之间，邪即内陷，不可挽救。……其或已化热，则邪热燎原，最易灼伤阴液，阴液一伤，变证蜂起。"他还进一步提出其治疗"当步步顾其阴液"，初起邪尚在少阴时用黄芩加豆豉元参汤"为至当不易之法"。

临床本方主治证候为身热、口苦而渴、干呕心烦、小便短赤、胸胁不舒、舌红苔黄、脉象弦数。气分郁热，热在里故身热而不恶寒；邪热郁于胆腑，胆火上扰，则口苦心烦；胆热犯胃，胃失和降，则发干呕；里热伤津，故见口渴而小便短赤；胸胁为肝胆经脉所循之处，邪郁胆腑，经脉不畅，故两胁不舒；舌红苔黄、脉象弦数为里热郁于胆经之征。

方中黄芩为君，配玄参养阴生津，清热解毒；芍药、甘草酸甘化阴；豆豉宣发郁热，透邪外达（原方赤芍多用白芍，炙甘草偏于温补改用生甘草，大枣偏温补，多不用）。柳宝诒认为"用黄芩汤加豆豉、玄参，为至当不易之法"，此方可达一面泄热、一面透邪的目的。伴见头痛恶寒、无汗或少汗者，乃兼夹表邪，可加葛根、蝉蜕、薄荷以透解卫表之邪；伴见寒热往来、胸胁胀闷、心烦明显者，为热郁胆经之证，可酌加柴胡、山栀以疏解胆经郁热；呕吐较甚者，为胆热炽盛，可加龙胆草、黄连、竹茹、代赭石以降逆止呕。

【研讨】

柳宝诒《温热逢源》中提到："经曰：冬伤于寒，春必病温。又曰：冬不藏精，春必病温。分而言之，则惟其冬不藏精，而肾气先虚，寒邪乃得而伤之，语势虽若两平，其义原归一贯也。……原其邪制之初受，盖以肾气先虚，故邪乃凑之，而伏于少阴，逮春时阳气内动，则寒屑化热而出，其发也，有因阳气内动而发者，亦有时邪外感引动而发者。"柳氏依据《内经》之意论述了温邪从少阴初发的病机，并提出了自己的治疗见解，有助于后世治疗参考。

十三、羚角钩藤汤（《通俗伤寒论》）

【原文】

羚角钩藤汤，凉肝熄风法，俞氏经验方。

羚角片钱半（先煎），霜桑叶二钱，京川贝四钱（去心），鲜生地五钱，双钩藤三钱（後入），滁菊花三钱，茯神木三钱，生白芍三钱，生甘草八分，淡竹茹五钱（鲜刮），与羚角先煎代水。

秀按：肝藏血而主筋，凡肝风上翔，證必头晕胀痛，耳鸣心悸，手足躁扰，甚则瘈瘲，狂乱痉厥，与夫孕妇子痫，产後惊风，病皆危险。故以羚、藤、桑、菊熄风定痉为君，臣以川贝善治风痉，茯神木专平肝风，但火旺生风，风助火势，最易劫伤血液，尤必佐以芍、甘、鲜地酸甘化阴，滋血液以缓肝急；使以竹茹，不过以竹之脉络通人之脉络耳。此为凉肝熄风、增液舒筋之良方。然惟便通者，但用甘咸静镇，酸泄清通，始能奏效；若便闭者，必须犀、连、承气，急泻肝火以熄风，庶可救危於俄顷。（《通俗伤寒论·六经方药·清凉剂》）

【提要】

论述羚角钩藤汤的运用。

【析义】

邪热传入厥阴，热盛动风，引起肝风内动而致痉厥。头晕目眩、胸胁胀痛、四肢厥冷、烦闷躁扰，甚则手足瘛疭、状如痫厥、便泄不爽、溺赤涩痛、舌焦紫起刺、脉弦而劲等症，均是"肝风上翔，邪陷包络"的征象。

本方主治证候为高热、烦渴、手足躁扰，甚则狂乱、神昏痉厥，或见颈项强直、角弓反张、舌红苔黄、脉象弦数，或者舌红绛、脉细弦数。

阳明热盛，内外俱热，扰乱心神，损伤津液则为高热、烦渴、神昏、狂乱。热盛引动肝风，筋脉挛急，故手足躁扰、发痉，或为颈项强直、角弓反张。热盛动风，伤及营血，见舌红苔黄、舌红绛、脉细弦数。

方中羚羊角、钩藤凉肝息风止痉；菊花、桑叶轻清宣透，以助息风透热；生地养阴；白芍、甘草酸甘化阴柔肝，濡润筋脉以缓挛急；茯神安神镇惊；川贝、竹茹清热化痰通络；另加石膏、知母以大清气分热。如陷入营血时，则合清营、凉血方药。

【研讨】

该方是治疗肝经热盛动风的常用方。临床应用以高热烦躁、手足抽搐、舌绛而干、脉弦数为辨证要点。若邪热内闭、神昏谵语者，宜配合紫雪丹或安宫牛黄丸以清热开窍；抽搐甚者，可配合止痉散以加强息风止痉之效；便秘者，加大黄、芒硝通腑泄热。本方清热凉血解毒之力不足，运用时可酌加水牛角、丹皮等清热凉血解毒。

十四、菖蒲郁金汤（《温病全书》）

【原文】

鲜石菖蒲三錢，廣郁金一錢，炒山栀三錢，青連翹二錢，燈心二錢，鲜竹葉三錢，丹皮二錢，淡竹瀝三錢（沖），細木通錢半，玉樞丹五分（衝服）。（《温病全书》）

【提要】

论述菖蒲郁金汤的运用。

【析义】

本方主治证候为气分湿热郁而不解，湿热酿蒸成痰，痰浊蒙蔽心包络所致。症见身热不退、朝轻暮重、神识昏蒙、似清似昧，或时清时昧、时或谵语，舌苔黄腻，脉濡滑而数。心包为湿热痰浊所蒙，心神受其蔽扰，故神识昏蒙，似清似昧或时清时昧等。气分湿热郁蒸，故身热不退、朝轻暮重。舌苔黄腻、脉濡滑数为湿热蕴结、热邪偏盛的征象。

湿热酿痰、蒙蔽心包的神志异常，与热入营血、内闭心包出现舌绛、神昏谵语甚或昏愦不语之证有别；亦与阳明腑实引起的昏谵伴见腹满痛、便秘、苔黄厚燥裂者不同，应注意鉴别。

本方用菖蒲、郁金、竹沥、玉枢丹等化湿豁痰、开蔽醒神；用栀子、丹皮、连翘、竹叶清泄湿中之蕴热；木通、灯心导湿热下行。如热偏重而邪热炽盛者，可加服至宝丹，以清心化痰开窍；如湿浊偏盛而热势不著者，可送服苏合香丸化湿辟秽开窍。

【研讨】

临床上，若见胸闷纳呆、苔腻等夹湿者，可加薏苡仁、六一散、蔻仁、佩兰等；若烦躁不安、神昏谵语等热扰神明者，加天竺黄、龙胆草、莲子心、远志等；若胸腹灼热、四肢厥冷等热厥者，加黄芩、黄连、黄柏、柴胡等。但应注意的是，凡表证未解，头痛、鼻塞、骨节酸痛、脉浮以及胃病兼寒者忌用本方。

十五、雷氏芳香化浊法（《时病论》）

【原文】

治五月黴濕，並治穢濁之氣。此法因穢濁黴濕而立也。君藿、蘭之芳香，以化其濁；臣陳、夏之溫燥，以化其濕；佐腹皮寬其胸腹，厚樸暢其脾胃，上中氣機，一得寬暢，則濕濁不克凝留；使荷葉之升清，清升則濁自降。（《时病论·卷之五·拟用诸法》）

藿香葉一錢，佩蘭葉一錢，陳廣皮一錢五分，制半夏一錢五分，大腹皮一錢（酒洗），厚樸八分（薑汁炒），加鮮荷葉三錢為引。

【提要】

提出了秽浊霉湿的治法方药。

【析义】

《时病论》中用本方"治五月霉湿，并治秽浊之气"，并指出"此法因秽浊霉湿而立也"。秽浊霉湿为患，易困阻中焦脾胃，导致脾胃功能失调，升降失司，从而引起一系列的临床症状。书中用芳香化浊法予以治疗。临床本方主治证候为身热不扬、脘痞腹胀、恶心呕吐、口不渴或渴不欲饮或渴喜热饮、大便溏泄、小便浑浊、苔白腻、脉濡数缓。

本证为湿邪偏盛困阻中焦、脾胃升降失司所致。多因湿热病邪犯于中焦而形成，每从湿遏卫气证发展而来。由于湿浊偏盛，热为湿遏，故见身热不扬；脾受湿困，气机阻滞，运化失司，则见脘痞腹胀、恶心呕吐；湿邪阻遏，清阳不升，津液不能输布于上，则口不渴，或渴不欲饮或渴喜热饮；湿邪下趋，泌别失职，则见小便浑浊；苔白腻、脉濡数缓，均为湿邪偏重之象。

本证系湿中蕴热，湿象偏重，故治疗宜温运化湿为主，不可早投寒凉之剂，以免气机郁闭、湿浊难化。正如章虚谷所说："三焦升降之气，由脾鼓运，中焦和则上下气顺，脾气弱则湿自内生，湿盛而脾不健运，浊湿不行，自觉闷极，虽有热邪，其内湿盛，而舌苔不燥，当先开泄其湿，而后清热，不可投寒凉，以闭其湿也。"

本方用藿香、佩兰芳香化湿；用陈皮、半夏、厚朴、大腹皮燥湿理气和中；佐以鲜荷叶透热升清化浊。全方具有芳香化浊、燥湿理气的功效。

【研讨】

本方以身热不扬、脘痞腹胀、恶心呕吐、口不渴或渴不欲饮或渴喜热饮、大便溏泄、小便浑浊、苔白腻、脉濡数缓为辨证要点。若兼有食滞不化而大便不爽者，可加神曲、麦芽消食助运；若因中焦湿盛而大便溏泄者，可加苍术燥化脾湿；若见舌苔微黄，有化热之象者，可加茯苓皮、滑石利湿泄热。

十六、藿香正气散（《太平惠民和剂局方》）

【原文】

治伤寒头疼，憎寒壮热，上喘咳嗽，五劳七伤，八般风痰，五般膈气，心腹冷痛，反胃呕恶，氣瀉霍亂，臟腑虛鳴，山嵐瘴瘧，遍身虛腫，婦人產前產後血氣刺痛，小兒疳傷，並宜治之。（《太平惠民和剂局方》卷之二）

大腹皮、白芷、紫蘇、茯苓（去皮）各一兩、半夏曲、白术、陳皮（去白）、厚樸（去粗皮，薑汁炙）、苦桔梗各二兩，藿香三兩（去土），炙甘草二兩半。

上為細末，每服二錢，水一盞，薑三片，棗一枚，同煎至七分，熱服。如欲出汗，衣被蓋，再煎並服。

【提要】

论述藿香正气散的运用。

【析义】

本方主治证候为恶寒发热、发热较轻、骤发吐泻交作、吐出物如清水样或如米泔水样、泻出淡黄色稀便甚则如米泔水样而不甚秽臭、腹部冷痛而喜按喜温、口不渴或渴喜热饮、头身疼痛、胸脘痞闷、舌苔白而浊腻、脉象濡弱。

外感秽浊之疫邪，郁遏肌表卫阳，邪正相争，则有恶寒发热、头痛身疼；因病邪性质为寒湿，故发热轻而恶寒重；寒湿秽浊之气壅滞中焦，脾阳受损，清浊不分，升降悖逆，脾不升清而下陷，胃不降浊而上逆，故见吐泻交作；且因寒气偏胜，故吐出物如清水样、泻出清黄色稀便而不甚秽臭；腹部冷痛、喜按喜温，是寒邪郁阻中焦，寒性收引，中阳被遏所致；寒湿凝滞，则口不渴或渴喜热饮；寒湿内停，清阳受阻，不得舒展，以致胸脘痞闷不适、四肢厥冷；舌苔白腻而浊、脉象濡弱，皆为寒湿郁遏、阳气不升之象。

藿香正气散具有芳香辟秽化浊之功，尤其藿香、紫苏、白芷三药相配，散寒化湿之功相得益彰，对寒湿霍乱以湿邪偏重者较为适宜。方中藿香用量偏重，既取其辛温而解在表之风寒，又以其芳香而化在里之湿浊，且可辟秽和中，升清降浊，故为君药；配以紫苏、白芷辛香发散，助藿香外散风寒，兼可芳化湿浊；半夏曲、陈皮燥湿和胃，降逆止呕；白术、茯苓健脾运湿，和中止泻；厚朴、大腹皮行气化湿，畅中除满；桔梗宣肺利膈，又助化湿；生姜、大枣、甘草和营卫而调诸药。

附1 《伤寒论选读》条文索引

附 2

《伤寒论选读》、《金匮要略选读》方剂索引

附3 《温病学原著选读》附方

一 画

一加减正气散（《温病条辨》）

藿香梗，厚朴，杏仁，茯苓皮，广皮，神曲，麦芽，绵茵陈，大腹皮。

一甲复脉汤（《温病条辨》）

炙甘草，干地黄，生白芍，麦冬，阿胶，牡蛎。

二 画

二加减正气散（《温病条辨》）

藿香梗，广皮，厚朴，茯苓皮，木防己，大豆卷，川通草，苡仁。

二甲复脉汤（《温病条辨》）

炙甘草，干地黄，生白芍，麦冬，阿胶，麻仁，生牡蛎，生鳖甲。

二妙散（《丹溪心法》）

苍术，黄柏。

八正散（《太平惠民和剂局方》）

木通，甘草梢，山栀，萹蓄，瞿麦，车前子，滑石，大黄，灯心。

三 画

三仁汤（《温病条辨》）

杏仁，飞滑石，白通草，白蔻仁，竹叶，厚朴，生薏仁，半夏。

三石汤（《温病条辨》）

飞滑石，生石膏，寒水石，杏仁，竹茹，银花，金汁，白通草。

三加减正气散（《温病条辨》）

藿香，茯苓皮，厚朴，广陈皮，杏仁，滑石。

三甲复脉汤（《温病条辨》）

炙甘草，干地黄，生白芍，麦冬，麻仁，阿胶，生牡蛎，生鳖甲，生龟板。

三甲散（《湿热病篇》）

醉地鳖虫，醋炒鳖甲，土炒穿山甲，生僵蚕，柴胡，桃仁泥。

三黄汤（《备急千金要方》）

麻黄，黄芪，黄芩，独活，细辛。

三黄二香散（《温病条辨》）

黄连，黄柏，生大黄，乳香，没药。

三香汤 （《温病条辨》）

瓜蒌皮，桔梗，黑山栀，枳壳，郁金，香豉，降香末。

三消饮 （《温疫论》）

槟榔，厚朴，知母，芍药，黄芩，草果，甘草，大黄，羌活，葛根，柴胡，生姜，大枣。

大定风珠汤 （《温病条辨》）

生白芍，干地黄，麦冬，生龟板，生牡蛎，生鳖甲，炙甘草，阿胶，麻仁，五味子，生鸡子黄。

大承气汤 （《伤寒论》）

生大黄，枳实，厚朴，芒硝。

大顺散 （《御药院方》）

甘草，干姜，杏仁，肉桂。

小承气汤 （《伤寒论》）

大黄，厚朴，枳实。

小柴胡汤 （《伤寒论》）

柴胡，黄芩，半夏，人参，甘草，生姜，大枣。

小陷胸汤 （《伤寒论》）

黄连，半夏，瓜蒌实。

小陷胸加枳实汤 （《温病条辨》）

黄连，瓜蒌，枳实，半夏。

四　画

王氏连朴饮 （《霍乱论》）

姜汁炒川连，制厚朴，石菖蒲，制半夏，炒香豉，焦栀，芦根。

王氏清暑益气汤 （《温热经纬》）

西洋参，石斛，麦冬，黄连，竹叶，荷梗，知母，西瓜翠衣，粳米，甘草。

中焦宣痹汤 （《温病条辨》）

连翘，汉防己，半夏，杏仁，栀子，晚蚕砂，滑石，薏苡仁，赤小豆。

五加减正气散 （《温病条辨》）

藿香梗，广皮，茯苓块，厚朴，大腹皮，谷芽，苍术。

五汁饮 （《温病条辨》）

梨汁，荸荠汁，鲜苇根汁，麦冬汁，藕汁（或用蔗浆）。

五苓散 （《伤寒论》）

白术，茯苓，猪苓，桂枝，泽泻。

太乙流金散 （《千金要方》）

雄黄，雌黄，羚羊角，矾石，鬼箭羽。

六一散 （《伤寒直格》）

滑石，甘草。

牛黄丸（《太平圣惠方》）

牛黄，龙脑，天竺黄，犀角屑，羚羊角屑，朱砂，黄芩，升麻，防风，麝香，真珠，甘草。

化斑汤（《温病条辨》）

石膏，知母，白粳米，生甘草，犀角，玄参。

双解散（《伤寒六书》）

防风，川芎，当归，芍药，薄荷叶，大黄，麻黄，连翘，芒硝，石膏，桔梗，滑石，白术，山栀，荆芥叶，甘草，黄芩，葱白，豆豉，生姜。

五　画

玉女煎（《景岳全书》）

石膏，熟地，麦冬，知母，牛膝。

玉女煎去牛膝熟地加细生地玄参方（《温病条辨》）

生石膏，知母，玄参，细生地，麦冬。

甘姜苓术汤（《三因极一病证方论》）

甘草，干姜，茯苓，白术。

甘露消毒丹（《温热经纬》）

藿香，白蔻仁，石菖蒲，薄荷，连翘，射干，黄芩，滑石，茵陈，木通，川贝母。

东垣清暑益气汤（《脾胃论》）

黄芪，苍术，升麻，人参，炒曲，橘皮，白术，麦冬，当归身，炙甘草，青皮，黄柏，葛根，泽泻，五味子。

四加减正气散（《温病条辨》）

藿香梗，厚朴，茯苓，广皮，草果，神曲，楂肉。

四逆汤（《伤寒论》）

附子，干姜，甘草。

四逆散（《伤寒论》）

甘草，枳实，柴胡，芍药。

四物汤（《太平惠民和剂局方》）

当归，川芎，白芍，熟地。

冬地三黄汤（《温病条辨》）

麦冬，黄连，苇根汁，元参，黄柏，银花露，细生地，黄芩，甘草。

生脉散（《内外伤辨惑论》）

人参，麦冬，五味子。

白虎汤（《伤寒论》）

生石膏，知母，甘草，粳米。

白虎加人参汤（《伤寒论》）

生石膏，知母，粳米，甘草，人参。

白虎加术汤（《类证活人书》）

知母，石膏，甘草，粳米，苍术。

白虎加桂枝汤（《金匮要略》）

石膏，知母，炙甘草，粳米，桂枝。

加味清宫汤（《温病条辨》）

元参心，莲子心，竹叶卷心，连翘心，犀角尖，连心麦冬，知母，银花。

加减复脉汤（《温病条辨》）

炙甘草，干地黄，生白芍，麦冬，阿胶，麻仁。

加减葳蕤汤（《通俗伤寒论》）

玉竹，葱白，桔梗，白薇，豆豉，薄荷，炙甘草，大枣。

六　画

至宝丹（《温病条辨》）

犀角，朱砂，琥珀，玳瑁，牛黄，麝香，安息香。

达原饮（《温疫论》）

槟榔，厚朴，知母，芍药，黄芩，草果，甘草。

防风通圣散（《宣明论方》）

防风，荆芥，连翘，薄荷，川芎，当归，炒白芍，炒白术，栀子，酒大黄，芒硝，生石膏，黄芩，桔梗，

甘草，滑石，麻黄。

安宫牛黄丸（《温病条辨》）

牛黄，郁金，犀角，黄连，朱砂，冰片，珍珠，山栀，雄黄，黄芩，麝香，金箔衣。

导赤承气汤（《温病条辨》）

赤芍，生地，大黄，黄连，黄柏，芒硝。

竹叶膏（《青囊秘传》）

竹叶，生姜，白盐。

竹叶石膏汤（《伤寒论》）

竹叶，石膏，半夏，人参，甘草，粳米，麦冬。

行军散（引《温病条辨》）

犀牛黄，麝香，珍珠，冰片，硼砂，雄黄，火硝，金箔。

七　画

余氏清心凉膈散（《温热经纬》）

连翘，黄芩，山栀，薄荷，石膏，桔梗，甘草，竹叶。

杏苏散（《温病条辨》）

杏仁，紫苏叶，橘皮，半夏，生姜，枳壳，桔梗，前胡，茯苓，甘草，大枣。

沙参麦冬汤（《温病条辨》）

沙参，麦冬，玉竹，桑叶，生甘草，天花粉，生扁豆。

苍术白虎汤加减方（《重订通俗伤寒论》）

苍术，石膏，草果，知母，蔻仁，滑石，枇杷叶，冬瓜皮。

苏合香九（《和剂局方》）

白术，青木香，犀角，香附，朱砂，诃黎勒，檀香，安息香，沉香，麝香，丁香，荜茇，龙脑，苏合香，
熏陆香。

连梅汤（《温病条辨》）

黄连，乌梅，麦冬，生地，阿胶。

八　画

青蒿鳖甲汤（《温病条辨》）

青蒿，鳖甲，知母，细生地，丹皮。

炙甘草汤（《伤寒论》）

炙甘草，人参，桂枝，生姜，大枣，阿胶，生地，麦冬，麻仁。

参附汤（《妇科良方》）

人参，熟附子，生姜，大枣。

泻心汤（《金匮要略》）

黄连，黄芩，大黄。

泻白散（《小儿药证直诀》）

桑白皮，地骨皮，生甘草，粳米。

九　画

枳实导滞汤（《通俗伤寒论》）

枳实，生大黄，山楂，槟榔，川朴，川连，六曲，连翘，紫草，木通，甘草。

栀子豉汤（《伤寒论》）

栀子，豆豉。

栀子甘草豉汤（《伤寒论》）

栀子，甘草，豆豉。

栀子生姜豉汤（《伤寒论》）

栀子，生姜，豆豉。

栀子柏皮汤（《伤寒论》）

栀子，黄柏，甘草。

茯苓皮汤（《温病条辨》）

茯苓皮，生苡仁，猪苓，大腹皮，白通草，淡竹叶。

茵陈蒿汤（《伤寒论》）

茵陈蒿，山栀，大黄。

养荣承气汤（《重订通俗伤寒论》）

生地，白芍，枳实，川朴，油当归，知母，生锦纹。

神犀丹（《温热经纬》）

水牛角，石菖蒲，黄芩，生地，银花，金汁，连翘，板蓝根，香豉，玄参，花粉，紫草。

宣白承气汤（《温病条辨》）

生石膏，生大黄，杏仁，瓜蒌皮。

宣痹汤（《温病条辨》）

防己，连翘，滑石，薏苡仁，杏仁，蚕砂，山栀，半夏，赤小豆皮。

十　画

桂枝汤（《伤寒论》）

桂枝，白芍，生姜，大枣，甘草。

桃仁汤（《备急千金要方》）

桃仁，大黄，芒硝，桂心，当归，甘草，虻虫，水蛭。

桃仁承气汤（《温病条辨》）

大黄，芒硝，桃仁，芍药，丹皮，当归。

桃核承气汤（《伤寒论》）

桃核，大黄，桂枝，甘草，芒硝。

桑杏汤（《温病条辨》）

桑叶，杏仁，沙参，浙贝母，豆豉，山栀，梨皮。

桑菊饮（《温病条辨》）

薄荷，连翘，桔梗，杏仁，芦根，桑叶，菊花，甘草。

凉膈散（《和剂局方》）

薄荷叶，黄芩，大黄，朴硝，甘草，山栀仁，连翘。

益胃汤（《温病条辨》）

沙参，麦冬，细生地，玉竹，冰糖。

调胃承气汤（《伤寒论》）

大黄，芒硝，甘草。

润肠丸（《脾胃论》）

大黄，当归梢，羌活，桃仁，麻仁。

十一画

理中丸（《伤寒论》）

人参，白术，干姜，炙甘草。

黄龙汤（《类证活人书》）

柴胡，黄芩，人参，炙甘草。

黄芩汤（《伤寒论》）

黄芩，芍药，甘草，大枣。

黄芩汤加豆豉玄参方（《温热逢源》）

黄芩，芍药，甘草，大枣，淡豆豉，玄参。

黄芩滑石汤（《温病条辨》）

黄芩，滑石，通草，茯苓，猪苓，大腹皮，白豆蔻。

黄连阿胶汤（《温病条辨》）

黄连，黄芩，阿胶，白芍，鸡子黄。

黄连香薷饮（《类证活人书》）

黄连，香薷，扁豆，厚朴。

黄连解毒汤（《外台秘要》）

黄连，黄芩，黄柏，山栀。

黄连温胆汤（《六因条辨》）

半夏，陈皮，茯苓，甘草，枳实，竹茹，黄连，大枣。

菖蒲郁金汤（《温病全书》）

石菖蒲，广郁金，山栀，连翘，灯心，竹叶，丹皮，竹沥，木通，玉枢丹。

葳蕤汤（《备急千金要方》）

葳蕤，白薇，麻黄，独活，杏仁，川芎，甘草，青木香，石膏。

清咽栀豉汤（《疫喉浅论》）

山栀，豆豉，银花，苏薄荷，牛蒡子，粉甘草，蝉衣，僵蚕，犀角，连翘，苦桔梗，马勃，芦根，竹叶，灯心。

清宫汤（《温病条辨》）

犀角尖，玄参心，莲子心，连心麦冬，竹叶卷心，连翘心。

清营汤（《温病条辨》）

犀角，黄连，丹参，生地，麦冬，玄参，银花，连翘，竹叶心。

清瘟败毒饮（《疫疹一得》）

石膏，知母，黄连，黄芩，山栀，连翘，犀角，丹皮，生地，赤芍，玄参，竹叶，桔梗，甘草。

麻黄汤（《伤寒论》）

麻黄，桂枝，杏仁，甘草。

清燥救肺汤（《医门法律》）

冬桑叶，杏仁，枇杷叶，党参，麻仁，麦冬，阿胶，石膏，甘草。

羚角钩藤汤（《通俗伤寒论》）

羚羊角，桑叶，贝母，钩藤，生地，菊花，白芍，茯神，竹茹，生甘草。

银翘散（《温病条辨》）

银花，连翘，牛蒡子，生甘草，竹叶，苇根，豆豉，荆芥，薄荷，桔梗。

麻杏石甘汤（《伤寒论》）

麻黄，杏仁，甘草，石膏。

猪苓汤（《伤寒论》）

猪苓，茯苓，泽泻，阿胶，滑石。

屠苏酒（《肘后方》）

大黄，川椒，白术，桂心，桔梗，乌头，菝葜。

十二画

葛根芩连汤（《伤寒论》）

葛根，黄芩，黄连，甘草。

葱豉汤（《肘后方》）

葱白，香豉。

紫雪丹（引《温病条辨》）

滑石，石膏，寒水石，磁石，羚羊角，木香，犀角，沉香，丁香，升麻，玄参，甘草，辰砂，麝香。

翘荷汤（《温病条辨》）

连翘，薄荷，生甘草，黑栀皮，桔梗，绿豆衣。

普济消毒饮（《东垣十书》）

黄芩，黄连，玄参，陈皮，生甘草，连翘，板蓝根，马勃，牛蒡子，薄荷，僵蚕，桔梗，升麻，柴胡。

温胆汤（《千金方》）

陈皮，半夏，茯苓，甘草，枳实，竹茹。

犀角地黄汤（《备急千金要方》）

犀角，生地黄，丹皮，芍药。

十三画

蒿芩清胆汤（《通俗伤寒论》）

青蒿，黄芩，赤苓，碧玉散，竹茹，半夏，枳壳，陈皮。

雷氏芳香化浊法（《时病论》）

藿香叶，佩兰叶，陈皮，制半夏，大腹皮，厚朴，鲜荷叶。

雷氏宣透膜原法（《时病论》）

厚朴，槟榔，草果仁，黄芩，甘草，藿香叶，半夏，生姜。

新加香薷饮（《温病条辨》）

香薷，鲜扁豆花，厚朴，金银花，连翘。

新加黄龙汤（《温病条辨》）

生地，麦冬，玄参，生大黄，芒硝，甘草，人参，当归，海参，姜汁。

十四画

碧玉散 (《宣明论方》)

滑石，甘草，青黛。

十五画

增液汤 (《温病条辨》)

玄参，麦冬，生地。

增液承气汤 (《温病条辨》)

生地，玄参，麦冬，大黄，芒硝。

十六画

橘皮汤 (《金匮要略》)

橘皮，生姜。

薛氏五叶芦根汤 (《湿热病篇》)

藿香叶，薄荷叶，鲜荷叶，佩兰叶，枇杷叶，芦根尖，冬瓜仁。

十九画

藿朴夏苓汤 (《医原》)

藿香，淡豆豉，姜半夏，赤苓，蔻仁，厚朴，杏仁，生薏苡仁，猪苓，泽泻。

藿香正气散 (《太平惠民和剂局方》)

藿香，紫苏，白芷，桔梗，白术，厚朴，半夏曲，大腹皮，茯苓，橘皮，甘草，大枣，生姜。

教材与教学配套用书

新世纪全国高等中医药院校规划教材

注：凡标〇号者为"普通高等教育'十五'国家级规划教材"；凡标★号者为"普通高等教育'十一五'国家级规划教材"

（一）中医学类专业

1	中国医学史（常存库主编）〇★	19	中医急诊学（姜良铎主编）〇★
2	医古文（段逸山主编）〇★	20	针灸学（石学敏主编）〇★
3	中医各家学说（严世芸主编）〇★	21	推拿学（严隽陶主编）〇★
4	中医基础理论（孙广仁主编）〇★	22	正常人体解剖学（严振国　杨茂有主编）★
5	中医诊断学（朱文锋主编）〇★	23	组织学与胚胎学（蔡玉文主编）〇★
6	内经选读（王庆其主编）〇★	24	生理学（施雪筠主编）〇★
7	伤寒学（熊曼琪主编）〇★		生理学实验指导（施雪筠主编）
8	金匮要略（范永升主编）★	25	病理学（黄玉芳主编）〇★
9	温病学（林培政主编）〇★		病理学实验指导（黄玉芳主编）
10	中药学（高学敏主编）〇★	26	药理学（吕圭源主编）
11	方剂学（邓中甲主编）〇★	27	生物化学（王继峰主编）〇★
12	中医内科学（周仲瑛主编）〇★	28	免疫学基础与病原生物学（杨黎青主编）〇★
13	中医外科学（李曰庆主编）★		免疫学基础与病原生物学实验指导（杨黎青主编）
14	中医妇科学（张玉珍主编）〇★	29	诊断学基础（戴万亨主编）★
15	中医儿科学（汪受传主编）〇★		诊断学基础实习指导（戴万亨主编）
16	中医骨伤科学（王和鸣主编）〇★	30	西医外科学（李乃卿主编）★
17	中医耳鼻咽喉科学（王士贞主编）〇★	31	内科学（徐蓉娟主编）〇
18	中医眼科学（曾庆华主编）〇★		

（二）针灸推拿学专业（与中医学专业相同的课程未列）

1	经络腧穴学（沈雪勇主编）★	5	推拿手法学（王国才主编）〇★
2	刺法灸法学（陆寿康主编）★	6	针灸医籍选读（吴富东主编）★
3	针灸治疗学（王启才主编）	7	推拿治疗学（王国才）
4	实验针灸学（李忠仁主编）〇★		

（三）中药学类专业

1	药用植物学（姚振生主编）〇★	9	中药制药工程原理与设备（刘落宪主编）★
	药用植物学实验指导（姚振生主编）	10	高等数学（周　喆主编）
2	中医学基础（张登本主编）	11	中医药统计学（周仁郁主编）
3	中药药理学（侯家玉　方泰惠主编）〇★	12	物理学（余国建主编）
4	中药化学（匡海学主编）〇★	13	无机化学（铁步荣　贾桂芝主编）★
5	中药炮制学（龚千锋主编）★		无机化学实验（铁步荣　贾桂芝主编）
	中药炮制学实验（龚千锋主编）	14	有机化学（洪筱坤主编）★
6	中药鉴定学（康廷国主编）★		有机化学实验（彭松　林辉主编）
	中药鉴定学实验指导（吴德康主编）	15	物理化学（刘幸平主编）
7	中药药剂学（张兆旺主编）〇★	16	分析化学（黄世德　梁生旺主编）
	中药药剂学实验		分析化学实验（黄世德　梁生旺主编）
8	中药制剂分析（梁生旺主编）〇	17	医用物理学（余国建主编）

（四）中西医结合专业

1　中外医学史（张大庆　和中浚主编）
2　中西医结合医学导论（陈士奎主编）★
3　中西医结合内科学（蔡光先　赵玉庸主编）★
4　中西医结合外科学（李乃卿主编）★
5　中西医结合儿科学（王雪峰主编）★
6　中西医结合耳鼻咽喉科学（田道法主编）★
7　中西医结合口腔科学（李元聪主编）
8　中西医结合眼科学（段俊国主编）★
9　中西医结合传染病学（刘金星主编）
10　中西医结合肿瘤病学（刘亚娴主编）
11　中西医结合皮肤性病学（陈德宇主编）
12　中西医结合精神病学（张宏耕主编）★
13　中西医结合妇科学（尤昭玲主编）★
14　中西医结合骨伤科学（石印玉主编）★
15　中西医结合危重病学（熊旭东主编）★
16　中西医结合肛肠病学（陆金根主编）★
17　系统解剖学（杨茂有主编）
18　组织学与胚胎学（刘黎青主编）
19　生理学（张志雄主编）
20　生物化学（温进坤主编）
21　免疫学与病原生物学（刘燕明主编）
22　病理学（唐建武主编）
23　病理生理学（张立克主编）
24　医学生物学（王望九主编）
25　药理学（苏云明主编）
26　诊断学（戴万亨主编）
27　局部解剖学（聂绪发主编）
28　中医基础理论（王键主编）
29　中医诊断学（陈家旭主编）
30　中药学（陈蔚文主编）
31　方剂学（谢鸣主编）
32　针灸推拿学（梁繁荣主编）
33　中医经典选读（周安方主编）

（五）护理专业

1　护理学导论（韩丽沙　吴瑛主编）★
2　护理学基础（吕淑琴　尚少梅主编）
3　中医护理学基础（刘虹主编）★
4　健康评估（吕探云　王琦主编）
5　护理科研（肖顺贞　申杰主编）
6　护理心理学（胡永年　刘晓虹主编）
7　护理管理学（关永杰　宫玉花主编）
8　护理教育（孙宏玉　简福爱主编）
9　护理美学（林俊华　刘宇主编）★
10　内科护理学（徐桂华主编）上册★
11　内科护理学（姚景鹏主编）下册★
12　外科护理学（张燕生　路潜主编）
13　妇产科护理学（郑修霞　李京枝主编）
14　儿科护理学（汪受传　洪黛玲主编）★
15　骨伤科护理学（陆静波主编）
16　五官科护理学（丁淑华　席淑新主编）
17　急救护理学（牛德群主编）
18　养生康复学（马烈光　李英华主编）★
19　社区护理学（冯正仪　王珏主编）
20　营养与食疗学（吴翠珍主编）★
21　护理专业英语（黄嘉陵主编）
22　护理伦理学（马家忠　张晨主编）★

（六）七年制

1　中医儿科学（汪受传主编）★
2　临床中药学（张廷模主编）○★
3　中医诊断学（王忆勤主编）○★
4　内经学（王洪图主编）○★
5　中医妇科学（马宝璋主编）○★
6　温病学（杨进主编）★
7　金匮要略（张家礼主编）○★
8　中医基础理论（曹洪欣主编）○★
9　伤寒论（姜建国主编）★
10　中医养生康复学（王旭东主编）
11　中医哲学基础（张其成主编）★
12　中医古汉语基础（邵冠勇主编）★
13　针灸学（梁繁荣主编）○★
14　中医骨伤科学（施杞主编）○★
15　中医医家学说及学术思想史（严世芸主编）○★
16　中医外科学（陈红风主编）○★
17　中医内科学（田德禄主编）○★
18　方剂学（李冀主编）○★

（七）计算机教材

1　SAS统计软件（周仁郁主编）
2　SPSS统计软件（刘仁权主编）
3　多媒体技术与应用（蔡逸仪主编）
4　计算机基础教程（陈素主编）
5　计算机技术在医疗仪器中的应用（潘礼庆主编）
6　计算机网络基础与应用（鲍剑洋主编）
7　计算机医学信息检索（李永强主编）
8　计算机应用教程（李玲娟主编）